秦伯未谦斋中医学全书

上册

秦伯未 著

吴大真 王凤岐 辑

王雷 王雪 秦淼 秦棘 整理

QIN BOWEI QIANZHAI
ZHONGYIXUE QUANSHU

中原出版传媒集团
中原传媒股份公司

河南科学技术出版社

郑州

内容提要

秦伯未先生，是 20 世纪我国著名中医学家，早年拜孟河学派丁甘仁为师，一生致力于中医临床实践和中医教育，其著作深入浅出，说理之透彻，思路之开阔，临床之实用，向来为学界和读者所青睐。本书收集其代表作《谦斋医学讲稿》《秦氏内经学》《内经类证》《内经知要浅解》《内经病机十九条之研究》《读内经记》《中医入门》《中医临证备要》《金匮要略杂病浅说》《治疗新律》《膏方大全》《谦斋实用中医学》《谦斋国医讲义》《清代名医医案精华》《清代名医医话精华》《谦斋医案汇编》等，归纳整理，分类编排。本书既是秦伯未中医学术思想体系的全面展现，也是其毕生中医理论研究与临床实践经验的集中总结，适合中医科研人员、临床医师、中医院校师生及广大中医爱好者研读、参考。

图书在版编目（CIP）数据

秦伯未谦斋中医学全书/秦伯未著；吴大真，王凤岐辑. —郑州：河南科学技术出版社，2020.8（2023.2 重印）

ISBN 978-7-5349-9785-3

Ⅰ.①秦… Ⅱ.①秦… ②吴… ③王… Ⅲ.①中医学—研究 Ⅳ.①R2

中国版本图书馆 CIP 数据核字（2019）第 290223 号

出版发行：河南科学技术出版社
　　　　　北京名医世纪文化传媒有限公司
　　　　　地址：北京市丰台区万丰路 316 号万开基地 B 座 115 室　　邮编：100161
　　　　　电话：010-63863186　010-63863168
策划编辑：赵东升　邓 为
文字编辑：赵东升　邓 为
责任审读：周晓洲
责任校对：龚利霞
封面设计：吴朝洪
版式设计：崔刚工作室
责任印制：程晋荣
印　　刷：河南瑞之光印刷股份有限公司
经　　销：全国新华书店、医学书店、网店
开　　本：889 mm×1194 mm　1/16　　印张：76.75·彩页 20 面　　字数：2180 千字
版　　次：2020 年 8 月第 1 版　　2023 年 2 月第 2 次印刷
定　　价：398.00 元（上、下册）

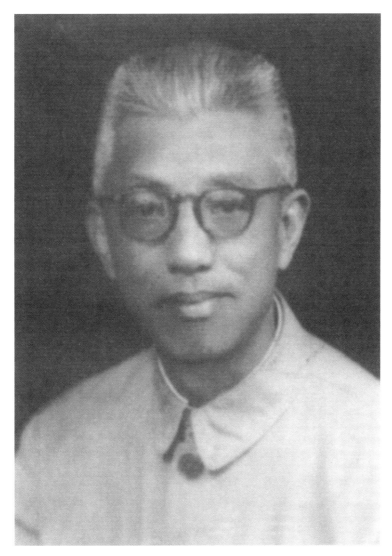

　　秦伯未先生（1901－1970），名之济，字伯未，号谦斋，上海市人。现代著名中医学家、中医临床家、中医教育家。曾任北京中医学院（今北京中医药大学）教务长，中华医学会副会长，全国政协第二、三、四届委员

秦伯未

谦斋中医学全书

路志正

庚子
疏月

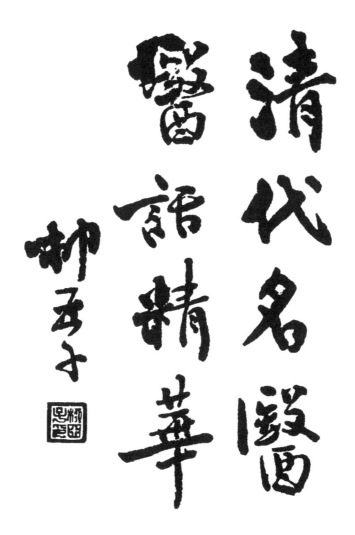

柳亚子先生为秦老《清代名医医话精华》题写书名

實用中醫學

秦伯未簽

黃炎培題

黄炎培先生为秦老《实用中医学》题写书名

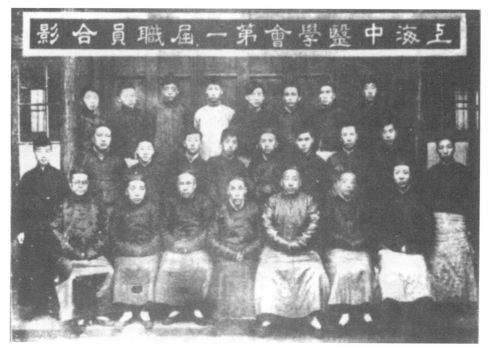

    1922 年 10 月，在丁甘仁先生的倡议下成立上海中医学会。共 119 位会员，12
月 10 日召集职员会，此为合影照。前排正中为丁甘仁先生。第二排左起第五人
为秦伯未，时年 22 岁

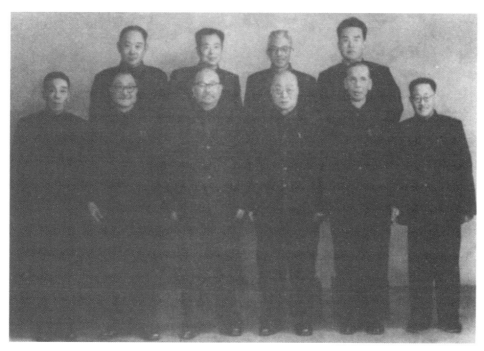

    全国政协二届三次全体会议中医委员会后留影
    前排左起：石筱山委员、郭子化（卫生部部长助理）委员、冉雪峰委员、施今墨
委员、黄省三委员、赵树屏委员
    后排左起：白啸山（北京中医学会副主任）委员、何高民（卫生部中医司副司
长）委员、秦伯未委员、董德懋（中医杂志副总编辑）委员

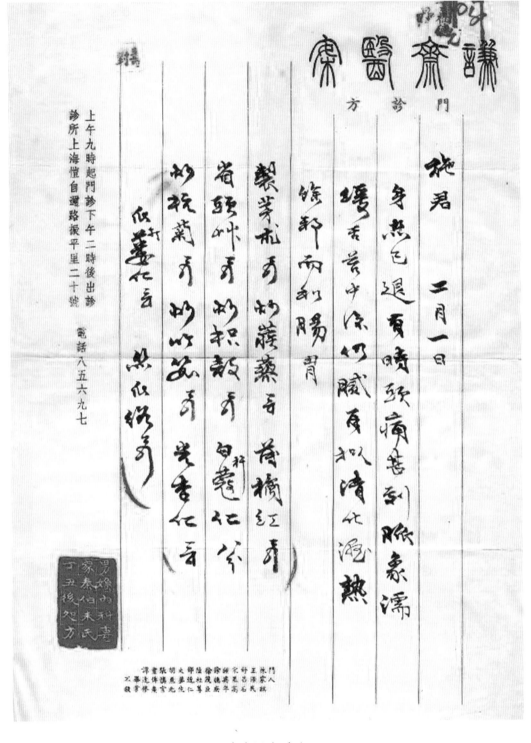

謙齋醫案

門診方

施君　二月一日

身熱已退　頭痛苦到　脈象濡

舌苔黃中淡　腑有積滯化源熱

餘邪而到腸胃

製半夏三錢　炒藤藜三錢　荷梗紅青

省頭草三錢　炒枳殼三錢　白蔻仁八分

炒桔梗三錢　炒川草花三錢　光杏仁三錢

川薑仁三錢　焦六麯三錢

門人　陳家驤　王澤長　宋英年　徐蔣遠　陸大郎　胡明遠　張書潭
　　　張石民　呂澤良　黃爾昌　杜遠菴　馬進焦　諸儀偉　葉逢春

上午九時起門診下午二時後出診

診所上海憶自還路振平里二十號　電話 八五六九七

秦老医案手迹

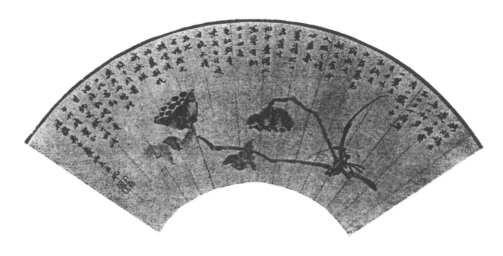

秦老题扇

格物论云,莲子荷实,每一节多至二三十房,每房一窍,窍中一薏,五月中生,至秋月中变,墨色药成,生敲可食,令人服之,清心益气。菱藻也,一名芰,生水中,叶浮水。面茎有刺,二三四角,色红或青紫,肉白,生啖甘脆,亦清品也。

今阳我兄,襟怀淡泊,肃散脱俗,诊余致力于医药典册整理工作甚勤,酒后调戏丹青,钞文献一则补白,即请粲正。

谦斋居士秦伯未,并记。

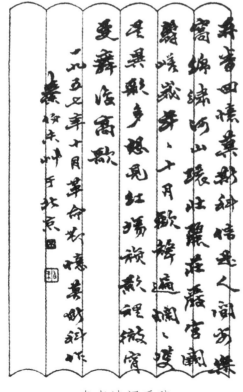

秦老诗词手稿

(伯未近作)

(谦斋)

秦老自刻印章

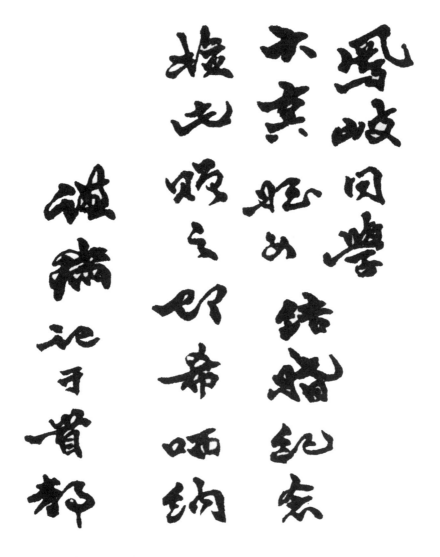

风岐同学
大真姪女
结婚纪念
捡此赠之即希哂纳
谦斋记于首都

王凤岐、吴大真在 1967 年结婚时，正值秦老家被抄，人被斗，一无所有，老人说，没有什么送给你们，便顺手取下书架上人民卫生出版社出版的精装本《清代名医医案精华》一书，在扉页上工工整整写下了"凤岐同学、大真姪女结婚纪念，捡此赠之，即希哂纳"。落款为"谦斋记于首都"。

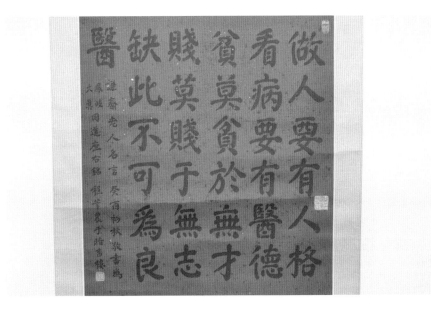

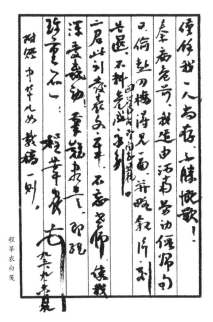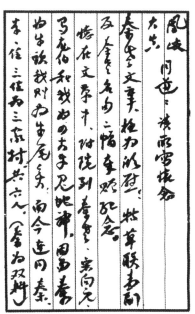

中国工程院院士程莘农老手书秦伯未名言(上图)及怀念秦老书信手稿(下图)

凤岐、大真同道：

读所写怀念秦老文章，极为欣慰！特草联一副及秦老名句二幅，是赠纪念。

忆在"文革"中，附院列秦老、宋向元、马龙伯和我为四大牛鬼蛇神，因而秦老为牛头，我则为牛尾矣！而今连同秦、李(李重人)、任(任应秋)三位为三家村，共六人(秦为双料)仅余我一人尚存，不胜慨叹！

秦病危前，我适由河南劳动假归旬日，偷赴四楼得见一面，并略叙片刻告退，不料回河南后即闻知噩耗，竟成永别。

二君此刻发表文章，不忘老师，使我深受感动！笔难尽言，即望珍重不一。

程莘农

于九三年九月六日夜

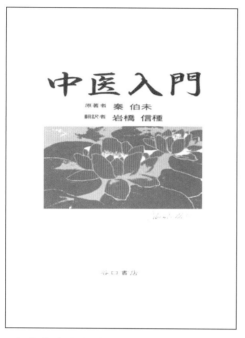

秦伯未先生名著《中医入门》1990年在
日本出版发行

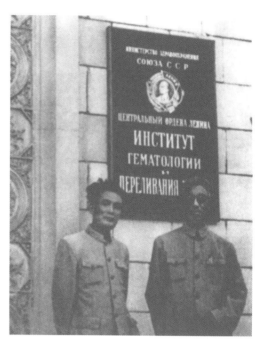

1957年8月秦老以卫生部中医顾问身
份应邀去苏联会诊,摄于莫斯科血液病
研究所。旁立者为翻译韩刚

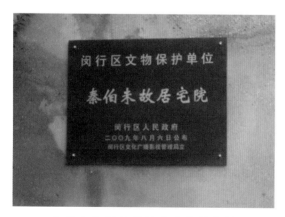

位于上海闵行区的秦老故居牌匾

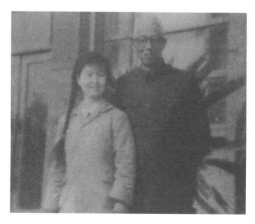

1960年,秦老与吴大真摄于北京中医学院大白楼前

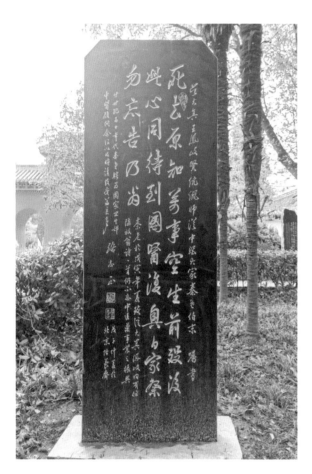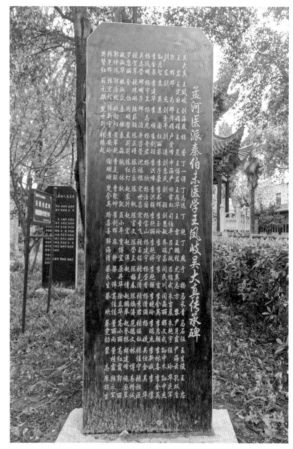

己亥年春，王凤岐率弟子在仲景故里——南阳医圣祠内立传承碑，碑文为国医大师路志正老手书秦伯未先生仿陆放翁诗"死去原知万事空，生前殁后此心同，待到国医复兴日，家祭勿忘告乃翁"

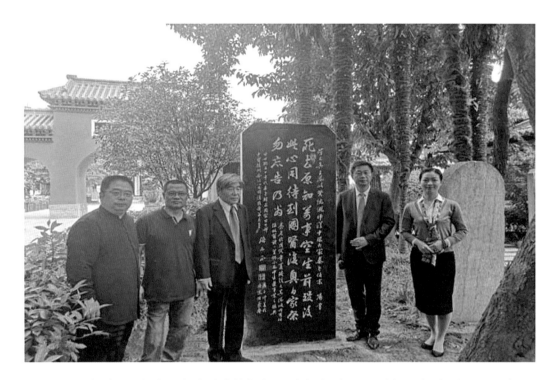

王凤岐(左三)与南阳张仲景博物馆馆长刘海燕(右二)、副馆长杨蕾(右一)及弟子宋世昌(左一)、李顺(左二)在南阳医圣祠传承碑前留影

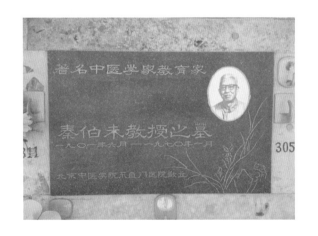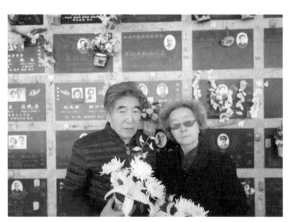

己亥清明,王凤岐、吴大真到八宝山革命公墓祭奠秦伯未先生

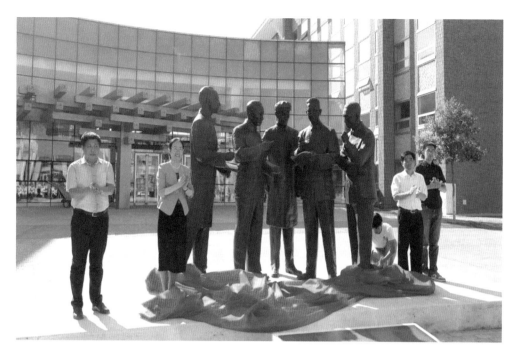

2019 年月 8 月 30 日，北京中医药大学党委书记谷晓红（左二）、校长徐安龙（右二）出席"五老上书"铜像落成仪式

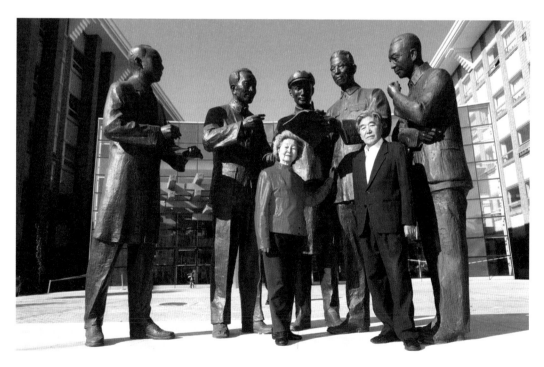

吴大真、王凤岐在"五老上书"铜像前留影

（五老铜像自左至右：任应秋、于道济、李重人、秦伯未、陈慎吾）

北京中医药"薪火传承3＋3工程"
秦伯未名家研究室成员

杜怀棠	王凤岐	吴大真	王成祥
李　雁	史利卿	魏汉林	贾　玫
高　岩	张　霞	刘旭召	刘　宏
欧　敏	徐红日	程　淼	刘　言
林芳冰	李爱茹	李　猛	朱小民
邱　浩	常孟然	秦　淼	秦　棘

“五老上书”

对修订中医学院教学计划的几点意见

秦伯未　于道济　陈慎吾　任应秋　李重人

按语：1962 年 7 月，针对高等中医药教育初期出现的西化偏差，北京中医学院秦伯未、于道济、陈慎吾、任应秋、李重人五位教授以强烈的责任感和主人翁意识联名向学校递交了包括培养目标、教学方法、课程设置、基本功训练等内容在内的《对修订中医学院教学计划的几点意见》。呼吁：中医教育要坚持中医主体，中医学院要培养高级中医师，应当强化中医和传统文化教育。这一事件在当时的教育界和学界引起了重大反响和热烈讨论，也得到了国家的极大重视和肯定，史称“五老上书”。

1982 年，时任国家卫生部部长崔月犁批示：五点意见很好，可以解决中医后继乏人乏术问题。如果召集全国中医学院教改会议，应当把这篇建议发给大家参考讨论。

北京中医学院：

我院五六年级学生即将毕业了。这是我国第一批中医正规大学的毕业生，是中医教育的一件大事，是贯彻执行党的中医政策的又一次胜利。他们将担负起继承和发扬祖国医学的重大任务。唯这批毕业生的质量，虽然看来基本上能够达到培养目标的要求，但如果严格说起来，特别是在中医学术水平方面，还有不足之处，还不够理想。因此我们认为有必要吸取几年来的教学和临床实践过程中的一些经验加以改进，使今后更为符合要求，培养出质量更高的中医后继人才。

据我们了解，我院这批毕业生的中医学术水平，对常见疾病一般说可以独立诊治，对某些疾病已达到一定的疗效，对中医理论、概念虽然较明确，但能熟读熟记的较少；掌握的方剂、药物也还不够。特别是阅读中医古书尚有困难，运用理法方药、辨证施治处理疾病尚欠正确，看来基本功打得非常不够。

似乎用成为一个“高级中医师”的标准来衡量，还嫌不足。这班毕业生在毕业实习和写毕业论文时，自己感到空虚，一再要求补课，并提出补课的具体内容，如《内经》需要讲某些篇的原文，在写论文时，提纲拟好了，文献资料的搜集还不熟悉。有的想到某一理论，但不知出于何书，感到似是而非，在毕业实习时，有时老师说一方剂，学生开不出药味，甚至连方名还不知道等。总的看来中医理论和临证还学得不深不透。

根据以上情况，中医学院教学计划，实有讨论修改的必要。为了培养质量更高的中医后继人才，为了对党和人民负责，根据几年来我们在教学和指导临证实践中的经验，结合个人的一些看法，提出下列意见和建议。

一、过去的一点经验

据我们了解，过去从师学医，老师选择对象，首先要求文章要通顺。拜师以后，头两年学习内容主要是诵读，如《内经》（多数读《内经》节本）、《伤寒论》《金匮要略》，以后脉诀、药性、汤头等书读得烂熟，甚至要求某些注解都要能记住，同时为老师抄方。第三年以后，老师重点讲解和指出必读书籍，一面钻研，一面为老师做助诊工作，一般是半天临证半天读书。五年期满，老师认为有足够自行开业的能力时，才同意出师。如没学好，也可能要更长时间才出师的。出师以后有个别家庭经济条件好的，并不积极挂牌开业，还要从名中医"参师"，这种参师学习，时间不是太长，三个月或五个月，以能接受老师独特的学识经验为主。清代著名医学家叶天士，曾从十七位老师学习，就是采取的这种方法。这是过去中医带徒弟的一种较好的方式。这样带出来的徒弟质量较高，将来的成就也较大。

总之，学中医要有相当的中文水平，这就为钻研医学文献打下了基础。有两三年的诵读功夫，使中医的一些基本理论和具体方药皆能烂熟于胸中，应用起来就能左右逢源，得到豁然贯通之妙。这种诵读的基本功，如果建立得深厚，将终身受用不穷。再有两三年时间的半天临证和半天读书，有较长的临证时间，对四时多变的多种疾病，都有机会接触和亲手诊治的经验。一些真才实学的中医都是这样学习来的。

从上述经验来看，中医学院的毕业生，主要是学习中医的时间太短，六年制的中医学院，实际上学习中医只有三年。用三年多的时间要求学好中医，时间上显然是不够的，此其一；在教学方法上，中医学院是按照现代正规大学的办法，实践证明优点很多，但忽略了过去教学的某些优点，如要求学生背诵和指导读书方法等，因之，学生没有练好基本功，此其二；高中生的古文程度太差，医古文仅数十学时，又未尽要求背诵，是以不可能突破文字关，此其三。……（以下阙如）。

二、培养目标问题

中医学院培养目标是高级中医师，学制是六年。这两点应该肯定，不可动摇。政治、体育课不在讨论范围。主要问题在于中医、西医课的对比和内容的具体安排，普通基础课，生理、化学课是为西医课服务的，医古文课是为中医课服务的。中医院校加西医课，其目的在于：使现代的中医师，具备一些自然科学和现代医学的基本知识，为将来医学科学研究工作打下基础，这是必要的，也是可以理解的。但必须在保证学好中医的前提下加西医课。过去的教学计划，两年半学完中医课，两年半学完普通课和西医课。中西课时数（不包括临床）的对比是1∶1，这似乎是培养中西兼通的教学计划，因而西医没学好，中医也没学深透，因此培养目标就需重新考虑了。

我们意见：用一年半时间学习中医基本理论和临床，用三年的时间学习中医临床各科结合实习。共四年半学习中医，另一年半学习普通课（包括古文）和西医学课。这样大体上可以保证学好中医。课程具体安排另作讨论。

原订的中医学院教学计划培养目标："具有现代医学知识"建议改为"具有一般的现代医学基本知识"，对学生专业具体要求仅"能解决工作中的实际问题"一句，不够具体，需再讨论补充。

三、中医课程内容安排问题

中医学院现行教学计划所设置的15门中医专业课程，通过六年来的教学实践还是适合的。尤其是卫生部直接领导的五个中医学院所编的讲义，有系统有条理，简明扼要，文字浅近，对目前一般高中生水平来说，还是适合的。因此我们认为这15门讲义，基本上还可以用。不过为了不断提高教学质量，并与教学时数的增加相适应起见，都有重新安排补充教材的必要。如增加到488小时，是不是原来的《内经讲义》不适用了呢？我们认为原讲义仍然适用，因为它简明浅近，新入学的高中生容易接受，可以在70～80小时内讲授完毕，使学生对《内经》有了一个总的概念，也是对祖国医学理论有了一个大概轮廓。然后再精选《素问》《灵枢》两书里的原文（也可删节）100篇左右，在300小时左右精讲，务必将每篇大的原则，细的节目解释得清清楚楚，解释的深度应按各篇具体情况而定，它可以适当地详细，足够地理解到彻底分析每个前缀、后缀、单词、术语、思想或思想群。通过这样较精确的深度，从而获得中医学术基础理论的实质。其他各科也可以按此类推，适当地选授一些与该科有关的原文。这样讲义和补充教材相辅而行的优点有三：首先，充实了讲义的内容，大大加强了讲义的深度；其次，增强了学生阅读古代著作的能力，给他们今后钻研的一把开关的钥匙；第三，真正保证了教学质量,使教与学方面都获得不同程度的提高。现在北京中医学院毕业班学生,脑子里装有不少似是而非、似懂非懂的东西。如经常讲"肝肾同源",问他如何同源?没有一个同学能在基本理论中找到答案。有的看到"肝为妇女之先天"一语,竟以为妇女身上真有个与男子不同的"先天"似的。所以最近绝大部分学生提出补讲《内经》原文的要求,甚至有的还提出具体要讲《至真要大论》《调经论》《灵兰秘典论》。这就是他们最近在临床上深感理论不多,理论不深,联系不起来,解释不下去,因此才提出这种急不可待的要求。根据这种情况,如果不采取讲义与教材相辅而行的办法,很难设想今后学生的质量是否可以提高。

四、大力提倡读书(包括背诵)的风气,练好基本功

根据学习中医的特点,单靠课堂讲授还不能解决问题,课堂讲授的时间加得太多也不是最好的办法。最好是除课堂讲授以外要有充分的时间由老师带领指导学生读书,把"指导读书"一项正式列入教学计划的时数之内,只有课堂讲授与指导读书并重,才能学得更深更透。

中医学院应大力提倡读书风气。当然,在学校学习期间,都可以叫作读书,这是广义的。我们所要提倡的读书,不仅可以帮助记忆,还可以帮助理解,许多不懂的东西,可以读之使懂,不通的可以读之使通,"熟读唐诗三百首,不会吟诗也会吟",就是这个道理。从语言发展史讲,人类是从口头语到书面语,这是丰富知识最有效的办法。中医学院究竟该读些什么书呢?除15门讲义以外,我们认为各科都应增授"原文"的补充教材,这些教材一般是可以读的,例如精选的《内经》原文百篇,《伤寒论》原文,《金匮要略》和《本草》原文等,均可以读。读书的内容,应分作精读和泛读两种,精读不仅要求背诵,要读得深,读得细,读得透彻,还要翻来覆去地玩味,深思研究,甚至包括批注、做笔记等。泛读在一定程度上不要求那么深透,或者读懂了,或者能背诵了,或者是有一个较深的概念就行了。这两种读法可以相辅而行。只有精读没有泛读,所见者少;只有泛读,没有精读是无根之木没有基础。有了精读在语言文字方面下了功夫,便具有最基本的阅读能力(如词汇量,语法现象等),才可以进行泛读,精泛并举,是完全必要的。因此读书虽是一种方法,是学生自己的事,但一定要有安排和指导,我们所指出的新的学时计划,其中就安排了指导读书的时间,在这一时间内教师要去亲自指导,主要指导学生如何读,包括选材料,个别讲解,组织讨论,做笔记,背诵等。因此,指导读书时间的重要性,并不次于课堂讲授。强调了这个时间的重要性,明确地列入教学计划,不能为任何时间所占有,才能保证练好"基本功"。

五、怎样突破文字关

中国文学与中国医学向来有密切的联系,历代的医学家大都是具有很好的文学修养,因而他们的著作能流传于后代,而文学家也必然阅览过医学书。如《黄帝内经》是当作"子"书读的。远的例子不举,近年医家如曹家达、陈无咎、恽铁樵和陆士谔等,他们对中国文学均有著作。学习中医,不突破文字关,必不可能深造。"医古文选"这门课,就是为提高阅读中医古书而设立的,其用意甚善。唯过去课时太少,所选内容有局限性,而又没有要求精读背诵,因之达不到要求。我们建议,医古文选的内容须大大扩充,可选100篇左右的古文和60篇左右的医古文。其中还要包括一部分音韵学常识,熟悉和掌握一些词汇、意义等,同时要求学生在课余写些毛笔字,以便养成书写端正的习惯。

体育活动最好安排太极拳,如有条件,气功课可提前上,使学生在长时期锻炼过程中,既有深刻的体会,又可达到强身保健作用。

最后,建议在卫生部领导下,召集全院教师和学生代表开一次较长时间的教学会议,共同讨论。以上意见,仅供参考。

1962 年 7 月 16 日

探寻秦伯未学术思想体系特色之架构

吴大真　王凤岐

　　秦伯未(1901－1970年)，名之济，号谦斋，上海市人。先生出身于中医世家，自幼酷爱文典医籍，凡经史子集、诸家医典、诗词歌赋、琴棋书画，无所不涉。为日后研读医理并在中医学术上取得成就筑下坚实基础。1919年就读于丁甘仁创办的上海中医专门学校，拜名医丁甘仁门下，与程门雪、章次公等诸贤为同窗学友。1923年毕业后悬壶沪上。1928年创办"上海中国医学院"。1930年创办中医指导社，1938年又创办中医疗养院。1954年，受聘任上海市第十一人民医院中医内科主任。1955年调任卫生部中医顾问，并执教于北京中医学院(今北京中医药大学的前身)任教务长，兼任中华医学会副会长、国家科委中药组组长、全国药典编纂委员会委员，全国第二、三、四届政协委员，中国农工民主党第七届中央委员。20世纪50年代曾先后赴苏联、蒙古两国会诊、讲学。

　　秦伯未先生作为著名中医学家、中医教育家，学识渊博，医术精湛，在近现代中医学史上有着举足轻重的地位，有中医界泰斗之盛誉。秦老一生，著述宏富，其理论之高深，说理之透彻，临床之实用，思路之开阔，向来为医学界和广大读者所青睐。从早年著《内经类证》，编《清代名医医案精华》，到晚年集理论与临床之大成的《谦斋医学讲稿》，据《全国中医图书联合目录》记载达54种之多，计千万余字，可谓邃精岐黄、著作等身。先生广列门墙，遍栽桃李，不遗余力培养人才，有诗云"拼将热血勤浇灌，期卜他年一片红"，足见其致力于中医事业之苦心。先后参加了1960年、1962年全国高等中医院校系列教材第一、二版的编审工作，为总编审之一。

　　探寻全部秦伯未著作之特色，梳理先生学术体系之架构，总体上涵盖了对中医经典理论的研究、对中医学理论认识和运用的研究、对辨证论治纲要的研究、对中医医案的研究、对处方规律运用的研究、对具体临床病证的研究、对膏方应用的研究、对运用中医学理论治疗西医疾病的研究几大方面。今天，奉献给大家的《秦伯未谦斋中医学全书》，力求从全新角度，更加全面准确地反映秦伯未先生学术体系之全貌。

一、学术思想的代表作——《谦斋医学讲稿》

　　秦老在写给我们的书信中称:《谦斋医学讲稿》"对于中医作了初步的批判继承，可以代表我的学术思想，可以好好研究一下。"可见其凝聚了秦老多年的心血，体现了他的主要学术成就。本书初次刊行于1964年。本次修订在原书所收12篇讲稿基础上，新增《中医各科研究法》《重视中医医案》《认真总结中医疗效》《学习历代中医带徒弟的精神和方法》《命门的初步探讨》《中医理论中的阴阳观点》《浅谈辨证论治》等24篇重要文稿。秦老每篇讲述均结合自己读书心得和临证体会，阐发中医学理法方药、辨证论治的经验知识，并通过治疗案例进一步印证。

　　通过《谦斋医学讲稿》我们不难发现，秦伯未学术思想的一个显著特点，就是注重中医经典著作的学习，力倡以经典打好临床基础。其次，要博览群书，取各家之长。用秦老原话说就是"多读书、多临证"。在《谦斋医学讲稿》所收36篇文稿中，除《黄帝内经》《伤寒论》外，秦老共引用了60部医学书内容，30多位前人的论述作为他自己阐述问题的依据。足见秦老对经典著作、前人理论经验的重视。在学习过程中，秦老特别强调继承与发扬并举。也就是说继承不是一味地照搬前人经验，而是批判地接受，有创新地继承。他常通过理论联系实际,用古人丰富的经验知识指导临床,去芜存精,综合分析归纳成为更为准确、更为完整的理论。书中"腹泻的临床研究"一文,就是根据《内经》《难经》《诸病源候论》《医宗必读》等古代文献关于腹泻的病因、病名、治则的记载,提出以暴泻、久泻为纲,按虚实两类来辨证施治的规律。虚证于内伤,浅者在脾,深者及肾;实证属于病邪,以湿为主,结合寒邪和热邪及食滞等,采用化湿、分利、疏散、泄热、消导、调气等多种泻法,和健脾、温肾、益气、升提、固涩等多种补法。秦伯未在临床实践中,运用这些理论,治愈了众多的难治性腹泻患者。

二、对《黄帝内经》有着非常高深的研究和应用

秦伯未在中医领域博览群书,尤其重视对《内经》的钻研,享有"秦内经"之美称。他认为,《内经》总结了前人的实践经验,同时也表达了古代的医学思想体系,成为中医学发展的基础,研究中医学先要学习《内经》,然后可以顺流而下地贯彻到其他医书,不如此,便像失掉了钥匙,无法打开中医宝库的大门。他先后撰写了多本有关《内经》的专著。《读内经记》对内经的文字、训诂、句逗进行了一一的剖析和诠释;《内经类证》将内经中有关叙述病症的记载摘录出来,进行分类编撰,是中医文献中最早、最系统的分类参考书;《内经病机十九条之研究》是秦老对内经病机的进一步诠释和总结,对中医临床指导有着深远的意义;《秦氏内经学》节选内经原文,言简意赅,颇有"衷中参西"意味,是学习《内经》较好的通俗读本之一;《内经知要浅解》书名"浅解",意在深入浅出,由博返约,对《内经知要》各篇予以题解,使知要领,词义准确、有理有据。在临床教学和实践中,秦伯未广泛应用《内经》理论作指导。例如,讲"水肿"病的治疗时,他把《内经》中散见于各篇的有关水肿的论述加以分析,联系《金匮要略》《外台秘要》等文献,结合他自己的临床体会,总结了治疗水肿病的6个基本法则,即发汗、利尿、燥湿、温化、逐水、理气,并列举了代表方剂及兼证变化的应变原则。这些有关"水肿病"的理、法、方、药用之于临床,取得了较好的疗效。

三、强调中医辨证论治特色,引导正确认识应用中西医结合

在60年代初期,中医界出现了忽视中医基础理论,强调单方验方,或单纯依据西医诊断、化验指标进行用药,而不加以辨证分析的倾向。针对这种情况,秦伯未在《谦斋医学讲稿》一书中专辟"浅谈辨证论治"一节予以论述,认为"辨证论治是中医的诊疗规律,从认识证候到给予适当治疗,包含着完整的极其丰富的知识和经验"。又说:"辨证论治所以成为中医的诊疗规律,就在于理论与实践的结合……辨证论治是中医处理疾病的程序和方法,……是中医治病的精神。"

秦老在强调辨证论治的基础上,还引导学生正确认识中西医结合。他强调,西医的诊断虽有时可助于对疾病性质、发展和转归的认识,但只能作为临床参考,而不能受其束缚,要有信心和勇气使用中医的理法方药去治疗,不宜失去中医之根本。他每诊治一种疾病,总是运用中医理论进行详细分析,然后确定治则、治法和选方用药,事后总结经验教训。他认为,中医治疗西医诊断的疾病,要想取得疗效,关键在于必须运用中医的理论为指导,细致观察,不能忽视中医辨证的依据。他通过临床实践形成的这些学术观点,至今仍具有指导意义。例如,他在治疗西医诊断的神经衰弱疾患中,就是根据中医理论来分析其临床表现,而总结出其发病机制主要在肝,病性有虚有实,也有虚实夹杂,确定了14种基本治法。

四、善于总结临床经验,重视医案医话的作用

秦伯未先生勤于著书立说,几十年如一日,晨起即伏案写作,将前一天临诊体验及阅览心得,写成短文或医话,并对其学术专著进行不断的充实加工。在多年临床实践,积累经验的基础上,及时总结整理,寻找出规律性的东西,从而提炼出规范性的诊疗方案,如本书所收入的《中医临证备要》《治疗新律》等。秦伯未非常善于吸取前人经验,尤其重视医案医话的整理汇编,早在1928年就编写了《清代名医医案精华》《清代名医医话精华》,为后人留下了一笔宝贵的遗产。他在书中指出:"医案为中医价值之真实凭据。""医案是中医的特点,实事求是,生动活泼,最适用于中医同道间的观摩,实有广泛征集和及时发表的必要。它是根据临床具体事实做出总结,有理论,有法则,而这些理论和法则又都有一定的根据,因而具有指导性和启发性……多看各家医案作为借鉴,也可取长补短,增加智慧,不断提高业务水平。"在这次增补的《谦斋医学讲稿》中,还有《重视中医医案》的专题文献。

五、致力中医教育,推崇"学习、钻研、积累、探索"八字方针

秦老早年开中医函授教学、刊授教育之先河,先后创办上海中国医学院、中医指导社,后多年执教于北京中医药大学,毕生呕心沥血,无私付出,在发展推动中医教育,培养中医人才方面,做出了开创性贡献。亲自动笔编写各种实用教材和专著,本书收录的《中医入门》《实用中医学》《国医讲义》就属于此类内容。这些讲义与现代中医药教育教材相比较,最大的特点是重实用、重经典,但又绝不泥古,把临床病案直接纳入教材,而且学习模式大多是边读书学习,边跟师实践。秦老对门下弟子,经常采取上大课,布置作业,写医论,随师出诊,整理医案,总结病例等方法,使理论与实践相结合,提高业务能力和写作水平。无论是课堂讲授还是临床带徒,秦老经常推崇学习中医的八字方针"学习、钻研、积累、探索"。秦伯未不仅这样要求学生,自己也是如此身体力行。他说:"一个临床医生,不加强学习是十分可惜的。当医生和其他学科一样,有的在相当年轻时,就在学术或临床方面取得了成就,成为名医。有的人当了一辈子医生,经治的病人也很多,但疗效就是提不高,学术上也缺乏长进。这是为什么?首先是重视学习不够,基础没有打好。不具备勤奋学习的基础,也就谈不上钻研。有些医生,平素也比较注意学习,甚至从古书中抄录了很多的资料,也就是说他注意到学术的积累,但由于缺乏探索精神,在诊疗中没有掌握好对这些学术资料如何进行分析、鉴别和实际应用,也就难以取得更多的收获。"

综观本书之全貌,我们不难发现,秦伯未先生的宏富著作既承前人余绪、发掘古义、昭示后学,又独具本人学术特色、真知灼见和珍贵实践经验。本书再次修订出版发行,希冀为当今广大中医科研人员、临床医生、院校师生进一步强化中医理论教、学能力,提高临床诊疗水平助一臂之力。

借此机会,特别感谢中国中医科学院资深研究员、首届国医大师路志正教授,年届百岁高龄,于庚子正月欣然命笔,挥毫泼墨,为本书题写书名。还要特别感谢秦老入室弟子中国中医科学院中医文献学专家余瀛鳌研究员,中国医史文献学专家李经纬研究员、马继兴研究员,中国医学及本草学专家谢海洲教授,本书收录四老曾经为秦老著作提笔撰写的推荐序文。几位前辈的点睛之笔,跃然纸上,使"全书"熠熠生辉。中国中医科学院刘晖桢研究员,为本书校正润笔,撰写回忆文章。本书责任编辑赵东升先生,致力于秦老书稿的选编整理,用心谋划,付出辛劳,在此一并致谢。

秦老一生著作繁多,本次整理汇编仍难以全备,加之跨越年限较长,著作体例不尽一致,特别是药名、剂量等与现在的习惯也不尽相同,汇编时均未求全部统一,不妥之处,敬请读者谅解。为保持原作原貌,凡涉及受国家保护的动、植物药物,如虎骨、虎肉等,以及已明令禁止使用的药物,本书未做处理,使用中应遵守现行相关法规。

仰之弥高　博我以文

中国中医科学院研究员　余瀛鳌

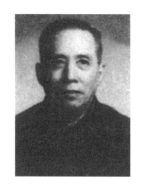

20世纪，医学界的风云人物、巨匠硕师——秦师伯未先生于1970年抱憾病故。他在中医学术、临床界具有广泛的影响，特别是医学论著，堪称是无比宏富。之所以称之为"无比宏富"，这是先生从青年到晚年总共撰写60余种医学论著所印证的。又从《全国中医图书联合目录》(增订本)中所载述的秦氏著作，亦多达50余种，其数量明显超出先贤及其同辈医家。1949年后，先生应聘担任中央卫生部顾问，兼任中华医学会副会长等职，诸事繁冗，犹不懈于诊疗、著述及教学，他在中医学术临床的精深造诣及其求实创新精神，在医学界享有崇高的威望。作为大著作家，先生丰富的遗著为世医所瞩目与重视。现由吴大真、王凤岐两位教授在全面泛览秦老著述的基础上，编纂其医学名著全书，并附名著导读、医案选编及先生的墨宝、遗照、家书、诗词等内容，使全书益增风采。

王、吴二位教授早年就读于北京中医学院，均曾受教于秦师，并有亲属之谊，故在学术临床和治学方面获益良多。他们辑编此集，于琳琅满目的秦师遗著中，在"精选"方面致意尤深，又曾亲聆先生生前对个人所撰重要著作的讲话。故此选集的秦氏著作，确实反映了先生学术临床的精粹内涵，具有无可争议的代表性。

选编此集，使一代名医的传世著作得以更好地继承、弘扬与发展。故此书的刊行，符合时代的需求，一定会得到医务界的广泛重视。

20世纪50年代中期，我作为一名年轻的西医，积极报名参加卫生部主办的全国第一届西医学习中医研究班系统学习中医。秦师为我们主讲《黄帝内经》及专题讲座，使我们对中医学的博大精深有了深切的理解。1956年10月，经先父无言公(经方派名家，是秦师的挚友)提议，我荣幸地拜在先生门下。秦师在教学中十分重视以经典医著为理论基础，常在百忙中抽暇倾心教诲，并向我多次提出在学习方面须学术与临床并重，要善于博取诸家之长。数年后，在秦师的指导下，我们师生还合作编写了《内经类证》(重订本)。令我铭记不忘的是，秦师的治学态度和方法，他强调指出：学问的增长，学术经验的丰富，主要靠"学习、钻研、积累、探索"这八个字。同时，先生十分推崇清代大文豪姚鼐先生对于"善学"的见解，即"博闻强识，而用心宽平，不自矜尚，斯为善学。"(见《惜抱先生尺牍》卷三)先生的"博闻强识"充分体现于他的诸多论著中。由此我深感秦师的治学心态、方法和学验建树，永远值得我们学习与继承。

今值秦伯未医学名著即将付印之际，我对辑编此传世精品的专家、学者和出版社同仁，致以由衷的敬谢之意。

名家荐语

心酸忆往事　真情诉心声

中国中医科学院研究员　李经纬

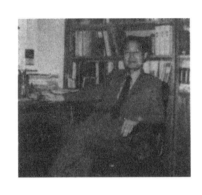

　　一代名医，中国近现代著名中医学家秦伯未先生，含着极大的遗憾，离开我们已经30多年了。我虽然与先生接触不多，但先生的身影仍时时浮现在我的脑海，特别是当我有幸读到先生重病在身、接受不公正批判斗争之时给爱生凤岐、大真的信函，实在感人肺腑，钦佩之心顿生。

　　秦老是一位医术高明、医德高尚的学者，他的著作仅据《全国中医图书联合目录》收载者已达54种之多，他在中医学教育、医疗、研究以及普及中医学方面，都做出了很少能与之比肩的杰出贡献。在先生已知自己不久人世之际，仍然念念不忘"两个心愿没有完成"："一是金元四家里有宝藏可以发掘，很想把它综合起来，去芜存精；二是把所有外感病的理法方药整理为一篇，打破一切派别。"并且指出，"这工作对整理、提高祖国医学有很大作用，比研究一个病要强得多"，这是先生临终前留给我们的珍贵的遗言，也是一生极大遗憾的诉托。

　　回忆往事，令人心酸，惭愧不已。我大概只与秦先生见过三面。一次是1956年我就读全国首届西医学习中医研究班，先生曾为我们授课，秦老当时五十有六，渊博的学问，清晰的声音，有条有理的讲述，以及那潇洒的身躯，令人叹服，给我留下深刻的印象。第二次见面，大约是1959年，秦老不知何事在陈邦贤老办公室谈话，我因事要向陈老请示，贸然推门而入，打破两位老人的谈话，当我说声对不起，正要退出时，秦老很和蔼地对我说："没关系，你是西学中班毕业的吧！很好，很好。你跟陈老学习有福气。"我含笑鞠躬退出。秦老的鼓励，短短几句话，经常引起我的回味，我更珍惜能在陈老跟前学习与工作的机遇。第三次见面，严格说不能算是见面，因为我只是远远地在大白楼五楼的办公室遥望"牛鬼蛇神"在操场服劳役，被批、被斗，我还看到有人提着大棒在呼喊着什么。我不知道其中有没有秦老，但北京中医学院的中医老专家，据说都在其中。千般万般的不知什么东西涌上心头？

　　读了秦老临终给爱生的信，他是那样的大度，他是那样的严以律己，宽以待人，他是那样地热爱党与人民。中国的知识分子啊，不愧是中国的知识分子。

　　秦老先生心爱的学生吴大真、王凤岐，在先生最为困难的年月里，以研讨中医学术给老师精神上安慰，以生活上无微不至的关怀，帮助老师度过一次又一次无人关照的艰辛时刻，实在催人泪下。他们珍藏的秦老的书稿、秦老在离开人世前的心声，实在是太宝贵了。这是中国知识分子在最为困苦不堪的岁月里，念念不忘党，不忘中医学事业，不忘人民疾苦的心声。凤岐、大真30多年的珍藏并辑成书出版，实在是非常难得的师生情分，实在是当今社会的楷模，我想若秦老地下有知，一定会十分欣慰的。特以为序。

遗文宏富共研读

中国中医科学院研究员 马继兴

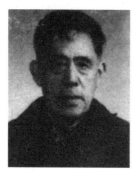

秦老伯未是我从未见过面而仰慕已久的近代中医界老前辈。他的医德高尚，经验宏富，学识渊博，生活简朴，并且为发展振兴中医药事业献出了毕生的精力。特别是他生前撰写出大量有价值的中医学著作，在今天仍能较完整地辗转保存下来，尤其值得令人钦赞欣慰。据我见闻所及，他写出的各种中医学书主要可分为四大类。

第一类是属于研究中医理论学术方面的著作。主要有《秦氏内经学》《内经类证》《读内经记》《内经病机十九条之研究》《群经大旨〈内经〉》《内经学讲义》《难经集义》等书。

第二类是属于指导中医临床治疗方面的著作。在这方面除了诠释发挥张仲景《伤寒论》《金匮要略》的数种专书外，还有不少是属于论述中医的诊断学、药物学、处方学、内科学、外科学、妇科学、儿科学、五官科学的著作，以及包括他本人临床经验在内的《清代名医医案精华》和《清代名医医话精华》。

第三类是属于发展中医教育讲学方面的著作。其中包括《实用中医学》（十二种）、《国医讲义》（六种）、《中医入门》，以及中医学专业的《生理学讲座》《病理学讲座》《各科研究法》等各种教材。

第四类是属于普及中医科学知识方面的著作。秦老本人除了撰写有相当深度的学术专著外，还亲自编写了若干推广宣传中医学的通俗读物。如他编写的《家庭医药常识》《饮食指南》《药性提要》等书，以及参加了《国医小丛书》与《中医指导社丛书》中某些专题书籍的撰著。

综括秦老生前的诸多中医学专书，仅据《全国中医图书联合目录》一书所收载的书名统计就不下五十余种之多。这一史实充分表达了秦老在其全部生活中为发展祖国医药学事业所做出的卓越贡献。

现在适值秦老直系传人吴大真、王凤岐二位整理汇编的秦伯未医学名著即将出版之际，谨在此略抒本人对秦老毕生治学成就的肤浅认识。并藉以表达自己对秦老的无限怀念景慕之情。

深切的回忆

中国中医科学院研究员　谢海洲

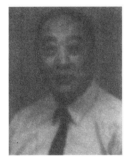

秦伯未先生著作结集出版，十分欣喜。既有精选的秦老名著，更有真情探奥，特别是"谦斋家书"一节，实为历史资料，极为罕见，值得学习与珍藏。全书，可谓对秦老晚年鲜为人知的生活的真实写照，也是他一生的缩影，晚年备受摧残且身染笃疾而矢志不移，对中医的执着探索尤深，不仅是炉火纯青，登峰造极，而且是句句血泪，字字珠玑，读后深切感受到老一辈中医专家对事业的追求，对晚辈的呵护与培养。

当凤岐、大真将本书初稿送给我时，引起了我对秦老的深切回忆。

我在北京中医学院工作、学习20年。秦老是我的老师，待我如挚友，也可以用一句古话说："亦前辈，亦故交"。当时我是北京中医学院农工民主党支部负责人，秦老为农工民主党中央委员，又为支部成员。市委与支部间的工作由我联系，有时中央有事与秦老商量，也通过我转达，因之见面的机会多，请教的机会也多。秦老为本科高年级补课及暑假为研究生班讲课，我都有机会聆听。虽然事隔近40年了，但他的音容笑貌，仍萦回在我的脑际，不时泛起记忆的涟漪。

秦老的事迹，吴伯平等曾写过"忆秦伯未老师的治学精神"，秦小珩也曾有论述秦老的治学经验等文章，对秦老的生平、治学精神、学术思想、理论特色、临床经验等进行了探讨与论述。概括言之，秦老一生勤奋，治学严谨，精研医理，著作等身，既有普及又有提高，勤于临床，疗效卓著。晚年指导学生写作，弥补了中医鉴别诊断等领域的空白，如与焦树德、张田仁等10位同学共写的书籍，起到对该学科承前启后的作用。他晚年自著的《谦斋医学讲稿》，集数十年读书心得和临床体会，为其代表作。该书收集12篇论文及讲稿，讨论了中医学的各个方面，发表其学术见解，每个论点均基于中医理论，源于临床，进而上升到理论，又指导于临床，都属于开创性的。所以秦老的学术思想中，"深入浅出"是其一大特点。他常说："深深体会到学习祖国医学不简单，必须理论与临床密切结合，不断地钻研，才能不断地深入，常有活到老，学到老，学不了的感觉。"他就是这样一生勤奋，反复实践，谦虚学习的。该书1964年出版之时，正值北京中医学院第3期学生毕业之际，等于送给学生们一份珍贵的毕业纪念礼品。这个礼品很宝贵，我也同样得到一本。本书论述了脏腑用药法则、五行在临床上的具体运用、气血湿痰治法、多种退热治法、湿病一得、论肝病、感冒论治、水肿病、腹泻、痛证的治疗、西医诊断中医治疗，以及处方用药等12个问题，条分缕析，深入浅出，层层剥茧，字字珠玑，读后使人爱不释手。虽仅17万字，但内容十分丰富，给我们留下了宝贵的财富。

秦老从事中医工作50余年，编著50余部，相当于1年出1本书。他的著作抄述前人原文较少，以经注经和训诂注释较少，主要通过自己整理归纳，兼收并蓄，提出新见解，新认识为主，丰富了中医理论，开拓了临床思路。例如脊髓痨、脊髓炎的治疗，应用刘河间地黄饮子的理论，就是秦老善于总结规律，敢于创新，精于巧思，知常达变的结果。

秦老医学理论高深，学术陶冶功力精粹，古文学造诣深厚，向为中医界所称道。其文构思巧妙，布局合理，妙笔生花。

秦老讲课生动活泼,说理透彻精辟,词汇丰富,逻辑性强。大处表现得淋漓酣畅,小处精雕细琢,独具匠心,结语不落俗套,推陈出新,寓意深远,给学员留下了宽阔的想象空间。

他的处方轻灵平淡,四两拨千斤,平淡无奇之中具有恬儋冲和之气。常以普通食品,如山药、莲子、苡米、芡实、乌梅、山楂、龙眼肉、冬瓜子等入药,淡化轻和,润物无声,达到滋补肝肾、阴阳平和的目的而收显效。

秦老一生热爱中医事业,愈老弥坚。他学无止境,甘为人梯,虽在老、病、困、逆的情境之下,仍不忘指导后生,超越自我。这种忘我精神,实为后辈之楷模,亦是中医界之骄傲。

他学理深邃,见解独到,他说:"只有结合临床去谈中医的理论,才能觉得深刻,才能使人懂得其中道理,不应给人以'玄学'的感觉。"又说:"中医治疗西医诊断的疾病,必须根据中医理论进行辨证,西医诊断可供参考。"这与章次公先生"发皇古义,融会新知,欲求融合,必先求我之卓然自立",徐衡之先生"心知其意,不为所囿"的思维认识不约而同。忆章太炎先生曾说过:"取法东方,勿震远西;下问铃串,勿贵儒医。"这种维护中医、发扬中医的精神,可谓一脉相承。

凤岐、大真请我为秦老著作出版写几句话,难以推辞,写了以上这些,也是对秦老的怀念。切盼该书早日付梓。

总　目　录

上　册

下　册

第一篇

增补《谦斋医学讲稿》

目　　录

导　读

《谦斋医学讲稿》是秦老自 1957 年至 1964 年 8 年期间，先后在北京、上海、天津、西安和吉林等地的部分学术报告讲稿，有些文章曾在全国各地期刊上发表过，汇集时做了少量删改和补充。

早在 1969 年 12 月 26 日，他临终前，曾在给我们的书信中，语重心长地写道：“《谦斋医学讲稿》对于中医作了初步的批判继承，可以代表我的学术思想，望好好研究一下……”

为此，我们根据秦老生前及遗信中所示，现将秦老在报刊发表过或未发表而讲述过的具有代表性的学术论文和见解独到的文章，收编进来，作为《谦斋医学讲稿》的增补，以供学习。

全书可从四个方面去学习。

一、秦老主张学习祖国医学，首先应当努力学习经典著作，认真钻研基本理论，扎扎实实地打好基本功，深入掌握中医理论的精髓。

《谦斋医学讲稿》一开始就提出了中医理论中两个重要的问题：“脏腑发病及用药法则提要”和“五行学说的具体运用”。秦老认为中医的理论核心是脏腑的辨证。五行学说是中医分析病情时的思想方法，是中医最重要的基本理论之一。秦老在详尽阐述了《黄帝内经》及前人对脏腑辨证和五行学说的论述之后谈了自己的认识。他说《黄帝内经》中明确指出脏腑的生理、病理及与形体的关系，如五脏所主，五脏开窍，五脏化液，五脏所恶等。在脏腑用药方面，李时珍在《本草纲目》的序例里，专门提出了“五脏五味补泻”“脏腑虚实标本用药式”及“本草分经审治”，都是说明用药必须以脏腑为纲，根据脏腑病变而使用。

秦老说，探讨脏腑用药，首先要明确脏腑发病的基本概念，结合药物的气味、效能和归经，针对发病病位、病因、病证得出用药的法则。例如，肝——肝藏血、血为体、气为用、性升发、主条达，又肝主筋，开窍于目，爪为筋之余，肝之经脉循胁肋，走少腹络阴器，肝恶风，怒伤肝，与胆相表里，在女子为先天等等。据此而定出补血、和血、理气、舒肝、清肝、温肝、镇肝等治法和药物。

在谈到五行学说时，秦老说，应先掌握生、克、母、子等基本知识，必须结合临床实际去研究，只有结合临床去谈中医的理论才能使人觉得深刻，才能使人懂得其中道理，不应给人以“玄学”的感觉。他又说，临床上具体运用五行学说必须以脏腑为基础，因为医学上既然将五行分属五脏，所以在临床运用上就不能离开五脏来谈五行，只有把脏腑辨证和五行学说有机地联系起来，才能说明中医有自己完整的理论体系。

经验来自于实践，理论又是许多经验的总结，反过来理论又指导着实践。秦老重视理论的学习，更强调应与实践相结合，并不断地总结经验，发展理论。例如，他在“水肿病的基本治法及其运用”一文里，首先指出《黄帝内经》里与水肿病有关的脏腑生理功能：肺主皮毛，宣肺发汗使水邪外出；膀胱司小便，为水湿的出路；脾主化湿；肾为水脏又有命火；大肠传导糟粕，也是水的出路；三焦自肾上连于肺，主气，司决渎等理论。从而提出发汗、利尿、燥湿、温化、逐水、理气等六个治疗水肿病的基本治法，运用到临床上取得了非常好的疗效。

二、在提倡学习基本理论的同时，应博览群书，吸取各家之长，只有多知博学才能去伪存真，去芜取精。

在《谦斋医学讲稿》的全书中据不完全统计，除《黄帝内经》《伤寒论》等经典著作以外，他共引用了近 60 部医学书的内容、30 多位前人的论述作为他自己阐述问题的依据。例如，在《论肝病》一文的第五节中，他竟举出《本草求真》《本草分经审治》《本草从新》《本草疏证》《本草纲目》《日华子本草》《大明本草》等 12 部本草书中的记载讲述了肝病常用药的分类。

在《痛证的治疗》一文中，他引用李东垣、朱肱、朱丹溪、尤在泾、王肯堂等七位医家的见解论述了“头痛”病。李东垣说“巅顶之上，惟风可到”；

朱肱认为"三阳有头痛,三阴则无";朱丹溪认为"头痛多主于痰,痛甚者火多";王肯堂说"浅而近者名头痛,其痛猝然而至,易于解散速安";尤在泾说"风热上甚,头痛不已,如鸟巢高巅,宜射而去之"……秦老集各家之长,舍诸家之短而后总结说:外感头痛是外邪引起,当治以辛散为主;病位在头,应选轻扬之品;疏散风邪,佐以缓痛,兼清头目,为本病的治疗原则。临床常用菊花茶调散随症加减。

秦老不但博采前人的经验,对于西医的知识也在不断地探索。如在《谦斋医学讲稿》中,他用地黄饮子治疗脊髓痨,黄芪建中汤治疗胃溃疡,丹参饮治疗心绞痛。他并且认为,溃疡病大多数位于胃或十二指肠,神经衰弱大都因大脑皮质兴奋抑制的不平衡所致,心绞痛以冠状动脉硬化者最为普遍,血液病必须通过周围血象和骨髓象检查才能确诊等。由此可见秦老的博学,不拘门户之见和好学精神。秦老常说,一个人要"活到老,学到老",总感到"学不完"。

三、提倡中西医团结合作。

在《谦斋医学讲稿》中明确提出,"中西医团结合作是十分必要的,通过几年来的实践深深体会到党的方针政策是完全正确的"。

秦老通过谈"如何用中医治疗西医诊断的疾病"讨论了中西医结合问题。他首先向中医提出要求"中医治疗西医诊断的疾病,必须根据中医的理论进行辨证,西医诊断可供参考",中医在治疗上不依中医的理论去分析客观存在的脉证,便依据西医的诊断用中药,是肯定不合理的。他还说,不能似是而非地去理解西医的一些术语,知之为知之,不知为不知,不要不懂装懂,要实事求是。例如,西医诊断为癌肿,便认为是毒瘤,即用攻毒、解毒的方法。其实,根据中医的辨证,扶正、活血、软坚等方法都是应当考虑的。有人一见炎症,便用银花连翘清热,岂不知活血、凉血、祛湿也是常用的方法。因此,中医治疗西医诊断的疾病最根本的方法,是要根据症状运用中医的理论去认真进行分析,辨证论治,只有这样才能取得更好的疗效,才能走向真正的中西医结合。中医也应当努力学习西医方面的知识。

他对西医也提出了希望。他说:"继承和发扬祖国医学,关键是西医学习中医。学习了中医的

西医,已有两手本领,在使用中医方法治疗时,要切实地根据中医的理论辨证施治,经过临床观察,将效果好的加以分析,拿西医的诊断和治疗效果对照一下,这样不但能够确定中医疗效,说明问题,并为实验提供有价值的资料。"接着他说,在中西医结合过程中,已经西医诊断,就根据西医办事,如果不探讨中医理法,只想找到某些有效中药,也有废医存药的危险,对于继承和发扬祖国医学是不利的,对于中西医结合也是不利的。

总之,秦老认为,中西医结合问题,必须提倡学习中西两法的理论,切忌"先入为主"或"对号入座"。中西医要互相参照,取长补短。对中医也好,西医也好,在理论上不能似是而非地去领会,在临床上更不能生搬硬套地去乱用,应当中西医团结合作,用严肃、严密、严格的"三严"之科学态度,为中西医结合贡献出各自的力量。

四、秦老的治学精神十分刻苦认真,对中医理论和经典著作的学习十分深入,对各家学说,了解广泛而透彻,在实际运用中灵活多变。他善于独立思考,对理论、临床常有自己独到的见解,更能深入浅出地把难点、疑点剖析得一清二楚。

他在《谦斋医学讲稿》里,讨论了很多理论问题。他说,在五行中火生土,在五脏生理上来说意思是心火生脾土,如果单纯讲心火生脾土似乎不易理解,只有结合临床才能迎刃而解。譬如,治痰饮病的苓桂术甘汤和治水气凌心的苓桂枣甘汤二方中的桂枝,其作用就是温心阳以助脾阳,这才是火生土的真正意义。再如,临床常见肾阳虚或脾阳虚的"五更泻",在治疗时用附子理中汤或四神丸,其作用是补肾阳(有人说是补命火)以生脾土,也应当理解为是火生土,所以这又说明火生土不能只拘泥于心火生脾土。秦老对于火生土的分析就是如此精辟。

他也非常注意临床辨证用药。如头痛病一般多用川芎,但秦老认为,川芎辛温香窜,用得不当反多流弊,如头痛时胀闷兼有头皮麻木感觉者不宜用,尤其是血虚肝阳易升的患者不可用,用后往往引起眩晕。用量亦不宜太重。有人用川芎茶调散加减治外感头痛,处方恰当,但川芎用至三钱,服后反增头晕欲吐。嗣后,秦老用原方去川芎,加钩藤二钱而愈。相反有人用辛散轻泄治外感头痛不愈,常有晕胀难忍时,他加入川芎一钱,服后顿

减。由此可见他用药灵活巧妙，值得我们临床借鉴。

在全书中共介绍了35个典型病例，其中如白血病的5个病例，举例均恰到好处，处方用药解决一病一症，也常有之，不必求全。对于7个腹泻的病例先后用了健脾利湿、清热化湿、理中加固涩、抑木扶土、温补肾阳、升阳益胃等六个治法，运用"同病异治"的法则，都取得了满意的疗效。这充分体现了中医辨证论治的优越性。

秦老对很多问题都有自己独特见解。如他认为温病总的应区分为四项：①病因，属于外感；②分类，风温、春温、冬温……但应以风温为主；③性质，属于热性，其特点具有三易，易化热、易伤阴、易动血；④传变，是以三焦、卫、气、营、血为纲进行传变的，又有顺传和逆传之别，但以顺传为主。所以他认为治疗温病应当抓住风温和传变途径为主。他又把"风温"分为恶风期、化热期、入营期、伤阴期等四个时期来讨论，这一见解，非常值得我们深入研究。

值得提出的是，秦老在《漫谈处方用药》一文中说，处方是给药房配药用，药名、用量必须写得整齐清楚，不要潦草，简写的字应按《汉字简化方案》，不要随便杜撰。这样要求似乎苛刻，但可避免意外的差错事故。听了这段话，有人可能认为像秦老这样一位中医界能纵横古今的人，为什么津津有味地谈处方、药名、药量，甚至于写字等问题，似乎太琐碎，然而这正充分体现了秦老一丝不苟的治学精神。

总之，《谦斋医学讲稿》是秦老学术思想的代表作，它凝结着秦老多年的心血，体现了他的主要学术成就，不但汇集了多年的经验，有很多精辟的论述，又有不少激励后学的肺腑之言，是留给我们的最可宝贵的财富。

脏腑发病及用药法则提要

大家要我谈谈脏腑发病及用药法则，我认为很有必要。中医的理论以脏腑为核心，临床上辨证施治，归根到底都是从脏腑出发。不过这题目的范围太广泛，只能谈些概况作为提要，细节方面有待大家进一步探讨了。

要了解脏腑发病及其用药法则，首先要了解它的重要性。中医对于疾病，主要分为外感和内伤；对于病因，主要分为内、外和不内外因；对于辨证，主要分为八纲、六经、三焦及卫气营血。所有这些都离不开脏腑。这里不再多引文献来说明，只举一个浅近的具体例子。比如说，感受风寒引起咳嗽，因肺主皮毛，职司清肃，常用麻黄、紫苏疏散，杏仁、象贝化痰止咳；即使邪在鼻腔、喉头，出现鼻塞流涕，喉痒音嘎，治疗上也从"肺开窍于鼻"和"喉为肺系"来考虑，用辛夷、苍耳子通窍和蝉衣、胖大海等润喉。这些药物都是走肺经的，也就是都通过肺来治疗。再说，感受风寒后出现腹痛泄泻，饮食呆减，则因胃肠主受纳、消化、排泄，故常用紫苏、木香、乌药、生姜等温中散寒的胃肠药。

其中紫苏入肺脾两经，故既用于表、又用于里，像麻黄就不用了。再比如说，咳嗽痰多，不因于风寒而因于湿浊，便从脾恶湿，用半夏、陈皮、茯苓等治疗；或者腹痛泄泻，不因于风寒而由于虚弱，便从脾主中气，用党参、白术、扁豆、砂仁，补中健运了。这是经常遇见的病证。可以看到无论是外感和内伤，外因和内因，都是通过脏腑后发生变化，药物的功效也是通过脏腑后才起作用。倘然只知道感受风寒用发散，或者只知道某些药用于发散，而不从脏腑考虑，显然是不够的。

脏腑的功能各有特点，病邪的性质也各有特点。一个脏由于本身变化和所受病邪不同，出现的症状就不一样；一种病邪由于侵犯的脏腑不同，发病也不一样。总的说，所有病证包括病因、病机在内，都是脏腑生理、病理变化的反映。为此，研究脏腑发病不能离开生理，也不能离开病因、病机。同样，研究用药法则不能离开气味、升降浮沉，也不能离开归经。即如上面所说的八纲、六经、三焦和卫气营血的辨证，都不能离开脏腑，离开了脏腑便会落空。还有经络,好像自成一个独立系统,其实也是以脏腑为基础,如手太阴经的主证为胸部胀满、咳嗽、气喘,都是肺脏症状。可见,脏腑是中医理论体系的核心,经络是构成人体整体的重要部分,临床上必须重视脏腑发病及其用药法则,同时也要注意经络的联系和药物的归经。唐容川说得好:"业医不知脏腑,则病原莫辨,用药无方。"

怎样来研究?《黄帝内经》上曾经做出初步总结。例如,五脏所主,五脏开窍,五脏化液,五脏所恶,五脏变动,五气所病等,明确地指出了脏腑的生理、病理及与形体的关系。用药方面,如《本草纲目》序例里,叙述了《五脏五味补泻》和《脏腑虚实标本用药式》,《本草分经审治》以脏腑为纲,更具体地指出了药物对脏腑病变的使用。探讨脏腑发病可以在这些基础上分为四个方面。

1. 关于本脏的体用性质。包括本身的变化。如肝藏血,以血为体,以气为用,性主升发,宜条达舒畅,及肝用太强,气盛化火,血虚生热生风等。

2. 关于本脏与形体各组织器官的联系,包括经络循行部位。如肝主筋,开窍于目,爪为筋之余,及肝脉循胁肋、少腹,络前阴,冲任隶属于肝胃等。

3. 关于本脏同其他脏腑的关系,包括奇恒之腑在内。如肝与胆为表里,与心、肾相生,与肺、脾相克,及女子生殖系统亦属于肝,以肝为女子的先天等。

4. 关于本脏对外邪和七情的发病关系,包括其他致病因素。如肝恶风,怒伤肝,及肝味酸,酸伤筋,肝为罢极之本等。

前人从这几方面观察脏腑活动的正常和紊乱情况,长期以来积累了极其丰富的经验,一直作为临床诊断的依据。明确了这些脏腑发病的基本概念,再结合药物的气味、效能和归经等,不难针对病位、病因和病证得出用药法则。兹就脏腑的生理及与各方面的关系为纲,说明其相应病变,从而指出治疗原则和适应药物,提供参考。

一、肝(附:胆)

肝藏血:①血虚为形瘦,面色、指甲不华,目眩,发脱,筋惕肉瞤,舌质淡,脉细(形瘦、舌质淡、面色不华等常见于一般血虚证,确诊为肝血虚时,必须结合目眩、筋惕肉瞤等肝症状的特征)。②肝血凝滞为胁痛如刺,胁下痞块。

气为用:①气太强则横逆,为胸胁胀满,精神易于激动(即一般所说的肝气)。②气不条达,为忧郁不欢,精神萎靡,多悲观消极(即肝郁)。

性喜温:①寒则生气不充,为四末不温(四末不温常见于肾阳虚和一般寒证,确诊为肝寒须与肝症状结合)。②血虚生热,为手足心热,并出潮汗。

志为怒:为急躁,忿恚,骂詈,发狂(一般属于肝火)。

谋虑所出:为多疑善虑(能导致气郁和血虚)。

罢极之本:为疲乏,不耐操劳。

舍魂:为失眠艰寐,多梦惊醒(一般属于血虚)。

藏相火:火逆为头胀,面热,目赤,口苦作干(相火指胆火,在肝病上亦称肝火)。

通于风气:血虚生风,为目眩眼花,四肢麻木抖动抽搐,舌颤(即内风,轻者称肝阳,重者称肝风,亦概称风阳)。

开窍于目:①血虚为目干且涩,视物模糊,雀盲。②肝热为目赤红肿,流泪,畏光。

主筋:血不养筋,为筋惕肉瞤,拘挛,瘈疭(爪为筋之余,灰指甲亦属血虚;膝为筋之府,筋病多膝部屈伸不利)。

为女子先天:指女子生殖系统,包括冲、任奇经,其病为月经不调,不孕,小产。

肝经循行部位:常见者,为胁肋、少腹胀痛,颈侧、腋下瘰疬,偏疝坠痛。

与胆为表里:肝热为口苦;肝虚为胆怯。

与肾心相生:①为水不生木,由肾阴虚而后出现肝虚证;②为木不生火,由肝脏气血虚而后出现心虚证。

与脾肺相克:①为木克土,先有肝气旺,后见脾胃证;②为金克木,先有肺气盛,后见肝证。

附:胆(与肝为表里,常与肝证错杂出现)

司相火:①火逆为头胀,目赤,咽干,口苦,梦遗(一般亦称肝火)。②火衰为吞酸、反恶。

性刚:为恼怒、发狂(亦称肝火)。

决断所出:虚则为胆怯,善恐易惊,卧不安。

主半表半里:为寒热往来(风寒传入及肝脏气血不和,均能出现)。

经络循行部位：常见暴聋、耳热。

〔按〕　肝胆发病，以肝为主体。《黄帝内经》上说："肝苦急，急食甘以缓之"；又："肝欲散，急食辛以散之，用辛补之，酸泻之"。这是指肝病用药的原则。肝脏病变主要是血和气两个方面，血虚、血滞、气逆、气郁等，不仅引起本身发病，也能影响各组织功能异常及其他内脏为病。故治疗肝病应着重补血、和血、调气，再从其病因及特殊现象，使用清肝、温肝、镇肝等法。

1. 补血：如归身、白芍、首乌、阿胶、潼沙苑、菟丝子。

2. 和血：包括活血，如当归、川芎、赤芍、丹参、鸡血藤。进一步即为行血祛瘀，如红花、桃仁、泽兰、茺蔚子。

3. 理气：如郁金、香橼、白蒺藜、金铃子、橘叶、路路通、玫瑰花、苏罗子、柴胡、青皮、枳壳、香附、延胡、沉香。

4. 清肝：如丹皮、黄芩、山栀、夏枯草、青黛、牛黄。进一步为泻肝，如龙胆草、芦荟（清胆同）。

5. 温肝：如肉桂、仙灵脾、艾叶（温胆是助其升发之气，与此意义不同）。

6. 镇肝：包括潜阳，如菊花、钩藤、天麻、桑叶、牡蛎。进一步为息风，如龟板、鳖甲、玳瑁、羚羊角、珍珠母、淡菜、蝎尾。

以上是肝脏发病的一般用药（以下诸脏同）。所有肝胆症状，均可适当地在这基础上加入主治药物，如：①目赤：青葙子、密蒙花、木贼草、菊花。②目糊雀盲：羊肝、菊花、石斛、枸杞子。③瘰疬：海藻、昆布、山慈菇。④癥瘕疝癖：三棱、莪术。⑤疝气：荔枝核、橘核、小茴香。⑥拘挛：木瓜、怀牛膝、续断。⑦月经过多：乌贼骨、血余炭、樗皮炭、陈棕皮、侧柏叶、炮姜炭。

二、心（附：心包络）

心生血：血虚为面色不华，少气。

主脉：①心气不足，为脉象细弱结代。②血行障碍，为左胸痛，不得息，手臂酸痛麻木。

司君火：①火旺为心烦，发狂；②火衰或受寒而阳气内郁，为心痛，面青气冷，手足青至节。

藏神：①血虚而神不安，为心悸，怔忡，失眠，健忘。②热邪侵扰，为昏迷谵语。

开窍于舌：①火旺为舌尖红刺，重舌。②风痰阻络，为舌强，语謇。

汗为心液：为多汗。

心经循行部位：常见者，为手心热，手臂挛急疼痛。

与小肠为表里：心热为膈肠不便。

与肺为君相：为营卫不利，胸闷，气促。

与肝脾相生：①为木不生火，先有肝血虚，继而出现心气衰弱证；②为火不生土，先有心阳虚，继而出现脾不健运证。

与肺肾相克：①为火克金，先有心火旺，继出现肺失清肃证；②为水克火，先有肾寒，继而出现心阳虚证。

附：心包络（心脏实证多为包络受邪）

〔按〕《黄帝内经》上说："心苦缓，急食酸以收之"；又："心欲软，急食咸以软之，用咸补之，酸泻之"。这是治疗心病用药的原则。心生血，血行脉中，心主火，火即心阳，凡血虚和阳气太亢、不足，均能影响血液循环，致功能失常。故心病治法，以和血及清火、通阳为主。

1. 和血：包括补心，药如生地、麦冬、炙甘草、当归、龙眼肉、丹参、三七、藏红花、琥珀、血竭。

2. 清火：包括泻心，如黄连、山栀、连翘、竹叶、灯芯、莲子青心。

3. 通阳：如人参、桂枝、远志、益智仁、紫石英。

其他心的症状，均可适当地在这基础上加入主治药物，如：①心悸、失眠：酸枣仁、柏子仁、茯神、龙齿、合欢花、朱砂（即安神）。②神昏、发狂：犀角（用水牛角代）、菖蒲（即开窍）。③多汗：浮小麦、碧桃干、糯稻根。④胸痹：薤白、郁金、瓜蒌。

三、脾

司中气：①气虚为倦怠无力，懒言，嗜卧，行动气短；②气滞为脘腹胀满。

主运化：中阳不运，为食后艰化，胀满。

性升：①清阳不振为眩晕；②中气下陷为脱肛，小腹坠胀。

恶湿：①湿阻为目胞肿，腹胀，泄泻，黄疸。②湿停成水，渍于肌肤为浮肿，下注为脚气。

统血：为便血，妇科崩漏。

主肌肉：为消瘦，䐃肉脱。

主四肢：为沉困无力。

开窍于舌：①湿阻为口淡，口腻，舌胖，舌苔厚。②湿热内蕴为口甘，口臭，口舌生疮生疳。

其华在唇：①脾虚为唇白；②脾热为唇绛，唇裂。

后天之本：为食呆不化，泄泻不止（小儿营养不足，体弱多病，称为后天失调；久病不能进食，称为后天绝）。

经络循行部位：常见者，为髀痛。

与胃为表里：脾不为胃行其津液，为大便难。

与心肺相生：①为火不生土，先有心阳虚，而后出现脾虚证；②土不生金，先有脾弱，而后出现肺虚证。

与肝肾相克：①为木克土，先有肝气，而后出现脾不健运证；②土克水，先有脾实，而后出现肾虚证。

〔**按**〕　《黄帝内经》："脾苦湿，急食苦以燥之"；又："脾欲缓，急食甘以缓之，用苦泻之，甘补之"。这是脾病用药的原则。脾主中气，体阴而用阳，阳气不运，最易湿阻，治法以温阳、益气及调中、化湿为主。

1. 温阳：如干姜。

2. 益气：即补中，如黄芪、党参、白术、山药、扁豆、红枣。

3. 调中：如木香、藿梗、苏梗、砂仁、檀香。

4. 化湿：如苍术、厚朴、草果、半夏、陈皮、佛手、茯苓、苡仁。

其他脾的症状，可适当地在这基础上加入主治药物，如：①泄泻：炮姜、肉果；②水肿：大腹皮、冬瓜皮、泽泻、车前、生姜皮；③黄疸：茵陈；④脚气：木瓜、槟榔；⑤便血、崩漏：阿胶、地榆、侧柏叶、灶心土；⑥脱肛：升麻、柴胡（即升提）。

四、肺

肺主气：①气虚为呼吸短促，音低；②气壅为喘呼、胸闷。

布津液：为口干，皮肤枯燥，痿躄。

司肃降：①气逆为咳嗽、气喘。②伤络为吐血。

主皮毛：为多汗，易感冒。

开窍于鼻：为不闻香臭，流涕，鼻渊，鼻煽。

喉为肺系：①肺虚为失音。②受寒为喉痒、音嘎。③受热为喉痛红肿。④痰阻为喉如拽锯，

哮喘。

上气海：气滞为胸闷、胸痛。

水之上源：肺闭为小便不利。

肺经循行部位：常见者，为缺盆中痛，肩胛连手臂痛。

与大肠为表里：肺津不布，为大便困难。

与脾肾相生：①为土不生金，先有脾弱，而后出现肺虚证；②为金不生水，先有肺虚，而后出现肾阴不足证。

与肝心相克：①为金克木，先有肺实，而后出现肝气郁滞证；②为火克金，先有心火旺，而后出现肺热证。

〔**按**〕　《黄帝内经》上说："肺苦气上逆，急食苦以泄之"；又："肺欲收，急食酸以收之，用酸补之，辛泻之"。这是治疗肺病用药的原则。肺的作用在气，气和则外护皮毛，内司清肃，津液输布，呼吸调匀，所以补气、肃气和生津为肺的主治。由于皮毛不固，外邪侵袭，容易引起咳痰，故宣肺、清肺和止咳化痰亦为重要治法。

1. 补气：药如黄芪、人参、山药、冬虫草。

2. 肃气：如苏子、白前、旋覆花。

3. 生津：即润肺，如北沙参、麦冬、玉竹、百合、燕窝、银耳、阿胶、梨膏。

4. 宣肺：如麻黄、紫苏、荆芥、防风、桔梗。

5. 清肺：桑叶、菊花、黄芩、蒌皮、石膏、桑皮。

6. 止咳化痰：如牛蒡、前胡、紫菀、款冬、杏仁、贝母、马兜铃、天竺黄、竹沥、枇杷叶、海蛤壳、荸荠、半夏、陈皮、白石英、海浮石、制南星、白果。进一步逐痰如白芥子、葶苈子、皂角、青礞石。

其他肺的症状，均可适当地在这基础上加入主治药物，如：①鼻塞流涕：辛夷、苍耳子、白芷、藁本。②咯血：侧柏叶、茜草、山茶花、旱莲草、藕节、丹皮、仙鹤草、茅根。③失音：凤凰衣、玉蝴蝶、蝉衣、胖大海。④咽痛红肿：玄参、山豆根、射干、马勃、挂金灯、藏青果。

五、肾（附：膀胱、三焦）

肾为水火之脏：①水指肾阴，阴虚为潮热，骨蒸，腰酸，膝耎。②火即命门之火，指肾阳，阳虚为畏寒，手足清冷。

藏精：为遗精、滑精。

主作强、伎巧：为腰酸，脊不能举，迷惑善忘。

性寒:为畏寒,厥逆。

主纳气:为喘促,呼多吸少。

主骨髓:为骨痿行立无力(齿为骨之余,为齿浮而长;脑为髓海,为头眩空鸣)。

开窍于耳:为耳鸣,耳聋。

其华在发:为发脱。

腰为肾府:①阴虚为腰酸。②阳虚为腰背冷。

司二便:为泄泻,遗尿,尿频。

为先天:指男子生殖系统,为阳痿、精冷、无子(小儿体弱多病,称为先天不足;女子虽以肝为先天,与肾亦有关系)。

肾经循行部位:常见者,为腰、背、下肢沉重疼痛。

与膀胱为表里:气化不及,为小便不利。

与肝肺相生:①为水不生木,先有肾阴虚,而后出现肝血不足证;②为金不生水,先有肺虚,而后出现肾阴不足证。

与心脾相克:①为水克火,先有肾寒,而后出现心阳虚证;②为土克水,先有脾实,而后出现肾虚证。

附:膀胱(与肾为表里)

水府:①不利为癃;②不约为遗尿,频数,尿有余沥;③有热为尿黄赤,尿血,尿道涩痛。

气化能出:肾虚气化不及,为小便不利。

附:三焦(上连肺,下属肾)

司决渎:指水道,不利为水肿。

主行气:为胀满。

〔**按**〕《黄帝内经》上说:“肾苦燥,急食辛以润之”;又:“肾欲坚,急食苦以坚之,用苦补之,咸泻之”。这是治疗肾病的用药法则。肾分阴阳,功能是统一的,且多出现相对的偏盛偏衰,故治法以滋肾和温肾为主。但不能绝对分开,尤其是补阳常在补阴的基础上进行。膀胱、三焦属腑,以通利为主,必要时通过命门来治疗,所谓气化。

1. 滋肾:一般所说阴亏,多指肾阴,故滋肾亦称养阴,药如生地黄、熟地黄、山萸、黄精、龟板、枸杞子、女贞子、潼沙苑、桑椹子、牛骨髓、猪脊髓、鳖甲胶。

2. 温肾:一般所说阳虚,多指肾阳,故温肾亦称扶阳,如附子、肉桂、鹿茸、巴戟天、破故纸、益智仁、仙茅、胡芦巴。

3. 利膀胱:即通小便,如茯苓、赤苓、猪苓、泽泻、车前子、冬瓜皮、木通、通草、蟋蟀。

4. 通三焦:即行气法,如木香、香附、厚朴。

其他肾的症状和膀胱、三焦的症状,均可适当地在这基础上加入主治药物,如:

①潮热骨蒸:地骨皮、白薇、银柴胡。②腰痛膝软:杜仲、续断、狗脊、怀牛膝、木瓜。③耳鸣耳聋:磁石、核桃肉、黑芝麻。④气喘:蛤蚧尾、五味子。⑤遗精:桑螵蛸、金樱子、莲须、芡实、煅龙骨。⑥阳痿:海狗肾、仙灵脾、锁阳、蚕蛾、海马、蛇床子、韭子。⑦小便不禁:覆盆子、五味子、蚕茧。

六、胃(附:小肠、大肠)

水谷之海:为食欲减退,作胀。

宜和降:为泛恶,呕吐,呃逆,嗳气,中脘痛。

为阳土:为嘈杂,口渴引饮,消谷善饥,口臭。

胃经循行部位:常见者,为牙龈肿痛。

与脾为表里:脾弱为消化不良。

附:小肠(与胃同为传化之腑)

主化物:为消化不良,腹胀,绕脐痛,肠鸣,矢气。

为火府:①受寒为寒疝腹痛;②蕴热为便秘、口糜。

与心为表里:有热为胸闷心烦。

附:大肠(与胃同为传化之腑)

主传导:为便秘、泄泻。

司魄门:指肛门,为痔疮、便血。

与肺为表里:便秘而胸膈满闷。

〔**按**〕 胃与大小肠均传导化物而不藏,故治法主要和胃、疏肠。但胃为阳土,热证较多,热又易伤津液,同时大肠不固则大便泄泻,故清胃、生津和固肠亦为重要治法。

1. 和胃:药如藿香、豆蔻、枳壳、半夏、陈皮、佛手。

2. 清胃:如石膏、知母、滑石、黄芩、芦根、竹茹(挟湿为湿热,与化湿药如厚朴、半夏等同用,称为清化)。

3. 生津:如石斛、天花粉、麦冬、玉竹。

4. 疏肠:即通大便,包括润肠如麻仁、瓜蒌仁、柏子仁、郁李仁;泻下如大黄、玄明粉、番泻叶;寒秘、虚秘用苁蓉、硫黄、巴豆,称为温下法;泻水用商陆、甘遂、芫花、大戟。

5. 固肠:即止泻法,寒泻如煨姜、益智仁、肉果;热泻如黄连、白头翁、秦皮;久泻不止用禹余粮、赤石脂、诃子、石榴皮,称为固涩法。

其他胃和大小肠的症状,可适当地在这基础上加入主治药物,如:①呕吐:黄连、半夏、枳实、竹茹、吴萸、生姜(用时须配合)。②呃逆:丁香、柿蒂、刀豆子。③伤食:六神曲、山楂、莱菔子、焦稻芽、谷芽、麦芽。④里急后重:木香、槟榔、赤白芍。⑤便血:槐花、地榆、侧柏叶、赤豆。

上面介绍了脏腑发病及用药法则的一个轮廓。为了便于临床上参考,没有按照原来的脏腑表里来谈,同时重点说明它的相应病变,没有将症状完全罗列和加以解释。这正如我开场所说,仅仅是提要而已。

试引过去文献,《千金方》便是以脏腑分类,论列病证方药;后来《沈氏尊生书》里的《杂病源流犀烛》,也是先分脏腑。用药方面,钱乙曾根据脏腑虚实立出补泻方剂,后来张洁古也发展成为《脏腑标本虚实用药式》。这些,足以说明研究脏腑发病及用药法则的重要性,但是并不简单。我所谈的偏重脏腑的性质、功能及其联系,关于病因方面谈得很不够。病因是发病的根源,研究脏腑发病不能离开病因。很明显,脏腑和病因各有不同的性质,在不同的脏腑固然能出现不同的病证,但在不同原因侵害下又有不同的变化。所以从脏腑方面来研究发病之外,还必须研究内、外因的发病。我在本院第一期《学报》上所写的《辨证论治纲要》,提出了风、寒、暑、湿、燥、火、疫、痰、食、虫、精、神、气、血十四个纲,便是侧重病因联系脏腑,可以结合起来研究。由于脏腑发病与病因有密切关系,也常看到某一脏腑容易接受某种病因,或某种病因容易伤害某一脏腑,正如《难经》所指出的五脏正经自病:“忧愁思虑则伤心,形寒引冷则害肺,恚

怒气逆、上而不下则伤肝,饮食劳倦则伤脾,久坐湿地、强力入房则伤肾。”所有这些问题,属于中医的基本理论,首先要比较全面地深入地学习,才能对脏腑发病触类旁通。

为此,如何来进一步研究脏腑发病及用药法则,我的意见是必须在理论方面下一番功夫,最低限度应将《黄帝内经》重新温习一遍。比如:《素问·灵兰秘典论》“心者君主之官也,神明出焉……”一节、《六节藏象论》“心者生之本,神之变也,其华在面,其充在血脉……”一节、《五藏生成篇》“心之合脉也,其荣色也,其主肾也……”一节和《五运行大论》“在天为风,在地为木,在体为筋,在气为柔,在脏为肝,其性为暄,其用为动……”一节等,都是论脏腑的性质、功能、形象及其与体内体外的联系,熟悉以后,便能了解相应的病变。又如:《素问·宣明五气篇》“心为噫,肺为咳,令人善怒……”一节、《至真要大论》“诸风掉眩,皆属于肝……”一节、《阴阳别论》“二阳之病发心脾,有不得隐曲,女子不月,其传为风消……”一节、《灵枢·经脉篇》“肺手太阴之脉……是动则病肺胀满膨膨而喘咳……”一节和《本神篇》“肝藏血,血舍魂,肝气虚则恐,实则怒……”一节,都是论脏腑及其经脉的发病,还指出了它的传变。此外还有《素问·风论》《咳论》《痿论》《痹论》以及《灵枢·邪气藏府病形篇》等,指出了脏腑的主要症状,都可作为参考。当然,其他文献也要阅读,而《黄帝内经》是最基本的一课,先把基本功打好,才能向更多方面吸收。

(1962年4月对北京中医学院第一届毕业生的讲稿)

五行学说的具体运用

祖国医学里引用了五行学说,成为基本理论之一。今天谈的是关于生克方面在临床上的具体运用。通过实际问题,可能有助于进一步对理论的探讨,减少一些不正确的看法和不恰当的用法。

五行学说,本来以相生相克的规律说明自然界事物之间的相互关系。临床上运用五行学说,主要也是解释人体内脏的相互联系及生理、病理的复杂变化,从其正常和不正常情况下所反映的

现象,作为推断病情和确定治法的依据之一。为此,临床上具体运用五行学说,首先要注意两个方面:①必须以内脏为基础,离开了内脏活动的真实反映来谈五行,便会落空。②必须依据病因和病情的发展,在辨证施治下适当地运用五行学说,否则也是不切实际的。

事实表明,医学上既然将五行分属内脏,临床运用就不能离开内脏来谈五行。内脏发病的原因不同,演变不同,离开了内脏疾病的本质和变化,刻板地强调五行生克,显然是理论脱离实际。

人体内脏之间本有一种调整的本能,表现为相依相存,相反相成,保持其活动均势,是为正常现象。反之,当生不生,当制不制,或相生不及,相制太过,以及其他紊乱现象,都为病征。在这种情况下运用五行生克规律来治疗,也有几个大法。

1. 补母,用于相生不及。如肾虚影响肝脏亦虚,称为水不生木,治以滋肾为主;或者肝虚影响肾脏亦虚,称为子盗母气,也在补肝的同时补肾。这些虚证上利用母子关系治疗,即所谓"虚则补其母"。

2. 泻子,用于母子关系的实证。如肝火偏旺,有升无降,可用泻心方法,所谓"实则泻其子"。

3. 抑强,用于相克太过。如肝气横逆,犯胃乘脾,称为木乘土,用平肝、疏肝为主。也有木本克土,反为土克,称为反克,亦叫相侮,如脾胃壅滞,影响肝气条达,当以运脾和胃为主。使主因削弱,则被制者的机能自然易于恢复。

4. 扶弱,用于相克不及。如肝虚郁滞,影响脾胃健运,称为木不疏土,治宜和肝为主,兼予健脾,以加强双方的机能。

这里说明了生克关系是两方面的,运用这一规律来治疗,必须双方考虑,又必须分清主次。假如认为相生是母子关系,而重视其母、忽视其子,或在相克的现象下,重视克者而忽视被克者,都是不够全面的。例如水不生木,用滋肾养肝,木横乘土,用疏肝健脾和平肝和胃,均是生者与被生者和克者与被克者结合治疗。在滋养肝肾中,如果水不生木,则以肾为主,子盗母气,则以肝为主;同样地,疏肝健脾、平肝和胃,由于木横乘土,以疏肝、平肝为主,倘因土反侮木,便以运脾、和胃为主,均有一定的主次。

此外,临床上掌握病情,制止其发展和促进其复原,也能运用五行生克规律来治疗。比如见到肝实证有克制脾胃的倾向,就应先健脾胃,使脾胃不受损害,痊愈较速。又如肝虚久不复元,虽然肾脏不虚弱,也可结合滋肾,加强肝脏的恢复。这种利用生克来防治,必须根据具体情况是否需要来决定;如能直接解决,就不必要强调生克,牵涉到其他方面。

以上是临床上运用五行生克的大纲大法。现在再分相生和相克两个方面来谈其具体运用。由于经验缺乏,存在一些空白点,请补充和指正。

一、相生规律在临床的运用

五行相生系一种正常的生理现象。临床上运用这规律来治疗,多属于母虚累及其子,其次是子盗母气,再次是单纯子病,均可利用母子关系加强相生力量。所以相生的治法主要是掌握母子关系,它的原则是"虚则补其母"。凡母虚累子,先有母的症状;子盗母气,先有子的症状;如单纯子病,须有子虚久不复元的病史。这样,三者的治法相似,处方就有主次之分。

1. 水不生木 即肾虚不能养肝。临床表现在肾虚为阴不足,多见耳鸣,腰酸,膝软,遗精;肝虚为血不足,多见消瘦,疲乏,目眩,筋惕肉瞤。阴虚能生内热,血虚也能生内热,且易引起虚阳上扰,故进一步可出现颧红,潮热,手足心热,头晕,肢麻颤抖等症,脉象或见细弱,或见细数,或见细弦,舌质亦或淡或嫩红。这种肾阴亏耗不能养肝的证候,临床上常见为肝风眩晕。张景岳曾说:"眩晕一证,虚者居其八九",主张用左归饮(地黄、山药、萸肉、杞子、茯苓、甘草);叶天士也明白指出:"晕眩烦劳即发,此水亏不能涵木,厥阳化风鼓动",常用滋阴潜阳法。除内伤杂证外,温病传入下焦,耗伤真阴时亦常出现眩晕,《温病条辨》用加减复脉汤(生地、白芍、麦冬、阿胶、麻仁、甘草),佐以一甲煎(牡蛎),二甲煎(牡蛎、鳖甲),三甲煎(牡蛎、鳖甲、龟板)。

处方法则:滋水涵木法,滋肾养肝法,滋补肝肾法,乙癸同源法。

常用药物:①滋肾阴:生地黄、熟地黄、鳖甲、天冬、女贞子;②养肝血:归身、白芍、制首乌、潼沙苑、阿胶、黑芝麻;③息风潜阳:龟板、玳瑁、生牡蛎、石决明、珍珠母、天麻、菊花、钩藤。

2. **木不生火** 即肝虚不能温养心脏,表现为血亏和生气不强,心血和心阳,心神衰弱,如消瘦、胆怯、心悸惊惕、健忘、失眠,脉象细弱或结代或寸脉不静等。肝为藏血之脏,内寄相火为肝的生发之气,心主生血而司君火,火明则神志清朗,这是木火相生的主要关系。故木不生火的心虚证,多见意志萧索,神情澹荡不收,补肝以养心,又当偏于温养。养心汤(人参、黄芪、白术、甘草、当归、白芍、肉桂、五味子、茯苓、远志、陈皮)用血药以补其体,气药以助其用,其中肉桂能温肝,亦能壮心阳,实为主药。用木生火来治疗心虚,侧重在肝阳虚弱,如果心阳虚弱而不属于木不生火的,应从本脏治疗,如复脉汤(人参、桂枝、阿胶、生地、麦冬、甘草、麻仁、姜、枣)便是。

处方法则: 补肝养心法,温养心肝法。

常用药物: ①养肝血:见前;②养心血:生地、麦冬、阿胶、枣仁、龙眼;③温心阳:人参、肉桂、紫石英、五味子。

3. **火不生土** 即心火或命门衰微,不能温脾。五行分配以火属心,但在临床上运用这一规律,多指命门之火,也就是肾阳。脾为阴土,恶湿,以阳为用,阳虚则运化无权。所以火不生土的症状,在命火虚为畏寒,四肢不温;在脾阳虚为食入艰化,胀满、腹泻,或水湿积聚,小便不利,形成浮肿。因为肾阳和脾阳有密切关系,脾阳依靠肾阳来温养,所以脾肾阳虚证候以补肾阳为主,但既然同病,也不能忽视健脾。例如真武汤(附子、白术、茯苓、白芍、生姜)治水气,就用了白术、茯苓、生姜的健中温中;四神丸(破故纸、吴萸、肉果、五味子、生姜、大枣)治五更泄泻,也用了肉果、生姜、大枣温中补土。更明显的如《伤寒论》以理中汤(人参、白术、炮姜、甘草)治太阴病,加入附子为附子理中汤,便治少阴病,可见在温脾的基础上进一步温肾,是助火生土的正常治法。

这里必须说明一个问题,即心火与脾阳有关系。我认为这类实例在临床上并不少见。张仲景治痰饮病用苓桂术甘汤(茯苓、桂枝、白术、甘草),治水气上凌心悸用桂苓草枣汤(桂枝、茯苓、甘草、大枣)等,用桂枝的目的即在温心阳以助脾阳的健运。故温命火用附子,温心阳用桂枝。《本草疏证》论桂枝有六种用法:和营,通阳,利水,下气,行瘀,补中。这些作用都与心脏有关,尤其是用于补中法,含有火生土的意义。假如忽视了这方面,只将火不生土认作脾肾关系,从整个五行生克规律来讲,就很难说通了。

处方法则: 益火补土法,温肾健脾法,温补脾肾法,通阳健中法。

常用药物: ①温肾阳:熟附片、肉桂、巴戟天、胡芦巴、仙茅、益智仁、补骨脂、鹿茸;②温心阳:见前;③温脾阳:白术、干姜、砂仁、肉果。

4. **土不生金** 即脾胃虚弱,不能滋养肺脏。脾和胃的功能不同,但作用是统一的,故在土虚证上往往并提。脾胃虚弱为食呆,消化不良,大便溏泄;肺虚则为气短,干咳,或吐黏痰,或痰内带血。这些证候常见于肺痨后期,此时补肺气则易生胀满,养肺阴又虑增加腹泻,只有侧重脾胃用甘平补中一法,使后天生气充沛,则肺脏可得到滋养。用参苓白术散(人参、白术、茯苓、山药、扁豆、苡仁、甘草、陈皮、莲肉、砂仁、桔梗),方内山药、扁豆、苡仁等不仅补脾,也能补肺,同入肺脾两经。至于一般所说的肺脾两虚证,多指气分不足,且多由中气虚弱引起。表现为行动少气乏力,语音低微,表虚多汗等,与土不生金有区别,当用李东垣调中益气汤(黄芪、人参、白术、甘草、当归、白芍、五味子、陈皮、升麻、柴胡),即补中益气汤加入白芍、五味子补肺敛气。

处方法则: 培土生金法,补养肺脾法。

常用药物: ①补脾胃中气:党参、白术、山药、扁豆、炙甘草、红枣;②补肺气:人参、黄芪、五味子、冬虫夏草;③养肺阴:北沙参、麦冬、百合、石斛、玉竹、梨膏。

5. **金不生水** 即肺虚不能输布津液以滋肾。临床表现多为肺肾阴虚,兼有内热,如气短,干咳,口渴,小便短赤,腰膝酸软等。治宜百合固金汤(百合、生地黄、熟地、麦冬、玄参、当归、白芍、贝母、桔梗、甘草)补肺滋肾。也有肾阴亏耗,虚火上炎,因肺热津燥,亦现金不生水现象。这是其本在下,其标在上,当以滋肾为主,方如八仙长寿丸(生地、山萸、丹皮、山药、茯苓、泽泻、麦冬、五味子),即六味地黄丸加麦冬、五味子补肺。正因为肺肾相互影响,治疗又相互照顾,所以又称金水相生。《时病论》里治肺肾两亏,用人参、麦冬、五味子补肺敛肺,知母、玄参清肺又能滋肾,并以甘草协和诸药,谓有"金能生水、水能润金之妙",便是例子。

临床上常用开肺以利小便,乃指肺与膀胱的生理关系。肺为水之上源,膀胱为水之下流,肺气宣畅则三焦通调,水道自利,不同于相生意义,不能引用金生相水来解释。

处方法则:补肺滋肾法,滋养肺肾法,金水相生法。

常用药物:养肺阴、滋肾阴:见前。

二、相克规律在临床的运用

相克与相生同样是一种生理现象。病证上所说的相乘,包括相克太过、相克不及和反克现象,故有虚实夹杂的症状出现。总的说来,分强弱两面,即克者属强,表现为机能亢进;被克者属弱,表现为机能衰退。因而治疗上同时采取抑强扶弱的手段,并侧重在制其强盛,使弱者易于恢复。另一方面强盛而尚未发生相克现象,必要时也可利用这规律,预先加强被克者的力量,以防止病情的发展。

从疾病的发展变化来看相克,并不是前后都一致的。例如臌胀病,在整个病程中所出现的证候,便包括了木横克土、木不克土和土反侮木等现象,治疗上虽然不离肝脾肠胃,治法上就有很大出入。说明临床上运用相克时,不能固执一端,一成不变。

1. 木横克土,木不疏土,土反侮木

木横克土即肝旺脾弱。肝旺多指肝气太强,表现为头胀,胁痛,胸闷太息,少腹胀。脾弱包括胃气阻滞,如食呆,脘痞胀痛,频作嗳气和矢气等。由于肝旺多指肝气横逆,治疗上常用疏肝理气为主,结合健脾和胃,方如柴胡疏肝散(柴胡、白芍、川芎、枳壳、香附、陈皮、甘草)、调气汤(香附、青皮、陈皮、乌药、木香、藿香、砂仁、甘草)和沉香降气汤(沉香、香附、延胡、金铃子、砂仁、甘草)。木克土的证候以肝气犯胃为多,并因胃而影响及肠,胃痛中的气痛,常因恼怒后肝气所引起,刘草窗的痛泻要方(白芍、陈皮、白术、防风),目的亦为泻肝和胃而疏肠中气滞。因此,本证在临床最为多见,一般称为肝胃不和。

木不疏土,由肝气郁结所致,肝气失其条达,影响脾胃功能迟钝,出现精神抑郁,胸胁满闷,食少艰化,腹胀,大便或秘或溏等症状。治宜舒肝健脾,用逍遥散(当归、白芍、柴胡、白术、茯苓、甘草、

煨姜),亦可加入枳壳、陈皮和胃。治疗肝气和肝郁,虽然同以理气为主,药物如柴胡等亦通用,但由于发病和病机不同,方剂的组成并不一样。

反克现象在肝和脾胃亦为多见常见,因有木之与土,此胜彼负之说。但一般土反侮木多由木郁不能疏土引起,亦即木不疏土的后果,且因后天生化力弱,肝血不充,产生肝火内郁,成为虚性亢奋现象,宜用化肝煎(白芍、青皮、陈皮、丹皮、山栀、贝母、泽泻)。若由脾胃形成,则以湿热积滞为多,与肠亦有密切关系,当用导气汤(黄连、黄芩,当归、白芍、枳壳、槟榔、木香、大黄)加减。

处方法则:抑木扶土法,疏肝健脾法,平肝和胃法,调理肝脾法,理气畅中法。

常用药物:①疏肝气:青皮、制香附、金铃子、香橼、柴胡、广郁金、玫瑰花、苏罗子、荔枝核;②调脾胃中气:枳壳、陈皮、砂仁、蔻仁、佛手;③化脾胃湿热积滞:黄连、半夏、木香、枳实、大腹皮。

2. 土旺克水,土不克水,水反克土

土旺克水,即胃实耗伤肾阴,常见于胃有实热,即《伤寒论》少阴病用急下存阴的证候。但临床上惯称邪热伤阴,很少引用生克学说。

与此相反,土不克水是脾虚而水湿泛滥,成为水肿胀满。张景岳说:"水为至阴,故其本在肾;水惟畏土,故其制在脾。"治宜温运脾阳,用实脾饮(白术、茯苓、干姜、生姜、红枣、甘草、豆蔻、大腹皮、厚朴、木香、附子、木瓜)为主。

水反克土为肾病影响脾脏功能,常见于水肿证,《黄帝内经》所谓"肾者胃之关也,关门不利,故聚水而从其类也",用金匮肾气丸(附子、肉桂、熟地、山萸、山药、茯苓、泽泻、丹皮)温肾为主,结合胃苓汤(苍术、厚朴、陈皮、甘草、肉桂、白术、泽泻、猪苓、茯苓)以治标。

处方法则:急下存阴法,敦土利水法,温肾健脾法。

常用药物:①泻胃热:大黄、玄明粉、枳实;②温脾阳:见前;③温肾阳:见前;④利水湿:茯苓皮、泽泻、车前子、冬瓜皮、川椒目、猪苓、大腹皮、葫芦瓢、生姜皮、通草。

3. 水旺克火,水不克火,火反克水

水旺克火即肾阴郁遏心阳,表现为水气上逆,先有脐下悸,再见胸闷心悸,奔豚证即属这一类,宜桂枝加桂汤(桂枝、白芍、甘草、姜、枣)。如果水

气内停,命火衰微不能气化,不见心气虚弱症状的,当用真武汤(附子、白术、茯苓、生姜、白芍)温肾利水。

水不克火是肾阴不足,心火偏旺,证见遗精腰痛,心烦失眠,宜滋肾清心,用黄连阿胶汤(黄连、阿胶、黄芩、白芍、鸡子黄)加生地。这里应注意两个问题:一是水属北方,火属南方,所以黄连阿胶汤也称补北泻南法。但本方主要是着重在心脏本身的血虚火旺,如有肾虚症状,宜加入滋肾药。二是肾为水火之脏,肾阴虚亦能使相火偏旺,出现梦遗、耳鸣、喉痛、咽干等证,也称水不制火,宜用滋阴降火的知柏八味丸(生地、山萸、山药、丹皮、茯苓、泽泻、黄柏、知母)。这种属于一脏本身水火的偏盛偏衰,不能与五行生克的水不克火混为一谈。

火反克水:与水不克火往往互为因果,治法无多大出入。临床上又对一般热盛伤阴,惯常称作水不制火,意义有别。

处方法则:通阳制水法,扶阳逐阴法,滋阴降火法,补北泻南法,养阴清热法。

常用药物:①温心阳:见前;②温肾阳:见前;③清心火:黄连、竹叶、焦山栀、莲子芯、灯心;④清命火:黄柏、知母。

4. 火旺克金,火不克金,金反克火

火旺克金即心火消烁肺脏气阴。心肺同居上焦,心火上炎,易使肺热伤津,如火嗽证咳痰稠黏,咽喉不利,用黄芩知母汤(黄芩、知母、山栀、杏仁、贝母、桑皮、花粉、桔梗、甘草)。习惯上对于一般邪热伤肺,亦称火克金,应加区别。

火不克金是心阳不能温肺,属于肺寒证候。《黄帝内经》上说:"心移寒于肺,肺消,饮一溲二",《金匮要略》上说:"肺痿吐涎沫而不咳者,其人不渴,必遗尿,小便数,所以然者,以上虚不能制下故也,此为肺中冷",均是心火衰微,形成肺气消索。心肺本为二阳脏,欲温肺金,当扶心阳,但宜温养,温润,不可偏于辛热,用温肺汤(人参、肉桂、干姜、甘草、钟乳石、半夏、橘红、木香)加减。

金反克火当为肺寒而影响心阳不宣,因临床上少见,从略。

处方法则:泻火清金法,清热润肺法,养心温肺法。

常用药物:清心火:见前;清肺热:桑皮、马兜铃、川贝母、黄芩;温肺寒:款冬花、白石英、远志、百部。

5. 金旺克木,金不克木,木反侮金

金旺克木即肺肃太过,肝气受制。临床上对于肝气证候常用肃肺佐治,所谓佐金平木,但单纯由肺形成的肝病并不多见,从略。

金不克木当为肺虚而引起肝旺,临床上亦比较少见。肺痨后期虽有出现,多与肾虚不能养肝有关。

木反侮金指肝火偏盛,影响肺气清肃,亦称木火刑金。表现为胁痛,口苦,咳嗽,痰内带血,急躁烦闷,脉象弦数等。此时肺脏亦热,当用化肝煎(白芍、丹皮、山栀、青皮、陈皮、贝母、泽泻)加青黛、金沸草、瓜蒌、枇杷叶,亦可暂用龙胆草、芦荟以泻火。

处方法则:佐金平木法,泻肝清肺法。

常用药物:①降肺气:金沸草、苏子、枇杷叶;②清肝火:黄芩、青黛、丹皮、夏枯草、龙胆草、芦荟。

小结

如上所述,临床上运用五行生克学说有其一定的范围和法则,主要是以内脏为基础,从其生理活动和病理变化来观察疾病的性质和传变,从而依据五行生克规律进行治疗。尤其是有些疾病需要用的就用,不需要用的就不用,不是所有疾病都可从五行生克的规律来治疗。正因为中医在临床上运用五行生克,是根据人体内脏的变化活动和相互的关系,并结合长期医疗中所积累的经验知识,因而有效地指导了临床实践。有人指责中医用五行生克治病是玄学,这是毫无所知的谰言;还有人认为阴阳可存,五行当废,也是了解不够的看法。当然,少数人离开了实际,空谈五行生克,会使临床上失掉真实价值,必须加以纠正。

临床上运用五行生克,不是机械的,也不是简单的。比如水不涵木的证候,用滋肾养肝法,但有时因肝虚而累及其子或影响其所克者,又须照顾心或脾胃。再如水肿的形成,或由土不克水,或由火不生土,但已经水湿停留特别是出现泛滥现象的时候,必须利小便或以疏浚为急,不得墨守温肾健脾的常法。同时,疾病发生的原因有单纯和复杂,它的变化又与患者的体质及医护等有密切关系,因此,一般疾病的变化有次序,而在某种情况

下,往往不依据这样或那样的次序传变。所以在临床上既要正确地掌握五行生克的规律,又要根据具体病情来辨证施治。

以上所谈的是我个人的一些临床体会,可能有些地方限制太严格。我认为作为一个规律来说,不妨掌握得严格一点。错误之处,欢迎批评指正。

（1961 年 8 月在北京市中医医院讲稿）

气血湿痰治法述要

中医关于气、血、湿、痰的治疗,有其特点。这些名称除了痰、血以外,不见于现代医学,但是中医对于痰、血的认识,也有与现代医学不同之处。兹为大家便于临床应用,将这四者治法作一简介。

一、气病治法

治疗气病的大法,分为:(一)补、(二)疏、(三)升、(四)降四类。气虚则补,气滞则疏,气陷则升,气逆则降。

(一)补气

中医治病极其重视气,气的名目也相当多,可分为三个方面:一是生理方面的,认为人体内脏活动最重要的是"元气",亦叫"精气"。为了区别各部分的气的作用以便说明问题,在胸中(肺)称"宗气",在中焦(脾胃)称"中气",在下焦(肾命)称真阴、真阳二气,还有属于体表(卫分)的称为"卫气"等。二是病理方面的,指内脏发生病变后所出现的某些病理现象,如肝病呈现胁满,少腹作胀,称为"肝气";胃病呈现饱满,中脘痞闷,称为"胃气"等。三是病邪方面的,如六淫中寒邪、湿邪也称"寒气""湿气"等。所说补气的方法,都用于第一类亏损的证候。

肺主周身之气,脾主中气为后天之本,故补气着重于肺脾两经,而补中气尤为常用。

气与血有密切关系,补气药常与补血相结合。又因气属阳,在极度气虚时常与扶阳药同用。

补气药易于壅滞,一般对中焦有痰湿者不用,但必要时也能补气与化痰、理湿同用。又有因气虚不运而胀满的,用"塞因塞用"法,亦宜稍佐理气。

1. 培补中气法

适应证:精神疲倦,面色萎黄,懒言音低,四肢无力,消化不良,大便溏泄等。

常用药:黄芪　党参　白术　炙草　茯苓　山药　扁豆

中气属于脾胃,一般所说中气虚弱证,多指脾胃薄弱而引起的功能衰退现象。往往先见食欲不振,大便溏薄;从而营养缺乏,面色萎黄;进一步精神疲倦,行动懒怠,言语低微,脉象濡缓。所以培补中气以脾和胃为基础,常用四君子汤为基本方。前人在脾胃虚弱证上运用四君子汤极为广泛,大概可分三类:一类是扩大组织,加强补中的作用,如六神散之加入山药、扁豆、粳米;一类是结合其他补虚的方剂,形成偶方的组织,如八珍汤之加四物汤;另一类是照顾兼证,变作标本并治的方剂,这类比较复杂,如异功散之加陈皮行气,六味异功煎之加陈皮、干姜行气止呕,香砂六君子汤之加木香、砂仁、半夏、陈皮化痰止痛,四兽饮之加半夏、陈皮、草果、乌梅化痰截疟,七味白术散之加木香、葛根、藿香化湿热,启脾丸之加山药、陈皮、莲肉、山楂、泽泻消疳积等。在这些用法中可以看到,凡是脾虚所产生的病证,都可在四君子汤的基础上进行加减。但是,脾胃虚弱不等于中气虚弱。中气虚弱的特征,表现为神疲困倦,懒言声低,自觉气短,甚至行动即喘促,这就必须加入善于补中益气的药物。黄芪为补中气的主药,味甘气温,气厚于味,治疗中气不振,清阳下陷,有温养生发的功能。常与党参并用。它的区别是,党参培元气,主要在补中;黄芪补中气,兼能实表。所以久泻脾虚生化不及等,当以党参为主;如果形羸气乏,自汗亡血等,则以黄芪为主。同时,黄芪升举有余,偏于阳分,气虚阳虚宜升宜提者最为合适。有人用补中益气汤升提,亦注意升麻、柴胡而忽略了它的基本力量,是不够全面的。

2. 补养肺气法

适应证:肺痿,久咳,声低音怯,呼吸气短等。

常用药:黄芪 山药 北沙参 麦冬 五味子 冬虫夏草

肺司呼吸而主皮毛,肺气充盛,则呼吸调畅,皮毛致密。因此,肺气不足的临床表现,多为呼吸气怯,咳嗽声微,皮毛不固,多汗畏风,在补肺益气的治法中应照顾到固表收敛。另一方面,肺能输布津液,气弱则津液不行,汗多亦能伤津,故补养肺气经常照顾肺阴。又因肺脾为母子之脏,益母能使子实,故补肺亦常结合补脾,称为"培土生金法"。这种从肺脏本身的气阴及其与内脏的相互关系来治疗,在肺痿病最为明显。至于与滋肾药同用,多属于兼有阴虚内热的证候,称为"金水相生法"。

3. 益卫固表法

适应证:表虚多汗,汗出恶风,及容易感冒等。

常用药:黄芪 白术 浮小麦 麻黄根煅牡蛎

肺主卫气,卫气出于下焦。故卫虚皮毛不固,多汗恶风,轻者从上焦治疗,一般用牡蛎散(牡蛎、麻黄根、浮小麦、黄芪)加减,以牡蛎等固涩止汗治主证,即以黄芪益气固表。重者汗出不止,称为亡阳,用附子芍药甘草汤治下焦。这里说明补益卫气,黄芪和附子为主药,芪附汤就是这两药组成的。附子芍药甘草汤用白芍,由于多汗亦能伤津亡阴,出现小便少,四肢拘急等证;如果未到伤阴阶段,不须用此。前人对于一般益气固表大多用黄芪,例如玉屏风散(黄芪、白术、防风)治表虚易感风邪,感冒后邪恋不解,用黄芪为君;当归六黄汤(当归、黄芪、生地、熟地、黄连、黄柏、黄芩)治血虚火旺,内热盗汗,也是以黄芪固表和滋阴泻火同用。我治体弱患者不耐风冷侵袭,常发关节酸痛,用桂枝汤加黄芪,效果良好,也是在调和营卫的基础上着重固表。

4. 温补肾气法

适应证:畏寒,四肢不温,腰冷酸痛,吸气困难,小便频数不禁等。

常用药:附子 肉桂 熟地 山萸 山药 枸杞子 巴戟天

肾中阳气即命门之火。前人认为命门为人生最重要的部分,命火一熄,则全身机能均停止,故气虚到急救时期,均以附子补火为主。元气虚结合人参,中气虚结合白术,卫气虚结合黄芪,就是参附汤、术附汤和芪附汤。但肾与命门有密切关系,所谓水火之脏。我还认为命门本身就有阴阳二气,故温补肾阳必须滋补肾阴,常用的桂附八味丸即六味地黄丸加附子、肉桂,可以明显地看到在补阴的基础上扶阳了。

(二)疏气

调气、舒气、理气、利气、行气,名称不同,轻重不一,总的说来都是疏畅气分,《黄帝内经》所谓"疏气令调"。

中医重视气的作用,疏气方法在治疗上也就用得相当广泛,认为气机畅达,其他方面的障碍均可减轻或消失。所以多数病证的处方,不论补剂、消剂、下剂,包括化痰、利湿、活血等方面,均有疏气药配合,这是一个特点。

气分郁滞的原因以七情为多,其次是痰湿等阻滞。一般所说的疏气,常用于肝胃两经。因肝气易被情志刺激而郁结或横逆,胃气易受痰湿阻滞而发生胸腹胀满等现象。

疏气药大多辛香而燥,重用、久用能耗气、散气和消耗津液,对血虚、阴虚以及火旺等证,均当慎用。

1. 疏肝理气法

适应证:胸膈痞闷,两胁、少腹作胀作痛,嗳气,矢气等。

常用药:郁金 香附 柴胡 青皮 橘叶 延胡 金铃子 玫瑰花

疏肝理气药常用于肝气横逆,以行气、散气为目的,收效比较迅捷。但这些药物的性味大多辛香而燥,且有耗伤正气的流弊,使用时必须注意两点:肝脏内寄相火,气逆则相火易动,轻者为内热,重者能变肝火冲激,故应斟酌病情,适可而止。其次,肝脏以血为体,以气为用,体和用有密切关系,肝气太过能使肝血暗伤,用理气药也须防止伤血,血虚则气更横逆,有些肝气病往往愈疏气愈加剧,便是为此。处方时可酌加白芍护阴,参考四逆散(柴胡、白芍、枳实、甘草)和柴胡疏肝散(柴胡、陈皮、白芍、川芎、香附、枳壳、甘草)等成方。

肝郁证系肝气郁结,气郁亦当疏气。但肝气横逆是气的作用太过,肝气郁结是气的作用不及,根本上有所不同。虽然肝郁经久也能化为肝气,但在郁结时候不能与横逆同样治疗。很明显,肝郁症状为抑郁寡欢,多疑善虑,胸膈不畅,并影响心脾,闷闷少食,懒于活动,心慌心怯,失眠多梦,不同于肝气为病,一般治疗多用逍遥散(当归、白芍、柴胡、白术、茯苓、甘草、薄荷、煨姜)和血舒气及健中调理。又有越鞠丸(香附、苍术、山栀、川芎、神曲)为解郁的著名方剂,认为气郁则湿郁,湿郁则热郁,热郁则痰郁,痰郁则血郁,血郁则食郁,相因而病,故用香附理气,川芎调血,苍术去湿,山栀泄火,神曲消食,有痰再加贝母。这种五郁相因的治法,应当理解其用意,不必固执其成方。尤其是逍遥散治血虚之郁,越鞠丸治气实之郁,必须分别清楚。

2. 和胃理气法

适应证:脘腹胀满痞痛,嗳噫吞酸等。

常用药:半夏　陈皮　茯苓　枳壳　砂仁　蔻仁　木香　乌药　厚朴　佛手　藿香

胃气以和降为贵,逆则消化传导失职,引起脘腹胀满作痛等一系列症状。从原因来说,与七情刺激和受寒及痰湿内阻有直接关系;从内脏的影响来说,与肝胆和大小肠的关系最密切。因此,和胃理气的药最多,必须根据具体病情选择使用。一般以温胆汤加减。温胆汤即二陈汤加枳实、竹茹,有理气和中及祛痰化湿作用,湿重者可加厚朴,胀痛剧烈者加木香、乌药,此外还有香附、神曲、大腹皮、槟榔、枳壳等,均可随证采用。中医治病,经常从一个脏腑联系到其他脏腑,特别是治疗气分病,在理气方面联系更广,还考虑到其他原因,因而他的处方有主有次,并不是单纯的理气了。

(三)降气

降气,是使上逆之气得以平顺,所以又称平气、顺气。多用于肝气上逆,胸脘胀闷欲绝,胃气上逆,呃逆不止,及冲气上逆和痰浊上壅,肺气不降等证。

降气,宜于实证,不宜于虚证;宜于暂用,不宜于常用。

1. 降气宽胸法

适应证:气逆胸膈,窒息欲绝,及气厥昏倒等。

常用药:沉香　枳实　槟榔　乌药　木香

这方法用于七情气逆,病情比较严重,如胸膈胀闷,气塞欲绝,更重的可出现厥逆昏仆,称为"气厥"。故用药较峻利,一般用五磨饮子(木香、枳壳、乌药、槟榔、沉香),以下气救急为目的,体弱的可加入人参,即四磨饮(槟榔、沉香、乌药、人参)法。凡降气不能离开理气的基础,其他理气药如郁金、香附之类,仍可采用。

气逆证由于气机阻滞,极易兼见痰浊结聚,或阳气郁遏,呈现虚冷心腹绞痛症状,因而降气又和消痰温中等结合,如七气汤(厚朴、半夏、紫苏、茯苓、姜、枣)、四七汤(肉桂、人参、半夏、甘草、生姜)用半夏、茯苓、肉桂之类,但目的在于降气,不同于痰喘治法。假如痰壅满闷,呼吸喘促,不能平卧,主因在于痰,痰不消则气不降,多用苏子降气汤(苏子、前胡、半夏、厚朴、橘红、沉香、当归、甘草)加减,称为"降气化痰法"。

必须补充,降气宽胸以下行为顺,如由肾虚不能固摄,气逆喘促,伴见头汗,尿频,脉象浮数无力,当用七味都气丸(熟地、山萸、山药、丹皮、茯苓、泽泻、五味子)、人参蛤蚧散(人参、蛤蚧尾)等,从下元滋补收敛,称为"纳气"法,不仅治法完全不同,而且禁用降气。

2. 降气止呃法

适应证:胃气上逆,作呃不止。

常用药:丁香　柿蒂　刀豆子　生姜　陈皮　厚朴

呃逆连声不止,以胃寒为多,一般采取丁香柿蒂汤,用丁香温胃,柿蒂苦涩降气。此证最易损伤中气,久病及年老患者须防胃气垂败,可加人参、生姜。此外,寒重的可用吴萸、干姜,痰湿重的厚朴、半夏亦为常用,主要还是从原因治疗。

嗳气频作,常觉胸膈痞结,亦属胃气上逆,宜用代赭旋覆汤,以旋覆、代赭镇逆,生姜、半夏辛散,人参、草、枣甘缓。因由胃气弱而不能和降,故必须镇逆、辛散、甘缓三者相结合,单用降气,只能治标,不能治本。

3. 平降冲气法

适应证:脐下动气筑筑,气冲咽喉不得息,胸膈窒塞,心慌汗出,筋脉拘急等。

常用药:熟地　当归　白芍　菟丝子　枸杞子　紫石英　沉香

冲气指冲脉之气上逆,其见证为脐下跳动,自觉有气上升,胸膈窒塞,甚则难于出声,手臂麻木作痉挛状。引起冲气上逆的原因,有寒有热,有虚有实,故也能出现心悸、汗出、头眩、筋惕肉瞤等证,因而前人根据症状分类,有冲气犯心、犯肝、犯肾的说法。我认为主要由于血亏而下焦虚寒。因冲脉为血海,上灌诸阳,下渗诸阴,血海空虚,即气逆上僭。故在妇科为多见,治疗禁忌汗下,宜在温养血脉的基础上,稍入沉香降气。沉香温而不燥,能直达肾经,效果最好。不可因为病见于上,用一般的降气药。

与冲气证类似者为奔豚证,奔豚有两种:一种是肾脏寒水之气上逆,脐下跳动,有气从小腹上至心,心悸不宁,用桂枝加桂汤或苓桂甘枣汤。另一种是肝脏气火上逆,症状较为危急,气从少腹上冲咽喉,使人窒塞欲死,治宜泄肝降气,用奔豚汤(当归、川芎、半夏、葛根、李根皮、芍药、生姜、甘草)加减。正因为奔豚证也由于气逆,所以《金匮要略》称为"奔豚气",气字极有意思。

（四）升气

升气法常用于中气下陷,故多在补中的基础上加入升提药,很少单独使用。

升提法有时作为升胃中清气之用,有时也与降气药同用,用来升降气机,实际上是调气的一法。

升气既有升提的作用,不宜于虚火和实火上逆证候,用之更助火势上炎。

1. 升提中气法

适应证:懒怠少气,大便溏泄不止,及妇科崩漏,白带不断等。

常用药:黄芪　党参　白术　炙草　升麻　柴胡　陈皮

这是补中益气汤法。补中益气汤本来不是用来升提的,据李东垣《内外伤辨惑论》所说,主要是治饮食劳倦。因饮食失节,寒温不适,脾胃乃伤,加上喜怒忧恐,劳役过度,损耗元气,故以补中和益气为主。方内用升麻、柴胡的意义是,二药苦平味薄,阴中之阳,能引黄芪、甘草甘温之气上升,补卫气散解而实其表,又能缓带脉的缩急。所以升提中气必须以补脾胃为基础,用补中益气汤而加重升麻用量,可以达到升提目的。如若只认为升提,柴胡有升提作用,会失本意。

凡升性的药多兼散,故又有"升散"法,如升麻葛根汤(升麻、葛根、芍药、甘草)的升散阳明,因偏重在表证,即偏重在散外邪,治伤寒中风发热口渴,头痛身痛及发斑欲出不出等证。其他如柴葛解肌汤(柴胡、葛根、羌活、白芷、黄芩、白芍、桔梗、石膏、甘草)、柴胡升麻汤(柴胡、升麻、前胡、黄芩、葛根、桑皮、荆芥、赤芍、石膏、豆豉、生姜)等,与此同类。这些多与发散退热药同用,不与补益中气药同用,所以升气和升散有根本上的区别。也可体会到升提的药物有柴胡、升麻、葛根、桔梗数种,实际上均是表散解热药,因有上升的性能,利用它来协助升提,这是配伍的一种方法。

2. 升降气机法

适应证:邪郁上焦,咳痰不利,胸膈痛闷等。

常用药:桔梗　枳壳　柴胡　前胡

桔梗与枳壳,柴胡与前胡,药性一升一降,杏苏散(紫苏、杏仁、前胡、桔梗、枳壳、半夏、陈皮、茯苓、甘草)和败毒散(羌活、独活、川芎、薄荷、柴胡、前胡、桔梗、枳壳、茯苓、甘草、姜)等方内均曾同用。凡外感咳嗽多日不已,咳嗽不爽,胸闷隐痛,用这升降法来调畅上焦气机,胜于一般的顺气止咳。推而广之,如金沸草散(金沸草、麻黄、荆芥、前胡、半夏、赤芍、甘草)治咳嗽多痰之证,麻黄和金沸草宣肺下气同用,亦有升降意义。

此外,泻利证常用升清降浊法,如以葛根升胃中清气,又以枳实降肠中浊邪,都属于升降的范围,而目的各不相同。

二、血病治法

血分病的治疗大法,分为:(一)补、(二)行、(三)止三类。血虚则补,血瘀则行,血出则止。

（一）补血

心主血,肝藏血,补血方法以心、肝两经为主。

心为肝之子,肝为肾之子,故补心多兼补肝,补肝又兼滋补肾阴,所谓虚则补其母。气为阳,血为阴,根据阳生阴长的理论,血虚证在严重的情况下,补血方内亦常用补气药。

补血药多滋腻,脾胃薄弱者容易引起消化不良,食呆、大便不实者慎用。一般补血方内常用健胃和中之品,便是防止影响消化。

补血药内有偏于辛温的,在血虚内热或有肝阳等证者当忌。

1. 滋肝养血法

适应证:消瘦,目眩,面色不华,不耐烦劳等一般血虚证。

常用药:当归 白芍 阿胶 首乌 潼沙苑 菟丝子 龙眼肉

养血通剂为四物汤。四物汤内地、芍、芎、归的配合,前人譬作春夏秋冬四个不同的气候,认为不仅在加减上,且在用量的轻重上,均能改变其性质。例如单用或重用地、芍,便是偏于滋阴;单用或重用芎、归,便是偏于活血。因此一般用作养血的用量,熟地、当归较重,白芍次之,川芎又次之;在不用熟地的时候,白芍的用量又往往重于当归。这是用四物汤平补血虚的大法。但在一般补血方内均以归、芍为主,结合首乌、阿胶、潼沙苑等一类药物。

在这基础上,加入牡蛎、菊花、钩藤、天麻的清镇,便是"养血潜阳法",治血虚肝阳上扰,头眩眼花,两太阳偏痛;严重的再加入生地、龟板等,为"养血熄风法"。

在这基础上,加麦冬、红枣、枣仁、茯神补心安神,便是"养血安神法",适用于心血不足,神不安舍,心悸易惊,失眠易醒。

在这基础上,加入熟地、山萸、枸杞子等,便是"滋肾养肝法",为养血的进一步治法。用这治法时,有因肝虚而肾阴亦不足,有肾本不虚,因肝虚久不复原而借助于母气,总之以养肝为主,滋肾为辅,目的必须明确。

2. 益气补血法

适应证:严重血虚,及血虚气分亦虚的证候。

常用药:黄芪 当归 白芍 党参 熟地 阿胶

益气补血是在补血剂内加入益气药,所谓有形之血生于无形之气,亦即阳生阴长的意义。其目的仍在补血,不同于气血双补。著名方剂如李东垣的当归补血汤,黄芪用量五倍于当归,仍称补血。气血双补法如八珍汤,以四君子汤补气,四物汤补血,与益气以补血的要求不同,治法的名称亦跟着不同。总之,治法根据证候,目标明确,用药才有分寸。倘若强调无阳则阴无以生,及有形之血不能速生,无形之气所当急固,随便在补血方中

加入补气药,是不符合治疗法则的。

(二)止血

止血法用于出血证,首先应分别出血部位。因为鼻出血和大小便出血的内脏和病因不同,血出久不止者又多与中焦有关。

治出血,不重在止血而重在治其出血的原因。一般以血得热而妄行,故清血法比较多用。又因气为血之帅,血随气行,故常用顺气或补气以止血、摄血。

止血方内不能都用止血药,止血药也要分辨其性味及主治,前者有凉性止血,温性止血,及补血或化瘀止血,后者有用于一般止血和限用于局部出血。

血证初起,禁用大剂凉血止血,防止瘀血内停;挟有紫黑血块者为已有瘀血,更忌用单纯止血剂。寒凉药久用,并易损伤脾阳,脾阳伤则愈不能统血归经。

1. 清热止血法

适应证:心、肺、肝、胃有热所引起的一般吐血、衄血等。

常用药:生地 赤芍 丹皮 黑山栀 黄芩 黄连 银花炭 侧柏叶 山茶花 藕节 茅花 茜草 仙鹤草

凡外感温邪和内伤志火,均能使血热妄行。这种出血以吐、衄为多,血色多鲜红,治宜清泄血分之热,勿急急止涩。成方中治吐衄的清热解毒汤,用生地、赤芍、丹皮清血热为主,再分别用黄连、山栀、黄芩、连翘、黄柏等清心、肺、肝、胃之热,在一般出血热证,可以依据它来加减。上面所举的常用药便是从本方选择,加入了一些常用的止血药。使用止血药必须注意出血部位,例如:鼻血多用茅花,吐血多用侧柏叶、茜草、藕节,以及小便血多用蒲黄、小蓟,大便血多用槐花、地榆,妇科月经过多多用陈棕炭、血余炭等。

清热止血为最常用治法,假如风热证上出现鼻衄、咳血,症状不严重,不须抓住血证作为重点,只要在桑菊饮(桑叶、菊花、杏仁、连翘、桔梗、甘草、芦根)、银翘散(连翘、银花、薄荷、荆芥、豆豉、牛蒡、桔梗、竹叶、芦根、甘草)等方内加入止血药照顾。所以研究成方必须留心其加减法,如银翘散指出:"衄者去荆芥、豆豉,加茅根、侧柏炭、黑山

栀"；桑菊饮指出："邪初入营加玄参、犀角，在血分去薄荷、芦根，加麦冬、生地、玉竹、丹皮"。不难体会，一经加减便是一个止血方了。倘然从血证治疗，便会束手束脚，或者用了一大堆的炭药。

2. 益气止血法

适应证：便血久不止及妇科崩漏等。

常用药：黄芪 党参 炙草 熟地 阿胶 炮姜炭 陈棕炭 煅龙牡 血余炭

这里的气指中气，中气主升，有提挈能力。故因气虚而血出不止，称为脾不统血，补中气来止血，也称"补气摄血法"。中气属于脾，脾性喜温，补气摄血药多属甘温一类。这种方法常用于便血经久不止，血色黯黑，及妇科崩漏等证。例如黄土汤（灶心土、熟地、白术、附子、阿胶、黄芩、炙甘草）治便血，固本止崩汤（人参、黄芪、白术、熟地、当归、炮姜）治血崩昏晕，均以甘温补中为主，佐以养血收敛。我治胃和十二指肠溃疡用黄芪建中汤，对出血和防止出血，将生姜改为炮姜，再加阿胶，也是这个意思。因此，出血证使用益气法，可分两类：一种是脾胃虚寒，气不摄血，根本由于中气不足，如黄土汤证是；一种是血出过多，中气大伤，有气血两脱之势，如固本止崩汤证是。但不论属于哪一类，除血虚外多有气短食少，行动疲乏，脉象虚细等气虚证。即使用独参汤治大吐血，也必具气促、头汗、怔忡等虚脱现象。一般出血证不用补气，尤其有内热者忌用。

3. 平肝止血法

适应证：肝脏气火上逆、吐血、呕血、衄血等。

常用药：白芍 枳壳 广郁金 青黛 丹皮 焦山栀 生石决 降香

缪仲淳说过，吐血有三诀：一是宜行血不宜止血，血不循经络，由于气逆上壅；二是宜补肝不宜伐肝，养肝则肝气平而血有所归；三是宜降气不宜降火，气有余便是火，气降则火降，火降则气不上升，血随气行，无溢出之患。我体会虽分三诀，只是一个平肝法，故这方法在肝病上用得比较多。如果肝病一见出血，遽予凉止，往往出现胸胁痛；再认为气滞而破气，往往伤肝而血更不止。

4. 清肺止血法

适应证：肺虚内热引起的咳血。

常用药：马兜铃 甜杏仁 海蛤壳 川贝母 侧柏叶 藕节 仙鹤草 旱莲草 百合 北沙参 麦冬

一般见到咳血，均有延成肺痨的顾虑，因而处方侧重于清补宁络。其实有很多由火气和风热引起的，只要按照清热止血法治疗。如果经久不愈，出现肺虚症状，始用沙参、麦冬等清补；虚甚而血不止的，并可加入生地、阿胶、白及之类。前人对于咳血证极其重视，方剂甚多，但治疗原则是一致的。在这原则下，或结合补气，或结合滋肾，或结合清肝，就有许多具体治法和复杂的方剂。

5. 祛瘀止血法

适应证：跌打损伤，内脏出血，瘀血内停的胸胁刺痛等。

常用药：当归 赤芍 桃仁 红花 三七 郁金 丹皮

这方法多用于呕血盈口色紫，及内有瘀血，一方面当止血，一方面又当祛瘀。但主要在于祛瘀。因为瘀不去则血不归经，所以伤科有很多止血药实际上是和血、活血药。这里牵涉到一个用炭药止血的问题。《本草纲目》上曾说："烧灰诸黑药皆能止血"，后来有很多止血药均炒成炭，即使不以止血为目的的药也炒成炭用。我以为有些止血药应当用炭，有些药炒黑后会改变其性质或减低作用。前人有十灰散（大小蓟、侧柏叶、荷叶、茅根、茜草、大黄、山栀、棕榈、丹皮），也有四生丸（侧柏叶、荷叶、艾绒、生地），不可一概而论。

（三）行血

行血包括活血祛瘀、通经和络。由于血得寒则凝滞，一般多用温性药物。又因气行则血行，气滞则血滞，故常与理气药同用。

内脏癥瘕，经络痹痛，以及妇科月经闭阻，外科肿疡等证，虽然原因不一，均与营卫流行不利和气血凝滞有关，活血散瘀在所常用。

无论活血、去瘀，多在和血的基础上进行，所以一般方剂并不猛峻；如欲大剂逐瘀常与攻下法结合。

1. 理气活血法

适应证：脘腹刺痛，妇科痛经和月经后期等属于气滞瘀凝者。

常用药：当归 赤芍 桃仁 红花 香附 延胡 金铃子

气为血帅，活血多与理气结合，这是行血剂中最常用的治法。活血中的理气药又以香附为多用，前人尝用一味为末，治血凝气滞引起的杂证，称为独胜丸。但既以活血为主，应与血药配伍，如归附汤。

胁痛久则入络，可于这类药内加入柴胡、青皮，一面作为引经，一面亦能疏气。叶天士曾用逍遥散去白术加香附治胁痛，一味药的出入，作用便改变，可谓心灵手敏。

2. 温经活络法

适应证：经络受寒，气血流行不利，四肢痹痛等。

常用药：当归　川芎　红花　威灵仙　桂枝　苏木　羌活　独活　川乌　草乌　姜黄

四肢痹痛都因风寒湿邪侵袭经络，然与气血凝涩不利有密切关系。故一般用辛温祛邪的同时，常佐和血行血之品，以期达到温经活络的目的。活血用当归、川芎、红花、苏木，祛邪用桂枝、秦艽、羌独活、川草乌，其他能走四肢经络的如桑枝、丝瓜络、威灵仙、海风藤、络石藤、伸筋草、千年健等，均在采用之列。

咳嗽吐血引起胸膺掣痛，惯常在治咳方内加入桃仁、郁金。因郁金为气中血药，桃仁祛瘀而有润下作用，其目的亦为和络。

妇科冲任受寒，经阻腹痛，或后期量少色瘀，用延胡索散（延胡、肉桂、当归、川芎、蒲黄、乳香、没药）祛寒行血，也叫温经法，含义不同。同时，妇科月经病用行血法，一般以芎归汤为主，酌加泽兰、茺蔚子、川牛膝、红花、月季花等。

3. 攻逐血瘀法

适应证：蓄血、癥瘕等属于血块内停者。

常用药：当归　桃仁　红花　大黄　穿山甲　赤芍　五灵脂　蒲黄　王不留行　三棱　莪术

逐瘀的方剂甚多，并且有相当猛峻的，非必要时不可孟浪。上面所举的几种逐瘀药，在一般瘀血证上足够应用。我认为在和血的基础上行血，在行血的基础上逐瘀，这是一个原则。再从瘀阻的原因，或加温药散其寒凝，或加气药疏其郁结，这是处方的方法。必须指出，前人用逐瘀法比较郑重，王清任善用逐瘀，亦以行血为主。如果见到一点瘀血症状，便用逐瘀来尝试，是不合理的。

三、湿病治法

湿的治疗，主要分为：（一）化、（二）利、（三）逐三个大法。轻者在中焦者用化，较重者在下焦用利，积而成水则用逐。

（一）化湿

湿分外湿、内湿。感受雾露或淋雨等，病在于表者为外湿，属于外感范围。一般所说的湿，多指过啖生冷肥甘以及脾不运化所引起的内生之湿。也有居处潮湿，或常在水边生活不讲卫生，发生下肢浮肿等病，虽然病从外来，但已经侵淫入里，治疗上亦归入内湿范围。

脾恶湿，胃恶燥，故湿证以脾脏为主。但胃虽恶燥，由于内湿多自饮食不节得来，与胃有直接关系，并且湿证初起，往往先见胃症状，因而治疗上脾胃并重，认为湿证多属中焦。

湿为阴邪，性最黏滞，用药宜于香燥，可分两种：一为芳香化湿，能理气舒郁，用于湿阻轻证；一为苦温燥湿，燥性较烈，用于湿浊较重证候，总称为化湿。

湿与热邪结合，叫作湿热。由于两者的性质不同，一经结合以后，如油入面，极难速解。一面清热，一面化湿，并依湿和热的孰轻孰重，用药亦或多或少，称为"清化"。

化湿药虽能除湿，亦易耗伤津液，宜适可而止。并且湿性凝滞，消除较缓，如果香燥过分，往往湿未尽化，津液先伤，反成僵局。

1. 芳香化湿法

适应证：胸闷，饮食呆减，口淡，泛漾欲恶，舌苔白腻等。

常用药：藿香　佩兰　陈皮　砂仁壳　白蔻壳　佛手　川朴花

芳香化湿药比较平淡，临床上经常使用而很难找一成方为例，可能是前人认为没有记载价值的缘故。我以为不论外感杂病，经常伴见这些湿证，而且必须照顾，不能视为轻描淡写。轻浅的湿邪，既不需燥，又不能利，譬如桌上微尘，只要拂而去之。但微湿不去，能影响气机和消化功能，因气机和消化功能障碍而更使湿邪停留，所以芳香是化湿的第一步。如果湿邪较重，出现胸脘痞闷，身体困倦，食呆呕恶，舌苔厚腻，则宜进一步香燥化湿,用除湿汤加减。燥湿以平胃散为通剂,除湿汤即平胃散加半夏、茯苓、藿香,常用的化湿剂不能离开这法则。如兼外湿表邪,可加紫苏、防风、羌活一类,常用的藿香正气散(藿香、紫苏、厚朴、白术、白芷、半夏、陈皮、桔梗、大腹皮、茯苓、甘草)便是这样组织的。

2. 苦温燥湿法

适应证:食呆,消化迟钝,嗳噫吞酸,中脘痞闷,大便不实,舌苔白滑黏腻等。

常用药:苍术 厚朴 干姜 草果 砂仁 茯苓

芳香化湿和进一步香燥化湿,都用于湿浊停胃,苦温燥湿则偏在于脾。胃湿和脾湿原是一种,因脾和胃的性质不同,胃湿多由湿浊暂时郁遏,芳化宣通,郁滞即解;脾湿多由中阳虚弱,不能健运,必须温化,即使也有脾阳暂时被郁,亦宜照顾其本,加强化湿的能力。且必须明确脾湿多偏于寒,与单纯的湿有所不同,用药只有与脏气结合,则疗效较速,这是治疗中的一个关键。所以进一步可用桂枝,加强温通力量,称为"辛温苦燥法",如苓姜术桂汤便是。

凡治中焦湿邪较重的,可以结合利尿,一般多用茯苓,亦可用泽泻、车前。

3. 清化湿热法

适应证:胸闷心烦,口渴不多饮,小便短赤,舌苔黄腻,脉象濡滑而数,以及暑湿、湿温证等。

常用药:藿香 佩兰 蔻仁 苡仁 黄芩 厚朴 滑石 通草

湿热证以中焦阳明为主。由于湿为阴邪,热为阳邪,结合后出现矛盾症状。一般从三仁汤(杏仁、蔻仁、苡仁、滑石、竹叶、厚朴、半夏、通草)加减。吴鞠通曾说:湿温证不像寒邪的一汗即解,温热的一凉即退,氤氲弥浸,不宜重药,用三仁汤轻开肺气,气化则湿亦化。他还指出:不可用辛温发表药,用之则蒸腾上逆,变为神昏;不可用大下,用之则脾气下陷,变为泄泻;不可用柔润药,用之则锢结不解,愈治愈坏。所以治湿热证只宜清化,即一边清热,一边化湿。但由于同一病中湿和热有轻重,或侧重于清,或侧重于化,必须很好掌握。据我个人经验,能侧重湿邪,使湿邪先去,收效比较迅捷。并有几种药值得提出:一是黄连,寒能清热,苦能燥湿,一药两用;一是菖蒲,辛香化湿,不

同于温燥;一是茵陈,清化湿热,能引湿下行而不伤阴。成方中如甘露消毒丹(藿香、蔻仁、茵陈、黄芩、滑石、连翘、菖蒲、木通、薄荷、射干、川贝),亦配合得相当周密。

治疗湿热还有几个应当注意的证候:一是湿遏热伏,表现为舌苔厚腻,舌尖舌边红绛,用化湿药不可太香燥,防止助热烁津,苔亦干糙;倘已干糙而苔仍厚腻,色带深黄或焦黄,可在清化内酌加石斛、瓜蒌,舌润则苔自化。二是湿浊蒙窍,表现为胸闷,神识似明似昧,或有谵语,系浊邪蒙蔽,不同于温病的热入心包。《温病条辨》虽然指出用最轻的至宝丹去秽浊,但不如《温热经纬》用神犀丹(犀角、金汁、生地、菖蒲、紫草、银花、连翘、黄芩、玄参、豆豉、花粉、板蓝根)为佳,具有清营解毒,化浊透发的作用,不离清化原则。

(二)利湿

利湿是使湿从小便而去,这是内湿的唯一出路,所以李东垣说:"治湿不利小便,非其治也。"但是利小便法侧重于湿在下焦,所以应下一转语:"利湿不分三焦,亦非其治也。"

利湿可分淡渗及通利:淡渗是取淡味渗利,常与化湿结合,不以利小便为主要目的;通利则着重于下焦,以利小便为主。

利湿太过,亦能伤阴,并使大便困难。

1. 淡渗除湿法

适应证:湿热内蕴,或湿阻肺脾,气机不宣的证候。

常用药:苡仁 通草 茯苓 赤苓 冬瓜皮

淡渗药不以利尿为主要目的,故很少单独处方,常在芳化剂内加入一二味。且多数用于湿热证。湿热内阻,不能过于利尿,只宜轻淡微渗,宣通湿邪,例如黄芩滑石汤(黄芩、滑石、蔻仁、茯苓皮、大腹皮、通草、猪苓)。

2. 通利小便法

适应证:湿停中下焦,小便短少不利,大便泄泻等。

常用药:茯苓 猪苓 泽泻 车前子 汉防己

单纯的利尿剂,多以四苓散(白术、茯苓、猪苓、泽泻)为主。或加肉桂即五苓散,助膀胱气化;或去白术加滑石、阿胶,即猪苓汤,利湿热。

利尿都在化湿的基础上进行。湿浊中阻，不仅使小便短少，还能影响大便溏薄，及脘腹痞满等。吴鞠通有五个加减正气散方，足供用药参考。这五个方剂是：一加减正气散（藿梗、厚朴、陈皮、杏仁、神曲、麦芽、茯苓、大腹皮、茵陈）治三焦湿郁，升降失司，脘连腹胀，大便不爽；二加减正气散（藿梗、大豆卷、厚朴、陈皮、茯苓、防己、通草、苡仁）治湿郁三焦，脘闷便溏，身痛，舌白，脉象模糊；三加减正气散（藿香、厚朴、陈皮、杏仁、滑石、茯苓皮）治秽湿着里，舌黄，脘闷，气机不宣，久则酿热；四加减正气散（藿香、厚朴、草果、陈皮、神曲、山楂、茯苓）治秽湿着里，邪阻气分，舌白滑，脉右缓；五加减正气散（藿梗、苍术、厚朴、陈皮、谷芽、茯苓、大腹皮）治秽湿着里，脘闷便泄。这里指出了化湿、利湿在临床上的具体运用，也说明了治疗湿证应注意脾胃和三焦的关系。

一般利尿多用于小便黄赤短小。假如小便不通的癃证，小便点滴涩痛的淋证，便不合适。癃证的治疗，由于肾阳虚而膀胱气化不及者，用熟地、苁蓉、附子、巴戟、肉桂、山萸等温化下元；因热结膀胱，气痹不通者，用冬葵子、木通、车前、通天草、猪苓、枳壳等疏导。癃证水湿内聚，不得排泄，脘腹胀满，病情极其严重者，前人也有用葱管导尿的治法，在今天当然要改进了。淋证多由湿热下注，用瞿麦、萹蓄、木通、萆薢、海金沙等，药多偏于苦寒泻火清利。

（三）逐水

逐水用于水湿蓄积，浮肿，腹满作胀，大小便癃闭等证。

逐水法大多猛峻，损伤元气，宜于体实证实，用时须慎重。

1. 疏肠逐水法

适应证：水肿水胀，二便癃闭，形气俱实的证候。

常用药：甘遂　芫花　大戟　商陆　牵牛　椒目

这里拟举舟车丸（黑丑、大黄、甘遂、大戟、芫花、青皮、橘红、木香、轻粉）为例。十枣汤（大戟、甘遂、芫花、枣）已为泻水猛剂，此则在十枣汤内除去红枣之甘缓，再加泻水行气药，可谓猛上加猛，这种专以泻水为主的治法，临床上必须慎用。凡

治水湿当利小便。肿势严重，利水不应，才用开泄大肠逐水，譬如夏禹治水，凿河开渠，所以还有其他逐水的著名方剂取禹功、浚川、疏凿等命名，顾名思义，可以理解是急于排水的一种措施，不是常法。费伯雄曾说："逐水自前阴出者得生，自后阴出者必死。"但用逐水剂多从后阴出，也有泻后见好的，虚证用之多不效，实证用之腹满消而复起者亦不治，主要在于中气的败坏与否。

2. 健脾逐水法

适应证：肢体浮肿，腹胀，小便少，伴见中气不足者。

常用药：白术　干姜　茯苓皮　大腹皮　槟榔　厚朴　木香　葫芦瓢

脾虚不运，水湿内停，其特征为大便通利，小便不长，不能用泻下法。实脾饮（附子、白术、茯苓、甘草、炮姜、厚朴、大腹皮、木香、豆蔻、木瓜、姜、枣）温运中焦为主，佐以行气，导湿下行，最为合理。通过这方剂，可以理解治疗水湿不是单纯的一个治法，应把多种治法适当地结合起来。

四、痰病治法

痰病的治法，主要分为：（一）化、（二）消、（三）涤三类。一般均用化，较重用消，留而不去则涤。

（一）化痰

痰证常见于咳嗽，故化痰以肺为主。由于痰的生成，间接与脾胃虚弱及湿浊停聚有关，故化痰又常同和胃、健脾结合。

痰的种类，有风痰、寒痰、热痰、湿痰，有因外邪引起的，也有属于内因的。因而一般治法有宣化、清化、温化之分。

化痰中往往伴用开肺药，除疏散外邪外兼有促使排痰的作用。

化痰的禁忌比较少，因为见痰治痰，辨别寒热，均较简单。问题在于化的含义是逐渐消除，收效比较慢，不宜操之过急；同时要注意痰的成因和本质，前人所说："见痰休治痰"，便是指此。

1. 宣肺化痰法

适应证：外感风寒，喉痒咳嗽，痰多薄白等。

常用药：牛蒡　前胡　苦桔梗　光杏仁　象贝母　半夏　橘红　胖大海　蝉衣

外感咳嗽以祛除外邪为主，故宣肺散邪，结合

化痰,便是宣肺化痰法。在外感证上常用的化痰止咳药不外上面所举的几种。祛邪方面,散风宜辛平,可用防风、荆芥;散寒宜辛温,可用紫苏、麻黄。我的意见,外感咳嗽并不是重证,处方可以简化一些,三拗汤(麻黄、杏仁、甘草)轻开肺气,又能顺气,所谓"轻能去实",疗效良好。只要在这方剂上分辨风寒、风热,适当加味,就成为辛温、辛凉的治法了。

2. 清化痰热法

适应证:肺有痰热,咳嗽痰黏不爽,口燥咽干等。

常用药:桑叶 蝉衣 光杏仁 川贝母 胆星 橘红 枇杷叶 瓜蒌皮 地枯萝

这些药物在清化痰热中仍有宣散性质,因为一般痰热多由风温、风热形成,初起治法不离清宣范围。很可能发展为高热,咳喘胸痛等,可结合泻白散(桑皮、地骨皮、甘草、粳米),并可加入黄芩、知母和石膏等以清肺泻肺。倘然纯粹属于痰热恋肺,则只须清肺化痰,百合、海蛤壳、马兜铃、天竺黄、竹沥,及王孟英常用的雪羹汤(海蜇、荸荠),均可采取。

附带说明燥痰的治法。燥是六气之一,亦属于外邪,常见于夏暑刚退,秋凉初起的时期,所谓秋燥。另一方面,一般热证耗伤津液,也能出现枯燥现象,所谓燥为火之余气。前人对此均另立治法。我认为燥与热的性质有共同之点,治疗燥痰也可在这基础上加减,不必另起炉灶。

3. 燥湿化痰法

适应证:咳嗽,胃呆恶心,舌苔厚腻等一般痰浊证。

常用药:制苍术 厚朴 半夏 陈皮 茯苓 苡仁

燥湿用平胃散,化痰用二陈汤,这是通用方。将两方结合起来称作平陈汤,便是燥湿化痰法。一般化痰药偏重在肺,此则重在脾胃,因为湿痰的根源在于脾胃运化不及;并且湿性凝滞,气能行湿,化湿痰不能离开理气,如厚朴、陈皮等燥湿化痰,均有行气的作用。

二陈汤成为著名的化痰通治方,主要在于半夏能化湿痰,配合茯苓除湿,陈皮利气,甘草和中,气顺湿除,痰浊自蠲。湿重者固然可以配合平胃散,有热者也可配合清热,如清气化痰丸就用了半夏、茯苓、橘红,加胆星以助半夏化痰,枳实、杏仁以助橘红平气,再加黄芩、瓜蒌清热。温胆汤即二陈汤加竹茹、枳实,虽然名称温胆,实际上还是化痰和胃为主,胃气和则少阳之气自然调顺。

4. 温化痰饮法

适应证:痰饮咳嗽,畏寒,气短喘促,不能平卧等。

常用药:桂枝 白术 茯苓 炙甘草 干姜 半夏 五味子 鹅管石 细辛

痰饮是痰证中的一个特殊证候,也叫饮邪、水饮。痰饮的特征是,一般痰证均由咳嗽引起,惟独痰饮咳嗽是由痰饮引起。原因是脾阳虚弱,不能化湿,积湿生痰,影响肺气的肃降。故治法必须温运和中,从根本着手,《金匮要略》所谓"病痰饮者,当以温药和之"。

上面所说的燥湿化痰亦偏于温,但与温化痰饮的性质有根本上不同。湿痰系暂时的,湿化痰除便达到了治疗的目的;而痰饮乃由于脾阳衰弱形成的慢性病,须从健脾扶阳来制止痰浊的产生,不是暂时化痰所能解决。

(二)消痰

痰浊内恋,不能化除,则用消法。化是着重在痰浊的原因,使其自然消失;消是强迫使其排出。因此消痰法含有克伐的意思,多用能损伤元气,体弱的患者亦宜谨慎。

痰浊凝滞经络,如瘰疬等,亦用消法,因其症状坚硬有形,也叫软坚法。

哮喘证喉中拽锯有声,亦以消痰为主,使痰降则气自顺,与顺气化痰又有不同。

1. 消痰平喘法

适应证:痰浊阻肺,咳嗽气喘,呼吸有声等。

常用药:白芥子 莱菔子 苏子 射干 厚朴 猪牙皂

痰浊内阻,妨碍呼吸,气逆喘促,甚至不能平卧,多用消痰以期缓解。一般用三子养亲汤(白芥子、莱菔子、苏子),三子除消痰外均有下气作用,亦可与导痰汤之类结合。消痰是一种治标方法,多用于化痰无效和痰浊上壅的时候,也有用猴枣粉急救者。

哮喘证发作时,痰堵咽喉,声如拽锯或作水鸡声,严重的喘息抬肩,目脱汗出。多为实证,并且多由寒邪引发,热证较少。重者用冷哮丸(白矾、猪牙皂、半夏、胆星、麻黄、紫菀、细辛、川椒),轻者用清金丹(猪牙皂、莱菔子)。此证极为顽固,不同于一般的痰喘,也不可与其他气喘含混。治疗上虽然以消痰为主,应当结合治本,并适当地佐以宣肺或泻肺。

2. 消痰软坚法

适应证:痰核、瘰疬等。

常用药:象贝母　僵蚕　海藻　昆布　山慈菇　半夏　夏枯草

痰核和瘰疬等多由肝胆逆气与痰浊郁结而成,故消散中应佐疏气。又因其多生于肝胆经部位,往往伴见郁热,常用柴胡、夏枯草,取其具有解郁和引经作用。至于破溃后或兼见潮热、咳嗽、妇女经闭等虚劳现象,当全面考虑,不能专与消法。

(三)涤痰

涤是荡涤,有攻逐意义。顽痰、痰饮停聚,化之不去,消之亦不去,始用此法。

用荡涤法后,黏涎多从大便而出,药峻的能使泄泻不禁,故非体实者尤其中气虚弱及孕妇,不可轻用。

1. 荡涤痰涎法

适应证:痰饮黏涎壅塞,呼吸不利,或停留胸胁作痛,及癫狂证等。

常用药:礞石滚痰丸　控涎丹

涤痰药多峻利,临床上常用成药,如礞石滚痰丸(青礞石、沉香、大黄、黄芩)、控涎丹(甘遂、大戟、白芥子)等。控涎丹攻逐水饮黏涎,礞石滚痰丸荡涤痰火,用量均应适当掌握。比较和缓的为竹沥滚痰丸(青礞石、半夏、橘红、甘草、竹沥、姜汁)。但礞石辛寒而燥,前人曾用此一味治小儿急慢惊风,痰黏壅塞,称为夺命丹,可见其攻逐的力量了。用汤剂涤痰相同于逐水法,轻者如葶苈大枣泻肺汤,重者如十枣汤。

2. 搜逐风痰法

适应证:中风昏愦,痰涎上壅等。

常用药:生南星　川乌　生附子　木香

中风证多猝然昏愦,痰涎上壅咽喉,极为危急,常用三生饮(生南星、生川乌、生附子、木香、人参)法,以南星散风除痰,川乌、附子温经逐风寒,皆用生者,取其力峻行速;佐木香行其逆气;又因邪之所凑,其气必虚,故加人参扶正。这是一种急救法。苏醒后口眼歪斜,半身瘫痪等后遗症,用牵正散(白僵蚕、白附子、全蝎)、大秦艽汤(秦艽、羌独活、防风、白芷、细辛、生地、黄芩、石膏、川芎、当归、白芍、白术、茯苓、甘草)以及大、小活络丹,广义的说,均是搜风逐痰以和经络。

附带谈一谈涌吐痰涎法。涌吐和荡涤恰恰相反,但目的同为迅速排痰,如中风用稀涎散(皂角、白矾),先使吐出黏涎,以便进药。这里说明了痰浊壅阻,不论用涤用吐,都是急则治标,不在急救阶段内必须慎用。

小结

中医治疗气、血、湿、痰的方法,简单地介绍如上。我认为治疗任何一种病证,必须通过辨证施治,同时也要掌握比较全面的治法。学习了中医的西医同志们,在临床上用中、西医两套诊断,并以中药为主进行治疗,这是一种好现象。但是往往对一种病证想用一个药方收效,或者只会用一个药方,不见效时就应付困难,甚至怀疑中药疗效不合理想,我以为这也是学习过程中一种很自然的现象。如何来解决这些问题?主要是进一步熟练辨证施治的法则,及更多地熟悉每一证的治疗方法和应用方药。比如说,我在最后介绍的痰病治法,包括了不少病证和不同治法,假使只掌握了一个二陈汤,认为中医的化痰剂就是二陈汤加减,显然不够,也肯定不能收到满意的效果。当然,我所谈的也不够全面,只能作为举例来说明。希望通过这例子来提高认识,并在这基础上加以补充,可能对临床有帮助。请大家考虑和指正。

(1960年4月对北京中医学院附属医院内科病房西学中大夫的讲稿)

十六种退热法

发热是一个常见的明显症状。由于它的原因复杂，牵涉疾病的种类较多，在临床上对于以发热为主诉的初诊病人，尤其是初发现发热的病人，很难做出确切的诊断。中医运用辨证论治的法则，鉴别发热的不同形态及其兼症来分析发热的病因和病灶，从而估计其病程和发展情况，及时地进行种种适当治疗，有着详尽的文献记载。单从我们的临床经验来说，中医的退热治法就有不少大纲细目，还意味着这种种退热方法，在祖国医学里具有完整的理论体系，比之现代医学似乎更加全面。我现在把自己初步认识到的发热证的中医治法，向同道们介绍一个轮廓。所述的病证不够完备也不够细微，所引的方剂也只是举例说明，不等于是特效方剂。不妥当的地方，请大家不吝指正。

一、发汗退热法

使用发汗药物来放散体温，使升高的体温降低，在中西医的观点上是一致的。中医认为发汗退热法适用于体表受外邪的发热，外邪发热病在表，就称表证，用发汗治表热也就叫作解表法。外邪的种类不一，性质不同，发汗仅仅是一个基本法则，具体应用必须诊断是哪一种外邪，然后选择哪一类药来解表。主要是分辛温发汗和辛凉发汗两大类，就是把有发汗作用的辛味药作为主体，再结合温性的或凉性的药物来治疗。辛温多用于感冒风寒，辛凉多用于感冒风温。风寒和风温证的区别是：前者发热恶寒，不欲揭去衣被，肤燥无汗，头痛及后项不舒，周身肌肉关节疼痛，舌苔薄白或厚腻，脉象浮紧而数；后者发热恶风，头胀，自汗出、口干、舌苔薄腻，或带黄色，脉滑数或两寸独大。不论风寒或风温都属于外感，多有呼吸道感染症状，如喉痒，咳嗽，鼻塞流涕，但风温证不似风寒的严重，并且鼻腔常有热感，咯痰不爽利，或觉咽喉梗痛。

辛温发汗剂如麻黄汤（张仲景方：麻黄、桂枝、杏仁、炙甘草），香苏饮（和剂局方：紫苏、香附、陈皮、甘草、生姜、葱白）；辛凉发汗剂如银翘散（吴鞠通方：银花、连翘、薄荷、荆芥、桔梗、豆豉、牛蒡子、竹叶、甘草、芦根），桑菊饮（吴鞠通方：桑叶、菊花、薄荷、杏仁、连翘、桔梗、甘草、芦根）等。这些方剂里并非单纯用辛温性或辛凉性发汗药，而是配合清热、止咳、清头目等药物在内，故汗出以后症状随着消失，恢复健康比较迅速。且有一部分解毒和胃药，对胃没有副作用，很少引起食呆恶心，以及耳鸣、浮肿、荨麻疹等现象。

外邪中除了风寒、风温，还有常见的外湿、暑气和秋燥，虽然湿的性质偏于寒，暑和燥的性质偏于温热，但用药上各有差别。外湿是感冒雾露之邪，症见发热、头胀如裹、胸闷、一身烦疼，宜神术散（苍术、藿香、厚朴、陈皮、菖蒲、甘草、姜枣）；暑气是中冒暑热，皮肤蒸热、头痛头重、倦怠、烦渴、宜加味香薷饮（和剂局方：香薷、黄连、扁豆、厚朴）；秋燥系秋季的一种时令病，患者微有身热，鼻孔觉烘热，干咳，口唇枯燥脱皮，宜桑杏汤（吴鞠通方：桑叶、杏仁、香豉、沙参、象贝、山栀皮、梨皮）等。

外邪还可以引起多种发热的疾患：如痄腮即腮腺炎，寒热、耳前耳后漫肿压痛；乳蛾即扁桃体炎，寒热、咽喉如肿、咽饮梗痛；赤眼即结膜炎，寒热、目赤、迎风流泪；又如龈肿即牙龈炎，寒热、牙龈肿胀作痛、化脓等等。方剂有柴胡葛根汤（医宗金鉴方：柴胡、葛根、黄芩、石膏、花粉、牛蒡子、连翘、桔梗、甘草、升麻）；甘桔射干汤（沈氏尊生书方：甘草、桔梗、射干、山豆根、连翘、防风、荆芥、元参、牛蒡子、竹叶）；洗肝散（审视瑶函方：当归、川芎、薄荷、生地、羌活、山栀、防风、大黄、龙胆草、甘草）；泻黄散（钱乙方：防风、藿香、山栀子、石膏、甘草）一类，可随着症状及病位不同而选用。

发汗方法在发热证上应用最为广泛，虽分辛温和辛凉两大法，因其外邪的性质及呈现的症状各异，并结合了清热、镇痛、解毒等，随时据症变其方剂组成，所以处方亦最为复杂。此外发汗能退热,也能损伤津液,并使汗出不止,造成多种病变和亡阳虚脱等症,故除掌握适当剂量外,对于虚弱证和虚弱体质的人使用时应非常慎重。

二、调和营卫退热法

调和营卫的意义,简单地说,就是调整气血的不平衡。血营于内,气卫于外,卫分受了风邪的感染,肌肤发热,鼻塞呼吸有声,自汗出,形成营弱卫强的现象。在这种情况下必须把风邪驱出,才能气血和谐。故调和营卫实际上也是解表的一法,典型方剂如桂枝汤(张仲景方:桂枝、白芍、炙甘草、姜、枣)。但调和营卫不等于发汗,桂枝汤用桂枝祛风,又用白芍和血,用了生姜发表,又用红枣补中,两两对称,与发汗剂的专持发汗退热,显然不同。我认为:调和营卫是增强本身机能来驱邪外出,服桂枝汤后,还应喝稀粥和盖被安卧,帮助出汗。

桂枝汤的疏风退热既不同于一般的发汗剂,故桂枝汤不宜用于无汗的表实证,用量也要适当配合。根据桂枝汤原方桂枝和白芍的用量相等,如果桂枝重于白芍,或白芍超过桂枝,均会变更其作用。也因为桂枝汤能调和营卫,经过加味以后又能治疗虚弱证候(例如:黄芪建中汤、小建中汤等),这又是一个突出的特点。

三、清气退热法

外感发热不解,病邪逐渐深入,其症状为持续高热,不恶寒,反恶热,下午热势加剧,汗出较多,口渴饮水量增加,舌苔薄黄,脉象洪大而数,中医称作“阳明经证”。阳明指胃经,此时不能用发汗法,误用后有阳脱阴竭的危险,也不能单用养阴,促成阴遏阳伏的病变,宜予微辛甘寒清胃,方如白虎汤(张仲景方:石膏、知母、炙甘草、粳米),一方面保持津液,一方面使热邪仍从肌表缓缓透泄。这种证候在伤寒或温病过程中极为多见,因为还是希望病邪从表透达,故服药后自然汗出,大多挟有秽气。在这时期中医不主张用冰袋凉遏,便是为了避免治法上的冲突。

在类似里热证中,有心烦,错语,不是甘寒能胜任的,则用苦寒法,如大黄黄连泻心汤(张仲景方:大黄、黄连),黄连解毒汤(崔氏方:黄连、黄芩、黄柏、山栀)等。我认为甘寒和苦寒的用法完全不

同,要求和目的亦不一致,但均有清热解毒能力。甘寒退热的特长,在于能使邪从汗出,限制体温产生和防止体液枯涸;苦寒剂则使邪从下泄,因而一般精神症状可得以减轻或消除。这是中医善于先治病因和克服主症的一个最好例子。

四、通便退热法

胃中热盛,势必消耗津液水分,影响到肠,大便因而闭结。这时候非但身热不退,而且热势蒸蒸有增无减,日晡更剧,还会烦躁不宁,神昏谵语,舌苔黄腻而糙或黑有芒刺。急予大承气汤(张仲景方:大黄、芒硝、枳实、厚朴)通利大便,比如釜底抽薪、水自不沸。大承气汤为攻下重剂,应具有燥、实、坚、满见症,即腹胀作痛拒按,肠中确有燥屎的方可予之。如其津液不足的,比如舟底无水,无法推动,可佐用润肠,如脾约麻仁丸(张仲景方:麻仁、白芍、杏仁、大黄、枳实、川朴)。又有津液极伤,不能接受内服泻剂,可用外导法,过去有蜜煎(张仲景方:蜂蜜、皂角末)和猪胆汁(张仲景方:猪胆汁、醋)等方法,相似于现在用的甘油栓、灌肠等。但温热病阴分枯燥过甚,或病人阴液素虚的,非但不能用泻剂,连外导法亦不可轻用,故后来又有增液汤(吴鞠通方:元参、麦冬、生地)的处方,此方以补药之体,作泻药之用,既可去实,又能防虚,在临床上值得重视。

我们感觉到就一般通便药而言,现代制剂有些优于中药,可以考虑替代,但发热证中的泻剂,兼有清热、解毒、护阴、生津等作用,这是它的特点,不能同一般泻剂相提并论。

五、催吐退热法

发热证心中懊侬,或曾经下后身热不退,心下结聚作痛,可用催吐法,方如栀子豉汤(张仲景方:山栀子、豆豉)服后令其微吐。

前人治热性病以汗、吐、下为三大法则,近来用吐法的时候比较少,可能因为用催吐法往往使病人有不愉快的感觉,在体质薄弱的患者一经涌吐,常常汗出气促,增加病变。然而必须说明,吐法含有发散作用,邪热壅结上焦的,实为清除的捷径,如果畏用吐法,改投降下,亦能因逆其性而变生不测。所以前人有可汗、可下、可吐和不可汗、不可下、不可吐等重要指示,总之以适应病症

为是。

六、和解退热法

发热证中有忽冷,忽热,一天内可以几次发作,形似疟疾而不是疟疾,称作"寒热往来"。它的病灶既不在表,又不在里,介于半表、半里的少阳经部位,因此既不能汗,又不能下,便采取和解方法。寒热往来是少阳经病的特征,还伴有胸胁痞满,心烦呕恶,口苦、目眩、耳聋、脉弦等症,主方如小柴胡汤(张仲景方:柴胡、黄芩、人参、半夏、炙甘草、姜、枣)安内攘外。因为少阳病亦由表邪传入,故一方面用柴胡、黄芩迎而夺之,另一方面所以和解不是讲和,因为邪正不能并立,不是正胜邪,便是邪胜正,二者根本不能调和。所以和解的企图是和其里而解其表,和其里则邪不再犯,解其表则使邪仍从外出,它的目的还是在于祛邪,形势不同,战略上亦应有所不同了。

从这方法推论,凡是具有安内之力兼有攘外之能的,都属于和解的范畴。例如:藿香正气散(和剂局方:藿香、紫苏、白芷、大腹皮、茯苓、白术、陈皮、半夏曲、厚朴、桔梗、甘草、姜、枣)治外感风寒、内伤湿食,证见寒热、头痛、呕恶、胸膈满闷等。用藿香疏散和中兼治表里为君药,苏、芷、桔梗散寒利膈,帮助发表,朴、腹、陈、夏化湿消食行气,帮助疏里,再用苓、术、甘草补益正气。

七、表里双解退热法

表热当汗,里热当清当下,这是大法。有的病初起表里证俱见,或数天后表证未除,又见里证,可以用疏表清里双管齐下,称作表里双解法。例如三黄石膏汤(陶节庵方:石膏、黄芩、黄连、黄柏、山栀、麻黄、豆豉、姜、枣)治表里、上下均热,脉象洪数。不能单纯使用麻黄汤和白虎汤时,就在这两方的基础上改用麻黄、豆豉解表热;石膏、山栀、黄连、黄芩、黄柏清内部上中下三焦之热。比较复杂的如防风通圣散(刘河间方:防风、荆芥、连翘、麻黄、薄荷、川芎、当归、白芍、白术、山栀、大黄、芒硝、黄芩、滑石、石膏、桔梗、甘草、葱白、姜)治怕冷、高热、目赤、鼻塞、口苦口干、咳嗽、咽喉不利、大便闭结、小溲赤涩等。用麻、防、荆、薄、桔梗宣肺散风;翘、栀、芩、膏、滑石清里热;硝、黄泻实通便;又因饥饱劳役,气血怫郁,和入归、芍、药、术、

甘草等调肝健脾,一经分析,眉目朗然。可以明确复杂的病症上用退热方法,应从多方面考虑,中医的复方组织是在一定的理论基础上发展形成的。

中医对表证分为三个阶段,最初是太阳经,其次阳明经,再次少阳经,统称三阳经,都有发热症状的鉴别,如前所述,在太阳为恶寒发热,以麻黄为主;在阳明不恶寒,但发热,以葛根为主;在少阳为往来寒热,以柴胡为主。但外邪传变过程中,往往两经并见,便须同时处理,例如太阳阳明合病用葛根汤(张仲景方:葛根、麻黄、桂枝、白芍、炙甘草、姜、枣),少阳阳明合病用柴胡升麻汤(和剂局方:柴胡、葛根、前胡、黄芩、升麻、桑皮、荆芥、赤芍、石膏、豆豉、姜),同样的在里证中有上中焦同病的,有中下焦同病的,也有上中下三焦同病的,亦应兼筹并顾,均可称为双解法。

八、清化湿热

湿为阴邪,热为阳邪,性质根本不同,可是一经结合,如油入面,不易分散。最明显的如湿温病,往往像抽丝剥茧,去了一层,又来一层,湿温病的特征是:身热、午后增加,两足不温,口干不能多饮,饮喜热汤,有头痛、自汗、心烦等热症,又有胸闷、恶心、舌苔厚腻等湿症。严重的有神昏症状,亦时明时昧,似睡非睡,不同于热证的狂躁不卧,原因是湿热氤氲,蒙蔽清阳,不似热邪犯脑,精神失常。治疗方法,以清热化湿为主,但湿热有偏胜,如何斟酌轻重用药,是一个重要问题,同时还应结合宣透、芳香、舒郁、淡渗、苦燥等方法,分解病势。常用方剂如三仁汤(吴鞠通方:杏仁、蔻仁、苡仁、滑石、通草、竹叶、厚朴、半夏),取竹叶、滑石的清;厚朴、半夏、蔻仁的燥;杏仁的宣;通草、苡仁的利。又如甘露消毒丹(叶天士方:藿香、蔻仁、菖蒲、射干、薄荷、茵陈、滑石、川贝、黄芩、连翘、木通),用芩、石的凉;蔻仁的辛;薄荷的轻扬;藿香的芳香;菖蒲的开窍;川贝的化痰;射干的利咽;木通的导尿,再加连翘、茵陈的善于清化中下焦湿热,组方都很周密。因此,治湿热的神昏,大多采用神犀丹(温热经纬方:鲜生地、紫草、板蓝根、豆豉、天花粉、连翘、元参、人中黄、黄芩、犀角、银花、菖蒲),取其清热镇静之中兼有化浊开窍作用,处处照顾到发病的双重原因。

黄疸病证有发热,头部汗出而身上无汗,小便

不利、口渴、胸闷、恶心、皮肤鲜明如橘子色，肝脏肿大，西医称为传染性肝炎，中医亦归入湿热，称作阳黄证。用茵陈蒿汤（张仲景方：茵陈、山栀、大黄）清利。据我们观察，传染性肝炎是黄疸的病种，但不一定发黄，发黄之前必小便黄赤，故中医清化利小便，实为防止发黄的最好方法。

九、清营解毒退热法

治发热证，除分辨表里并在表里中分辨三阳、三焦外，还要分辨卫、气、营、血。邪已侵入营血部分，不宜单从卫气治疗，但又不可遽用凉血抑遏。如温邪发斑用化斑汤（吴鞠通方：犀角、玄参、知母、石膏、炙甘草、粳米），即从甘寒清胃剂内加入血分药；又如小儿麻疹用竹叶柳蒡汤（缪仲淳方：西河柳、荆芥、薄荷、甘草、葛根、牛蒡子、竹叶、石膏、知母、元参、麦冬、蝉衣），亦从辛凉解表剂内加入清泄血热药。斑疹的变化甚多，这里所举的是一个初起治法，说明邪入营分即宜加血分药。至于营与血有深浅之别，邪在营分犹可望转其气分，在血则直须清血凉血了。

邪入营血最严重的症状，为神昏、躁狂、惊厥，中医认为热入心包，用紫雪丹（本事方：磁石、石膏、寒水石、滑石、羚羊角、木香、犀角、沉香、丁香、升麻、元参、甘草）；牛黄清心丸（万氏方：牛黄、黄连、黄芩、郁金、朱砂、山栀仁）等。我认为此时是指病毒犯脑，中枢神经发生错乱现象，故用药偏于镇静和清热解毒。

温热之邪传入营分，更易引起鼻衄，痰内带血等症。凡有发热症的大多用清营凉血法，不主张以止血为能事，因为血得热而妄行，不清其营，血必不止。例如：加减玉女煎（吴鞠通方：生地、知母、石膏、元参、麦冬）治气血两燔，症情危急者用犀角地黄汤（济生方：犀角、生地黄、赤芍药、丹皮），均能退热止血。

十、舒郁退热法

五脏都有郁证，郁而发热，在原因上以七情为主，在内脏中以肝胆两经为多。症状是：午后发热，或时寒、时热，或心中不称意即觉浑身轰热，面部充血，性情急躁，易于恼怒，头胀、耳鸣、睡眠多梦惊醒，妇女月经失调。肝郁证极易影响脾胃，往往伴有食呆，胸闷、嗳噫、便闭等症。治宜疏通肝

气、肝气条达则火自散，血自和，消化系统也自然恢复正常。逍遥散（和剂局方：柴胡、当归、白芍、薄荷、白术、茯苓、甘草、煨姜）以调畅肝气，宣通胆气为主，佐以和养脾胃，为解郁常用方剂。化肝煎（魏玉璜方：青皮、陈皮、白芍、贝母、山栀、泽泻）着重理气、清火，用意相仿。

郁证经久，能使血液暗枯，肌肉消瘦，骨蒸劳郁，并发生颈项瘰疬，月经停止等，虽似虚痨，而且也可成为虚劳，但初期不宜纯用补剂，当予苦辛、凉润宣通。因苦能泄热，辛能理气，凉润能滋燥，宣通能发郁，治情志之病必须药性与证情气味相投，以柔制刚，才能取效。处方仍从逍遥散和化肝煎出入，或添左金丸（朱丹溪方：黄连、吴萸）之类。

十一、去瘀退热法

发热如见狂证而不同于热入心包，兼见小腹急结，小便自利的，审属蓄血，当予桃仁承气汤（张仲景方：桃仁、桂枝、大黄、芒硝、甘草）。又少阳经寒热往来，适值妇女月经来潮或经行方净，忽增谵语，胁部和脐部结痛，是为热入血室，亦当清热、祛瘀并用，方如陶氏小柴胡汤（陶节庵方：柴胡、黄芩、半夏、生地、丹皮、桃仁、山楂、甘草）。

肠痈似急性阑尾炎，在小腹作痛，按之更剧，不便转侧，腿缩较舒，身发高热，初起亦以祛瘀为急，大黄牡丹皮汤（张仲景方：大黄、丹皮、桃仁、冬瓜仁、芒硝）下之。外科肿疡发热，多由气滞瘀凝引起，中医惯用内服药来退热消散，不离和营活血，例子更多。

我认为人体内"气"的作用，为祖国医学所特有，与气相对而又互相发生作用的为"血"。气血在中医生理上非常重视，因而在病理方面极其注意气郁和血瘀，因它能使生理机能障碍产生多种疾患。所以对发热这个全身症状，从整体疗法出发，应当对郁证和瘀证有深入的认识。

十二、消导退热法

消导退热法多用于胃肠病，因饮食不节或食物中毒引发的胃炎和肠炎一类疾患。常见的如食积证，胃痛饱闷，呕吐、嗳腐吞酸，或腹痛泄泻，往往身热骤升，用保和丸（朱丹溪方：神曲、山楂、莱菔子、半夏、陈皮、麦芽、茯苓、连翘）消化食滞，其热自退。又如痢疾腹痛，身热，多因肠有积滞，用

枳实导滞丸(李东垣方:大黄、枳实、黄芩、黄连、神曲、白术、茯苓、泽泻)去其积,热亦随解。倘然不兼外邪,无须清疏。

中医对泻痢初起发热,并不认为严重。如果久泻久痢不止,本无热度而见发热,这发热又不因外感引起,则十分重视。因多数由于伤阴所致,禁忌消导疏散,当用阿胶连梅丸(证治准绳方:阿胶、黄连、乌梅、当归、赤芍、赤苓、黄柏、炮姜)之类。

小儿疳积证,肌肤潮热,形体日瘦,面色不华,肝腹膨胀,烦躁多啼,亦由恣食损伤肠胃形成。初起可用消导和中,既成之后,则宜补中、清热、消运、磨积并用,方如肥儿丸(医宗金鉴方:人参、白术、黄连、胡黄连、茯苓、使君子、神曲、麦芽、山楂、甘草、芦荟)标本兼顾。

十三、截疟退热法

过去中医对于疟疾不了解由于疟原虫的感染,但很早以前的截疟主方,如常山饮(和剂局方:常山、草果、槟榔、知母、贝母、乌梅、姜、枣)和七宝饮(易简方:常山、草果、槟榔、青皮、厚朴、陈皮、甘草)中常用常山作为抗疟专药。据近人研究常山的抗疟效能远远超过奎宁,反映了祖国医学内容的精湛。

疟疾先冷后热,一日一次,或间日一次,或三日一次,在诊断上比较明显。然而它的热型并不一致,有先寒后热,有先热后寒,有寒多热少,有但热不寒,有发于午前,有发于午后或夜间,在兼症上更有不同的症状。中医分别为痰疟、寒疟、瘅疟和三阴疟等等,定出柴朴汤(证治准绳方:柴胡、厚朴、独活、前胡、黄芩、苍术、陈皮、半夏曲、茯苓、藿香、甘草);蜀漆散(张仲景方:蜀漆、云母、龙骨);桂枝黄芩汤(证治准绳方:桂枝、黄芩、人参、甘草、柴胡、半夏、石膏、知母);柴胡芎归汤(沈氏尊生书方:柴胡、川芎、当归、桔梗、赤芍、人参、厚朴、白术、茯苓、葛根、红花、甘草、乌梅、姜、枣)等方剂,按证治疗,并不以常山为特效药而一概使用。

疟疾最易破坏红血细胞,造成贫血,不但发病中面无华色,四肢软弱,且有寒热停止,劳动力不恢复,稍稍劳动寒热复发,中医称作劳疟,治以补养气血,方如何人饮(张景岳方:首乌、人参、当归、陈皮、煨姜、红枣)。也有久疟脾脏肿大,左胁下一片坚满如癥瘕状,称作疟母,疲劳后亦寒热随起,则用疟母丸(证治准绳方:鳖甲、青皮、莪术、三棱、桃仁、神曲、海粉、香附、红花、麦芽)和血消滞。这些说明了中医对于疟疾,有对症疗法,也注意辨证施治。

十四、辟疫退热法

疫证是指传染秽浊之邪,这种病邪多从口鼻吸入直犯肠胃,故初起头晕脑胀,背微恶寒,呕恶,胸闷,或下利绕脐作痛,旋即高热,有汗不解。并且即使药后汗出热减,亦不能一次便尽,常有热势起伏,或热退两三天后复发的,必须看其内蕴之邪是否从里达表,彻底消除。一般用达原饮(吴又可方:黄芩、白芍、厚朴、草果、知母、槟榔、甘草、姜、枣),目的就在透泄里邪。

大头瘟为温疫证之一,初起发热,口干舌燥,咽喉不利,渐见头面红肿,目不能开。成方中如普济消毒饮(东垣方:黄芩、黄连、橘红、甘草、元参、连翘、板蓝根、马勃、牛蒡子、薄荷、僵蚕、升麻、柴胡、桔梗),用辛凉的薄荷、牛蒡子、连翘散风热,苦寒的黄芩、黄连泻实火,并用柴胡、升麻、桔梗、橘红疏气,僵蚕、马勃、甘草消肿,因与血分有关,又有元参、板蓝根走血分以解毒。疫证甚多,这里仅举两例,以见治法的一斑。

十五、温经退热法

外感发热初起,神疲困倦,脉不浮而反沉,这是体力衰弱,阳气极虚。虽受风寒,不可发汗,汗出易致亡阳虚脱,然又不能不祛邪,邪不去势必乘虚直入,此为太阳、少阴同病,治以温经为主。温经是温少阴经以发挥其捍卫功能,再佐发散药以祛除太阳表邪,方如麻黄附子细辛汤(张仲景方:麻黄、附子、细辛),附子能温少阴助阳气,麻黄散太阳风寒,细辛为少阴经的表药,用来联络其间,药味简单,却有力地显示出它的治疗目的。

这种证候不多见,治法有似和解及表里双解但性质实不相同,而且又不能通用于一般虚弱人的感冒发热。一般虚弱体质容易感冒,因而引起寒热自汗,多由于卫气不固,通用玉屏风散(世医得效方:黄芪、防风、白术)固表祛邪。

十六、滋阴退热法

中医把疾病分为外感和内伤两大类,滋阴退热用于内伤虚证。虚证见发热多不轻浅,大概可分为三类。一为阴虚：形体羸瘦，五心烦热，下午体温上升，自觉从肌骨之间蒸发，习用方如清骨散（证治准绳方：银柴胡、胡黄连、地骨皮、青蒿、知母、鳖甲、秦艽、甘草）。

这种发热都由阴分损伤引起，阴伤则肝胆之火必旺，故用鳖甲养阴，地骨皮、胡黄连、知母除阴分之热而平于内，银柴胡、青蒿等除肝胆之火而散之于表，为退虚热的一般法则。它如治肺痨骨蒸，咳嗽，体弱自汗的秦艽扶羸汤（直指方：柴胡、秦艽、鳖甲、人参、当归、地骨皮、紫菀、半夏、甘草、姜、枣），又治风痨骨蒸，午后高热，咳嗽肌瘦，面赤盗汗，脉象细数的秦艽鳖甲散（罗谦甫方：鳖甲、秦艽、知母、当归、柴胡、地骨皮、乌梅、青蒿），基本上不离滋阴清热的规矩。

一为阳虚：形寒恶风，神萎懒言，头不痛，饮食少味，心烦身热，脉大无力，当用补中益气汤（李东垣方：黄芪、人参、白术、当归、甘草、陈皮、升麻、柴胡、姜、枣）。阳虚发热的特点，在子午之分为多，交阴即止，就是以下半夜和上午为常见，恰恰与阴虚发热的时间相反；它的恶风最畏风窗隙风，怕冷得暖便减，不像外感证的厚衣拥炉，仍然凛寒。如果不用甘温退热，误予发散则汗出不止，误予清凉则呃逆连声，或误予滋阴则神疲昏愦，大便溏泄。

另一种为血虚，血虚发热和阴虚发热相近，但阴虚发热以下午为多，入夜逐渐降低，血虚发热则小有劳即热，缺乏规律，轻者身不发热，但觉面部充血发烧，手足心有热感，体力疲乏异常。方如当归补血汤（李东垣方：黄芪、当归）；人参养荣汤（和剂局方：人参、白术、黄芪、肉桂、当归、熟地、五味子、白芍、远志、茯苓、甘草、姜、枣），因心生血，肝藏血，脾统血，故用药以心、肝、脾三经为重点。又因有形之血生于无形之气，所谓阳生阴长，故虽属血分，亦用气药。血虚或津液虚的能成项强、角弓反张的痉病，但兼发热症的一般多与外感有关，如刚痉用葛根汤（张仲景方：葛根、麻黄、桂枝、白芍、甘草、姜、枣）；柔痉用瓜蒌桂枝汤（张仲景方：瓜蒌、桂枝、白芍、甘草、姜、枣）。又有金刃创伤、跌仆损破皮肉，或疮疡溃后，受外邪而寒热间作，牙关微紧，项强体直，称作破伤风，通用万灵丹（张氏医通方：当归、川芎、荆芥、防风、细辛、甘草、麻黄、天麻、川乌、全蝎、首乌、茅术、雄黄、石斛），另煎葱豉汤（千金方：豆豉、葱白）送服。这些虽与血虚有

关系，但不作血虚发热治疗。

最后补充，中医对发热证有种种退热治法，在饮食营养上也十分注意。一般在外感热证中，认为食粥汤、藕粉及清淡蔬菜为佳，禁忌油腻，尤其荤腥一类，以免影响胃肠功能增加热势，即使热退以后也得过一个时期，否则会继续引起发热，称作食复。但对虚热并不禁忌，相反地有多种食养疗法，如牛、羊肉汤，鸡、鸭肉，牛奶，鸡蛋、鲫鱼、海参等，常劝其选食。

小结

综合以上中医的种种退热治法，包括了不少病因和疾病，使我们首先感到祖国医学的内容丰富。除了内服药之外，还有渍形和水浴等外治退热法，除内科之外，针灸、推拿等也有多种多样的退热法，如果能把它汇集起来，会更加丰富多彩。

就本文所述，在中医八法里具备了汗、吐、下、和、温、清、消、补；在八纲里具备了阴阳、表里、寒热、虚实；在三因、四诊里也指出了它的重点。我们知道三因、四诊和八纲、八法是中医辨证论治的基本理论，用来指导实践，不难看到在这发热一证里就运用了这完整的方法。主要是分成外感和内伤两大系统，再从外感和内伤里分析其不同的因素，又在外感和内伤之间随时观察其联系和变化，更密切地联系本身的体力和机能。这种从全面考虑，随着病情的发展和个体的特殊情况而决定适当的处置，是极其合理的，所以中医治病有其一定的规律。方剂的组成均有法度，用药却又非常灵活，这些都可在发热证里得到体会。

我认为中西医的退热方法各有所长，但中医的方法比较多，在使用同样的方法时，中医的方剂作用也比较全面。例如：发汗退热法，在西医临床上应用范围较小，常用于一般感冒，对其他高热疾病偶尔用作减轻症状的办法，于病程无多大影响，而中医的应用范围甚广，不仅能改善症状，并且可以缩短疗程，不单纯作为一般高热的姑息疗法。其次，发热的后期病人多数体力衰弱，中西医均采取支持疗法，但中医的支持疗法兼有治本作用，能使维持体力的同时，病理上也得到好转。类似这些治法中的优越性，有进一步探索的必要，不能等闲视之。

当然，这不是说中医退热治法没有缺点。在

临床上常见有些发热证很难找出结论,中医能够及时给予医治做到早期治疗,并且收到了很高疗效,我们应当充分地发挥自己的特长,进行更加深入的研究。

(1959 年 2 月发表于《中华内科杂志》)

温 病 一 得

大家已经学过温病,学得很好。今天分两个部分来谈:一是温病的一般治疗规律,二是温病上若干问题的分析。温病的治疗相当复杂,在临床上必须掌握规律;同时历来存在些不同意见,必须加以分析。这两个问题,前人没有很好解决,目前也悬而未决。现在提出我个人的一些心得体会,可能与书本上有些出入,这些出入的地方正需要大家进一步研究,以期提高认识,统一认识。

一、温病的四个时期

我对于温病的认识,在总的方面分为四项。①病因,感受时令温邪,属于外感病范畴之一。②分类,由于时令的不同,因素的夹杂和症状的特异,有春温、暑温、秋温、冬温、风温、湿温、温毒、温疫等,应以风温为主。③性质,属于热性,其特点为易于化热,易于伤津伤阴,易于动血。④传变,

以上、中、下三焦和卫、气、营、血为纲,从上焦肺到中焦胃(包括肠)再到下焦肝肾,依卫、气、营、血的次序传变的为顺传;从肺直传心包络即由卫入营的为逆传。逆传的证候在顺传里也能出现,并不是特殊的,所以应以顺传为主。因此,我认为治疗温病应当抓住风温发病和传变的途径为重点,明白了风温的治疗规律,对其他证候的不同情况和处理方法都易理解。

风温的诊断和治疗,可以分为恶风、化热、入营、伤阴四个时期。这是整个发病过程中的四个阶段,也是四个关键。温病的变化比较多,一般不外这四个时期;观察病情的发展,必须掌握这四个关键;治疗的方法和方剂,也都是根据这四个阶段随机应变。这四个时期,包括八纲辨证、三焦辨证、卫气营血辨证、脏腑辨证和主证、主治、主方。兹列表如下,以便说明。

分期	恶风期	化热期	入营期	伤阴期
八纲辨证	表、实、热	里、实、热	里、实、热	里、虚、热
三焦辨证	上焦	上焦、中焦	上焦、中焦	下焦
卫气营血辨证	卫	气	营	血
脏腑辨证	肺	肺、胃、肠	胃、心包	肝、肾
主要证候	寒热咳嗽	发热便秘伤津	神昏斑疹出血	伤阴痉厥
主要治法	解表宣肺	清气泻下生津	清营开窍化斑止血	滋阴息风
主要方剂	银翘散	桑菊饮加石膏	清营汤、牛黄丸	青蒿鳖甲汤
	桑菊饮	白虎汤	紫雪丹、至宝丹	加减复脉汤
		凉膈散	化斑汤	三甲复脉汤
		增液承气汤	银翘散去豆豉,加生地、丹皮、	大定风珠
		益胃汤	大青叶犀角地黄汤	

1. **恶风期**　发热是外感病的主证,没有一个外感病不发热,温病也不例外,特别是在整个病程中都有发热。外感发热的特征,初期均有恶风恶寒,所以前人有"有一分恶寒即有一分表证"的说法,温病同样如此。但温病初起恶寒不严重,大多稍稍恶风,并且很快消失。这里必须注意,恶风消失而身热稽留,不发现其他新的变化,还是属于表证;如果恶风消失后身热增高,口渴引饮,便有化热传里的倾向。这说明了恶风存在和恶风消失后有无新的变化,是诊断温病初期传变的关键。书上说:"但热不恶寒而渴者为温病",系与伤寒的恶寒发热鉴别,当温病开始时期不能固执为准则。临床证明,无论伤寒和温病,在开始一、二天内是很难确诊的。比如口渴,凡是发热多数思饮,伤寒初期也能见口渴。再如自汗,新邪外袭多数皮毛致密,温病初起也不是就有汗出。其他头痛、四肢酸疼和脉象浮数等,在外感证几乎都有出现。所以诊断温病初期,需要经过细致观察,主要是掌握恶风、发热、头痛、咳嗽、自汗、口渴、舌苔薄白、脉象浮数等证,也不是都要出现,更不是没有变动的。假如自汗出后,恶风轻减或消失,身热稽留,咳嗽、口渴加重,这时候诊断为温病当然更明确了。正因为如此,治疗温病初期有疏表法,也有宣肺法,即常用的银翘散和桑菊饮。这两个方剂的治疗原则同样是辛凉解表,因为是外感就要辛散,是温邪就要清凉。桑菊饮是辛凉轻剂,力量比较轻,侧重在宣肺;银翘散是辛凉平剂,平指轻重而言,即不太重而比轻剂要重些,侧重在发汗和清热。这时期可以出现咽痛、鼻衄、小便黄、大便干燥,首先要认清是表证,同时要防止传为里证。主要是掌握辛凉的原则,透邪外出,不要急于清里,能使邪从外出,便是削弱内传的趋势。所以叶天士说:"在卫汗之可也,到气才可清气。"如果只看到银翘散的银花、连翘,忽略了方内的豆豉、荆芥、薄荷、牛蒡、桔梗等大部分辛散宣肺药,显然是不对的。

2. **化热期**　恶风消失,身热增高,口渴引饮,胸膈烦闷,多汗,为温邪化热的特征。这时期必须分别开始化热和已经化热传里。开始化热邪仍在肺,可在菊桑饮内加石膏清解。为什么不用较重的银翘散?因为银翘散内多解表药,证已化热多汗,不当再散,只须微辛透泄。如果传里入胃,便用白虎汤清中焦为主,不再用肺经药了。退热必须使邪有出路,白虎汤仍有使邪从表外泄的作用,故称为辛凉重剂。一般温邪化热,初期病在气分,治疗原则为清气,清气不等于泻火,忌用黄连等苦寒之味。

化热入里后有两个证候经常出现。一为热邪由胃到肠,大便秘结,腹内胀满。因腑气不通,化火上炎,一方面消耗津液,唇燥舌干,一方面影响神志,烦躁不安,防止燎原之势,应予攻下法。攻下方剂以承气汤最为典型,但在温病上可考虑凉膈散表里双解及护胃承气汤的润肠攻下。二为热邪损伤胃阴,津液消耗,口舌干燥。由于津液不足,热势愈盛,变化更速,此时必须以生津为急务。留得一分津液,便有一分生机,这是治疗温病和防止恶化的关键。这里说明了温病化热期也有阶段,并且不纯粹是中焦证,也有上焦证;不纯粹是气分热证,也兼便秘、伤津等证。假如一见化热,便认作阳明腑证,或者一见口干便用滋阴,一见便秘便用攻下,都是不恰当的。

3. **入营期**　温邪从气入营,为温病中一个重要环节,有很多严重证候都在这一时期发现,甚至导致死亡。因此,温病必须防止入营,已见入营的苗头,必须想法转归气分,叶天士所谓"入营犹可透热转气"。何以知其入营?其前驱症为舌质红绛,苔色渐呈深黄少液,伴见烦躁不安等。如何望其转气?在清气方内加入丹皮、赤芍等清泄营分热邪,切忌一派滋阴遏伏,促使愈陷愈深。假如已经深入营分,便会出现三种证候:一是神昏,或者合目谵语,或者时昏时醒,或者完全昏迷;二是斑疹,皮肤发出红点,或者发出红斑,由胸背到四肢逐渐增多;三是出血,包括鼻衄、齿衄和吐血等,血色多呈鲜红。这些证候的出现,能使病情走向恶化,发生剧变,所以一般治法转入清营,并多取紫雪丹、至宝丹和犀角地黄汤等开窍、止血急救措施。邪入营分与心包有密切关系,而病邪的根据地没有完全脱离中焦,并且气分仍然有热。所以清营汤内清营和清气并重,治疗气血两燔的加减玉女煎,治疗发斑的化斑汤,都在白虎汤的基础上加减。如果逆传心包的神昏,或由肺热伤络的咳嗽带血,不通过中焦传变的,自当别论。必须懂得病理机制的来龙去脉,才不会见到营分病就用凉血滋腻药;同时也可体会到用紫雪、至宝等急救是一回事,如何处方治本又是一回事,应当标本密切配合。

4. 伤阴期　入营是温邪传入血分,尚是热盛扰乱时期;伤阴则指精血亏损,为温病最后阶段,病在下焦肝肾。肝藏血,肾主阴,阴血亏损,余热稽留,或风阳妄动,出现潮热、口糜、耳聋、齿焦、心悸、眩晕、四肢抽搐痉厥、舌光干绛、脉象细数微弱等。这时必须养血滋阴为主,佐以潜阳息风治标,如加减复脉汤、三甲复脉汤和大定风珠之类;即使有热,也应以青蒿鳖甲汤从阴分清泄,切忌升散。必须指出,从恶寒期至化热期至入营期,是一个顺传的次序,但伤阴期不一定都由入营后传变,如果温邪化热,久留中焦,也能损伤肾阴。若正气未到溃败,同时兼有实证,脉象沉实有力,尚可考虑急下存阴;倘然脉虚虚热,必须养阴,误用下法,势必更伤津液而促其死亡。这也说明了温病至伤阴是正气消亡的时期,阴复则生,阴不复便死,实为极其严重的关头。

上面四个时期,是我个人根据临床体会提出的,足以概括温病的整个发展过程。诚然,温病从发生到痊愈,不是都要经过这四个时期,但可以经过这四个时期。温病的死亡多在伤阴之后,但也能够发生在另一个时期,要看体质有无特殊情况和治疗有无耽误。这四个时期的辨证,以上、中、下三焦和卫、气、营、血为次序,这次序不是一般的分类法,而是根据脏腑和卫气营血在发病变化过程中生理和病理机能紊乱的客观反映。因此,上中下三焦不能离开卫气营血的分辨,卫气营血也不能离开三焦的部位。温邪自上焦而中焦而下焦,越来越深,自卫分而气分而营分而血分,越来越重,从病邪的发展可以看到生理的损害。这样,临床上要随时制止其发展,并且要使之由深转浅,化重为轻,才能减少恶化的机会。叶天士所说:"在卫汗之可也,到气才可清气,入营犹可透热转气,入血乃恐耗血动血,直须凉血散血。"扼要地说明了发病的机制,也指出了治疗的关键。

《温病条辨》里对于温病的辨证施治,总共有238法,198方。这里包括风温、暑温、伏暑、冬温、湿温、温热、秋燥、温毒、温疟等在内,还牵涉到寒湿和痢疾、黄疸、痹痛、疝瘕等方面。如果单从风温来说,并不那么复杂。我认为治疗温病应当以风温为主,尤其要抓住风温的主证、主治和主方。

《温病条辨》所包括的病证不尽属于温病范畴,在风温证内也有不少是兼证和坏证,必须加以区别。理解了风温的主证、主治和主方之后,再结合发病的时令和夹杂的因素,尽管变化错杂,不难迎刃而解。因为只要属于温病范畴之内的,无论哪一病证都有共同性,能够抓住这共同性,便能摸索出一套治疗规律。

二、特殊温病——湿温

简单地说,湿温是温邪夹湿的一个证候,治法也就在清温的基础上加入化湿。叶天士说过:"治应清凉,用到十分之六七,即不可过于寒凉",便是照顾湿温。如果湿邪化尽,温邪未解,可都依温病治疗。我认为湿温初期,大多温邪在表,湿邪在里,个别的兼见头胀如裹、关节酸重等表湿证状。治法根据风湿初起,加入藿香、厚朴等芳香化湿,并不困难。主要是湿热氤氲,盘踞中焦。因湿与热的性质不同,一经结合,如油入面,故症状复杂,变化多端,都在这一时期。从湿温整个病程来说,也以这个时期为最长。所说症状复杂,特别表现在矛盾的两方面,比如身热而两足不温,口干而不多饮,有头痛、自汗、心烦等热的一面,又有胸闷、恶心、便溏等湿的一面。所说变化多端是:能使谵语、神昏;能使布发白痦;也能使发生黄疸、呃逆;以及时轻时重,好像剥蕉抽茧。所以湿温在中焦的治疗原则,不外苦寒清热,芳香化湿,淡渗利湿,但是斟酌病情运用,却不简单。叶天士曾说:"救阴不在血,而在津与汗;通阳不在温,而在利小便",在一般温病治法之外,提出了极其重要的指示。一般以三仁汤为湿温证的通用方。它的配合,用杏仁辛宣肺气以开其上,蔻仁、厚朴、半夏苦辛温通以降其中,苡仁、通草、滑石淡渗湿热以利其下,虽然三焦兼顾,其实偏重中焦。但总的作用为芳香苦辛,轻泄淡渗,用来应付湿温变化是不够的。所以《温病条辨·中焦篇》里还提出了半夏泻心汤、三香汤、茯苓皮汤、橘皮竹茹汤、黄芩滑石汤、薏苡竹叶散等方剂,使用了三仁汤以外的很多药物,如黄连、黄芩、连翘、枳实、枳壳、山栀、香豉、豆卷、郁李仁、蒌皮、茯苓、猪苓、腹皮、藿香、陈皮、茵陈、神曲之类。我认为以三仁汤为主方,再用这些药物随症加减,也是一个方法。

下面再谈谈湿温证的几个重要证候。

1. **发热** 湿温发热,稽留不清,午后增高,伴见头胀、胸闷、口干少饮,自汗体倦,大便不畅,舌苔黄腻,脉象濡数模糊。治疗必须全面考虑:不能作日晡潮热治,用凉药则湿不化,用下剂则变泻利;不能作寒热往来治,用和解升散则增加烦闷;不能作表证治,用发汗则湿热熏蒸,容易神昏;也不能作阴虚治,用滋腻之剂,则邪更胶结,纠缠不清。合理的治法,应在清化的基础上佐以宣透。宣透的药以豆卷为最佳,能透发中焦陈腐之气从表外泄,不同于宣肺发汗;其他藿香、佩兰的芳香透泄,亦在常用之列。同时应当注意欲速不达,可观察湿与热孰轻孰重,适当加减,稳步前进。

2. **白痦** 本证只在湿温出现,可以说是湿温证的特征。但是湿温能够避免白痦,并不是湿温都要见白痦。主要是汗出不透,邪无出路,蒸发于皮肤所致。所以有人认为见白痦比较严重,有人认为是病邪发泄的机会,也有认识到白痦随汗而出,出一阵能使病情轻一分。但湿温证禁忌发汗,出现白痦之后不能强迫透发,除了掌握清化退热方法外,没有特殊疗法。《温病条辨》上只提出薏苡竹叶散,用薏苡、竹叶、滑石、蔻仁、连翘、茯苓、通草之类。我以为白痦既然是病邪的出路,虽然不能发汗,也应趁此透达病势;同时白痦的出现预示湿热蕴伏较重,欲使透达必须宣畅内部,不是一般清化所能治。为此,我曾经制订"氤氲汤"一方,用大豆卷、藿香、佩兰芳香化湿助其透泄,青蒿、焦栀皮、连翘、滑石清表里之热,菖蒲、郁金调畅气机而散内湿,通草淡渗湿热,具有上下内外分消的作用。大概白痦先见于颈胸部,渐及腹背,再遍四肢,也有不全身发遍的。大约从出现起,经过三、四天至七、八天后,身热渐低,不须再予透发。发出时以晶莹饱绽者为佳,称为"晶痦";如果发至枯燥如虮壳,称为"枯痦",说明气阴两虚,非特不可再透,而且应在清化中加入人参须、沙参、石斛等。白痦病在气分,不用营分药,即使发时微有谵语,系湿浊蒙蔽心包,亦用菖蒲辛香为主,不可清营开窍。倘与红疹同见,称为"红白疹",可加丹皮、赤芍、紫草根,亦忌大剂养阴凉血。

3. **神昏** 湿温神昏多由湿热熏蒸,其特征为神识似明似昧,不同于热入心包。一般不用紫雪丹、至宝丹,轻者用甘露消毒丹,重者用神犀丹。甘露消毒丹用藿香、薄荷、黄芩、滑石、连翘、射干、豆蔻、菖蒲、川贝、茵陈、木通,神犀丹用犀角、生地、玄参、板蓝根、银花、黄芩、连翘、天花粉、紫草根、豆豉、菖蒲、金汁,都在清热中结合芳香化浊,宣透开窍,处处照顾湿浊。为此,根据我的临床经验,治疗湿温病无论任何时期,尤其是在初、中两期,应侧重化湿,湿浊能化,清热较易;相反地侧重清热,常使缠绵难愈。

4. **便溏** 湿温证大便见溏,次数不多,肛门觉热,气味臭秽,亦为湿热的出路。切不可误作下利,给予厚肠止涩,必要时还可用大腹皮等轻泻。又因内有湿浊,一般不用润肠药,即使大便秘结,不用麻仁一类,在清化方外另服更衣丸,较为合宜。

5. **足冷** 一般均作阳虚证,在湿温证则为湿阻而阳气不能外达,湿化则阳自通、足自温。切忌用附、桂。叶天士所说"通阳不在温,而在利小便",便是指此。

6. **伤津** 湿温有湿在内,不应当见伤津现象,但在湿遏热伏的情况下,往往湿未化除,津液先竭,特别表现在舌苔深黄厚腻而糙,扪之干燥如沙皮,或多裂纹。这时候必须用石斛、花粉、芦根等甘寒养胃,佐以佩兰、橘白、滑石等清化,不可因为舌苔厚腻而强调化湿。这类证候津液回复较易,待舌苔不糙即宜常法治疗。必须注意,湿温证常因湿阻而津不上承,时觉舌燥,在睡醒时更甚,舌如短缩,不便言语,但无沙皮、裂纹等表现,亦不引饮,饮亦不多,仍须清化为主,不必生津。

这些证候,在湿温的治疗上比较突出,书本上没有详细交代,故说得多了一些。我认为明白了这些治法,对其他湿热证都可触类旁通。此外,温病中较为特殊的还有温毒,系红肿热痛的局部证候,还有瘟疫,系受疫疠之气,互相传染的时疫,大家都已熟悉,不再重复了。

三、温病的十二个治法

以上是我想谈的温病治疗规律中关于辨证施治的一部分。下面接着谈谈具体治法和主要方剂。根据上面所谈温病的四个时期和温病的一般性和特殊性,针对这些情况在临床上具体使用的治法和方剂如下。

1. **宣肺法** 适用于风温初起,邪在上焦卫分,病势轻微者。

桑菊饮——桑叶、菊花、薄荷、杏仁、桔梗、连翘、甘草、芦根。清宣肺气,有解表作用而不以发汗为目的。鼻塞流涕的可加辛夷、苍耳子,喉痒咳繁痰多的可加蝉衣、牛蒡、象贝。

2. 疏表法 病在上焦卫分,外邪较重者。

银翘散——银花、连翘、竹叶、豆豉、薄荷、荆芥、牛蒡、桔梗、甘草。由发汗和清热两法组成,称为辛凉解表法,与感受寒邪的辛温解表相对。咳嗽痰多者可加杏仁、象贝,挟湿者可加厚朴、陈皮。

新加香薷饮——香薷、扁豆花、厚朴、连翘、银花。用于暑温初起,亦以疏表为目的。因香薷能发汗清暑,故常用于夏季表证。暑必兼湿,故佐厚朴。它如藿香、佩兰、青蒿等暑令药,均可酌加。

3. 清气法 温邪化热,有上焦和中焦之分,仍含辛凉清透的意思。

减味竹叶石膏汤——竹叶、石膏、麦冬、甘草。用于肺热较重,亦可于桑菊饮中加石膏。

白虎汤——石膏、知母、甘草、粳米。主要在于清胃,滑石、芦根、瓜蒌皮等均可酌加。

三石汤——滑石、石膏、寒水石、杏仁、竹茹、银花、金汁、通草。微苦辛寒,治暑温蔓延三焦,但偏重肺胃两经。一般温病热重者亦可采用。

4. 清化法 适用于温邪挟湿,偏重中焦,有轻重之别。

三仁汤——杏仁、蔻仁、苡仁、厚朴、半夏、滑石、竹叶、通草。治湿温邪在中焦,亦照顾上下两焦,并可加入豆卷、藿香芳香透泄。

黄芩滑石汤——黄芩、滑石、蔻仁、茯苓皮、大腹皮、猪苓、通草。由清热和利湿两法组成,目的在使湿热从小便而去。

茯苓皮汤——茯苓皮、猪苓、大腹皮、苡仁、通草、竹叶。治湿重于热,以淡渗利湿为主。

杏仁石膏汤——杏仁、石膏、半夏、姜汁、枳实、黄柏、山栀。此辛苦寒法,宣通三焦。

甘露消毒丹——藿香、菖蒲、薄荷、黄芩、滑石、连翘、川贝、射干、蔻仁、木通、茵陈。清化中有宣透、渗利作用,并能解毒。

5. 泻下法 邪在肠胃,大便闭结。

凉膈散——大黄、玄明粉、甘草、薄荷、连翘、黄芩、竹叶。泻下和清热两法组成,温病用之胜于单纯攻下。

增液承气汤——生地、玄参、麦冬、大黄、玄明粉。治津液不足,大便燥结。单用生地、玄参、麦冬为增液汤,治阴虚便秘,以补药之体,作泻药之用,既可去实,又能护虚,为温病开一大法门。

6. 生津法 邪在中焦,津液耗伤。

益胃汤——生地、沙参、麦冬、玉竹、冰糖。津液指胃阴,胃阴伤则温邪更易燎原。此方甘寒滋润,石斛、花粉等均可加入。

沙参麦冬汤——沙参、麦冬、玉竹、花粉、桑叶、扁豆、甘草。治秋燥耗伤肺阴,亦治温病肺胃津液不足者。

连梅汤——黄连、乌梅、麦冬、生地、阿胶。此酸甘化阴兼酸苦泄热法,治津伤消渴,亦清心火而滋肝肾。

五汁饮——梨汁、荸荠汁、藕汁、麦冬汁、芦根汁。甘寒救液,治肺胃津伤代饮之方。

7. 清营法 温邪由气入营,心包受病。

清营汤——犀角、生地、麦冬、玄参、丹参、黄连、竹叶、银花、连翘。清营热,保心阴为主,因邪入于营,犹可望其转气,故亦用清气药。

加减玉女煎——生地、玄参、麦冬、石膏、知母。治气血两燔。

清温败毒饮——犀角、生地、丹皮、赤芍、玄参、石膏、知母、黄连、黄芩、连翘、山栀、竹叶、桔梗、甘草。治瘟疫证。

普济消毒饮——玄参、马勃、板蓝根、银花、连翘、黄芩、黄连、荆芥、薄荷、牛蒡、桔梗、升麻、柴胡、僵蚕、甘草。治温毒证。这两方均能清营解毒,本方兼有疏散作用。

8. 止血法 热入营分,迫血妄行。

犀角地黄汤——犀角、生地、白芍、丹皮。凉血止血,实际上亦以清营为主,常用止血药如银花炭、侧柏叶、茅花、藕节等均可酌加。

9. 化斑法 邪郁肌表血分,发出红斑。

化斑汤——犀角、玄参、石膏、知母、甘草、粳米。发斑属肌肉,故于清胃的白虎汤内加入清血之味,丹皮、赤芍、大青叶亦可加入。

加减银翘散——银花、连翘、荆芥、薄荷、竹叶、牛蒡、桔梗、甘草、生地、丹皮、大青叶、玄参。红疹属于血络,故在透邪解肌的基础上清泄营热。

氤氲汤(自制)——豆卷、藿香、佩兰、焦栀皮、连翘、滑石、通草、郁金、菖蒲。白痦属于气分,多在湿温证出现,以清化透泄为主。如与红疹同见,可加丹皮、赤芍、紫草根等兼清血络。

10. 开窍法 邪犯心包营分,神昏谵语。

安宫牛黄丸——牛黄、犀角、麝香、珍珠、雄黄、朱砂、冰片、黄连、黄芩、山栀、金箔。

紫雪丹——犀角、羚羊角、玄参、滑石、石膏、寒水石、磁石、木香、沉香、丁香、升麻、甘草、朴硝、硝石、朱砂、麝香。

至宝丹——犀角、玳瑁、麝香、琥珀、牛黄、朱砂、安息香。这三种成药,常在神昏时作为急救使用,主要功能都为芳香化秽,苦寒清热,补心体,通心用。其中牛黄丸最凉,紫雪丹次之,至宝丹又次之,主治略同而各有所长。

神犀丹——犀角、生地、玄参、天花粉、银花、连翘、黄芩、板蓝根、紫草、菖蒲、豆豉、金汁。清营解毒,兼有透泄。

11. 滋阴法 邪入下焦,损伤肝肾阴血。

加减复脉汤——生地、白芍、麦冬、阿胶、麻仁、甘草。滋养肝肾。若此时不能转机,能致痉厥死亡。

青蒿鳖甲汤——青蒿、鳖甲、生地、知母、丹皮。能滋阴透泄热邪。

12. 息风法 肝肾阴亏,风阳妄动。

三甲复脉汤——复脉汤加牡蛎为一甲复脉汤,再加鳖甲为二甲复脉汤,再加龟甲为三甲复脉汤。风阳均由阴血亏损引动,故在复脉汤的基础上酌加三甲潜镇。

大定风珠——生地、白芍、麦冬、阿胶、麻仁、甘草、牡蛎、鳖甲、龟甲、五味子、鸡子黄。真阴极亏,脉象虚弱,时时欲脱者用之。亦可加人参、龙骨等益气固涩。

关于温病的主要方剂,大致如上,在具体处方用药上,还有不少细节。例如《温病条辨》上指出:中焦温病,攻下后二、三天又见可下的证候,如果脉不太沉或沉而无力,只能用增液汤,不可用承气汤;下焦阴伤而温邪尚盛的,不可用大定风珠、加减复脉汤;虚多邪少的,不可用黄连阿胶汤;阴虚有痉厥趋向的,不能用青蒿鳖甲汤。再如成方的加减,也很活泼。银翘散是上焦卫分的疏解方,如果见到发疹,便去豆豉,加生地、丹皮等清血;白虎汤是中焦气分方,见到发斑,就加犀角、玄参等凉血解毒;其他加减玉女煎和加减复脉汤等,都是心灵手敏,十分细致。这里说明了在温病里能够摸索出一套治疗规律,而这些规律里还有大法和细

节,掌握大法固然重要,掌握细节同样也是重要。

四、温病上存在的几个问题

上面系温病的一般治疗规律,提出风温病为纲,用来统驭其他温病,这是本题的第一部分。下面谈第二部分,即关于温病上存在的若干问题的分析。

1. 伤寒与温病的关系 温病是一种疾病,温病学也是一个学派。这学派影响很大,同伤寒派对立起来,前人有过很多争论,到目前还没有完全解决。我认为温病是伤寒的发展,必须把这分歧消除,才能使中医的外感病学在临床应用上大大地提高一步。如何来讨论,主要是从根本上去认识,从实践中去体会。也就是温病和伤寒分歧的根源何在?在临床上有哪些不同?有没有共同之点?这些问题能明确,便会正确地对待学派,从而统一起来。我的看法,伤寒是感受寒邪,温病是感受温邪,发病的原因先不同;伤寒以六经为纲,由表及里,温病以三焦为纲,自上而下,辨证的方法又不同;伤寒用温法,开始辛温,最后回阳,温病用凉法,开始辛凉,最后救阴,治疗的原则也不同。所有这些不同点,实为临床上分歧的根源,也是造成长期争论的根本问题。但是问题并不那么简单。伤寒和温病的原因尽管不同,同样由外邪引起,初期同样是表证,同样用解表法;表邪不解,同样向里传变,同样化热,同样用清热和通便法;而且伤寒同样有伤阴,温病同样有伤阳。从两者发病过程来看,应该承认有区别性,也有共同性。再从辨证来说,伤寒的六经重在表里传变,也分上下;温病的三焦重在上下传变,也分表里。中医的基本理论以脏腑为核心,在表里上下方面均有联系,而且不能离开经络,所以六经和三焦的辨证主要是一纵一横。临床证明,六经中的太阳证为上焦病,阳明、少阳、少阴证为中焦病,少阴、厥阴证为下焦病,内脏的关系也是一致的,附图示意。

进一步看伤寒和温病的处方用药。比如说,伤寒以辛温解表为主,用麻黄汤,温病以辛凉解表为主,用桑菊饮、银翘散,当然有分歧。但是伤寒也有麻杏石甘汤的辛凉法,是否有了麻杏石甘汤就不需要桑菊、银翘,或者有了新的桑菊、银翘不再需要旧的麻杏石甘呢,我看可以并存。再如伤寒通大便用承气汤的攻下,脾约麻仁丸的润下,温

病也用承气汤,并提出增液汤的养阴润下和增液与承气结合使用的办法;伤寒对神昏谵语和伤阴证候只用承气攻下泻热,温病则采用了紫雪丹、至宝丹开窍清心,适当地配合养阴润下。我看这些都不是分歧,而是在前人的基础上进一步发展,因而提高了临床疗效。温病里引用了很多伤寒方剂,特别在灵活运用方面如复脉汤的加减。伤寒复脉汤本治心阳不足,心血亦虚,温病里减去参、桂、姜、枣的扶阳,加入白芍护阴,便成为滋养肝肾的主方。这种善于运用古方,更说明温病是在伤寒基础上发展的。温病书籍以《温病条辨》较为完整,其凡例第一条指出:"是书仿仲景《伤寒论》作法",第二条又指出:"是书虽为温病而设,实可羽翼伤寒",可见温病学者没有和伤寒学者发生分歧,将伤寒和温病对立起来,是完全没有意义的。诚然,伤寒学派和温病学派既已存在,就应当互相尊重,应当尊重温病学派,而且必须清除成见,有责任把他统一起来,成为完整的中医外感病学。

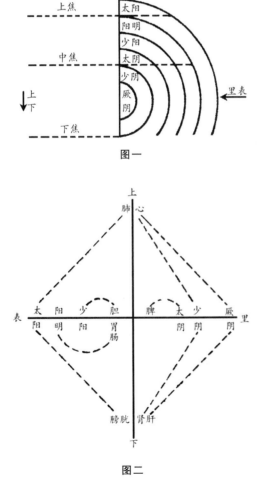

图一

图二

2. **新感和伏气的问题** 过去不仅温病和伤寒有争论,在温病本身也有新感与伏气的争论,我认为这争论的来由与伤寒仍有密切关系。伏气这一名称,主要是根据《黄帝内经》上"冬伤于寒,春必病温"和"藏于精者,春不病温"而来,所以王叔和说:"中而即病者,名曰伤寒;不即病者,寒毒藏于肌腠,至春变为温病。"后来对这学说有很多不同意见,如庞安常和朱肱认为"冬时感受寒毒之气,伏而不发,至春遇温气而变,即为温病。"韩祗和进一步认为冬令受寒,至春再感时邪而发病。李东垣、朱丹溪、王海藏等又认为房室劳伤辛苦的人,肾水不足,不能制春木生发之气,所以发为温病。因而王安道指出了伏气发病的病理,有郁热随春阳升发和新邪引动在里郁热两种。他的分析是,有恶风恶寒的为新感引动伏气,没有恶风恶寒的为伏气自内外发。一直到汪石山明确地指出了伏气和新感的界限,他认为伤于冬令寒邪而病发于春季的为伏气温病,感受春令温暖之气而即发的为新感温病。至叶天士所说:"温邪上受,首先犯肺,逆传心包",更具体地指出了新感温病的病因病机。这是新感和伏气两种学说的大概情况。我认为从伏气到新感,是前人对于温病认识的逐渐进展,在目前是否还要新感和伏气并立,是一个问题。主张有伏气的理由,主要是在临床上确实有伏气的证候。现在就从临床出发来谈谈我个人的体会。伏气和新感温病都属于热性病,是古今一致的,不同的地方在于:新感即发,伏气不即发;新感有表证,伏气没有表证;新感自表传里,伏气自里传表;新感变化慢,伏气变化迅速。但是临床上能否根据这些来作为确诊呢?我感到有困难。因为伏气在不即病的期间内没有什么征象,在发病的初期又往往多有表证,在传变的迅速方面,新感也有很快即见化热里证的。另一方面,由于伏气的根源来自"冬伤于寒,春必病温",故向来均以春温证为伏气所致,治疗上以清内热为主,但风温有桑菊饮、银翘散的辛凉解表,春温也有葱豉桔梗汤的辛凉解表,方名不同而实质相同。至于伏气的部位,前人认为有伏于肌肤的,有伏于肌骨的,也有认为伏于少阴和三焦的,因而以为伏气外出的途径有少阳、阳明、少阴以及血分、阴分之异,但春温里证的治疗又与风温相同,同样根据辨证施治。这里说明了温病运用三焦和卫气营血的辨证方法后,新感和伏气的区别已经失去现实意义。况且无论伏气自发,或由新感引起,或者引用现代语言说成是潜伏期,总之伏藏一个季度而又不确定伏藏的部位,是很难说通的。因此我的初步意见:伏气这名词在目前已无存在的必要,但是应当承认伏气学说在历史上推动了温病的发展,这是一个认识的过程。另一方面,温病属于外感病的范畴,就应该以新感为是,但由于其他内在因素,可能使新感温邪的发病产生特殊的变化。《黄帝内经》上指出:"藏于精者,春不病温",这里所说的精是指人身的精气,精气的虚弱便是发病的内因。《广温热论》指出,温病有"四损"和"四不足",四损是大痨、大欲、大病、久病,四不足是气、血、阴、阳四者有亏。认为四损由于人事,四不足由于天禀;四损是指暂时的,四不足是指平素的。如果在四损和四不足的情况下感受温邪,往往因正虚而邪入愈深,邪深入而传化难出,治法的次序与一般有所不同。王孟英也说过,小儿过于保养,得温病后容易出现内热。我认为这些说法都与伏气的含义有关。临床证明,新感温病的患者,假如内热素重,或阴分素虚的,化热多速,很早即见里证,相近于所谓伏气温病。为此,伏气的名词可废,而伏气的含义以及前人治疗伏气的经验,仍须重视,而且有加以整理总结的必要。

3. 温病名称的调整　温病的名称极为复杂,除温病本身有风温、春温、暑温、秋温、冬温、湿温、瘟疫、温毒、温疟外,还有伏暑、秋燥等,都列于温病之内。我认为需要调整,也有必要加以解释,只有正名以后才能适当地进行删并。①春温,温为春之气,温病的发生多在春季,《黄帝内经》上明白指出"先夏至日为病温",说明春温是春季的一种时病,但受"冬伤于寒"的影响,多把它当作伏气温病。②风温,即春令的新感温病,叶天士所谓:"风温者,春月受风,其气已温",实际上是正式的春温。因为过去已将春温认作伏气,故在新感方面不能不另立风温的名称来区别。③暑温,即夏季的温病。因暑兼湿热,故暑之偏于热的为暑温,暑之偏于湿的为湿温,与一般温病略有不同。④秋温,即秋季的新感温病。⑤冬温,即冬季的新感温病,常因时气温暖引发。⑥湿温,系温邪挟湿的证候。⑦瘟疫,系时疫中属于热性者。⑧温毒,系风温证

局部出现红肿热痛证候,如"大头瘟"、"蛤蟆瘟"等。⑨温疟,指温邪形成的疟疾。⑩伏暑,指暑温之发于秋季者,实际上即秋温挟湿的证候。⑪秋燥,指秋季燥热的证候,实与温病无关。假如这样解释是正确的,那么我的意见,在解决新感与伏气问题后,春温、风温、暑温、秋温、冬温均可统一起来,湿温、瘟疫、温毒可以保存,伏暑、秋燥应属暑病、燥病范围,温疟应属疟疾范围。前人认识到这些都属外感热性病,但在分类方法上尚有问题。倘然将伤寒和温病统一起来,再把温病系统化起来,再罗列暑证、秋燥、疫疠等,便是完整的中医外感病学。关于温病系统化问题,《重订广温热论》里首先指出"论温热五种辨法",接着"论温热本证疗法""论温热兼证疗法"和"论温热夹证疗法"。他所说的本证,即单纯的温邪发病及其传变的证候,兼证即兼风、兼湿、兼毒,夹证即夹痰水、夹蓄血、夹脾虚肾虚等。这样写法,既能了解全面,又能分别主次,从学术思想来说,是比较进步的。

4. 病毒问题　外感疾病中有很多属于传染性,因此前人极其重视病毒,有风毒、寒毒、湿毒等名称,在温病里更为突出。不仅理论上如《千金要方》《外台秘要》等提出了很多温毒、热毒和温病阴阳毒的证治,后来刘河间、朱丹溪等将发斑瘾疹称为温毒发斑和疹毒。不仅方剂里如清温败毒饮、普济消毒饮、甘露消毒丹等明确指出了病毒,即在常用药物里如银花、连翘、黄连、黄芩、犀角、玄参之类,都说有解毒的作用。如果允许这样说,那么在研究温病的时候,对于病毒也是一个重要的问题。因为假如温病由于某种病毒适应于温暖气候而滋长发病,便是病毒为主因,温邪为诱因,关系到因果颠倒问题。当然,这不是说所有温病都有病毒,正如伤风感冒有因病毒流行传染,也有因冷热气候突变使人体不能适应引起的。我的意思是前人认识到外感病中有病毒存在,可是没有确切的说明,这可能与历史条件有关。今天我们有了条件,值得注意这问题的深入研究了。

小结

综上所述,第一部分里提出了风温为纲,以温

邪挟湿的湿温和局部疾患温毒等为次，从而指出了一般性的和特殊性的治疗法则。第二部分提出了伤寒和温病、新感和伏气以及温病名称和病毒等问题，以期进一步整理提高。所有这些，都是我个人的一得之愚，大家已经学习了温病，愿意提作商讨的资料。

（1963年2月对北京中医学院高年级学生的讲稿）

论肝病

中医治疗肝病的方法甚多，效果也甚好。我想就个人的一些心得体会，理论与临床密切结合，将有关肝病的名词、主证、诊法、治则及常用方、药，分为五个部分，比较全面地谈谈肝病的治疗，以期更踏实地打好基本功。

一、关于肝病名词的含义

前人对于肝病有深入的认识，但在名词方面有很多含义不明，有些本来明确的又为后来所误解。例如生理名词与病理名词混淆，并有作为病名的。病名也不一致，有依据肝脏病变的临床表现的，也有依据病因的，依据病变性质的，或者随着病变的发展而随时改变的。此外，由肝脏病变引起的其他脏腑病证，或由其他脏腑病证牵涉到肝的症状，也往往称为肝病，主次模糊，因果颠倒。我认为在讨论肝病治疗之前，有必要将这些有关肝病名词的概念了解清楚，才能顺利地运用理法来指导临床，做好辨证施治。这也是名正则言顺，名不正则言不顺的意思。

肝　虚　病理名词。肝主藏血，一般所说的肝虚多指肝血不足，在临床上肝虚证也以血虚为多见。主要症状为：眩晕、消瘦、脉细、舌质淡，及妇女经少、经淡、经闭等。

从整个肝脏生理来说，以血为体，以气为用，血属阴，气属阳，称为体阴而用阳。故肝虚证有属于血亏而体不充的，也有属于气衰而用不强的，应该包括气、血、阴、阳在内，即肝血虚、肝气虚、肝阴虚、肝阳虚四种。正常的肝气和肝阳是使肝脏升发和条畅的一种能力，故称作“用”。病则气逆阳亢，即一般所谓“肝气”“肝阳”证；或表现为懈怠、忧郁、胆怯、头痛麻木、四肢不温等，便是肝气虚和肝阳虚的证候。《圣惠方》上说：“肝虚则生寒，寒则苦胁下坚胀，寒热，腹满不欲饮食，悒悒情不乐，如人将捕之，视物不明，眼生黑花，口苦，头痛，关节不利，筋脉挛缩，爪甲干枯，喜悲恐，不得太息，诊其脉沉滑者，此皆肝虚之候也。”这里包含肝血和肝气两者俱虚，所以说“肝虚则生寒”，寒即阳不足的意思。这一点对治疗肝病十分重要，如果把肝气和肝阳作为病理名词，都从病理方面去研究而忽视了生理方面的主要作用，并在肝虚证上只重视血虚而不考虑气虚，显然是不全面的。

在生理和病理上如何来区别“肝气”和“肝阳”及“肝血”和“肝阴”？我的体会，肝阳、肝阴是以肝气、肝血作为基础。前人在实践中认识到肝脏气血存在着两种不同的作用，就称为肝阳和肝阴，类似于肾命水火的区分为肾阳和肾阴。所以从肝脏的气血来说，血为体，气为用，从整个肝脏来说，气血是体，阴阳是用。肝阳、肝阴绝对不是在气血以外的一个抽象名词，也不能与肝气、肝血分离。

肝　气　生理和病理名词，亦为病名。目前均作病理名词和病名，指肝脏的作用太强及其产生的病证。肝气病的形成，多因精神上经受刺激，肝脏气机不和，出现横逆现象，进一步影响到其他内脏。《类证治裁》所谓：“肝木性升散，不受遏郁，郁则经气逆，为嗳，为胀，为呕吐，为暴怒胁痛，为胸满不食，为飧泄，为㿗疝，皆肝气横决也。”它的主要症状，为胸胁胀满作痛，少腹胀痛，妇女乳房胀痛等。其中尤以作胀为特征，先因气机阻滞，然后作痛，故肝气病有胀而不痛的，没有痛而不胀的。它的发病，多从本脏本经部位开始，以两胁及少腹最为明显，然后循经扩散，上及胸膺，下及前阴等处；再影响脾胃，出现食呆、嗳噫、呕恶、泄泻等消化不良证,即常说的"木克土"之候。并因气机阻滞,使情志怫逆不畅,引起恼怒、急躁等精神不安现象。

相反地,假如受了精神刺激之后,不出现肝气横逆而出现肝气郁结现象,虽然同样是气分的病,便不称肝气,而称为"肝郁"了。关于肝郁将在下面再说,这里要说明的是,肝郁不舒可以转化为肝气病,但肝气已经横逆,不可能转变为肝郁。同时,肝气犯胃克脾可以用木克土来解释,肝郁也能影响脾胃,系属"木不克土",不能一概看待。无论肝郁和肝气病,必须注意到肝脏以气为用的生理方面,只有从生理方面来考虑调整肝气的功能,才能避免疏气利气耗散太过而造成肝气的正常功能受到损害。

肝火 病理名词,亦为病名。凡肝脏机能亢进,出现热性及冲逆现象的,概称"肝火"。引起肝火的原因为肝脏蕴热,或由肝气转化,所谓"气有余便是火",故有时称作"气火偏旺"。由于火性炎上,其症状以头痛昏胀,面热面红,口苦,目赤,耳鸣等最为常见。冲逆无制,并能影响其他内脏,出现更多的病证。所以《类证治裁》上说:"木郁则化火,为吞酸胁痛,为狂,为痿,为厥,为痞,为呃噎,为失血,皆肝火冲激也。"很明显,这些病证,有的是肝火直接产生的,有的是其他内脏受肝火影响形成的,虽然病因同是肝火,病位并不相同。

肝火来势急骤,在临床表现都为实证,因而一般治法采取苦寒直折。但另一方面,火能伤阴,营血、津液受其消烁,往往伴见咽干,大便秘结,小溲短赤等。故从肝火的本质和发展来看,也须注意到阴虚的一面,前人泻肝方剂里经常佐入生地、白芍一类,便是为此。

肝热 病理名词。"肝热"和"肝火"的性质相同,但在临床上,肝热多指烦闷,口干,手足发热,小便黄赤等,无冲激上逆现象。因此我的体会,静则为热,动则为火,肝热与肝火的意义不同,在程度上也有差别。引起肝热的原因,有外感温邪传变的,如《黄帝内经》上说:"肝热病者,小便先黄,腹痛,多卧,身热,热争则狂言及惊,胁满痛,手足躁,不得安卧。"有因外邪伤肝和气郁化热的,当其化热内伏,或有化火倾向而没有冲逆的时候,称为"郁热",或称"郁火"。也有因肝主藏血,血虚生内热,其特征为午后潮热,手足心灼热汗出。凡肝脏郁热,亦易暗耗营血,所以经久不愈,能变虚证。这种因郁热转变的虚热,和血虚而产生的虚热,由于病机不一样,治法有所出入。

肝阳 生理和病理名词,亦为病名。目前均作病理名词和病名,很少考虑生理方面。其实肝阳这一名称是从生理来的,如前所说,肝脏的功能有阴和阳两种表现,在临床上遇到阳的作用有浮动现象,便称作"肝阳"证。引起肝阳浮动的原因,一为肝热而阳升于上,一为血虚而阳不潜藏。它的主要症状,为头晕微痛,目眩畏光,恶烦喜静,并易惹动胃不和降,泛漾呕恶。但是,肝热引起的肝阳可兼血虚,血虚引起的肝阳亦多见内热,两者不能绝对分开。所以分别来说,前者偏于实,后者属于虚;总的来说,肝阳的性质近于热,基本上是一个虚证。必须说明,前面说过肝阳虚则表现为胆怯、头痛麻木、四末不温等现象,这里又说性质近于热,是不是有矛盾呢?不是,肝阳证是指血虚和内热而阳升,肝阳的本身并不虚,如果肝阳本身虚而发病,它的性质显然不同。所以肝阳证用清滋柔镇,使其潜降;肝阳本身虚的,必须温养以助其生发的能力。《临证指南医案》上指出:"凡肝阳有余,必须介类以潜之,柔静以摄之,味取酸收,或佐咸降,务清其营络之热,则升者伏矣。"这种治法,完全符合于肝阳的病理,也说明了它的本质。

肝风 病理名词,亦为病名。肝为风木之脏,血虚则生燥生风,称为"肝风";因其不同于外来之风,亦称"内风"。风性动摇,它的主要症状多指眩晕欲仆,耳鸣,肢麻,抽搐,亦常引起呕恶、心悸等证。故《黄帝内经》上说:"诸风掉眩,皆属于肝。"《类证治裁》也说:"风依于木,木郁则化风,为眩,为晕,为舌麻,为耳鸣,为痉,为痹,为类中,皆肝风震动也。"又说:"肝阳化风,上扰清窍,则巅痛,头晕,目眩,耳鸣,心悸,寤烦。"临床上概称为肝风证。

"肝风"和"肝阳"是两个证候,习惯上又以肝风都由肝阳所化,所谓"肝阳化风",又叫"厥阳化风",因而常把"风"和"阳"结合起来。我认为肝阳是血虚内热而阳浮的一种证候;肝风是纯粹一种虚象,不仅肝血虚而且肾阴亦虚,由于阴血极虚而不能濡养空窍和肢体,故出现震动不定现象。虽然与肝阳有共同之处,实际上大有区别。临床证明,肝阳轻者用清热潜镇,重者佐以养肝;肝风则必须填补肝肾，滋液养阴，虽然也有镇静的治法，用药亦不同于肝阳。为此，我认为一般所说的风阳，系指肝阳的严重证候，真正的肝风，不能与肝阳混为一谈，主要是无阳可潜，亦无风可息。

肝寒　病理名词。引起肝寒有两个原因：一为直中寒邪，使肝脏气血凝滞，表现为四肢厥冷，腹痛，指甲青紫，脉象细弦或沉细欲绝，病来急骤。一为肝脏本身阳虚，机能衰弱，表现为懈怠不耐劳。忧郁胆怯，四末不温，脉象沉细而迟，多由逐渐形成。这里所说肝脏本身阳虚，即生理方面的肝阳不足，所以呈现机能衰弱，属于虚寒。治疗虚寒，应在补"体"之中加入温养，不同于受寒的专用辛温通阳。这是治疗的原则，其他内脏都是如此。上面已经反复提出生理上肝阳的重要性，如果把肝阳虚和肝受寒相混，会影响治疗效果。

肝郁　病理名词，亦为病名。指肝脏气血不能条达舒畅。一般以气郁为先导，先由情志郁结，引起气郁，影响血行障碍，成为血郁。在气表现为闷闷不乐，意志消沉，胸胁苦满，饮食呆钝；在血则增胁痛如刺，肌肉消瘦，及妇女月经不调等。肝气郁结与一般肝气证恰恰相反，肝气证是作用太强，疏泄太过，故其性横逆；肝气郁结是作用不及，疏泄无能，故其性消沉。同时，肝气证能犯胃克脾，出现消化不良等证，乃属木旺克土；肝气郁结也能影响中焦，出现痞满等脾胃证状，则系木不疏土。所以肝气和肝郁同样是肝脏的气分病，同样应用理气、调气方法，由于性质的不同，用药就有出入。肝郁证的另一特点，由于情志忧思郁结，气机不舒，久则化热，这种热也郁伏于内，不易发泄，出现急躁忧愤，小便黄赤等，不同于肝火的冲激。热郁于内则耗气烁血，逐渐体力衰退，出现潮热、盗汗、失眠、惊悸、妇女月经涩少等虚劳证候。故综合肝郁证的全部过程，其始在气，继则及血，终乃成痨。也就是说，肝郁初起本在气分，亦非虚证，在逐步发展中，可以影响血分，成为虚证。诚然，在这病程中，肝气郁结也能化为肝气，肝郁生热也能化为肝火；但当肝郁和肝热没有化为肝气和肝火，或者已经化为肝气和肝火，截然是两个阶段，两个证候，不容含混。

至于肝属木，肝郁也称木郁。但在《黄帝内经》所说的木郁，属于运气学说，指自然界气候变化的现象，为"五郁"之一。《医贯》所说东方生木，

火气附焉，木郁则土郁，土郁则金郁，金郁则水郁，水郁则火郁，是从五行相因的道理，认为治木则诸郁皆愈。又如肝郁以气为主。一般多从气郁考虑，但《丹溪心法》所说气郁则湿郁，湿郁则热郁，热郁则痰郁，痰郁则血郁，血郁则食郁，指一般的病理变化，称为"六郁"。这些"木郁"、"气郁"的名称，使用上各有不同的含义，讨论肝郁证时可以作为参考，不能认为都指肝郁而言。

肝厥　病名。"厥"有三种意义：一为气自下逆上，二为手足逆冷，三为昏仆不省人事。一般所说的肝厥，不止一个证候，但不外这三种现象。如忿怒引起的"气厥"，证见猝然昏倒，牙关紧闭，手足不温，形似中风；肝阳上扰引起的"晕厥"，证见头目晕眩，昏倒不省人事，汗出，面白，肢冷；肝火上冲引起的"薄厥"，证见猝仆面赤，气道不利，喉有痰声，脉象弦劲而数，以及肝肾阴虚、内风引起的"痉厥"，证见神昏，舌謇，烦躁，手足抽搐，时时欲脱等，临床上概称肝厥。《中国医学大辞典》上解释肝厥为"肝邪张炽而厥"，认为"多因平素阴虚肝旺，易于恼怒，偶有怫意事刺激，辄致手足厥冷，呕吐昏晕，状如癫痫，不省人事，治宜安神、熄风、疏肝、解郁。"将各种肝厥证候混而为一，未免含糊。

肝实　病理名词。凡肝寒、肝热、肝气等不属于虚证者，概称为肝实。如《黄帝内经》上说："肝气实则怒"。又说："肝实则两胁下痛引少腹，善怒"。在临床上应将肝实的原因明白指出，不能统而言之。

肝积　病名，系五脏积聚之一，指肝脏体积增大，按之有形。《难经》上说："肝之积名曰肥气，在左胁下，有头足，久不愈，令人咳逆，痎疟，连岁不已。"后来论肝积的都以此作为依据。我认为《难经》里还指出脾积："脾之积名曰痞气，在胃脘，复大如盘，久不愈，令人四肢不收，发黄疸，饮食不为肌肤。"这两条的肝、脾两字应当对调，即肝之积名曰痞气，脾之积名曰肥气。对调以后，不但部位正确，在命名上肝积先由气滞不舒，故称痞气，脾脏肿大可以发展极广，故称肥气，亦较恰当。特别是证状方面，肝脏肿大的患者，一般均有疲劳感，手足沉困，饮食减少，形体消瘦，经久不愈，往往发生黄疸及鼓胀等证。而在脾脏肿大，如"疟母"一类，常因疲劳引起寒热。为此，我怀疑经文传写有

误,特提出讨论。

肝　着　病名。见《金匮要略》:"肝着,其人常欲蹈其胸上,先未苦时,但欲饮热,旋复花汤主之。"这是肝脏气血郁滞,留着不行的证候,故用下气散结、活血通络的治法。但肝症状不明显,不可能诊断为肝病,因而怀疑兼有胁部痞满胀痛现象。也可能先由肝寒气滞,累及其子,致使心阳不振,影响肺气不畅,故初起时得到热饮轻减的,已经转变为非重揉重捶不可。方内用旋复、新绛、葱管,主要是从上焦通阳、活血、顺气。这是我初步体会,一并提供讨论。

肝咳、肝胀、肝水、肝痹、肝疟　均病名。这些病名散见于《黄帝内经》和《金匮要略》,系咳嗽、胀满、水肿、痹痛、疟疾之兼见肝经症状者。这是前人对于证候用脏腑分类的习惯,在病机上治疗上仍然以主病、主脏为主,不能错认为肝脏疾患。比如咳嗽是肺的病证,见到胁痛或胁肋胀满便称为"肝咳",主要是治肺止咳,佐以调肝。其他如"肝胀"证系胀满而兼见胁满痛连少腹;"肝水"证系水肿而兼见胁下腹中痛,不便转侧;"肝痹"证痹痛而兼见睡眠惊惕;"肝疟"证系疟疾而兼见色苍、太息等。后来还有痛证兼见面青、唇青,疳积证兼见筋青、脑热等肝症状者,称为"肝痫""肝疳"之类,意义相同。

上面举了一些肝病名词,有属于生理的,有属于病理的,也有属于病名的,在病名方面又有主次的不同。我认为治疗肝病,必须分辨,含糊不得。同时,我们有责任来加以整理,统一认识。

二、关于肝病主证和主要诊法

诊断肝病必须认识它的主要症状,同时也有必要抓住诊法中的几个重点。由于内脏的相互关系,临床上遇到的肝病不一定全是肝症状,但必然有一个主证,有时在复杂的症状中就是根据主证做出决定。在诊法方面同样运用四诊、八纲,但是也有它的特点,往往从这特点作为诊断的依据。当然,不从全面内脏研究,把肝脏孤立起来,以为懂得肝病的主证和主要诊法,就能治疗肝病,这是根本错误的。

胁　痛　胁痛为肝病常见症状之一,有很多病证都是依据胁痛来诊断为肝病或与肝脏有关。因为肝脉布于胁肋,凡外邪、七情伤肝,气滞瘀凝,都能引起胁痛,故《古今医鉴》上说:"胁痛者,厥阴肝经病也"。但是,胁痛并非都是肝病,风寒、痰饮等证均能出现,只在肝病比较多见。肝病出现胁痛,以气郁为主,常因情怀抑郁,或谋虑不决,或性急多怒,使肝气不能条达,络道阻滞。所以在疼痛之前往往先见胀满,时痛时止,逐渐增剧,一般治疗也不越疏肝理气。痛久则影响血分,血随气滞,痛如针刺,或有热灼感,当于理气中佐以活血、清血。一般胁痛多属实证,很少虚证。在营血素亏,或用香燥理气太过,可以由实转虚,其见证为隐隐作痛,悠悠不止,伴见疲劳、头晕、目眩,宜养血和血为主,佐以调气。

肝病胁痛,不论实证和虚证,极易引起脾胃症状,如纳食呆减,厌恶油腻,恶心腹胀,频转矢气等。因为实则木旺克土,虚则木不疏土,均能影响消化机能。在这种情况下,必须照顾脾胃,否则土气愈壅,肝气更不条畅。尤其是见到脾不化湿,湿浊内阻,舌苔厚腻,虽然主证在肝,应以和中化湿为先。

胁　胀　胁下满闷不舒,为肝气阻滞的特征,较重的上及胸膈,或下连腹部均胀。一般都属实证,且常为胁痛的前驱证状,所以治疗上亦用疏气法,与胁痛仅是程度上的差别。

少腹痛　少腹属肝经,气滞瘀凝,都能出现疼痛,并且常因胁痛而牵连。《黄帝内经》上说:"肝病者,两胁下痛引少腹,令人善怒。"由于气滞者多痛而兼胀,瘀血凝滞者拘急绞痛,治疗原则同于胁痛。妇科"痛经"中此证极为多见,一般经前腹痛均为少腹胀痛,甚则牵及胁肋、乳房亦胀痛,治以疏肝为主。

附带提出,少腹的部位,有的认为脐部两旁,有的认为脐下,也有少小不分的,即如《中国医学大辞典》上就是解释少腹为"即小腹",少腹为"脐以下腹部之称,为膀胱所在,也称小腹"。我以为少腹应属脐部两旁,小腹应属脐下。《黄帝内经》上明白指出:"肭络和季胁,引少腹而痛胀";又指出:"肝病头目眩,胁支满,三日腰脊少腹痛"。不难理解,这里所说的少腹都指脐旁腹部,而不是脐下的部位。这与诊断肝病有关,亦应明确。

腹　胀　肝病腹胀,亦偏少腹,时轻时剧,在肝气证为多见。如果确诊为肝病而满腹作胀,多兼肠胃症状,有食后胀甚,肠鸣得矢气较松等可辨。

腹部独大，叩之鼕鼕然不实，逐渐积水，腹皮绷急，青筋暴露，按之坚满，属"单腹胀"，亦称"鼓胀"。多因情志抑郁，饮酒不节和癥块散大而成，主要是肝脏气血凝滞，传变及脾，气聚水停，故一般均用疏肝健脾法。正因为肝脾气滞湿阻，前人认为忌补，补则气愈壅结；忌温，温则阴液耗伤；忌下，下则促使正气速虚，对后期治疗更为困难。

眩　晕　头晕目眩，为肝血不足，肝阳、肝风上扰的主证之一。也有偏重肝热，引起肝阳上扰的，伴有两太阳胀痛。凡治本证，不能离开养血、潜阳、清热，且养血药必须采取柔润，否则反能煽动风阳，必要时还须滋肾育阴。

抽　搐　为肝风症状之一。由于阴血极亏，不能濡养筋脉，致手足拘急弛张不宁。初起但见手指蠕动，严重时即成"痉厥"。

口　苦　肝热而胆液外泄，常与口干同见。但胆经有热亦能出现，故无肝证者当从胆治。

多　怒　性情急躁多怒，不能自制，多见于肝气、肝火证。《黄帝内经》所谓"肝在志为怒"，又说："肝气实则怒"。原因是肝喜条达，郁则激，激则横，横则失其和畅，所以肝病善怒；反过来怒亦伤肝，往往互为因果。

梅核气　咽喉并无异样，常觉有物堵塞，吞之不下，吐之不出，亦不妨碍饮食，个别的兼有胸闷气短，名为"梅核气"。多因肝气不舒，影响胃气，气滞痰凝，在不知不觉中形成。宜芳香开郁，肝胃并治。

疝　气　肝脉环绕前阴，常因气滞而睾丸胀痛下坠，称为"疝气"。张景岳说："治疝必先治气"，便是指疏利肝气。但有夹寒者阴囊不温；夹热者小便短赤；夹湿者肿重麻木；以及中气不足者，多行多立过劳即发，应予兼顾。

囊　缩　为肝脏精气竭绝现象，常与舌卷同见。因肝脉下循阴器，上络舌根，精气绝则经脉收引所致。

黄　疸　一般以脾胃湿热和寒湿为主，不属于肝病范围，但在肝病时亦多出现。按《寓意草》上说："胆之热汁满而溢出于外，以渐渗于经络，则身目俱黄，为酒疸之病。"《临证指南医案》上亦说："阳黄之作，湿从火化，瘀热在里，胆热液泄，与胃之浊气共并，上不得越，下不得泄，熏蒸遏郁，侵于肺则身目俱黄，热流膀胱，溺色为之变赤，黄如橘子色。阳主明，治在胃。阴黄之作，湿从寒水，脾阳不能化湿，胆液为湿所阻，渍于脾，浸淫肌肉，溢于肌肤，色如熏黄。阴主晦，治在脾。"这里说明了"黄疸"的形成与胆汁有关。胆与肝为表里，肝脏病变大多影响到胆，在肝病上出现黄疸，亦极自然。

黄疸证都有湿浊中阻，脾胃不运现象，如舌苔厚腻，纳食呆减，呕吐，小便短少，故一般用清化和温化利湿。然有不少成方从肝胆治疗，如谷疸丸用龙胆草、牛胆汁，一清饮用柴胡、川芎，当归秦芄散用当归、川芎、白芍等一类药物。再如肝脾引起的"臌胀"，严重时亦出现黄疸，黄色不明显，特别是面部黧黑晦滞，不是一般的利湿法所能收效，必须佐用养血和血之品。

弦　脉　为肝脏的主脉，须分平脉、病脉和死脉，不是一见弦脉便是肝病，即使是肝病也应分别轻重。"弦"脉的形象主要是劲而有力，特别表现在脉波触指时有尖锐感，如按钢丝，极不柔和。有时与"滑"脉同见，虽大体滑利，而触指时终是尖锐遒劲。如与类似的"紧"脉相比，则紧脉有力而左右弹，如按绳索，没有尖锐现象，这是最大的区别。在肝病严重时期，也能弦、紧二脉同时出现，其特点是寸关尺三部搏动坚硬，直上直下；假使在这现象下重按无力，称为"革"脉；或沉而不浮，称为"牢"脉。

从弦脉来诊断肝病，须注意兼脉，如弦细为肝血虚，弦迟为肝寒，弦数为肝热，以及弦细数为肝虚内热，弦大数为肝火旺盛等。又须注意部位，如左关属肝，一般肝病多见左关脉弦；假若左寸弦滑带数，为肝火引动心火，常见心烦、失眠；右关独弦，为木邪克土，常见腹痛、泄泻。再如肝病引起的腹满胀大，脉两手俱弦，或右盛于左，到昏迷阶段又转为浮大弦紧而数，寸盛于尺，重按无力。

脉弦并非都是肝病，肝病也不尽见弦脉，见到弦脉还须分辨不同证候，这是十分重要的。

舌边红刺青紫　肝脏病变，在察舌方面以两侧最为显著。红为肝热，红刺为肝火，亦有呈青紫色小如针头或成斑状，为内有瘀血，多见于胁胀刺痛等。

舌体硬软缩颤抖　舌体强硬，运动不能自如，或短缩，或萎软，或伸出颤抖和歪斜不正，均见于肝风证。

面青 青为肝之色，在长期慢性肝病患者，前额处隐隐有青气，或现苍黄色，其色大多晦滞。小儿"急惊风"由肝热引起，面部多青色青筋；如系肝旺脾弱的"慢惊风"，则表现为苍白色。

这里所谈的肝病症状和诊法，并不全属肝病，仅比较主要和突出而已。还有很多症状常见于肝病，如头痛、目赤、耳鸣等，但在其他脏病也常出现，不能悉举。

三、关于肝病治法的分析

肝病的治法相当复杂，主要是根据《黄帝内经》三个原则性的指示：①"肝欲酸"。②"肝苦急，急食甘以缓之"。③"肝欲散，急食辛以散之，用辛补之，酸泻之"。这里所说的酸、甘和辛是指药物的味，酸和苦是指肝脏的性质。比如肝血宜藏宜润养，肝气宜舒宜条畅，如果遇到内外因素刺激而发生病变的时候，即用酸收、甘缓和辛散等方法来调整和恢复其正常功能。因此，这里所说的补泻，不能用一般的"虚则补之，实则泻之"来解释。意思是用得其当，有利于肝脏本能的便是补；反之，用不得当，不利于肝脏本能的便是泻。泻补的方法不同，它的目的只有一个，使内脏失调的机能恢复正常。故甘酸本来能补肝，在当用散的时候用之，也是有害的，所以既说"肝欲酸"，又说"酸泻之"；既说"以辛散之"，又说"以辛补之"。总的是精神是从肝脏的生理出发，认为调整肝脏生理机能是治疗肝病的重要关键。后来《难经》上说的"损其肝者缓其中"，《金匮要略》上说："肝之病，补用酸，助用焦苦，益用甘味之药调之"，则着重在肝病的虚实，并增添了苦味的作用。我认为把这些原则性的治法联系起来，可以定出四个治疗肝病的基本法则，即：①补肝用酸味，②缓肝用甘味，③疏肝用辛味，④清肝用苦味（与《金匮要略》用意不同）。在这基础上，由于药性包括气、味和升降、浮沉，经过配伍之后，便产生不同的作用，如甘酸化阴、辛甘化阳、苦寒泻火、甘寒生津等。再由于内脏的生克关系，除直接治肝外，还有间接治疗，如滋肾养肝、佐金平木等。这些治法在临床上显得相当复杂，但在前人不断实践中曾经总结经验，摸索出一套规律。例如李冠仙订为十法：①辛散；②酸敛；③甘缓；④心为肝之子，实则泻其子；⑤肾

为肝之母，虚则补其母；⑥肺为气之主，肝气上逆，清金降肺以平之；⑦肝气上逆，必挟胆火而来，平其胆火，则肝气亦随之而平；⑧肝阳太旺，养阴以潜之，不应，则用介类以潜之；⑨肝病先实脾；⑩肝有实火，轻则有左金丸，重则龙胆泻肝汤。这十法对于肝病的治疗，大体齐备。

王旭高根据肝病的肝气、肝风、肝火三方面的证候，提出更多更具体的治法，对临床有一定的指导意义。他在肝气方面分为侮脾、乘胃、冲心、犯肺及挟寒、挟痰、本虚标实。定出八个治法：①疏肝理气法：肝气自郁于本经，两胁气胀作痛者，用香附、郁金、苏梗、青皮、橘叶之属，兼寒加吴萸，兼热加丹皮、山栀，兼痰加半夏、茯苓。②疏肝通络法：理气不应，营气痹窒，络脉瘀阻，宜兼通血络，用旋覆、新绛、归须、桃仁、泽兰。③柔肝法：肝气胀甚，疏之更甚者，用当归、杞子、柏子仁、牛膝，兼热加天冬、生地，兼寒加苁蓉、肉桂。④缓肝法：肝气盛而中气虚者，用炙草、白芍、大枣、橘饼、淮小麦。⑤培土泄木法：肝气乘脾，脘腹胀痛，用六君子汤加吴萸、白芍、木香。⑥泄肝和胃法：肝气乘胃，脘痛呕酸，用二陈汤加左金丸或白蔻仁、金铃子。⑦泄肝法：肝气上冲于心，热厥心痛，用金铃子、延胡、吴萸、黄连，兼寒去黄连，加川椒、肉桂，寒热兼有者仍入黄连，或再加白芍。⑧抑肝法：肝气上冲于肺，猝得胁痛，暴上气而喘者，用吴萸汁炒桑枝、苏梗、杏仁、橘红。

在肝风方面，认为上巅顶者阳亢居多、旁走四肢者血虚为多，又内风多从火出，所谓气有余便是火。定出了五个治法：①息风和阳法：即凉肝法。肝风初起，头目昏眩，用羚羊、丹皮、甘菊、钩藤、决明、白蒺藜。②息风潜阳法：即滋肝法。和阳不效者，用牡蛎、生地、女贞、玄参、白芍、菊花、阿胶。③培土宁风法：即缓肝法。肝风上逆，中虚纳少，宜滋阳明，泄厥阴，用人参、甘草、麦冬、白芍、菊花、玉竹。④养肝法：肝风走于四肢，经络牵掣或麻者，用生地、归身、杞子、牛膝、天麻、首乌、胡麻。⑤暖肝法：虚风头眩重，不知食味者，用白术附子汤。此非治肝，实为补中。

肝火方面，认为肝火燔灼，游行于三焦，一身上下内外皆能为病，如目红、颧赤、痉厥、狂躁、淋闭、疮疡、善饥、烦渴、呕吐、不寐、上下血溢皆是。定出了十个治法：①清肝法：用羚羊、丹皮、山栀、

黄芩、竹叶、连翘、夏枯草。②泻肝法:用龙胆泻肝汤、泻青丸、当归龙荟丸之类。③清金制木法:肝火上炎,清之不已者,用沙参、麦冬、石斛、枇杷叶、天冬、玉竹、决明。④泻子法:肝火实者兼泻心,用黄连、甘草。⑤补母法:水亏而肝火盛,清之不应,当益肾水,用六味丸、大补阴丸之类。⑥化肝法:郁怒伤肝、气逆动火、烦热胁痛、胀满动血等证,用青皮、陈皮、丹皮、山栀、白芍、泽泻、贝母。⑦温肝法:肝寒呕酸上气者,用肉桂、吴萸、川椒,兼中虚胃寒者加人参、干姜。⑧平肝法:用金铃子、蒺藜、钩藤、橘叶。⑨散肝法:用逍遥散。⑩搜肝法:先有内风而后召外风,亦有外风引动内风,肝风门中每多挟杂,用天麻、羌活、独活、薄荷、蔓荆子、防风、荆芥、僵蚕、蝉衣、白附子。

此外,还提出了不论肝气、肝风、肝火,都可适当使用的七个治法:①补肝法:用首乌、菟丝子、杞子、枣仁、芝麻、沙苑子。②敛肝法:用乌梅、白芍、木瓜。③镇肝法:用石决明、牡蛎、龙骨、龙齿、代赭石、磁石。④补肝阴法:用生地、白芍、乌梅。⑤补肝阳法:用肉桂、川椒、苁蓉。⑥补肝血法:用当归、续断、牛膝、川芎。⑦补肝气法:用天麻、白术、菊花、生姜、细辛、杜仲、羊肝。

以上是王旭高关于肝气、肝风和肝火的治法,实际上包括了肝病的全部治法。这经过实际经验分析归纳,在临床上具有实用价值,必须加以重视。为了进一步更好地掌握用来指导临床,我想提出几个纲领来进行研究。首先,考虑肝病本身的虚、实、寒、热,如肝血不足、肝气、肝火冲逆和肝受寒邪等,这是肝病最常见的也是最重要的病因病机,所以对这些病证的治法,都是肝病的基本治法。其次,考虑病证的变化发展及其兼证,如肝血虚、肝热均能引动肝阳,肝气横逆能犯胃克脾,这些肝阳和脾胃证虽然有主因,但已经出现就应有兼顾治法。再次,考虑肝脏和其他内脏的关系,如水能生木、缓中可以补肝等,这在针对治肝之外,能够获得更多的更灵活的治法。总的来说,通过这三方面的考虑,对复杂的肝病不难分辨主次,治疗上也不难采用标本、先后、缓急和隔一、隔二等方法。比如就王旭高所提出的治法来说,补肝血、补肝气、补肝阴、补肝阳等,都是肝虚治法;平肝、散肝、疏肝理气、疏肝通络等,都是肝实治法;温肝是肝寒治法;清肝、泻肝是肝热治法;泄肝、抑肝、培土泄木、培土宁风等,都是兼证治法;泻子、补母、暖土、清金制木等,都是生克治法。

我还认为这些治法都是根据证候而来,但有不少名称不同而实际相同,也有在定名上不够明确的,为了更紧密地联系到处方用药,有必要把它重新整理,兹将初步意见提供商榷。

补肝、养肝、滋肝 肝主藏血,虚则宜用滋润补养,故曰补、曰养、曰滋。三者的目的相同,均为肝血不足的治法。

柔肝、缓肝、和肝 肝为刚脏,其性苦急,常表现为肝气上逆,肝火冲激。刚宜柔以制之,急宜甘以缓之,使其和畅,故曰柔、曰缓、曰和。但用这些治法,大多肝气、肝火不盛,而根本上由于血虚,含有调养的意义。

敛肝 血虚阳不潜藏,化风上扰,当在滋养中佐以酸收,使阴充则阳自敛,风自熄,故曰敛。一般用于肝阳、肝风严重证候,所用补药亦偏于滋腻厚味。

镇肝 亦用于肝阳、肝风,以潜阳熄风为目的,因有镇静意义,故曰镇。但一般多用于肝热引动的风阳,与敛肝有差别。

搜肝 用于肝病之外风与内风混杂,窜走空窍经络者,利用搜逐的能力祛邪,故曰搜。主要是外风深入久恋,若单纯的内风就不宜用。

舒肝、散肝、化肝 凡肝脏气血郁结阻滞,郁则宜舒,结则宜散,阻滞则宜化,以遂其条达之性,故曰舒、曰散、曰化。常用于虚实相兼,气血同病的证候,尤其偏重于虚证和血分方面。

平肝、泄肝、疏肝 用于肝气横逆,胀满痞闷,使其平降疏泄,故曰平、曰泄、曰疏。

抑肝 亦用于肝气,因有冲逆现象,急须加以抑制,故曰抑。

清肝、凉肝 肝热内郁,肝火内扰,均宜凉剂清之,故曰清、曰凉。

泻肝 肝火上扰,须在清肝的基础上进一步用苦寒直折以泻之,故曰泻。

温肝 寒邪伤肝,当用温剂辛散,肝脏本身阳气不足,宜以温养助长生气升发,概称曰温,意义不同。

这些治法的名称,一般说来都从肝脏本身病变来决定。在病变中所呈现的现象如肝气、肝火、肝阳、肝风等亦须重点治疗,因而还有另外的名称。如：

疏气、理气、调气、舒气　肝气宜疏畅条达，不论横逆和郁结，均应调理机能使其舒畅，故曰疏、曰理、曰调、曰舒。与平肝、泄肝、疏肝的意义相同。

清热、清火　轻者为热，重而炎上者为火，包括虚热和虚火，均宜寒凉清之，故曰清。与清肝、凉肝的意义相同。

降火、泻火　肝火炎上无制，宜降下或泻下以直折其势，故曰降、曰泻，皆属实证。与泻肝的意义相同。

潜　阳　肝阳上扰，多因血虚、血热引起，治宜使之潜藏，故曰潜。与镇肝的意义相同。

息　风　肝风比肝阳为重，治宜平息镇静，故曰熄。与镇肝、敛肝的意义相同。

搜　风　内风和外风窜入空窍经络，必须搜而去之，故曰搜。与搜肝的意义相同。

这些治法的意义，与前面所说的基本上相同。主要是前者从肝脏本身出发，这里以病变的临床表现为主，有着标本上的差别。但在处方时惯常结合使用，例如平肝理气法、清肝降火法、柔镇潜阳法、敛肝熄风法等。我以为这样结合，并不等于重复，而且更能具体地反映了病理机制，但意义必须弄清。

四、关于肝病常用方剂的运用

常用的肝病方剂，从大体上说，以养血、和血、理气、降火为最多。由于病因、病机及其变化的复杂，随症加减，很少单纯的，又经加减之后另立方名，很难一一列举。但是根据治疗方针而立方，有其主因、主证可以探讨。也就是研究肝病方剂，主要通过前人的处方用药经验，在临床上灵活运用，达到使用成方而不为成方所束缚。现在选录几个常用方来说明一些问题。

四物汤（《和剂局方》）

熟地　白芍　当归　川芎

这是补血、和血的通用方，不限于肝病。因为肝主藏血，比较多用，成为补肝的主方。本方的配合，熟地、白芍是血中的血药，当归、川芎是血中的气药，阴阳动静相配，故能补血，又能和血。假如只用地、芍便守而不走，只用归、芎便走而不守，芎归汤又名"佛手散"，主治通经祛瘀，便是一个明显

的例子。所以一般肝病上养血、和血，多去滋腻的熟地和偏于辛窜的川芎，专取归、芍二味。前人用四物汤加减治疗肝病的方剂甚多，如《医宗金鉴》治肝阴不足，眩晕欲仆的"补肝汤"，即原方加麦冬、枣仁、木瓜、甘草；又治肝胆火盛，挟有风热的"柴胡清肝饮"，即原方加黄芩、连翘、山栀、牛蒡、防风、天花粉、甘草。

滋水清肝散（《医宗己任编》）

熟地　山萸　山药　丹皮　茯苓　泽泻　柴胡　白芍　山栀　枣仁

本方系"六味地黄汤"加味，宜于肾阴不充，肝血虚燥，兼伴低热起伏，胁内气滞，呕吐酸水等气火内郁证候，故在滋肾以养肝的基础上，加白芍、柴胡、山栀以护肝阴、疏肝气、清肝火。肝虚则胆怯，影响睡眠，或多惊悸，故又加枣仁安神。六味地黄汤本为滋肾方，因肝为肾子，虚则补母，故在肝虚证经常引用。

羚羊钩藤汤（《通俗伤寒论》）

羚羊角　钩藤　生地　白芍　桑叶　川贝母　菊花　茯神　甘草　竹茹

本方原为邪热传入厥阴，神昏搐搦而设。因热极伤阴，风动痰生，必神不安，筋脉拘急，故用羚羊、钩藤、桑叶、菊花凉肝息风为主，佐以生地、白芍、甘草甘酸化阴，滋液缓急，川贝、竹茹、茯神化痰通络，清心安神。由于肝病中肝热风阳上逆，与此病机一致，故亦常用于肝阳重证，并可酌加石决明等潜镇。

大定风珠（《温病条辨》）

白芍　阿胶　龟板　生地　麻仁　炙草　五味子　牡蛎　鳖甲　麦冬　鸡子黄

本方主治温热之邪消烁真阴，神倦瘛疭，脉弱舌绛，时有虚脱的现象，故用大队滋阴药，佐以介类潜阳镇定。在肝病中遇到肝肾阴血极虚，内风煽动不息，如眩晕不能张目，耳鸣，筋惕肉瞤，心慌泛漾，亦常用此加减。凡风阳上扰，肝阴多虚，且有水不涵木现象，故常用白芍、生地治本，结合熄风潜阳。但肝阳宜于凉镇，肝风必须填补，将本方和羚羊钩藤汤对比，可以看到用药的浅深程度。

真珠母丸（《本事方》）

真珠母　熟地　人参　当归　柏子仁　犀角　沉香　龙齿　枣仁　茯神　蜜丸，朱砂为衣

本方主治肝血不足，风阳内动，头晕目花，睡

眠不安,状如惊悸,脉象细弱。用参、归、熟地培养肝肾本原,真珠母重镇潜阳,佐以养心安神之品。按本方以真珠母为名,说明重点在于潜镇。原注:"真珠母大于常珠,形状不一",又说:"未钻真珠也,三分,研如粉同服"。可知这里用的真珠母即真珠粉,兼能滋阴,不是现在一般所用的真珠母。

桑麻丸(《胡僧方》)

桑叶　黑芝麻　白蜜为丸

芝麻养血,桑叶清热,方极平淡。但补肝益肾,凉血祛风,用于一般肝阳头痛眩晕,有滋下清上的功能,效果良好。大便偏燥者,兼有润肠的作用。

小柴胡汤(《伤寒论》)

柴胡　黄芩　人参　半夏　生姜　炙草　大枣

本方主治伤寒之邪传入少阳,寒热往来,胸胁苦满,心烦喜呕,口苦咽干,脉弦等证。本来不是肝病方,因肝病中亦有寒热往来等证出现,故常引用,但必须懂得本方的意义及加减法。小柴胡汤的组成,主要是以扶正达邪为目的,由于外邪传入少阳,仍宜从外而解,故以柴胡透少阳之邪,黄芩清少阳之热,又因出现里证,佐以半夏、生姜和胃,人参、甘草、大枣培中,说明病在气分而不在血分。在加减方面,如胸中烦热而不呕者,热渐化燥,去半夏、人参,加瓜蒌实以生津;腹中痛者,胃阳受困,去黄芩,加白芍以制木;胁下痞硬者,肝气横逆,去大枣,加牡蛎以咸软。诸如此类,说明了肝病使用本方,应当分别在气在血,有热无热,和脾胃的属虚属实。假如在气、有热、脾胃虚者,较为合适;相反在血、无热、脾胃实者,即不宜用。

四逆散(《伤寒论》)

柴胡　芍药　枳实　炙草

本方主治传经热邪,阳气内郁的四肢厥逆证,故取四逆为名。由于柴胡与枳实同用,能升清降浊;白芍与枳实同用,能流畅气滞;白芍与甘草同用,又能缓急止痛。总的功能,疏肝理脾,调气去滞,故亦常用于肝病。后来柴胡疏肝散等均从此化出。我认为一般肝病,与其用小柴胡汤,不如用四逆散,既能针对疏肝,又无壅滞的流弊。方内加当归、陈皮,可治肝郁胃气不和,胁痛者再加青皮,虽与逍遥散相似,而实际有所区别。因为逍遥散于归、芍、柴胡之外用白术、茯苓、甘草,目的在于补肝健脾,今去白术、茯苓而用枳实、陈皮,作用在于和胃,意义大不相同。

柴胡疏肝散(《景岳全书》)

柴胡　白芍　川芎　枳壳　香附　炙草　陈皮

本方即四逆散加川芎、香附、陈皮和血理气,治疗胁痛,寒热往来,专以疏肝为目的。疏肝的方法,以调气为主,但不宜行气太过,且必须顾及肝体,不可一派理气。方内用柴胡、枳壳、香附、陈皮理气为主,白芍、川芎和血为佐,再用甘草以缓之,系疏肝的正法,可谓善于运用古方。

解肝煎(《景岳全书》)

白芍　苏叶　半夏　陈皮　砂仁　厚朴　茯苓

本方名为解肝,实际上除白芍养肝,苏叶兼能芳香舒气外,均属化湿行滞,调理脾胃之品,适应于土壅木郁的证候。因脾胃湿阻气滞,影响肝气条达,必须着重中焦治本,故方中不用柴胡疏肝而用苏叶,取其能舒肝郁,亦能和脾胃,脾胃健运则肝气自畅。所以这里解肝的意义是在于解肝之围,而不是直接治肝。临床上遇到肝病引起的食呆、腹胀等脾胃证状比较严重的,应先用此方和中。

化肝煎(《景岳全书》)

白芍　青皮　陈皮　丹皮　山栀　川贝　泽泻

本方重在治肝,用白芍护肝阴,青、陈皮疏肝气,丹、栀清肝火,宜于肝脏气火内郁的胸胁满痛,或气火上逆犯肺的咳吐痰血等证。因气火能使痰湿阻滞,故加川贝、泽泻,川贝兼有解郁作用。

越鞠丸(《丹溪心法》)

苍术　香附　川芎　山栀　神曲

本方系一般行气解郁的主方,不是肝气的主方。方内用苍术解湿郁,香附解气郁,川芎解血郁,山栀解火郁,神曲解食郁,并因气行湿去,痰亦不化自解,故药仅五种,总治六郁之病。六郁之病,多由气滞为先,然后湿、食、痰、火、血相因而郁,但并非一郁而六者皆郁;又六郁的出现各有轻重,不能同样看待。故用药应分主次,对本方亦当加减,如:气郁偏重加木香,湿郁偏重加茯苓,血郁偏重加红花,火郁偏重加青黛,食郁偏重加砂仁,又痰多可加半夏,挟寒可加吴萸等。凡研究和使用成方,须从前人的理论和实践去认识它。朱丹溪对于本方明白指出,诸气膹郁,皆属于肺,又认为郁病多在中焦,脾胃失其升降,如果误为解郁便是舒肝气,先失其本意了。

逍遥散《和剂局方》

　　柴胡　当归　白芍　白术　茯苓　炙草　煨姜　薄荷

本方主治肝郁血虚,寒热往来,头痛,胁痛,食少,妇科月经不调,脉象虚弦。但不是单纯舒肝,并有健脾作用,故方内用归、芍养肝,柴胡疏肝,以遂其条达之性,白术、茯苓、甘草培中,使脾土不受木制,用薄荷、煨姜各少许同煎,亦取其有协助舒郁和中的能力。后人于肝郁火旺者加丹皮、山栀,为"加味逍遥散",血虚甚者加生地或熟地,为"黑逍遥散",其治疗方向仍属一致。由于逍遥散疏肝健脾同治,一般均从木旺克土来解释。我的看法,木旺克土是肝强脾弱,逍遥散的主治是肝脾两虚,木不疏土,肝既不能疏泄条畅,脾又不能健运生化,因而形成郁象。所以养肝舒气,补脾和中,从根本上做到"木郁达之"。如果肝旺而用归、芍、柴胡,势必助长气火;脾受克制再用术、草、茯苓,也会更使壅滞。必须明辨虚实,才能理解本证的寒热往来不同于少阳证,头痛胁胀不同于肝气横逆,饮食呆减也不同于胃家实满,从而不可简单地把它当作疏肝主方。

丹参饮《医学金针》

　　丹参　檀香　砂仁

本方原治气瘀郁结的心胃痛,我用于胁痛入络,影响肠胃之证,效果亦佳。取其丹参和血,檀香调气,砂仁和中,痛剧者可酌入郁金、乳香。

一贯煎《柳州医话》

　　北沙参　麦冬　归身　生地　杞子　金铃子

治疗肝气不难,难于肝阴不足而肝气横逆,因为理气疏肝药大多香燥伤阴,存在着基本上的矛盾。本方在滋肝润燥药内稍佐金铃子,使肝体得养,肝用能舒,对肝虚气滞引起的胸胁满痛,吞酸口苦,以及疝气瘕聚等证,可得到缓解,可以说是法外之法。《柳州医话》中还指出加减法,如:大便秘结加蒌仁;虚热多汗加地骨皮;痰多加贝母;舌红而干加石斛;腹痛加白芍、甘草;胁痛作胀,按之坚硬加鳖甲等。

龙胆泻肝汤《和剂局方》

　　龙胆草　黄芩　山栀　泽泻　木通　车前子　当归　柴胡　生地　甘草

本方以龙胆为君,配合黄芩、山栀泻肝胆实火,木通、车前、泽泻清热利湿,用生地、当归防其火盛伤阴,再用甘草和中解毒,柴胡引经疏气,总的功能是苦寒直折,泻肝火而清利下焦湿热。故治胁痛、口苦、目赤、耳聋等肝火上逆,亦治小便淋沥、阴肿、阴痒等湿热下注之证。

当归龙荟丸《宣明论方》

　　当归　龙胆草　芦荟　黄连　黄柏　大黄　黄芩　山栀　青黛　木香　麝香

本方泻肝经实火,在黄连解毒汤的基础上加大黄、芦荟,苦寒泻火之力超过龙胆泻肝汤,且能通利大便。并用青黛、木香、麝香清营解毒,理气搜风,对于肝火冲激引起的神志不灵,发狂谵语,惊悸抽搐等证,尤有专长。

泻青丸《小儿药证直诀》

　　当归　龙胆草　山栀　大黄　川芎　羌活　防风

本方主治肝火烦躁不寐,易惊多怒,目赤肿痛等证。方内用龙胆、山栀、大黄苦寒泻热,当归、川芎、羌活、防风养血搜风,兼能发越郁火。按泻青丸和龙胆泻肝汤、当归龙荟丸三方同用于肝火实证,同为苦寒直折法,而泻火之力以当归龙荟为最强,龙胆泻肝次之,泻青较弱。三方的特异是,龙胆泻肝兼利小便,当归龙荟能通大便,泻青具有搜风散火而无通利二便的作用。

当归四逆汤《伤寒论》

　　当归　桂枝　白芍　细辛　炙草　通草　大枣

本方主治厥阴伤寒,手足逆冷,脉细欲绝,系温肝祛寒,养血通脉之剂。如有久寒者可加吴萸、生姜,名为当归四逆加吴茱萸生姜汤。一般对肝脏受寒,或体用俱虚,惯常用此加减,成为温肝的主方。肝病中用温法,不论逐寒和回阳,不用附子、干姜,而用桂枝、细辛、吴萸、川椒,尤其虚证多用肉桂,因其入肝走血分,能助长生气。陈平伯曾对本方提出疑问:"仲景治四逆每用姜、附,今本方中并无温中助阳之品,即遇内有久寒,但加吴萸、生姜,不用干姜、附子,何也?"我认为极有见识。但解释为:"厥阴肝脏,藏营血而应木,胆火内寄,风火同源,苟非寒邪内患,一阳之生气欲绝者,不得用辛热之品,以扰动风火",则认识不足。

暖肝煎《景岳全书》

当归　枸杞子　小茴香　肉桂　乌药　沉香　茯苓

本方以温肝为主,兼有行气、散寒、利湿作用,主治小腹疼痛和疝气等证。它的组成,以当归、杞子温补肝脏,肉桂、茴香温经散寒,乌药、沉香温通理气,茯苓利湿通阳。凡肝寒气滞,症状偏在下焦者,均可用此加减。

乌梅丸《伤寒论》

乌梅　当归　桂枝　细辛　蜀椒　干姜　附子　人参　黄连　黄柏

本方治肝脏正气虚弱而寒热错杂之证,用人参、当归补气血,细辛、干姜、附子、桂枝、蜀椒温寒通血脉,黄连、黄柏清火,再以乌梅味酸入肝为君,使药力集中于一经。能治久病腹痛、呕吐、下痢、蛔厥等证,但性质毕竟偏温,以寒重者为宜。

青蒿鳖甲汤《温病条辨》

青蒿　鳖甲　生地　知母　丹皮

本方原治温病邪伏阴分,亦用于肝虚潮热。因鳖甲入肝滋阴,丹皮凉肝,青蒿清透少阳之热,佐以生地、知母养阴退蒸,对肝虚形成的潮热,恰恰符合。这种潮热多发于午后,伴见神疲汗出,形体消瘦,脉来细弱而数等。

鳖甲煎丸《金匮要略》

鳖甲　乌扇　黄芩　柴胡　鼠妇　干姜　大黄　芍药　桂枝　紫葳　石韦　厚朴　丹皮　瞿麦　葶苈子　半夏　人参　䗪虫　阿胶　蜂窝　赤硝　蜣螂　桃仁

本方原治疟母,以鳖甲为君,能软坚散结,入肝搜邪,后来亦用于肝积痞块。方内多利气消水、行血破瘀之药,目的在于消散结滞,虽有人参、阿胶补气养血,不能抵御克伐之力。故患者服后往往有疲乏感觉,虚人忌用,体力较强者亦不宜久用。

左金丸《丹溪心法》

黄连　吴萸

本方主治肝火胁痛,吞酸嘈杂,口苦舌红,脉象弦数。由于黄连入心,吴萸入肝,黄连的用量六倍于吴萸,故方解多作实则泻其子,并以吴萸为反佐药。我认为肝火证很少用温药反佐,黄连和吴萸归经不同,也很难这样解释。从效果研究,以吞

酸嘈杂最为明显,其主要作用应在于胃。黄连本能苦降和胃,吴萸亦散胃气郁结,类似泻心汤的辛苦合用。故吞酸而兼有痰湿黏涎的,酌加吴萸用量,效果更捷。

良附丸《良方集腋》

高良姜　香附

本方治肝胃气痛之偏于寒者有效。这两药的效能,良姜长于温胃散寒,香附长于疏肝行气。一般用量大多相等,取其互相协助。但因寒而得者,良姜可倍于香附;因气而得者,香附可倍于良姜。

金铃子散《圣惠方》

金铃子　延胡索

本方主治肝气肝火郁滞,胁痛,少腹胀痛。方仅两药,用量相等,而以金铃子为名,说明以疏肝气、泄肝火为主。金铃子只能走气分,并且偏于苦寒,配合延胡辛温活血,亦能行气止痛。

四磨饮《济生方》

沉香　乌药　槟榔　人参

本方主治肝气横逆,上犯肺脏,旁及脾胃,引起上气喘息,胸膈不食,甚至气噎昏厥。用沉香为主,槟榔、乌药从而导之,降气行气,力量专一。用人参者,恐诸药耗散正气,若去人参,加木香、枳壳,即"五磨饮子",就成为单纯的调气方了。

白术芍药散《刘草窗方》

白术　白芍　陈皮　防风

本方亦称"痛泻要方",主治肝旺脾弱的腹泻,泻时腹痛肠鸣。因为肝旺脾弱,故用白芍敛肝,白术健脾;又因消化不良,腹内多胀气,故佐以陈皮理气和中,并利用防风理肝舒脾,能散气滞。肝旺脾弱的腹泻,多系腹内先胀,继而作痛,泻下不多,泻后舒畅,反复发作,脉多弦细,右盛于左,表现为木乘土位。如见舌质红绛,苔黄干腻,口渴烦闷,头胀恼怒,小便短赤,泻后肛门灼热,可酌加藿香、黄连、葛根、绿梅花。

温胆汤《千金方》

陈皮　半夏　茯苓　枳实　炙草　竹茹

本方以和胃、化痰、清热为目的,亦非肝病方。因胆附于肝,其性温而主升发之气。肝气郁滞,则胆气不舒,从而不能疏土,出现胸闷,呕恶等胃证状。胃气愈逆则胆气愈郁,用和降胃气治标,间接使胆气舒展,肝气亦得缓和。所以本方称为温胆,是根据胆的性质,以期达到升发的作用,与温脾、

温肾等的温字,意义完全不同。

上面举了些肝病上常用的方剂,有的是肝病方,有的不是肝病方,肝病方里也有不少是通治方加减的,说明了治疗肝病的方剂相当广泛,主要是根据病因病机和症状善于选择运用,假如认为治疗肝病必须选择肝病方剂,或者认为这一肝病方剂就是治疗这一肝病,会使治疗肝病的道路十分狭窄。为此,掌握了这些方剂,必须理解它如何灵活运用,才能出入变化。《医醇賸义》里有不少肝病处方,配伍严密,值得探讨。例如:

抑木和中汤 肝气太强,脾胃受制,中脘不舒,饮食减少,脉左关甚弦,右部略沉细。

当归 青皮 白蒺藜 广郁金 陈皮 苍白术 厚朴 木香 砂仁 茯苓 佛手 檀香

滋生青阳汤 肝风,头目眩晕,肢节摇颤,如登云雾,如坐舟中。

生地 白芍 麦冬 石斛 菊花 桑叶 丹皮 石决明 磁石 天麻 薄荷 柴胡

茱萸附桂汤 寒邪直中肝经,胁下及腹中绞痛,下利,手足厥冷,指甲皆青。

吴萸 附子 肉桂 当归 白芍 白术 乌药 木香 姜枣

涵木养营汤 肝受燥热,血分枯槁,筋缩爪枯。

生熟地 人参 麦冬 五味子 当归 白芍 枣仁 秦艽 木瓜 桑枝 枣

加味丹栀汤 肝胆火盛,胁痛,耳聋,口苦,筋痿,阴痛,或淋浊溺血。

丹皮 山栀 生地 当归 赤芍 龙胆草 夏枯草 木通 车前 柴胡 灯芯

解郁合欢汤 所欲不遂,郁极火生,心烦虑乱、身热而躁。

合欢花 郁金 当归 沉香 白芍 丹参 山栀 柏子仁 茯神 柴胡 薄荷 枣

归桂化逆汤 血虚,肝气郁结成膈。

当归 白芍 肉桂 青皮 白蒺藜 郁金 合欢花 玫瑰花 茯苓 木香 牛膝 降香 枣

丹青饮 肝火犯肺,咳嗽痰少,胁痛,易怒,头眩。

代赭石 青黛拌麦冬 沙参 石斛 贝母 杏仁 旋覆花 橘红 潼白蒺藜 菊花 桑叶

青阳汤 肝寒气滞,胁下胀满,痛引小腹。

青陈皮 柴胡 白蒺藜 郁金 延胡 乌药 木香 炮姜 花椒子

扶阳归化汤 鼓胀,腹起青筋,木旺土败。

党参 茯苓 白术 厚朴 木香 砂仁 附子 当归 青陈皮 白蒺藜 木瓜 牛膝 车前 姜

羚羊角汤 肝热引动肝阳上升,头痛如劈,筋脉掣起,痛连目珠。

羚羊角 龟板 生地 白芍 丹皮 菊花 夏枯草 石决明 蝉衣 薄荷 枣

养血胜风汤 肝血虚头痛,自觉头脑俱空,目眊而眩。

生地 当归 白芍 川芎 桑叶 枣仁 枸杞子 五味子 柏子仁 黑芝麻 枣

调营敛肝饮 肝血虚,气逆胃脘胀痛。

归身 白芍 阿胶 枸杞子 五味子 川芎 枣仁 茯苓 陈皮 木香 姜 枣

这些处方,都是临床实践中来的,可以看到他如何对于主证的治疗,如何结合兼证治疗,如何联系到其他内脏,如何使用成方来加减,在临床上有很大启发。必须补充,处方的组成是一回事,疗效与用量也有密切关系。这些方剂里,滋补肝肾的药用量较重;潜镇药亦重;调气、和血、清热、降火只是一般用量;柴胡、薄荷用来宣散郁火,多不超过3克。

五、关于肝病常用药的分类

前人对于肝病常用药物,曾经作过分类,如《本草纲目》上"脏腑虚实标本用药式"提出了七十多种肝病药,分为补血、补气、行血、行气、镇惊、搜风、泻火和补母、泻子等;《本草分经审治》里提出了更多的肝经药,分为补、和、攻、散、寒、热六类。但是这里所说的肝病和肝经药并不等于特效药,并且由于药性及效能的复杂性,也应用于其他内脏。然而不是说肝脏病没有主药,主要是掌握了这些药物之后,需要根据病因病机和具体症状来使用。我以为研究肝病药物,可以考虑在前人的药物分类基础上,分为补肝、和肝、疏肝、清肝、温肝、镇肝六类,作为治疗不同肝病的基本药物。分述如下。

补肝类 补肝药包括养肝、滋肝、柔肝,主要是补养肝血。肝虚用补血法不难,应当注意的是,不影响脾胃运化,勿同辛温香窜的活血药含混。常用药有当归身、白芍、熟地、制首乌、阿胶、潼沙苑、枸杞子、羊肝等。

当归身:即当归的中段。当归,用身补血,用头止血,用尾行血,全用活血。在补血剂内多用归身,辛香苦温而带甘润,入心、肝、脾三经,为补肝血的主药,亦为一切血虚证的常用药。因气味偏于阳性,常与和阴敛阳的白芍配合,取其调剂。

白芍:芍药有赤、白两种,白芍苦平微寒,入脾、肺、肝三经,为养肝阴的主药。处方上配合面比较广,补肝血常与归身同用,疏肝气常与青皮、柴胡同用。主要是肝血不足须赖柔润滋养,疏肝理气的药大多香燥耗散肝阴,用以防护。又常用于腹痛虚证,因白芍本入脾经,有缓中作用,如因肝木克土引起者,肝气既收,痛自消失。

熟地:甘微苦微温,入心、肝、肾三经,以补肾壮水为主。因滋肾所以养肝,故在滋补肝血方内惯常使用。一般补肝方先用首乌,进一步再用熟地。《本草求真》上说:"熟地、首乌,虽俱补阴,一为峻补先天真阴之药,一系调补后天营血之需。"

制首乌:苦涩微温,入肝、肾两经,为调养肝血的主药。其特点是补阴而不寒,亦能补阳而不燥不热,性质中和。但有碍胃、滑肠的流弊,并不宜与桂、附辛热药同用,如用桂、附温药,当以熟地为宜。生者力薄,不及制熟地填补善守。鲜者能凉血下泄,宜于风疹、风秘等证。

阿胶:即驴皮胶,甘平,入肺、肝、肾三经滋养肝血,兼有止血作用,胶类品种甚多,均属血肉有情之品,其中阿胶最为平和,不像鹿角胶的偏于温肾而通督脉,龟甲胶的偏于潜阳而走任脉,鳖甲胶的偏于滋阴而清劳热,霞天胶的偏于补脾而温养中气。但黏腻难于消化,脾胃薄弱者忌之,或以蛤粉炒成珠用,减少黏性,称为"阿胶珠",止血亦可用蒲黄炒。

沙苑子:即沙苑蒺藜,因产于潼关者最佳,处方亦称潼沙苑。甘温补血,入肾、肝两经。可与息风的白蒺藜同用,处方作"潼白蒺藜"。

枸杞子:甘平,入肺、肝、肾三经。多用于肝肾阴虚,亦能微助阳气,其力胜于潼沙苑,用以协助熟地最佳。内热者不宜用,在平补剂内可与女贞子配合。

羊肝:苦寒,入肝经。养肝清热,常用于肝风虚热引起的目赤热痛,内障视物模糊。用时多入丸剂,或单独煮食。

和肝类　和肝药包括活血如当归、川芎、赤芍、丹参、鸡血藤、月季花,进一步即为行血祛瘀,如红花、桃仁、泽兰、茺蔚子、蓬莪术等。活血、行血药里有气味辛温,含有升散走窜性质的,本草书上称为血中气药,对肝阴不足、肝阳易动的患者必须慎用,用不得当,往往引起头目昏晕和口鼻出血。祛瘀药除癥瘕、妇科经阻外亦少使用,用亦宜慎。在肝病上所说的瘀滞,一般指血行障碍不利,不等于蓄血停留,故主要是和血活血。

当归:一般所用当归均指全当归,长于活血调经。处方上常因配合而异其作用,如同白芍则和血,同赤芍或川芎则活血行血。此外,也与黄芪、人参以及大黄等配合,达到生血、摄血、祛除瘀积的目的。前人称当归对血虚能补,血枯能润,血滞能通,血乱能抚,主要在于配合得当。从其本质来说,毕竟辛散温通,气虚火盛者忌用。梢名"当归尾",专用于祛瘀。须名"当归须",长于和络止痛。

川芎:味辛气温香烈,入肝经,兼入心包、胆经。上升巅顶,下行血海,旁达肌肤。凡风郁气滞而致血闭血痹者,用之最宜;在血虚、血燥、肝火、肝阳等证,必须禁忌。不可因为四物汤和川芎茶调散用之,而误作补血和头痛的要药。

赤芍:赤芍和白芍同入肝经血分,白芍的功能以敛阴养营为主,赤芍则活血中兼有清血散瘀作用,宜于肝火偏旺的证候。血虚火旺者亦可赤白同用。

丹参:苦微寒,入心、肝两经。活血行血,能调整血液运行。《大明》《日华》等本草称其祛瘀生新,含有以通为补的意义。肝病中多用于久胁痛及癥瘕初期。

鸡血藤:和血中善于活络通经。取汁熬膏,名为"鸡血藤胶",其力尤胜。《云南志》称其大补气血,最宜于老人妇女。

月季花:甘温,能舒气活血,常用于妇科,以通经为目的。

红花:辛温,入肝经。为行血要药,能通经、止痛、散肿,宜于瘀滞及经脉不利等证。一般常用者多为"草红花",亦称"杜红花",另有"西藏红花",效力尤强。但走而不守,如以疏通和血为目的,用量不宜过多。朱丹溪说:"多用则破瘀,少用则养血"，有其宝贵的经验。

桃仁：苦平微甘，入肝、脾两经。行血祛瘀，兼能润燥。主治癥瘕蓄血、大肠血秘及妇女经闭外，常伴理气药用于胸胁络痛有效。

泽兰：苦辛微温，入肝、脾两经。行血祛瘀，常用于妇人经闭。《本草经疏》曾谓："主大腹水肿，身面四肢浮肿，骨节中水气。"故《本草求真》称为"入脾行水，入肝治血之味"。凡因肝脏气血郁滞，影响脾不健运，水湿不化者，用此能兼顾。并可与补气和血药同用，消中有补，不致耗损真元。

茺蔚子：即益母草子。活血行血之力，胜于益母草，一般作为调经要药，亦能除水气。

蓬莪术：简称莪术，苦辛温，入肝经。破瘀消坚，常与三棱配合，用于癥瘕。

理气类　理气药包括舒肝、疏肝、平肝，以调气解郁为目的。如郁金、香橼、白蒺藜、金铃子、橘叶、玫瑰花、柴胡、青皮、香附、延胡、沉香、三棱、木贼草、橘核、荔枝核等。肝病中理气药较为多用，但大多香燥耗散，能消损阴血，引起内热，必须根据不同程度，选用适当药物，适可而止。否则虽能取快一时，反遗后患。

郁金：辛苦寒，入心、肝、胃三经。常用于肝病气滞，胸胁满闷胀痛。亦为气中血药，理气之外有散瘀作用，故气血郁结，用之最宜。一般用"广郁金"，另有"川郁金"，祛瘀之力较强。

香橼：味辛酸，疏泄肝胃气滞，治胸胁胃脘胀闷作痛，略同表皮而力弱。

白蒺藜：即"刺蒺藜"。辛苦微寒，疏肝息风，善治头目诸疾，亦散肝经风热。

金铃子：即川楝子。苦寒有小毒，能疏肝脏气火郁结，亦泻膀胱湿热。前人或谓入心与小肠，或谓入肺、脾、胃诸经，从未涉及肝经；在主治方面多云杀虫，治心腹疝气诸痛，亦不明言肝病。只有《本草分经审治》列入肝寒中，并谓"泻肝火"；《中国医学大辞典》指出："入肝、心包、小肠、膀胱四经"，认为"泄肝邪，治肝气痛，肝气胀，为泻法泄热之良品，肝经腹痛及疝痛要药。"临床证明，金铃子用治肝气、肝火内郁引起之少腹胀痛，疝痛，小便短赤，及胁痛之自觉痛处内热者，效果良好。肠胃虚寒者当忌，能引起大便不实。

橘叶：苦平，入肝经，兼入胃经，治胁痛及妇女乳房胀痛。

玫瑰花：甘温微苦，气香，入肝、脾两经，舒肝和血，治肝胃气痛，对郁证调养甚佳。

柴胡：苦微寒，入胆经，具有升散作用。用于肝病，以疏气、解郁、散火为主，必须与肝经血分药配合。前人逍遥散、柴胡疏肝散，方内均用当归、白芍之类，可以理解。《本草从新》上提到"宣畅气血，散结调经"，以为"人第知柴胡能发表，而不知柴胡最能和里"。我认为柴胡毕竟是表药、气分药、胆经药，其能走里、走血分、走肝经，全赖他药协助。前人用柴胡，主要是根据具体病情，善于配合，并掌握适当的剂量。至于柴胡虽然升散，因气味俱薄，未必有伤阴劫液的严重危害；然遇肝阴不足，肝气肝火上逆，如头胀、耳鸣、眩晕、呕逆、胁痛等证，大量使用柴胡，能使症状加剧，引起出血，慎之。又柴胡常与青皮、香附等疏肝药相提并论，它的区别是，柴胡善于升散，宜于气机郁滞，如果肝气已经横逆，则以青皮、香附等疏利为是。

青皮：辛苦温，入肝、胃两经。疏肝气，治胁痛、腹胀最效。兼胃气不舒者，与陈皮同用，简称"青陈皮"。

香附：辛微甘苦，入肝兼入肺、三焦两经，一般均认为肝病理气要药。但亦理三焦之气，不限于肝气；能和血分，不限于气分。并有香窜流弊，对虚弱证应防其散气耗血。

延胡索：辛温，入肝兼入心经。能行血中气滞，气中血滞。在肝病多用于腹痛，常与金铃子配合。

沉香：辛微温。以降气为主。《本草求真》指出："同丁香、肉桂治胃虚呃逆，同紫苏、豆蔻治胃冷呕吐，同茯苓、人参治心神不足，同川椒、肉桂治命门火衰，同苁蓉、麻仁治大肠虚秘。"在肝病上则多用于七情怫郁，气逆气厥，常取四磨饮、沉香化滞丸等加减。"伽楠香"又称"奇楠香"，为沉香的一种，其力尤胜。又有"沉香曲"，用沉香、木香、藿香、檀香、降香、郁金、豆蔻、砂仁、枳壳、青皮、陈皮、乌药、厚朴、防风、羌活、桔梗、前胡、葛根、柴胡、白芷、谷芽、麦芽、甘草等合成，能舒肝和胃，疏表化滞。

三棱：苦平。行气止痛，功近香附而力峻，体弱者慎用。处方常与莪术配合，治疗癥瘕积聚。因三棱入肝经气分，莪术入肝经血分，取其散气破瘀，更为全面。

木贼草:甘微苦,入肝、胆两经。疏风活血,升散郁火,为治疗目赤、目翳的要药。

橘核:苦平,入肝经。多用于疝气胀痛。

荔枝核:甘温涩,入肝经。疏肝胃气,兼散寒湿。一般用于男子疝气,其实治男女脘腹痛的效果亦好。"荔枝肉"甘平,补血生津,亦能散无形滞气,肝虚证取干者常食,胜于"桂圆"。

清肝类 清肝药,轻者清肝热,如丹皮、黄芩、焦山栀、夏枯草、青蒿、青黛、牛黄、青葙子、密蒙花;重者泻肝火,亦称泻肝,如龙胆草、芦荟等。清肝药特别是泻肝药,大多苦寒伤胃,脾胃薄弱者慎用。

丹皮:辛寒,入心、肝两经。为清肝脏血热的主药,亦为止血要药。止血药多敛涩,丹皮兼能辛散,无凝滞留瘀之弊。

黄芩:苦平。清肺、胃、大肠之热,亦清胆火。胆为一阳,处于厥阴之中,故亦常用于肝热证。《本草疏证》上说:"气分热结者与柴胡为耦,血分热结者与芍药为耦,以柴胡能开气分之结,不能清气分之热,芍药能开血分之结,不能清血分之热。"具体地指出了黄芩在肝热病的用法。

焦山栀:苦寒。清三焦火,治邪热心烦懊恼。用于肝病,清气分多与黄芩、青蒿配合,清血分多与丹皮配合。

夏枯草:苦辛寒,入肝、胆两经。清郁热,通结气。由于肝脏血燥、气火郁结引起的性情急躁,失眠多梦,烦热汗出,目赤珠痛,因而影响肝经,出现颈项瘰疬等证,均有疗效。凡郁火不宜寒凉直折,夏枯草含有辛散作用,又不同于柴胡的升散,最为适合。

青蒿:苦寒气香,入肝、胆两经。清虚热、郁热。苦寒药多与脾胃不利,只有青蒿芳香悦脾,不犯中和之气。

青黛:咸寒,入肝经。凉因散热,兼能解毒,治肝火冲逆吐衄,胜于用一般苦寒直折。肝热久郁,舌绛唇红,用一般养阴清热不除者,用青黛最佳。

牛黄:苦平,有小毒。肝热生风,风火相搏,引起癫狂痫痉等证,宜用牛黄清解。这类证候的出现,多与心火和痰热有关,牛黄兼入心经,亦能消痰。

青葙子:苦微寒,入肝经,用于风火目赤。

密蒙花:甘平微寒,入肝经。用于目赤多泪,以肝虚有热而不属于风火者为宜。

龙胆草:苦涩大寒,泻肝胆实火,清下焦湿热。一般用于肝火证时,多依龙胆泻肝汤加减。

芦荟:苦寒,入肝、心包两经。泻肝清热,兼能通大便。也有单作通便用的,如"更衣丸"是。

温肝类 温肝药有肉桂、淫羊藿、艾叶、小茴香、木瓜等。这类药物除散肝脏寒气外,还能增强肝用之不足,即补肝脏之阳。补肝阳的方法,必须在养血中佐以温药生发,不能单用温热药。

肉桂:甘辛大热,入肾、肝、命门三经。温下焦的药,大多桂、附并称,因其同具回阳退阴的作用。但附子偏于阳气,肉桂独入血分,故附子的功能为扶元阳,消阴翳,治寒厥,肉桂则能通血脉,散营卫中风寒,治阴盛失血及妇女经闭等。《本草求真》上指出,肉桂治血脉不通,有鼓舞血气之能,不同于附子只固真阳。故气血不和,欲其流畅,不宜用附子,只在峻补血气之内,加肉桂以为佐使,如十全大补汤、人参养营汤之类。因此,温肝散寒,和血通脉,当以肉桂为主。

淫羊藿:即"仙灵脾",辛甘温。温养肝肾而不燥,肝脏体用俱虚者最宜。

艾叶:辛苦微温,入脾、肝、肾三经。肝病用艾,侧重在妇科,利用其温子宫,散寒湿。一般调经止腹痛与香附同用,治崩漏及胎前产后下血与阿胶同用。

小茴香:茴香有大小两种,入药多用小茴香。辛散膀胱、肠胃冷气,在肝病治寒凝气滞疝气。

木瓜:酸温,入肝、脾两经。肝主筋,用于转筋、下肢无力等证,有郁热及小便短赤者忌之。

镇肝类 镇肝即潜阳,如菊花、钩藤、天麻、桑叶、牡蛎、真珠母、石决明,进一步为息风,如龟甲、鳖甲、玳瑁、羚羊角、淡菜等。肝虚风阳上扰,多偏于热,故药带凉性,亦称为凉肝药。同时多由阴血不足引起或因内热而导致阴虚,又常与补血滋阴药结合。另有搜风药,一般亦称息风,如全蝎、蜈蚣等,作用不同。

菊花:苦平,入心、肝、脾、肺、胆、胃、大小肠诸经。在肝病方面,主要用于清头目,如头痛、头胀、头晕和目眩、目赤等证。菊花的品种较多,以杭产的花小色黄者为正,色白者味较甘缓,产滁州者亦白色,其味先苦后甘,气尤清芳,因有"杭菊花""黄菊花""白菊花""甘菊花""滁菊花"等处方用名。

钩藤：甘微寒，入心、肝两经。清火定风，治肝热眩晕、惊搐。气味微薄，病重者不能胜任。

天麻：辛平，入肝经。镇定内动之风，宜于血虚眩晕。前人谓能疏风化痰，宣通脉络，治中风瘫痪，亦属内风而非外风。

桑叶：苦甘寒，入肺、胃、大肠三经。疏风清热，本为外感表证药，亦能清肝胆郁热，明目，除头脑胀痛。

牡蛎：咸平微寒，入肾、肝、胆三经。生用潜镇，煅用固涩。肝病上多用生牡蛎，治疗肝阳头晕。因其咸能软坚，亦用于瘰疬、胁下痞硬，须以柴胡为引。牡蛎肉名"蛎黄"，甘温滋补，血虚肝阳易动者，取以佐餐，甚佳。

龟甲：甘平咸寒。养阴潜阳，用于肝风证。熬胶名"龟甲胶"，其力尤胜。

鳖甲：咸平，入肝经，兼入脾、肺两经。滋阴、潜阳、退骨蒸，亦治癥瘕、疟母。鳖甲常与牡蛎、龟板同用。《温病条辨》对温邪传入下焦，损伤肝肾阴血，有三甲复脉汤，初用生牡蛎，次加生鳖甲，最后再入生龟甲，指出了使用的次序。用此熬成"鳖甲胶"，滋补之力较强。

玳瑁：甘寒。前人均作清热解毒药，认为效用"同于犀角"。但临床上用治血虚头晕，效果良好，说明有潜阳息风的作用。

羚羊角：咸寒，入肝经，兼入肺、心两经。息风清热，镇肝之力胜于他药。《本草纲目》上说："肝主木，开窍于目，其发病也目暗障翳，而羚羊角能平之；肝主风，在合为筋，其发病也小儿惊痫，妇人子痫，大人中风抽搐及筋脉挛急，历节掣痛，而羚角能舒之；魂者肝之神也，发病则惊骇不宁，狂越僻谬，而羚角能安之；血者肝之藏也，发病则瘀滞下注，疝痛毒痢，疮肿瘰疬，产后血气，而羚角能散之；相火寄于肝胆，在气为怒，病则烦懑气逆，噎塞不通，寒热及伤寒伏热，而羚角能降之"。综合种种功效，多以清镇为主。

真珠母：甘咸寒。清肝火，治头眩、耳鸣，及因心肝火旺引起的神志病证，与石决明之但入肝经不同。

石决明：咸平，入肝经。肝热生风引起的目眩、目赤等，用之最效。因与牡蛎、真珠母性质效能相近，处方上有时三者同用，但应防止叠床架屋之嫌。

淡菜：甘温。治肝虚羸瘦眩晕，能滋阴潜阳，叶天士治肝风证屡用之，并有"淡菜胶"的名称。《日华子本草》谓"多食令人头目闷暗"，在临床未曾发现这种现象。

全蝎：甘辛平有毒。入肝搜风，治目呆、头摇、手足抽掣，与一般所说息风不同。处方多用"蝎尾"，因其力都在尾梢的缘故。

蜈蚣：辛温有毒。搜逐肝脏风邪，与全蝎效能相近。

上面提出的肝病常用药 64 种，不是全面的，尤其是还有好多药不入肝经，而在肝病上常用，这里多没有提到。研究药物，必须了解其本能，也须了解其配合后的作用；必须了解其主治，也须了解其副作用。比如柴胡，既要了解单味的功能，也要了解与白芍、黄芩等配合后的作用；既要了解其特长，也要了解其升散有害的一面。如果忽略了柴胡的本性和作用，单从小柴胡汤和逍遥散等来评价柴胡，显然是不正确的；或者只重视柴胡能疏肝，而不考虑多用常用能劫阴，也是不恰当的。这不仅对肝病药应当如此，对其他药物都应当如此。

小结

话讲完了，可能讲得太啰嗦，特别是没有把一个病一个病的治法方剂提出来，不能满足大家的要求。我的主要目的是，说明治疗肝病不是几个常用方剂所能解决，并且不能固执于肝病方剂，进一步必须从理论掌握辨证施治的方法。为了说明这些问题，不能不从根本上将肝病的理法方药综述一遍，将其中的大法细目交代清楚，其实，一个病一个病的治法已经包括在内了。这样谈是不是偏重理论，好高骛远呢？不是的。因为要对治疗肝病有较全面的认识和掌握较全面的法则，必须具有比较完整的肝病的基本理论。事实告诉我们，有些人只想在临床上获得几个肝病方剂，这不仅是刻板的，有限制的，而且不可能对疑难复杂的病证进行独立思考。比如治疗胁痛只会用逍遥散，用的时候也原封不动，不会从具体情况加减，收不到效果便束手无策了。假使能从理论结合临床，那就像叶天士治胁痛，运用了辛温通络、甘缓理虚、温柔通补、辛泄宣瘀等方法，处方用药也自然细致灵活了。从近代治疗肝病来说，叶天士是有他的一手，而且摸索出了一套治疗规律。华岫云曾将肝风、肝火、郁证和木乘土等做出总结，详见《临证指南医案》，可以参考。当然，其他医书也要阅读，俾促使更深入地广阔地进行肝病的治疗。

（1962年3月对北京中医学院应届毕业生部分同学的讲稿）

感冒论治

今天谈一个小题目——感冒。一般以为感冒是常见的轻浅的外感疾病，没有讨论的必要，即使讨论也没有什么了不起的问题。然而问题恰恰产生在这里，如果允许说，作为一个大夫不能做好感冒的辨证施治，甚至只用几种成药应付，或者是不能掌握感冒的一般治疗规律，而偏偏能治温病、伤寒等复杂的病证，都是很难想象的。同学们通过五年的系统学习，刻苦钻研，当然比一般的水平要高，但是正因为水平高，对于这些所谓常见的轻浅的疾病，更要特别注意。

感冒的病因病机和症状等，《中医内科学讲义》上说得很清楚，不再重复。现在重点谈谈辨证施治，也就是如何将书本知识在临床上正确地运用。

感冒的主要病因是风邪，祛风当用辛散。由于四时的气候不同，风邪的侵袭往往挟有不同的时气，一般以风温和风寒为多见，在辛散中又分辛凉和辛温，这是治疗感冒的基本法则。在这基础上，遇到挟暑、挟燥、挟湿的，结合清暑、润燥、化湿；遇到患者内热素重或痰湿素多的，也可结合清热或化痰。

感冒的主要病变部位在于肺，故用辛散治疗的目的在于宣肺。肺主皮毛，开窍于鼻，职司治节。凡是感冒出现寒热头痛，鼻塞流涕，喉痒咳嗽，都是通过肺来治疗。当然，兼见胁痛的也用疏肝，兼见食呆恶心的也用和胃，总之是以宣肺为主，从宣肺结合其他方面。

感冒的发生和发展，同人体正气的强弱，及卫气的调节失常有关，故多因寒温不适和疲劳等引起，尤其是体虚的人容易感受，感受后往往纠缠不解。但是在这种内、外因相引发病的情况下，不能认为"邪之所凑，其气必虚"，把因果颠倒。因为感冒毕竟是外感新病，应以祛邪为先，只是不能看作轻浅的外感病而忽视内在因素。

理解了这些问题，对于感冒的治疗已经骊珠在握，可先温习一下感冒的常用方剂。

葱豉汤（《肘后方》）：豆豉　葱白

杏苏散（《温病条辨》）：紫苏　杏仁　前胡桔梗　枳壳　半夏　陈皮　茯苓　甘草　姜　枣

香苏饮（《局方》）：紫苏　香附　陈皮　葱白生姜　甘草

荆防败毒散（《摄生众妙方》）：荆芥　防风羌活　独活　柴胡　前胡　桔梗　枳壳　川芎茯苓　甘草

以上是辛温发散方。葱豉汤通阳发汗，温而不燥，通用于寒邪伤表。杏苏散宜于咳嗽痰多。香苏饮宜于胸闷气滞。荆防败毒散宜于风寒较重，伴见四肢酸痛等证。

桑菊饮（《温病条辨》）：桑叶　菊花　薄荷桔梗　杏仁　连翘　芦根　甘草

银翘散（《温病条辨》）：银花　连翘　豆豉荆芥　薄荷　牛蒡　桔梗　竹叶　芦根　甘草

以上是辛凉发散方。二方同样疏风清热，宣肺止咳。银翘散重在发汗清热，兼有解毒作用。

三拗汤（《局方》）：麻黄　杏仁　甘草

这是辛平发散方。一般因麻黄性温，亦列于辛温解表剂。我认为麻黄虽然偏温，其性轻扬，为肺经专药。但本方用杏仁泄肺利气而不用桂枝，不同于麻黄汤的辛温发汗，且加入石膏即麻杏石甘汤，成为辛凉宣泄。说明本方的发散，重点在于宣肺止咳，一经结合不同气味的药物，便能改变其性质。我对一般感冒咳嗽，取其简单有效，临床上常作为基本方,根据具体症状加味。

桑杏汤 (《温病条辨》):桑叶 杏仁 象贝 豆豉 山栀皮 沙参 梨皮

新加香薷饮 (《温病条辨》):香薷 厚朴 扁豆 银花 连翘

藿香正气散 (《局方》):藿香 紫苏 桔梗 厚朴 白芷 白术 陈皮 半夏曲 茯苓 大腹皮 生姜 红枣

以上是感冒兼证方。桑杏汤治风邪兼燥,新加香薷饮治风邪兼暑,藿香正气散治风寒兼湿。其中新加香薷饮因暑多挟湿,故用厚朴,如果只属暑热,可改六一散。藿香正气散主要化肠胃湿浊,亦有解毒作用。

桂枝汤(《伤寒论》):桂枝 白芍 甘草 生姜 红枣

参苏饮(《医垒元戎》):人参 紫苏 葛根 前胡 桔梗 枳壳 半夏 陈皮 茯苓 木香 甘草

玉屏风散(《得效方》):黄芪 白术 防风

以上是体虚感冒方。桂枝汤调和营卫,加强体力以使其出汗;参苏饮在一般祛寒止咳内加入扶正补气;玉屏风散则益气以托邪外出。三者的作用不同。

治疗感冒的方剂并不多,但在这些方剂里可以看到同样治疗感冒,要求不一样;另一方面也可看到在疏散的原则上,目的还是一致的。再从这些方剂的药物来分析。

疏表散邪:豆豉 紫苏 荆芥 防风 麻黄 桂枝 葛根 羌活 独活 香薷 薄荷 桑叶 菊花 葱白 生姜

宣肺化痰:麻黄 桔梗 牛蒡 杏仁 象贝 前胡 半夏 陈皮

清热解毒:银花 连翘 山栀 竹叶 生甘草

生津润燥:沙参 芦根 梨皮

化湿理气:厚朴 藿香 白芷 茯苓 大腹皮 陈皮 枳壳 木香 香附

补气和中:黄芪 人参 白术 扁豆 红枣 炙甘草

治疗感冒的方剂和药物当然还有,但掌握这些方药已经足够应用。问题在于有些方剂的组成比较简单,有些比较复杂,有些药物的作用比较单纯,有些也比较复杂,如何来适当地加减使用,我认为主要还是掌握几个基本用药法则,因此再进一步具体说明如下。

1. 疏表 感冒均由外邪引起,就必须疏表。然外邪的侵袭有轻重,性质也有不同,必须加以区别。大概初起微觉恶风形寒,头胀鼻塞,偏寒偏热不明显,用防风、薄荷等轻泄,兼有低热者加荆芥、桑叶使其微汗,风热和秋燥相同。感受风寒较重,形寒头痛亦较剧者,不论已经发热或未发热,均宜辛温发汗,或用紫苏、防风,或用豆豉、葱白或用麻黄、桂枝,在夏季惯常用香薷。若是暑热挟风,仍宜轻泄法内加入佩兰、藿香。疏表虽为感冒的重要治法,一般只用一、二味,并不多用。柴胡、葛根、独活等,非在特殊情况下也少使用。

2. 清热 感冒用清热药,多在辛凉解表剂内用来治疗风热之邪,或是风寒感冒已有发热,用以帮助缓解。常用者为连翘、银花、山栀、黄芩,用时亦只选择一、二味;在夏令又惯用青蒿、六一散之类。所以清热法在感冒上不是主要的,如果离开了疏散,单用银花、连翘等为主,是不恰当的。至于风热和秋燥感冒用瓜蒌皮、芦根等,虽然也有清热作用,目的在于生津润燥。

3. 宣肺 肺主皮毛而司卫气,疏表药不离肺经。这里所说的宣肺,系指宣畅肺气来治疗喉痒、咳嗽、痰多等肺脏症状。正因为疏表必须通过肺经,宣肺也能协助解表,用时应取得联系。一般治喉痒用蝉衣、胖大海轻扬宣散,咳嗽用麻黄、牛蒡、前胡、桔梗、苦杏仁、象贝母、橘红等宣化风痰,湿重者用半夏温化。必须注意,感冒咳嗽忌用止咳,愈止则邪愈不透,咳愈不宁,故枇杷叶等常用咳嗽药不用于感冒初起,热痰、燥痰用川贝母、甜杏仁,亦常与象贝母、苦杏仁同用。

4. 兼治 用疏表、宣肺,适当地结合清热,是感冒的基本治法。很明显,大多成方就是这样组成的。但在感冒上出现的其他症状,也应适当照顾,即也有了解用药的必要。如:鼻塞流涕用苍耳子、辛夷;头胀疼痛用菊花、蔓荆子;四肢酸疼用羌活、桑枝;咽喉红痛用山豆根、马勃;大便秘结用蒌皮、枳实;胸脘痞闷用郁金、香附,或用桔梗、枳壳的升降调气等等。

治疗任何一个病,首先抓住病因病机,通过

病因病机来消除主证,其他兼证亦随之而解。这也就是说治疗一个病应从全面考虑。如果不从根本治疗,见一证用一药,便会造成杂乱现象。尽管在基本治法上根据具体症状应当照顾,没有限制也没有什么冲突,难免有叠床架屋之嫌。感冒,正如一般所说是常见的轻浅的外感疾病,我认为也应当有全面的认识,才能在治疗上作全面的考虑。

上面谈的是感冒的一般治法,下面再举几个病例来补充说明一些问题。

【病例一】 幼,三岁半。感冒发热四日未退(38.5℃),日夜作咳,咳声不爽,饮食二便正常。曾用西药链霉素、金霉素,并服过中药三剂,最后一张药方是桑叶、菊花、荆芥、防风、银花、连翘、桔梗、甘草、杏仁、象贝、半夏、陈皮以及紫菀、大青叶、芦根等。我按脉象滑数,舌苔薄腻,询知发热无汗外,检查咽喉、胸腹,均无病征。显属风寒外袭,郁于上焦,肺气不能宣透,即拟三拗汤加味。处方:炙麻黄一钱,牛蒡二钱,光杏仁二钱,蝉衣一钱,桔梗八分,橘红八分,胖大海一钱,生甘草八分。一服得微汗,热退咳稀。此证本属轻浅,所谓"上焦如羽,非轻不举",治当"因其轻而扬之",乃用苦寒清热,反使邪留而热不得解,咳不得宁。同时也说明了本证主要是发热无汗,咳嗽频繁,故取麻黄既能发汗又能宣肺为主药,牛蒡、杏仁、蝉衣等轻扬宣化为佐,肺气宣畅,证情自平。

【病例二】 幼,五岁。感冒一星期,一起即有低热,用青霉素及银翘解毒片,热势不退,反见上升(39℃)。我往诊时,肤燥无汗,面部潮红,鼻塞,咳嗽有痰,精神较疲。脉象浮数,舌苔薄黄。审属风寒外束,肺气不宣,有郁而化热之势,即拟辛凉解表为主。用荆芥、防风各钱半,焦山栀钱半,桑叶钱半,菊花钱半,辛夷八分,牛蒡二钱,前胡二钱,光杏仁三钱,象贝母三钱。药后得微汗,身热即低(37.6℃)。颈部本有湿疮,浸淫瘙痒不宁。前方去荆防、山栀,加蝉衣、赤芍、连翘,取其兼能清化湿热。

【病例三】 女,成年。素有偏头痛、高血压和胃痛。感冒第二天,身热不扬,但自觉皮肤燥热,背部凛寒,头痛目重烦闷,时有嗳噫恶心,大便二日未行。脉细滑数,舌苔薄黄。诊断为肝阳上扰,风邪外束,胃气不和。处方:薄荷一钱,桑叶钱半,菊花钱半,白蒺藜三钱,蔓荆子钱半,钩藤三钱,枳实钱半,竹茹钱半。这是标本兼顾治法,如果专用疏散,势必煽动肝阳,头痛加剧,过于清解,又会影响胃气,引起疼痛,故用微辛微凉清泄,佐以和中。

【病例四】 男,六十岁,身体素弱,患高血压,经常失眠,精神容易紧张。感冒发热五日,用青霉素治疗,热势盛衰(37.8~39.1℃),汗多不清。特别表现在热势上升无一定时间,一天有数次发作,热升时先有形寒,热降时大汗恶风。伴见头痛,咳痰不爽作恶,食呆口苦,口干不欲饮,便秘,小溲短赤。脉象弦紧而数,舌苔厚腻中黄。我认为病由风邪引起,但肠胃湿热亦重,依据寒热往来,当从少阳、阳明治疗。处方:柴胡钱半,前胡二钱,黄芩钱半,半夏二钱,青蒿钱半,菊花钱半,杏仁三钱,桔梗一钱,枳壳钱半,赤苓三钱。一剂后热不上升,二剂退清。但汗出仍多,怕风蒙被而睡。考虑外邪虽解,肠胃症状未除,而年老体弱,汗出不止,体力难以支持。当时,甘美芳大夫随我出诊,商议暂用桂枝加附子汤法。处方:桂枝八分,白芍三钱,熟附片三钱,生黄芪钱半,半夏二钱,茯苓三钱,陈皮钱半,炙甘草六分。服一剂,汗即减少,二剂后亦不恶风,继予芳化痰湿而愈。此证极为复杂,主要是体虚而内外因错综为病,不能不随机应变。同时指出,初诊处方采用了伤寒法,但结合了败毒散柴前、枳桔升降泄邪,不能单纯地看作小柴胡汤,这是处方用药的变化了。

【病例五】 男,四十多岁。感冒发热后,因多汗形寒不退来诊。询知头不痛,亦不咳嗽,四肢不酸楚,但觉疲软乏力。向来大便不实,已有十余年。诊其脉沉细无力,舌苔薄白而滑。有人因自诉感冒,且有形寒现象,拟用参苏饮。我认为参苏饮乃治体虚而有外邪兼挟痰饮的方剂,今患者绝无外感症状,尤其是发热后多汗形寒,系属卫气虚弱,再与紫苏温散,势必汗更不止而恶寒加剧。改用桂枝加附子汤,因久泻中气不足,酌加黄芪,并以炮姜易生姜。两剂即见效。

【病例六】 男,八十五岁。因游公园回来,微有身热(37.2℃),诊为感冒,用银翘解毒片治疗,经过四日不愈,邀我会诊。询知四天来除低热外,无形寒头痛、鼻塞流涕等证,但觉肢体懒怠,不愿活动。平日大便偏溏,便时有窘迫感,余均正常。

舌净,脉象虚细带数。我诊断为中气不足,由疲劳引起低热,不同于感冒,即拟补中益所汤加减,一剂,身热即退。

【病例七】 男,六十七。经常感冒,往往一、二月接连不断,证状仅见鼻塞咳痰,头面多汗,稍感疲劳。曾服玉屏风散,半个月来亦无效果。我用桂枝汤加黄芪,服后自觉体力增强,感冒随之减少。此证同样用黄芪而收效不同,理由很简单。桂枝汤调和营卫,加黄芪固表,是加强正气以御邪。玉屏风散治虚人受邪,邪恋不解,目的在于益气以祛邪。一般认为黄芪和防风相畏相使,黄芪得防风,不虑其固邪,防风得黄芪,不虑其散表,实际上散中寓补,补中寓疏,不等于扶正固表。正因为此,如果本无表邪,常服防风疏散,反而给予外邪侵袭的机会。

【病例八】 妇,二十四岁。感冒四日,形寒,头痛,咳嗽甚轻,因此未经治疗。忽觉胸胁微痛,呼吸不畅,偶叹长气,痛如针刺,且有泛漾感。我诊其脉浮滑而数,舌苔薄腻淡黄。时新秋天气尚热,数日来未曾出汗,偶觉身热亦不以为意。诊断为风邪挟湿内郁,不从表解,有内传之势。用荆防败毒散加减。处方:荆芥钱半,防风钱半,柴胡钱半,前胡二钱,桔梗一钱,枳壳钱半,杏仁三钱,青陈皮各钱半,茯苓三钱,生姜二片。服两剂,得微汗,咳痰甚多,胸胁痛即轻减。《黄帝内经》上说:"风寒客于人,使人毫毛毕直(恶寒),皮肤闭而为热(发热无汗),或痹不仁肿痛(四肢酸痛);弗治,病入舍于肺,名曰肺痹(指肺气不畅,与上文痹痛不同),发咳上气;弗治,肺即传而行之肝,病名曰肝痹,一名曰厥(指肝气逆),胁痛出食。"我认为这一段文字的描述,与本病相符,可见感冒总宜疏散,如果因胁痛而误作肝病,难免偾事。

【病例九】 男,四十七岁。感冒流行,亦受感染,寒重热轻,头胀身疼,胸闷不咳,服银翘解毒片四日不解。我按脉象沉滑,舌苔白腻如积粉,二便俱少,与一般感冒不符合。诊断为湿浊中阻,肠胃气滞,即拟不换金正气散法,用苍术钱半,藿香二钱,厚朴钱半,半夏二钱,陈皮钱半,菖蒲八分,大腹子皮各三钱,枳壳二钱,生姜二片。依此加减,五剂后舌苔

渐化,又觉掌心燥热,口干不欲饮,防其湿郁化热,仍用藿香、厚朴、半夏、陈皮、菖蒲、枳壳、大腹皮外,酌加黄芩钱半,赤苓三钱,调理半月始愈。

【病例十】 男,五十岁。感冒三日,寒热不高(37.8℃),又增腹泻,一日夜七、八次,泻下稀薄,体力疲乏,曾服理中汤一剂未止。我按脉象浮数,舌苔腻黄。泻时腹内隐痛,兼有胸闷恶心。认为本有湿滞内阻,复感外邪,肠胃传化失职,遂使表里同病。处方:紫苏钱半,藿香钱半,枳壳钱半,竹茹钱半,陈皮钱半,木香一钱,神曲三钱,赤苓三钱,煨姜二片。两剂即愈。于此可见,前人治外感兼腹泻,虽有先治其里,后治其表,及逆流挽舟等法,主要是防止表邪内陷,或表邪已经内陷,使其同里出表。在一般感冒证可以兼顾,不宜固执。

【病例十一】 妇,三十二岁。月经期感冒,经行两日即停,小腹作痛,身热转高,自觉全身不舒,脉象弦滑带数。我仿傅青主加味生化汤,用防风钱半,羌活八分,当归钱半,川芎一钱,桃仁钱半,延胡一钱,炙甘草五分。一剂后即热退经行。傅氏此方本治产后,我因方药与本证切合,即照原方加延胡,这是活用成方的一斑。

讲话拟到此结束。一个小小病证费了那么多时间,是不是小题大做呢?不是的。近来看到这样一些现象:有人以为中医治疗感冒就是几种成药,收不到效果便放弃中医治疗;也有对于感冒的普通处方,一用便是十五、六味药,显得十分杂乱;还有虽然掌握了几个感冒的常用方剂,在辨证上不够正确,具体应用时缺少适当加减。这些当然是个别的,极少数的,总之是不正常的现象,我们必须注意。特别是中医治疗感冒的理论和方药,有突出的优越的一面,例如辨别偏寒偏热的性质,挟燥挟湿的兼证,在疏散宣化的治则上,不用一派清凉肃降来退热止咳,等等,都不能因为小病而忽视其实效,而且有责任来加以进一步研究,做到全面地更好地继承,更好地发扬。

(1963 年 9 月对北京中医学院部分实习同学的讲稿)

水肿病的基本治法及其运用

今天,就我个人的一些临床体会,介绍水肿病的几个基本治法,以期找出一套治疗规律。治法是从理论来的,应该从理论谈起,现在倒过来从治法谈到理论,主要是便于理解和结合临床,没有别的意思。是否恰当,请予指正。

中医治疗水肿有六个基本法则,随着不同证候而灵活运用。这六个基本法则是:

1. **发汗** 用于水在表,肿在腰以上,头面特别明显,及有外感症状的,药如麻黄、浮萍、紫苏、防风(发汗须通过宣开肺气,也称"宣肺"、"开肺",但宣开肺气亦能促使利尿,不一定为了发汗,散有时用杏仁、桔梗一类)。

2. **利尿** 用于水在里,肿在腰以下,下肢特别明显的,药如车前、泽泻、茯苓、猪苓、大腹皮、冬瓜皮、木通、防己、葫芦瓢(淡味的通草等称为淡渗药,亦属于利尿,力量薄弱,水肿上较为少用)。

3. **燥湿** 用于水在里,腹满舌腻,及有消化不良症状的,药如苍术、厚朴、半夏、砂仁、蔻仁(燥湿是化湿法中的一种,轻者用藿香、佛手等芳香药,称为芳化,重者用苦温辛燥药,称为燥湿。凡化湿不能离开脾胃,故包括和胃、健脾)。

4. **温化** 用于水在里,小便不利由于膀胱气化不及,或脾不制水而肾阳亦虚的,药如附子、肉桂、干姜、胡芦巴、椒目(主要是温肾阳,故亦称温肾,温肾又多与补肾结合,亦用熟地、山萸、仙灵脾等,但不是直接退肿法)。

5. **逐水** 用于水在里,二便癃秘,以致水势泛滥,腹大如鼓的,药如大戟、甘遂、芫花、商陆、葶苈子、黑丑(水从大便排出,系一种下法,亦用大黄、槟榔、枳实等)。

6. **理气** 用于水在里,脘腹胀满的,药如木香、青皮、陈皮、枳壳、沉香(气行则水行,不是直接退肿法)。

治疗水肿的主要目的在于消水退肿。这六个基本治法中,有直接消水退肿的,如发汗、利尿、燥湿、逐水;也有间接消水退肿的,如温化、理气,包括宣肺、和胃、健脾。临床上因燥能胜湿及水湿都从小便排出,故燥湿和利尿成为必用之法;又因气行则水行,故常以理气作为协肋。为了使这些治法发挥更好的作用,根据具体病况经常两种或三种结合使用。例如发汗和利尿同用,利尿和燥湿同用,发汗、利尿、燥湿同用,燥湿、利尿、温化同用,以及燥湿中兼用健脾,温化中兼用补肾,等等。总之,处方时很少走单纯的一条路子。

这六个基本治法是我初步提出的。治疗水肿病还有不少治法,如补气、养阴、生津等,有些与基本治法有联系,有些在特殊情况下权宜使用,均不是基本治法。特别应当指出的,水肿病里常用石膏、滑石、连翘等清热药,我在基本治法里没有提到,是否遗漏了呢? 不是。水肿的主要病邪是水,没有单纯的热证。如果水肿病中出现热证,可在治水的基础上佐用清热,必须分清主次。同时,水肿用清热药,常与燥湿、利尿药的本身相结合,如黄连清热又能苦燥,滑石清热又能渗利,木通苦寒兼能清热利小便。说明使用这些药的时候,根本没有离开基本治法;也不难体会水肿用清化、清利的方法,主要是在于利水。为此,所说水肿的基本治法是主要治法,属于原则性的,在这原则上可以变化出入,但不能离开这范畴。也就是说,中医常用不同方法治疗水肿,是有一般规律的,结合具体证候而灵活运用,不是难于掌握的。

这些基本治法的提出,不从水肿的一般现象出发,而是根据水肿的病因、病机,通过内脏生理、病理及其相互关系而提出的。理由如下。

1. 肺主皮毛,发汗是开宣肺气,使水邪从皮毛排出。用于风寒外袭,肺气被郁,不能输布津液,通调水道,下输膀胱,因而流溢肌肤为肿;或淋受冷雨等,水湿之邪外渍肌肉,影响肺气不宣,不能从汗而解。所以用发汗来治疗的水肿,都有恶寒、发热、无汗等表证,肿势亦倾向于头面四肢,称为"风水"。也就是说宣肺发汗宜于表证、实证、寒证,不同于单纯的开肺利尿。开肺利尿是疏上源以利下流,有些发汗作用,并不限用于表实证。

2. 膀胱司小便,为水湿的主要出路,在水肿也就以利尿为主要治法。虽然形成水肿的原因不属于膀胱,但已经形成水肿之后,除从原因治疗外不能离开利尿。所以利尿法通用于表、里、虚、实、寒、热证候。

3. 脾主化湿,全赖脾阳,凡燥湿法不离温运脾脏。但有两个情况:一为脾阳本身虚弱,不能运化水湿,应以脾虚为本,即健脾为主,佐以燥湿;二为生冷饮食等积湿郁遏。脾阳不能健运,应以湿邪为本,即燥湿为主,佐以健脾。此外有体虚停湿,湿浊极重,反过来更使脾阳困顿,也应燥湿为先。所以燥湿法包括健脾、温脾,宜于里证、实证,亦用于虚证。

4. 肾为水脏,中有命门,命门主火,有协助脾阳温运和司膀胱气化的作用。水湿停留,本来应从燥湿和通利小便直接治疗,但在脾和膀胱的功能虚弱,或者由于命门的功能衰弱而影响脾和膀胱的功能之情况下,有赖温肾来加强其运化和气化。所以温化法主要是温肾,宜于里证、虚证、寒证。

5. 大肠主传导糟粕,也是水的出路。水肿病小便不利,腹部胀满,好像洪水泛滥,必须疏凿,使水从别道而出,乃属急则治标,不是消肿的常法,体弱者更在禁用。故逐水宜于里证、实证。

6. 三焦自肾上连于肺,主气,司决渎。调畅三焦的气,能促进上中下三脏肺、脾、肾的机能,使水湿易于流动。所以理气法不是消肿的主治法,而是协助行水的重要一环,常用于里证。

这里说明了六个基本治法,是在内脏生理功能的基础上针对水肿的发病机制提出的,包括了表、里、虚、实、寒、热六要。一般分水肿为阳水和阴水两大类,阳水证指风邪水湿浸渍,肿从上起,继及全身,兼有烦渴、胸腹胀满、小便赤涩和大便秘结等证的湿热内蕴的水肿;阴水证则多系脾肾阳虚的水肿。这里面包括了八纲辨证,但治疗上不外这六个基本治法。现在选录水肿的常用方剂,说明这些治法的具体用药法则。

越婢加术汤:麻黄、白术、甘草、石膏、姜、枣。治风水挟有内热的证候,主要治法为发汗、健脾燥湿,因有内热,故用石膏。如果单纯的风水,便当用麻黄加术汤。(此方本治外湿身体烦疼,以发汗为主,结合健脾燥湿,但符合于风水的治法。)二方所用的白术,均可改为苍术,取其燥湿力胜,兼能发汗。

防己黄芪汤:防己、黄芪、白术、甘草、姜、枣。治皮水证,水在肌表,用黄芪走表来协助防己行水,故主要治法为利尿,加白术健脾燥湿(与此类似的防己茯苓汤,用黄芪助防己走表行水外,又用桂枝同茯苓通阳以利三焦之湿,其主要作用同是利尿,但方法有所不同)。

五皮饮:大腹皮、茯苓皮、陈皮、生姜皮、桑皮。主要治法为利尿和理气,常用于一般水肿,兼有喘气者,侧重在肺脾两经(有去陈皮、桑皮用五加皮、地骨皮或单去桑皮用五加皮,对水肿来说,似不恰当)。

五苓散:猪苓、茯苓、泽泻、白术、肉桂。主要治法为利尿结合健脾、温化。减去肉桂便是四苓汤,成为利尿、健脾。配合平胃散,便是胃苓汤,加强燥湿的作用。

大橘皮汤:陈皮、木香、槟榔、赤苓、猪苓、泽泻、白术、肉桂、滑石、甘草。由利尿、理气、温化组成,加入清热。实际上即五苓散加味,可治湿热的水肿。

小分清饮:猪苓、茯苓、泽泻、苡仁、枳壳、厚朴。主要是利尿、理气,兼能燥湿。

实脾饮:白术、茯苓、大腹皮、豆蔻、厚朴、木香、木瓜、附子、炮姜、甘草、姜、枣。主要是健脾、利尿、理气、温化组成。名为实脾,不同于补脾,含有水去则脾自实的意思。

廓清饮:厚朴、陈皮、枳壳、茯苓、泽泻、大腹皮、白芥子、莱菔子。主要治法为理气、利尿,佐以肃肺。治水湿壅滞三焦,从上、中、下分消其势。

真武汤:附子、白术、生姜、茯苓、白芍。主要治法为温化、健脾、利尿,用于里证虚寒的水肿。

金匮肾气丸:附子、肉桂、熟地、山萸、山药、丹皮、茯苓、泽泻。主要治法为温化、利尿,用于虚寒水肿。

禹功散:黑丑、小茴香。主要治法为泻水,结合温化,亦可加入木香以理气。

舟车丸:甘遂、芫花、大戟、黑丑、大黄、轻粉、木香、青陈皮、槟榔。主要治法为逐水结合理气。

疏凿饮子:商陆、槟榔、椒目、泽泻、木通、大腹皮、茯苓皮、赤豆、羌活、秦艽、姜。主要治法为逐水、利尿、发汗,治全身浮肿,伴见气喘、二便秘结,有内外分消的作用。

从这十多个水肿病的常用成方里,足以看到这些方剂的组成都有基本治法,而且都不是单纯的一个治法。这些基本治法的使用,以利尿最多,其次为理气、温化和健脾燥湿,再次为发汗和逐水,最少是清热,而清热不作为主要治法,可以理解它的一般性和特殊性。特别是在三个逐水方内,能清楚地看到有与温化结合,有与理气结合,有与发汗、利尿结合的不同,不能简单地笼统地看作逐水方剂。同时通过这些方剂的分析,可以回过来看到水肿的发病机制与内脏的关系,从而理解辨证施治的重要性(附图)。

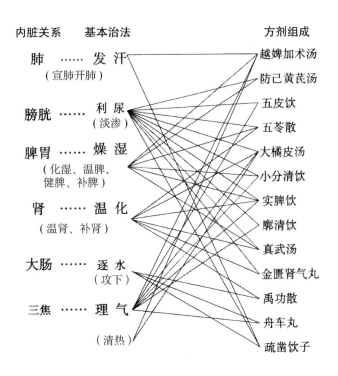

使用成方,必须将方剂的如何组成加以分析。每一个方剂都有主治和兼治,这是治疗的方向。把每一个病的常用方剂的用药法,一项一项罗列出来,结合它的病因和发病机制,能够总结出基本治法。反过来,掌握了这些基本治法来指导临床处方用药,很自然地能运用灵活,丝丝入扣,使用成方而不为成方所束缚。这不仅治水肿病如此,其他疾病都是这样。再从水肿来说,经过这样的分析,还能说明几个问题:首先是这些水肿方剂均包含基本治法,它的结合,有一定的理论基础;其次,有些成方本来不治水肿,因为符合于水肿的基本治法,由移用而成为水肿病的主方;其三,根据基本治法来适当加减,能够扩大成方的治疗范围;其四,通过这些基本治法,对于成方的使用有个明确的目标,因而也能纠正文献上一些模糊和错误的地方。这些问题没有人谈过,我认为对提高疗效和进行整理研究都很重要。

治疗水肿必须分辨肿的部位,这对内脏发病机制有密切关系。一般分为表里,表证多属上焦,里证有上、中、下三焦之别。但已经形成水肿,水湿的排出以小便为捷,故利尿为主要治法。进一步水湿的所以停留,多由脾不运化引起,所以大多结合健脾燥湿。再由于气滞则湿滞,气行则湿行,故又经常佐用理气。这是临床上最常用的三个治法,也是处方中最多见的组成方式,小分清饮便是典型例子。这种方式侧重在里证的中下二焦。当然也可单用利尿和健脾。如四苓散;或结合温化,如五苓散、大橘皮汤。然而利尿、理气和健脾燥湿是水肿病基本治法中的最基本治法,即使肿势较重用实脾饮,甚至用泻水治标如舟车丸、疏凿饮子,也与这些治法结合。再如挟有表邪的以发汗为主,但水肿的表邪不同于单纯的风寒,故在发汗法内亦常结合利尿和健脾燥湿,如越婢加术汤便是。这是关于第一个问题,说明方剂的组成以基本治法为基础,由于主治的方向不同,经过不同的结合,就产生了多种不同的形式。

基本治法是根据一个病的病因病机来决定的,水肿病的基本治法就是以水肿的病因病机为主。只要明确了基本治法之后,凡是成方中符合于这一基本治法的,都可参考引用。所以常用于水肿病的成方并非都是主方,有很多的是移用的,还有是结合应用的。例如五苓散本治伤寒渴欲饮水,水入即吐,小便不利,因其利尿、健脾、温化的作用符合于水肿基本治法,便常用于水肿病;平胃散本治停湿满闷,呕吐泄泻等证,因其燥湿、理气符合于水肿病的基本治法,也常用于水肿,并与五苓散结合为胃苓汤,胃苓汤亦不是水肿的主方。再如真武汤治伤寒少阴病腹痛下利,小便不利,四肢沉重疼痛,虽然病因由于水气,也不主治水肿病,但能温化、健脾、利尿,就成为水肿虚寒证的主方了。这是第二个问题,说明了掌握水肿的基本治法,能够广泛地使用成方,不受水肿病的范围所限制,也很自然会打破一病一方的观点。

正因为此,使用成方时应将其中的基本治法加以分析,分清主次,才能根据具体病情作适当的加减。成方是前人治疗的经验,不可能与我们治疗的患者病情和体质等完全符合,特别是移用了方剂为了针对本病,不能没有变动。很明显,麻黄汤、越婢汤的加白术,便是因为水肿,如果无汗或汗出极微的还可改用苍术。又如防己黄芪汤,据《金匮要略》原注,有气喘的加麻黄,在《医方集解》又指出,湿重的加茯苓、苍术,气满坚痛的加陈皮、枳实、紫苏,说明也能使之转变为发汗、利尿、燥湿、理气的方剂。还有五苓散可以减去肉桂的温化而成为四苓散;亦可与平胃散结合为胃苓汤,加强燥湿的作用;也能加入陈皮、滑石等,成为利尿、燥湿、理气兼能清化湿热的大橘皮汤。类似这样的随症加减,既不违背原方用意,又能与病情更为切合,避免生搬硬套。这是第三个问题。

掌握这些基本治法,根据辨证来处方用药,能使自己胸中有数,还能对文献上一些模糊的甚至错简的问题得到改正。例如越婢加术汤的基本治法为发汗、燥湿、利尿,兼能清热,虽然有治里证的药,但主要是走表的。而《金匮要略》的原文是:"里水,越婢加术汤主之,甘草麻黄汤亦主之。"这里的"里水"二字,当是"风水"之误,或是本为里水再加风寒外乘,但是既以发汗为主,自不能再称里水了。再如甘草麻黄汤发汗的能力极薄,也不能驱除水湿,它的作用只是宣肺开肺,使肺气通调,小便自利,属于宣肺利尿的一种治法,对"亦主之"三字亦须加以区别。还有《金匮要略》上说:"里水者,一身面目黄肿,其脉沉,小便不利,故令病水。

假如小便自利,此亡津液,故令渴也。越婢加术汤主之。"历来注家认为是里水溢表的证候,也有认为是皮水证,悬而未决。我以为只要从症状上辨别,方剂的基本治法上分析,无论如何去解释是说不通的,说通了也是行不通的。我们对于前人的文献,有责任来大胆地补充和修订,做好整理和提高的工作,主要是理论联系实际。这是关于第四个问题了。

应当指出,上面六个水肿病的基本治法,是根据前人的论点结合个人临床体会而提出的。前人对于水肿病的诊治有着丰富的经验知识,有待我们系统地全面地加以整理,从而找出一套治疗规律。比如《黄帝内经》里有不少水肿的记载,在临床上具有重要指导意义,但是大多散见于各个篇章,如果不加分析归纳,就很难得到全面的认识。《黄帝内经》对水肿证候的描述和类似病证的鉴别,极为细致,姑且不谈,现在谈谈有关治疗方面我的研究方法。

《黄帝内经》上说:"诸湿肿满,皆属于脾。"(《至真要大论》)又:"三阴结,谓之水。"(《阴阳别论》)又:"脾脉软而散,色不泽者,当病足胻肿若水状也。"(《脉要精微论》)又:"湿胜甚则水闭胕肿。"(《六元正纪大论》)又:"诸有水气者,微肿先见于目下也。水者阴也,目下亦阴也,腹者至阴之所居,故水在腹者,必使目下肿也。"(《评热病论》)通过这些条文,可认识到水肿与脾的关系。脾恶湿而司运化,脾脏功能衰弱能使水湿停留;另一方面,水湿停留也能影响脾脏功能。这样,同样治脾,就有健中和燥湿的分别,特别是即使脾虚为主因,在已经形成水肿之后,就不适宜于单纯的补脾了。

《黄帝内经》上又说:"肾者胃之关也,关门不利,故聚水而从其类也。上下溢于皮肤,故为胕肿,胕肿者聚水而生病也。"(《水热穴论》)又:"勇而劳甚则肾汗出,肾汗出逢于风,内不得入于脏腑,外不得越于皮肤,客于玄府,行于皮里,传为胕肿。本之于肾,名曰风水。"(《水热穴论》)又:"肾脉微大为石水,起脐下,至少腹睡睡然"(《邪气藏府病形篇》)。通过这些条文,可知水肿与肾的关系。一是肾脏不能协助脾胃运化,因而水湿停留为肿;二是卫气出于下焦,因肾虚而卫气不固,感受外邪,致肌表水湿停滞;也有因肾虚气化不及而水停下焦的。为此，从肾脏来消水退肿，应分主次、标本。

《黄帝内经》上又说："其本在肾，其末在肺，皆积水也。"（《水热穴论》）又："水病，下为胕肿大腹，上为喘呼，不得卧者，标本俱病。故肺为喘呼，肾为水肿，肺为逆，不得卧。"（《水热穴论》）又："肺移寒于肾，为涌水。涌水者，按腹不坚，水气客于大肠，疾行则肠鸣濯濯，如囊裹浆，水之病也。"（《气厥论》）通过这些条文，可认识到水肿与肺的关系。由于肾不化水，水气上逆，影响肺气不能肃降，通调水道；同时肺脏受邪，亦有影响肾脏气化，致水湿停留。说明了从肺、肾来治疗水肿，也须分别主次。

《黄帝内经》还说："阴阳气道不通，四海闭塞，三焦不泻，津液不化，水谷并行肠胃之中，别于回肠，留于下焦，不得渗膀胱，则下焦胀，水溢则为水胀。"（《五癃津液别篇》）通过这条文，可认识到水肿与三焦、膀胱和肠胃的关系。三焦司决渎，膀胱司州都，肠胃司传化，这些内脏功能障碍，都能积水，治宜通利。

此外，《黄帝内经》上还有："面肿曰风，足胫肿曰水。"（《平人气象论》）又："开鬼门，洁净府。"（《汤液醪醴篇》）……都与治法有关，不能悉举。这些引征的条文足能说明前人诊治水肿病的知识是十分丰富的。这里指出了水肿的主要病因由于湿，也能由外邪和内伤引起，它的发病机制，与脾、肺、肾、三焦、膀胱、肠胃等功能障碍有密切关系，因而治疗方法有发汗、燥湿、利尿、逐水、理气、宣肺、健中、温肾等。这是前人对于水肿病的理论，也是本人提出六个基本治法的理论根据。

经过《黄帝内经》的研究，并应探讨后来文献。如《金匮要略》上提出了水肿的类型，分五脏水证和风水、皮水、正水、石水，《外台秘要》又提出了五脏水肿的危证，缺盆平伤心，唇黑伤肝，背平伤肺，脐突伤脾，足底平满伤肾等，在临床上均有参考价值。当然，这不是说每一脏腑都有水肿，要根据它来机械地分型，而是说水肿的发展过程中能够影响其他脏腑，即水肿的发生有主脏，但恶化和死亡不完全决定于发生的主脏，往往由于其他脏腑受到严重损害的后果。这是后世的发展，必须全面地、批判地接受，才能更好地继承和发扬祖国医学。

下面再举几个病例来说明一些问题，作为结束。

【病例一】　男，二十八岁。病浮肿一年，时轻时重，用过西药，也用过中药健脾、温肾、发汗、利尿法等，效果不明显。当我会诊时，全身浮肿，腹大腰粗，小便短黄，脉象弦滑，舌质嫩红，苔薄白，没有脾肾阳虚的证候。进一步观察，腹大按之不坚，叩之不实，胸膈不闷，能食，食后不作胀，大便一天一次，很少矢气，说明水不在里而在肌表。因此，考虑到《金匮要略》上所说的"风水"和"皮水"，这两个证候都是水在肌表，但风水有外感风寒证状，皮水则否。所以不拟采用麻黄加术汤和越婢加术汤发汗，而用防己茯苓汤行气利尿。诚然，皮水也可用发汗法，但久病已经用过发汗，不宜再伤卫气。处方：汉防己、生黄芪、带皮苓各五钱，桂枝二钱，炙甘草一钱，生姜两片，红枣三枚。用黄芪协助防己，桂枝协助茯苓，甘草、姜、枣调和营卫，一同走表，通阳气以行水，使之仍从小便排出。服两剂后，小便渐增，即以原方加减，约半个月症状完全消失。

【病例二】　男，二十四岁。头面四肢浮肿，反复发作，已经二年。近一年来用中药治疗，健脾利尿，病情尚平稳。旋因肿势又起，邀我会诊。浮肿偏重上半身，尤其头面及胸部明显，伴见胸闷烦热、咳嗽，不能平卧，口渴食少，两手皮肤干燥如泡碱水，小便短黄，脉象沉弦而数，舌净质淡。根据《黄帝内经》所说："上肿曰风，足胫肿曰水"，似属"风水"，但没有外感症状，脉亦不浮而反沉。据患者自觉先由中脘满闷开始，逐渐胸痞、气短、咳嗽，说明"诸湿肿满，皆属于脾"，病根仍在中焦。水气上逆，肺气窒塞，郁而为热，清肃之令不行，津液不能输布。病在于中，可用燥湿利尿，今逆于上，应结合宣肺顺气，因以越婢汤加减。处方：炙麻黄一钱，光杏仁三钱，紫苏钱半，生石膏八钱，赤苓四钱，通草一钱。这里用麻黄开肺，不欲其发汗，故剂量较轻；佐以紫苏辛香入肺脾两经，既能宣化上焦，又走中焦，祛湿浊；再以石膏、杏仁结合麻黄宣肺顺气，清热除烦；赤苓、通草淡渗利尿。服一剂后，咳嗽较繁，咯吐黏痰。我认为是肺气宣通的反应。再服两剂，咳稀，胸闷较舒。又服两剂，烦热除，小便增多，改用五皮饮合小分清饮，用桑皮、陈皮、茯苓、赤苓、大腹皮、枳壳、苡仁、杏仁等调理。

【病例三】 妇,三十岁。八年前突然发热,小便溺血,腰痛浮肿。经西医院治疗一月后,溺血止而浮肿、腰痛不愈。当我会诊时,有明显的面浮足肿,小便深黄频数,窘急不畅,且有轻微刺痛,脉象沉细带弦。伴见腰痛、头晕、心悸等阴血亏弱,及腹胀、食呆、恶心等湿阻症状。总的说来,体虚证实,体虚偏在肝肾,证实属于湿热;滋补势必胀满,清利更使伤阴。经考虑后,决定标本兼顾,侧重在标,仿猪苓汤法。处方:滑石、猪苓、茯苓、泽泻各三钱,炒白术、阿胶珠各钱半,海金沙二钱,饭赤豆、炒苡仁各五钱。六剂后,小便正常,无其他不良反应。减去滑石、海金沙的清利,加入蔻仁、陈皮芳化和中。又六剂后,胃症状轻减,接予一般健脾,浮肿渐消。

【病例四】 妇,二十六岁。五年前发现阵发性心悸胸闷,渐见下肢浮肿。当我会诊时,病情十分严重,腰以下至足背浮肿甚剧,腹部胀满,呕吐,心悸气促,不能平卧,小便极少,大便溏薄,特别表现在口唇发绀,两手红紫,颊部泛红如妆,舌尖红,苔白滑腻,脉象细数带弦。从发病经过来考虑,本病根源由于心阳衰弱,不能温运中焦水湿,即张仲景常用桂枝、白术、茯苓等的证候。但目前充分暴露了水气充斥,虚阳上浮,不仅胃气垂败,且有随时虚脱的危险。治疗应以扶阳为主,佐以敛阴健脾,采用真武汤加味。处方:熟附片、生姜各二钱,炒白术、白芍各三钱,茯苓五钱,春砂仁、木香五分。药后平稳。连服四剂,尿量增多,下肢浮肿全消,仅足背未退尽,腹胀、呕吐均见轻,但两颊泛红不退,增加咳嗽,痰内带血,脉仍细数不整带弦。我认为此方虽偏重温化,但走中下焦,药量亦不大,不可能引起血证。当是患者性情急躁,肝火犯肺,同时脾肾虚寒,浮阳未敛,仍须防止恶化。因坚持前法,去木香,加黛蛤散钱半。两剂血止,病情渐定。

【病例五】 女,五十四岁。因浴后受凉,下肢发现浮肿;又因家务劳累,逐渐加重。当我会诊时,病已九个月,全身浮肿,按之有坑,手麻,心慌,口干引饮,腹中知饥,食量比平时增加,小便量多色清,大便日行,脉象弦大而数,舌光红有裂纹,面色萎黄不泽。根据以上虚实夹杂症状,首先从脾虚不能化湿考虑,《黄帝内经》所谓"诸湿肿满,皆属于脾"。但是除了面色萎黄、手麻、心悸为脾虚生化不及的现象外,口渴能饮,腹饥量增,小便清长,均不符合于湿阻。相反在脉舌方面,表现为脾胃津液极虚。为此,依据华岫云所说:"脾阳不足,胃有寒湿,一脏一腑皆宜于温燥升运者,自当恪遵东垣之法;若脾阳不亏,胃有燥火,则当遵叶氏养胃阴之法。"用了益胃生津为主的方剂,石斛、沙参、花粉、白芍各四钱,山药八钱,黄芪皮、冬术各三钱,生苡仁五钱,赤豆一两。三剂后,浮肿渐退;六剂后,舌红亦淡,布生薄苔。这是一个比较特殊的病例。

这些病例都不够完整,主要是说明中医治疗水肿不止一个方法。但是应当补充,根据水肿病的不同证候使用不同治法,不等于一个病就是使用一个治法。比如先用发汗,汗出后接用健脾利湿,或是先用利尿,在某一情况下又用宣肺,也可发汗、利尿和健脾同用,然尽管如何变化,是能够总结出一套基本治法的。掌握了基本治法之后,临床上具体应用时还要注意一些细节。例如不少水肿病人常因感冒反复,头面浮肿明显,当然以发汗为主,但因风寒水湿交阻,阳气不能鼓动,大多数不易出汗,应在发汗方内稍佐通阳;也有因通阳过重,引起鼻衄,或因心肾阳虚,汗出后头晕手颤,全身疲困,呼吸短促的。类似这些具体问题,不能尽述,说明在治疗上处处要用理论指导,不是有了几个基本治法和几个基本方剂,便算全面掌握,这又牵涉到基本功的问题了。

近年来,各地中医同志治疗不少水肿病,取得了一定的疗效,在治法上并不一致。有侧重温肾的,有侧重补脾的,也有侧重在发汗或逐水的,是不是各人各法呢?如何来吸取和总结这些经验呢?我以为至少要懂得水肿病的全面基本治法,再来看他们的辨证施治,才能进一步认识其特长,从而丰富自己的经验。

(1963 年 9 月在天津中医学院的讲稿)

腹泻的临床研究

现在就大家讨论腹泻的中医治法，谈谈我的初步意见。

我认为中、西医对于腹泻的诊断和治疗，有其共同点，也有特殊地方。假如从共同点和特殊地方出发，通过临床观察，实事求是地来探讨，是能够结合的。然而必须重视双方的诊断，从中医来说，就必须遵循理、法、方、药一套法则。如果只找一些中医止泻方剂来配合治疗，非但不容易收到疗效，也不可能深入研究。说得干脆一点，学习了中医的西医同志已有两手本领，使用中医方法治疗的时候，就要切实地根据中医的理论辨证施治。经过临床观察，将效果好的加以分析，拿西医的诊断和治疗效果对照一下。这样不但能确定中医疗效，说明问题，并为实验研究提供有价值的资料。

中医在长期同疾病做斗争中，对于很多疾病有深入的认识和丰富的治疗经验，并且做出了初步总结。只要很好地继承，都是整理研究的优越条件，腹泻也不例外。比如说，《黄帝内经》《难经》《巢氏病源》和其他医书里，指出腹泻的原因有："春伤于风，夏生飧泄""清气在下，则生飧泄""湿胜则濡泻"；及"暴注下迫，皆属于热"；等等。在病名方面，有用病因分类的，如湿泻、寒泻、暑泻、热泻、食泻、酒泻，有用泻下物的形状分类的，如飧泄、鹜泄、溏泄、濡泄，也有从内脏的病机分类的，如胃泄、小肠泄、大肠泄、脾泄、肾泄，等等。在这样大量经验积累中，当然有正确的，也有不够正确的，这是一个认识过程，需要批判地接受。但后来把这些经验知识反复指导临床，也曾经去芜存精，提纲挈领，做出初步总结。例如《沈氏尊生书》上指出："泄泻，脾病也。脾受湿而不能渗泄，致伤阑门元气，不能分别水谷，并入大肠而成泻。"又说："风、寒、热、虚虽皆能为病，苟脾强无湿，四者均不得而干之，何自成泻？"因而认为："湿兼风者飧泄也，湿兼热者下肠垢也，湿兼寒者鸭溏也，湿兼虚者虚泄也。"这里指出了腹泻病应以脾为主脏和湿为主因，再结合到大小肠和风寒热虚等其他内脏和发病因素，足以说明已经在原有基础上做了一番整理工作，而且也提高了一步。

再从腹泻的治法来说，前人也有很多经验。简单的如利湿、温中、消导，复杂的如升清降浊、抑木扶土、逆流挽舟、通因通用等。临床上应如何掌握运用这些治法？《医宗必读》综合经典和各家学说，作过初步总结，提出九个治疗原则：①淡渗，使湿从小便而去，所谓"治湿不利小便，非其治也。"②升提，鼓舞胃气上腾，则注下自止，包括风药能疏能燥，所谓"陷者举之"，"风能胜湿"。③清凉，用苦寒涤热，所谓"热者清之"。④疏利，包括祛除痰凝、气滞、食积、水停，所谓"实者泻之"，"通因通用"。⑤甘缓，用于泻利不止，急迫下趋，所谓"急者缓之"。⑥酸收，用于久泻气散不收，所谓"散者收之"。⑦燥脾，用于脾虚运化不及，水谷不分，所谓"虚则补之"。⑧温肾，用于火衰不能生土，所谓"寒者温之"。⑨固涩，用于久泻肠滑，所谓"滑者涩之"。《医宗必读》是李士材写的，他在《士材三书》里又针对泻利的不同证候指出了类似的九个治法。如：寒冷之物伤中，膜满而胀，宜温热以消导之；湿热之邪，下脓血者，宜苦寒以内疏之，风邪下陷则举之；湿气内乘则分利之；里急者下之；后重者调之；腹痛者和之；洞泻肠鸣，脉细微者温之收之；脓血稠黏，每至圊而不能便，脉洪大有力者下之凉之。掌握了这些治法，不仅对于腹泻的复杂证候，能够分别先后缓急适当地单独使用或结合使用，而且关于繁多的腹泻方剂，如四苓汤、五苓散、补中益气汤、升阳除湿汤、葛根芩连汤、藿香正气散、参苓白术散、乌梅丸、理中汤、四神丸和赤石脂禹余粮汤等，均不难于选择。

再如《医学三字经》是一本最浅近的初学读物，它在泄泻一门里写出："湿气胜，五泻成（濡泄、飧泄、溏泄、鹜泄、滑泄），胃苓散，厥功宏。湿而冷，萸附行；湿而热，芩连呈；湿挟积，曲楂迎；虚兼湿，参附苓。脾肾泻，近天明，四神服，勿纷更。"寥寥四十多字，指出了腹泻的主因、主脏和主方，及其兼证和加减治法,在临床上具有一定的指导意义。

通过这些文献记载,可以看到不仅对于腹泻有充分的临床经验,并且上升到理论,还做出了概括性的总结。这些总结虽然是一家之言,但综合了多方面的理论知识,结合到自己的心得体会,在研究工作中值得重视。我认为整理提高祖国医学,应该通过临床将一个病一个病来研究,同时也必须了解一个病的整个内容。如将一个病看成就是一种病,不分析其中包涵着的许多证候和治法,或者感到头绪纷繁,只采取一两个成方作为研究的对象,会给工作带来困难,也不可能得到预期的效果。上面所说的一些总结,实际上都是前人研究的成果,在研究一个病的时候不能忽视这些成果,而且可以参考这些成果作为进一步研究的基础。当然,也不能把这些个人的初步总结作为研究的捷径,在具体工作中还需要吸取更多的前人经验知识,特别是对一个病的诊治,既要了解正面,又要看到反面。例如一般腹泻均用利湿,但在使用利湿的同时,必须考虑利湿的禁忌。张景岳曾说:"泄泻之病,多见小水不利,水谷分则泻自止,故曰:治泻不利小水,非其治也。然小水不利,其因非一,而有可利者,有不可利者,宜详辨之。"从而指出:"惟暴注新病者可利,形气强壮者可利;酒湿过度,口腹不慎者可利;实热闭涩者可利;小腹胀满,水道痛急者可利。"又指出:"病久者不可利;阴不足者不可利;脉证多寒者不可利;形虚气弱者不可利;口干非渴而不喜冷者不可利。盖虚寒之泻,本非水有余,实为火不足;本非水不利,实因气不行。夫病不因水而利则亡阴,泻以火虚而利复伤气,倘不察其所病之本,则未有不愈利愈虚而速其危者矣。"这种在利湿的原则下反复说明适应证和禁忌证,正是前人深入一步的认识,使临床上更能正确地运用这一治法。

有计划地研究中医治疗腹泻,目的在于找出中医治疗腹泻的一般规律。规律有一般性和特殊性,比如腹泻用利湿是一般性的,在某种情况下禁用利湿是特殊性的。在临床上不能看到一般性而忽视特殊性,也不能强调特殊性而否定一般性。如何来找腹泻的一般治疗规律,再结合到特殊性的问题,我认为首先应分析腹泻的不同证候,再提出不同证候中的主要症状。主症是辨证的指标,

必须明确,有了明确的指标,才能做出确诊,从而定出治疗方针。也就是在进行临床研究之前,有必要将前人的治疗经验尤其是初步总结加以探讨,主要是分析证候和主症,通过证候和主症的病因病机,确定主治、主方、主药以及加减和禁忌等,成为理法方药完整的一套法则,便于辨证施治。

我个人的临床体会,前人对于腹泻的证候分析,大多表达在病名方面。如前所说,有从病因分的,如寒泻、火泻、暑泻、湿泻、水泻、痰泻、食泻、虚泻,有从发病的内脏分的,如脾泄、胃泄、肾泄、大肠泄、小肠泄,又有从泻下物和泻下时的不同情况分的,如飧泄、溏泄、鹜泄、濡泄、洞泄、滑泄、痛泻、五更泻等。这里尽管由于分析的角度不同,存在着片面性,但总的来看,前人对腹泻的认识是比较全面的,而且想从不同的临床表现来表达不同证候的特征,都是临床研究的重要资料。如何在这基础上结合前人总结更进一步的加以整理,我以为应注意几个问题:一是发病的原因和内脏有密切关系,不能把它分割;二是发病的原因可能一个也可能两个,并在病程中又会引起另一种因素;三是发病有主脏,也能影响它脏。这样,从腹泻的全部和本质来考虑分析证候,既要简明,又要细致,不宜笼统,也不宜琐碎,以期临床上易于掌握和运用。新近编写的中医学院试用教材《中医内科学讲义》,以暴泻、久泻为纲,足供参考外,我以前带徒时曾分虚实两类辨证施治。大致是:

1. 实证　腹泻的病因以湿为主,主脏在肠胃。胃中积湿不化,挟糟粕并趋大肠,则为大便不实而泻下,故《黄帝内经》上说:"湿胜则濡泻"。湿为阴邪,性偏于寒,主证为腹内隐痛,或作水声,泻下稀薄,或如鸭溏,小便短少不黄,舌苔白腻,脉象濡缓。治宜温化渗利,用胃苓汤加减,处方如苍术、厚朴、陈皮、枳壳、茯苓、车前、泽泻、砂蔻仁。湿重者肠鸣如雷,泻下多水,称为"水泻",可加干姜。又有所谓"痰泻",泻下稀溏挟有痰沫,系湿聚成饮,仍属湿泻范围,可结合二陈汤以治之。

受寒腹泻为寒邪直中肠胃,致使传经失职,水谷不能停留,《黄帝内经》所谓:"寒气客于小肠,小肠不得成聚,故后泄腹痛矣。"发病多急,主证为泻下清谷,肠鸣且痛,舌苔薄白,脉象沉迟或沉紧。此证不同于伤寒的由表传里,故少外感症状。治宜温散分利,用藿香正气散加减,处方如藿香、紫

苏、厚朴、木香、半夏曲、陈皮、乌药、茯苓、大腹皮、煨姜。严重的泄泻不止，四肢不温，宜暂用四逆汤逐寒回阳。也有伴见寒热、头痛的，可于前方加入荆、防。

湿浊挟热致泻，属于湿热下利。腹痛即泻，泻下黏秽呈黄褐色，小便短黄，舌苔黄腻，脉象濡数。治宜清化淡渗，用芩芍汤合四苓汤加减，处方如黄芩、白芍、猪苓、赤苓、白术、枳壳。有从外感传变挟有身热表证的，称为"协热利"，可加葛根、黄连。"火泻"亦称"热泻"，痛一阵，泻一阵，泻下稀水，有后重感，口干喜冷，脉象滑数，治法相同。夏季感受时邪，肠胃不和，泻下稀薄，肛门觉热，烦渴尿赤，称为"暑泻"，其实亦属湿热交阻，可酌加藿香、连翘、六一散之类。

伤食后肠胃消化薄弱，不能泌别水谷，称为"食泻"。腹痛泻后轻减，秽气极重，伴有脘痞，嗳噫食臭，纳呆厌恶。脉滑，舌苔厚腻。治宜消导和中，用保和丸加减，处方如神曲、山楂、莱菔子、蔻仁、陈皮、半夏、泽泻、大腹皮。此证多与受寒有关，所谓寒食交阻，如见舌苔厚腻白滑，腹痛较剧，泻后隐痛不休，可加乌药、煨姜。同时亦易引起寒热，可加紫苏、连翘。

2. **虚证**　虚证腹泻的主因亦不离湿，但主要由于脾阳虚弱，不能运化，不同于实证的先受湿邪。《黄帝内经》所谓："脾病者，虚则腹痛肠鸣，飧泄食不化"。主证为腹痛绵绵隐隐，喜温喜按，泻下稀薄，脉象濡弱，舌苔薄腻。治宜温运健中，用理中汤合参苓白术散加减，处方如党参、白术、山药、扁豆、炮姜、茯苓、砂仁、炙草。泻不止或伴见手足不温，可加附子以益火生土。

脾虚中气不振，亦能致泻。主证为泻下溏薄，或仅软而不成形，腹微痛或不痛，或食后有胀滞感即欲大便，常伴神疲倦怠、肛门不收等证。治宜补中益气，用调中益气汤加减，处方如黄芪、党参、白术、陈皮、炙草、藿香、升麻、姜、枣。

命门火衰不能温脾化湿，因而引起腹泻，称为"肾泄"，主证为黎明时肠鸣作痛，泻下稀水，泻后即安，故亦称"五更泻"、"鸡鸣泻"，常伴下肢畏寒，腹部不耐寒冷，脉象沉细无力。治宜温肾厚肠，用四神丸加味，处方如肉果、补骨脂、五味子、吴萸、山药、扁豆、茯苓、炮姜。凡虚证腹泻，久泻不止，均可结合固涩法，如诃子、石榴皮、赤石脂、禹余粮等。

肝旺脾弱，亦能形成腹泻。主证为腹痛作胀，泻下溏薄，挟有矢气，常因情志不和反复发作，脉象多弦。治宜抑木扶土，用痛泻要方加味，处方如白芍、防风、陈皮、白术、枳壳、茯苓、香附、沉香曲、佛手。经久不愈，能使肝火偏旺伤阴，泻下如酱，黏滞不畅，口干口苦，胸膈烦闷，舌质红，脉细弦数，可加石斛、黄芩、竹茹、乌梅。木土不和而久利，寒热错杂，亦可用乌梅丸止之。

上面是我综合前人治疗腹泻的经验，加以分析归纳，作了简要的介绍。我认为《黄帝内经》上说："大肠、小肠为泄"，腹泻系大便异常，应该属于肠病。然从虚实来分，可以看到虚证多关于脾，实证多关于胃。因此前人提出泄泻为脾病，又有胃泄、大肠泄、小肠泄等名称，临床上必须分辨主脏，再从整体考虑。腹泻的原因不一，从本质分析不外两类：虚证属于内伤，浅者在脾，深者及肾；实证属于病邪，以湿为主，结合寒邪和热邪以及食滞等。腹泻的治疗原则同其他疾病一样，实则泻之，虚则补之。根据病因病机，分别使用化湿、分利、疏散、泄热、消导、调气等多系泻法，健脾、温肾、益气、升提、固涩等多系补法。泻法中可以兼用补法，补法中也能兼用泻法，同时与其他治法互相结合，均须分清主次。

我还认为研究一个疾病必须分析证候，但在临床上不是刻板地依照证候治疗，尤其病程较长、病情复杂的患者，更不可能单纯地依据一个一般证候进行治疗。主要是了解整个病的发生和发展，掌握一般证候和一般治疗规律，再根据具体病情，灵活运用。这样的通过临床实践，不仅能提高疗效，还能证实理论的正确性，从而积累病例，总结经验，以便为科学研究提供真实材料。我来长春半个月，治疗了数例比较难治的腹泻患者，有人说我处方用药相当活泼，其实都是从前人的治法和成方加减。兹简单介绍如下，以说明理论与实际密切结合。

【病例一】　男，四十一岁。十八岁时曾患痢疾，三年后复发一次（当时检验为阿米巴痢疾）。近几年来，于春夏尤其是夏秋之交常有腹泻，发作时服合霉素数天即止，因而成为常规。但腹泻虽止，腹内作胀，频转矢气，总之不舒服。平日早上七时左右，先觉肠鸣腹痛，随即便下溏粪，有时早餐后亦有一次。伴见口苦、口臭、口干不欲饮,恶心,小便黄,疲劳感等。脉象滑数,舌苔白腻。我诊断为脾胃薄弱,湿热内阻,清浊升降失司。并认为病虽经久,治疗不在止泻而在清理,湿热能除,则肠胃自复正常,其他症状也可随着消失。处方:葛根、黄芩、黄连、藿香、防风、厚朴、陈皮、枳壳、神曲。两剂后,大便成形,腹痛肠鸣消失,口臭渐减。复诊,去黄芩加苡仁。

【病例二】 男,四十二岁。一九五八年曾患腹泻半年,每天4~7次,多黏液便。去年又便溏,一天六、七次,经西医治疗有好转(诊断为肠痉挛,用考地松)。目前每至天明必泻,食后亦泻,泻前肠鸣腹胀,绕脐作痛,矢气甚多,泻下溏粪,无里急后重感。伴见纳食呆钝,口唇干燥,手足心热,小便有气味。脉象濡滑,右手独大;舌苔浮黄厚腻。曾服四神丸、参苓白术散和单方海参等,似有小效,并不明显。经考虑后,认为脾虚中气不振,湿浊极重,张景岳所谓"水反为湿,谷反为滞"。不宜单纯补脾,亦不宜温肾固肠。处方用藿香、苍白术、厚朴、砂仁、木香、乌药、枳壳、神曲、煨姜调气逐湿,稍佐葛根、黄连升清和胃。三剂后,大便次数不减,但俱能成形,为近年来所少有。因脉舌无变化,仍守原意。三诊时每天仅在早晚前后便溏两次,食欲稍增,肝脾部位偶有胀痛,舌苔化而未净,接予升阳益胃汤调理。方内黄芪本为主药,因毕竟湿重,且多胀气,暂时不用。处方:党参、苍白术、葛根、厚朴、柴胡、黄连、半夏、木香、青陈皮、泽泻。

【病例三】 女,二十三岁。一九五一年发现大便溏泻,好好歹歹,未曾痊愈。一九六一年冬腹泻次数增多,夜间较频。目前一天四、五次,白天三次,夜间一、二次。便前肠鸣腹胀作痛,矢气频泄,窘迫难忍,便后腹内即舒。伴见多汗,手心热,口干思饮,食少,腰酸,下肢沉困,腹部喜温,月经闭阻。脉象沉细;舌质淡,苔白滑腻。此证比较复杂,除西药外,中药寒、热、补、泻均已用过,都无效果。根据病起十多年,泻时多在天明和夜间,并有腰酸肢困、腹部喜温等证,说明下焦虚寒,近于肾泄。但结合腹内胀痛,便后即舒,以及掌热、口干、经闭等,又说明肠胃消化不良,传化失职,兼有肝虚郁热现象。再从脉舌来看,也不是单纯的一种原因。因此,采取乌梅丸辛苦甘酸杂合以治久利的方法。处方:党参、肉桂、黄连、木香、川椒、当归、白芍、炙草,并入四神丸包煎。四剂后,腹痛稍轻,余无改善。考虑舌苔白腻而滑,先除下焦沉寒积湿,前方去白芍、四神丸,加苍术、乌药、肉豆蔻、炮姜。再服四剂后,腹痛大减,矢气少,夜间不泻,舌苔化薄,月经来潮,量少色紫,仍予前方,加小茴香温通肾气。

【病例四】 男,四十一岁。一九六一年十月以来,每日腹泻,有时失禁遗裤。初为水泻,一天二十多次;近变为鹜溏,一天四至七次不等。便前肠鸣辘辘,无腹痛感,纳食尚佳。脉细带弦;舌质红,舌苔黄白厚腻。诊断为脾阳不运而湿不化,直趋大肠为泻,泻久伤阴,阴虚生热,且现水不涵木现象。治法仍宜温养中焦为主,稍佐升清,如果因舌红而用苦寒,势必脾阳更伤而下陷。处方:党参、黄芪、山药、诃子、炮姜、炙草、红枣、葛根、升麻。服四剂后,苔腻化薄,舌质不红,肠鸣减少,原方去升、葛,加破故纸。又服八剂,自觉周身有力,粪便转厚,但一天仍有四、五次,接用附子理中合赤石脂禹余粮汤复方。

【病例五】 男,三十九岁。便溏每天一至三次,脘腹胀满隐痛,嗳气,口干引饮,但饮冷即感不适,小便黄。脉象滑数,舌苔花剥。病已数月,湿热恋胃,影响及肠。治以清化为主,处方:黄连、半夏、藿香、枳壳、陈皮、竹茹、木香、大腹皮、赤苓。

【病例六】 男,三十六岁。今年五月开始肠鸣水泻,间或混有黏液,一天三至五次,腹胀排气,泻后较松。伴见小便色黄,睡眠不佳。舌苔厚腻,脉象弦细。主要由于肝旺脾弱,因而气机不畅,湿热内停。用抑木扶土法佐以清化,处方:白芍、青陈皮、藿香、防风、枳壳、厚朴、黄连、木香、车前子。

【病例七】 男,四十五岁。腹泻遇冷即发,极为敏感,已有十余年。伴见腰痛觉凉,手足不温。冬季尿频,溺时迟缓。同时兼有恐惧,思想分散,性欲衰退,易汗,失眠等证。脉缓;舌胖,苔根腻。证状虽多,皆属肾命阳虚,火不生土,影响脾脏。目前大便正常,为了防止复发,当从本治。常服右归丸,腹泻时兼服四神丸。

这些病例,因为时间短促,有的获得初步疗效,有的尚待继续治疗观察。目的在于近水楼台,用来说明腹泻有很多复杂的症候,如何明确主证,掌握治则,便于讨论而已。

最后,再谈两个问题。开头说过,中、西医治疗腹泻,有共同点,也有特殊地方,但是必须指出,即使中、西医有共同点,在看法上仍然有差别。比如中医过去没有实验室,仅凭直接观察,因而迫使他从大便的形色气味的鉴别上,从其变化和不同性质的症状上,积累了许多诊断的经验。西医除化验外,对于形色等也有描述,但在临床上应用不多,因而诊断的价值有局限性。并且由于中、西医理论的不同,纵然直接观察到同样的结果,在解释上也不完全一样。正因为如此,真正运用中医理法治疗腹泻,必须掌握中医诊断腹泻的基本知识。再如治疗方面,中、西医虽然同样以肠胃为主,初起均不主张止泻,到某一阶段同样用止涩或同样用补养,但性质不同。特别是西医认为肠与脾、肾和膀胱的系统各别,而中医惯常用健脾、温肾和利小便来治疗,收到良好效果。所以说运用中药治疗,必须依据中医理法,而且要把中医的特长发扬出来。

其二,中医对于肠胃病的忌口十分重视,腹泻既然属于肠胃,必须注意到中医传统习惯。比如上面所述第二个病例,服药后大便即成形,我以为不尽是药效,可能与嘱其暂停牛奶以便观察有关。大概中医对于腹泻的饮食禁忌,一是生冷水果类,二是油腻厚味类,三是黏滑甜味类,同时采取清淡和易于消化的食品来调养。当然,传统习惯中也有不合理的,不能过于固执,但要做好中医研究工作,也不能完全忽视。至于如何来适当地吸取,有待大家考虑了。

时间匆促,没有什么准备,以上都是我个人不成熟的意见,请同志们指正。

(1962 年 8 月在吉林医科大学中医科的讲稿)

痛证的治疗

今天谈的题目是"痛证的治疗",包括头痛、胸胁痛、胃脘痛、腹痛、脊背痛、腰痛和四肢痛等。这些痛证,在临床上都以消除疼痛为主要目的,假如泻利的腹痛,伤寒的头痛和身痛,不以疼痛为主症的,不在讨论范围之内。同时主要谈谈常见证候和一般治法,在前人的理论指导下,结合个人的一些临床体会,以期找出初步治疗规律,便于掌握运用。

中医对于痛证的发生,有一个总的概念:"不通则痛"。不通的意思是障碍,指气血受到某种因素的影响,产生郁滞、冲逆和瘀结等病变,因而形成脏腑、经络等局部疼痛。这种因素包括内因、外因和不内外因。一般性质属于寒和热两类,因为寒则收引拘急,热则红肿,最易引起疼痛。在这两者中,以寒痛比较多见,当其影响气血的时候,又以气分为早见。为此,诊断痛证应首先辨别寒热、虚实、气血。比如:得温轻减为寒,反剧为热;喜按为虚,拒按为实;初病在气,久病在血。但是寒邪久郁,可以转化为热,疼痛持续不止,能影响精神、饮食、睡眠而体力逐渐虚弱,因而又有暴痛多寒,久痛多热,暴痛属实,久痛属虚等等说法。

这是前人观察痛证的经验积累,临床可以用来作为初步印象。

诊断痛证,主要是分辨痛的性质,一般分为疗痛、刺痛、结痛、切痛、掣痛、胀痛、隐痛、绵绵作痛和时痛时止等。疗痛多属寒冷,刺痛多属瘀血,结痛多属痰食,切痛多属实热,掣痛多属风寒,胀痛多属气郁、积滞,隐痛和绵绵作痛多属虚寒,时痛时止多属气分和虫积。又痛处有灼热感的多为热证和湿热,有寒凉感的多为寒痰凝聚;喜用温罨的多为寒证和虚证,温罨更剧或手不可近的多为实热。这里包括了病因、时间和体质的强弱,说明一般痛证多属于局部,在辨证时须从全面出发,因而对病人的胖和瘦,平素的饮食起居,以及发病的昼轻夜重和昼重夜轻等,均在考虑之内。同时也必须结合兼证,如头痛的昏沉和眩晕,胃脘痛或腹痛的呕吐、泄泻和便秘。在严重情况下,还须注意面色苍白、手足青冷、心悸、汗出、气怯音微、不能出声等证。痛证是一个自觉症状,只有结合四诊,全面考虑,才能做出确诊。

《黄帝内经》上的《举痛论》,是关于痛证的专题论文,总结了十五例不同痛证的治疗经验,详尽地说明了病因病机。他认为：①痛证的发生与气血有密切关系，如气不通、气上逆、血满、血虚、血气乱等；②由于寒气引发的最占多数，如寒证有十二例，热证只有一例，寒热夹杂的两例；③诊断痛证应分辨脏腑、经络部位，如五脏、肠胃、冲脉、背俞之脉等；④应观察痛的性质及其不同兼证，如猝痛自止，痛甚不休，按之痛止，按之无益，痛不可按，相引而痛，和伴见的积聚、呕吐、腹满、便秘等。后人根据《黄帝内经》立论，有更多发挥，足供参考。

治疗方面，在不通则痛的理论指导下，一般认为通则不痛，故有"痛随利减"和"痛无补法"的说法。这里所说的"利"，即通的意思，不是攻下，王好古、薛生白均曾明白指出。主要是根据邪气的性质和受邪的部位，如受寒者散之，因湿者化之，在气者调之，以及通经、活络等，都是为了通利。当然攻便秘，下瘀血，痛证上也可使用，总之，是广义的而不是狭义的。由于痛证多实，以通利为主，故又提出了痛无补法。实际上疼痛也有虚证，不能将补法除外。故程钟龄说："若属虚痛，必须补之。虚而且寒，则宜温补并行；若寒而不虚，则专以温剂主之。"张石顽亦说："表虚而痛者，阳不足也，非温经不可；里虚而痛者，阴不足也，非养营不可。上虚而痛者，心脾伤也，非补中不可，下虚而痛者，肝肾败也，非温补命门不可。"我认为虚痛应当用补，但痛证用补仍有通的意义，而且常与疏风、散寒、化湿、祛痰等结合。必须理解，不论用通用补，有一共同的目的，乃祛除发病的因素，调和气血的运行，恢复脏腑的机能，这就不能强调一面了。

关于具体用药法则，首先应区别药物对某一部位的特殊效能。例如片姜黄止痛，常用于手臂，不用于下肢；乌药、木香止痛，常用于脘腹，不用于上焦。其次，重视药物的配伍关系。如良附丸用高良姜和香附，金铃子散用金铃子和延胡索，均是一气一血相结合。再次，使用适应药的同时，应留意禁忌。如理气药大多香燥，多用能耗气破气，又能伤阴伤津，尤其不宜于阴虚体弱患者；同时当适可而止，或减低用量，或选择力量较薄的，或与养阴药配合。诸如此类，前人均有丰富经验。至于中药究竟有没有直接止痛药呢？我认为在常用的止痛药内可能有。但是以急救目的来使用的时候，仍然应分析药物的性味和主要作用。如乌头止痛，重在逐寒温中；细辛止痛，重在辛散风寒；乳香、没药止痛，重在行气活血。另外，还有些特殊的用法。如威灵仙和千年健一般用治筋骨疼痛，我则将威灵仙用于血瘀痛经，千年健用于气滞胃痛。又如庵闾子很少使用，我常用来泡酒治疗下肢挛痛。均收到良好效果。这些在文献上都有记载，值得注意和发掘，以期提高疗效。

一、头痛

头居人体最高部位，脏腑清阳之气上注于头，手足三阳经和主一身之阳的督脉亦均上至头部，所以说："头为诸阳之会"。一般对于头痛证，李东垣认为"巅顶之上，惟风可到"，朱肱认为"三阳有头痛，三阴则无"，都从部位和经络连及外邪，是为外感头痛，假如五脏不平之气上逆，或浊阴不降，阻遏清阳上升，因而产生头痛，在《黄帝内经》称为"厥头痛"，所谓"头痛巅疾，上实下虚"和"头痛耳鸣，九窍不利，肠胃之所生"。朱丹溪认为："头痛多主于痰，痛甚者火多，有可吐者，亦有可下者"，便是内伤头痛。因此，临床上多分头痛为外感和内伤两类诊治：外感多实，内伤有虚有实；外感多用疏散，内伤有补、有温、有化、有潜镇、有清降等多种治法。

（一）外感头痛

外感头痛，常见者为风寒、风热和湿邪三种。

1. 风寒头痛 指感冒风寒引起的头痛。初起感觉形寒头胀，逐渐作痛，牵及后项板滞，遇风胀痛更剧，并伴浑身关节不舒，鼻塞，精神困倦。舌苔薄白，脉象浮紧。这种证候多为外感证初期，但患者往往以头痛为主诉。可用疏风散寒法，以菊花茶调散（菊花、川芎、薄荷、荆芥、防风、白芷、羌活、细辛、僵蚕、甘草）加减。这方内多系祛风辛散药，兼有缓痛、清头目的作用。

2. 风热头痛 指受风热引起的头痛。痛时亦有胀感，见风更剧，严重的头痛如裂，伴有口干、目赤、面部潮红等证。脉浮数或洪数，舌苔薄黄。用祛风清热法，以桑菊饮（桑叶、菊花、薄荷、桔梗、连翘、杏仁、生甘草、芦根）加减。本方辛凉微苦，辛能散风，凉能清热，苦能降气，原治风温病身热咳嗽，所谓上焦如羽，非轻不举，故只适用于风热头痛的轻证。如果胀痛剧烈，伴有小便短赤，大便闭结，及唇鼻生疮等内热症状，当用黄连上清丸（黄连、黄芩、黄柏、山栀、菊花、薄荷、葛根、桔梗、连翘、花粉、玄参、大黄、姜黄、当归、川芎）苦寒降火，虽亦具有辛凉散热作用，总的效能偏重在里。

3. 湿邪头痛 指在雾露中感受外湿引起的头痛。痛时昏胀沉重，如有布帛裹扎，形寒，四肢酸困。舌苔白腻，脉象濡缓。这种头痛虽以湿邪为主，亦与风寒有关，故一般用羌活胜湿汤（羌活、独活、防风、藁本、蔓荆子、川芎、生甘草），目的仍在疏表，使风湿从汗而解。但治疗外湿以苍术最有效，既能化湿，又能发汗，神术散（苍术、防风、生姜、葱白、生甘草）以苍术为君，佐以辛散风寒，用药最为亲切。

〔**按**〕 外感头痛为外感病中症状之一，外感病以头痛作为主症治疗，均在初期。如果外邪不解，续增发热，虽然头痛仍存，不应再作为主症。所以外感头痛的治法相同于外感病，掌握了外感病的治疗法则，就能治疗外感头痛。前人认为治太阳头痛用独活、川芎，少阳头痛用柴胡、黄芩，阳明头痛用升麻、葛根、白芷等为引，其实即外感病的辨证用药。

王肯堂曾说："浅而近者名头痛，其痛猝然而至，易于解散速安。"尤在泾也说过："风热上甚，头痛不已，如鸟巢高巅，宜射而去之。"我以为外感头痛既由外邪引起，当以辛散为主，病在头部，应选轻扬之品，即疏散风邪，佐以缓痛，兼清头目，为本病的治疗原则。因此，临床上可以采用菊花茶调散内的荆芥、防风、薄荷、菊花为基本药。偏于寒者加羌活、生姜，重者加细辛；偏于热者加桑叶，重者加黄芩；偏于湿者加苍术、藿香。也有兼目眶痛者加蔓荆子，鼻塞者加辛夷、苍耳子等。关于一般外感头痛，不能离此范围。

外感风寒后，常使头部络脉气血流行不畅，所谓脉满则痛。所以朱丹溪强调头痛必用川芎，后人引"治风先治血，血行风自灭"来解释。但川芎辛温香窜，用不得当，反多流弊，非痛时胀闷兼有头皮麻木感觉者不宜用，尤其是血虚肝阳易升的患者不可用，用后往往引起眩晕。在适应证用之，用量亦不宜太重。有人用川芎茶调散加减治外感头痛，处方甚恰当，但川芎用至三钱（9克），服后反增头痛欲吐。我就原方去川芎，并加钩藤二钱

（6克），以制之，嘱其再服一剂，即平。相反地有人用辛散轻泄法治外感头痛不愈，常感晕胀难忍。我嘱加入川芎一钱（3克），服后顿减。这里说明了不是川芎不可用，而是必须用得其法。此外，白芷、藁本等均为头痛要药，气味亦香燥耗散，使用时都应特别注意。前人用一味白芷名都梁丸，与川芎同用名芎芷散，均治偏正头风，不是一般的外感新病，当加分辨。

（二）内伤头痛

内伤头痛，分为气虚、血虚、肝火、寒厥、痰浊几种。

1. 气虚头痛 指久病或过度劳倦等中气损伤引起的头痛，痛时悠悠忽忽，有空洞感，伴见少气无力，食欲不振，脉象虚软。主要是中虚而清阳不升，宜补中益气汤（黄芪、党参、白术、炙草、当归、升麻、柴胡、姜、枣）补气升阳法。

2. 血虚头痛 指失血、大病后及妇女产后、崩漏等血虚引起的头痛，痛自眉梢上攻，兼有晕眩，面色㿠白，口唇、舌质色淡，脉象细弱。这是血虚不能上荣于脑，宜补肝养营汤（生地、当归、白芍、川芎、菊花、陈皮、炙草）滋肝养血，兼清头目。肝血不足，阴不敛阳，最容易产生虚阳上扰，头痛偏在两侧，眩晕更为明显，目胞酸重，怕见阳光，喜静恶烦，泛恶欲吐，睡眠不宁，严重的巅顶如有物重压，一般称为肝阳头痛。肝阳偏于热性，故平肝潜阳药多偏凉，用天麻钩藤饮（天麻、钩藤、石决、山栀、黄芩、杜仲、牛膝、夜交藤、茯神、益母草、桑寄生）。但由于基本上是血虚，进一步应养血治本，潜阳治标，可用驯龙汤（生地、当归、白芍、羚羊角、珍珠母、龙齿、菊花、薄荷、桑寄生、钩藤、独活、沉香）。凡血虚或由血虚发展到肝阳的头痛，往往兼见耳鸣、腰疼和腿膝酸软等肾阴虚证，及手心热、头部轰热等内热现象，所以亦常用生地、山萸、龟甲、女贞子、丹皮等滋肾清热，同时禁用辛散药。

3. 肝火头痛 指恼怒等肝火上逆引起的头痛，痛时觉胀觉热，面红，头筋突起，伴有口苦口干、暴聋、便闭等证，脉象弦滑或弦大而数。这种头痛多属实证热证，即使由血虚引起的，在此情况下也以清肝降火为先，可用龙胆泻肝汤（龙胆草、生地、当归、黄芩、山栀、木通、车前、柴胡、甘草）。

方中柴胡虽有疏肝散火作用，但正当肝火上逆时候，升散药终须慎用；当归辛温，性亦上升，改用赤芍为佳。

4. 寒厥头痛　指肝经寒气上逆引起的头痛，也称"厥阴头痛"。痛时脑户觉冷，畏风，常欲蒙被而睡，面容惨淡忧郁，伴见呕吐清涎黏沫，四末不温，脉象细弦或沉紧，舌苔白滑。治宜温肝降逆法，吴茱萸汤（吴萸、生姜、人参、红枣）加入当归、肉桂助其春生之气。还有一种寒性头痛，巅顶连及前额特别怕冷，痛亦偏在巅顶前额，并不剧烈，得温轻减，脉象沉细虚弱，称为阳虚头痛。由于肾阳不足，督脉虚寒。治宜温肾扶阳法，右归饮（熟地、山萸、山药、附子、肉桂、鹿角胶、当归、枸杞、菟丝子、杜仲）加天麻。

5. 痰浊头痛　指痰湿浊邪阻滞中焦引起的头痛，痛时昏晕，伴有胸膈满闷，呕恶痰涎，舌苔白厚黏腻，脉象濡滑。这种头痛由于痰湿中阻，阻遏清阳上升，与气虚的清阳不升有根本上的区别。治宜健脾化痰法，用半夏天麻白术汤（半夏、陈皮、茯苓、干姜、泽泻、天麻、党参、黄芪、白术、苍术、神曲、麦芽、黄柏）加减。本证亦名痰厥头痛，故主要是化痰。痰的形成由于脾胃虚弱，气机不利，湿浊不化，故佐以健中利湿，理气消食。

〔按〕　内伤头痛可分虚和实两类：虚证发作缓，实证发作急；虚证多兼晕，实证多兼胀。其中虚证以肝阳为常见，实证以肝火为常见，说明肝病与头痛有密切关系。气虚和痰浊的头痛，主要由于清阳不升，但一为中气不足，一为痰浊阻遏，根本上虚实不同。这些证候的基本药物：中气虚用黄芪、党参、白术、茯苓、当归、升麻；肝血虚用当归、白芍、阿胶、潼蒺藜、枸杞子；兼肾阴虚者加生地、龟甲；肝阳用白芍、白蒺藜、菊花、钩藤、牡蛎、桑麻丸；肝火用白芍、黄芩、夏枯草、菊花、石决明，火重者加龙胆草，兼便秘者用芦荟；肝寒用肉桂、当归、细辛、吴萸、生姜；痰湿用苍白术、茯苓、半夏、陈皮、南星、枳壳、天麻之类。

曾治一人，年近七旬，突然头痛如裂，张目便晕眩欲倒，胸中烦闷，呼吸短促，脉象浮大而数。因患者平素多痰，检阅前方多用平肝化痰，辛凉清泄，已经五日，不见轻减。我认为病非外感风温，又无发热，脉不相符。明属肾阴不足，肝阳化风上扰。呼吸气促亦由肾气不纳，不同于痰喘。因据

前人所说下虚上实之候，即拟滋阴潜镇法，用生地、麦冬、龟甲、阿胶、白芍、丹皮、钩藤、珍珠母，另用羚羊角一钱（3克）煎冲。两剂后逐渐轻减，调养半月始痊。

又治一中年男性患者，经常头痛，恼怒即发，感冒亦发，服辛散轻剂便止，但反复发作，深以为苦。诊其脉沉弦带数，舌质边尖稍红，性情急躁，夜寐不安。据述在头痛、心烦、失眠时候，饮白酒少许亦能缓解。我诊断为肝经郁火，恼怒则火升故痛，感风则火不得泄亦痛。稍与辛散或饮酒少许而轻减者，因火有发越的机会，正如《黄帝内经》所说："木郁达之，火郁发之"，但治标不治本，所以不能根除。拟方用白芍、柴胡、薄荷、丹皮、山栀、黄芩、青黛、绿梅花、枳实、生甘草，从肝经血分透泄伏火。五剂后，头痛减、睡眠渐熟。继服五剂，隔两月未见头痛复发。

有不少头痛患者，经西医诊断为神经衰弱，中医治疗一般用滋补药。我在外地治一女同志，年三十五岁，体力尚健，患头痛六载，偏在两太阳，遇工作紧张更剧，夏季亦较严重，睡眠多梦，脉象弦滑，饮食、二便、月经均正常。我诊为肝阳上亢，即用桑叶、菊花、白芍、白蒺藜、钩藤、竹茹、牡蛎、蔓荆子、荷蒂等。服四剂来复诊，头脑清醒，只日中阳盛之时感觉不舒。并谓几年业已服药数百剂，没有吃到这样便宜的药，也从未有过这样效果。

高血压证见头痛，大多从肝治，收到良好疗效，这是指一般性的。这些从肝脏治疗的高血压头痛，多数伴有脉弦等肝症状；相反地，如果诊断为高血压而肝症状不明显甚至出现别脏症状的，便不能因执常法。我曾治疗一男性患者，年五十三岁，患头痛二十多天，经西医院检查血压偏高外无其他病征。切其脉象濡缓，舌苔薄白而不腻，询知头痛不剧，但觉昏沉不舒，见风更甚，纳食呆钝，怕进油腻，腰背时觉酸困。因诊断为肾阳不足，脾运不健，清阳不能上升，用真武汤加味，处方：附子、白术、茯苓、白芍、枸杞、细辛、天麻、陈皮、生姜。服后渐安。

（三）头风痛和真头痛

再谈两个比较特殊的头痛证，头风痛和真头痛。

1. 头风痛　头痛经久不愈，时作时休，一触

即发,往往在天气变化,起风的前一天痛甚,至起风的一天痛反少愈。其他恼怒、烦劳和情志抑郁等均能引起。有偏头风和正头风之分。发时一般剧烈,痛连眉梢,目不能开,眩晕不能抬举,头皮麻木。此证多由素有痰火,复因当风取凉,邪从风府入脑,郁而为痛,可用消风散(羌活、荆芥、防风、藿香、厚朴、僵蚕、蝉衣、人参、茯苓、陈皮、甘草)茶调内服,并用透顶散(细辛、瓜蒂、丁香、冰片、麝香、糯米)搐鼻。

2. **真头痛**　头痛,脑尽痛,手足青至肘膝关节。前人认为脑为髓海,真气所聚,受邪后不超过十二小时死亡。急灸百会穴,并进大剂参附,可望十中生一。但兼见天柱骨倾折的,终难抢救。

〔按〕　真头痛一般认为难治,本人缺乏临床经验。头风大多经年累岁,亦为顽固证。由于原因错杂,不能单纯用一种方法,常用药如川芎、白芷、羌活、防风、细辛、藁本、黄芩、僵蚕、胆星、天麻、全蝎等。我治一女性患者,年廿九岁,因野外工作,得头痛证已八年,每逢变天或多用脑力即发,发时脑户觉冷,不能见风,常用头巾包扎,口多清涎,脉象沉细。即用前药去黄芩加吴萸,羌活改为独活。半个月后,症状逐渐消失,又去吴萸、防风、全蝎,加当归、桂枝。一月后痊愈。本来月经来时量少色紫,亦获正常。

前人对于头风痛也有认为风淫火郁,采取轻清凉泄治法。如叶天士《临证指南医案》里多用桑叶、菊花、蔓荆子、丹皮、山栀、苦丁茶、钩藤,进一步加入生地、白芍、归身、枸杞子、潼沙苑等滋养肝肾。这种治法与肝阳、肝风头痛相混,故徐灵胎评为:"头风之疾,轻者易愈,其重者风毒上攻,络血横逆,重则厥冒,久则伤目,必重剂并外治诸法,方能有效。"但叶天士也重视气血瘀痹,采取虫蚁一类药入血中搜逐,攻通邪结。尝用细辛、半夏、川乌、全蝎、姜汁,又用川芎、当归、半夏、姜汁、全蝎、蜂房,并指出兼刺风池、风府和艾灸等外治法(见《清代名医医案精华》)。说明头风痛当分轻重施治,只在一般头风痛很少用滋柔清泄。

二、胸胁痛

胸痛和胁痛是两个症状,因为二者的病因病机大致相同,发病时又常互相影响,所以合并讨论。但是毕竟部位各异,治疗不一样,不能因而含混。

胸、胁痛在外感和内伤病中都能出现,如伤寒少阳病及咳嗽、水饮、积聚等杂病均有本证。如果作为一个主症来说,则以内因为多,主要为气滞和瘀血两种,其中气痛尤为常见。

(一)胸痛

先谈胸痛。膈之上为胸,胸为心肺部位,心肺为两个阳脏,所以胸中是清阳所聚的地方,也称清旷之区。喻嘉言曾说:"胸中阳气如离照当空,设地气一上,则窒塞有加。"这里所说的地气是指中焦寒气和浊气,中阳不振而寒浊之气上犯,或寒浊之气上犯而使阳气不宣,统称阴邪上干阳位,能使产生痞痛等证。这是前人对于胸痛的认识,在临床上也证实了这理论的可靠性。

1. **气滞痛**　痛时胸闷痞结,短气不利,时缓时急,严重的胸痛彻背,背痛彻心,痛无休止,不得安卧,脉象沉迟或弦紧,舌苔白腻。这种胸痛多由寒邪上逆,胸阳痹阻,故《金匮要略》称为"胸痹",主张通胸中之阳,用栝楼薤白白酒汤(瓜蒌、薤白、白酒);寒重或挟有痰浊的,用枳实薤白桂枝汤(枳实、薤白、桂枝、厚朴、瓜蒌)和栝楼薤白半夏汤(瓜蒌、薤白、半夏)。

2. **瘀血痛**　瘀血胸痛以外伤及久咳、努力憋气引起的为多,吐血早用凉血、止血药,亦往往使离经之血内阻作痛。痛如针刺,呼吸尤剧,手按不得缓解。这种瘀痛多因络道不通,气行不利,治法以祛瘀、和络、理气为主,用旋复花汤(旋复花、新绛、葱管)。方内新绛系用猩猩血染成的帽纬,近已少有,可用藏红花代替。还有桃仁、归尾、郁金、枳壳等活血行气药,均可使用。

〔按〕　痹者闭也,所说胸痹实际上是一个胃寒证,因胃中受寒而影响胸中阳气郁滞。所以《金匮要略》用通阳法而不用扶阳法,用散寒、理气、化痰等药而不用补药,总的目的在宣通胃气而不在止痛。临床证明,胸痹病人多因受寒后发,不能吃生冷东西,并伴见噎塞、暖噫和食呆等证。用薤白为主药,取其味辛苦温,能温胃散滞气,用来加减的枳实、生姜、厚朴、橘皮等也都是和胃之品。叶天士治胃病极其常用,赞扬薤白宣阳疏滞,不伤胃气,称为辛滑通阳法。兹录《临证指南医案》里一方作为处方举例:"薤白、炒瓜蒌、制半夏、茯苓、桂枝、生姜汁。"在这基础上,气逆嗳噫者加陈皮、枳壳,胀满噎塞者加厚朴、郁金。但胃气虚寒患者不宜薤白,服后往往噫气不止。

胸痛中有属于心脏病引起的,痛时偏在左侧,有如针刺,重者牵及肩臂内侧作痛,常有胸闷气窒,呼吸不畅,稍有劳动即觉心慌心悸,脉象或数或迟或代,多不规律。《医学入门》上有"悸痛"证,指出:"内因七情,心气耗散,心血不荣,轻则怔忡惊悸,似痛非痛",《证治汇补》上也说:"胸中引背膊内廉皆痛,心火盛也",均指出了其病在心。这病症的轻重程度不一,主要由于心主血脉,心气不足,营行障碍,故治疗必须从心脏着手。我常用人参、丹参、生地、麦冬、桂枝、阿胶、三七、郁金、檀香、血竭、藏红花等作为基本药,扶心气,活心血,随症加减,效果良好,亦可酌用薤白、瓜蒌之类,并结合枣仁、茯神、龙齿等安神,手臂疼痛较剧者同时内服大活络丹,但均不是主要药。本病治疗比较困难,《黄帝内经》称为"厥心痛",详见《灵枢·厥病篇》。

血瘀络道的胸痛,除损伤外多由他病传变,必须根据原来的病证加入和络之品。例如咳嗽不止,增加胸痛,即在治咳方内加入和络。一般先从气分影响及血,故和络又常与理气同用。基本药为红花、桃仁、郁金、枳壳、橘络、乳香等。凡络痛多在一、二处,痛如针刺,以咳嗽、吸气时最为明显;假如一片作痛,痛无休止,或兼有痞满等证,应考虑其他原因。

(二)胁痛

两胁为肝、胆两经循行的部位。因胆附于肝,肝气又易于横逆,促使胀满作痛,故胁痛多属肝病。一般亦分气痛和瘀痛两类。

1. **气 痛** 多由恼怒、郁结等情志失调,发时右胁先痛,时痛时止,经久则影响左胁,亦能影响胸膺、背部均痛,不便转侧,妨碍呼吸,咳嗽尤剧,有胀滞感,伴见胸闷太息,或得嗳气稍舒,脉象多弦。治宜疏肝理气法,用柴胡疏肝散(柴胡、白芍、香附、川芎、枳壳、陈皮、甘草)。气郁经久化火,兼见烦热、口干,脉象弦数,用清肝汤(白芍、当归、川芎、丹皮、山栀、柴胡)。如果胁痛悠悠不止,两目昗眪,心怯惊恐,为肝血不足现象,用四物汤加柴胡、青皮。

2. **瘀 痛** 胁痛如刺,痛处不移,按之亦痛,

但轻加按摩则略觉轻减,脉象弦涩或沉涩。瘀血胁痛的形成,当分两种:一种由肝气郁结,久而不愈,血随气滞,所谓初痛在气,久必及血,瘀阻经络,着而不行;一种是跌仆斗殴损伤,瘀停胁肋,比较急骤严重,痛亦剧烈,皮肤出现青紫伤痕。治法均宜活血行瘀,但前者须在行气的基础上祛瘀通络,用柴胡疏肝散加桃仁、红花、当归须之类;后者当以逐瘀为主,用复元活血汤(柴胡、当归、红花、桃仁、大黄、穿山甲、天花粉、甘草)。滇三七能祛瘀生新,为伤科要药,可磨粉另服,或先用成药七厘散和云南白药。

〔按〕 治疗肝气胁痛以疏肝为主,疏肝的药物以柴胡、青皮入肝胆经,善于散邪理气,最为多用。前人曾说,胁痛只须一味青皮醋炒,煎服或作粉剂均有良效。但是肝为刚脏,非柔不克,疏气药常用重用,能耗气耗血,对于肝脏不利。叶天士谓:"柴胡劫肝阴",王孟英并认为"最劫肝阴",虽然未免言之过甚,但亦不可忽视禁忌。有人滥用柴胡治胁痛,不仅疼痛不止,更引起目赤、咽喉肿痛,可引为前车之鉴。我认为青皮疏肝行滞气、柴胡舒肝解郁,兼有升散作用,均为胁痛良药,问题在于分辨新病、久病,证情轻重,体质强弱,适当地使用和配合。为此,本证的基本处方以四逆散(柴胡、白芍、枳实、甘草)较为妥善,除枳实改用枳壳外,理气的青皮、金铃子,养血和血的当归、川芎,清热的丹皮、山栀,均可随证加入,即使一般瘀痛,也可在这基础上加入桃仁、红花等。

跌仆损伤的血瘀作痛,不限于胁部。复元活血汤用柴胡引经,因为肝主藏血。大概瘀痛的常用药为当归、赤芍、桃仁、红花、地鳖虫、乳香、没药,痛在腰、胁者加柴胡,在胸部者加郁金,在腹部者加大黄。

近来对于肝炎的治疗,一般亦用疏肝方法,我亦常用白芍、丹参、青皮、柴胡、香附、郁金、金铃子、枳壳等一类药物。但必须注意几个问题,肝气阻滞络道固然能致胁痛,痛久也能使络道瘀结;另一方面,血虚不能养肝易使肝气横逆,肝气横逆也能使肝血受损。临床上遇见的肝炎大多有较长的病史,而且也有感到极度疲劳的,这就不能单从疏肝治疗。同时肝病最易影响肠胃之证,在肝炎证上往往出现食呆、腹胀、嗳噫、矢气、大便或溏或秘,治疗时或肝胃兼顾,或先治肠胃,应掌握先后、

缓急的步骤。

右胁期门穴处隐隐作痛,逐渐胀痛增剧,不能转侧,手不可按,甚至呼吸不利,寒热,为肝痈初期。多由饮酒过多,忿怒忧郁引起,可用柴胡清肝汤(生地、当归、白芍、柴胡、黄芩、山栀、天花粉、防风、牛蒡、连翘、甘草)。不愈能化脓,痛处膨满,皮肤出现紫红色,咳吐脓血,或并发剧烈腹痛,便下脓血,可于前方内减去防风、牛蒡,加鱼腥草、败酱草、芦茅根等。

三、胃脘痛

胃主受纳和消化饮食,以和降为贵,胃痛的主要原因便是不能和降。引起不能和降的因素,有受寒、停湿、湿热、瘀血、饮食失调、情志郁结和本身虚弱等,其中以胃寒、胃气和胃虚最为多见。

治疗胃痛不能把胃孤立起来看,因为消化功能脾胃有密切关系。胃主纳,脾主运,胃主降,脾主升,胃当通,脾当守,两者的性质不同,但作用是统一的,因此脾和胃称作表里,诊治胃痛应从脾胃两方面考虑。又因五行相克规律木能乘土,肝气横逆往往犯胃乘脾,所以对于胃痛中气痛一证,特别注意到肝,有肝胃气痛的名称。这是中医理论的特点。必须理解中医对胃和肝、脾的认识,才能确切地运用中医法则治疗胃病。现在就常见的几个胃痛及几个类似胃痛的证候,分述如下。

1. **胃寒痛**　指饮食生冷和直接受寒气引起的胃痛。骤然胃脘作痛,喜手按及饮热汤,痛势无休止,伴见呕吐清水,畏寒,手足不温,脉象沉迟,舌苔白腻。这种胃痛由于中焦受寒所致,属于实证,治宜温中散寒法,用厚朴温中汤(厚朴、豆蔻、陈皮、木香、干姜、茯苓、甘草)。经常受凉即发,可用肉桂粉一味开水送服。如兼饮食不慎,寒食交阻,疼痛更剧,可酌加神曲、山楂等帮助消化。

2. **胃气痛**　指气机郁滞引起的胃痛。胃脘胀痛攻冲,胸闷痞塞,得嗳气稍舒,或伴腹部亦胀,大便困难等,脉象弦滑。这种胃痛纯属胃不和降,治宜行气散滞法,用香砂枳术丸(木香、砂仁、枳实、白术),较重的结合沉香降气散(沉香、香附、砂仁、甘草)。胃气作痛很多由肝气引起,多伴肝气症状,如胁满胀痛,时有太息,并多发于恼怒之后,或有情志不遂病史,可于前法内参用柴胡疏肝散(柴胡、白芍、川芎、香附、陈皮、枳壳、甘草),或用

调气汤(香附、青陈皮、藿香、木香、乌药、砂仁、甘草)。凡由肝气引起的胃痛,经久不愈,极易化火,宜辛泄苦降法,用化肝煎(白芍、丹皮、山栀、青皮、陈皮、贝母、泽泻)结合左金丸(黄连、吴萸)。

3. **胃虚痛**　此证着重在脾,多偏于寒。痛时常在空腹,得食或温罨缓解,伴见泛酸,畏冷喜暖,舌质淡,苔薄白,脉象沉细无力,或见虚弦。治宜温养中气,前人提出过许多方剂,本人主张用黄芪建中汤(黄芪、桂枝、白芍、炙草、姜、枣、饴糖)加减。本证的形成,主要由于脾阳衰微,中气薄弱,但可以从寒痛、气痛经久不愈转变而来,并常因受寒、气恼等反复发作。在脾胃本身虚寒的情况下,也能呈现消化不良等症状,必须认识本证基本上是一个虚寒证,不能和其他胃痛混淆。

〔按〕　胃寒痛多由受凉和饮冷引起,痛时常兼恶寒或呕吐白沫的,可于一般处方内加入紫苏或吴萸,一则散寒,一则降逆,均有温中作用。但在虚寒胃痛出现恶寒或呕吐白沫,宜用桂枝不宜用紫苏,用吴萸亦宜与党参结合。这里说明了胃寒痛和胃虚痛同样有喜温喜按等寒证,须分虚实治疗。比如说,治寒痛用大建中汤(川椒、干姜、人参),治虚痛用香砂六君子汤(木香、砂仁、党参、白术、甘草、茯苓、半夏、陈皮),当然也可以。严格地说来,实证用人参,虚证用香砂等,均应考虑。诚然,临床上胃痛证往往虚实夹杂,用药亦多兼顾,不能机械地划分,但主次必须明确。

胃气痛从肝胃治疗,以理气为主,这是常法。但理气药多辛燥耗伤气阴,尤其肝血不足、肝火偏旺的患者应当慎重。魏玉璜的一贯煎(生地、当归、枸杞、沙参、麦冬、金铃子)在滋养中佐以疏肝,便是为伤阴作痛而设。我治一女性患者,五十七岁,有十多年胃痛史,经常发作,不能多食,口干饮水稍多亦胀痛,时吐黏痰,嗳气困难,大便秘结,舌质干绛,脉象细弦有力。诊断为肝血胃阴大伤,有转成关格的趋向,虽然中焦气滞兼有痰浊,不能再用香燥理气止痛。处方:生地、石斛、玉竹、白芍、瓜蒌、麻仁、绿梅花、乌梅、金橘饼。调理半月后逐渐轻减。

文献上有胃痈证,系内痈之一,初起中脘微肿作痛,痛成破溃后呕吐脓血。并谓舌苔灰黑垢腻,经久不退,口甜气秽,胃痛隐隐,结喉旁人迎脉大,为胃脘发痈之候。痈已成则寒热如疟,脉象洪数,

或见皮肤甲错。本人因对本证缺乏临床经验，仅提供参考，不作讨论。

四、腹痛

人身背为阳，腹为阴，二阳脏位于膈上，三阴脏均在腹内，故腹痛证多偏于寒。从部位来分，上腹部即中脘属太阴，脐腹属少阴，左右为少腹属厥阴，脐下为小腹属冲任奇经，一般多根据这部位结合病因和症状做出诊断。除上腹痛已详胃脘痛外，兹分脐腹、少腹、小腹叙述如下。

1. **脐腹痛** 脐腹虽属少阴，一般仍包括太阴及大、小肠。痛时多在脐腹周围，喜手按或温罨，伴见肠鸣，自利，饮食少味，消化迟钝，舌苔白腻等。这类腹痛，暴痛多由受寒或啖生冷引起，痛无休止；久痛则为脾肾虚寒，时轻时重。前者宜散寒和中法，用排气饮（藿香、木香、乌药、厚朴、枳壳、香附、陈皮、泽泻），寒重加肉桂，亦可用天台乌药散（乌药、高良姜、小茴香、木香、青皮、槟榔、金铃子、巴豆），但巴豆当慎用；后者用理中汤（党参、白术、炮姜、甘草），寒重者加附子。虫积痛亦多见于脐腹，其特征为时痛时止，痛时剧烈难忍，痛过又饮食如常，兼有形瘦和面色萎黄等症状。治疗有直接杀虫法，用化虫丸（鹤虱、苦楝根、槟榔、芜荑、使君子、枯矾）；安虫法，用乌梅丸（乌梅、细辛、桂枝、人参、黄连、黄柏、附子、干姜、川椒、当归）。

2. **少腹痛** 少腹属厥阴，病以肝气为多，痛时的特征均兼作胀，或牵及胁肋，得矢气轻减，治以疏肝理气法，用金铃子散（金铃子、延胡）加青皮、荔枝核等。肝寒气滞作痛者，兼有肢冷，脉细，或吐清水酸水，用当归四逆汤（当归、桂枝、白芍、细辛、通草、红枣）。若痛时下控睾丸亦痛，或多立即觉少腹胀痛，须防疝气，用济生橘核丸（橘核、金铃子、延胡、木香、厚朴、枳实、肉桂、海藻、昆布、海带、桃仁、木通）加减，散寒理气之中兼有软坚作用。

3. **小腹痛** 小腹属冲任二脉，小腹痛以妇科痛经病最为常见。痛经可分三个类型：一为经前痛，经前三四天或七八天内，先觉少腹胀痛，重的胁部和乳房亦胀，经将来时小腹亦痛剧，经行便逐渐消失；二为经行痛，经来时小腹急痛，经血涩少不利，逐渐量多，痛亦渐减，至经净痛始消失；三为经后痛，经前经行均无腹痛，经行二、三天后量渐多，或七、八天淋沥不断，开始小腹绵绵作痛，兼有下坠感及腰酸、疲乏等现象。痛经的腹痛，主要部位都在小腹，前二种属气滞、寒阻、瘀血内结，治宜调经饮（当归、香附、青皮、山楂、牛膝、茯苓）和延胡索散（延胡、当归、川芎、乳香、没药、蒲黄、肉桂）加减，其他如柴胡、乌药、红花、桃仁、五灵脂等理气、散寒、活血、祛瘀药，均可适当加入。后者属气血两亏，不能固摄，宜胶艾四物汤（阿胶、艾叶、熟地、白芍、当归、川芎、甘草）加黄芪、党参益气，亦可加龙骨、牡蛎、升麻等固涩升提。

〔按〕 腹痛证从部位、原因、症状等方面综合来看，可以找出一般规律，即：少腹痛多气属肝，脐腹痛多寒属脾肾和大小肠，小腹痛多瘀血属冲任二脉。因而有几个基本处方：气痛用疏肝理气法，当归、白芍、青皮、香附、延胡、金铃子；寒痛虚证用温运脾肾法，白术、附子、干姜、甘草，实证用疏肠散寒法，乌药、木香、砂仁、陈皮；瘀血腹痛用活血祛瘀法，当归、川芎、赤芍、红花、泽兰、延胡。当然这不是绝对的，并且应考虑其他病因，适当地结合。例如气痛有寒可加肉桂，经前痛可加茺蔚子；瘀痛挟寒可加艾叶，挟气可加香附；寒痛兼呃可加丁香，兼泄泻可加肉果等。至于腹痛热证，多见于伤寒、温病邪传中焦，大便秘结，很少单独出现。我尝治一中年患者，腹痛时缓时急，自觉内热甚重，但无烦渴现象，大便干燥，隔日一行，脉滑有力。因忆朱丹溪曾说："腹中常觉有热而痛，此为积热，宜调胃承气汤。"即用炒大黄钱半（4.5克），生甘草一钱（3克），玄明粉一钱（3克）冲，加入木香八分（2.4克），黄连五分（1.5克）调气清热。连服三剂，腑行甚畅，痛随消失。这种腹痛，实际上由大便不畅引起，不能作为热痛。

又治一患者腹痛绕脐，已近两年，检阅以前药方，多因病史较长，痛不剧烈，食少作胀，认为脾肾阳虚，投桂附八味和理中一类。我诊其脉沉弦有力，舌苔白滑。询之无形寒怕冷，除大便窘迫，挟有黏沫，下时不爽外，亦无其他痛苦。因此诊断为小肠受寒，传化失职，当温通火腑。处方：肉桂、川椒、干姜、枳实、山楂、木香、槟榔。两剂后腹痛反剧，肠鸣，泻下黏秽粪便甚多，遂获痊愈。

脐腹痛中有腹部凹凸有形，拒按手不能近，甚则蜷卧汗出，手足厥冷，《金匮要略》称为"寒疝"，用大乌头煎(乌头、蜜)。乌头辛热有毒,多服能使如醉状。我用大建中汤(川椒、干姜、人参)和椒桂汤(川椒、桂枝、小茴香、高良姜、吴萸、柴胡、青陈皮)加减,效果亦佳。

一女性患者,三十八岁,每日早起面部浮肿,冬季更明显,月经后亦较甚。经来每月超前,色紫挟块,量或多或少,多时较为舒畅,少则反觉头晕,浑身不适。经行净后有四、五天腹痛,兼下坠感,腰连两下肢亦酸痛乏力,手足冰冷不温,脉象沉细。患者就诊的目的主要为经后痛。据述痛时气力毫无,最为难受。我从证状分析,肝肾虚寒,冲任亏损,中气亦不能提挈。虽然经来色紫挟块,亦由血海虚寒所致,不同于瘀热。处方用熟地、附子、仙灵脾、艾叶、阿胶、藏红花、黄芪、白术、桂枝、白芍、茯苓。先服十剂,无不良反应;再服十剂,经行量多,色转红,净后腹痛轻减,仍有下坠感,原方去红花加升麻调养。

五、腰痛

腰为肾之府,肾为先天,有强壮全身的能力,肾虚会使全身困倦,尤其腰部先有酸疼乏力的感觉。所以腰痛和肾有密切关系,临床遇见腰痛,首先应考虑到肾脏有无虚弱及损害等病变。但是全身经络从上走下,从下走上,都通过腰部。其中足太阳经在背部分为四行,对腰部的联系尤广;足少阴经本来是肾的经脉,从肾走腰更为接近;它如带脉环绕腰部,约束诸经,对腰痛证也极重要。这样,从内脏和经脉结合起来,可以清楚地看到腰痛的产生,在内脏以肾虚为主,在经络以足太阳、足少阴和带脉的感受外邪或扭伤为多。同时脏腑与经络有密切联系,肾脏精气不足可使外邪乘虚而入,外邪侵入也能影响肾气,说明肾脏实占重要位置。兹分肾虚、寒湿、扭伤三类。

1. **肾虚腰痛** 包括性欲过度,遗精滑泄,妇女崩漏带下,以及老年精气虚弱等引起的腰痛。这种腰痛多逐渐形成,初起但觉腰部酸软乏力,痛时绵绵隐隐,并不剧烈,常兼脊骨腿足酸痿,不耐多走多立,坐眠轻减,脉象细弱或虚微。由于肾为水火之脏,应分阴虚和阳虚,阴虚腰痛兼见内热心烦,头晕耳鸣;阳虚腰痛兼见神疲气短,畏寒溲频等证。治疗亦分滋阴补肾法,用大补阴丸(熟地、龟甲、黄柏、知母、猪脊髓);扶阳补肾法,用煨肾丸(苁蓉、补骨脂、菟丝子、沙苑子、杜仲、牛膝、肉桂、胡芦巴、萆薢、猪腰)。然腰痛经久,不时发作,大多阴阳两虚,宜大补精气,用无比山药丸(山药、熟地、山萸、苁蓉、鹿角胶、巴戟天、补骨脂、菟丝子、杜仲、续断、牛膝、骨碎补、木瓜、萆薢、肉桂、茯苓、泽泻、青盐)。疲劳过度亦有腰痛,休息后便复原,不属于肾虚范围。

2. **寒湿腰痛** 指感冒风寒,淋受冷雨,坐卧湿地等损伤经络引起的腰痛,痛时腰背拘急,转侧不便,有酸胀感,痛处觉冷,遇阴寒天气更剧,也有牵及一身板滞或两腿酸疼,脉象沉紧或沉缓,舌苔多白腻。治宜祛寒行湿法,用独活寄生汤(独活、桑寄生、防风、桂枝、细辛、秦艽、杜仲、牛膝、党参、茯苓、甘草、熟地、当归、白芍、川芎)。伤湿腰痛在《金匮要略》上称为"肾着"证,指出身体重,腰中冷,如坐水中,形如水状,反不渴,小便自利,饮食如故,用甘姜苓术汤(炙草、干姜、茯苓、白术)。这是带脉感受寒湿,其特征为痛时多从后面牵连两侧,痛处常觉寒冷,有沉重感,故不从肾脏治疗,以温脾化湿为主。

3. **扭伤腰痛** 指强力举重、闪挫受伤引起的腰痛。病起骤然,痛不能动,呼吸咳嗽困难。由于气血凝滞,治宜行气化瘀法,用通气散(木香、陈皮、小茴香、延胡、白丑、穿山甲、甘草)。

〔按〕 腰痛应当以肾虚为重点,前人通过肾来治疗腰痛,多数是滋补真阴,温养真阳。例如:丹溪的青娥丸(杜仲、补骨脂、核桃肉),东垣的补髓丹(杜仲、补骨脂、核桃肉、鹿茸、没药),《古今医鉴》的壮本丸(杜仲、补骨脂、苁蓉、巴戟、小茴香、猪腰),《沈氏尊生书》的羊肾丸(鹿茸、小茴香、菟丝子、羊腰)等。它的主要目的是补肾,并根据肾为水火之脏,补阴必须静中有动,补阳必须动中有静的原则,用了苁蓉、补骨脂、鹿茸、菟丝子及杜仲、猪羊腰补养;照顾到止痛治标,用了小茴香、没药等。这是处方的一般法则,其他如熟地、山萸、鹿角胶、枸杞子等均可选用。

一般肾虚腰痛,痛不剧烈,劳累即作,无其他明显症状,我常用猪腰和杜仲煮食,效果良好。法用猪腰一对,洗净勿切碎,炒杜仲一两,加黄酒和盐少许,水两碗,文火焖酥,分两次将猪腰和汤服食。此系食疗方法之一,可以连服四、五对多至十余对。

一患者男性,劳动后忽觉腰部酸痛,逐渐转侧俯仰困难,开始认为扭伤,用推拿无效,转觉形寒,兼有低热。我按脉象浮数,依据太阳经受寒治疗,用羌活、桂枝、防风、小茴香、川芎、丝瓜络、葱白等。一剂得微汗,再剂即疼痛消失。凡扭伤腰痛一起即转动困难;风寒伤络腰痛由渐转剧,并兼外感症状;内伤腰痛虽痛而能转侧,但行动较缓,多发于老年人,以此为辨。

六、脊背痛

脊背为督脉和足太阳经所过,督脉行于脊内,足太阳经分布背部。虽然同主阳气,在发病上前者多里证,后者多表证,治疗有很大区别。

1. **脊 痛** 痛时多在背部中间,不能挺直,偶然挺直较舒,亦不能持久,严重的脊背一线觉冷,腰部亦冷,像有风寒侵袭,脉象微弱,伴见小便频数清长,腿足酸软。主要由于督脉阳虚,宜右归丸(附子、肉桂、山萸、山药、熟地、杞子、甘草、杜仲)加鹿角胶、狗脊。

2. **背 痛** 背痛多由太阳经受寒邪引起,痛时背部均感板滞不舒,甚则连及后项肩胛板滞。治宜羌活胜湿汤(羌独活、防风、藁本、蔓荆子、川芎、甘草),亦可酌加麻黄、桂枝。

〔**按**〕 脊痛少实证,背痛少虚证。治脊痛不能离开肾,治背痛必须兼顾肺,这是大法。但从脊痛来说,督脉循行脊内,治疗肾脏应与温通督脉相结合,才能收到效果。如何温通督脉?我的初步经验,用右归丸加鹿角胶、狗脊最为有效,或在温养中酌加桂枝、独活通阳。

尝治一女性患者,二十多岁,体质素强。因久坐水泥地,腰部觉凉,起立稍感酸痛。逐渐向上发展,两三天后整个背部板滞不舒,一星期后又觉下肢行走沉重。经过治疗两个多月,用三痹汤加减,并狗皮膏外贴,效果不显。我认为此证的病因病机很清楚,过去治法亦甚恰当,不能收到效果的原因,或许由于早期用风寒药太少,后来又因病久而偏于温补,致使寒邪凝滞经络,不能解散。处方用熟地、鹿角胶、麻黄、羌独活、细辛从肾脏来透发足少阴、太阳的寒邪,佐以杜仲、狗脊、续断等。五剂后背部得微汗,仍持原意,半月后遂见好转。

七、四肢痛

脾主四肢,因脾脏病变引起的四肢症状,多属手足无力,肌肉萎缩,浮肿作胀等。在疼痛方面,则以经络为主。上肢为手经所循行,下肢为足经所循行,三阳经循行于外侧前侧,三阴经循行于内侧后侧,这是部位的区别。原因则偏重在风寒湿三种外邪,这三种外邪往往混合发病,但在程度上有轻重。由于外邪侵入经络,使气血流行不畅,肌肉关节发生痛觉,故前人称为"痹证"。痹是痹闭,即气血阻塞不通的意思。风寒湿三邪结合后,性质属阴,在寒冷阴湿的气候易于复发或加剧,这在前人经验中又总结出:"逢寒则急,逢热则纵"(《黄帝内经》),并谓痹证"宜针引阳气"(《金匮要略》)。当然,引起四肢疼痛的还有其他原因,但以风寒湿为主。兹就发病部位分为上肢痛和下肢痛两类。

1. **上肢痛** 风寒湿侵袭四肢的主要症状,为肌肉骨节酸痛,运动障碍。风胜者多走注,寒胜者遇冷更剧,湿胜者重着麻木,为其特征。上肢手臂系手六经的交会,偏于风寒为多,因肩胛处最易受凉,痛时常从肩胛向肘下行,手臂不能高举,亦不能向后弯曲,痛时多一臂或两臂交替,《金匮要略》所谓"但臂不遂者此为痹",说明与中风偏枯不同。本证一般有寒冷感觉,或伴低热,或牵及项背板滞,对内脏很少影响。治宜疏散活络法,用防风汤(防风、羌活、桂枝、秦艽、葛根、当归、杏仁、黄芩、赤苓、甘草、生姜),痛剧而有拘挛现象的,用透经解挛汤(防风、荆芥、羌活、白芷、当归、川芎、红花、苏木、蝉衣、天麻、山甲、连翘、甘草)。凡通经络必须佐用和营活血之品,两方内均用当归,透经解挛汤还重用血药,便是这个道理。如果单纯的血不养筋,可用四物汤(熟地、当归、白芍、川芎)加秦艽、桑枝。

2. **下肢痛** 下肢为足六经的交会,尤其与足三阴经有密切关系,故腿足疼痛偏在寒湿方面,常因坐卧阴冷潮湿之处引起,痛时伴有寒冷、沉重感觉,或足胫有轻微浮肿。一般用三痹汤(人参、黄芪、当归、熟地、川芎、白芍、肉桂、细辛、独活、防风、秦艽、杜仲、续断、牛膝、茯苓、甘草、姜、枣),寒重者可用千金乌头汤(乌头、附子、肉桂、蜀椒、细辛、独活、防风、干姜、秦艽、当归、白芍、茯苓、甘草、红枣),湿重者用薏苡仁汤(苡仁、苍术、麻黄、桂枝、当归、白芍、甘草、生姜）加减。治疗下肢疼痛同样需要在祛邪活络之内调和气血，但在下肢当侧重肝肾，故方内常用附子、肉桂扶阳，杜仲、续断、牛膝等强筋骨。如果湿热下注，又宜去热药加三妙丸（苍术、黄柏、知母）之类，这是同中之异。

〔按〕　治疗四肢疼痛必须分别上下肢用药，例如姜黄、秦艽、桑枝、羌活、防风、桂枝、威灵仙等多用于上肢，续断、牛膝、木瓜、独活、防己、蚕沙、乌头等多用于下肢，其中也有通用的，如海风藤、络石藤、丝瓜络以及成药小活络丹（川乌、草乌、胆星、地龙、乳香、没药）等，均不限于上肢或下肢。上下肢俱痛不等于全身痛即一身尽痛，一身尽痛多见于伤寒、伤湿和阴阳毒证，不需要通经和络，上下肢痛多偏在关节方面，应祛邪与活络结合，两者的病机和治法基本不同。

下肢痛往往由肝肾虚弱引起。我治一男性患者下肢疼痛，兼有麻木寒凉感，曾服通经活络方结合针灸治疗，一年多不见效果，夏季亦不轻减。切其脉沉细无力，腰脊酸困，小便较频，舌苔薄白，舌尖嫩红。诊断为肝血肾阴两亏，不能濡养筋骨。改用虎潜丸（熟地、龟甲、白芍、锁阳、虎骨、牛膝、当归、干姜、黄柏、知母、陈皮、羊肉），每次三钱，一日两次，淡盐汤送服。一月后逐渐痊愈。

又治一患者下肢疼痛，入夜足胫觉热，睡时常欲伸出被外，曾作风湿处理，针药兼施无效。我按脉象细数，小便黄赤，以阴虚湿热下注治疗，处方用生地、黄柏、知母、牛膝、草薢、蚕沙、木防己、五加皮、赤苓，十剂渐瘥。

四肢疼痛，游走无定，特别表现在关节处红肿剧痛，甚至手指屈伸不利，为"历节风"证，系行痹中的一种证候。我用桂枝、赤芍、秦艽、知母、桑枝、忍冬藤、威灵仙，内热重者酌加石膏，有寒热者加防风，取得良好效果。

一患者有心悸心慌，胸闷刺痛宿疾，我诊断为心气不足，迭用养心血、通心阳之剂，得到好转。此证本可出现手臂酸痛，《黄帝内经》称为"臂厥"，而患者仅在手臂内侧肘腕之间有一线疼痛，极为少见。我于汤药外另用大活络丹，每日半颗，服六颗后即渐消失。大活络丹药味复杂，主要是调养气血，通利经脉，其中冰、麝等更能窜走空窍络道。尝治一患者四肢肌肉关节尽痛，曾进不少风湿药无效，手腕骨节且渐变形。我认为

当予养血活络，一面用四物汤加味，一面服大活络丹。服活络丹后半小时，即觉四肢有气上下窜动，一小时后逐渐安定。连服半个月，每次如此。为了有意识地观察，改用小活络丹，便无此现象。这是偶然的发现，因文献上未见记载，姑先报道，再作研究。

3. **肩痛**　肩胛为足太阳经所过之处，亦为手太阴经的分域，属于足太阳经的多与背痛并见，属于手太阴经的多与手臂有影响。单纯属于手太阴经的肩痛，又多从风热治疗，以辛散为主，用羌活散（羌活、防风、细辛、川芎、菊花、黄芩、石膏、蔓荆子、前胡、枳壳、茯苓、甘草、生姜）加减。

4. **膝痛**　膝为筋之府，膝痛多属筋病，常因寒冷侵袭，能屈难伸，可用虎骨四斤丸（虎骨、苁蓉、川乌、牛膝、木瓜、天麻）。有一种膝部肿大疼痛，屈伸不利，名为"鹤膝风"。喻嘉言说："鹤膝风即风寒湿之痹于膝者。如膝骨日大，上下肌肉日枯，未可先治其膝，宜养气血使肌肉渐荣，再治其膝。"此证多由三阴先损，又受风寒湿邪，初起膝部皮色不变，肿不明显，上下肌肉松弛有萎缩倾向，治宜标本兼顾，用神效散（人参、黄芪、当归、白芍、熟地、白术、甘草、附子、羌活、防风、杜仲、牛膝、生姜）或换骨丹（当归、虎骨、龟甲、杞子、苍术、羌独活、防风、秦艽、草薢、蚕沙、牛膝、松节、白茄根）。膝部微红，按之觉热，疼痛痿弱，为阴虚湿热下注，比较难治，用苍龟丸（苍白术、龟甲、黄柏）合当归补血汤（当归、黄芪）。

5. **足跟痛**　足跟痛或牵及足心痛，不红不肿，不能任地，为肝肾阴亏，宜左归丸（熟地、山萸、龟甲、麦冬、山药、杞子、杜仲、甘草），足冷不温者用鹿茸四斤丸（鹿茸、熟地、苁蓉、菟丝子、杜仲、牛膝、木瓜、天麻），不宜通络搜邪。

〔按〕　四肢局部疼痛的疗法，一般都根据脏腑经络，从整体出发。在诊断上必须注意的是，有些外科病证初起亦局部疼痛，而不显疮疡症状。例如"咬骨疽"生在大腿内侧，初起但觉隐痛，逐渐痛如锥刺，但外形一无变化，即使日久化脓内蚀，外形仍无异样。但也有特征可辨，如伴有寒热往来，重按有固定痛点，并可用长针探刺是否化脓等。如果忽视，当作一般风湿痛治疗，是会误事的。

小结

以上介绍痛证的一般诊治,不够全面,也是不够细致的。我认为运用中医理法方药治病并不难,但也不能看得太简单。最好从基本理论进一步加以探讨,对于每个病证也从一般的入手,再深入地分析研究。这样,不但可理解类似病症的鉴别诊断,也能体会中医辨证施治的精神。比如说,阴阳表里虚实寒热是辨证的八纲,如果固执阳证表证热证为实,阴证里证寒证为虚,在痛证上就有很多抵触。是否能放弃八纲呢?在痛证的性质和特点等具体表现上,如喜寒者为热,喜温者为寒,喜按者为虚,拒按者为实,仍然不离八纲的范畴。再说,痹证和痿证都属下肢病,但临床症状痹证为麻木不仁,屈伸不利,特别表现为都有疼痛,痿证则为软弱无力,都无疼痛感觉,说明了疼痛的有无对一般疾病的诊断也有重要意义。因此,我希望在这基础上再参考些中医文献,并通过这一病证达到一隅三反。是否有当,请考虑。

（1959 年 5 月在北京中医学院中医研究班的讲稿）

如何用中医方药治疗西医诊断的疾病

我想大家都会有这样的体会。病人急于治愈病,有时请中医看过再去找西医,或者请西医看过再来找中医。因此,会遇到这样情况:当中医大夫问他有什么不舒服?病人首先回答的往往是:"我是再障";"我是肝炎";"我是神经衰弱"……临床上遇到这些经过西医诊断的疾病,中医如何来正确地对待并进行适当的治疗,这是一个重要的问题,也是大家经常议论的一个问题。有人要我谈谈对这个问题的看法,我认为很有必要。

我对这问题的看法很简单:中医治疗西医诊断的疾病,必须根据中医的理法进行辨证,重新做出中医的诊断,西医的诊断可供参考。理由也很简单:既然是要用中医中药来治疗,就一定要以中医的理论为指导;既然经过西医诊断,作为参考也无害处。

中、西医两个理论体系,目前还没有汇通。因此,在现阶段,中医治疗必须根据中医的理论进行辨证施治,正如西医的治疗必须根据西医的理论做出确切的诊断后才能进行。中医绝不能按西医的诊断用药,也正如西医不可能按中医的诊断用药一样。比如西医诊断是原发性高血压病,根据这个诊断用西药,那自然是可以用降压药物治疗;反之,如果按这个诊断要用中药,那简直无从下手,因为中药里哪些是降血压的呢?这是目前存在的事实。不少实例证明,中医治疗了不少西医诊断的疾病,谁依据中医理论运用辨证施治的效果就好,谁不从中医理论运用辨证施治的效果就差。

中医能不能参考西医的诊断呢?我认为病人既然已经经过西医检查,有的已经做出了明确的诊断,又何尝不可作为参考,问题在于是否正确地对待。若能正确地对待西医诊断,有时候可以帮助中医深入一步对某些疾病的性质、发展及转归的认识。例如,西医诊断的溃疡病与某些早期胃癌患者的症状极为近似,但这两种病的发展和预后有很大差异,只从临床症状上分析是有困难的,这时如果参考西医诊断,就能提供一定的方便。当然这不是说中医看的病人必须经过西医诊断,否则中医就无法判断疾病的性质和预后,中医在治疗上,不依中医的理论去分析客观存在的脉证,便依照西医的诊断用中药,是肯定不合理的。比如听到肝炎就用逍遥散,或者用西医的病名将中药配制成药。不难理解,西医诊断一个疾病不那么简单,难道中医中药就这样简捷,可以不辨病因病机了吗?

在参考西医的诊断时,还应该防止另一种偏向,即似是而非的去理解西医的一些术语。例如西医诊断为癌肿,便认作毒瘤,用攻毒、解毒的治法;遇到炎症,便用银花、连翘清热。再一种情况是,找中医治疗的患者中,有不少疾病是西医认为预后很坏的,若一味听从,结果会被弄得束手无策,对治疗失去信心和勇气。诚然,这些例子都是个别的,但关键在于必须正确地对待西医诊断及正确地运用中医理法治疗。特别是对有些经过西医诊断认为缺少治法或预后不良的病证,既要参考西医诊断而又不受其束缚,要有信心和勇气使用中医理法进行治疗。

这里所说用中医理法来治疗,就必须有充分的理论根据,恰当的治疗法则。在西医诊断的疾病中,有不少与中医的病名相同,也有是一种综合征而散见于中医各门病证里,从中医看来比较熟悉。但是理论和治法并不一样,不能生搬硬套,含糊地依照一般病名施治。也就是说中医从来没有根据病名来治疗,总是分析不同证候,在同一证候里又分别年龄、体质和发病经过等予以适当的处理。此外,引证中医文献的时候,也要了解一个病的发生和发展,通过自己独立思考,注意逻辑性和科学性,才能说明道理,指导临床实践,并为总结经验打好基础。总之,中、西医学术之汇通,将来自会水到渠成,目前不必强求结合,但是中医治疗西医诊断的疾病可以阐发自己的学术见解,而且必须用中医的理法方药来治疗,来总结经验,才能反映中医的特点,互相促进。假如因为已经西医诊断,就根据西医办事,不再探讨中医理法,或者只想找到些有效中药,都会对继承和发扬祖国医学带来损失。说得严重一点,会走向废医存药的道路,这与党的中医政策是格格不入的。

必须声明,中、西医团结合作是十分必要的,通过几年来的实践深深体会到党的方针政策是完全正确的,今后必须进一步加强团结合作。问题是放在中医面前的西医诊断的疾病,中医在临床上如何取得疗效,提高疗效,从而找出一套治疗规律,就必须有正确的态度和方法。

我治西医诊断的疾病没有什么心得。临床遇到的又往往是顽固的、严重的疾患,只看一次或几次,这就更难作系统的介绍。下面随便举几个疾病来谈谈,主要是借此说明一些具体问题,同时也借此交换些意见。

一、神经衰弱

西医诊断的神经衰弱,是神经官能症的一种。它的临床症状错综复杂,西医认为都是大脑皮层的兴奋过程和抑制过程的不平衡,或者由于这些过程有某些不协调所致。从中医的理论来分析这些临床表现,可以归纳为以下几个方面。

(1)身体消瘦,极易疲劳,面色不华,筋惕肉瞤,脉象细弱——肝血虚;

(2)头胀头痛,面部轰热,手足心热,潮汗,舌质红,脉细数——肝热;

(3)头晕,偏头痛,眼花目干,泛漾欲吐,脉细虚弦——肝阳;

(4)四肢麻木,颤抖,头晕欲倒,脉沉细弱或浮弦无根——肝风;

(5)头胀,胸闷太息,胁肋胀痛,腹胀腹痛,嗳气矢气,脉弦——肝气;

(6)头昏,胸膈不畅,多疑善感,忧郁不乐,食呆寡味,脉沉弦或细涩——肝郁;

(7)头脑胀痛,口苦口干,急躁易怒,大便秘结,舌苔黄糙,脉弦数——肝火;

(8)心慌心悸,健忘惊惕,思想不易集中——心血虚;

(9)心烦闷乱,不易入睡,睡则易醒,多梦多汗——心火旺;

(10)耳鸣,腰膝酸软,遗精早泄,咽喉干痛,手足心热,小便黄赤,脉象细数——肾阴虚,相火旺;

(11)怕冷,手足不温,性欲减退,阳痿,小便频数清长,脉沉迟无力——肾阳虚;

(12)消化迟钝,脘腹饱闷,大便溏泄,脉濡缓——脾阳虚;

(13)纳食减少,嗳腐恶心,脘腹胀痛——胃气滞;

(14)神思荡漾,困倦无力,心悸,失眠,胸烦,足冷——心肾不交。

就上面分析,可以看出神经衰弱所出现的一系列临床表现,从中医理论来讲,病因方面,应以七情、劳倦为主,与体质和大病、久病后也有一定关系;在脏腑经络方面,多为肝、心、肾和脾胃的病变。总的来说,属于内伤范围。进一步从这些症状的主和次,多见和少见及各脏之间的相互关系来分析,其中肝的病变又占着重要位置。因肝同心、肾和脾胃有生克关系,当肝有病变时往往影响到这些内脏,而这些内脏有病也多影响到肝,这就会出现许多复杂的症状,特别是肝症状最为多见亦比较突出。因此,从中医理论来探讨神经衰弱的发病机制,我的初步意见是,以肝为主。

肝以血为体,气为用,血宜充盈,气宜条畅。如果受到某种原因而使血分亏耗,一般称为肝虚;若是气分横逆和郁结,称为肝气和肝郁。所以肝病总的表现可分为气和血两个方面,在血多虚,在气有虚有实,而以实证居多。肝血也可发生瘀结,但据临床观察,它在神经衰弱中比较少见。肝的病变,若因血虚而生热,便为肝热;因肝热而阳升,便为肝阳;又因阴不敛阳,则为肝风;气盛化火,则为肝火。同时肝阳能发展为肝风,肝郁亦能转化为肝火,肝血虚能引起肝气横逆和肝火旺盛,反过来,肝气横逆和肝火旺盛也能损害肝血。为此,肝病上产生的多种证候,都是肝脏的体、用失去平衡所致,并且相互影响而形成了复杂现象。另一方面,由于肝和心是母子相生,故肝血不足,相生不及,可以产生心血虚,肝火旺也能影响到心,产生心火旺,因而引起心神不安等现象。肝和肾为子和母,肝脏须赖肾水滋养,肝虚而肾阴亦虚,便成水不涵木。并且肾为水火之脏,无论肾阴和肾阳不足或肾脏相火偏旺,均能影响肝和脾胃,成为火不生土、阴虚阳亢现象。至于脾胃又最畏木横克土和木不疏土,产生功能障碍,引起一系列消化失常的症状。

事实上,神经衰弱患者所出现的临床表现很少属于单独一个证候,往往是几个证候错综出现,但是通过上述的分析研究,就不难分清哪些是主证,哪些是兼证,从而给立法处方指出明确的方向。比如说,一般用于神经衰弱的方剂很多,有逍遥散、归脾汤、补心丹、人参养营汤、驯龙汤、香砂六君丸、柴胡疏肝散、黄连阿胶汤、六味地黄丸、交泰丸、金锁固精丸、左归饮、右归饮等等。那么多的方剂,在临床应用时如何具体掌握呢?我以为首先从内脏病变了解它的基本治法,然后再依具体病情适当地将这些基本治法结合起来,参考成方加减。本病基本治法,根据上述辨证分析,大概可以归纳为:养肝血、清肝热、平肝阳、熄肝风、疏肝气、降肝火、补心血、安心神、清心火、滋肾阴、温肾阳、清相火、补脾土、和胃气等十四个。由于神经衰弱的临床表现往往不是单一的而是错综复杂的,所以实际治疗时这些基本治法也多结合起来运用,如:养血清热法,养血潜阳法,养血息风法,养血调气法,疏肝理气法,清肝降火,养血安神

法,滋肾清心法,交通心肾法,滋补肝肾法,温肾扶阳法,温补脾肾法,滋阴降火法,调养肝脾法,调养心脾法,疏肝和胃法等。这些治法,也就是复方的组成法则。

通过辨证,掌握基本治法灵活运用,便不难选方用药了。例如:养肝血是神经衰弱属于血虚的基本治法,单纯的肝血不足便是养血补肝,因血虚而引起的肝脏其他病变及兼有其他内脏症状时均可与之结合。所以适用于消瘦疲乏、不耐烦劳等血虚证外,凡是肝热手足心热,肝阳头晕眼花,肝风四肢麻木颤抖,肝气胸胁满闷,以及心神不安,肾阴不足,脾土虚弱等,只要与血虚有关的都不能离开这个基础。具体地说,养肝血的常用药物有当归、白芍、首乌、阿胶等,如果肝热可加丹皮、山栀,肝阳可加菊花、牡蛎,肝风可加羚羊角、天麻,肝气和肝郁可加青陈皮、香附、柴胡,心神不安可加枣仁、茯神,肾阴不足可加生地、枸杞,脾胃虚弱可加白术、茯苓等等,这样就成为养血清热、养血潜阳、养血息风、养血调气,养血安神、滋补肝肾、调养肝脾等复方了。

顾名思义,西医诊断的神经衰弱似乎是一种虚弱证。中医认为有虚有实,也有虚实夹杂,因而从各方面来调整其偏盛偏衰,有多种不同的疗法,可以看到辨证施治的重要性了。

二、慢性型传染性肝炎

传染性肝炎西医分为若干类型,我在临床上遇见的多为慢性型传染性肝炎(以下简称肝炎),现在只对这方面来谈。

肝炎的临床表现相当复杂,从中医理论来分析,大致可以归纳为两类。①属于肝的:右胁部隐隐胀痛,遇劳则痛加剧,或有较明显的疼痛,头痛头晕,潮热或头面、掌心热,或自觉轰热而体温不高,失眠,易出汗,小便黄,皮肤偶有瘙痒或落屑,月经不调等;②属于脾胃(包括肠)的:纳食呆钝,厌恶油腻,泛恶,嗳气,腹胀肠鸣,便秘或便溏,消瘦,倦怠无力,精神不振,黄疸等。从病因病机来说,在肝症状方面,有虚实、气血之分,其中包括气虚和血虚,气滞和血瘀,并由于气血不和,出现偏寒、偏热现象;脾胃方面的症状多由肝病引起,其中有因木旺克土而使脾胃薄弱,也有因木不疏土而使肠胃壅滞,更因木与土之间存在此胜彼负的

相互关系,在脾胃不和的情况下又能使肝症状加重。为此,西医诊断的肝炎,从中医来诊断也是以肝病为主,但在治疗上认为不能单治肝脏,而且也不是单用一种方法治肝。

治疗任何一个疾病,必须将主证明确提出。我认为肝炎一般有胁痛(肝区痛),从辨证来看,应该以胁痛为主证。中医对于胁痛,以新病在气,久则入络来分别气血,又以痛的不同情况区别为隐痛多虚,压痛多实,剧痛多寒,刺痛多瘀,及胀痛和时痛时止多属于气,再结合兼证和脉象、舌苔等,做出确诊。肝炎的胁痛可以因血虚、血瘀、气逆、气郁等因素引起,又可出现气逆化火、血虚生热现象,从而产生头晕、头痛、头面掌心灼热、小便黄等种种兼证。只有结合这些反映不同的病理现象的兼证,才能确定胁痛的性质,分别治疗。

我在临床上以胁痛为肝炎的主证,再结合经常伴见的肝、脾、肠胃症状,初步定出两个治疗原则:胁部胀痛,痛的程度较剧,兼见腹胀、食减等肠胃轻证,脉弦滑或细弦,舌苔薄腻,用疏肝为主;胁痛不甚剧烈,或痛虽重而肠胃症状特别明显,包括脾困湿阻,食呆恶心,食后腹胀更甚,嗳气矢气,大便不调,脉濡细,舌苔厚腻等,则用调理脾胃为主。在这治疗原则下具体使用是:疏肝法采用柴胡疏肝散加减,以白芍、柴胡、丹参、郁金、枳壳、青陈皮为基本方。白芍养血护阴,兼能止痛,丹参和血而无辛温流弊,用来调养肝体为主,佐以柴胡、郁金、青皮疏肝气,枳壳、陈皮调理肠胃。如果胁痛较重或牵及少腹胀痛的加金铃子、延胡;久痛不止,痛如针刺,或日轻夜重的加红花、制乳没;痛处有内热感的加大小蓟、大青叶;掌心热的加丹皮、山栀。调理脾胃法采用解肝煎加减,以白芍、柴胡、厚朴、半夏、茯苓、砂仁、枳壳、青陈皮为基本方。仍取白芍、柴胡、青皮疏肝止痛,针对主证,结合厚朴、半夏、陈皮、茯苓、枳壳、砂仁,侧重在和中化湿。如果腹胀甚的加木香;腹满大便不畅的加大腹皮或大腹子皮;舌苔厚腻的加苍术;肠鸣大便溏薄的加乌药;兼见黄疸的加茵陈等。

这是肝炎的一般治法,由于肝和脾胃有密切关系,并且肝炎经常出现肝和脾胃的错杂症状,必须分别主次,全面照顾。遇到特别情况,也能用黄芪、首乌、当归补肝,桃仁、三棱、莪术破瘀。此外还有很多疏肝理气的中药,如香附、香橼、荔枝核、白蒺藜、藿香、蔻仁、佛手、鸡内金、六神曲等,均可选用,不受限制。总之,掌握原则,根据临床表现辨证施治,不要受肝病的拘束,也不能忽视肝脏体用的相互影响。正因为此,中医治疗肝炎取得了一定的疗效。但对没有症状和症状已经消失,仅凭化验结果肝功能不正常的患者,如何进行治疗,是一个新问题,有待今后研究。

附带说明,中医文献关于肝脏部位的记载,因《黄帝内经》上有"肝生于左"的字句,有人以为根本不对头。其实《黄帝内经》这字句出在《刺禁篇》,是指针刺的禁忌部位。它的原文是:"脏有要害,不可不察:肝生于左,肺藏于右;心部于表,肾治于里;脾为之使,胃为之市。"如果认清题目,不将文字割裂来看,意思是十分清楚的。故张景岳《类经图翼》里指出:"肝为之脏,其治在左,其藏在右胁右肾之间。"中医治病从整体出发,往往不固执于本脏的部位,而就其生理作用和经络部位治疗。例如《医学正传》治左胁痛用枳芎散(枳实、川芎、甘草),《得效方》治右胁痛用推气散(枳壳、姜黄、肉桂、甘草),《医宗必读》和《医学心悟》里治胁痛,均以左为肝气不和,右为肝移邪于肺,并指出"凡治实证胁痛,左用枳壳,右用郁金"。他们对于左右的部位都区别甚清。我以为不妨从前人的观点来深入探讨,不要粗暴地一笔抹杀。

三、心绞痛

西医诊断的心绞痛,以冠状动脉硬化最为普遍,由于冠状循环功能不全,引起心肌供血不足所致。从中医临床观察,其主要症状为心前区部位疼痛,常放射至左肩和左臂。多属骤起的阵发性掣痛,每次发作时间常只数分钟,短者数秒钟。痛时多半伴有胸部痞闷和窒息感觉,也有经常胸宇不畅,兼呈心慌心悸,自汗盗汗,疲劳乏力,睡眠不佳等证。四诊方面,面色不华,剧痛时呈苍白色;舌质或淡,或尖部嫩红起刺;脉象或细或大,或弱或紧,或迟或数,或促或结,在活动后变化更多。

依据心绞痛的临床表现来引证中医文献,《黄帝内经》上说:"心手少阴之脉……是动则病嗌干,心痛,渴而欲饮,是为臂厥,是主心所生病者。"又说:"心病者,胸中痛,胁支痛,膺背肩胛间痛,两臂内痛。"关于心脏病理,《黄帝内经》也指出:"忧思则心系急,心系急则气道约,约则不利。"又指出:

"手少阴气绝则脉不通，脉不通则血不流。"于此可见，前人对于心痛的认识亦属心脏病变，它的发病机制，主要是气血不利，不通则痛。因为心主脉，脉为血之府，血液充盛，循行脉内，周流不息。而血液的循行有赖于心阳的鼓动，如果心阳衰弱，便使功能障碍，血行不利。所以心脏以血为体，以阳为用，心血和心阳偏衰，均能发生病变。我认为心绞痛的症状，有心血不足的一面，也有心阳衰弱的一面，在治疗上必须两面兼顾。也就是一方面补养心血，一方面加强心阳的功能，促进血液的循环顺利。

但是，临床上不能笼统使用，尤其是已经发生障碍，必须在养血扶阳的基础上消除障碍，才能使证状迅速改善。因此我的初步体会，成方中的复脉汤治脉象结代，心动怔悸，用生地、麦冬、阿胶养心血，人参、桂枝扶心阳，切合于心痛的发病机理，可以作为基本方。由于心藏神，汗为心之液，因本病常伴心悸，多汗，睡眠不安，故可参考养心汤和归脾汤，酌加当归、远志、枣仁、五味子、茯神、龙眼肉、柏子仁之类，但不能以养血安神作为主治。另一方面，必须注意到本病的主证是疼痛，疼痛的主因是气血循行不利，如何促使排除障碍而血行通畅，是其中重要的一环。我以为可从活血及祛瘀生新考虑，初步采用了丹参饮为主方。本方原治心胃疼痛，兹取丹参入心与心包两经，能通血脉；檀香散胸中气滞，而无香燥耗散的流弊。此外也用了手拈散中的五灵脂、延胡索、乳香等，入血止痛。但临床证明，除丹参最为和平外，三七、西红花温通活血，散瘀定痛，效果良好；郁金入心，系气中血药，兼有破宿生新功能，亦为常用要药。

在心绞痛用养血、扶阳和活血，有相互联系，主要是加强心脏功能，促进血液循行通畅。但须根据具体病情分别主次，同时也要注意与本病有关的一切证候和因素，给予适当的处理。比如虚弱比较明显的，养血扶阳为主，佐以丹参、郁金；疼痛比较频繁的，活血为主，佐以生地、阿胶；在巩固阶段又可用人参和三七研粉常服。扶心阳以桂枝为主，结合人参；如果受寒痛频，可酌加细辛温经。也有胸闷连及中脘，或饱食后心痛易作，宜稍入薤白、瓜蒌和中；或胸闷窒塞，气短欲绝，亦可加旋覆花、香附。兹录病例数则如下：

【病例一】 男性，三十九岁。心前区刺痛，间断性发作已有十二年。近来发作较频，痛时放射至左肩臂，特别表现在两手臂内侧肘腕之间有一线作痛，伴见胸闷心悸，睡眠不安，脉象细数，舌苔薄腻。初拟和心血，通心气。处方：丹参、红花、郁金、旋复花、菖蒲、远志、枣仁、橘络。服半个月后，疼痛次数减少，程度亦轻，接拟养心为主，佐以调气和血，用人参、生地、麦冬、桂枝、远志、枣仁、丹参、西红花、血竭、郁金、香附、乳香、檀香、三七粉等，随症加减。服至八个月后，据患者自己总结，心前区疼痛由原来每天十多次减为一、二次；原为刺痛，现在是隐痛，亦不放射至肩臂；以前疲劳即发，须卧床数日，近两个月来工作较忙且上夜班，亦能支持；其他面色、睡眠均佳。当服药三个月时，因肘腕间掣痛不减，曾用大活络丹协助和络，每日半丸。连服十余天后痛即消失，亦未复发。

【病例二】 男性，四十七岁，心前区痛一年，痛时不放射至左手臂，但觉胸闷不舒，左乳头内侧跳动不宁，脉象滑数，舌苔黄腻。拟从心脏调畅气血，用丹参、五灵脂、郁金、蒲黄、远志、枣仁、云苓。因兼有胃病，酌用枳壳、陈皮、神曲等。治疗四个半月后，疼痛减轻，接予党参、生地、丹参、桂枝、远志、枣仁、龙齿等调养心气。又四个月，病情基本上平稳，单用人参粉、三七粉各三分，每日分两次开水送服，连服一年。据患者自诉，过去心前区刺痛连续至数分钟即觉难受，现在已不复发；过去每次痛一、二秒钟的一天有二十多次，现在亦仅四、五次，程度也轻得多了。

【病例三】 男性，五十三岁。半年前发现心悸，近三个月又增心前区掣痛，胸部胀闷，兼见腹胀多矢气，脉象滑数，舌苔腻黄。拟调理心气，佐以和胃。处方：丹参、檀香、郁金、砂仁、云苓、枳壳、陈皮、竹茹、佛手，另用三七粉冲服。经过四个月的加减调理，据诉治疗前每周痛二、三次，也有每天痛几次的，服药三个月后痛即停止，近来停药一个月，仅痛过二、三次，心慌心悸亦好转。

【病例四】 男性，三十八岁。六年前发现心前区痛，经常发作，痛时放射至左肩臂，两手觉麻，心悸胸闷，食后便觉不舒，头晕，睡眠不熟，脉细，舌苔薄白。拟养心和胃法。处方：党参、丹参、郁金、菖蒲、远志、枣仁、枳壳、陈皮，加三七粉冲服。六剂后心痛即轻减，纳食亦增，手麻减而指尖觉凉，原方去枳壳，加生地、桂枝。在初步好转时，用过阿胶、麦冬、白芍、西红花之类,半年后基本上心痛停止。

【病例五】　女性,四十三岁。心前区微痛,胸闷,呼吸困难,头晕,疲劳,睡眠多梦,已有两年,舌净,脉沉细弱。拟调养心气为主。处方:党参、麦冬、阿胶、桂枝、丹参、远志、枣仁、红枣、郁金。六剂后心痛见轻,依此加减,自觉症状均有明显好转。经过四个月的治疗,除特殊原因感到疲劳外,心痛从未复发。

两年来治疗了不少本病患者,他们都经过西医院确诊并按期做了复查,尚待进一步总结。所有病例中,有的停用西药后用中药,有的改用中药后偶用西药。然经过中药治疗以后,症状方面均有不同程度的好转,特别表现在大多数患者能坚持工作,而且从未有过突然发生意外变化。这里说明了中医中药是否能使本病的根本问题得到解决是另一回事,但最低限度反映了能够控制病情的发展,如果中、西医取得更为密切的结合,早期即用中医治疗,可能会收到更好的效果。当然,这是我个人的想法,但相信用中医养心、通阳和活血的法则来治疗心绞痛,是比较有效而且值得研究的。

心痛的治法,在中医文献上比较少见,原因是以心为君主之官,因而强调心不受邪,心不可痛。然而对心痛的描述甚细致,不能忽视。如《黄帝内经》在《厥病篇》里说:"厥心痛,与背相控,善瘛,如从后触其心,伛偻者,肾心痛也;厥心痛,腹胀,胸满,心尤痛者,胃心痛也;厥心痛,痛如以锥针刺其心,心痛甚者,脾心痛也;厥心痛,色苍苍如死状,终日不得太息,肝心痛也;厥心痛,卧若徒居,心痛,间动作痛益甚,色不变,肺心痛也。"又指出:"真心痛,手足清至节,心痛甚,旦发夕死,夕发旦死。"这意味着心痛证有随时发生骤死的可能,这里所说的是真心痛便是指骤死的证候,也就是所谓心不可痛。再因心不受邪,认为心痛的出现多受内脏逆气的影响,不是心脏本身的病变,因而加上一个"厥"字,并据不同兼证区别为肾心痛、胃心痛等。假如将这些症状联系起来成如下语译:"心痛的证候,胸痛如针刺,牵引肩背痛,手臂拘急疼痛,四肢不温,胸胁满闷,也有连及脘腹觉胀;平时容易心慌,活动则惊悸,痛更加剧;严重的面色苍白,蜷卧静默,呼吸窒塞,能猝然死亡。"可以看到

前人对于心痛证的认识和描写是相当完整的,主要在于正确的批判地接受。至于前人提出的九种心痛——虫心痛、蛀心痛、风心痛、悸心痛、食心痛、饮心痛、冷心痛、热心痛、去来痛,大多不属于心脏本病。正如《医学正传》所说:"夫九种心痛,详其所由,皆在胃脘而实不在于心也。"

四、白血病、再生障碍性贫血、血小板减少性紫癜

白血病、再生障碍性贫血和血小板减少性紫癜都是相当严重的疾患,目前尚缺乏特效疗法。这几种病同属于血液病范围,虽然各有特征,诊断上必须通过临床化验尤其是周围血和骨髓的细胞形态学检查,才能确诊。中医如何进行辨证及治疗呢?我认为仍然以表现的症状为依据,分析症状来探索其病因和传变。如果表现的症状有出入,治疗的方法便不同;相反,不同疾病表现为相同性质的症状时,治疗的法则基本一致。常说的"同病异治"和"异病同治",在这几种血液病上得到了充分的证实。

白血病、再生障碍性贫血和血小板减少性紫癜病的临床表现各有不同,其中尤以白血病最为复杂,变化也特别多和特别迅速。据我初步观察,急性白血病突出的是发热、感染和出血,慢性白血病以贫血和肝脾或淋巴结肿大为主证;再生障碍性贫血除严重的贫血外,也容易出血和感染;而血小板减少性紫癜病则以出血为主。从总的来看,这三种病有其共同点,即贫血、出血与发热和感染。

贫血的诊断,西医根据血液检查及临床表现,它的一般症状有面色㿠白,心跳,气短,头痛晕眩,耳鸣,以及体力和脑力疲劳等现象。中医还注意到言语低微,自汗盗汗,形寒肢冷,手足心热,腰膝酸软,并观察到脉象多是细弱或浮大,舌质淡红或淡白等。这些表现多属于中医的血虚,中医治疗血虚牵涉到好几个内脏,处方有轻重、浅深。例如一般所见的头晕,目眩,面色不华,疲劳,脉细等证,多从肝脏治疗,用当归、白芍、阿胶、首乌、菟丝子、沙苑子之类。倘见心悸,健忘,失眠等,多从心脏治疗,用人参、当归、枣仁、柏子仁、生地之类。较严重的兼见浑身倦息,懒言少气,行动喘促多汗,脉象虚弱濡缓等,认为中气不足,应结合党参、

黄芪、白术、山药、甘草之类补中益气。进一步见到形寒肢冷,性欲减退,夜尿频数等证,又以先天肾脏为主,用熟地、山萸、肉桂、鹿角胶、补骨脂、紫河车之类。这是治疗血虚的一般方法。在上述这几种血液病中出现的贫血,大多复杂而严重,不仅需要多方面结合,还须考虑病情的发展迎头赶上。

这几种血液病的出血,包括了中医的所有出血证候,有吐血、呕血、鼻衄、牙衄、舌衄、尿血、便血及妇人崩漏。病因病机方面,有虚火、实热和气不摄血,对于内脏的关系也相当广泛。为此,治疗上采用一般的止血药如仙鹤草、茜草炭、侧柏叶、蒲黄炭、地榆、藕节之外,必须根据出血部位,分别内脏,结合原因治疗。例如前人分血上溢为阳络损伤,血下溢为阴络损伤,所说阳络指上中焦的阳脏,阴络指中下焦的阴脏。虽然不能这样绝对划分,因为上出血的病因病机很多属于阴脏,同样地下出血也有属于阳脏,但是明确地指出了出血的部位和内脏的关系。因此,用于血液病出血的止血方法,有清肺、补肺、清肝、平肝、清胃、清肠、滋肾等,药如麦冬、生地、石膏、丹皮、阿胶、连翘、银花、黄柏、知母之类,均在选用之列。必须注意,血液妄行多由火动,故一般止血药偏于寒凉,但由于血液病的本身往往存在严重的血虚阴亏现象,苦寒药应当慎用,防止正气败坏。突出的有不少证候还用了益气固摄和引火归元之药,如黄芪、党参、肉桂、龙骨、牡蛎、五味子、升麻、炮姜炭等。

这几种血液病的过程中,常有不规则发热或长期低热。大概有三种性质:一种是单纯的内伤发热,由本身引起的虚热;一种是一时性的外感发热,由外邪引起;另一种是在内伤虚热的基础上兼有外感,属于本虚标实。所以使用退热方法时,应根据不同证候分别用养血清热、滋阴退蒸、扶正疏邪以及甘温除热等,常用药物如生地、鳖甲、白芍、黄芪、地骨皮、白薇、银柴胡、青蒿、升麻、薄荷等,相当复杂。

以上是这几种血液病的共同性的一般证候及其一般治法,当处理这些证候时,还必须注意各个病的特点。例如贫血,在再生障碍性贫血最为顽固。虽然用中药能够控制发展或减少输血,但血象恢复很缓慢。特别是妇女患本病,往往因每次月经来潮量多,使已经收到的效果下降。我曾经掌握患者的月经规律,在每次月经前采取补气摄血法,用黄芪、党参、山药、甘草、阿胶、归身、白芍、炮姜炭、仙鹤草、血余炭、煅龙牡等,再配合西医用肾上腺皮质激素等,收到良好效果。例如一青年女性患者,病程半年,血红蛋白 4 克,红细胞 139 万/mm³,白细胞 2500/mm³,中性粒细胞 43%,血小板 28 000/mm³,网织红细胞 0.2%,骨髓增生减低。每次月经来潮,血流不止,血红蛋白明显下降。由于经前采取积极措施,减少经期出血,血红蛋白逐渐上升至 10 克,红细胞增加至 350 万/mm³,白细胞增至 4050/mm³,血小板 88 000/mm³,网织红细胞 13%,贫血症状基本消失。

其次,控制一般口、鼻、大小便出血比较容易着手,在血小板减少性紫癜病的皮肤出血点和紫斑,就较为困难,这类皮肤出血在白血病、再生障碍性贫血也有出现,虽然用中药治疗亦曾收到满意的效果,并认识到不能因为出血而用一般的止血剂,总之有待进一步探讨。此外,有些血液病患者伴有眼底出血,表现为视物模糊。这类病例在再生障碍性贫血和血小板减少性紫癜多兼一派衰弱现象,在白血病特别是急性白血病则常有皮肤出血点及发热伴随。中医根据肝开窍于目,给予养肝、清肝,有时亦得到缓解。最严重的为脑出血,多发于血液病晚期,身体已经极度虚弱,加上神昏、高热和其他部分出血,显然与中风不同,也不同于温病的神昏谵语,不是用宣窍清热所能收效。

其三,发热与感染方面,在白血病最为复杂,兹先举几个病例来说。

【病例一】 女性患者,急性淋巴细胞白血病,高热达 40℃ 以上。据诉三个月来常有不规则发热,疲劳即发,伴有形寒,咳嗽,头晕,心悸,温温欲吐,唇燥,脉象细数,汗出甚多。诊断为阴虚内热,挟有新感。处方:生地、鳖甲、黄芪、升麻、青蒿、桑叶、丹皮、前胡等。三剂后热渐退清。

【病例二】 男性患者,慢性粒细胞白血病。每天傍晚开始发热达 40℃,下半夜自汗身凉,大起大落,已有半年。平时手心微热,两足不温,腰以下特别酸痛,大便数天一次。舌苔厚腻,脉沉细无力。诊断为下焦阴阳并虚,中气不振,用黄芪、生熟地、归身、苁蓉、升麻、白术、泽泻等甘温除热,次日晚上热即平静。

【病例三】 男性患者,慢性粒细胞白血病急性发作。一个月来时有咳嗽,一周来每夜发热,近三天来又一夜连续发作。发热前先有目赤,胸闷,寒战,身热高达41℃,自汗而解。伴见口干,小便短少,舌苔黄厚黏腻,脉象细滑有力。诊断为体虚受邪,痰湿交阻,不能透泄,即用柴胡、黄芩、半夏、黄连、厚朴、知贝母、橘红等和解清化法。下午服药,晚间寒热即定,次日上午续发一次,热势亦仅达38.5℃。

【病例四】 男性患者,急性淋巴细胞白血病,身热不退,咳嗽痰黏,右胁掣痛,喉痛白腐,舌苔糙腻,脉细滑数。诊断为肺有伏热,气阴两伤。处方:玄参、麦冬、石膏、知贝母、桑皮、葶苈、芦茅根等。逐渐热退咳宁。

【病例五】 男性患者,急性粒细胞白血病。身热,手心热,两太阳及前额胀痛,胸腹痞满,口糜口臭,便秘溲赤,舌腻,脉大滑数。诊断为肺肾阴虚,肠胃湿热积滞。用西洋参、沙参、知母、佩兰、山栀,另服芦荟粉清热导滞。药后大便畅行,胸腹渐舒,身热随平。

从这些病例中,可以看到白血病的发热相当复杂,中医的处理就是随证治疗,尽管这些病的预后多不良,但在这一时期解决了问题。又如白血病外感常合并肺炎,亦用麻黄、杏仁、石膏、桑皮、知贝母、芦根;肺炎也能转变为肺脓疡,可用赤芍、败酱草、丹皮、桃仁、苡仁、冬瓜子、芦根。白血病中还经常出现口腔咽喉或两侧上腭部分有溃疡病变,这可能与使用西药有关,产生所谓二重感染。从中医考虑,系属口疳和口糜,主要是胃阴受伤,虚火上炎,或因肾阴虚而虚火上浮,初步用石斛、生地、玄参、麦冬,进一步酌加肉桂引火归元,并配合青黛散外搽,清热解毒。

这几种血液病,症状复杂,变化迅速,容易反复,特别是白血病大多后果不良。我在中、西医合作下,抓住本质,随证施治,收到一些效果,尚待积累经验。

五、一氧化碳中毒

一氧化碳中毒即煤气中毒。西医认为是由于一氧化碳被吸入肺泡,再进入到血液,与血中红细胞的血红蛋白结合在一起,形成碳氧血红蛋白。在正常情况下,血红蛋白是与吸入的氧气结合成氧合血红蛋白,并将氧输送到各个组织中,以供给新陈代谢的需要。当一氧化碳中毒时,因血红蛋白与一氧化碳结合在一起,这样就减少了能与氧气结合的血红蛋白,结果造成组织缺氧。一氧化碳中毒后,轻者出现头晕、头痛、耳鸣、眼花、心慌、四肢无力、呼吸急促等症状,严重者则很快进入昏迷、惊厥、呼吸不规则、虚脱等症状,最后可因呼吸衰竭而死亡。若是昏迷到二十四小时以上,纵使嗣后神识恢复,由于脑部组织因缺氧所致的严重损害,常遗留严重的后遗症,如智力减退、痴呆、轻度瘫痪、两手震颤等。西医关于本病的治疗有多种急救措施,对抢救患者的生命起到一定作用。但是如何使患者的神志迅速恢复,减少或防止后遗症的产生,还存在着一些问题。

中医治疗本病的机会比较少,我所遇见的都是经西医急救后,血内已无一氧化碳存在,持续昏迷的严重患者。当时的临床表现是:昏迷不醒,身热肤燥无汗,呼吸急促,面红如妆,口唇红如点朱,牙关紧闭,肢体强直,大小便癃秘,脉象细疾有力,舌质红绛,苔黄干糙。这些症状,根据中医辨证,均为热邪充斥三焦,营血受到燔灼。再从短时间内即现神昏等来探讨,接近于叶天士所说:"温邪上受,首先犯肺,逆传心包"的证候。因此我对本病的治法,便采取了叶天士的"入血乃恐耗血动血,直须凉血散血"的温病治疗方针。再结合具体症状,以清营汤、沙参麦冬饮和玉女煎等加减,用鲜生地、鲜石斛、沙参、玄参、麦冬、石膏、赤芍、丹皮、犀角、竹叶、青黛等一类药物,取其入心兼入肝、肺两经,清解血分邪热,并有滋肾作用,防止体力衰竭及病情更进一步的发展。浓煎鼻饲送下,多在两剂后逐渐清醒。醒后大多感觉头痛,周身疼痛,口舌干燥引饮,小便微通而短赤,乃除去犀角、赤芍、石膏、青黛,加入益元散、菊花、忍冬藤等,又仿五汁饮意用橘子水或生梨、芦根煎汤频饮。也有个别患者清醒后不能言语,或大汗出,或咳呛痰黏,或两眼动作不灵活,或四肢阵发性抽搐,可随证加入菖蒲、远志、枣仁、浮小麦、川贝母、钩藤、僵蚕、珍珠母等。

治疗本病最突出的一次会诊,是在北京协和医院遇到5例同时中毒的重型患者,经急救两天后持续昏迷,而且有的昏迷加深,均用人工冬眠疗法维持。据他们的经验,过去曾用人工冬眠救活过一例昏迷二十多天的病人,但如何进一步提高疗效,缩短疗程,减少或消除后遗症,尚还没有例子。当时我也用了凉血清热的治法,都在二至四天内清醒,大大缩短了疗程,而且避免了任何后遗症,经过两个月的随访仍然健康。诚然,这是中、西医合作取得的效果,不完全是中医中药的作用。但足以说明中医治疗可以参考西医的诊断,而不能无原则地依据西医诊断来处方。如果因为本病由中毒引起而用解毒方法,显然不符合于中医辨证施治,效果也是很难想象的。

六、小结

如何运用中医理法治疗西医诊断的疾病,我认为是目前一个重要问题。为了具体地说明这问题,特提出几个病例,便于讨论。总的说来,有以下几点。

1. 中医治疗西医诊断的疾病,必须掌握中医的理法方药一套法则。根据本病的客观症状,运用四诊八纲进行细致的辨证,确定中医的诊断和治疗方针后处方用药。在辨证的时候,既要重视西医的诊断,又要避免先入为主。

2. 既然是西医诊断的疾病,有必要了解西医对于本病的认识,同时注意当前的具体病情,不能含糊地依据病名使用一般的治疗。比如诊断溃疡病是中医胃脘痛之一,一方面要了解它的发生和发展及其特征,另一方面找出主治主方之后,仍然需要根据具体病情进行具体治疗。

3. 中医诊断,主要是依据临床表现的症状。在西医诊断的疾病里,如胃溃疡、肝炎和脊髓痨等,有很多症状从西医角度看来无足轻重,而在中医辨证上却认为相当重要,必须细致观察,不能忽视中医辨证的依据。

4. 中、西医的理论体系不同,尽管在诊断上有接近的地方,而治法仍不相同。像中医诊断肝炎亦属肝病,溃疡病中医也认识是胃脘痛,但治法就有很大出入。所以理法方药必须一环扣住一环,绝不容

许脱节。假如认为中、西医对于肝炎和溃疡病同样是肝病和胃病,中医也专从肝和胃考虑,便会走向狭窄的道路。特别是有很多西医诊断的病名,在中医早就熟悉,或在临床相沿使用,因而生搬硬套,甚至遗忘了中医的病名,那是更须注意的。

5. 正确地参考西医诊断和进一步参考西医文献,对治疗西医诊断的疾病有好处。然而也要确切地理解西医诊断以及某些术语的含义,不能单从字面上似是而非地去领会。同样地,中医对这些西医诊断的疾病要作出正确的诊断,必须参考中医文献,也要引证恰当,分析明确,更重要的是通过独立思考,提出论点,使理论与实际密切结合。

6. 临床上不可能急切地把西医诊断的某一疾病用中医来全部解决,凡是在某一阶段或某一环节,真能运用中医理法取得确实疗效,便是反映了一定的客观科学性,都要做好记录,等到积累更多的病例,便能说明全面问题。不应当以完全解决为标准,使点滴的成果遭受散失,结果一无所获。

7. 用中医理法来治疗西医诊断的疾病,应该在取得疗效以后再将西医治疗的效果缜密地对照一下,足以说明祖国医学的优越性,检验祖国医学理论原则和技术的正确性。但是必须有学通中医的西医同志合作,要有严肃的、严密的和严格的科学态度。

在党的中医政策指引下,近年来,中、西医团结合作,中医对西医诊断的疾病获得了一些治疗经验,今后中、西医合作的机会越来越多,中医将会遇到更多西医诊断的疾病。如何在已经取得的成绩上,进一步运用中医理法辨证施治,提高疗效,是值得重视的一大问题,请大家讨论。

(1964 年 2 月在北京中医学院附属医院的讲稿)

漫谈处方用药

处方用药的一般法则如七方、十剂等,同学们都很熟悉,不准备多谈。现在谈我所看到实际工作中存在的一些问题,抱着"知无不言,言无不尽"的态度,可能有批评的地方。希望同学们也抱"有则改之,无则加勉"的态度,互相促进。

一、处方用药必须根据理法

处方用药是根据理法而来，也就是从辨证施治而来的。所以就理法方药来说：说理、立法、选方、议药。从辨证施治来说：辨证求因，审因论治，依法选方，据方议药。因此，看到一个处方，对药与证是否符合，药与药的配合是否密切，药量的轻重是否恰当，药物次序的排列是否合适等，都能衡量理论水平。

处方的目的为了治病，就必须从本病的病因病机对证下药。因而处方的组成包括三个方面，如果用一个公式来表达。即：

（病因＋病位）＋症状

病因是致病的根源，病位是发病的所在，均为用药的目的，首先要明确。症状是病情的具体表现，经过治疗后多数跟随病因的消失而消失，所以临床上根据症状来辨证施治，在处方时又往往不受症状的拘束。但是既有症状的存在，而且病人的痛苦和精神威胁常随症状的轻重和增减而转移，应该适当地照顾。《黄帝内经》论治法："寒者热之，热者寒之"，便是指病因。又说："其高者因而越之，其下者引而竭之，中满者泻之于内"，便是指病位。又说："散者收之，惊者平之，急者缓之"等，便是指症状。重要的环节在于治疗症状不能离开病因和病位，因为病因、病位是本，症状是标，归根到底不外"治病必求于本"。例如：患者恶寒，喉痒，咳嗽，痰多稀白，脉象浮滑，舌苔白腻。诊断为风寒咳嗽，肺气宣化失职。处方用药就需要针对疏风散寒、宣肺和化痰止嗽几个方面。纳入上面分式，便是：

（疏散风寒＋宣肺）＋化痰止咳

处方用药不能离开这治疗的方针和范围。比如常用的杏苏散，就是这样组成的。方内紫苏、前胡辛散风寒，均走肺经，前胡兼能降气化痰；杏仁、桔梗、枳壳、甘草同用，能宣肺而调胸中之气；半夏、陈皮、茯苓有化痰顺气止咳作用。也就是：

（紫苏、前胡＋杏仁、桔梗、枳壳、甘草）＋半夏、陈皮、茯苓

通过这例子，可以理解处方用药的大法，并能看到几个问题。首先是处方根据治法，有一定的方向和范围，针对病因、病位和症状三方面用药，应该互相呼应。如前胡祛风寒，又能降气化痰；杏仁宣肺，又能顺气止咳。其二，引用成方在分析组成药物的作用后，再根据适应证加减，能使更加亲切。如胸不满闷可减枳壳，痰浊不多可减半夏、茯苓；又如牛蒡、象贝的宣肺化痰，胖大海的润喉止咳，均可加入。其三，在这原则上，只要符合于本病治法的方剂都能采用，不符合于治法的方剂也能一望而知。如不用杏苏散，可以改用三拗汤，虽然药味简单得多，但麻黄入肺散寒，杏仁宣肺顺气止咳，均切合于病因和病位，并能照顾到症状，所以三拗汤亦为外感咳嗽的有效方剂。反之，用外感风温的银翘散，虽能宣化上焦，先与主因不符，当然不恰当了。其四，所说照顾症状，是从根本上考虑，标本结合，不同于一般的对症疗法。如外感咳嗽目的在于疏邪，绝对不用镇咳药，使外邪能解，肺气清肃，咳嗽自然消失，效果反好。这些都是根据中医理论指导。处方用药必须根据理法，理由也就在此。

二、掌握基本治法有助处方用药

临床上要使处方成熟，应当多掌握些基本治法，包括某一病因和某一证候的一般治疗法则。这些治疗法则虽然书本上都有，还需要下一番功夫把它整理成为更有条理的东西，才能胸有成竹，随机应变。比如遇见虚证，大家都知道补，知道脾虚补脾，肾虚补肾；而且知道"补脾不若补肾，补肾不若补脾""土旺则生金，勿拘拘于保肺；水旺则火熄，勿汲汲于清心""补脾须不碍肺，滋肾须不妨脾"等等学说。但到具体治疗上，由于证候的复杂，往往会迷糊，或者感到治法不多，没有适当的成方可用。我认为正确地使用补剂，必须辨别虚了什么？虚在哪脏？虚到什么程度？并考虑从哪方面去补？用直接还是用间接方法？以及用补有没有不良反应？要解决这一系列的问题，首先要了解致成虚证的原因有哪些？虚证的证候有哪几种？虚证在内脏的机制和影响如何？以及成方中补剂的性质和药物的配合、禁忌等等。兹举治疗虚证的滋养气阴法，来说明具体处方用药。

滋养气阴法主要用于肺气、肺阴不足，多因温邪久恋，五志火燔，耗散气分，消烁津液。由于气阴两虚，肺肃无权，多见气短、干咳，或有少量黏痰，咯血、口干，并因肺主皮毛，卫气不固，亦能出现多汗、畏风等证。这样，除了补肺的药物须分补

气、补阴之外，还要熟悉肺虚证上适用的止咳、化痰、止汗、止血等药物。再因肺与心、肝、脾、肾有相互关系，还能伴见心烦、心悸，睡眠不安，急躁易怒，潮热，大便不实等，这就需要联系到更为广泛的与肺虚相适应的其他内脏药物。所以滋养气阴是一个大法，在处方用药时还会牵涉到一系列问题。正因为如此，掌握一个基本治法，包含不少基本方剂和基本药物，谁能掌握得比较全面，便是谁在处方用药上能够比较成熟。再从滋养气阴法来说，至少应了解以下一些药物：

补肺气：黄芪　人参　西洋参

补肺阴：沙参　麦冬　天花粉　百合

止咳：杏仁　枇杷叶　兜铃　诃子

化痰：贝母　海蛤壳　冬瓜子　苡仁

止血：仙鹤草　侧柏叶　茜草　藕节

止渴：茅根　芦根

止汗：浮小麦　糯稻根　桑叶　五味子

清肝：青黛　黄芩　夏枯草

滋肾：生地　鳖甲　天冬

扶脾：山药　冬术　扁豆　甘草

方剂方面，如张景岳《新方八阵》和《古方八阵》里《补阵》门补肺方剂之外，也要熟悉些《和阵》及《寒阵》门有关肺虚的方剂。如：

四阴煎：生地　麦冬　沙参　白芍　百合　茯苓　甘草

麦门冬饮子：麦冬　黄芪　人参　归身　生地　五味子

阿胶散：阿胶　白及　天冬　五味子　人参　生地　茯苓

天门冬丸：天冬　贝母　杏仁　阿胶　茯苓　甘草

绿云散：侧柏叶　人参　阿胶　百合

人参清肺汤：人参　杏仁　阿胶　粟壳　甘草　桑皮　知母　地骨皮　乌梅

人参平肺散：人参　天冬　黄芩　地骨皮　陈皮　青皮　茯苓　知母　五味子　甘草　桑皮

二母散：贝母　知母

紫菀散：紫菀　阿胶　知母　贝母　人参　甘草　茯苓　桔梗　五味子

玉泉丸：人参　麦冬　黄芪　茯苓　乌梅　甘草　天花粉　葛根

掌握了一些基本方剂和基本药物，还要多方面吸取前人的用药经验，做到知宜知避。例如《丹溪心法》上指出："口燥咽干有痰者，不用半夏、南星，用瓜蒌、贝母"；又："杏仁泻肺气，气虚久嗽者一二服即止"；又："治嗽多用粟壳，但要先去病根，此乃收后药也"；又："知母止嗽清肺，滋阴降火"。总之，既要知常法，也要知变化，不仅在处方用药时可以减少差错，并且收到疗效后也能说明道理。

三、关于成方的灵活运用

成方是前人的处方用药经过实践有效后遗留下来的，必须加以重视，而且要做好处方用药，也必须胸中有较多的成方作为资本。但是，成方中有通治方和主治方，必须分清。什么叫作通治和主治？徐灵胎曾说："一病必有一方，专治者名曰主方，而一病又有几种，每种亦有主方"；又说："专治一病为主方，如一方而所治之病甚多者，则为通治之方"。因此，他在《兰台轨范》里分别通治门和各病门。我认为通治方和主治方各有特点，通治方也有主病，但治疗范围比较广泛。如能对通治方善于加减使用，在处方用药上是良好的基本方剂；相反地将它随便套用，就会浮而不实，成为庸俗化了。例如六味地黄丸主要是治肾阴亏损引起的瘦弱腰痛等证，虽然书上说治肝肾不足也有说三阴并治，并谓自汗盗汗，水泛为痰，遗精便血，喉痛牙痛……都能治疗，毕竟要认清主因、主脏、主证，根据具体病情而加减。假如认为阴虚证都能通治，对所有阴虚证都用六味地黄丸，肯定是疗效不高的。事实证明，前人治肺肾两虚的劳嗽，加麦冬、五味子名为长寿丸；治肝肾两虚的目眩昏糊，加枸杞子、菊花，名为杞菊地黄丸；再有治本脏虚弱的腰膝酸痛，也加杜仲、牛膝；小便频数加益智仁，并去泽泻。因此，我意味着处方用药应当有一个成方作为依据，但在具体运用时必须通过独立思考，这样才能在前人的基础上有不断地创造性的新的事迹出现。大家知道左归饮和左归丸也是补肾的著名方剂，而且力量胜于六味地黄丸。其实左归饮就是在六味丸内去丹皮、泽泻、加枸杞子、炙草；左归丸就是在六味丸内去丹皮、泽泻、茯苓，加枸杞子、鹿角胶、龟甲胶、菟丝子、牛膝。张景岳自己曾说："用六味之意，而不用六味之方"，所以六味丸的主药根本没有变动，很自然地达到了推陈出新的境界。同时又指出了临床上具体使用方法：用左归饮的时候，见肺热而烦者加麦冬，肺热多嗽者加百合，脾热易饥者加芍药，心热多躁者加玄参，肾热骨蒸者加地骨皮，阴虚不宁者加女贞子，血热妄动者加生地；用左归丸的时候，如大便燥涩者去菟丝加苁蓉，虚火上炎者去枸杞、鹿角胶加女贞子、麦冬。更可看到在临床具体使用时，也不是一成不变的。

通过张景岳的启发，我以为运用成方必须分析主治、主药，同时也必须根据具体病情加减。比如归芍地黄汤治肝肾阴虚的证候，即六味地黄汤加当归、白芍，其中归、芍当然为补肝血的主药，补肾阴的主药则为熟地、山萸。处方时可将这四种作为基本药，再考虑同样能滋补肝肾阴血的枸杞、女贞、首乌、阿胶等作为协助，这对原方的主治不变而力量可使雄厚。另一方面，滋补肝肾是偶方的一种，有平衡的补法，也有侧重的补法，这就须视具体病情来决定。所以把这些药物配合起来，可以产生三个不同的形式。

（1）肝肾两补法，即肝肾并重的通治方；

熟地、山萸、枸杞、女贞＋当归、白芍、首乌、阿胶。

（2）滋肾柔肝法，即滋肾为主佐以养肝的通治方；

熟地、山萸、枸杞、女贞＋当归、白芍。

（3）子虚补母法，即补肝为主兼予滋肾的通治方；

当归、白芍、首乌、阿胶＋熟地、山萸。

滋补肝肾的药不止这几种，配合也并非那么机械，尤其效力的轻重须视药物本身的力量和用量如何，不能单从药味的数量来衡量。这里仅是用来说明，在成方的基础上可以适当地加减，在双方兼顾的时候应当分别主次。但是这样的处方比原方虽有变化，总之是一个通治方，因为肝肾阴虚能引起多种病症，究竟治哪一种病证不够明确。假如见头晕、目眩、耳鸣加入龟甲、牡蛎、菊花、天麻，午后潮热、手心灼热多汗加入鳖甲、丹皮、地骨皮、白薇之类，将原因疗法密切结合证状，便能将通治方转变为主治方。这是处方用药的常规，只有掌握这些常规才能出入变化，得其环中，超乎象外。当然，适应地选用成方和适当地加减，还须注意药物的副作用和病人的体质。例如熟地性温滋腻，对内热的患者可改用生地，肠胃薄弱的或将熟地炒用，或砂仁拌用。这类经验在老大夫最为丰富，必须细心学习。

此外，选用成方大多以主证为主，但在上面说过，病因和病位实占重要地位，所以选择主证方剂的同时，必须注意到病因和病位是否符合。如果主证相同而病因或病位不符，不能认为就是对证处方用药。反过来说，假如病因和病位相符，即使主证不尽相合，却有值得考虑的必要。我尝用黄芪建中汤治疗虚寒胃痛，又用桂枝汤加黄芪、当归治体弱容易感冒及引起关节疼痛的患者，收到良好效果，更在于此。推而广之，我常用外科的阳和汤治疗顽固的痰饮咳喘，效果胜于小青龙汤。理由很简单，小青龙汤是治风寒引起的痰饮咳喘，阳和汤却与痰饮的发病原因和病理相吻合，且能结合到痰多的症状。这里充分说明了所谓成方的灵活运用。不仅在于加减方面，主要是在理论指导下独立思考，才能在使用上更为灵活广泛。正因为此，倘然允许说重视主证而忽视病因病位是舍本逐末，那么可以体会到不但用方如此，用药也是如此。近来有人只讲药物的主治，不讲究它的气味归经，我以为主治固然要讲，气味归经绝不能放弃，否则便会与辨证施治脱节。

四、重视药物的配伍

处方上经常当归、白芍同用，苍术、厚朴同用，半夏、陈皮同用……这种药物的配伍，主要是前人经验的积累，有根据，有理论，不是随便凑合的。通过适当配伍，能加强药物的效能，扩大治疗的范围，值得我们重视。兹为便于大家掌握和进一步理解它的作用，拟分三类叙述如下。

第一类 用两种相对的性质和不同气味、不同功能的药物结合，如气与血，寒与热，补与泻，散与收，升与降，辛与苦等，在相反相成中，改变其本来的功效或取得另一种新的效果。这类最有意义。例如：

桂枝—白芍（气—血）桂枝汤，调和营卫。

人参—丹参（气—血）二参丹，养心和血。

金铃子—延胡索（气—血）金铃子散，止腹痛。

香附—高良姜（气—血）良附丸，止胃脘痛。

山栀—丹皮（气—血）加味逍遥散，清肝热。

黄连—肉桂（寒—热）交泰丸，治心肾不交失眠。

黄连—吴萸（寒—热）左金丸，平肝制吞酸。

黄连—干姜（寒—热）泻心汤，除胸中邪结。

柿蒂—丁香（寒—热）丁香柿蒂汤，止呃逆。

石膏—细辛（寒—热）二辛散，消牙龈肿痛。

黄连—木香（寒—温）香连丸，止赤白痢。

黄芩—厚朴（寒—燥）芩朴散，化脾胃湿热。

黄柏—苍术（寒—燥）二妙丸，治下焦湿热。

白术—枳实（补—消）枳术丸，健脾消痞。

黄芪—防风（补—散）玉屏风散，治体虚感冒。

白芍—柴胡（补—散）四逆散，和肝泄热。

红枣—生姜（补—散）桂枝汤，和气血。

鳖甲—青蒿（补—清）青蒿鳖甲汤，退骨蒸。

黑芝麻—桑叶（补—清）桑麻丸，治肝阳头晕。

枸杞子—菊花（补—清）杞菊地黄丸，明目。

干姜—五味子（散—收）苓甘五味姜辛汤，化痰饮。

白矾—郁金（敛—散）白金丸，治癫痫。

柴胡—前胡（升—降）败毒散，疏邪止咳。

桔梗—枳壳（升—降）杏苏散，调胸膈气滞。

半夏—黄连（辛—苦）泻心汤，止呕。

皂角—白矾（辛—酸）稀涎散，涌吐风痰。

乌梅—生地（酸—甘）连梅汤，化阴生津。

乌梅—黄连（酸—苦）连梅汤，泄烦热。

当归—白芍（动—静）四物汤，养血和血。

第二类 用两种药物相辅而行，互相发挥其特长，从而增强其作用，如化湿结合理气，发汗结合通阳，包括上下、表里结合，以及相须、相使等在内。这类在临床上最为多用，例如：

苍术—厚朴 平胃散，燥湿行气。

豆豉—葱白 葱豉汤，散寒通阳。

半夏—陈皮 二陈汤，化痰顺气。

杏仁—贝母 桑杏汤，顺气化痰。

知母—贝母 二母散，清热化痰。

枳实—竹茹 温胆汤，和胃止呕。

木香—槟榔 木香槟榔丸，行气导滞。

人参—蛤蚧 人参蛤蚧散，纳气。

黄芪—防己 黄芪防己汤，行皮水。

人参—附子 参附汤，温补元气。

黄芪—附子 芪附汤，温固卫气。

白术—附子 术附汤，温补中气。

附子—茯苓 （相使）温肾利水。

黄柏—知母 （相须）清下焦湿热。

第三类 取性质和功效类似的两种药物同用，目的在于加强药效，或使内脏之间得到兼顾。例如：

党参—黄芪 补气。

附子—肉桂 温肾回阳。

山药—扁豆 补脾止泻。

沙参—麦冬 润肺生津。

柏子仁—枣仁 养心安神。

杜仲—续断 补肾强腰。

麻仁—瓜蒌仁 润肠通便。

龙骨—牡蛎 固脱。

金樱子—芡实 固精。

赤石脂—禹余粮 涩肠。

谷芽—麦芽 助消化。

桑枝—丝瓜络 活络。

牡蛎—石决明 潜阳。

升麻—柴胡 升提气分。

旋覆花—代赭石 降气。

橘核—荔枝核 消疝气。

甘松—山柰 止胃气痛。

海藻—昆布 消痰核。

荆三棱—蓬莪术 消癥瘕痞块。

白茯苓—赤苓 利水。

甘遂—芫花 逐水。

常山—草果 截疟。

当归—川芎 活血祛瘀。

桃仁—红花 破瘀。

蒲黄—五灵脂 祛瘀。

乳香—没药 理气散瘀止痛。

藿香—佩兰 清暑。

银花—连翘 清热解毒。

黄连—黄芩 泻火。

桑叶—菊花 清风热。

羌活—独活 治风湿疼痛。

川乌—草乌 治寒湿疼痛。

青皮—陈皮 疏肝胃气。

苏梗—藿梗 理脾胃气。

天冬—麦冬 滋养肺肾。

芦根—茅根 清肺胃热。

砂仁—蔻仁 健脾胃。

神曲—山楂 消谷肉食积。

关于药物配伍应用的例子很多，不能悉举。

如外感咳嗽常用苦杏仁、象贝母，但肺阴不足，兼见内热，或外邪不解，咳痰不爽的，可与甜杏仁、川贝母合用，处方惯写甜苦杏、川象贝。还有三种药配伍，如杏仁、苡仁、蔻仁同用，宣化三焦之湿，以及个别地区用神曲、山楂、麦芽消食，处方惯写焦三仙之类，没有提及。总之，药物配伍有其重要意义，如果知其然而不知其所以然，或随意凑合，将会造成杂乱和叠床架屋的现象。

五、用药的数量和重量问题

目前处方的药味多少和用量轻重，很不一致。一般的处方有多至二十多味，一味药重至数两，因此引起不少争论。我以为这现象不是现在如此，以前也是这样，即使一个人的处方亦有出入。但是总之应有一标准，主要是根据病情的需要。需要有两种：一种是病情严重的须数多量重，轻浅的数少量轻；另一种是相反地对严重的数少量重，取其力专而猛，轻浅的数多量轻，取其力散而薄。所以在《黄帝内经》上很早就提出大方、小方，认为"大则数少，小则数多，多则九之，少则二之"；又说："君一臣二，制之小也；君二臣三佐五，制之中也；君一臣三佐九，制之大也"。于此可见，处方药味的多少向来相差很大，在临床上不可能一致。不过不从实际出发，徒以多为全面，以重为胆识过人，却是一个问题。不但浪费药材，还会使人误解中药的效能薄弱。

前人对于不合理的数多量重的处方现象，曾经批评过。方广在《丹溪心法附余》里大致说：仲景用药一方不过三、五味，君臣佐使、主治、引经和分两均有秩序，不像后世一方多至二三十味。并引证朱丹溪立方效法仲景，用药效法东垣。所说效法仲景是指处方组织的谨严，效法东垣是指用药配合的周密。一般认为李东垣的用药比较多，但在一方之内能互相联系，故多而不乱，也是值得取法的。所以处方和用药是一回事，不是两回事，主要是先讲理法，再议方药。否则只知搬用几个成方，不管适应不适应的药物一齐用上，或者见一证用一药，不抓住重点，不知道如何结合，前者称作有方无药，后者称作有药无方，都是要不得的。李东垣就不是这样，举两个他在脾胃方面的著名方剂来说，他常用张洁古依据张仲景枳术汤改变

的枳术丸，认为白术倍于枳实，一补一泻，一缓一急，作用不同。但在临床应用时有加半夏的（半夏枳术丸），加橘皮的（橘皮枳术丸），加神曲、麦芽的（曲糵枳术丸），也有加黄连、黄芩、大黄、橘皮、神曲的（三黄枳术丸），并非呆板使用。再如甘温除热的补中益气汤，在脾胃不足，喜甘恶苦，喜补恶攻，喜温恶寒，喜通恶滞，喜升恶降，喜燥恶湿的原则下，用黄芪、人参、甘草补其气，升麻、柴胡升其阳，以生血的当归和之，理湿的白术健之，疏气的陈皮调之。虽然药味较多，而目标明确，主次分清，配合严密。尤其举出了二十多条加减法，包括防风、羌活、青皮、木香、豆蔻、槟榔、白芍、川芎、砂仁、半夏、附子、黄连、麦冬、五味子等多种药物。剂量方面均在一钱以内，病重的再服，所谓"量轻重治"。这里举例说明了前人处方用药方法的一斑，当然不必也不应当墨守古人成规。

总而言之，如何来适当地掌握处方用药的多少轻重，是关于基本功的问题。我认为有标准，但也不能硬性规定。然从一般病证来说，一个药方都是十五、六味以至二十多味，黄芪、附子都要用到一两以上，连桑、菊、荆、防等也用到三、四钱，似乎没有必要。

六、处方的形式

我一再谈过中医的处方形式，可能有些同学不太理解，或错当作形式主义。其实，处方应该有一定的形式，过去所谓老一套的形式里，有关优良传统，还是应当保留。比如过去处方都直行写，自右至左，现在多横写，自左至右，显然不同。过去对于药物的排列，一般分为三行，一行分为三排，它的次序是第一排的三行先写，再与第二、第三排，如有药引，低一字写在第四行。这样就将君药写在前，臣药和佐使药依次书写，主次分明。如果改为横写，我认为第一行先写三味，依次写第二、第三行，也很清楚，而且药味多的时候，还能四行、五行连续的写，更为方便。必须指出，处方用药总之有主次，将主要的先写，再写次要的，不仅能掌握治疗的方向，井然不乱，对配伍方面也可一目了然。举个例子来说，一般用银翘散，多把银花、连翘写在前

面。我认为在温病上采用银翘散,当然可将银、翘领先,但银、翘是否是君药,值得考虑。如果银、翘是君,那么臣药又是什么呢?我的意见,银翘散的主病是风温,风温是一个外感病,外邪初期都应解表,所以银翘散的根据是"风淫于内,治以辛凉,佐以苦甘",称为辛凉解表法。这样,它的组成就应该以豆豉、荆芥、薄荷的疏风解表为君;因系温邪,用银、翘、竹叶为臣;又因邪在于肺,再用牛蒡,桔梗开宣上焦;最后加生甘草清热解毒,以鲜芦根清热止渴煎汤。处方时依此排列,似乎比较恰当。既然以解表为主,为什么用清热药作为方名?这是为了纠正当时用辛温发汗法治疗温病的错误,不等于风温病只要清热不要解表。当然,这是研究方剂的学问,但处方时必须懂得此理,才不致方向模糊,颠倒杂乱。

过去处方上药名的写法与本草有所不同,有些加上产地,有些标出质量,也有注明炮制方法。因而所谓"处方用名"。为什么要这样写?主要是要求道地,提高疗效,今天的药材由国家统购分销,认真处理,早为广大人民所信任,我认为关于产地、质量方面的字样以及炮制等方法,可以考虑节省。但是也有人太不注意,惯常按照本草书写。例如杏仁有甜、苦两种,用时都去皮尖打碎,在一般处方均用苦杏仁,故习惯上写"光杏仁",如果需要连皮的就写"带皮杏"。现在有些处方只写"杏仁"二字,未免太简。类似这样的例子甚多,如贝母有象贝、川贝,只写贝母;牛膝有怀牛膝、川牛膝,只写牛膝;又如石膏有生用、熟用,只写石膏;半夏有生用制用,制用的又有姜半夏、清半夏、竹沥半夏等,只写半夏;等等,均有问题。必须知道,中药的品种和的炮制是一个重要问题,尤其在各地供应上还存在着习惯的不同。比如单写石膏,有些地方供应生的,有些地方供应熟的,从功效来说就有很大出入。为此,我认为对某些重要的药物和产地不同而效用也不同的药物,宁可多写一字,不要偷懒。至于过去有惯用花名的习惯,如金银花写作"二宝花"和"双花",也有把胖大海写作"安南子",槟榔写作"海南子"等,立异矜奇,自炫广博,在今天新社会里必须改革。

处方是给药铺配药用的,药名、用量、必须写得整齐清楚,不要潦草。简写的字应遵照国务院公布的《汉字简化方案》,不要随便杜撰。这样的要求似乎苛刻,但可以避免意外的差错事故,同时开始慢一些,多费点时间,纯熟之后并不费力。

总之,注意处方的形式,不仅是提高自己业务水平的问题,也有利于药铺配方。一切为人民服务,就必须一切从人民利益着想,特别是在党的培养下作为一个高级中医师,应该继承优良传统,做出更好的榜样。

(1962年2月对北京中医学院第一届应届毕业生的讲稿)

中医理论中的阴阳观点

一、引言

阴阳两字,渗透了数千年来整个中医理论体系。打开任何一本中医书籍,都会在字里行间看到它。无疑,阴阳是中医理论的主要组成部分,它支配了生理、病理的整体观点,也揭示了诊断、处方的一定规律。解决了疑难复杂病症的医疗。因而片面地采取一笔抹杀,粗暴地斥为不合科学,那是不对的。同时我们要发掘和整理中医学术,必须从原有基础上逐步阐明,倘使脱离了原有学说,无论如何得不到实际,也等于放弃了积累的经验。所以阴阳正似钻研祖国医学的一把钥匙,获得这把钥匙才有可能窥探文化遗产的宝库。尤其在新旧过渡时期,我们对旧的没有认识清楚,无法进行吸收和扬弃,也就无法使中医转向新的道路。本文的提出,仅仅肤浅地作一介绍,希望通过批判,再作进一步的研讨,肯定其价值。

二、人身的小宇宙观

《黄帝内经》(下简称《内经》)是中医第一部经典,在纪元一世纪后出现,书中对于阴阳的理论占着极大的比重,一般引用阴阳都本于《内经》。但《内经》是总结过去分散的学说和经验,托名黄帝所作,那么医家的盛传阴阳,显然不自《内经》开始。《左传》里曾记医和所说:"阴的原因造成寒性病,阳的原因造成热性病",便是一个例子。就我个人推测,《内经》接受阴阳的学术思想,历史很长,后来广泛地应用,可能受着比《内经》更早的文学经典——《易经》的影响最大。《易经》把宇宙作对象,认为自然界一切事物,只有一个阴一个阳互相统制,所谓:"一阴一阳之谓道"。因而把直接观察到的指出:"天为阳、地为阴;日为阳,月为阴;火为阳,水为阴……"再从事物的运动中引申出盈、亏,消、长……《内经》利用这一学说,结合到医疗知识,建立起相对观点。同样认为"宇宙间只有阴阳是万物的纲领,变化的根本,推而至于生死和不可理解的问题,都可拿阴阳做骨干"[1]。也就是说:宇宙间一切客观存在的东西,千头万绪,倘用阴阳两字来代表,均易得到解决。所以内经把阴阳应用到医学,就拿人体比作一个小宇宙。并说明:"气体的多属阳,有质的多属阴;活动的多属阳,静止的多属阴"[2]。也说明:"人体的阳气,好像天上的日光,天气的晴朗,由于太阳的光明,人体的健康,也需要一种热的活力——阳气"[3]。从此出发,衍成表里、虚实、寒热、升降等一系列的医学术语,都是从阴阳相对观点上派生的。然而内经的内容,是多元的,不是单元的,是复杂的,不是系统化的,阴阳也仅仅是内经理论中的一部分。过去有人说:"内经理论的根据,只有阴阳五行,倘把阴阳五行的学说攻破,几乎没有尺寸完肤",这是片面的,完全武断的。

三、阴阳应用于基本科目

由于阴阳是代表事物在运动中的两个现象,故基本科目的引用,解剖最少,生理、病理较多。内经把人体外部皮肤、皮下组织等处属阳,内部的呼吸、循环、消化和泌尿等系统属阴[4]。它的用意是:"阳的功能是保卫外层而使它坚固,阴的性质是保守精气而不使亏耗"[5]。既是阳气保卫外层,

外层不坚固,便是外邪侵袭的机会;阴气是保守精气的,精气的亏耗,便是内伤的因素。故一切机能衰弱,缺少活力,包括少气、懒言、怕冷、疲倦、不耐劳动等都叫阳虚;一切物质的缺损,包括贫血、萎黄、消瘦,以及水分和内分泌、维生素缺乏等都叫阴虚。从整体观点,把一般证候分为四个类型:阳虚的外面应有寒的现象,阴虚的里面应有热的现象;相反地,阳盛的外面应该热,阴盛的里面应该寒[6]。还肯定地指出:阳胜的症状,身体发热、无汗、呼吸短促、齿干和胸中烦闷;阴胜的,怕冷、四肢不温、甚至发抖、汗出不止等[7]。更反复地说明:阴不足的会发生脉搏加快和发狂等类似的阳证;阳不足的也会有内脏胀满和头昏脑胀等类似的阴证[8]。概括地说:阳是亢进的,阴是衰退的;阳是兴奋的,阴是潜伏的;阳是有热性倾向的,阴是有寒性倾向的。推而至于外科,阳证是红肿发热的,阴证是内陷不发热的,都在同一角度上分出界限。

诊断方面,主要以脉诊和舌诊为例,脉诊定出六种:从至数上分迟数,形状上分大小,动态上分滑涩。数、大、滑属于阳,迟、小、涩属于阴,倘临床上只知有阴脉而不知有阳脉,或是只知有阳脉而不知有阴脉,都是不够细致的[9]。这是《内经》的训条,后来《难经》、《伤寒论》的脉论,虽有出入,但以阴阳为纲却是同样的。舌诊也不例外,舌质关系血液循环的病变,红、绛属于充血现象为阳,青、紫属于贫血、瘀血现象为阴;舌苔关系到腺体的变化,燥的黄的属阳,潮的白的属阴。

药物方面,注重寒、热、温、凉四气和辛、甘、酸、苦、咸五味。热、温和辛、甘是阳,寒、凉和酸、苦、咸是阴。例如热性的附子、肉桂,具有兴奋作用的叫阳药,清凉性的石决明、黄芩,具有镇静作用的叫阴药。此外有滋养作用的如地黄、石斛,能补充物质的亏乏,也叫阴药。有刺激作用的如砂仁、豆蔻,能促进机能的活动,也叫作阳药。

总之,可以初步认识到阴阳是一个机动性的代名词,也是一个灵活运用的代名词。当然一切事物,有正必有反,有上必有下,有外必有内……所以要了解每一事物,必须从两方面去观察,才能彻底明白。

四、阴阳中更有阴阳

单靠阴阳两个方面,还不可能解决一切运动

发展的问题。于是又演绎为阴中之阳,阴中之阴,阳中之阴,阳中之阳多种方式。《内经》上说:"一天之中,白昼是阳,夜间是阴。白昼里上半天是阳中之阳,下半天是阳中之阴,上半夜是阴中之阴,下半夜是阴中之阳"[10]。又说:"人体外部是阳,内部是阴。内部的六腑是阳,五脏是阴。五脏中,心是阳中之阳,肺是阳中之阴,肝是阴中之阳,肾是阴中之阴,脾是阴中之至阴"[11]。对于药物,内经也指出:"辛和甘味的都有兴奋和发汗的效能属于阳,酸和苦味的都有催吐和泻下的效能属于阴,但是味厚的应属阴,味薄的应属阴中之阳,气厚的应属阳,气薄的应属阳中之阴"[12]。这种进一步的分析,看起来是很细致的,但往往不被某些人所理解,然而中医却根据它解决某些临床上的问题。举出汗为例:白天是阳盛时间,假定白天出汗,就认作阳虚,用黄芪、附子一类补气补阳的药去制止它;在夜间出汗是阴盛的时候,就认作阴虚,用地黄、山萸一类补血补阴的药去制止它,是有相当效果的。又如找不到原因的发热,在夜间都用补阴药,白天都用补阳药,中医术语叫作养阴退热、甘温除大热,也有相当疗效。可以看到中医使用阴阳两字,完全从复杂的情况下整理出一个系统,在每个体系里再予分析,必要时可能还要分解。它是深入浅出的一种分类方法。由博返约的一种归纳法则,也等于几何、代数的数学公式。前人借来作为诊断、治疗的规律,不是空洞的,也不是漫无限制的。一旦离开了它,会使中医理论,如一盘散沙,无法结合。

五、从矛盾中寻求统一

明白了阴阳的意义和范围,可以体会到人体是统一的,人体上有阴阳相对的存在,便是有矛盾的存在,这种不断的矛盾跟着生命持续。《内经》上说:"阳的方面没有多或少,阴的方面没有消耗和散失,人的精神就会很好。倘使体内阴阳有对立而不平稳的现象,就是病变,甚至死亡"[13]。也充分说明了人的形体和脏器,包含着内在的矛盾,内脏的作用,经常在运动之中取得平衡,正如交感神经和副交感神经互相制约、相互依靠,使一切内脏器官以及整个有机体的正常活动得到平衡和统一。中医对这矛盾而不可分离的局面,除了追求其调和,还密切地注意到联系。认识人体的热力

是阳,需要阴的物质来充实,而物质经过消化才能吸收,又需要热力来推动。所以食欲不振的,能使营养缺乏而一切机能逐渐衰弱;机能衰弱的,也可使消化迟钝而食欲为之减少,以至发生痞闷、胀满等症状。从活动的生理和病理的互为因果,愈加显示统一的必要,《内经》上指出的,"阳能生发,阴便滋长,阳若萧条,阴也枯槁"[14],是两者一体的总结。

毫无疑问,人体必须维持一种微妙的平衡局面。无病的关键就在"平",不平就是病。疾病的根源,就是平衡的破坏,治病的道路,就是平衡的恢复。中医坚守这种信念,经常把补偿不足、消除多余的方法,努力于平衡的再建设。《内经》所说"虚证用补,实证用泻",和"寒病用热药,热病用寒药,疲劳的用温养剂,耗散的用收敛剂"等[15],都在同一原则上进行。不但《内科》用药如此,连针灸科、推拿科也是用这种法则进行医疗操作。

六、阴阳在临床上的实际作用

中医常把一切疾病分作外感和内伤两大类,凡人体外在条件引起的称外感,内在条件引起的称内伤。在外感和内伤的症状上,把机能衰弱、没有抗病能力的称作阳虚;物质缺少,营养不良的称作阴虚。另一面,机能亢进,能对疾病作激烈斗争的称作阳实;物质过剩,分泌和吸收障碍的称阴实。病的轻重,就是虚实程度的参差,临床上都靠诊断来加以衡量。兹把后汉张仲景的《伤寒论》提出,作为实例的参考。张仲景熟悉疾病不外阴阳虚实,但单靠阴阳虚实四个界限是不够细致的,因而把阳的部分又分太阳、阳明、少阳三个阶段,表明伤寒过程中初、中、末三个不同的热型。"太"是庞大的意思,指示热度逐渐上升;"明"是极盛的意思,指示持续高热达到最高峰;"少"是微小的意思,指示热度参差下降以至退尽。也在阴的部分分为太阴、少阴、厥阴三个阶段,由太而少而厥,是由老而衰而竭的意思,指示伤寒后半期的衰弱症和并发症,包括泻利、营养缺乏、精神变态、心跳不规则,以及肠出血、虚脱等由轻到重三个不同时期的证候。所以三阳的证逃不了实,三阴的证逃不了虚,倘把合并起来,还是阴阳虚实四字的范围。《伤寒论》是中医方书之祖,掌握这四字去研究,不会茫无头绪,由此推进到临床工作,也不会心中无数。

七、处理一般疾病的又一例子

中医的疗法,大都认为是对症的,其实是求因的,必须求得病证产生的因素,才能着手治疗。拿发热来说,热是属于阳的,似乎可用寒药,但热有表里、虚实的不同,就不能一概用寒药。例如由于伤风感冒引起的,采用单纯的发汗,使散热机能增加,就能使体温的调节中枢恢复正常,因在最外一层,叫作发表,也叫表解。由于化脓性肿疡引起的,利用去瘀、消炎的方药,使肿疡能消,引起的发热也自然散去,因其注重在内,叫作内消,也叫消散清解。又因环境刺激,像生气、动火引起的发热

现象,需要抑制大脑皮层的高级机能精神活动,中医把神经系统属于肝脏,常用平肝清热法。又如虚弱证引起的如肺结核的潮热,那就不能发汗、消炎、平肝来解决,另外采用补虚为原则的清养退热法。所以热属于阳是肯定的,而热的属于表,属于里、属于虚、属于实是不肯定的,所以中医须把阴阳、表里、虚实、寒热互相推求,才能定出一定的治疗目标。

再举一个例子。凡从内脏引起的病,最不容易治疗,中医根据阴阳的理论,分出阴盛而阳虚,阳盛而阴虚,阳虚而阴盛,阴虚而阳盛,当然也有阴阳俱虚的,这都是矛盾不统一的表现(见图)。

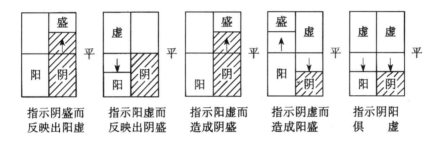

|指示阴盛而反映出阳虚|指示阳虚而反映出阴盛|指示阳虚而造成阴盛|指示阴虚而造成阳盛|指示阴阳俱虚|

主要观念是:阴阳代表了物质和机能,这两者常在矛盾中求得平衡,那么临床上应从不平衡中寻求病因,是治疗的先决问题。所说阴盛而阳虚,指示某部分分泌物的停留而使机能衰弱,或分泌亢进而影响机能的健全,不把分泌物驱除是无法使机能恢复的。譬如腹水,就用了温运逐水法,逐水是去其壅塞,温运是扶其衰弱。所说阳盛而阴虚,指示内热太重,能使水分消耗,不把内热清除是无法使水分保留。譬如口渴症,就用了清胃生津法,清胃是除其热,生津是补偿它的水分。这是最浅显的例子,其他可以类推。为了有因然后有果,中医认为求因是根本上的解决方法,《内经》也郑重指出:治病必定要寻到发病的基本原因,把原因消除才能使主症也消失[16]。但是我们要寻求这种理论的根源,这是从生理、病理上的阴阳观点产生的,因此阴阳在中医学说上是一个突出的重点。

八、总结

阴阳是一个机动性的代名词,前人从客观实践中得到的现象加以分析,把类似的放在一起,形成一种总的印象,把这种印象作为分类和归纳的

工具,由于时代、科学的限制和后人的附会牵强,掺入了一部分主观的意识。

中医所说的阴阳,是一种理论,名词是抽象的,对象是唯物的,是人体的机体的矛盾和统一,也是人类内外环境的矛盾与统一。

前人应用这一理论,结合到诊断和治法,积累起许多经验,建立了中国医学,所以要发掘祖国医学的宝藏,首先要了解阴阳的理论和运用。

引用《内经》原文

(1)阴阳者,天地之道也。万物之纲纪,变化之父母,生杀之本始,神明之府也。

(2)阳化气,阴成形。阴静,阳躁。

(3)阳气者,若天与日,失其所则折寿而不彰,故天运当以日光明。

(4)言人之阴阳,则外为阳,内为阴。

(5)阴者藏精气而起亟也,阳者卫外而为固也。

(6)阳虚则外寒,阴虚则内热,阳盛则外热,阴盛则内寒。

(7)阳胜则身热、腠理闭、喘粗为之俯仰,汗不出而热、齿干、以烦冤、腹满死;阴胜则身寒、汗出、身常清、数栗而寒、寒则厥,厥则腹满死。

(8)阴不胜其阳,则脉流薄疾,并乃狂;阳不胜其阴,

则五脏气争,九窍不通。

(9)切阴不得阳,诊消亡;得阳不得阴,守学不湛。

(10)阴中有阴,阳中有阳。平旦至日中,天之阳,阳中之阳也;日中至黄昏,天之阳,阳中之阴也;合夜至鸡鸣,天之阴,阴中之阴也;鸡鸣至平旦,天之阴,阴中之阳也。

(11)言人身之脏腑中阴阳,则脏者为阴,腑者为阳,肝、心、脾、肺、肾,五脏皆为阴,胆、胃、大肠、小肠、膀胱、三焦,六腑皆为阳。阳中之阳,心也;阳中之阴,肺也;阴中之阴,肾也;阴中之阳,肝也;阴中之至阴,脾也。

(12)辛甘发散为阳,酸苦涌泄为阴。味厚者为阴,薄为阴之阳;气厚者为阳,薄为阳之阴。

(13)阴平阳秘,精神乃治,阴阳离决,精气乃绝。

(14)阳生阴长;阳杀阴藏。

(15)虚则补之,实则泻之,寒者热之,热者寒之,劳者温之,散者收之。

(16)治病必求其本。先其所因而伏其所主。

（1955 年 6 月）

浅谈辨证论治

一、辨证论治是中医的诊疗规律

辨证论治是中医普遍应用的一个诊疗规律,从认识证候到给予适当治疗,包含着完整的极其丰富的知识和经验。然而,有人承认中医辨证论治的特长,但同时认为中医只有实用主义的经验的随症治疗,这是根本误解的。如果中医没有理论指导,决不会有一套优越的诊疗体系并积累起历代文献。也就是说,理论指导实践,理论反过来就是方法,辨证论治所以成为中医的诊疗规律,就在于理论与实际的结合。

辨证论治的意义,"辨"是分辨、鉴别,"证"是证据、本质,"论"是讨论、考虑,"治"是治法,就是治疗方针。 "证"和"治"是现实的、固定的,"辨"和"论"是灵活的,要通过分析和思考的。我们熟悉有是证、用是法、用是药,究竟凭什么来认识这个证,用这种法、这类药? 这就是需要做到"辨"和"论"的两种功夫。前人认识到疾病的发生必然体内存在有某种原因,某种原因就表现出某种症状,离开症状就无法辨别疾病。并且体会到仅仅注意症状不可能全面了解病因,症状的表现有时还会歪曲病因而成为假象,所以在"辨证"上尤为细致周到。从疾病过程中抽出客观的自身规律,务使求得症状和病因的统一。如果允许引用辩证法的词句来说明,就是"本质决定现象,现象表现本质。"故中医治病有一定步骤:观察症状,决定病因,商讨治法,然后处方用药。好像审理案件一样,必须搜集证据,摸清底情,才能给予适当的处理。这初步说明了中医对任何疾病,没有辨明症状以前,无法确定治法,更谈不到处方用药。

中医诊病,过去缺少物理和化学方法来帮助,他所依靠的只有望、闻、问、切四诊,特别是注意直觉的症状。现在虽然懂得了一些化验,但我认为不应把中医治疗长处限制在化验上面。理由很简单,中医和现代医学的理论体系根本不同,中医根据中医的理论来诊断和治疗,不论用药用针都有完整的一套技术。如果不熟悉本身的技术,即使化验得清清楚楚,中医凭什么根据来处置? 比如肾脏炎是不是就拿中医的补肾药来治? 哪几种药能够减少尿蛋白呢? 老中医们用黑锡丹治好了支气管哮喘,有些自以为懂得化学的人,因为不能掌握中医的用法,反而把它造成了铅中毒。类似这些问题,可以理解中医理论的重要性,只有把自己的诊疗规律精通了,再吸收人家的长处,才能进一步的提高。

二、辨证的方法

中医从客观所认识的症状,深深体会到症状是病邪在生理上的变化反映。它反映着病邪的性质和生理机能的强弱,也反映着各个症状的不断运动和互相关联。在症状的表现上,从细小到显露,从表面到深层,可以鉴别发病的因素和病理生理现象,可以随着症状的消失和增添探知病邪的进退及其发展方向。前人掌握了这种整个疾病过程作为诊疗基础的"辨证"方法,从实践经验中给予我们的有如下三项。

（1）先把整体分为上下、内外几个部分；

（2）再就内脏和经络分成若干系统；

（3）再次从病态上分别若干类型。

这些方法，在中医第一部经典著作《黄帝内经》（下简称《内经》）里早有指出。如：

《灵枢·百病始生篇》上说：邪气伤人有一定场所，因它所伤的场所定名，可把上下、内外分作三部。

《灵枢·经脉篇》上说：肺脏的经脉是手太阴经，它的病征为胸部胀闷、膨膨喘咳、缺盆中疼痛，厉害的，影响两手酸痛不仁，叫作臂厥……

《素问·至真要大论》上说：一般类似风邪的动摇眩晕现象，都属于肝；类似寒邪的收缩拘急现象，都属于肾；气分闷满郁结现象，都属于肺；湿浊浮肿胀满现象，都属于脾……

可见前人对于辨证极其重视分类，分类是科学的第一步基础工作，所以中医的辨证也是具有科学性的。五脏、六腑和十二经是中医最早时代被认为人体的纲领，《内经》把脏腑经络分类，和现代医学的系统分类是同一意义。中医对于脏腑经络的纲领从来没有变更过。今天还是需要用这个纲领来辨证，这是极为明显的。当然，这样的分类是粗糙的，只用这样来进行治疗是不可能的。好像围剿匪徒，只识得匪徒潜伏的场所和扰乱的区域，对匪徒的真面目还没有认清，所以必须进一步寻求发病的因素。《内经·阴阳应象大论》上指出：风邪会使人眩晕抽搐，热邪会使人痛肿，燥邪会使人口渴、皮肤枯裂，寒邪会使人浮肿，湿邪会使人腹泻。又《素问·生气通天论》上指出：受了寒邪，发生高热，汗出便退；受了暑邪，多汗、烦闷和气喘；受了湿邪，头如蒙裹地作胀；受了风邪，四肢浮肿，或者偏废。又《内经·举痛论》上指出：怒的现象是气上逆，喜的现象是气舒缓，悲的现象是气消索，恐的现象是气下沉，惊的现象是气混乱，思的现象是气结聚。

六淫和七情为中医外感和内伤的主要病因。这些都从症状来观察六淫七情的变化，也就是《内经》"治病必求其根本"（《阴阳应象大论》）的具体例子。中医在临床上所说的根本，本人意味着有两个方面：一方面是病因，另一方面是主证。主证是证候群中的主要证候，只要主证消失，其它为主证所引起的症状也自然平复。所以《内经》又

有"治病必须制伏主证并先照顾病因"（《至真要大论》）两者并重的说法。必须补充，如前所说任何一个病，绝没有无原因的症状，也没有只有症状而无原因。病因是发病的根源，能直接作用于组织或器官以及机能等引发各种症状。但有些症状由于病体各方面的反应过程发展所致；有些病因已不存在，往往在反应过程中发生一系列的症状。这样，中医所说的病因，就不同于现代医学说的病原体，他掌握了人体正气和病邪两方面。即从病体的全身症状来观察，病邪固然是病因，本身机能的衰弱或亢奋也是病因，都属于体内的矛盾现象。要解决因病邪引起的矛盾，还要注意解决疾病过程中所发展的新的矛盾。中医的辨证就包括求因在内，一方面以症状为诊断治疗的对象，一方面把病因作为诊治的依据，二者是不可分离的。

三、四诊的配合

中医辨证是不是光靠症状？我认为症状是辨证的主要对象，而望、闻、问、切四诊又是认识症状的方法。四诊的主要目的是观察与分析证候，必须始终围绕着辨证原则。辨别病症所反映的真相和假象十分重要。以舌苔为例，舌苔的颜色多是黄、白两种，其次灰色和黑色。一般白苔是感冒风寒表证，白而腻是湿重，白腻而且黏浊是痰湿内阻。黄苔有淡黄、老黄和黄糙等不同，表示内热的轻重。灰黑苔滋润的是寒重，焦燥的是热甚，成为相反的现象。在察舌的时候，必须联系症状，看到白苔不能单认为表证，如果没有表证而有胸闷作恶等里证，便是寒湿阻胃；又如虚弱的人没有高热而见黑苔，就要注意到阴亏的一面。所以某一种舌苔不能固定属于某病，也不能武断地说是吉是凶，要结合症状去分析。诊断与症状的密切关系，大概如此。

四诊的特点，在于病人主诉症状以外，客观地从多方面来寻索其他症状作为求得矛盾统一的证据。症状是病因的反映，但是不能单看肤浅的现象，要看到它隐藏的一面，还要看到下一阶段的发展趋向；要看到真实的一面，这样就不为假象所迷惑。这就不能单靠主诉的自觉症状来决定，必须结合四诊来决定。所以有些疾病依据一般症状已经有了初步印象，却往往为四诊所否定。比如病

人喊着内热口燥,我们问知渴不多饮,饮后觉胀,并且喜喝热汤,便断定它是一个真寒假热证,并不是真正内热。这种为四诊所否定的事实,在临床上经常有发生,可见四诊对于辨证的正确性有极大帮助。要从全面来观察病症,就不能缺少任何一项诊断。病症有简单的,也有复杂的,复杂并不等于杂乱无章,只要明白症状的相互联系,就能发现它的前因后果,来龙去脉,从而达到全面的正确的认识。

四、如何论治

中医的治疗就是针对着辨证的结果定出方针,根据这一方针来处方用药。但必须概括地重复,内经所指的辨证方法有三个要点:

(1)病所——把躯体、内脏和经络等系统分类;

(2)病因——把六淫、七情及其他因素分类;

(3)病态——把病机的形态分类。

内经中的治疗方法也不离这三项,比如说:"在肌表的可用汗法来疏散,在上焦的可用催吐来发泄,在下焦的可用通大便来排除……"(《阴阳应象大论》),这是关于病所一类。"寒的用温热法来治,热的用寒凉法来治,干燥的用滋润法来治……"(《至真要大论》),这是关于病因一类。"疲劳的应用温养法,结聚的应用消散法,耗散的应用收敛法,惊惕的应用镇静法……"(《至真要大论》),这是关于病态一类。

以上说明治疗有多种办法,但由于病所、病因和病态的相互关系,治法也不是单纯使用的,每一种疾病,要通过这几方面的考虑才能把治法肯定下来。举两个简单的例子:辨证上认识到病因是停食,病态是胀满,病所是肠胃,在论治上就以排除和宽中为原则,分别在胃在肠可选用催吐、消导,或通大便;又如在辨证上认识到病因是血虚,病态是惊惕不安,病所是心肝两经,在论治上就以滋补心营肝血为主,结合潜阳、安神等镇静方法。依此推广,中医书上没有流行性乙型脑炎的病名,中医居然治好了,其关键就在善于运用"辨证论治"法则。很明显,流行性乙型脑炎的一般症状是:发热、头痛、呕吐、抽风、昏迷、烦躁和谵妄等,中医采用了清胃、退热、解毒、滋阴和镇痉等治法,在这些症状和治法中间,都可分析出病所、病因和

病态。故辨证和论治是连贯的,基本的要求在于具体地分析具体的情况,灵活运用。

此外,中医依据病所、病因和病态来治疗,还常用相当奥妙的方法。例如腹泻明明是消化系疾患,却用泌尿系的利小便方法医治,李东垣所谓"治湿不利小便,非其治也。"虽然,在今天我们可以理解帮助肾脏把陈宿的水分排泄以后,会转向胃肠里吸收新的水分,大便因而得到改善,但目前只有中医使用此法。又如肺虚健脾的培土生金法,肝虚滋肾的益水涵木法,脾虚温命门的益火补土法,以及血脱益气、滋阴潜阳和逆流挽舟、釜底抽薪等等方法,有人认为玄虚,中医都成为治疗规律。不可否认,这些方法都有中医的理论根据,既在临床上使用有效,还应该加以重视。

五、处方与用药

决定了治疗方针,不难于顺流而下处方用药,所以辨证论治也可说成辨证求因、审因论治、依治定方的一个治病过程。然而处方用药有一定的法则,不是随便凑合的。前人遗留下来的方剂都从实践中得来,它的组织形式、配伍关系,处处可以供给临床参考。在这基础上进行加减,不但有所依据,而且容易估计疗效。张仲景在《伤寒论·自序》里说"博采众方",孙思邈把唐以前的方剂集成《千金方》,可见前人也极其重视成方。即如近来中医治疗流行性乙型脑炎以白虎汤为主,配合了牛黄丸、至宝丹、紫雪丹等,有些地方还采用清心凉膈散、银翘散、玉女煎、竹叶石膏汤、增液汤、犀角地黄汤、黄连解毒汤、清温败毒饮和沙参麦冬饮等等,这说明了他们的处方用药都是有依据的。并且还可以体会到过去有经方派和时方派的争执,现在多认识到时方是经方的发展,从全面来看中医的理法,根本没有什么派别可言,这又是进步的一面。所以处方时能遵守前人的成就,再结合自己的心得随机应变,是一条最好的途径。

其次,用药方面应该细致地分别气味、效能和归经等。有些人认为研究药物只要注意疗效,不必考究气味,更不用考究归经,这样不但把中医用药的经验全盘抛弃,还会与辨证论治发生矛盾。必须郑重指出,中医和中药是一个理论体系的,两者之间具有密切关系。例如黄连、黄芩、黄柏同样

清火,但或清心火,中清肝胆之火,或清肾与膀胱之火,应用上就有显著的界限。再例如:有人问头痛吃些什么药?中医在没有经过诊断以前是无法回答的,理由就在头痛的发生不止一种,中药里菊花、防风、天麻、川芎、吴萸、全蝎等性质绝不相同,都可用治头痛,中医根本没有头痛医头的办法。当然,我们对于新的知识如药理、成分等也要吸收,但抛弃了前人的用药经验,虽然理论高明,不能收到良好的效果却是事实,要进一步整理和提高祖国医学遗产,就更是难说了。

六、张仲景的"病脉证治"

辨证论治的方法,在《内经》里说得非常透彻,张仲景接受了《内经》的思想指导,在《伤寒论》自序里说:"勤求古训,撰用素问。"故《伤寒论》和《金匮要略》的基本精神就是辨证论治,《伤寒论》篇首的标题都作"辨某某病脉证并治",《金匮要略》也作"某某病脉证并治"可以理解。

张仲景在辨证论治上的特殊贡献是,明确地指出了"阴、阳、表、里、虚、实、寒、热"八个类型。

这"阴、阳、表、里、虚、实、寒、热",后人称作八纲。它的重要意义,先把阴阳分为正反两方面,从表里方面来测定病的浅深,虚实方面来测定病的强弱,寒热方面来测定病的性质,故阴阳是八纲中的纲领。再把各方面测定的联系起来,就成为表虚、表实、表寒、表热、里虚、里实、里寒、里热、表虚里实、表实里虚、表寒里热、表热里寒、表里俱实、表里俱虚、表里俱寒、表里俱热等等不同病类。

仲景的辨证方法是极其可贵的,他对四诊也非常重视。在辨证论治中必须强调配合四诊,若离开了四诊专谈症状,不可避免的会产生片面性的错误。

七、结论

中医从客观现实及其规律的真实反映建立辨证论治的法则,具有重要价值已如上述。辨证论治是在中医理论下产生,没有理论指导不可能有这些法则。所以中医的最高理论,应该属于阴阳、五行、脏象和营卫气血等等,它经过长时期的指导临床实践,充分表达了中医的整体观点。如果不了解阴阳就不会理解矛盾的统一,不了解五行就不会理解有机的联系和制约的关系,不了解脏象、营卫气血就不会理解整体的生理和病理生理的变化。最近有人公然发表否定五行的文章,并附和没有中医临床经验的人,表示对五行坚决反对。这种错误的思想,倘从某些人废医存药的路线来看是不足奇怪的,痛惜的是作为一个中医,对于中医本身学术如此浅薄,不免令人齿冷。我们知道在学术方面,需要贯彻"百家争鸣"的方针,然而"百家争鸣"的目的,是为丰富学术的内容而不是叫人主观地一笔抹杀。我们也知道否定是积极的,不过否定过程是新事物对旧事物扬弃的过程而不是虚无主义的破坏过程,新事物不是简单地抛弃了旧事物而是战胜与克服旧事物,并把旧事物的有用因素摄取过来同化到自身当中。倘然我们不能深入事物去研究,也没有本领建立新事物,甚至自己不懂,又不肯独立思考,跟着人云亦云来个粗暴的否定态度,必然会使祖国医学受到不可估计的损失。

我们应该尊重自己,虚心的在中医原有理论基础上加倍钻研,把所有成果贡献出来,还要把所有经验传授下一代,把完整的中医学术教给他们,那么,对于中医理论和诊疗规律必须精通,也就是说,如何进行中医温课学习,使技术上大家提高一步,是开展中医工作的先决条件。只有这样,才能意见一致,加强团结,避免片面观点和个人英雄主义,更好地为发扬祖国医学而共同努力。

(1957 年 1 月)

命门的初步探讨

命门是祖国医学生理方面的一个重要问题。中医重视命门,认为它是维持生命的根源,在长期临床实践中,用培补命门的方法治疗某些疾病,取得了显著效果。因此命门问题是当前值得重视的一个研究课题。本文拟发两部分叙述:一是命门的生理与各脏腑的关系;二是命门在指导临床实践中的意义。文内就接受前人经验知识的基础上,提出个人的一些意见,盼读者指正。

一、命门的生理与各脏腑的关系

命门是生命之根,包含真阴和真阳,产生动气,通过脏腑、经络、达脑、通骨髓,走四末,温皮肤腠理等,在维持人体的正常生理活动上,起着主导的作用。

命门这名词最早见于《黄帝内经》(下简称《内经》):"命门者目也",系指足太阳经结于睛明穴而言,与本文讨论的命门有所不同。但从足太阳经和肾经相表里,及五脏六腑之精气皆上注于目来看,不能说它毫无关系。至于一般所说的命门以《难经》记载为最早,还指出了命门的生理作用是:"精神之所舍,原气之所系,男子以藏精,女子以系胞。"至于命门的部位和形象,李梴《医学入门》认为:"人两肾中间,白膜之内,一点动气,大如筋头,鼓舞变化,大阖周身,熏蒸三焦,消化水谷,外御六淫,内当万虑,昼夜无停。"《内经》虽说"命门者目也",又曾说"七节之旁,中有小心",这小心却指出了我们所要讨论的命门部位。前人以人身脊骨为共二十一节,自上而下当十四节,自下而上当七节之间,其两旁为肾俞,中央即命门穴。又《难经》说:"生气之原者,谓肾间动气也,此五脏六腑之本,十二经之根,呼吸之门,三焦之原,一名守邪之神,故气者人之根本也。"《难经》将部门的作用归于两肾中间的一点动气。从以上三种文献的记载中,可以看到祖国医学在很早以前对命门的认识已经是相当细致的了。

正因为命门居于两肾之间,中医认为肾和命门的关系是不可分割的,惯常引用坎卦(☵)来示意。意思是上下两短划代表阴,代表两肾,中间一长划代表阳,代表命门,张景岳所谓:"两肾者坎外之偶,命门一者坎中之奇,一以统两,两以包一。"将肾和命门看作一个整体,总称为水火之府,阴阳之宅。虽然也有些不同的看法,如《难经》以"左为肾,右为命门",虞抟主张"当以两肾总号命门"等,但是根本上没有离开这个范围,在总的作用方面也没有不同意见。根据中医理论,肾有伎巧、作强等作用,这种作用有赖于命门的促进,同时命门中的真阴真阳亦有赖于肾精的奉养,肾和命门的关系显然十分密切,但肾和命门毕竟是二物,不是一物,尤其《内经》指出两肾之间有小心,分明是说二者具有不同的形态。所以可以合,合之为坎卦,可以分,分之则命门如一太极。

关于命门的功能,前人曾用三个比喻来说明。一是比作走马灯,走马灯的走动全靠灯中一个火,火旺则动速,火微则动缓,火熄则寂然不动。命门正如灯中之灯火,命门火的充旺、衰微、熄灭,足以影响全身机能,因而强调命门的意义就是"立命之门"(见赵献可《医贯》);二是比作灶底之火,锅中的米须用火来煮熟,少一把火则迟熟一些,加一把火则快熟一些,火力不足便全部不熟。人身营养依靠后天水谷精微,而主要在于命门之火帮助腐熟。所以命门为先天,犹如灶火,先天更重于后天(见张景岳《传忠录》);其三把命门比作门户的枨阖,静而阖、涵养着一阴的真水,动而开,鼓舞着龙雷的相火,好像枨阖一样具有开阖的作用(见虞抟《医学正传》)。这些比喻虽不免近乎想象,但对于命门功能的描写是比较深刻的,他们的见解均以命门的作用是火的作用,也就是阳气的作用。我以为从坎卦来看命门是以阳气为主,从命门本身太极来说,太极生两仪,便是命门的真阴真阳,当然也不能因此而忽略了肾的关系。这种看法,在《类经》里也曾提到,两肾中间的命门即人身的太极,水火就在这里生长,还说明水火就是元阴元阳,也叫真精真气,命门的阴精即阴中之水,阳气即阴中之火。沈金鳌《沈氏尊生书》里也说过:"命门之火涵于真水之内,初非火是火,水是水,截分为二。"这样,真阴真阳的相依相存,相生相长,便是水火既济。所以命门的作用虽然突出在阳气方面,不能片面地只重真阳而忽视了真阴。

命门与各脏腑的关系,陈士铎在《石室秘录》里曾经这样说过:"心得命门而神明有主,始可以应物,肝得命门而谋虑,胆得命门而决断,胃得命门而能受纳,脾得命门而能转输,肺得命门而治节,大肠得命门而传导,小肠得命门而布化,肾得命门而作强,三焦得命门而决渎,膀胱得命门而收藏。"他根据《内经》十二官的作用,论及命门为各脏腑活动的根本,命门有损害则各脏腑的生理机能均会受到影响。但是,命门如何和各脏腑取得密切联系,我认为应作如下的说明。

1. **命门和心** 命门在两肾之间,心和肾的经络本相贯通,一般称心和命门为君相二火,性质上又是同气相长。故《内经》称命门为小心,并指出"君火以明,相火以位",说明命门阳气和心阳相通,也只有命门阳气通过心经后才能使全身精神焕发。

2. **命门和肾** 肾和命门最为接近,两者的关系在前面已经说过。《内经》又说:"肾主骨,骨生髓",又以"脑为髓海",还说:"肾藏精,主蛰封藏之本"。可见肾和骨髓的生成、脑的活动、生殖力的旺盛等,有着密切关系。命门通过肾脏,对这些方面也起着重要作用。

3. **命门和脾** 命门和脾为先后二天,后天的生化须赖先天命火的温养,在上面亦曾谈到,但应当注意先天真阴的不匮乏,也需要后天不断地供应。故许叔微说:"补脾不若补肾",而李东垣却说:"补肾不若补脾",说明了先后天的相互关系。

4. **命门和三焦** 命门为三焦的发源地,唐容川称为焦原,《内经》所谓(指三焦)"属肾,肾上连肺"。命门阳气的温分肉腠理,即是通过三焦来布达全身,营气出于中焦,卫气出于下焦,也是通过三焦而生化的。

5. **命门和胆** 命门为相火,胆亦司相火,命门与胆的性质既相同,由于命火温养胆火,使肝脏春生之气得到畅达,前人以胆为中正,并谓十一脏皆取决于胆,便是这个理由。

6. **命门和督脉** 督脉主一身之阳,它的循行路线,根据《内经》营气篇十二经始于肺,络于肝,接任脉,再接督脉,不接任脉而再始于肺,《骨空论》指出督脉属肾,合膀胱、贯脊上脑。这说明命门为督脉行经之处,命门阳气即通过督脉传达十二经,同时也通过督脉与脑和肾取得密切联系,并与膀胱发生气化关系。

因此,我们对于命门的功能与各脏腑及形体组织的关系,概念如下图:

从图内可以看到,命门阳气通过上述各脏腑经脉的联系而传达全身,而各组织与内脏的关系也不是单纯的,如脑和心、肾、督脉均有密切关系等,这在临床上就有多种不同的治疗方法。

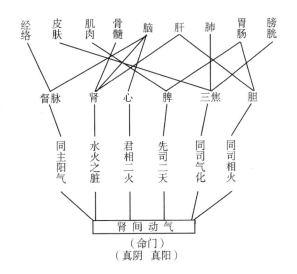

二、命门在临床实践中的意义

根据中医对命门重要性的认识,运用到临床方面,它的治疗原则是滋补。因为命门包涵真阴和真阳,这两者是对立统一的。所以又分为清补和温补二法,而清补中必须阴中有阳,在养阳的基础上滋阴,同样地温补必须阳中有阴,在养阴的基础上扶阳,纵然真阴真阳失其平衡而产生相对的寒热偏盛现象,也必须遵守阴平阳秘的法则调养,不能单纯地用辛热或苦寒治标。如经常使用的方剂六味地黄丸和附桂八味丸两方,六味丸用熟地、山萸、山药、丹皮、泽泻、茯苓治肾水亏损,头目眩晕,腰腿酸软,阴虚发热,自汗盗汗,憔悴消瘦,精神疲困。八味丸即六味丸加附子、肉桂,治命门火衰而能生土,以致脾胃虚寒,饮食少思,大便不实,或下元冷惫,脐腹疼痛等症,都是符合于命门的真阴或真阳虚衰的治法。张景岳曾提及薛立斋常用八味丸益火,六味丸壮水,多收到良好效果,因用二方之意,另制左归饮、右归饮和左归丸、右归丸,作为治疗命门真阴或真阳衰微的主方。四方的药物组成如下表。

左归饮	熟地	山萸	山药	枸杞	炙草	茯苓	菟丝	鹿胶	龟胶	牛膝	附子	肉桂	杜仲	当归
左归丸	+	+	+	+			菟丝	鹿胶	龟胶	牛膝				
右归饮	+	+	+	+	+						附子	肉桂	杜仲	
右归丸	+	+	+				+	+			+	+	+	当归

很明显,张景岳的左归、右归四个方剂,是在六味、八味的基础上,适当地加入了养阴扶阳的龟胶、鹿胶、枸杞、菟丝、当归、杜仲、牛膝等而制成的。我们应该承认,左归、右归治疗命门真阴或真阳衰微是比较恰当的方剂,在药力上比六味、八味推进了一步,用药法则也更周密地提高了一步。特别是在扶阳中不离滋阴,相对地滋阴中也处处照顾扶阳,对于偏用辛热补火或苦寒泻火者,有很大启发。

为了说明命门在指导临床实践中的价值,下面谈谈我个人的一些临床经验,当然是很不全面的。例如:我们治疗脊髓炎,它的主要症状为下肢瘫痪,或沉重不便步履,筋骨痿弱,肌肤麻木不仁,全身倦怠,四肢不温,腰膝寒冷,阳痿,大小便癃秘或失禁等,证属肝肾两虚,命门火衰,督脉阳气失其温通的现象。就以温补肾命为主,佐以息风,活络,止痛等法,采用地黄饮子加减,在短时期内使症状消失或减轻,能扶物或独立行走。地黄饮子用熟地、山萸、苁蓉、附子、肉桂、巴戟、麦冬、石斛等,功效亦在滋而不腻,温而不燥,能补下元。在这经验上我们治疗弗里德赖希氏共济失调证,除行路不稳,不耐活动等症外,又表现胸闷、头汗、语涩、音沙似哑、饮食作呛,证属下元虚冷、虚风上扰,兼有舌暗症状,用上方加入远志、菖蒲等宣通心气,很快即见药效。

慢性肾炎是一个顽固疾病,我们根据《内经》"肾者胃之关,关门不利,故聚水而从其类也,上下溢于皮肤,故为胕肿。"因而亦多从温补命门着手以助其气化,并加强中焦健运湿浊的能力,常用金匮肾气丸结合胃苓汤,标本兼顾,收到满意疗效。这种从温养命门来健运中焦,帮助三焦、膀胱的气化,使水湿排出,不再积聚的中医治疗机制来看,显然与现代医学中关于本病的认识有所不同。

腹泻经久不止,或天明泄泻,或经常大便溏薄,一般所说慢性肠炎,虽然属于肠胃疾病,中医却常常从脾肾(包括命门)论治。故常用附子理中汤、四神丸等温补命门、健脾厚肠,称为补火生土法。

气喘证实者多属于肺,虚者多属于肾,在肾多用补肾纳气法如七味都气丸之类。又痰饮咳喘除在肺用小青龙汤外,一般常用苓桂术甘汤温化中焦,严重的有用金匮肾气丸温补下元。实际上都是着眼于命门阳气,故喘甚欲脱,头汗足冷,小便不禁,为命门阳气衰竭,又用黑锡丹直温下元作为急救。

神经衰弱的临床症状,主要表现在失眠、心悸、头晕不能用脑等,中医辨证不离心、肝两经,由于心肝两经与肾命有联系,除一般调养心肝之外,进一步可以结合滋阴以养肝,通阳以补心。又因命门与生殖机能有密切关系,对遗精、阳痿等性神经衰弱,中医常称阴虚或阳虚,统称肾亏,在比较顽固的情况下,除一般滋阴固精外也采用了温养下元的方法。《齐有堂医案》载有强阳壮精丹,用熟地、麦冬、柏子仁、覆盆子、枸杞、虎骨、肉桂等,治疗阳痿有良好效果。他并指出:"用热药于补水之中,则火起而不愁炎烧之祸。"这对我们主张治疗命门阳虚应在滋阴的基础上扶阳,给予了有力的证明。

再生障碍性贫血,中医治疗大多依据"心生血、肝藏血、脾统血"的理论,偏重于心、肝、脾三方面调养。本人结合西医诊断为骨髓不能生血,进一步从"肾主骨,骨生髓"考虑并因患者多有形寒、面色苍白及容易感冒等阳虚现象,故常以温补肾命为主,佐以补血,另服鹿茸粉和河车粉,疗效较好。这方法在白血病严重贫血下，也曾使用，并无不良反应。

尝治一八岁小孩，胸椎脊骨突出，将成龟背证，因家属不同意石膏固定治疗，改服中药。我用龟鹿二仙胶为主，黄酒炖烊，另用熟地、附子、桂枝、细辛、巴戟、黄芪、麦冬、补骨脂煎汤调服，意欲从命门通过督脉阳气来改善脊椎病变，两个月内居然达到了理想，并在半年内痊愈。

又治妇科病月经濇少，经行后腹痛下坠，不能行立，带下甚多，平日腰酸、形寒、下肢两膝以下不温，懒于活动，形容憔悴，脉象沉微，曾服十全大补丸达数斤之多，症状未见好转。余诊断为冲、任、督、带均损，尤其是督脉阳虚为其主要原因，用熟地、山萸、鹿角胶、当归、菟丝子、巴戟、淫羊藿、茜草、乌贼骨大补奇经。药后便觉舒适，半月后下肢寒冷逐渐消失，再加艾绒、紫石英等继续服用一月，经来量较多，色转红，净后亦不腹痛。关于月经病有很多与肾命有关，《傅青主女科》里所说："非火之有余，乃水之不足"，及"非水之有余，乃火之不足"等，实际上都指的是。肾命真阴真阳相对的偏盛偏衰。

此外，如卫气出于下焦，它的作用能温分肉、充皮肤、肥腠理、司开阖，遇到表虚不固，形寒多汗等症，常用芪附汤加味。又如肾与膀胱为表里，膀胱不能摄纳，遗尿、小便窘急失禁等症，常用固脬丸加减，均是着重在命门治疗，不能一一悉举。

三、结语

综上所述，命门是祖国医学生理方面的一个重要问题。前人对于命门的部位、形象和功能，以及它与各脏腑组织的联系，很早就有相当细致的认识，并制定出了治法和方剂。我们参考前人文献，根据其理论和方法来指导临床实践，也收到了满意的效果，充分说明命门是目前值得重视和研究的一个课题。

我曾将《普济方》内诸虚一门作过统计，这一门包括固精、益气、益血、壮元阳、壮筋骨、治风、消痰、调脏腑、治痼冷、益髭发、明耳目、理腰膝、进饮食、益精髓、强力益志、驻颜色、轻身延年等，共一千一百零五方。其中用鹿茸、巴戟、附子、肉桂、苁蓉、破故纸、胡芦巴等温养下元的达三百九十五方之多，占三分之一强，如果一般温补下元的如枸杞等均计算在内，将超过半数以上。这些温养方内，除了少数偏于助火，一般均与滋阴有关。于此可见前人对于命门尤其是命门真阳的重视，也不难体会到命门功能衰弱实为产生虚弱证的重要根源。

前人不仅对于虚弱证，包括慢性劳损或急性病转变的某些虚脱证，多从下元治疗外，所有延寿却老的方法也均以调养命门为主。古代养生家指出精、气、神为人身三宝，李东垣认为："气为神之祖，精为气之子，气者精神之根蒂。"又有丹田、下气海等名称，张景岳释为"气化之原，居丹田之间，是名下气海，天一元气化生于此，元气足则运化有常。"很明显，这里所说的气便是命门动气，丹田和气海等一般都是指的命门，更不难理解古代养生家所谓"调息法"和"还丹内练法"等，主要是调养下元生气。再从现在大家熟悉的"气功"来说，初步认识到它能使人体阴阳平衡，调整神经机能紊乱，而腹式呼吸的运动可以促进内脏血液循环，改善机体组织的营养状态等，这些作用都是与命门不能分离的。

本文虽然引证了一些文献记载，并提出了个人的一些看法及临证经验，显然是很不成熟的。如何深入研究说明这一问题，有待进一步观察，并且运用现代科学方法加以整理提高。

（1962 年 4 月）

中医各科研究法

研，穷研也。究，推寻也。研究者，穷其理也，夫读书所以明理。而读医书尤当寻其理之所在。世俗以经验为主。故曰三折肱为良医，医者亦曰，

熟读王叔和，不如临证多。不知不读书而以意为之，是为尝试。不读书而效人所为，是为盲从。盖世有读书而不成良医者，未有不读书而能成哲匠

者也。读书之法凡二，一背诵，二浏览。内、难、伤寒、金匮，祗须背诵，诸子各家之言，祗须浏览。而两者所必具之条件，则为穷理以背诵浏览，仅仅知其所当然，穷理则知所当然之外，更进而求其所以然之故。复入一境矣。余不能汇群书而言其理，此书之作，譬之挈领提纲，聊供研究之方法，故曰各科研究法，初学者在研究各科之先，取本书而读之，胸中自具城府，已经涉猎各科而不得要领者，亦试取本书而读之。心中自然溶化。仆不才不敢立于指导之地位，世不乏明哲之士，其或信诸，脱稿日，即书数言以为序。

一、药物学之研究

读书须得其法，不得其法，虽娴熟胸中，亦不能用，昔有能背诵四子书，而不能写一寻常信札，能背诵《本草从新》，而不能写一普通方剂，引为笑谈，实因不得其法，而不能融会贯通，遂使学不能为我用也，余草《医事导游》，已略示习医学之门径，今再作《各科研究法》，使学者得较精密之进修，俾收事半功倍之效，请先以药物言。

研究药，当先问何以能治病，欲问何以能治病，当先问人身何以有疾病。盖天地以阴阳二气生万物，人得气之全，物得气之偏，故人身之气偏胜偏衰，则生疾病，可借药物一气之偏以调之，使归于和中，能明此义，庶知药物之效能无有勿偏，其偏处即效能之发生处，故历来攻药物者，皆注意其效能，而余独谓当注意其偏处，即当注意其性质，即当注意其气味，气者温凉寒热平也，味者辛甘酸苦咸淡也，如半夏、贝母、竹沥效能同为除痰，而半夏辛温则化湿痰，贝母辛平则祛风痰，竹沥甘寒，则降热痰。又如黄芪、沙参、山药效能同为补虚，而黄芪甘温，则补气虚，沙参甘寒则养肺阴，山药甘平，则益脾弱，其初相同，其终绝异。设徒知其效能而不知其气味，势必遇痰症而群痰之药，遇虚证而群补虚之药，杂乱无章，焉能收效耶，且侧重于气味之讲解不特彻底明了其效能之所由来，更能预测其效，盖气为阳而主升，味为阴而主降，气厚者为纯阳，薄为阳中之阴，味厚者为纯阴，薄为阴中之阳，气薄则发泄，厚则发热，味厚则泄，薄则通，故辛甘发散为阳，酸苦涌泄为阴，咸味降泄为阴，淡味渗泄为阳，酸咸无升，辛甘无降，寒无浮，热无沉，用气者取其动而能行，用味者取其静

而能守，此为千古不变之定律。本此而澄之，则五味子之能敛，味必不离酸，紫苏叶之能散气必不离辛，亦如木通之气味苦寒，必功偏下泄，而无发散之力，麻黄之气味辛温，必功偏外发，而无泄降之力，药物虽庞，此其要领。

气味之处，当注意其入药部分，根主上升，故性多升，实主下垂，故性多降，茎身居中，能升能降，故性多和，枝叶在旁，主宣主发，故性多散，根如升麻、葛根，皆主升达；实如牵牛、车前，皆兼降利，茎如藿梗、苏梗皆主和气，叶如荷叶、桃叶皆主宣散是也，更有用首用尾用节用芽用刺用皮用心，用汁用筋用瓢，其意无他，祗取力之专注处，以与病相得而已，而在一切药物中，可区别之为动、植、矿三大类，吾国习用，以植物为主，然植物虽备五气，终得木气之偏，于五脏六腑气化或未尽合，是不得不借金石禽兽昆虫鱼介以济之，益动物之性攻行力胜。如水蛭攻瘀血之积，虻虫行上下之血，皆非植物所及，而镇静之剂，又莫过金石，如金箔止气浮。石朱砂定神荡，更非植物能逮，故唐容川曰，必原一物之终始，与乎形色气味之差分，而后可定其效能，洵研究药物之要，今人祗知某药能治某病，并罗列群方以神其用，非余敢取也。

药物之炮制，足以异其功效，如炙甘草汤取其益胃，则甘草用炙，芍药甘草汤取其平胃，则甘草用生；甘草干姜汤，侧柏叶汤其姜皆炮过，则温而不烈，四逆汤、理中汤，其姜皆不炮则气烈去寒，又如葶苈不炒则不香，半夏不制则含毒，山甲不炙其性不发，鸡金不煅其性亦不发，古铜钱、花蕊石，均非煅不行是。且有制得其宜而功益妙者，如大黄直走下焦，用酒炒至黑色，则质轻味淡，能上清头目，清宁丸中九蒸九晒，则清润而不攻下，可谓善于审量者也，今就处方习用者，言之，凡酒炒则升提，姜炒则温散，用盐可入肾而软坚，用醋则入肝而收敛，童便除劣性而降下，米泔去燥性而和中，乳能润枯生血，蜜能甘缓益元，土炒者，藉土气以补中州，糈制者抑酿，性而勿伤上膈，黑豆甘草汤浸，并能解毒和中，羊酥猪脂涂烧，使其易以渗骨，去穰者，免胀，去心者免烦，用陈久者取其烈性渐减，火性渐脱。新鲜者取其气味之全，攻效之速，此其概要。但性平者，不宜过多炮制，以竭其力为是。

药物与地土有密切之关系，如木香秉东方之

气,行痰解郁,故广东产为佳,贝母秉西方金气,清肺去疾,故以四川产为佳,于是有广木香,川贝母之称,推之茯苓,以云南为佳故称云,红花以西藏为佳,故称藏。橘皮以陈久而产广东为佳,则称陈广皮。白术以野生而产于潜为佳,则称野于术。所谓道地药材者,即指此,至如老苏梗之老,嫩白薇之嫩,则表明老与嫩二者为宜也,宋半夏之宋,范志曲之范则表明宋范两姓所制也,锦纹军之锦纹,明雄黄之明泽,则表明锦纹与明泽之形色为上也,凡此亦于处方时所不可不知者也。

二、生理学之研究

世人论中西医之短长,率谓中医之生理,远不及西医之精密,中医之内科,则高驾西医而上之,夫不明生理,何以能治病,既能治病,何以不明生理,此肤浅之说,可以不辨自喻,吾今以一语破其症结,则中西医之叙述,主旨各不相谋,一重片断,一重整体,重片断则视人体为机械式,局部分析,固属明确,而言其作用,实失系统,盖从解剖人体观察,觉一脏自有一脏之作用,不知从系统上进一步研究,则各脏之作用,实在互相牵制维扶之妙。故中医生理,视西医之缕析条分,似有逊色,而大气盘旋,发皇周匝,则有过之无不及也。何以澄之,内经以脏腑为十二官,曰君主、曰相傅、曰将军、曰谏议、曰作强、曰臣使、曰中正、曰仓廪、曰受盛、曰传导、曰州都、曰决渎,即表明上下相使,彼此相济,共司其事,不容失职,亦不容乱职也。又以脏腑相表里,曰心合小肠,肺合大肠,肝合胆、脾合胃、肾合膀胱,即表明有脏以为体,有腑以为用,脏之气行于腑,腑之气行于脏不能分离,亦不能分治也。

又有疑中医以阴阳解释生理之为缥缈,不知天地禀阴阳而化生五运六气,人身禀阴阳而生成五脏六腑,阴阳实天地之本,人身之根也,浅言人之阴阳,则外为阳内为阴,言人身之阴阳,则背为阳,腹为阳,言人身脏腑中阴阳,则脏者为阴,腑者为阳,故背为阳,阳中之阳心,阳中之阴肺,腹为阴,阴中之阴肾,阴中之阳肝,阴中之至阴脾,广而言之,凡内外可以阴阳言,左右亦可以阴阳言,脏腑可以阴阳言,气血亦可以阴阳言,背腹可以阴阳言,头足亦可以阴阳言,阴阳二字盖代表一切立于对待地位之事物者也。因五脏之分阴阳,于是治

疗方面可得一标准,大抵心为阳脏,故心脏本病偏于热,治宜苦寒;肺为阳中之阴脏,故肺脏本病,亦偏于热,治宜凉润而有时宜辛;肾为阴脏,故肾脏本病偏于寒,治宜温化;肝为阴中之阳脏,故肝脏本病亦偏于寒,治宜温降,而有时宜凉;脾为阴中之至阴,则其本病,绝对偏于寒而治宜甘温。惟遇外感六气则仍以治外为主,然因其本性之不同,外邪久中,亦往往随之而化,是又不可不辨,是则阴阳实足区别万物之性,故徒知五脏之形而不知五脏之性,不足与语生理,徒知阴阳之名,而不知阴阳之用,更不足与语医。试更旁征伤寒论,仲景以三阴三阳为提纲亦然,外感先伤于太阳,全身之卫阳行使外卫之职,起而抵抗,则发热恶寒,既而阳明,但热而不寒,少阳寒热往来,是三阳在外,热病居多,故以发热恶寒属于阳、阳经不解,传入三阴,则太阴腹满自利,少阴蜷卧欲寐,厥阴气上厥逆,是三阴在内,寒证居多,故以无热,恶寒属于阴。然则所谓三阴三阳经发病者,亦不过表其性而已,故能知五脏十二经之性,推阐变化,思过半矣。

中医生理之精,不仅如是,其于外界气化之感应,亦有一总归纳,盖天地者万物之上下也,万物吸天之气,食地之味,以生以长,人亦何独不然,故内经之论每与天地相当,如云,在天为风在地为木在体为筋,在脏为肝,在色为苍,在声为呼,在变动为握,在窍为目,在味为酸,在天为热,在地为火,在体为脉,在脏为心,在色为赤,在声为笑,在变动为忧,在窍为舌,在味为苦,在天为湿,在地为土,在体为肉,在脏为脾,在色为黄,在声为歌,在变动为哕,在窍为口,在味为甘,在天为燥,在地为金,在体为骨,在脏为肾,在色为黑,在声为呻,在变动为栗,在窍为耳,在味为咸,又如云,天气通于鼻,地气通于嗌,风气通于肝,雷气通于心,谷气通于脾,雨气通于肾者,以譬气之入也,有摄收机能。六经为川,肠胃为海,九窍为水注之气者,以譬气之出也,有排泄作用。盖借天地以澄人,非泥天地以断生理也,然则人禀五行而成五脏,凡禀五行之气而生者,皆可以类相属,所谓推其类可尽天地之物,知所属可明形气所归,而病之原委,药之宜忌,从可识矣。

总之研究生理之初步,不可不逐步细考以明全体之关系,故如患耳目疾者,西医施局部治疗,日夜洗涤,每不能愈,中医用内服之剂,反能速痊,

所以然者，人身本一气所搏结，细至毛发、无不息息相通，斩其根则叶自萎矣。曾忆海上某要人坐飞机堕伤，初则伤科继则骨科，既而增咳嗽，又延肺病博士，既而增失眠，又延神经病博士，既而饮食不旺，又延肠胃病博士，一日之间，轮流诊治，视人体与机械一般无二，在表面上分科殊缕，诊断殊精，实则呆戆之处，置令人失笑。此盖不知气化之故，既不知全体关系之故，执此以治病，执此以研究生理，中医虽旧，在所不取。

三、诊断学之研究

中医诊断不藉器械而探颐索隐，真有洞垣一方之象，其诊断方法，曰望、曰闻、曰问、曰切，望者本察面部气色以断病，今则俱倾向于舌，视舌有两纲，一舌质、二舌苔，舌质多主脏腑之病，舌苔多主外邪气分之病，舌色凡八，曰枯白、淡白、淡红、正红、绛、紫、青、黑。苔色亦有八，曰白、黄、灰、黑、蓝、酱、熟、嫩，舌形有八，曰肿胀、长大、卷缩、尖削、薄瘦、瘘皱、战弄、强硬。苔形亦有八，曰油滑、润腻、微薄、碎裂、芒刺、焦斑、疮疱、透明。统计现象，三十有二，错综变化，不可胜数，然余谓察舌之外，当注意其症候。如呼吸有力而不和平为气粗，属阳明热盛，呼吸低微为气微弱，属诸虚不足，病在于阴，俱可望而知之，以供诊断之参考。闻者听声音以断病，如声之呻者，痛也，声如从室中言者，中气之湿也，诊时吁气者郁结也。独言独语，无首无尾，思虑伤神也。鼻塞声重者，伤风也，心下汨汨有声，先渴后呕者，停水也。喉中"辘辘"有声者，痰也。肠若雷鸣者，寒气挟湿也，惟实际上祇能引作旁证，颇难专据论治，近代医家，不甚注重问者，询其过去现在之病苦，以测其原因、病理、传变，甚觉可恃，张景岳列寒热、汗、头、身、二便、欲食、胸、聋、渴九法，为问时之标准，尤能扼要，奈世人以问为下工，医亦因以多问为耻，不知病有自觉症及他觉症。自觉症如麻木、痹痛等，决非诊断易知，而已往之变化，尤非诊断所能明悉，故问法实占诊断之重要地位，不容忽视。切者按脉以断病，分寸、关、尺三部以别脏腑，浮沉迟数滑濇虚实长短洪微细濡弱紧缓弦动促结代革牢散芤伏疾二十八种以觇变化。釜、沸、鱼翔、弹石、解索、屋漏、虾游、雀啄、偃刀八项以主死候，为近今诊断之权与，惟四者之中虽能断病，要当相互合观，庶无谬误，

如脉浮舌白声重，更询得寒热咳嗽，方可确断为伤风。故《内经》曰，三五合参，以决死生，又曰能知色脉乃决死生，非谓得其一项，即能尽诊断之能事也。

研究诊断学时，觉多种脉象。多种舌苔，无一定形式。供其引证，猝唯领悟，此种境界，实为任何人所不能免，余谓诊断学上之各种脉、舌不过树其大体，吾人既略明此脉主何病，此舌主何病后，即当寻得其系统，如舌苔白腻为表寒，黄为化热，而渐入里，干黄为热盛于内，干黑则极热而津枯，又如舌质淡红为正得，正红为热，深红为热深，绛为热甚，紫为热极，此其一。更须辨其疑似。如脉迟而不流行则为涩，中有歇止则为结，浮大且软则为虚，又如脉数而弦急则为紧，流利则为滑。中有歇止则为促，来如豆粒则为动，观其脉舌，可知病情之传变，病情之隐微显著，实为无法中之捷诀也。至于初临诊时，指下渺茫，舌苔变幻不能确断病状，则惟一之方，先事细询详问，聆其所言，澄以脉舌之象，自然能中肯綮。如病人言咳嗽，观其脉浮苔白则为风寒，脉数苔黄则为燥热，脉细数而舌质红则为阴虚，脉濡滑而苔厚腻则为痰湿，于是疏之清之，养阴温化，无不攸利，积而久之，熟极生巧，虽不问而能测梗概，此中医所以重经验，以其阅历深也。

四、病理学研究

病理学者，系病症发生及变化之理也，考之《内经》，怒气逆甚则呕血。故气上矣。喜则气和志达，营卫通利故气缓矣。悲则心系急，肺布叶举，而上焦不通营卫不散，热气在中，故气消矣，恐则精却，却则上焦闭，闭则气逆，逆则下焦胀，故气不行矣。惊则心无所倚，神无所归，虑无所定，故气乱矣。思则心有所存，神有所归，正气留而不行，故气结矣。劳则喘息汗出，外内皆越，故气耗矣，为阐诸气病之原理，又曰卒然多食饮则肠满，起居不节，用力过度则络脉伤，阳络伤则血外溢，血外溢则衄血，阴络伤则血内溢，血内溢则后血。为阐血证病之原理，又曰，卒然外中于寒，若内伤于忧怒，则气上逆，气上逆则六输不通，温气不行，凝血蕴里而不散，津液涩渗，着而不去，而积皆成，为阐积聚病之原理，其他各家多有论列，特无专书记述，西医遂谓中医无病理，中医中不伦不类之流，

亦盲然附之陋之。

然虽无专书记述，而《巢氏诸病源候论》一书，不能谓非病理，特重心倾向于病因耳，依拙见视之研究病因，实较病理为重要，盖病为果，有果必有因，求此因何以生此果。乃属病理，譬之湿阻中焦，致生痞闷、食呆，湿即为因，痞闷食呆为果，更从而探索其所以然，知脾胃恶湿，湿阻则失其健运，气不振而痞闷，胃不纳而食呆，即其病理，治之者但治其湿可也。故试验中西医之论调，如遇咳嗽，中医必曰风或寒或热，西医祇曰气管发炎，此风、寒、热即言其因，发炎即发其理，风寒热自是不同，发炎则风寒热皆能致之，是以因不同则治法繁而精，理无二则治法简而粗，余撰《治疗新律》为及门弟子法，专重原因，职此故也，总之论病不能离因而言理，更不能离因而言果。《内经》之治病，必求其本，必先其所因，伏其所主，即为病因说法，抑有进者，人体违反生理原则时，则有病的现象，如在生理上肺气应肃降，若浮而上逆则为咳为喘，大肠以能传导为常态，若失其排泄则为便闭，为腹胀。是则病理生理，性正相对，故不明生理，不足与言病理，能识生理，无形中已包含病理，潜心研探，两两相比观，自多会通而易进步。

五、方剂学研究

方剂之组织与使用，吾于医事导游中，已详述矣，凡使气血等各官能之状态恢复而除疾病者，谓之药品之品质，与人殊体，于是支配之，调剂之，使尽致其效者，谓之方，方剂之组织，操纵于医家之手，其有按病用药，药虽切中，而不合原理，谓之有药无方，或守一方以治病，方虽良善而药有一二不合，谓之有方无药，譬之作书，用笔已工，而配合颠倒或字形俱备而点划不成，皆不能谓为能书，于是方剂之学，亦为学者所不可不加细心研究之学问也。方剂之类属，以诸药煎成清汁而服者为汤，研和做成圆粒者为丸，研末茶水调下者为散，药汁熬成稠膏者为膏，此外有饮者汤之属，煎者散之属，丹者丸之属，合而成七，其意义虽云汤者荡也，丸者缓也，但除少数必须用丸用膏等外，近今率多用汤，故昔贤之称丸称膏者，不必拘泥，无妨活用，用病之宜久服药者，亦不妨代以丸膏之属，殊难指定也。

吾尝谓病必有因，方剂之目的，既在制伏病因，故一方有一方之主治，而一方之中更必有一方之主药，谓之君，其余佐君者，谓之臣，助臣者谓之佐使，凡用其君而进退其余，可云从某方加减如用其余而去其君，即不得称某方，仲景理中汤一名治中汤，取人参能调中，是人参乃君药。桃花汤取赤石脂一名桃花石，是赤石脂乃君药，若去人参石脂用术姜等仍称理中桃花，则失其义矣。此不独经方如是，后世丹溪治六郁之越鞠丸，方以川芎山栀为君，缘川芎即左传鞠芎，山栀本草一名越桃，故各摘取一字名之，以见能治郁之全在乎此。若不用芎栀，用余四味，何能再称越鞠，此徐灵胎所以谓叶天士用局方逍遥散而去柴胡也。故研究一方，必须先知其主治君药，庶几骊珠在握，其次成方增损，亦有一定之法，如仲景治太阳中风用桂枝汤，若见项背强则用桂枝加葛根汤，喘者，则用桂枝加厚朴杏仁汤，下后脉促胸满者，桂枝去芍药汤，更恶寒者去芍加附子汤，惟此犹以药为加减，若桂枝麻黄各半汤，则以两方加减矣，桂枝加桂汤，则以量之轻重为加减矣。更有桂枝汤倍芍药加饴糖，则不名桂枝加饴糖而为建中汤。麻黄汤去桂枝加石膏，则不名麻黄去桂加石膏汤，而为麻杏石甘汤，因其药虽同，其义已别，立名亦异，是则加减之间，更不可不明成方之主治君药矣。

方名之取义，有可以言者，一以君药为名，如麻黄汤桂枝汤等，取麻黄桂枝为君药也，一以效能为名，如大小承气汤等，取亢则害，承乃制也。一以病名为名，如定喘汤、更衣丸等，取治喘通便也。一以药量为名，如六一散等，取滑石甘草之配为六与一之比也。一以病所为名如泻青丸、导赤散等取能除肝热，引心火也，然方剂毕竟以功效为主，故应以功效分类为是，至其分类之法，不越补益、攻里、涌吐、和解、表里、消补、理气、理血、祛风、祛寒、祛暑、利湿、润燥、泻火、除痰、收敛、杀虫、痈疡、经产诸门，犹之子才之分十剂也。而研究之时，更须察其配合之妙，如补血汤用当归而更用补气之黄芪，使收阳生阴长之功，玉屏风散用防风而复用固卫之黄芪，使收相反益得之功，诸如此类，皆为方剂之有价值处，不得与单调之药物同语，亦运用制裁之妙，非熟读深思，不能领悟，今人将方剂背诵，临诊时照缘应付，阅吾此文，当知反省矣。用古人方而不明其意，不能变化，直如仙方治病，岂我在诊病耶，知此旨者，可与言道，故治医必须选古人学说熟读者,示人以规矩绳墨也,能守古人之言而必须变化者,得其环中,超乎象外,方入妙境也。

六、内科学研究

内科分时病、杂病两大纲。时病者,乃感四时六气为病也,春之温,夏之暑,秋之燥,冬之寒,以遂天地之生长收藏,人冒其气,统称时症,故《内经》曰,谨候其时,气可与期,又曰,谨守病机,毋失气宜,而其冬伤于寒,春必病温,春伤于风,夏生飧泄,夏伤于暑,秋生痎疟,秋伤于湿,冬生咳嗽。雷少逸氏演之为八,曰伤寒、曰温病、曰伤风、曰飧泄、曰伤暑、曰痎疟、曰伤湿、曰咳嗽,著时病论八卷,尤能予研究时病者以权舆。其在金匮,则有未至而至,至而不至,至而不去,至而太过之文。盖非其时而有其气中之者亦为时病也。故时病之生,不必传染,往往于一时期内,见多数类似之症,西医称之为流行性感冒,如最近之春温疫病,形寒身热头项强痛,咳嗽、口渴,甚则神昏谵语,牙关紧闭,率由冬令酷冷,春雪过量,外寒内燥,郁而化热,循经入脑,其一例也。杂病者对时病而称,时病不外六淫之感受,六经之传变,有系统可寻,一定之治。杂病则各自为症,连带者少,故昔贤张景岳撰《杂病谟》,徐大椿撰《杂病源》,皆于伤寒之外,别树一帜。而《金匮要略》一书,尤为后世治杂病之准则,分章立论俱以病症为主,不能以经络脏腑统率也。有之惟芋缘之《杂病源流燃犀录》,如咳嗽之归于肺,泄泻之归于脾,癫狂之归于心,淋浊之归于肾,然亦就其大体而言,盖五脏皆能致咳嗽,肾虚肠寒皆能致泄泻,肝胃膀胱皆能致癫狂淋浊,决不能以一脏限之,特挈领提纲,颇便寻索,亦入门之阶也。

既明二者之界说,当进求二者之传变,内科中惟时病最多变化,《伤寒论》云,伤寒一日,太阳受之,脉若静者为不传。颇欲吐,若躁烦,脉数急者,为传也,又曰伤寒二三日,阳明少阳证不见者为不传也。所称传者即变化也。如曰,太阳病三日已发汗,若吐若下,若温针仍不解者,此为坏病,桂枝不中与也。又曰,太阳病不解,转入少阴者,胁下硬满,干呕不能食,往来寒热,尚未吐下,脉弦细者,与小柴胡汤,若已吐下发汗温针,谵语,柴胡症罢,此为坏病,知犯何道,以法治之,所称坏病者,

亦变化也,惟前者属于病进之自然变化,后者属于药误之被促变化,有以异耳,故治时症时,务宜活泼泼地审证用药,万不可拘执成见,墨守不化,不信,试观伤寒论三百九十七法,一百一十三方,其治纯粹之伤寒有几,治纯粹之伤寒方有几,盖大半为应付变化而设者也,至于杂病与时病不并立固矣。然其治疗方剂,颇多一贯之处,即以仲景书论,可见其梗概,如太阳篇之小青龙汤,痰饮篇亦用之,阳明篇之大承气汤,不利篇亦用之,少阳篇之小柴胡汤,呕吐篇亦用之,其他桂枝汤、桂枝加附子汤、白虎加人参汤、瓜蒂散、甘草泻心汤、小建中汤、麻仁丸、小承气汤、五苓散、十枣汤、茵陈蒿汤均两见于伤寒、金匮,盖有是病、用是药、不得截然分为两途,又如此,故时病与杂病,在表里上大相径庭,在实际上正多会通,时病中未尝无虚症,即不应从时病治,杂病中未尝无外感兼证,即有时宜参时病治,而杂病中更未尝无变化,如《内经》云,二阳之病发心脾,有不得隐曲女子不月,其传为风消,其传为息贲。又一阳发病,少气善咳善泄,其传为心掣,其传为膈,则杂病之治,正亦如时症之宜如珠走盘,今人有能治时病而不能治杂病,有能治杂病,而不能治时病,皆未识个中真理者也。

内科为各科之本,习疮疡针灸等科,俱能以内科入手,自然超人一等,刘河间所谓治病不求其本无以去深藏之大患,掉眩收引膹郁肿胀诸痛痒疮皆根于内也,惟时病杂病头绪纷繁,殊难挈其纲领,作研究之捷径,无已特提出两点,以为研究者之简诀可也。两点惟何,一病之因,二病之所耳,凡病之生,必有其因,及其成,必有其所,因者风寒、暑、湿、燥、火、七情、饮食虫患、劳倦等是,所者心、肝、脾、肺、肾、六腑、气血、表里、上下等是。《内经》云,因于寒,体若燔炭汗出而散,因于暑汗烦则喘喝,静则多言,因于湿首如裹,因于气为肿,四维相代,即指其义。因云,心胀者,烦心短气,卧不安,肺胀者,虚满而喘咳,肝胀者胁下满而痛引小腹,脾胀者善哕,四肢烦悗,体重不能胜衣,卧不安,肾胀者,腹满引背,央央然,腰髀痛,即指其所。合病因病所而始可下诊断,始可立法,始可处方,盖不易之律也。吾更明白言之,即知其病之所在,既当求其病因为何,如假定已知咳嗽之由于肺,即当求其为风为寒为热为燥,即知其病之所因,即当求其所何在,如假定已知三消之由于热,即当求其

在上在中在下，于是对的发矢，矢无虚发矣。若再明言之，虽千头万绪之候，千变百化之症为并病，为合病，但能执此以寻，无不丝丝入扣，为奇病为怪病，但能执此以寻，亦无不自有处置，此探骊得珠之法，尚信堪以取则也。

治内科必须有缜密之顾虑，泼辣之手腕，当行则行，毫无畏怯，即孙真人心欲细而胆欲大之旨也。更须有灵敏之思想矫捷之行动，当变则变，毫无迟疑，即吾上文如珠走盘之旨也。余尝治新大沽路三百五十号李太太，类中风初延陆某治，因用羚羊、石斛、生地辈而减，于是调理一月余，方药无变更，渐至目花不能视，足痿不能行，胃呆不能食，病家始延及余。余按脉搏无力，一分钟仅六十一至，舌质淡白而有薄苔，余曰，此虚寒之象也，清阳之气，为重阴所遏，非改投温补不可，用附子党参、甘杞辈，四剂而目花愈，六剂而目能视，十剂而足能行，食渐增加。又其孙生才九月，患病竟四月有半，始终延朱某治，认为疳积。迭进消导药，循至潮热自汗，烦躁发直，肌肉尽削。口舌起糜，余按其脉细数无序，不禁惊谓其母曰，半死半生矣。乃用大剂石斛、麦冬、鳖甲、沙参等生津增液，嘱服七剂再商。及其复来，则病去十之五六，增入西洋参、人参须等，连进十余剂而病退肌丰，半月之内，判若两儿，夫此二症，当其初起，或非陆某、朱某之法不可，及其变非改变方针不可，岐伯曰，气增而久夭之由也，仲景曰观其变化，以法治之，岂欺我哉。故研究内科时，第一贵能辨证，第二贵知传变，辨证之法，莫妙于此，如肿与胀如何区别，水肿与气肿又如何区别，积与聚如何区别，肠覃与瘕石又如何区别，比较剖析毫芒，传变之辨，如伤寒太阳传阳明，阳明传少阳，如何知其传，如何知其不传，温病由肺传胃为顺，由肺传心包为逆，如何知其顺，如何知其逆。余尝撰类症释惑一文，按期刊载中华医学报，即用并列比观工夫，所谓用药不难，识病为难，而识病之法，舍此莫有也。内科书籍最繁，学说最不一致，或偏于温或偏于凉，或偏于补，或偏于泻，即以金元四大家言。各树一帜，绝不相谋，初学之时，不知其弊，势必笃守一家，甚则终其自偏于一家而不能自拔，然而金元四大家虽各有一偏，正各有一专，患在读者之不能取其长耳，余欲力矫其病。故所著书，务以平正为主，劝人读书不肯以一家言为主，先使其胸中有平正之

理论，有一般之方法，而后浏览各家，不特不为所惑，抑且有到处逢源，必领神会之乐，如刘河间主降火，便得降火之诀，李东垣主温补，便得温补之诀，朱丹溪主养阴，便得养阴之诀。张子和主攻下，便得攻下之诀，各人之所偏，合于一个而得其全，此研究内科贵宜循序渐进也。盖吾侪读书，必先具常识，方许旁参侧考，今人往往博采群书，一书未终，又执一卷，对于书中意义，何能彻底明了，势必造成似知非知，或一知半解，而究其实在毫无标准，譬之羽毛未丰，亦欲高飞，其能不坠崖而亡者乎。希故日，欲速则不达，习医尤非蹴而可致，拾级而升，自然进境，余岂不欲人之多读书哉，此意应请读吾文者，领而受之。

七、妇科学研究

妇科之不同于男子者，惟经带胎产乳阴数项而已，其他外感，饮食劳倦等伤，率与男子同治，然则研究妇科者，仅习此六者已足耶。是又不然，盖外感、饮食劳倦等伤而不涉于经带胎产数项则可依男子治，若外感而适值经行，临经断则其治即变易。故妇科之专病有限，而妇科之变化无穷。即妇科虽属专科，不可不明内科之一切方法，今人以为妇科可以独立，守儿张四物等调理血分之方，即能操宰妇女各病，甚有以当归为妇女必要之药，并知妇女虽以血为天，当归虽习用于经病，而血枯经闭，内热烦渴，能用当归之辛窜否。血崩欲脱，眼目昏暗，能收四物补益之效否。亦有以妇女善郁，一见胸闷腹胀，即许为肝气，浪用沉香、郁金、枳壳、青皮之属，焉知理气之品，俱能耗气燥血，气未舒，木先槁，积而久之，委成不治，皆不从内科上作整个研究故也。虽然若习内科而见吐血则一味凉腻，见遗精则一味填精，其流弊正五十步与百步，尚可逆哉。

妇科中有数种肯定之训诫，如经事前期为热，后期为寒，又胎前宜凉，产后宜温等等，最足误事，夫医家难于识病，正以病症复杂，苟能如此规定，祗须检方投服，何必诊断耶？考其以经前为热，经后为寒者，血得热则妄行，血得寒则凝滞也，以胎前宜凉，产后宜温者，以胎火易动，产虚中寒也，宁知气虚不能摄血，经亦先期，可用清凉乎，血枯不能流溢，经亦后期，可用辛热乎，胎前受寒、能守凉之训乎，产后病热，能守温之诫乎，倘初学时印象

太深，临诊时必受拘束，虽有识见，亦必疑迟而不敢放胆用药。罔论不能成名医抑且不能医一病。此最不可从者也，更有怀孕受病，相戒胎堕，下恐伤胎，消亦恐伤胎，热恐伤胎，温亦恐伤胎。以致任何方法不敢用，惟撰轻浅平淡之药与之，率致药不伤胎，亦不能去疾。《内经》曰，妇人重身，毒之何如，有故无殒亦无殒也。大积大聚，其故可犯也，衰其大半而止，过则死，其云过则死者，即大毒治病，十去其六之旨。云有故无殒者，即有疾病受之意，未尝言胎病以轻浅平淡为合格也。尤有拘执者，以带下为湿热入于带脉，竟用黄柏、乌贼骨等，不复知脾虚而带脉弛缓者，非用参术升麻不可，肝郁而带脉失和者，非用归芍柴胡不可，火盛者可用黄连、大黄之凉也，虚甚者可用金樱、芡实之固摄，卒至带下之病，鲜见痊愈，且视为十女九带，无关重要，亦有以威喜丸为珍品者，其丸用茯苓黄蜡合成，正所谓味同嚼蜡耳。

种子求嗣，非妇人一方面事，而相沿归于妇科，兹姑以妇人言，除天赋畸形外，有属身瘦而子宫干涩者，有因身肥而子宫脂塞者，有因怯弱者，有因虚寒者，有因疝瘕者，有因嫉妒者，月经之来，多不调和，治之者，但须究其因，调其经，故种子以调经为先。余尝诊数妇人，专治其病，不顾种子，结果均能得嗣，人以为余有秘方，岂真余有仙丹哉。盖譬之种田，田内蔓草延绵，砂石错杂，虽有佳种，日夜培植必难生长，去其芜杂，即成为活琅之区，自然繁茂。近人咸以不孕为虚，或峻补精血，或浪投辛热，无异施肥料于蔓草砂石之中，安望能收美果乎。余尝教中医专校妇科，数年于兹，惟于此等处，反复研究，学者颇能心领神会，自谓比之专议方，专议药者，稍高一筹，而治妇科善恶逆顺之机穷于斯矣。

虽然犹有说焉，男子以肾为先天，女子以肝为先天，男子有余于气不足于血，女子有余于血，不足于气，斯数语者，亦有讨论之必要。夫男子重肾，以其藏精，女子重肝，以其藏血，然而女子未尝不重精，精者天一之真阴，肾阴虚则卵巢不能成熟，即失其生殖之机能，人以精血合而成孕，实则精卵合而成孕也，其有余之说，本自月事时下，不知月事之来，乃卵巢成熟之一种现象，非五脏之血有余而排泄于外，否则吐血血崩将认为不足虑，亦将无补血之药剂矣。探究其源，不免蒙阴阳之影

响，盖男阳女阴为相对之称，非真女子不足于阳而有余于阴，亦非女子可专重于阴。扼要言之，气血为生命之根，阴阳为相生之机，孤阳不生，独阴不长，气少不运，血竭不荣，岂有一体之内，可以偏颇耶，此亦诊治妇科之前，万不可拘泥者也。

八、幼科学研究

研究幼科，首需潜心诊断，以吾侪通常所恃为诊断之工具者，望、闻、问、切，小儿则持脉惊啼，难得其真，不能言语，询问无从，四者之中，已失其半，较可据者，仅属望闻，如色泽之鼻旁青色而抽搐者危，唇黑色而惊风者死，或呼吸之气急，鼻扇而知为肺风，气息忿涌而知为肺胀。然亦不能即此详尽，遂有虎口脉纹之诊。以大指次第分为风、气、命三关，而视其内侧之纹色，紫属内热，红属伤寒、黄属伤脾、黑属中恶、青属惊风、白属疳症等是也。余今谓凡蕴诸中者，必形诸外，小儿虽不能自陈其痛苦，但其动作喜恶，无不属诊断之参考资料，故诊腹痛，睡寐反复，知其心烦，呻吟无力，知其神衰，卒哭恐惧知其魂惊，苟能神而明之，虽小儿为哑科，无殊与之对语，此幼科书所不论，而余当为之续貂者也。小儿之病，似惟初生胎疾与痘疹惊风等数者，与大人异，然小儿骨气未成，形声未正，悲啼喜笑，变态失常，亦气血未充，脏腑未坚，邪中其身，虚实易变，则与大人自难同治。故同一伤风，在大人仅寒热咳嗽，在小儿辄或肺风痰喘，同一受寒，在大人为腹痛泄泻，在小儿辄或慢脾厥逆，今岁盛行之时疫痉病，患者以小儿为多，正以阴气不足，邪热易中，热势上行，侵入脑部则陡然昏厥，失其常态。故欲研究幼科心先明了大人与小儿不同之点。盖其源固一脉而其流则异支也。

初生胎疾，琐碎难言，兹以惊痫、麻痘四大症言之，惊风分急慢两纲，急惊属于心肝为热，以清降为主，慢惊属于脾肾为寒，以温补为主，然而清降太过，能成虚寒，温补太过，能成实热，所谓易虚易实也，今人识急惊者多，且敢用寒凉镇降，识慢惊者少，且不敢用辛温运补，故每见惊病手足抽搐，面色青白，痰多气促，奄奄一息而绝，实堪痛心者也。疳疾虽分五脏，但以肝脾为主，因饮啖不节，恼怒无常，最易致之。治不外清肝健脾固矣。惟有延久而身热时作，饮食亢进烦躁无宁，形瘦骨

立，即宜甘寒培养阴津，若仍用苦寒香燥，必至不救，亦有初起烦躁身热，能食形瘦，世人不识，以为外感挟食，竟用疏导，往往劫津耗阴，至死而不悟，俱宜审慎者也。麻一称瘄，又称痧，亦称疹，为小儿所不能免，惟多因天时不正而引起，治之者分瘄前瘄潮瘄后三期，瘄前者身热咳嗽，目泪颊赤，喷涕等前驱症现，而瘄未见点，宜辛凉宣透；瘄潮者，瘄正见点之时，宜清凉轻解，瘄后者，瘄已渐回，诸症已退，宜甘凉培养，此为正规，亦为正治。若言其变，则瘄前有过期而不见点者，瘄潮有因寒而早没者，宜辛温以透之，瘄后有热遗留而牙疳，目烂咽痛腹胀等者宜随症治之。痘症自牛痘行而研究者渐少。然习小儿科者，正不能因此而疏忽。凡见形似伤寒身体发热，不时惊悸，口鼻气粗，两眼发直，中指独冷，耳尻不热，耳后有红筋，皆其初起之形证，分为发热，放点，起胀，灌浆，结痂五期，各期以三日为准，发热以午进午退，气色明莹，精神如常，大小便调，能食不渴，目清唇润，为毒轻，痘必稀疏，纵出多亦易发易退。如壮热不减，气色惨暗，精神昏闷，大便或闭或泻不能食，目赤唇焦为毒重，痘必稠密，宜予解之。出疏者，防其有伏，痘点喜粗肥而嫌琐屑，粗肥则疏稀，琐屑则稠密，以头面先见为顺，两颊及鼻先见为吉。若手足先见，虽出常数，倘属无碍。天庭承浆先见则为凶矣。出齐之后，必待起胀，以痘起一分，则毒出一分，必痘胀满，斯毒尽出，否则虽见点，其毒仍留脏腑，数日之后，其毒内攻，不可救矣。既起胀后，须求灌浆，有浆则生，无浆则死，浆有六分犹可活，五分浆汁亦归阴，视其根晕渐小，其浆已行，外阴内暗，其浆必实，内外俱明中含清水，起而不润，内是空疮，最喜作痛，切忌作痒痛则浆必成，痒则毒不化也，好痘收靥必结痂，痂且缓而收，若收速无痂，则为倒靥，痂厚而尖高者，浆足而毒尽，痂平而不尖高者，浆仅五、六分，痂如螺靥者，浆必极薄，虽能全生，亦多患毒，上身结痂，而腿臁下，若竹衣，必有余毒，此其经过之概况也。至其变化用药，宜阅专书。浅识者，以为痘症惟温托一途，扶其元气，泄其蕴毒，与瘄症适相反，实则有大不尽然者，误人殊甚。

九、外科学研究

凡疮疡之患，原因虽多，不过内外二因，证候虽多，亦惟阴阳二则，知此四者，则尽之矣，然内有由脏者，有由腑者，外有在皮肤者，有在筋骨者，此在浅深之辨也，至其为病无非气血壅滞，荣卫稽留所致，其以郁怒忧思或淫欲丹毒之逆者，其逆在肝脾肺肾，此出于脏，而为内病之最甚者也。其以饮食厚味醇酒炙煿之壅者，壅在胃则出于腑，而为内病之稍次者也。又如以六气之外袭，寒暑之邪侵入经路，伤入荣卫，则凡寒滞之毒，其来徐，其入深，多犯于筋骨之间，此表病之深者也。风热之毒，其来暴者，其入浅，多犯于皮肉之间，此表病之浅者也。所以凡察疮疡当识痈疽之辨，痈者热壅于外，阳气之毒也，其肿高，其色红，其痛甚，其皮薄而泽，其脓易化，其口易敛，其来甚速，其愈亦速，此与脏腑无涉，故易治而易愈也。疽者，结陷于内，阴毒之气也，其肿不高，其痛不甚，其色沉黑或如牛领之皮，其来不骤，其愈最难，或不知痛痒，甚有疮毒未形而精神先困，七恶叠见者，此其毒将发而内先败，大危之候也。知此阴阳内外，则痈疽之概，可类推矣。然此以外见者言之，但痈疽之发，原无定所，或在经络或在脏腑，无不有阴阳之辨，若元气强则正胜邪，正胜邪则毒在腑，在腑者便是阳毒。故易发易收而易治。元气弱则邪胜正，邪胜正则毒在脏，在脏者便是阴毒，故难起难收而难治，此之难易全在虚实。实者易而虚者难也。速者易而迟者难也。所以凡察痈疽者，当先察元气，以辨吉凶，无论肿疡、溃疡，但觉元气不足，必当先虑其何以收局，若见病治病，且顾目前则鲜不致害也。

至其一般之治法，不外内治、外治。内治分肿疡、溃疡二大门，外治分辨脓去腐，定痛止血，生肌，收口五大门，兹为提要述之。肿疡有云忌补，宜下者，有云禁用大黄者，此其为说若异，而要以症不同耳。盖忌补者，忌邪之实也，畏攻者，畏气之虚也，即如肿疡多实，溃疡多虚，此其常也，然肿疡亦多不足，其有宜补不宜泻者，溃疡抑或有余则有宜泻不宜补者，此其变化也，或宜补或宜泻，总在虚实二字。然虚实二字最多疑似，贵有定见，如火盛者宜清，气滞者宜行，既热且壅宜下，无滞无壅则不宜妄用攻下，此用攻之宜禁者也。至若用补之法，亦便察此二者，凡气道壅滞者不宜补，火邪炽盛者，不宜温补，若气道无滞，火邪不盛，或饮食二便，清利如常，而患有危险可畏者，此虽未见虚症,亦宜从补托,盖恐困苦日久,无损自虚,若能予固元气则毒必易化,必易溃,口必易敛,即大羸、大溃,尤可望生,若必待虚症迭出,或自溃不能收敛而后勉力支持,则轻者必重,重者必危,能无晚乎。薛立斋曰:脓熟不溃者阳气虚也,宜补之,脓厚食少无唾或发热者,虚也,宜补之。倦怠懒言,食少不睡者虚也,宜补之。寒气袭于疮口不能敛口或陷下不敛者,温补之。脉大无力或微涩者,气血俱虚也,峻补之,出血或脓多,烦躁不眠者,乃亡阳也,急补之。凡溃脓而清或疮口不合,或聚肿不赤,肌寒内冷自汗色脱者,皆气血虚也,非补不可,凡脓去多,疮口虽合,尤当补益,务使气血平复,否则更患他症,必难治疗也,又曰大抵脓血大泄,当大补气血为先,虽有他症,以末治之,凡痈疽大溃发热恶寒,皆属气血虚甚,若左手脉不足者,补血药当多于补气药,右手脉不足者,补气药当多于补血药,切不可发表。盖痈疽全藉气血为主,若患而不起,溃而不腐或不收敛及脓少或清皆气血之虚也,俱宜大补之,最忌攻伐之剂。亦有脓反多者,为气血虚而不能禁止也,常见气血充实之人,患疮者,必肿高色赤易腐溃而脓且稠,又易于收敛。怯弱之人,多不起发,不腐溃,又难于收敛,若不审察,而妄投攻剂虚虚之祸不免矣,至患后更当调养,若瘰病流注之属,尤当补益也,否则更患他症,必难措治,慎之。又曰溃疡若属气血俱虚,固所当补,若患肿疡而气血虚弱者,尤当予补,否则虽溃而不敛矣。又凡大病之后,气血未复,多致再发,若不调补,必变为他症而危,或误以疮毒复发,反行攻伐,则致其不起,深为可诫也。又曰疮疡若火焮肿痛甚,烦躁脉大,则辛热之剂,不但肿疡不可用,即溃疡亦不可用也,可以悟其窍矣。溃疡有余之症,其辨有四,盖一以元气本强,火邪本盛,虽脓溃之后,而内热犹未尽除,或大便坚实而能食,脉滑者,此形气病俱有余,仍宜清利,不宜温补,火退自愈,此善症也。一以真阴内亏,水不能制火,脓既泄而热反甚,脉反躁者,欲清之则正气已虚,欲补之则邪气愈甚,此正不胜邪,穷则之症,不可治也。一以毒深而溃浅者,其肌腠之脓已溃,而根盘之毒未动者,乃假头非真溃也。不得遂认为溃疡,而概施补托,若误用之则反增其害,当详辨也,又有元气已虚,极似宜补,然其禀质滞浊,肌肉坚厚,色黑而气道多壅者,略施培补反加滞闷,若此辈

者,真虚既不可补,假实又不可攻,最难调理,极易报怨,是亦不治之症也。总之,溃疡有余者,十之一二,肿疡不足者十常四、五。溃疡宜清者少,肿疡宜补者少。此亦痈疽之危险,有关生死为言,当防其未然也。至若经络浮浅之毒,不过肿则必溃,溃则必收,又何必倦倦以补泻为哉。薛立斋云,疮疡之症,毒气已成者,宜用托里,以速其脓,脓成者当验其生熟、深浅而针之,若肿高而软者,发于血脉。肿下而坚者,发于筋骨,皮肉之间不变色者,发于骨髓。小按便痛者脓浅也;大按方痛者脓深也。按之而不复起者,脓未成也,按之而复起者,脓已成也,脓生而用针,气血既泄,脓反难成,若脓熟而不针,腐溃益深,疮口难敛,若疮深而针浅,内脓不出,外血反泄,若脓浅而针深,内脓虽出,良肉受伤。若元气虚弱必先补而后针其脓,脓出诸症自退,若脓出而反痛或烦躁呕逆,皆由胃气亏损宜急补之,益脓成之时,气血壮实者,或能自出,怯弱者不行针刺,鲜有不误,凡疮疡透膜,十无一生,虽以大补之药治之亦不能生,此可为待脓自出之戒也。

夫腐肉者,恶肉也,凡痈疽疮肿溃后,若有腐肉凝滞者,必取之,乃推陈致新之意,若壮者筋骨强盛,气血充溢,真能胜邪或自汗或自平,不能为害,若年高怯弱之人,血液少,肌肉涩,必迎而奇之,顺而取之,是谓定祸乱,以致太平,或留而不去,则有烂筋腐骨之患,尝见腐肉既去虽少壮者,不补其气血,尚不能收敛;若怯弱者不去恶肉,不补气血,未见其生也,又有元气虚弱,多服克伐之剂,患处不痛或肉死不溃者,急温补脾胃,亦有复生者,后当纯补脾胃,庶能收敛,此亦不可妄用力割,若因去肉出血,则阳随阴散,是速其危矣,此辨脓之说也。疮疽之候不同,凡寒热虚实,皆能为痛,故止痛之法,殊非一端,世人皆谓乳没珍贵之药,可住疼痛,而不知临病制宜自有方法,盖热毒之痛者,以寒凉之药折其热,而痛自止也,寒邪之痛,以温热之剂熨其寒则痛自除也,因风而痛者,除其风,因湿而痛者,导其湿,燥而痛者润之,寒而痛者通之,虚而痛者补之,实而痛者泻之,因脓郁而闭者开之,恶肉侵蚀者去之,阴阳不和者调之,经络闭涩者和之,临机应变为上医,不可执方而无权也,此定痛之说也。痈疽之毒有浅深,故收敛之功有迟速,断不可早用生肌收口之药,恐毒气未

尽,后必复发为患,非轻,若痛久不合,其肉白而脓少者,气血俱虚,不能潮运,而疮口冷涩也,脉得寒则下陷,凝滞肌肉或曰留连肉腠,是为冷漏,须温补之。夫肌肉者,脾胃之所主,收敛者气血之所使,但当纯补脾胃,不宜泛敷生肌之剂。若疮不生肌,而色甚赤者,血热也;色白无神者,气虚也;晡热,内热、阴血虚也;脓水清稀者,气血虚也;食少体倦,脾气虚也;烦热作渴,饮食如常,胃火也;热渴而小便频数,肾水虚也;败肉去后,新肉微赤,四沿白膜者,此胃生气也,但当培补之,则不日而敛,如妄用生肌之药,余毒未尽,而反益甚耳。盖疮疡之作,由胃气不调,疮疡之溃,由胃气腐化,疮疡之敛,由胃气荣养,东垣云,胃乃生发之源,为人身之本,丹溪亦谓治疮疡当助胃壮气,使根本坚固,减哉是言,此生肌收口之说也。

外科最重外治,其必用者,为膏药与围药。膏药古谓之薄贴,其用大端有二,一以治表,一以治里,治表者如呼脓去腐,止痛生肌,并遮风护肉之类。其膏宜轻薄而日换,此理人所易知。治里者,或驱风寒,或和气血,或消痰痞,或壮筋骨,其方甚多,药亦随病加减,其膏宜重厚而久贴,此理人所难知,何也,盖人之疾病由以外入内,其流行于经络脏腑者,必服药乃能驱之,若其病既有定所,在于皮肤,筋骨之间,可按而得者,用膏贴之,闭塞其气,使药性从毛孔而入其腠理,通经贯络或提而出之,或攻而散之,较之服药,尤有力,此至妙之法也。至于毒之所最忌者,散大而顶不高,盖人之一身,岂能无七情、六欲之伏火,风寒暑湿之留邪,食饮痰涎之积毒,身无所病,皆散处退藏,气血一聚

而成痈疽,则诸邪四面皆会,惟围药能截之,使不并合则周身之火毒不至矣,其已聚之毒不能透出皮肤,势必四布为害,惟围药能束之。使不漫散,则气聚而外浅矣。如此则形小顶高,易脓,易溃矣,故外治中之围药,较之他药为特重,不但初起为然,即成脓收口,始终赖之,一日不可缺,其方甚广博,一般以消痰、拔毒、束肌、收口为主,而寒热攻提和平猛厉,则当随症去取。固不可拘执者也。

痈疽症有五善七恶,不可不辨,凡饮食如常,动息自宁,一善也;便利调匀,或微见干涩二善也;脓溃肿消,水浆不臭,内外相应,三善也;神采精明,语声清亮肌肉好恶分明四善也;体气和平,病药相应五善也。七恶者,烦躁时咳嗽、腹痛渴甚眼角向鼻,泻利无度小便如淋一恶也。气息绵绵脉病相反,脓血既泄,肿焮尤甚,脓色臭败,痛不可近,二恶也。目视不正,黑睛紧小,白睛青赤,瞳子上视,睛明内陷,三恶也。喘粗气短,恍惚嗜卧,面青唇黑,便污未溃,肉黑而陷四恶也。肩背不便,四肢沉重,已溃青色,筋腐骨黑五恶也。不能下食,服药而呕食不知味,发呃呕吐,气噎痞塞,身冷自汗,耳聋惊悸语言颠倒六恶也。声嘶色败,唇鼻青赤,面目四肢浮肿七恶也。五善者,病存腑,在腑者轻。七恶者病在脏,在脏者危也。大抵发背脑疽脱疽,肿痛色赤者,乃水衰火旺之色,多可治,若黑若紫则火极似水之象,乃其肾水已竭。精气枯涸也,决不治,又骨髓不枯,脏腑不败者可治,若老弱患此,疮头不起或肿硬色紫,坚如牛领之皮,脉更涩,此精气已绝矣,不可治,或不待溃而死,有溃后气血不能培养者亦死。

痰饮病的治法

痰与饮不同,痰浓而饮稀,痰浊而饮清,治疗上应有区别。这里所说的"痰饮病"是偏重在饮,已经成为一个病名,不能分开论治。

痰饮病的症状:主要是咳嗽、气喘、常喜高枕而卧,痰多稀薄而白,挟有泡沫,很少黏厚浓痰。它的特点是夏季平静,每发于秋令骤凉,随着冬天气候寒冷而加剧,入春温暖,自然好转,患者年龄

多在五十岁以上,而且因年龄增长而病情发展,成为顽固的慢性疾患。从一般咳嗽来说,同样有痰和喘的见证,但多由咳嗽引起属于暂时的,痰饮病则由痰饮引起咳喘。平时咳嗽不繁亦痰多气短。所以痰饮病与一般咳嗽有着根本区别,不能并为一谈。

中医书上对于痰饮病,有留饮、伏饮、流饮、悬

饮、支饮、溢饮等名目。我认为痰饮是以病因作病名，留饮、伏饮、流饮是因其停留胸膈，经常多痰，伏而不去，乘时发作和流入肠间，辘辘有声等证候而得名。实为一种。悬饮的主症为水在胁下，咳吐引痛；支饮为胸满作痛，呼吸困难，不同一般痰饮；溢饮四肢浮肿，因水迫肺而喘咳，应属水肿一类；又哮喘与痰饮亦异，支饮症状中有咳逆倚息不得卧，似包括哮喘证亦在内。很可能前人以饮为水气，故将痰饮、悬饮、支饮和溢饮等联属，取其便于鉴别。

痰饮病的形成，一部分患者由于遗传，另一部分得之寒冷伤脾和湿浊素重。不论属于前者或后者，他们有一共同之点为阳气不足，也就是与体质有密切关系。故痰饮病多见于老年人，气候转变影响最大，并且特别怕冷，精神疲惫，活动后即觉气促，正因为本身阳虚，不能运化水湿，凝聚为痰，随吐随生，极难根治。倘若用阴阳、表里、寒热、虚实八纲来把它分析归纳，则病起于内当属里，阳气亏乏当属虚，水湿停留当属寒，总的说来是偏于阴的一个证候。既然是阴证又是慢性病，在治疗上就采用了"温药和之"的方法。温药和之的意思，是以温性药来扶助阳气，促进其本身的机能，使水湿能化则痰浊自少，实为根本治法。人体的阳气有两个方面，一为脾阳在中焦；一为肾阳在下焦。病在中焦比在下焦为浅，故浅者温脾，深者温肾，中医有"外饮治脾，内饮治肾"的说法，内外就是指病的深浅，并非外感与内伤之谓。

温药和之为治疗痰饮的大法，临床上还有更多法则，为了便于理解和运用起见，再说一说"标本"问题。标是症状，本是原因，中医治病向来重视治本，认为病因消除后症状自然消失。那么痰饮病的病因就是痰饮，只要化痰涤饮，岂非咳嗽、气喘都可平静？其实不然。如前所说痰饮的形成由于阳气不足，不扶其阳则痰饮的来源不断，用消痰的药暂时稍能见好，药力过后咳喘复起。因为从痰饮和咳喘来说，痰饮是本而咳喘为标。从阳虚和痰饮来说，则阳虚是本而痰饮是标。所以痰饮病用化痰涤饮仍为治标方法，如果见症治症用顺气止咳法那显然更无效力，这是主张温药和之的基本理由。但是有咳喘痰多的症状存在，特别是在发作剧烈时缓不济急，也应予以照顾。因此对于痰饮病又不该尽废化痰涤饮和顺气止咳等对

症疗法，而且有时需要单独使用或结合使用，所谓急则治其标和标本兼顾。

根据中医理论，痰饮病极应注意预防和护理，所住宜向阳，室内温度要平均，气候转变时须特别防备，多穿衣服，秋冬最好用棉背心保护胸背；忌生冷、油腻、海鲜、厚味饮食，生姜、胡椒等有暖胃作用的不妨多吃。总之，保养阳气，勿助湿浊，避免感冒最为重要，与治法是一以贯之的。

中医治疗痰饮病的方剂相当多，现在提出如下几个法则，并用处方形式来加以说明，以便掌握运用。

一、健脾温化法

适用于痰饮咳嗽轻证，或平时多痰，或预防发病。

桂枝 3 克　炒白术 6 克　云茯苓 12 克　姜夏 6 克　陈皮 4.5 克　炙甘草 2.4 克

这是治疗痰饮的最基本方剂，以苓桂术甘汤为主，桂枝扶阳，白术健脾，茯苓利湿，甘草补中，总的作用为温运脾阳。加入半夏、陈皮与茯苓、甘草配合即二陈汤，能化湿痰，使已有痰饮得以消除。如果舌苔厚腻的可加制苍术 6 克即苍白术同用，成为二术二陈汤（又名苍白二陈汤），化湿力量更强；微喘的可加厚朴 3 克、光杏仁 4 克顺气；寒重的可加干姜 1.2 克、五味子 2.4 克温中。痰饮内阻，最易胸闷，食呆作恶，并可酌加枳壳、神曲等。

痰饮病人多呈衰弱现象，能不能补是一个大问题。我认为温阳健中实际上就是补的方法，不一定用了补药才算补，故痰饮门中极少见补方。不过必要时可以用些补气药，如在本方内酌加党参 6～9 克，有茯苓饮和四君子汤的意义，并无妨碍。兹将常用成方选例如下，以便用药。

1. **苓桂术甘汤**　（金匮方）

茯苓　桂枝　白术　炙甘草

2. **二陈汤**　（局方）

半夏　茯苓　陈皮　甘草

3. **苓桂五味姜辛汤**　（金匮方）

茯苓　桂枝　五味子　干姜　细辛

4. **茯苓饮**　（外台方）

茯苓　人参　白术　生姜　枳实　橘皮

5. **四君子汤**　（局方）

人参　白术　茯苓　炙甘草

二、温肾纳气法

适用于肾脏虚寒,痰饮不化,咳嗽、气喘,甚则头汗,足冷,心跳,小便频数等证。

熟附块 3 克 肉桂心 0.3 克 熟地 9 克 山萸肉 4.5 克 山药 9 克 茯苓 12 克 补骨脂 6 克 五味子 2.4 克

这是温肾的基本方。用肾气丸去丹皮寒凉,去泽泻免克水脏,加入补骨脂、五味子温摄下元。凡肾虚不能纳气,发喘属于下焦,与痰阻上焦肺失清肃之实喘大异,但在痰饮证上可以有下虚的一面又有上实的一面,故亦有上实下虚证候,用药也可以把温肾纳气和顺气化痰结合在一起。在这基础上,温肾药如枸杞子、益智仁,顺气药如苏子、橘红,以及温中化痰的干姜、半夏、鹅管石等均可酌加,不受限制。寒甚阳微欲脱的还可用黑锡丹能破沉寒回阳,每次用量 3 克至 4.5 克,以急救为目的,适可而止,慎防铅中毒。

外饮治脾,以苓桂术甘汤为主方,内饮治肾,以肾气丸为主方,未病时用来调理,发病时即根据加减,临床上应用最为普遍。也有平时用人参、鹿茸为粉,等份,每天限 0.3 克至 0.6 克;或用人参和蛤蚧尾,蛤蚧尾一对重多少,人参加倍,研粉每天限 0.9 克至 1.5 克。前者能扶阳,后者能纳气,下元虚弱证亦可适当采用。本门常用成方如下。

1. 肾气丸 (金匮方)

附子 肉桂 熟地 萸肉 山药 茯苓 泽泻 丹皮

2. 鹿茸丸 (济生方)

鹿茸 牛膝 五味子 巴戟 附子 泽泻 山药 肉桂 金铃子 杜仲 沉香

3. 人参蛤蚧散 (宝鉴方)

人参 蛤蚧 杏仁 贝母 知母 桑皮 茯苓 甘草

4. 黑锡丹 (局方)

青铅 硫黄 胡芦巴 沉香 附子 肉桂 茴香 补骨脂 肉果 金铃子 阳起石 木香

三、降气消痰法

适用于痰饮壅塞上焦,胸膈满闷,气急,喉如拽锯。

炙苏子 9 克 炒白芥子 3 克 炒莱菔子 6 克 姜半夏 6 克 橘红 3 克 炒枳实 4.5 克 沉香片 1.2 克

这是治标法,为三子养亲汤和导痰汤的合剂。苏子、白芥子、莱菔子能行气豁痰,助以枳实、沉香的降气,气降则痰自平,痰下则气亦顺,在痰饮堵塞胀闷欲绝时用之,可以缓解症状。但毕竟克伐元气,不宜常用。尤其是下元极虚者,更应谨慎处之。

进一步便是逐饮法,如葶苈大枣泻肺汤,甘遂半夏汤之类,用泻剂来排出痰饮,处方时亦可在本法内加葶苈子 4.5 克或甘遂 3 克,也有另服控涎丹 0.9 克至 1.5 克的。

必须补充,痰饮病根本是一个虚寒证,用消降攻下都属急则治标,使用时须视其元气能否胜任是主要关键。善治痰饮者,首先当使痰饮不生或少生,其次当使已生者略吐清利,能做到这一步便无堵塞之患,亦就无消伐的必要。属于这类的常用成方,如:

1. 三子养亲汤 (儒门事亲方)

苏子 白芥子 莱菔子

2. 导痰汤 (得效方)

胆星 枳实 陈皮 半夏 茯苓 甘草

3. 苏子降气汤 (局方)

苏子 橘红 半夏 当归 前胡 厚朴 沉香 甘草 生姜

4. 葶苈大枣泻肺汤 (金匮方)

葶苈子 大枣

5. 甘遂半夏汤 (金匮方)

甘遂 半夏 芍药 甘草

6. 控涎丹 (三因方)

甘遂 大戟 白芥子

四、温肺蠲饮法

适用于外感风寒,引动伏饮,咳喘复发或兼寒热。

炙麻黄 3 克 桂枝 4.5 克 白芍 6 克 细辛 2.4 克 干姜 1.5 克 五味子 2.4 克 姜半夏 6 克 炙甘草 3 克

这是表里双解法,即小青龙汤方。一般都熟悉小青龙汤治痰饮咳喘有显著效果,但应该深入理解,小青龙汤本治伤寒表邪不解,心下有水气,以"外发汗、内行水"为目的,故它应用于痰饮当属素有痰饮又感风寒的证候；即使没有外感，暂时用来温肺以促使排痰清利，亦应考虑有无心悸、脉沉细等虚象。前人告诉我们，咳逆倚息不得卧，服小青龙汤见效后，多唾、口燥、寸脉沉、尺脉微、手足厥逆，气从少腹上冲胸咽，手足痹者，当与桂苓五味甘草汤；冲气低而反更咳胸满者，去桂加姜、辛；咳满止而更复渴，继又渴止呕吐者，加半夏以去其水；水去呕止，其人形肿者加杏仁，本可加麻黄，因患者手足痹血虚，麻黄发其阳，用之必厥逆。通过这一病例，可知麻黄止喘亦为治标，而且汗多者又应禁忌，不能常用，而桂、味、姜、辛、夏、草等都为小青龙汤方中之药，辨证选用亦不苟且，不难体会小青龙汤的用法了，关于本门常用成方，如：

1. 小青龙汤 （伤寒论方）

麻黄　细辛　桂枝　白芍　炙甘草　干姜　半夏　五味子

2. 金沸草散 （局方）

金沸草　细辛　荆芥　前胡　半夏　茯苓　甘草　姜　大枣

3. 止嗽散 （医学心悟方）

紫菀　百部　白前　桔梗　荆芥　甘草　陈皮

五、清涤痰火法

适用于痰饮病感染燥气或温热时邪，咳喘咽干，冷热均不能耐。

射干4.5克　炙麻黄3克　光杏仁9克　炙桑皮4.5克　白前6克　生石膏12克　金佛草4.5克

这是治痰饮的变法，据加味泻白散和十味丸加减而成。痰饮本为寒证，感受燥热之邪，则热不得凉不得，故采用辛寒宣化上焦，放弃一般治法。

俗称痰饮咳喘为老痰火，并非真有火气，不宜用此。又痰饮内阻，津液不能上承，口常作干，干而不欲饮水，饮又必须热汤，亦不可误认为热象。本门常用成方：

1. 加味泻白散 （症因脉治方）

桑皮　地骨皮　甘草　黄芩　石膏

2. 十味丸 （外台方）

麻黄　白前　桑皮　射干　白薇　百部　地黄　地骨皮　橘皮　前胡

3. 定喘汤 （证治准绳方）

麻黄　杏仁　黄芩　桑皮　款冬　半夏　苏子　白果　甘草

4. 清气化痰丸 （验方）

半夏　胆南星　橘红　枳实　杏仁　黄芩　瓜蒌仁　茯苓

痰饮病治法重在温化，所有开肺、肃气、涤痰、泻饮等均属治标，已如上述。但在痰饮门中附列的悬饮、支饮、溢饮证则恰恰相反，以攻下和发汗为主要治法。例如：前人治悬饮用十枣汤；治支饮用十枣汤、葶苈大枣汤或厚朴大黄汤；治溢饮用大青龙汤或小青龙汤等。不难看出这些都为水气停留胸、胁、皮肤之间，只有通过利下或发汗来排除，与痰饮病显然有别。这些病是否专以攻下或发汗为唯一治法？在初起时或减轻和消失后又怎样处置？是值得讨论的一个问题。我认为既然是水气就不能离开温化利湿，前人还有泽泻汤、小半夏汤、木防己汤去石膏加茯苓芒硝汤等方剂，倘能结合研究便可全面了解。

临床上对这类病证用攻下或发汗剂并不简单，首先要观察病情和体质，庶不偾事，其次要有预见，还要明了如何善后，否则一攻再攻，一汗再汗，将会彷徨无措。《医醇賸义》上有三个新的处方，兹介绍如下，作为参考。

1. 椒目瓜蒌汤　适用于悬饮证水留胁下，咳吐引痛。

椒目五十粒　瓜蒌15克　桑白皮6克　葶苈子6克　炙苏子4.5克　制半夏4.5克　橘红3克　云茯苓6克　白蒺藜9克　生姜三片

这是根据泻水法，以葶苈、椒目行水为主，并考虑病在两胁，运用肝气左升肺气右降的理论，佐以蒺藜平肝，桑皮、苏子、瓜蒌肃肺，再因水湿属脾，用了半、橘、苓、姜等药。

2. 桑苏桂苓饮　适用于支饮证，水停胸膈，咳逆倚息短气，其形如肿。

桑白皮9克　炙苏子6克　桂枝2.4克　茯苓9克　制半夏4.5克　橘红3克　光杏仁9克　泽泻4.5克　大腹皮4.5克　猪苓6克　生姜三片

这也是泻水法，因病在胸膈，以肺脾为重点。桑皮、苏子、杏仁泻肺，桂、橘、夏、苓温脾，再加猪、泽、腹皮通利水道。

3. **桂苓神术汤**：适用于溢饮证四肢浮肿,身体疼痛沉重。

桂枝2.4克　云茯苓9克　苍、白术各3克　厚朴3克　制半夏4.5克　砂仁3克　陈皮3克　苡仁24克　生姜三片

这是温运脾阳为主,利用桂枝走表,二术燥湿,陈、朴调气,茯苓、苡仁导水下行,使表里通达,浮肿自消。

这三个处方的优点是:不脱离前人的理法;能照顾标本;注意到初、中、末三个时期。至于用药的剂量似嫌太轻,恐对这些严重病症不够力量,我以为不难照此法则自行调整。

有关这类病的常用成方,有些与痰饮通用,兹再补充几个。

1. **十枣汤**　（金匮方）

芫花　甘遂　大戟　枣

2. **厚朴大黄汤**　（金匮方）

厚朴　大黄　枳实

3. **泽泻汤**　（金匮方）

泽泻　白术

4. **小半夏加茯苓汤**　（金匮方）

半夏　生姜　茯苓

5. **木防己汤去石膏加茯苓芒硝汤**　（金匮方）

防己　桂枝　人参　茯苓　芒硝

6. **五皮饮**　（澹寮方）

陈皮　地骨皮　茯苓皮　大腹皮　生姜皮

痰饮病是常见疾病之一,与西医的慢性支气管炎和肺气肿等疾患十分相似,其中悬饮、支饮、溢饮又类似胸膜炎、支气管哮喘和慢性肾脏炎等,有待进一步研究。我认为中医论病从整体出发,故不限于局部,并从轻重、深浅、标本等各方面立出多种治法,比较全面。

咳、痰、喘三者往往互相联系,中医对痰饮病在这三者之间找出其特点,主张治饮不治咳,明明是呼吸系统疾患（病）,而治疗重点放在脾肾,在疗效上已经证明胜于对症疗法,因此,值得重视。

痰饮门成方甚多,有很多是通用的,要掌握其运用规律,必须彻底了解中医理论,从理论结合实践,才能随证选用,进退加减,左右逢源。

（1959年2月）

治疗肝硬化的体会

肝硬化是一常见疾患,近年来在中医的临床中尤为多见,中医书上虽然没有肝硬化这个病名,但根据具体病情,进行辨证论治,却取得了很好的效果。

我认为中西医各有特长,尤其是祖国医学的内容更加丰富多彩。如果能把中医文献里适用于肝硬化的记载加以系统整理,补充新的经验,再通过中西医紧密合作,必然有进一步的成就,现在愿意把我在临床上对于肝硬化的治疗体会写出来供参考。在叙述之前,先拟提出一个简目,以便了解中医治疗该病的一般法则和药物:

1. **舒肝**　如柴胡、郁金、香附、枳壳、青陈皮。

2. **和络**　如橘络、丝瓜络、参三七、赤芍、丹参、川芎。

3. **消癥**　包括行气如沉香、厚朴、木香、枳实;祛瘀如红花、桃仁、五灵脂、穿山甲、三棱、莪术、虻虫、水蛭;镇痛如延胡、金铃子、乳香、没药。

4. **退黄**　如茵陈、山栀、黄柏、苡米。

5. **利尿**　如车前子、泽泻、猪苓、木通、赤白苓、大腹皮、冬瓜仁、萹蓄、瞿麦、海金沙、蝼蛄。

6. **泻水**　如甘遂、大戟、芫花、葶苈、商陆、黑白丑、槟榔、大黄、巴豆霜。

7. **扶正**　包括补气如人参、党参、黄芪、紫河车;养血如当归、白芍、驴皮胶;回阳如附子、肉桂、川椒;滋阴如鳖甲、地黄、麦冬;健脾胃如苍白术、炙甘草、半夏、砂仁、豆蔻、红枣。

以上方法和药物,在临床上多结合使用。因为症状的合并发现,每一症状可以用多种方法,尤其是每一种药有多种效能,通过配合后又会产生

不同的作用,故虽然分类,不能孤立来看。还有止血如蒲黄、丹皮、仙鹤草、十灰散;开窍如至宝丹、苏合香丸等,各随需要选用,难以悉举。

兹更将各个法则和方剂及适应证详细叙述如下:

一、舒肝

肝硬化之早期,在代偿机能尚未衰退时,消化系统功能紊乱是其主要临床表现,常见饮食呆钝、泛恶、胸胁痛、上腹胀满、痞闷作痛、大便不正常、体重减轻等,这可能由于肝硬化后影响胃肠道的分泌、消化、吸收的机能所致,体征方面多表现为肝脾肿大,蜘蛛痣等。中医在这时期,经常凭其脉象弦滑,舌苔见腻,神情忧郁或急躁等,诊断为"肝胃不和",并以主要因素属于肝郁。因此我认为:中医过去所治的肝胃不和证,很可能包括一部分早期肝硬化在内,明明是胃肠症状而指出和肝脏有密切关系,不可否认必定具有丰富的临床经验。虽然中西医理论体系不同,但在这方面实无多大距离,所以我认为要从中医文献里发掘肝硬化的早期治疗,当就痞满入手,以舒郁为主。

中医所说的肝是指肝脏和肝经,包括现在所指的神经系统的一部分在内,它的发病多由精神刺激引起。前人说过,"臌胀由于怒气伤肝,渐蚀其脾"(见沈氏尊生书),臌胀为肝硬化晚期腹水症,怒气便是精神刺激之一。因精神紧张、烦恼、嗔怒和忧郁等发生肝病,脾胃受到肝病的影响,而致消化与吸收的机能紊乱,引起上述一系列的消化系的症状。由于消化吸收机能的紊乱,致使患者营养不良,再因营养不良使肝病更为严重,这一系列因果交替的病理过程,实与现代医学认为营养不良是本病的主要致病因素的理论是极为接近的。因而我认为肝郁是肝硬化的重要因素,前人舒肝和胃法为早期肝硬化的主要疗法。

舒肝和胃的目的为散郁化滞,常用方如枳壳煎(枳壳、乌药、白芍、木香、灶心土、砂仁);柴平煎(柴胡、黄芩、半夏、苍术、厚朴、陈皮、甘草、人参、姜、枣)等,方内柴胡、白芍、黄芩、枳壳系肝经药,苍术、半夏、陈皮、砂仁等调理脾胃,对于消除消化系统的机能障碍具有一定作用。在这些基础上,还有青皮、香附、郁金、丹皮、山栀、神曲之类,均可适当地加入。但舒郁药偏重于理气,理气药大多辛散香燥,多用、重用、久用能伤血分,亦能耗散元气,故"宜疏顺不宜疏利太过"(见丹溪心法),同时应与白芍、甘草等同用比较相宜。

二、和络

肝硬化多伴有右胁疼痛,有仅在胁下,有牵引肩背,也有涉及左侧,前人把这症状归入胁痛门,并因肝经循行两胁,认作肝病的主证。初起治法亦采理气,不同于舒郁的地方是舒肝以调气为主,此则兼佐活血,方如柴胡疏肝散(柴胡、陈皮、川芎、赤芍、枳壳、香附、甘草)内用川芎、赤芍是活血药。

中医认为肝的生理,其体为血,其用为气,具有春生舒畅之意,宜条达,最忌抑塞。故对胁痛长期不瘥,称为"久痛入络",意思是络道中血流障碍,瘀结气滞,不通则痛,主张重用祛瘀方法来使其通利,此谓通则不痛。成方有旋覆花汤(旋覆花、新绛、葱管),手拈散(延胡、五灵脂、豆蔻、没药)和复元活血汤(柴胡、当归、花粉、穿山甲、红花、桃仁、大黄、甘草)等。这种方法在临床上常有效验。在肝硬化之肝脏肿大、肝区疼痛开始时,我就用此法治疗,一般效果良好。等待自觉症状消失,如肝脏肿大尚未缩小时,接予养血舒气,健脾和胃,如丹栀逍遥散(当归、白芍、柴胡、丹皮、山栀、白术、茯苓、甘草、薄荷、姜)缓缓调治。

三、消癥

过去中医对五脏积聚,指出部位,订立病名,明确地指示了"积者五脏所生,始发有常处,一痛不离其经部,上下有终始,左右有穷处",并以肝之积名肥气,脾之积名痞气(见难经)。后人又以其病"不动者为癥,可推移者为瘕"(见病源论)。"癖在两肋之间,有时而痛者曰癖"(见圣惠方),毫无疑问这里包括了肝脾肿大的症状,很可能先由患者自觉,再经医者检查,从而积累经验做出完整的结论。那么要寻求肝硬化的中医疗法,积、癥、瘕三者的文献又是一个重要线索。

前人治肝脏癥积方,有轻有重,如平肝消瘕汤(白芍、当归、白术、柴胡、鳖甲、神曲、山楂、枳壳、半夏);蓬莪术散(莪术、鳖甲、赤芍、槟榔、枳壳、当归、干姜、三棱、大黄、木香、柴胡);肥气丸(柴胡、黄连、厚朴、川椒、炙草、莪术、昆布、人参、皂角、茯苓、川乌、干姜、巴豆霜）等。但其共同之点都为消除瘀血的阻滞。近来各地治疗肝硬化，肝脏肿大亦多用通瘀得到改善。例如：天津医学院附属医院用鳖甲、黄芪、黑白丑、茯苓、琥珀、青皮、大腹皮、三棱、桃仁、木香、砂仁、麝香组成复肝汤（此方经该院修改），达到消胀的目的。上海张赞臣中医师也曾将经验方介绍给我，用生晒参、三七、紫丹参、当归各15克，紫河车、移山参各9克，研细末，每服1.5克，日三次，能使肝脾软化和缩小，药力稍缓，用意相近。我曾用黄芪、丹参、当归、赤白芍、苍术、柴胡、穿山甲、五灵脂、制乳没、生蒲黄等治疗早期肝硬化，包括肝脾肿大的两胁刺痛，初服一两天感觉痛势转加，随即减轻以至消失，肝脾亦渐小，收到初步疗效。

肝硬化由于肝细胞的坏死及变性，结缔组织及毛细胆管增生而使肝之正常结构显著破坏。中医认为通瘀方法含有生新的意义，所以我想用中医的通瘀生新的方法治疗是否可以使破坏的肝脏组织结构能有些改善，这是值得进一步研究的。

四、退黄

中医在肝脾症状上出现黄疸，并不以湿热作为主因，仍然抓住肝脾两经治疗，酌入茵陈茯苓等利湿退黄方，如当归白术汤（当归、白术、茯苓、半夏、黄芩、枳壳、甘草、茵陈、枣仁）和茵陈陈皮汤（茵陈、陈皮、白术、半夏、茯苓、生姜），我认为这是适用于肝硬化黄疸的。一部分门静脉性肝硬化病例可以有轻度巩膜及皮肤黄染现象，但一般来说，出现明显黄疸者是较少见的。我们临床观察到，肝硬化者的脸色多是黯滞而无光泽，和传染性肝炎患者发黄（黄而鲜明，中医所谓的黄如橘子色）有所不同，因而在治疗上也当是有所差别的。中医治黄疸善于用清化方法而在这里仍以调肝和胃为主，足见前人对于黄疸的认识是深入细致的。

肝硬化黄疸的前人描写，当以黑疸为接近，如说："膀胱急，小腹满，身尽黄，额上黑，足下热，因作黑疸，其腹胀如水状，大便必黑，时溏，此女劳之病，非水也，腹满者难治。"（见金匮）我理解这里所说的膀胱急是指小便短少不利，大便溏黑可能是出血现象，最后指出腹满难治，可能已成腹水，故前人又有"土败水崩"之说（见《张氏医通》）。总之，这些症状在肝硬化出现并不突出，使人注意的是黑疸的治法不同于一般传染性肝炎的治法，也是我们治疗上的一个线索。

五、利尿

肝硬化晚期的主要症状为腹水，初起上腹部绷急，中空无水，水聚于下，逐渐充斥满腹出现腹壁静脉曲张，与中医所说臌胀完全相似。因其四肢不肿，亦称"单腹胀"，又因形如蜘蛛，俗称"蜘蛛胀"。中医在辨证上以肿属水，胀属气，等到气聚不散，水湿停留，又鉴别溺赤、便秘为阳水属实，溺清、便泻为阴水属虚。故在肝硬化腹水前期以理气为主，佐以利尿，方如：廓清饮（陈皮、茯苓、枳实、厚朴、泽泻、大腹皮、莱菔子、白芥子）最为典型，也有用胃苓汤（苍术、白术、厚朴、陈皮、肉桂、茯苓、猪苓、泽泻、甘草）加减。前者根据"三焦主气而司决渎"，后者根据"诸湿肿满，皆属于脾"（均见《内经》）。但腹中积水的原因有多种，因气胀而积水的仅为其中之一，所以只能说中医臌胀内包括肝硬化，不能说臌胀就是肝硬化。

前人认为"治臌胀必通腑疏肝，即使正虚终属邪实，慎用补法"（见《徐灵胎医书》）。实邪当是指积水，通腑是指疏利膀胱和大肠，使水从大小便分利，这是完全适当的，特别是提出疏肝两字，认识到腹水中有由肝脏所引起的。专主行水而不治本，即使行之有效，不能根本解除，恰恰符合于肝硬化腹水的病理。因此从临床上观察，以为行气利水在肝硬化腹水症上是一个重要的治法，需用时不用，势必增生腹水，用了泻水法以后，还是需要利尿来善后，原因是肝硬化腹水的患者都是小便短少，如果用利尿的方法行之有效，则往往可以使腹水消除，而取得满意的疗效。腹水用泻水方法消除之后，如果小便仍然短少，而用利尿法不能达到目的时，后果多不良。必须认识，不论腹水已消或未消，一般小便短黄，并伴下肢和阴囊水肿，根据"腰以下肿当利小便"（见金匮），应当用利尿法来排除，方如五皮饮（陈皮、桑皮、茯苓皮、大腹皮、姜皮）；八正散（木通、车前子、瞿麦、萹蓄、大黄、滑石、山栀、甘草）等均在选用之列。这些方剂虽以利尿为目的，还有消水泻热、疏气宽中作用，不能和西药撒利汞看作是一类。

六、泻水

若利水不应,患者腹部胀急难忍,当予泻水。中医泻水的方剂相当的多,根据文献及各地的交流经验,常用的有十枣汤(大戟、甘遂、芫花、大枣);十水丸(大戟、葶苈子、甘遂、藁本、连翘、芫花、泽泻、桑皮、巴豆、赤小豆);舟车丸(黑丑、大黄、甘遂、橘红、大戟、芫花、泽泻、赤小豆、槟榔、轻粉);逐水丸(枳实、槟榔、大黄、芫花、泽泻、赤小豆、赤茯苓、木香、大戟、商陆、花椒、甘遂、巴豆霜);利水丸(商陆、甘遂、巴豆、神曲、胡椒、朱砂);巴漆丸(巴豆霜、干漆、陈皮、苍术);鼓胀丸(甘遂、黄芩、砂仁、木香)等等。这类方剂都是峻剂,它的主要药物不外大戟、甘遂、芫花、葶苈子、商陆、黑白丑、巴豆霜等,但效能并不一样,经过组成方剂后,效用又有所不同。总的来说,服后水从大便排出,都属急则治标之法。

急则治标当然不是根本治法,因此有些人不愿轻用,坚持健脾利尿。不知腹水之成小便先不利,泛滥流溢不可遏阻,前人曾说:"治鼓胀譬如洪水泛滥,不事疏凿,乃欲以土填之,愈提防而愈泛滥,张子和立溶川丸(黑白丑、大戟、芫花、沉香、檀香、木香、槟榔、莪术、大腹皮、桑白皮、巴豆),禹功散(黑白丑、茴香、木香)等法,非不峻烈可畏,然不再涤荡,则水何由而行,所蓄何由而去"(见医彻)。这种说法我认为非常通达,故在临床上遇到肝硬化腹水大如鼓,青筋暴露,转侧困难,呼吸促迫,患者极端痛苦下,轻用泻剂后,少者泻二三次,多者五六次,即告减轻,然后再用利尿药,往往转危为安。因此我们体会,对肝硬化腹水尽可能用利尿药,不宜早用泻水,在利尿药效果不显,而患者的情况又允许用泻水时,应当以泻水为主法,促使腹水消失。

泻水剂虽然能泻水,也能消耗元气,患者在泻后一二天内,往往感到全身无力,精神不振。也有用了泻水剂仅排出溏便少许,或泻下一二次少量稀水,腹胀不减,减不足言。据临床观察,这与具体病情和药物性质有关,故使用时应注意腹水的程度,体质强弱,有无兼症,以及饮食和脉舌等变化,同时选择适当的药物也十分重要。遇到体虚脉弱,肝机能衰退,或有肝昏迷倾向,或有吐血和便血史的不可孟浪,倘然机械地希冀一战成功,或一意孤行的不断使用,反会促进病情恶化,特别是

在静脉曲张时,用泻水法更当谨慎,因有些泻水药服后有恶心、呕吐反应,可能引起血管破裂而大量出血的危症。所以我认为当患者腹胀十分痛苦,泻水不能取得满意的疗效,或情况不允许使用泻水时,适当地放水也是可以采用的,放水后暂时解除痛苦,能使患者更进一步的坚持治疗。

七、扶正

肝硬化在中医诊断方面,脉象多弦紧,极少濡弱,舌苔多腻,或呈垢浊,极少剥脱碎裂。我们体会,肝硬化患者营养不良,体质是偏于虚弱的,但从病势发展来看毕竟是一个实证,故脉、舌不见虚象。前人曾说:"肿胀治法虚实不论,有虚中挟实,有实中挟虚,行实当顾虚,补虚勿忘实"(见《沈氏尊生书》)。这里所谓虚实不论不等于不分虚实,而是说明不能因执虚或实的一端来治疗,也说明了除理气、活血、分利水湿之外,对于扶助正气是重要的一法。所以中医在消癥和泻水方面,也有先补后攻、攻补兼施、一补一攻、三补一攻等灵活运用的法则。例如:势在攻泻,或在攻剂之内掺入扶正之药,双方兼顾,防止虚脱倾向,在这时期使用补剂,可以今天用补,明天用攻,后天再用补,也可用了三天补剂,给予一天泻剂,再予三天补剂,反复进行医疗。

肝硬化中用补剂,以补阳为多,滋阴较少,一般作为用药依据的有十全大补汤(黄芪、肉桂、人参、白术、当归、熟地、茯苓、川芎、白芍、甘草);金匮肾气丸(附子、肉桂、熟地、山萸肉、丹皮、山药、泽泻、茯苓)等。因为这些方药包括养血滋肝、益气健脾、补虚以助肾阳。肝硬化根本是一个本虚标实偏重于阴性的病证,也就以上述药物最为适用。当然在晚期肝硬化,亦能出现舌苔干剥,脉象细数,口渴唇燥等失津现象,当用三甲复脉汤(地黄、麦冬、阿胶、麻仁、炙甘草、牡蛎、鳖甲、龟甲)来滋阴,但比较少见。

治疗肝硬化不能离开培养气血,调理脾胃,故一般用补剂多在调养肝脾的基础上增损,并非一味蛮补。最基本的方剂当推逍遥散(当归、白芍、柴胡、白术、茯苓、薄荷、甘草、姜),逍遥散的组成,一面养血,一面健中,用柴胡调气主持其间,虽能疏散,但主要还是调养肝脾,我认为这与改善肝脏机能具有一定作用。肝硬化的形成和发展,既由

肝细胞的损害,肝内结缔组织的增生,影响到肝脏机能。所以临床上遇到机能好的,症状容易消失,反之即使症状不明显亦难复元。换句话说,能维持肝机能的正常,足以控制其恶化为腹水,腹水消除后肝机能不好转,必然复发,不过在腹水严重阶段,自以消水为先决问题,根本谈不到对肝机能的治疗,所以说,维持和恢复肝机能的正常是治疗肝硬化的重要一环。中医以肝藏血,气为血帅,又以木能乘土,肝病最易影响脾胃,"见肝之病,知脾传脾,当先实脾"(见金匮),所用养血、益气以及温。肾等方法,都以调养肝脾为中心,是极其合理的,正因为此,这方法可以用于早期,也能用来善后,随症加减,即可以贯穿在肝硬化过程的全部治法之内。

结论

我们学习中医理论结合临床经验,经常感觉到现代病名不见于中医文献,但根据证候运用中医的治疗法则,往往收到相当高的疗效,肝硬化便是其中之一。肝硬化早期到晚期有不少症状,这些症状根据中医疾病的分类,散见于各个部分,为了便于同道们的参考,我在本文内指出了探讨的线索,主要是痞满、胃病、胁痛、癥瘕和臌胀等。并将肝硬化过程中的中医治法,提出了舒郁、和络、消癥、退黄、利尿、泻水、扶正等七种作为纲。这些治法的适应证是:舒郁用于肝硬化早期的消化机能紊乱;和络用于肝区疼痛;消癥用于肝脾肿大不消;退黄用于出现黄疸时;利尿和泻水用于晚期腹水;扶正用于体力衰退时期。必须指出,中医治疗从整体出发,不仅着重于现有症状,并且注意到以前原因及其发展,故善于结合施治,如果因为分类而把它机械地分割应用,便失去了中医的治疗精神。同时也应说明,以上多种治法只是大法,肝硬化中极易出血,因出血引起肝昏迷等,中医还有止血、开窍、提神等种种治法,都没有列入。

用中医中药治疗肝硬化已经取得了一些效果。我们必须重视这个萌芽,深入钻研,不断总结提高。

(1959 年 3 月)

脊髓痨的辨证论治

1959 年第 6 期《中华皮肤科杂志》,发表了"中西医合作治疗脊髓痨的初步报告"一文后,引起了不少读者的注意。我曾经参加这项工作,现将治疗中有关中医辨证论治的一些体会作一介绍。

一、辨证

西医认为脊髓痨是梅毒侵害脑脊髓神经所致,即病原为梅毒螺旋体,病灶在中枢神经,主要病理为后柱与后根的变性。故脊髓痨的临床症状,多属根痛,共济运动失调,感觉消失,瞳孔变化和括约肌障碍。常见的如:站立时两足距离增宽,闭目站立时摇晃欲倒;行走时步伐不稳,两腿提高,踩地有踏棉絮感,步与步间的距离不等,目光注视地面和腿足,在夜间或黑暗处不能行走;踝膝及大腿正面有阵发性闪电痛,可自一处转向他处;感觉方面,疼痛和温触觉减弱或消失,或有异常感觉如发麻或蚁走感,胸腹部常有束带感,肢体做被动运动往往不知方位;肌张力减低,跟膝腱反射消失,提睾反射消失;瞳孔不规则,反射迟钝,呈阿该罗白氏瞳孔,可因视神经萎缩而视力减退或失明;性欲减低,或完全不能,不易排尿,尿不成流,尿潴留或失禁,大便秘结或自流等。

以上症状,就我所理解的用中医术语来表达,主要有下列几项。

①两足瘫痪或痿弱,轻则行立不正,重则不用。②肌肤麻木不仁,或如虫行作痒。③行痹,筋骨窜痛。④胸胁痞闷。⑤眼花、目糊或目盲。⑥阳痿、性欲冷淡。⑦小便不利或不禁、淋沥、癃闭、遗尿。⑧大便秘结,或滑泄不禁。

由于中西医的理论体系不同,在中医辨证上认为本病还有值得参考的几个临床症状,补充如下。

①头晕、头痛;②耳鸣或重听;③心慌、心悸、

健忘;④睡眠不长或多梦;⑤口干不多饮或不欲饮水;⑥手冷、足冷或四肢均不温暖;⑦恶寒或背部特别怕冷;⑧掌心发热或有潮汗;⑨腰酸、腰痛或脊背沉重;⑩梦遗或无梦滑精;⑪面色不华;⑫舌质淡或尖红生刺,舌苔白;⑬脉象弦紧或沉细无力。

根据中医四诊、八纲来分析这一系列的症状,首先肯定没有表证,没有热象,也没有实证,是一个虚寒里证。再从内脏虚寒来考虑,这些症状的产生偏重在下焦,又是属于肝肾两经的疾病。我们的见解是:①肝主血主筋,肾主精主骨,肝肾精血亏损,筋骨失其濡养,使运动受到影响。②肝的经脉起于足趾,沿足背至内踝,再由内踝上至膝弯,沿大股内侧入阴毛环绕阴器,入属肝脏,上贯膈膜,散布胁肋,上联目系;肾的经脉起于足小趾,斜走足心,沿内踝骨后走足跟,上足胫内侧出膝弯,通过脊柱入属肾脏,连系膀胱。脊髓痨所呈现的共济失调,感觉障碍以及闪痛部位等,都属肝肾两经循行的范围。③肾为水脏,中寄命门,命门之火为先天元阳,人身的生命力,命火不足则产生虚风,出现动摇不定之象。且因阳不外护,气化不及,发生恶寒、肢冷、大小便病变。④督脉主一身之阳,与肾命有密切联系,其脉循行脊内,一部分与肾经会合,故督脉阳虚不仅全身无劲,脊背沉重,也能引起下肢不仁,这点对脑脊髓受损害的脊髓痨一病的诊断上不能忽视。⑤至于头晕、眼花、遗精、阳痿等所谓“诸风掉眩,皆属于肝”“肾为作强之官,主蛰封藏之本”(均见《内经》),在肝肾虚证中尤为常见。

基于上述论据,我们对于脊髓痨的初步印象为肝、肾虚寒,并与命门和督脉有密切关系。这种虚寒现象不同于一般的虚寒证,挟有虚风、虚阳在内,因此从中医来诊断病名,应为“风痱”。风痱是中风病里的一个证候,其主要症状为四肢不收(是不能自主,即不能随意调节),痿废麻木,行走及掌握不利(脊髓痨在颈脊髓有病变时,两手精细动作亦受到障碍),甚至不能步履。虽然没有脊髓痨的遗尿或小便不利,便秘或大便自流等症,但中风有四,即①偏枯,②风痱,③风懿,④风痹,倘和其他三者的证候结合,这些症状的出现并不突出。为此,风痱与脊髓痨的原因虽然有出入,临床症状极为接近,依据中医同病异治、异病同治的理论,对

脊髓痨的诊治,可以在中风病内找寻线索,特别应以风痱作为重点。

二、论治

我们从西医诊断认识了脊髓痨的面貌,再从中医辨证初步确定了中医病名以后,开始讨论治疗方针。西医因脊髓痨是由梅毒引起,治疗以抗梅疗法为主,所用药物多青霉素、914、606以及铋剂、砷剂等。中医治梅毒分气化传染和精化传染,气化者毒在肺脾为轻,精化者毒在肝肾为重,至晚期其毒潜藏在骨髓、关节、孔窍,认为治疗最难,用药同样离不开攻毒。这一新阶段所反映的症状,从中医说来是肝、肾、命门、督脉受到损害,因而阳不温养,水不涵木,虚火虚风上窜,影响到骨髓、关节、孔窍。在这种情况下,说明本病的梅毒因素实质上已经起了变化,应该注意目前症状所构成本病的整体。中医对任何一种病,多是随时辨证,随时论治,没有一成不变的治法,那么对这一新阶段的治疗,我以为不在祛除病毒而在扶正,不在针对病的局部而在重视全身修复的能力。

因此,我们吸取前人治疗风痱的经验,对脊髓痨的治法,主张滋养肝肾,温补命火,简单地说就是“温补。肾命”,再结合祛风、活络、止痛等,作为必要时的辅助疗法。进一步选择了刘河间的“地黄饮子”为主方,地黄饮子用熟地、巴戟、五味子、茯苓、附子、肉桂、山萸、石斛、麦冬、菖蒲、远志、苁蓉、薄荷,主治内夺而厥,舌喑不能言,两足废而不用,肾脉虚弱。它总的功能是滋阴、养血、扶阳、息风,滋而不腻,温而不燥,最适用于精血亏损,阳气衰惫。又据风痱治法,采用了《千金方》的独活寄生汤(独活、桑寄生、秦艽、防风、细辛、当归、芍药、川芎、熟地、杜仲、牛膝、人参、茯苓、甘草、肉桂)及《济生方》蠲痹汤(黄芪、当归、赤芍、羌活、防风、姜黄、甘草)中的部分药物,取其流畅气血,驱除经络障碍,具有止痛等作用,做到标本兼顾。

温补肾命的成方不限于地黄饮子,如还少丹(熟地、枸杞、山药、牛膝、远志、山萸、巴戟、茯苓、五味子、菖蒲、苁蓉、楮实、杜仲、茴香),右归饮(附子、肉桂、山萸、杜仲、熟地、山药、枸杞)及加减内固丸(苁蓉、巴戟、山药、山萸、菟丝子、补骨脂、附子、石斛、胡芦巴、茴香)等,均有温养下元的能力,我们曾用过并且收到同样效果。所以用地黄饮子

治疗脊髓痨并不是机械的,首先要掌握温补肾命的原则,其次要了解地黄饮子的重要组成部分,有些不适用于本病的药物应当减去,相对地随着病情的复杂和需要可以选用其他药物,这就有时能精简得相当少,有时又扩大了组方,与治疗方针并不矛盾。此外药物配伍和用量轻重的适当与否,在疗效上有极大影响,也必须很好地掌握。

三、疗效

我先后治疗了两批脊髓痨患者,都是先由西医选择病例,根据典型的脊髓痨临床表现并佐以梅毒血清反应及脑脊髓液的梅毒性改变而确定的。第一批 13 名患者大多病情较重,证候顽固,例如其中 4 例行走需人搀扶,其他证候也都显著;3 例就诊时病情在继续发展。脊髓痨病期在 10 年以上者 5 例(梅毒病期最长者为 28 年,脊髓痨病期最长者为 17 年,其次为 15 年),6～8 年者 3 例,3 年和 1 年以内者各 2 例。9 例曾接受过 600 万单位以上的青霉素治疗,其中 3 例除青霉素外还加用了砷剂或铋剂。这批患者通过中医诊断治疗效果均良好,特别表现在:

1. 所有用温补肾命法地黄饮子加减治疗的患者,在症状上普遍地有明显疗效和不同程度的进步。

2. 疗效迅速,在服药两周左右即明显好转,最快的三、五天后即能见到药力。

3. 进行不同时期的停药观察,病情极少变化,个别的有复发趋向,经再治后又很快得到改善。

4. 最短的治疗两月,最长的治疗八个月,服药期间均无任何不良反应。

我们根据第一批的经验,在治疗第二批患者时处方有所改进,不但同样证实有效,且有新的发展。和我们合作的西医同志也认为这些患者证候的好转,是中药地黄饮子的疗效而不是由于大部分患者曾经在两年内注射过青霉素的疗效。他们的分析是:

(1)所有服地黄饮子的病例都有很快的疗效,这在青霉素治疗上是不常见的。

(2)不用地黄饮子的二例,虽然也在两年内用过青霉素,但不显进步。

(3)一例用地黄饮子以前,从未用过青霉素,这次也未合并用青霉素,同样获得明显的进步。

(4)有四例虽然在青霉素治疗中曾有些进步,但在这次治疗前已有很长一段时期不再见好转,用地黄饮子后又有明显的好转。

(5)有三例在用地黄饮子的同时用了青霉素,但反不如其他八例进步。

在中医辨证上认为极有关系的症状,据我们观察也同样有好转。一般是头晕、眼花、心慌、手掌心热等先见轻减,说明下元充实虚阳自息;在闪痛发作减少或遗尿消失时,四肢均先转暖或恶寒背寒先除,又说明阳气渐振,自然控制。更明显的是本病脉象常见弦紧有力,舌尖红刺,反映了根本虚寒,火不归元,用了温补肾命法后,脉转滑象或缓象,舌尖红绛渐淡。其中遗精一症影响治疗最大,常会阻止临床进步,且使已愈症状复发,不容忽视。

地黄饮子中没有抗梅药物,它是在抗梅治疗无效后发生作用的。服用地黄饮子对血清及脊髓液的梅毒反应并无影响,有些病例的血清及脊髓液中已无梅毒反应,治疗后仍能进步。同时,疗效与病期似无明显关系,11 例用地黄饮子的患者中,病期在 1 年以内者 2 例及 3 年以内者 1 例,症状好转的程度都较其他病期长久者为差。从这些方面我们确信地黄饮子能从先天振奋全身功能,并体会到凡是脊髓神经受损害的类似病症,只要具有风痱证候,不限于晚期神经梅毒,都可用这方法来治疗。

四、小结

我们在中西医密切合作下,以中医诊断治疗为主,配合西医诊断观察,并用温补肾命法地黄饮子加减,一年来治疗了两批脊髓痨患者,均获得了比较满意的成绩,从目前来说,这是脊髓痨治疗中的一个新疗法,也给脊髓痨的研究提供了新方向。

本文仅从中医辨证论治来说明对于本病的认识。我认为,用中医中药治疗任何疾病,必须先将中医的理法讲清楚,才能掌握治疗原则,根据具体病情灵活运用,并避免一病一方甚至一病一药的错误观点。因此,我虽然提出了地黄饮子作为脊髓痨的主方,不等于地黄饮子就是脊髓痨的特效药,还相信有更合理想的方剂足供配合应用。同时我认为今后应加强对疗效机制方面的研究。例如中医认为人体最基本的活动能力,主要是肾和命门,故从整体出发用温补肾命疗法,能使因先天阳气虚弱而引起的功能减退如痿废等症得到逐渐好转,这与西医认为地黄饮子可能对脊髓痨的脊髓后柱中的残余而尚未被破坏的神经纤维起一种兴奋作用的说法似乎相近。但用地黄饮子治疗,停药后疗效能维持四周之久,在一般神经兴奋剂中是不常有的,部分疗效在停药后一百多天仍能维持,更难单纯用神经兴奋来解释。关于这些,都需要扩大中西医的合作,更进一步地研究其疗效的机制。

（1960 年 6 月）

溃疡病之我见

几年来,我运用中医的理法方药治疗了一些溃疡病病人,收到了比较满意的疗效。为了相互交流经验,进一步提高治疗效果,现就溃疡病的辨证、分型和治法等方面存在的问题,谈谈我个人的一些看法。

溃疡病或称胃及十二指肠溃疡病,是西医诊断的病名。西医确诊本病,主要根据病史、病状（如上腹部疼痛、恶心呕吐、反酸嗳气）、化验（如胃液分析、大便潜血）、X 线和胃镜检查。从溃疡病的临床表现来看,特别在症状方面有较大的共同性,如疼痛一症,一般皆有长期慢性和进食缓解的特征。中医治病以辨证为主,主要是依据病人的临床表现相应地运用一套理法方药。因此,如何正确地分析与认识溃疡病的症状,乃是一个先决问题。

溃疡病的主要症状为上腹疼痛,一般多在中央或胸窝部分。中医把这部分的疼简称为胃脘痛,所以我认为,要从中医来认识溃疡病应当从"胃痛"一门中去探索。根据中医经验,胃痛的原因很多,分寒痛、热痛、气痛、瘀痛、食痛、虚痛等,各有特殊的表现。更重视虚、实、寒、热的辨别,总的原则和规律是:暴痛属实,久痛属虚,喜冷属热,喜温属寒等。胃及十二指肠溃疡病的疼痛多为久痛、发作在空腹,得食痛减,并有喜按喜温等特点,倘然把这些特点联系起来,可以初步得到一个概念:溃疡病的疼痛多属于胃痛中虚寒一类。

溃疡病患者还有其他许多症状值得注意,如:面色萎黄不华,全身疲乏困倦,行动感觉气短,比常人怕冷,手足不温,口淡或多清水,口不作渴,渴也不能多饮,饮喜热汤,以及大便多溏薄,舌质较淡等。参考了这些症状,结合疼痛的特征,更可清楚地认识到溃疡病根本上是一个脾胃虚寒证。

溃疡病患者还经常出现多食作胀,嗳气矢气,大便困难等症状,极似食痛、气痛和热痛等。但如果把他和整个表现结合起来全面考虑,往往与脾胃虚寒、消化不良和胃气不能和降有关。这就是说溃疡病可以因气因食因热等引起或合并出现,并不等于这些症状都以气、食等为主因,同样能在脾胃虚寒的基础上产生,应当区别标本。

临床上为了便于掌握和总结,有计划有步骤地进行研究,根据某一个病的症状表现,以中医理论和辨证分作不同类型并订出一套方药,是完全必要的。但就溃疡病来讲,有值得商讨的地方,如有的将之分为阳虚、气虚、气郁、血滞、痰饮、食积、胃寒、胃热等多种类型,是存在着一些问题的。因为溃疡病既然是胃痛中的一个特殊证候,不能再依胃痛分类,同时气郁、食积、痰饮等多不是溃疡病的主因,不能把它们各归划一型。中医辨证的目的是要明确病根,掌握本质,实践证明,这些症状只须在治本的基础上适当照顾,不必另起炉灶。

近年来有人认为溃疡病是一种全身疾病的局部表现,由于神经系统,主要是大脑皮层与皮层下中枢的平衡失调和皮层下中枢兴奋性增加,使胃及十二指肠壁的血管和平滑肌发生痉挛,组织细胞产生营养障碍,于是胃肠黏膜抵抗力减弱,被胃液消化造成胃及十二指肠溃疡病。与这理论相比,从中医观点来看又很容易把溃疡病当作木乘土,治疗上也会拘守在木乘土的范围,这也是应当重新考虑的。我认为中医所说木乘土的现象不妨说成是形成溃疡病的原因之一,但既已形成了溃疡病,从中医辨证已经由肝到胃,由实到虚,由第一阶段转变到第二阶段,这时就应以后一阶段为主。实际上表现的症状也与前一阶段有相当距离,治疗时当然应跟随证候转移,不能抓住一点不放。

至于肝脉多弦,溃疡病人亦多弦脉。我们曾经统计我院住院的23名溃疡病人,其中弦脉包括细弦、弦滑、弦大、弦迟、虚弦的19人,4人见细弱和濡细脉,但在这些弦脉病人中有肝症状如:胁痛、头胀、口苦、多梦的只有5人,可见弦脉也不完全属于肝病。前人曾指出弦脉有三个主证:肝病、痛证、阴寒证。溃疡病既为一个虚寒阴证,当然也能出现弦脉似可不用木乘土来解释。因此,今后如何更深入地正确地掌握中医基本理论,联系临床实践探讨溃疡病,是研究工作中值得重视的环节。

溃疡病的中医治法,从我们治疗的几批病例来看,经过辨证分析绝大多数是脾胃虚寒证,所以我的基本治法是温养中焦,选择了"黄芪建中汤"为主方,根据表现的不同兼症有所加减。黄芪建中汤的组成药物为:黄芪、桂枝、白芍、甘草、姜、枣、饴糖。比方建立在桂枝汤的基础上,桂枝汤的作用在于调和营卫;加重白芍为桂枝加芍汤,治太阴腹痛;再加饴糖为小建中汤,进一步治疗虚劳里急诸不足,详见《伤寒论》及《金匮要略》。

黄芪建中汤为脾病方剂,为什么选用于胃痛?有两个理由:中医认为胃与脾是表里,两者一阳一阴,一降一升,性质不同,作用是统一的,并且惯常把肠胃病中热性实性的病变属于胃,虚寒性的归于脾。这样从中医观点说来,胃及十二指肠溃疡病不仅属于胃,而且着重在脾。其二,我们所说虚寒是指脾阳虚弱,是在阳虚的基础上所产生的内寒,不同于外来因素的寒邪,所以用药也偏重在脾。这两点十分重要,因为中医治胃和治脾的方法有很大出入,一般治胃主通,治脾主补,治寒邪和虚寒也不同,治寒邪主温散,治虚寒主温养。以上说明了我们对于治疗溃疡病的总的看法是:应从胃痛一门里探索特殊性,主要病因为脾阳虚寒,治疗原则以温养中焦为主,适当地照顾兼症。

临床上用黄芪建中汤加减治疗溃疡病,我们积累了一些病例,疗效是比较满意的。由于本病的变化比较少,容易掌握规律,不再举例说明。现在仅将用药经验补充如下:

黄芪建中汤内生姜辛辣,刺激性较大,可改用炮姜炭,取其温中不暴并止虚寒出血。饴糖本为主药,对反酸有影响,有痰湿症状的更不相宜,可少用或暂时不用。甘草补中亦能壅气,如遇胀满饱嗳,亦当少用或停用。在这基础上,如血虚可加当归;出血可加阿胶,亦能补血;气短疲乏明显可加党参;足冷或全身特别怕冷可加熟附片。此外,因感寒或食生冷引起复发可加重桂枝或加苏梗、乌药;因脾虚生湿生痰可加姜半夏、陈皮;湿重亦可加制苍术;因恼怒痛剧或胁痛可加青皮、郁金;因多食伤食可加神曲等,并不限制。主要的一点是,溃疡病很容易因生气、受凉和饮食不适引起复发,从溃疡病本身来看,这些因素都是诱因而不是主因,既然是诱因,只要兼顾而不需要专治标,当然,标症严重的也应先治其标,但毕竟是暂时的措施,不能作为常法。

上面提出了我个人对溃疡病的一些临床体会,有很多不成熟的地方,特别是分型的问题,希望大家批评指正。

（1961年2月）

高血压病的理论和治疗方法刍议

一、中医对高血压病的一般认识

一般在临床上所看到的绝大多数是些原因不明的原发性高血压病。故本文内容即以讨论原发性高血压为主要对象。原发性高血压是一种机能性神经性高血压,亦即普通的高血压病的早期,过去被称为特发性高血压。它的临床特征,并非由心脏、血管、内分泌系统和肾脏等所引起,而是局部的——个别器官及全身的循环调节障碍。此病通常可能全无症状,往往因进行体格检查时方才发现,有些患者诉头痛、失眠、疲劳、精神不能专注,记忆减退等不明确症状。在中医方面,却把这些症状当作临床的重要依据。这种症状的观察,不仅中医在诊断上重视,西医也很重视。中医临床上常把一些精神紧张的表现作为高血压的症状,但大都停留在感性阶段。然而,我们在临床上没有广泛应用动脉压测量法以前,谁也不能有所区别这种特异的疾病——高血压。动脉压测量法的发明,仅是近百年事情,我们要从两千年的中医文献里寻找比较符合的治疗方药,毫无疑问,不能忽视这些实践中得到的认识。也就是说:要在中医原有基础上发掘,便不能离开经验,离开了它,便会造成盲目的侥幸试验,是不对的。

二、中医治疗高血压病的依据

中医既然没有高血压病这名词,无从援引前人学说解释,究竟凭哪些理论来诊断和治疗呢?首先应予指出的,目前国外用中药杜仲、夏枯草、黄芩、茺蔚子、桑寄生等治疗高血压病收到良好效果,也引起我国医药界的重视。国内药学专家不断地研究国产药物,认为当归、槐花、川芎、钩藤、地龙等也有降低血压作用,这些经过科学分析并通过动物实验或病例统计,自有可靠的价值,中医本来了解那些药物的性质和效用,因而从认识到的同一类型的药物又发展增添了龙胆草、天麻、豨莶草、黄连、牛膝、藁本、蚕豆花、白芍、决明子、臭梧桐……再将合乎理想的成方,如龙胆泻肝汤、二至丸、钩藤散、当归龙荟丸、磁珠丸、黄连上清丸……笼统地搜集起来,应用于高血压病。

上述方药,大都是镇静和镇痛的,对中枢神经系统和循环系统方面,可能起着抑制血管运动中枢和扩张周围血管的作用。在中医说来大都是平肝降火药,前人常用于头痛、头晕、耳鸣、失眠、心悸、面红、脉弦、小便频数和四肢麻木等症。很明显,这些症状与原发性高血压病多相符合。但中医肝病的范围很广,除一部分是肝脏器官实质病变外,这里所说的肝病是指肝火、肝阳一类的证候群。风和阳的意义,即指证候的性质、部位和动态,多由性情急躁或情绪激动为其主因。因为《内

经》上有"肝者,将军之官,谋虑出焉",将军与谋虑即性情急躁和情绪激动的互词,因而把它纳入肝脏范围之内了。这样的术语,应用到实践中去,似乎比较抽象。在这种情况下,我们可以用血管运动中枢过度兴奋,以致小动脉痉挛来解释,或用大脑皮层神经失调来解释,这样形成的高血压是功能性的,当小动脉痉挛得以解除或神经系统得到调整和休息,血压就会恢复正常。那么,中医肝病里面,可能包涵着部分高血压病,如果把高血压病全当作肝火和肝阳那是有问题的。

三、关键在于高血压病的后果

高血压病过程中,有的出现心脏衰竭,有的出现脑循环障碍或肾脏病变,其中,最为严重的,便是脑循环障碍,除了暂时性外,严重的可引起脑溢血。脑溢血似中医文献上的中风证,已为多数医家所承认,所以从中风的理论来发掘高血压病的中医疗法,比较容易接近。前人对中风证的学说纷繁,主要以感受风邪而起者为真中风;不因风邪发病而类似中风者为类中风。但类中风与真中风在意义上仍有些混淆,后人又有直截了当地称作非风,说明不是风邪致病。非风的名词,起自张景岳,张景岳根据刘河间、李东垣之说而来。刘河间说:"非外中之风。"李东垣也说:"非外来风邪,乃本气自病。"张景岳就把它肯定为非风,这对诊断和治疗上确具一定的贡献。虽然也有人指斥为好奇杜撰,但我认为是进步的。尤其中医对高血压病的研究,应从后果来探索其因素,实为最恰当的材料。必须说明,我们要发掘前人经验,不能单凭理论而不结合实际。中医在临床上有一定的辨证方法,这种方法是根据证候、追究病因、观察病变、明白转机,然后处方下药。故一般认为中医治疗是对症疗法,实在是原因疗法,不仅顾到现实,还要考虑到病势的发展。倘然对高血压病能够按辨证和治疗法则去处理,定会收到事半功倍之效。爰将景岳全书里非风的叙述,再择要节录如下:

1. 中风证多见卒倒,卒倒多由昏聩,本皆内伤积损颓败而然,原非外感风寒所致,而古今相传咸以中风名之,其误甚矣。故余欲易去中风二字而拟名类风,又欲拟名属风,然类风属风,仍与风字相近,恐后人不解,仍尔模糊,故单用河间、东垣

之意,竟以非风名之。庶乎使人易晓而知其本非风证。

2. 无邪者,即非风衰败之属。本无痛苦寒热而肢节忽废,精神言语倏尔变常也。

3. 凡此非风等证,其病为强直、掉眩之类,皆肝邪风木之化也。

4. 肥人多有非风之证。

分析景岳的意见:首先中风不尽由于感受外风,不能混为一谈;其次,类风已有中风的症状,又当别论;只有类风以前的一节,却值得考虑。这一节毫无疑问,是我们钻研高血压病的对象了。虽然景岳也主张"肝邪风木"之说,但包括肾亏阴虚等,比单纯地研究肝火和肝阳其途径显然有别。

四、前人临床经验的一斑

怎样从本质上认识高血压病,怎样掌握原有的辨证和用药法则,是中医治疗高血压的重要环节。单靠新发现的药效来应用于临床,不免是浅表的,也是近乎机械性的。少数中医为了不惯使用单味药,又把新药联系起来,组成一个复方,论理说同样是治疗一种病的药物,在中医习惯上也有综合应用的可能性。然而新药的药理,有的用来扩张周围血管使血压下降;有的麻痹中枢神经而使血压下降;有的降压作用,系抑制血管运动中枢和兴奋迷走神经的结果,其疗效及作用各不相同,这是一方面;另一方面,中医方剂的组成,向来有君臣佐使的说法,离开了这一规律,便会发生有药无方之弊;再者平降血压的新药,大都是苦寒一类,在中医说来是否能多用、久用,也是值得考虑的问题。但要寻找中医治疗高血压病的资料作为标准,并不简易。清代叶天士的《临证指南医案》是一部临床实录,他在中风后而叙列的肝风,多半是中风的前期证,似可采作研究的对象。《临证指南医案·肝风门》共载 37 个病例,其中除温热病传变之外,属于内风的有 22 例,统计如下:

1. 肝风 22 例症状的统计

症状	心悸	头晕	耳鸣	失眠	眼花	肢节麻木	舌强	口歪	咽喉不利	微肿	汗出
数次	7	6	4	3	2	2	2	2	2	2	2

其他症状:头胀、头痛、面赤、目珠痛、心中热、肤痒、牙关闭、肩背痛、腰膝酸软、口糜、呵欠、微呛等,均仅一次。

2. 肝风 22 例用药的统计

药物	生地	茯神	阿胶	菊花	炙草	天冬	牡蛎	菖蒲	杞子	人参	龟甲	黄肉	桑叶
次数	8	8	6	5	5	4	4	4	4	4	3	3	3
药物	钩藤	白芍	稆豆	连翘	女贞	川斛	茯苓	归身	五味	麦冬	元参	磁石	小麦
次数	3	3	3	3	3	3	3	3	3	3	3	3	2
药物	远志	龙骨	犀角	羚角	竹沥	熟地	首乌	半夏	姜汁	橘皮	南枣		
次数	2	2	2	2	2	2	2	2	2	2	2		

其他,仅用一次者有:白蒺藜、天麻、花粉、地骨皮、竹叶、丹参、牛膝、鳖甲、淡菜、旱莲、桑枝、胡麻、柏子仁、郁金、胆星、黄芪、桂圆、煨姜、青盐等。

此外,采用丸剂只有一次者,有枕中丹和龙荟丸。

《临证指南医案》里指出了不少治疗法：

息风、缓肝、清热、滋肾、养肝、和阳、润血、潜阳、镇静、辛泄、益气、安胃等。从总的来说，可分为三法：

主治法　{ 养肝——包括缓肝、润血。
　　　　{ 滋肾——包括和阳。

辅助法　{ 清热——包括辛泄。
　　　　{ 潜阳——包括息风、镇静。

随证加减法——益气、安胃等。

这些治法，只要检查上面两表所列症状和用药次数，加以对照，是非常符合的。

五、有待商定的处方问题

如上所述，今人对高血压病的诊断和治法，与前人非风和肝风的看法没有多大距离。最大的区别是今人善用苦寒药而前人善用滋养药，今人或用刚烈药而前人必用柔静药。依照中医学说，苦寒药用于泻肝火（指一部分作用），肝火所以旺盛，由于肾阴不足，因有"水不涵木"的术语，那么专泻其火而不滋其阴，无异舍本逐末；至于刚烈药的气味大都是辛燥的，辛燥的药物，不但会鼓动肝风，还能劫夺阴液，阴伤则风愈旺，犹如火上添油。故《临证指南医案》的总结是："肝风之害，非攻消温补能治。"《景岳全书》说得愈加详细："凡风证未有不因表里俱虚而病者也。非风有火感而病者即阳证也，火甚者宜专治其火，火微者宜兼补其阴。凡治火之法，但使火去六、七，即当调治其本。然阳胜者阴必病，故治热必从血分，故甚者用苦寒，微者用甘凉，欲其从乎阴也。"

如果中医认为高血压病是一个风火的现象，想用苦寒或刚烈药来消除其症状，与过去西医专用抑制交感神经和扩张血管来治疗，没有什么异样。可以肯定说，只是应付一时的疗法，绝不是主要的疗法。中医向来重视"求因"和"治本"，既然认识到高血压病的主要原因是精神过度紧张，长久而强烈的激动，以及强烈的精神创伤等引起的一群症状，又都属于肝肾的范围，肾和肝又有如母子亲切的关系，那么滋肾养肝可能是合乎理想的一种基本疗法了。

因此，就我们的临床经验和参考一般处理方法，拟订了两个方剂：

第一方：白芍 6 克　杭菊花 6 克　钩藤 9 克

白蒺藜 9 克　枣仁 9 克　牡蛎 15 克

适用于原发性高血压病初期，有头痛、头晕、失眠、耳鸣、心悸、疲乏等神经功能障碍症状。

第二方：大生地 12 克　龟甲 15 克　山萸肉 4.5 克　女贞子 9 克　麦冬 6 克　川石斛 9 克　水煎服

适用于服第一方后症状改善，加以巩固；或初期本无神经官能症状者。

同时，我们不放弃清热、潜阳的治标法，潜阳法已采纳在上面方内，清热的许多药物中也选择了一种作为辅助疗法。

单味药：黄芩，酒浸 12 小时，晒干磨粉，每次 0.9 克，日 3 次，开水或茶送服。

为什么专取黄芩呢？原因是在中医文献较有根据，《本草纲目》引东垣《兰室秘藏》小清空膏说："小清空膏用片黄芩酒浸透晒干为末，每服一钱，茶酒任下，治少阳头痛，亦治太阳头痛，不拘偏正。"东垣所说的片芩即宿芩，是黄芩的老根中空、外黄、内黑，也叫枯芩，与新根形细内实的子芩，也称条芩有所不同，这在应用时要注意规格，因为其功用不完全一样。

治疗高血压病，当然不是那么简单，仅仅两个复方和一个单味药所能解决问题的。我们的意见，也可说是中医共同的传统习惯，必须随症加减，才能应付裕如。加减的方法，中医师们最为擅长，不再啰嗦，主要是方剂的目标不要改变，增加的药品不要太多，造成喧宾夺主的现象，影响到将来的疗效总结。

最后，中医是讲科学的，对于高血压的病人应有耐性，患者本身对于日常生活中情绪波动，饮食宜禁也应配合进行，这些都是必需和必要的条件。

六、结论

我认为从中医原有基础上去发掘治疗高血压病的经验，比自己去摸索经验，要容易而且可靠，现把肤浅的认识提出来，虚心希望中西医同道们加以批评。

另外，国外一些学者曾经提出高血压病的四个原则，对我们也有启发。例如：

（1）基本性——应以精神、神经因素为基本去研究，这正是中医所说的"治本、治因"。

（2）个别性——病人中有不同的神经类型。

中医常有"因人制宜"及药物、剂量的加减,不同方剂的选择等。

(3)广泛性——宜合理地综合地运用各种药物及方法。中医也有针灸、按摩、内服外用药物、治标治本的多种方法。

(4)系统性——应有长远的全面的医疗计划。中医说既要有总的治疗原则又要有随症加减,能善始更善终。

以上这些,无疑地说明,在中医的理论中早已存在一些与此相类似的观点,需要我们进一步的学习和研究。

(1956 年 1 月)

外 感 咳 嗽

中医常把咳嗽分为两大类:①外感咳嗽;②内伤咳嗽。外感咳嗽是感受外邪引起的咳嗽,这种咳嗽有时属于外感病兼症之一,有时亦以主症出现。下面则以咳嗽为主症阐述其诊治。

一、病因病机

咳嗽是肺脏疾患。肺司呼吸,上连喉咙,开窍于鼻,外合皮毛,为气体出入的主要器官。外邪侵袭的途径,可由口鼻而入,也能从皮毛感受。当其感受外邪之后,影响肺气清肃,并产生痰浊,上逆为咳。

外感咳嗽也能引起其他内脏症状,常见的有气滞的胁痛、痰多的呕恶。但必须明辨传变,分清主次,不能一见胁痛或呕恶便认为是肝病或胃病。以及引用"肝咳"和"胃咳"等名称。

二、辨证

一般外感咳嗽,先有喉痒,随作咳呛,痰浊逐渐增多。或同时伴有鼻塞流涕,或恶风头胀及轻微发热,也有先是恶风头胀,鼻塞流涕,一、二天后开始喉痒作咳。咳嗽繁剧时能使声嘶音哑,精神疲困。

由于外邪的性质不同,有偏于寒的称作"风寒咳嗽",偏于热的称作"秋热咳嗽"。初起症状相似,主要是辨别痰浊和兼症。风寒咳嗽痰白而稀,咯吐痰利;风热咳嗽脓痰色黄,不易咯吐,常兼口干、咽痛等症。此外还有一种"秋燥咳嗽",多发于秋初燥气流行季节,干咳无痰或痰如黏胶难出,伴见鼻干、咽干、唇燥、咳甚胸痛。

外感咳嗽的脉象多为浮滑,挟有燥热者则带热现象,但初起和轻浅的不甚明显。舌苔在风寒多薄白,风热多薄黄,燥热则舌尖多红。

三、治疗

外感咳嗽既由外邪为主因,治法应以祛邪为主,病位既在于肺,便应宣畅肺气,故总的治疗法则为宣肺祛邪。再就本病的特征,佐用化痰顺气。使外邪能散,肺气能清,咳嗽自然停止。大忌见咳止咳,反使肺气不畅,外邪内郁,痰浊不易排出,咳嗽愈加繁剧,同时病在上焦,药宜轻扬,所谓"上焦如羽,非轻不举",否则也是达不到宣肺目的的。

处方一:辛平宣肺法

适用于外感咳嗽初起,风寒或风热证象不明显,用此平剂宣肺化痰。

炙麻黄 2.4 克　炒牛蒡 6 克　光杏仁 9 克　象贝母 9 克　化橘红 9 克　炙甘草 2.4 克

这是三拗汤加牛蒡、贝母、橘红,增强宣肺化痰的力量。喉痒甚者加胖大海 4.5 克。

处方二:辛温宣肺法

适用于风寒咳嗽痰多、恶寒,或伴低热,宣肺化痰的同时有发汗解表作用。

紫苏 4.5 克　炒牛蒡 6 克　前胡 4.5 克　清半夏 4.5 克　陈皮 4.5 克　光杏仁 9 克　苦桔梗 3 克　炒枳壳 4.5 克　生姜 2 片

这是杏苏散加减。紫苏入肺经兼入脾经,疏散风寒之外又能芳香化浊,故宜于外感风寒而痰湿较重之证。方内亦可加麻黄,或在辛平宣肺法内加桂枝 3 克,生姜 2 片,也能转变为辛温性质,便是麻黄汤加味了。

处方三：辛凉宣肺法

适用于风热咳嗽伴有口干或低热,具有祛风、清热、化痰三者的效能。

薄荷3克　桑叶4.5克　蝉衣3克　光杏仁9克　象贝母9克　连翘6克　苦桔梗3克　生甘草2.4克

这是桑菊饮加减,风邪重者加防风4.5克;内热重者加黄芩4.5克。本病最易引起咽喉红痛,方内虽有甘桔汤的成分,还可同时加射干2.4克。

处方四：清燥宣肺法

适用于秋燥咳嗽,疏邪之中照顾润燥,不同于清热。

炒香豉9克　桑叶4.5克　前胡4.5克　南沙参4.5克　瓜蒌皮9克　焦山栀4.5克　干芦根9克　甜苦杏仁各4.5克

这是桑杏汤加减。秋燥系一种新凉,与一般所说的燥热有别,《温病条辨》上明确指出:"秋燥之气,轻则为燥,重则为寒"。因有燥热现象,故佐清润,重者亦可加麦冬、连翘。但与清燥救肺汤的性质又有很大差别。

处方五：辛润苦温宣肺法

适用于外感咳嗽日久不愈,或稍减复剧,喉痒咳嗽不利,甚则气短面红。

荆芥穗4.5克　苦桔梗3克　炙紫菀4.5克　炙百部4.5克　白前6克　陈皮4.5克　炙甘草2.4克　枇杷叶9克

这是止嗽散加味。能散外邪,顺气豁痰。目的仍在宣化,不同于一般止咳剂。

以上处方的用量,可根据病情轻重及患者年龄和体质斟酌增减,但从一般来说,不需要而且也不宜过重。此外,外感咳嗽病浅易治,有些简便治法和民间单方也能收到良好效果,例如:

(1)伤风喉痒作咳,用胖大海两、三个泡饮,兼有喉痛者加西青果两个。

(2)风寒咳嗽伴有恶寒头痛,用紫苏6克,生姜2片煎饮。

(3)喉痒咽干,咳嗽不爽,用白萝卜或青萝卜煎汤,亦可生食。

(4)秋燥咳嗽,用生梨一个,挖去心,纳入炙麻黄3克,贝母6克,蒸食。

四、临床体会

外感咳嗽是一个常见病,亦须正确诊断和早期治疗,以免久咳伤肺。

治疗外感咳嗽,必须掌握宣肺祛邪的原则,如果见咳止咳,反使咳不爽而拖延增剧。但不宜过于宣散,否则亦使肺气受伤,咳不易止。

服宣肺药后须注意避风,伴有恶寒低热的应使微微汗出。并忌食鱼虾腥味,防止刺激增咳。

诊治外感咳嗽,主要是分辨外邪的性质,一般初起用药不宜偏凉,凉则邪不易散。同时须与其他病证作鉴别,如小儿麻疹初期类似风热咳嗽,老年痰饮病往往受寒咳剧,均不可误作一般外感咳嗽去治疗。

外感咳嗽可能兼挟其他病证如腹痛泄泻之类,或两者同治,或分别先后缓急治疗。有些药物如杏仁等有润肠作用,不宜用于咳兼泄泻者。还有体弱的感受外邪即易咳嗽,及有些患者在某种病证上又受外邪而咳嗽,均应根据其具体情况去辨证治疗。

外感咳嗽与感冒有共同之处,亦可互相参照。

(1965年1月)

谈 谈 痹 证

痹证是一种临床上常见的多发病,它的主要表现是全身或局部的关节或肌肉疼痛为主,有时兼感酸楚、麻木、沉重等。现将其辨证施治方法,简介如下。

一、病因病机

本病多发于寒冷、潮湿地区,由外受风、寒、湿邪引起。这三种外邪互相结合,不同于单纯的伤风、伤寒、伤湿,所以欲称"风湿痛"。它的发病部位多在经络,使气血不能通畅。形成"不通则痛"的本证。正因为邪留经络影响气血,故大多病程比较缠绵,病情比较顽固,常因气候变化而症状随之加重。

二、辨证

1. 本病由风寒湿邪直接侵袭经络,它的疼痛,或在上肢一臂,或在下肢一腿,或在全身,有时由于关节肿痛,肢体运动受到障碍。但它同中风的半身不遂只是运动障碍而无疼痛者有明显区别。

2. 风寒湿邪的结合有偏胜,病在肢体经络亦有皮、肉、筋、骨的侧重,这就是使得同样是痹证,却能出现不同的证候。临床上主要分为三类:①风邪偏胜的,疼痛游走不定,涉及多个部位的肌肉和关节;②寒邪偏胜的,疼痛剧烈,屈伸困难;③湿邪偏胜的,疼有定处,但有沉重麻木感。关于在皮、肉、筋、骨的鉴别是:在皮为枯燥不荣,在肉为麻木不仁,在筋为屈而不伸,在骨为重而不举。望诊、切诊方面,寒邪胜者脉多为沉紧,舌苔薄白或白腻;风邪胜者,初起或有寒热脉见浮数;湿邪胜者脉多濡缓。

3. 风寒湿邪结合后性质偏寒,故其特征为遇暖轻减,遇寒凉加剧。少数患者因病久邪郁化热,或体质偏热,亦能出现热象。见证为:一个或几个关节出现灼热红肿,痛不可近,并兼发热、恶风、口渴和烦闷不安,舌苔黄燥,脉象滑数,称作"热痹"。一般所说的"历节风",也称"白虎历节",大多属于这一种,但虽然化热,不能将风寒湿邪除外。

三、治疗

风寒湿为本病的主因,侵袭时又有偏胜,这在治疗上不是单纯的祛风、散寒、化湿所能奏效,必须全面照顾,突出重点。同时伤在经络,气血流行不利,并影响皮、肉、筋、骨,必须佐用和血活络及照顾其他方面。所以关节痛的常用治法是:疏散外邪,宣通经络,根据具体证候具体施治。

治疗痹证除内服药外,膏药、针灸、火罐等均有良效,尤其是针灸最为简便有效。为了提高临床疗效,应选择使用或配合使用。

1. **汤药**　常用方剂,有防风汤、乌头汤、薏苡仁汤、三痹汤、桂枝芍药知母汤等。兹根据治疗原则提出下列药味作为基本方,以便加减。

羌独活各 10 克　桂枝 10 克　防风 10 克　制苍术 10 克　当归 10 克　草红花 3 克

方内羌活、独活、桂枝、防风祛风寒,苍术除湿郁,当归、红花和血活络。其中羌活、独活亦能通经络,防风亦能散风湿,桂枝亦能温经和血,苍术亦能祛风寒,把它们结合起来,有互相协助的作用。在这基础上,如果寒重,痛重加川、草乌;有热的去羌活加知母、黄芩;气虚者加黄芪;血不足者加白芍;其他止痛活络的秦艽、桑枝、丝瓜络、片姜黄、威灵仙、海桐皮、络石藤、千年健等均可酌加。

2. **成药**

(1)小活络丹:每日一丸,温开水送服。本方用川乌、草乌、南星、地龙、乳香、没药制成,偏于温燥辛窜,对寒重者有效,不宜常用。

(2)豨桐丸:每日服二次,每次服八至十二丸,温开水送下。

(3)虎骨木瓜酒,每日饭前服一小杯。

3. **膏药**　虎骨追风膏贴患处。每两周一换。

4. **针灸**　按照疼痛部位循经取穴,即病在某经采用某经或其有关经的穴位进行治疗,一般可采用局部穴位与远隔穴位配合应用。针刺穴位及手法如下:

(1)针刺常用穴。肩关节痛:肩髃、肩髎、肩贞、风门、臂臑。手腕、肘关节痛:阳溪、曲池、尺泽、天井、外关、合谷、曲泽。髋关节痛:环跳、秩边、腰眼。膝关节、踝关节痛:犊鼻、阳陵泉、阴陵泉、梁丘、血海、足三里、昆仑、太溪。腰痛:肾俞、委中等。

(2)针刺手法:患者身体不是过于虚弱的,都可以用泻法,留针 20～40 分钟,留针时间内每隔 5 分钟行针一次。

上述各穴针后除有热象者外,均可使用灸法;如果疼痛在肩、背、腰部尚可采用火罐疗法综合治疗,能提高治疗效果。

四、临床体会

关节痛多由风寒湿三邪引起,故药物治疗偏于辛散通络。但必须根据风寒湿的偏胜来处方,并注意用药剂量及服用时间,因此类药物重用、久用可产生耗气损血的影响。

本病的形成，有因营卫先虚，复受外邪侵袭的，也有先受外邪，而使经络气血凝滞的，总之在治疗上应将祛邪与和血密切结合。特别如寒主收引，能出现拘挛现象，血不养筋也会出现拘挛，必须加以区别，并在处方用药之际加以注意。前人说："气血流畅，痹痛自已"，实为经验之谈。

热痹虽有热象，不可看作是单纯的热证，仍宜在祛邪活络的基础上，酌减辛温，加入清热的药物。

治疗关节痛应分上肢与下肢，习惯用药如姜黄、秦艽、桑枝、桂枝、威灵仙等多用于上肢；续断、牛膝、木瓜、独活、乌头等多用于下肢。主要是上肢为手六经循行的部位，偏重于风寒所伤，下肢为足六经循行的部位，偏于寒湿所伤。但也须看配伍，并非绝对划分。

本病往往经年不愈，反复发作，一方面及早治疗，一方面宜注意保暖，勿使患部受凉。最重要的在未病前注意加强体育锻炼，身体健壮则正气充沛，风、寒、湿诸邪难以侵袭，是最好的预防措施。

（1965 年 2 月）

防老方——首乌延寿丹的我见

目前有不少国家的医学家正在研究防老问题，用奴佛卡因注射便是一例。从祖国医学来说，早在《内经》里就有这种思想，还指出了许多保健康延长寿命的"道生"方法，在《神农本草经》里也有利用药物"久服轻身，不老延年"等记载。后来《千金方·服食篇》内附有 24 个方剂，谓服后可使"白发黑，落齿生，延年益命"和"旧皮脱，颜色为光，花色有异，鬓须更改"等，这都是古代医家企图防老的明证。当然防老不是简单的问题，在中医理论上还认为不是单纯地依靠药物所能解决的问题。然而，不容忽视，中药对于老人保健起过良好作用，前人的措施中有极其细致的值得研究的地方。现在我把《世补斋医书》所载首乌延寿丹和个人使用心得，提供讨论。

一、首乌延寿丹的组成及其制法

清末陆九芝所著《世补斋医书·卷八》有"老人治法"一文，推荐老年进补当以延寿丹最为优越。这延寿丹用何首乌为主药，所以也称首乌延寿丹，有些地方从延寿引申其义，又叫延年益寿丹。按首乌本名交藤，唐朝李翱得僧文象遇茅山老人传述何首乌（人名）服食交藤长寿，因作《何首乌传》。李翱是文学家韩昌黎的弟子，首乌得其表扬，身价十倍，替代了交藤的旧名。延寿丹以首乌为君药，首乌得到知识分子重视，这就是它的来由了。

首乌延寿丹的组成是：（原书剂量）

何首乌 72 两　豨莶草 16 两　菟丝子 16 两　杜仲 8 两　牛膝 8 两　女贞子 8 两　桑叶 8 两　忍冬花 4 两　生地 4 两　桑椹子膏 1 斤　金樱子膏 1 斤　旱莲草膏 1 斤　黑芝麻膏 1 斤

首乌延寿丹的制法比较复杂，苏州王鸿翥药铺的成品，在仿单上根据"浪迹漫谈"写明炮制方法，但核对《世补斋医书》记载，殊有出入，兹取王鸿翥仿单为主，以《世补斋医书》为备注，一并录后：

大首乌：取赤、白两种，先用黑豆汁浸一宿，竹刀刮皮切片晒干，又用黑豆浸一宿，柳木甑、桑柴火蒸三炷香，如是九次，晒干为末听用（按世补斋云：先用米泔水浸三日，首乌一斤用黑大豆两升蒸之，豆熟取出，去豆晒干，换豆再蒸，如是九次，晒干为末，自第二次至九次，将后八味于末，为末前各拌蒸一次尤为妙，豆则始终用之。）

菟丝子：先用清水淘洗五、六次，取沉者晒干，逐粒拣去杂子，用无灰酒浸七日，入甑蒸七炷香，晒干，如是九次，为末听用（按世补斋云：米泔水淘净，酒浸一昼夜，乘潮研碎微火焙干）。

豨莶草：五、六月间采，用长流水洗净晒干，以蜂蜜用无灰酒拌匀隔一宿，蒸三炷香，如是九次，晒干为末听用。

桑叶：四月采人家所种嫩叶，以长流水洗净晒干，照制豨莶草法九制，为末听用（按世补斋云：微火焙干）。

女贞子：冬至日摘腰子样黑色者，用装布袋剥去粗皮，酒浸一宿，蒸三炷香，晒干为末听用。

忍冬花：四月间摘取阴干，照制豨莶草法九制，晒干为末听用（按世补斋云：用藤胜于花叶）。

杜仲：用厚者去粗皮，以青盐用姜汁拌炒断丝听用（按世补斋云：每斤用蜜三两涂炙，炙至蜜尽为度，或用青盐水浸一宿，所贵在丝，不可炒枯，新瓦上焙干为末）。

牛膝：用怀庆府者，去根芦，净肉屈而不断粗而肥大者为雄，酒拌晒干听用（按世补斋云：青盐拌晒干为末）。以上杜仲、牛膝且莫为末，待何首乌蒸过六次后，不用黑豆汁拌，单用杜仲、牛膝二味同何首乌拌蒸晒各三次，以足九蒸之数。

生地：取钉头鼠尾原支大支者，晒干为末听用（按世补斋云：煮至中心透黑，所贵汁不可滤去）。

以上八药共72两，合何首乌亦72两，再合旱莲草膏、金樱子膏、黑芝麻膏、桑椹子膏各一斤，同前药末114两捣数千槌为丸。如膏不足，用蜜补之。

两两相比较，王鸿翥药铺和世补斋所载的制法，在炮制上并不一致。世补斋没有把合丸的方法写出。有人告诉我，生地煮透后即带水放石臼内捣极细，再和人群药捣为丸，这与"所贵在汁不可滤去"的说法符合，而与王鸿翥制法则不同。究竟哪一种制法对，还待大家研究。由于首乌延寿丹的修合手续麻烦，采取有时，拣制有规，蒸晒有法，必须保证道地，适合规格，所以明明是丸剂，称之为"丹"。这丹字含有"赤心无伪曰丹"的意义，似不同于炼丹的丹。

二、陆九芝首乌延寿丹

陆九芝在"老人治法"文里指出，首乌延寿丹药方是明朝董其昌传下来的，董其昌在老年时曾经服用此方，须发由白转黑，精力也因而充旺。康熙时有人收藏董其昌手写此方真迹，字带行草，断为晚年所书。又引梁茞林说，当时达官贵人有很多人服此方调养，都收到上寿康强黄发变玄，腰脚转健的效果。陆九芝还把亲身经验来证实，他平日用首乌延寿丹加减，当他写这篇文章时候已近

七十岁，双鬓不见二毛，犹能灯下作小字，因而确定为老人滋补最好的方剂。

陆九芝极力推荐首乌延寿丹，其论点是根据《素问·阴阳应象大论》上"年四十而阴气自半也，起居衰矣"数语。以为阳固可贵，阴亦不可贱；老人阴分多虚，阳气易旺，对老年人不补阴而补阳，和抱薪救火无异。所以他十分同意徐灵胎的说法："能长年者必有独到之处，阳独盛者当顾阴，阴独盛者当顾阳，然阴盛者十之一、二；阳盛者十之八、九，阳太盛者非独补阴，并当清火以保阴。然世为老人立方，总以补阳为事，热甚者必生风，是召疾也"。陆九芝并从徐灵胎的主张加以具体说明，大意是老人阳证，如头热、耳鸣、面赤、目赤、皮肤干燥，大便燥结和脉象洪大等，不难分辨。但有些人过去肥胖逐渐消瘦，不耐烦劳，手足怕冷，腰脚酸软，筋络拘挛，以及健忘，失眠，口流涎沫，小溲频数，阳痿不举，脉象沉小等症状，都是阴血亏耗，内热消烁，往往误作阳虚。故强调"老去商量补益方"（张籍诗）只有首乌延寿丹最为合适。从而陆九芝又批判了苏州谢善人家刻印"良方集腋"在首乌延寿丹方后附添的加减法，加减法中指出："阴虚人加熟地一斤；阳虚人加附子四两；脾虚人加人参、黄芪各四两，去地黄；下元虚人加虎骨一斤；麻木人加明天麻、当归各八两；头晕人加元参、明天麻各八两；目昏人加黄甘菊、枸杞子各四两；肥人湿痰多加半夏、陈皮各八两，群药共数一半，何首乌亦一半，此活法也"。陆九芝认为："此方本为阴虚耶！又云阳虚加附子，更与方意不类，若果以阳虚多湿多痰，则此方全不可用。岂一加陈、半即一变为逐阴乎？玄参等物悉本方之所包，岂加味所能尽？此必后人无识，画蛇添足。"很明显，陆九芝的重视首乌延寿丹，主要在于养阴，阴分充实自无阳亢之患，自然达到阴平阳秘的目的就是健康长寿的根本。

三、首乌延寿丹应用体会

陆九芝把老人都看作阴虚只宜服用首乌延寿丹，不免具有偏见，但一般见到老人衰弱现象即用补气助火一类兴奋药，的确也有犯严重错误的。这个问题的关键在于辨证是否正确。我以为就方论方，养阴的方剂甚多，为什么陆九芝特别赞扬首乌延寿丹？首乌延寿丹的养阴究竟有哪些特点？

当为我们研究的中心。据我个人体会,老人滋补不同于一般治疗。一般治疗阴虚的方剂大多偏重于改善症状,不宜久服;老人滋补必须长期服用,就宜于和缓的药物逐渐地防止和改变老年人自然的代谢功能衰退,也就是要注意到老年的生理情况和力求避免药物的副作用。理由很简单,衰老是在人生过程中机体的本质上所起的一种变化,不同于先天不足,后天失调和斫伤过度等原因所引起的未老先衰现象。故未老先衰属于衰弱证范围,治疗衰弱证的补偏救弊方剂,不尽符合于老人的全面调养,这是一方面;另一方面,衰弱证不外阴虚和阳虚两大类别,阴虚则火旺,阳虚则寒盛,治疗大法不离滋阴降火和扶阳逐寒。在自然衰老中很少偏寒偏热的症状,即使有也不甚显著,不能依照一般治疗衰弱证的方法给予温热或寒凉,以免根本上受到损害。

事实如此,我们把常用养阴方和首乌延寿丹比较,不难得出它的异同之点。常用养阴方如:六味地黄丸——地黄、山萸、山药、丹皮、茯苓、泽泻;大补阴丸——地黄、龟甲、黄柏、知母、猪脊髓;大造丸——紫河车、人参、麦冬、地黄、龟甲、天冬、黄柏、杜仲、牛膝;左归丸——地黄、山药、枸杞、麦冬、龟甲、山萸、杜仲、甘草等。在这类方剂内所用丹皮、黄柏、知母等寒凉泻火药,显然不宜于老人久服,尤其多用地黄滋阴,阴寒凝滞,殊不适用于老人肠胃薄弱者。首乌延寿丹采用首乌为君,虽和地黄一样滋补肝肾阴血,却无地黄凝滞流弊,配伍其他药物平补阴分,虽然有清火意义,也不等于寒凉抑制。故从首乌延寿丹本身来分析,接近七宝美髯丹——首乌、牛膝、补骨脂、茯苓、菟丝子、当归、枸杞子。同样用首乌九蒸九晒为主药,但去温养之品;又包括二至丸——女贞子、旱莲草,豨莶丸——豨莶草,桑麻丸——桑叶、芝麻等成方,成为养阴平剂。

有人会问,首乌延寿丹里也有地黄之滞,忍冬之寒,如何解释?我们的答复是:处方应从全面考虑,首乌延寿丹的配方,用首乌72两为君,豨莶、菟丝各16两为臣,佐用杜仲、牛膝、女贞、桑叶减半为8两。再佐以忍冬、地黄则又减半为4两,一共合成72两,恰当君药的用量相称。这样,虽有地黄、忍冬,和一般养阴剂用地黄滋补及丹皮、黄柏、知母等寒凉药,虽面貌相似,而性

质有别。也有人问,首乌延寿丹毕竟偏于养阴,多服久服会不会戕伐生气呢?关于这一点,陆九芝在方解里曾经提及,他说:"豨莶草感少阳生发之气,凡热瘀生湿,腰肢酸软者,此味有专功。"又说:"菟丝子得金水之气,肾阳不足者助阳味以化阴,肾阴不足者助阴味以化阳。"又说:"杜仲温不助火,以阳中有阴,非偏于阳也。"可以理解,首乌延寿丹以阴药为体,蕴有一种活动能力,主要作用在于维持机体本能,和一般养阴剂的补虚去实,在实质上有很大区别。友人邹云翔同志(现任江苏省中医院院长)曾经和我讨论到:"首乌延寿丹中虽有滋阴腻滞之品,但经九蒸九晒以后,药性得到改造,功能已经变化,所起作用与生药不同。显见的如首乌、地黄用黑豆淡味拌蒸九次,已得升发之性,再加九晒吸取阳光便是阴中寓阳,不再有阴寒的流弊。"这理由极为充分,也就是说,研究中药必须讲究炮制,一般用生药来衡量其效能,不免过于肤浅,而且也会失去前人积累的宝贵经验,不可不注意。

我认为首乌延寿丹的滋补有几个优点:

①不蛮补;②不滋腻;③不寒凉;④不刺激。也就是说,有强壮作用而不妨碍消化系统,有安抚作用而不采取暂时性的抑制。故服用后初步效果是,食欲增进,睡眠酣适,精神上有轻松愉快感。当然中医治疗从辨证论治的基本原则出发,不能呆板地使用首乌延寿丹,也不能认为首乌延寿丹适用于任何老年人的调养,在治疗上可以适当加减。遇到阳虚体质固然不能用,遇到下虚上实现象亦不相宜,即使阴虚而肠胃过于薄弱的,或阴虚阳亢须佐清火以治标的也应考虑。

四、首乌延寿丹的适应证和剂型

防老不是有病服药,而是指到了相当年龄如何进行调养来防止衰老。《千金方》规定在四十岁以后才能服用养生药物,这是根据《内经》人年四十阴气自然衰退的说法作为标准的,同时认为四十岁以前血气未定,很难接受养生的方法。现在我们不谈这些问题,仅从首乌延寿丹的适应证来说,凡属:

1. 年高稍有劳动即感疲乏者;

2. 年高用脑即觉头晕、耳鸣者；

3. 年高脉搏和血压容易波动者；

4. 年高步履乏力，多腰膝酸软者；

5. 年高四肢筋骨不舒，似风湿而实非风湿者；

6. 年高无症状，经检查动脉硬化或心律不齐，强弱不均者。

在上列这些情况或类似这些情况下，多是老年人的常态，只要没有阳虚内寒的现象，也没有痰饮和便泄等宿疾，均可用首乌延寿丹治疗。如果对以上症状不从老人的体质上着想，单从疾病观点来处理，势必给予某些强壮剂，或惯于使用人参、鹿茸一类贵重药品，往往会招致其他方面的不良反应。说得具体些，老人容易出现的病态，多为疲劳，筋骨酸痛，痰多呼吸短促，失眠易醒，记忆力衰退，皮肤枯糙，消化薄弱，小溲频数，大便不正常等等。倘若不辨清是病症还是老人常态，把常用方剂如补中益气丸、天王补心丹、归脾丸、理中丸和三子养亲汤等来医治，效果必然不大。此外，某些衰弱证用对症疗法不能减轻时，也可用首乌延寿丹。比如虚性亢奋症，在特殊紧张的情况下精神异常兴奋，兴奋后又极度疲乏，倘因疲乏而给予兴奋剂，势必增加其疲劳的机会，也就是增加疲劳的程度。还有虚弱证中具有敏感性的，不耐任何药物的刺激，稍投寒凉即觉胸闷腹胀，改进温通又嫌口干舌燥，因而引起其他不安定的症状，用此方加减均甚合适。

我也曾把这个问题和邹云翔院长交换意见，据他的意思，老人百病丛生，中风一证常常致命，而其先兆大都为血压高，头昏胀痛，手肢发麻，烦躁失眠，大便困难，不能用脑，如果再有性情急躁，精神紧张，疲劳过度，或嗜好烟酒，不禁房事，随时有卒中（指脑出血）的危险。长期服用首乌延寿丹，能滋肾养肝，调和气血，舒适经络，可以预防中风，故称延寿。邹院长还引证牛膝走而能补，性善下行，杜仲引气下行和血行瘀，从现在来说，似对降低血压有一定作用。

首乌延寿丹制成丸剂久服，有"丸者缓也"的意思，属于缓方一类。一般服法，每日两次，每次三钱，温开水送下。过去我以为丸药连同渣滓长服，对老年人肠胃薄弱不能不有顾虑，故往往改为汤剂，或把丸药水煎澄清后服用。后来取原方药量四分之一作为一料，仿照浓缩法熬成浓汁，即以四种成膏（用量亦四分之一）和人，调作膏，每料约服一个月。因为冲服方便，效果并不减低，而且没有动物胶，热天也不会变质发霉，一般多很满意。此外也曾经把其余药物熬汁浓缩，首乌提出磨粉，待收膏时将首乌粉和四种成膏掺入搅和。这种做法，在理想上似比前者为优，但药汁多少极难掌握，厚薄不易恰当，冲服时沉渣太多，反不如一同熬膏为佳。

最后，要说明防老不能单靠药物，还应该注意精神愉快、饮食调节、睡眠充足和进行适当的运动等。但从药物来说，首乌延寿丹对于老人调养有一定的好处，因此提出：

1. 盼望中医同道们将首乌延寿丹的临床经验提供意见，以便总结疗效。

2. 盼望中药业方面确定延寿丹的制法，并考虑改良剂型，提高疗效。

（1958 年 3 月）

对甘草粉蜜汤中"粉"的讨论

《金匮要略》中的甘草粉蜜汤是一个最早的杀虫药方。方内的粉当是铅粉，《本草纲目》记载铅粉能杀三虫，可以引证。其次是用多种性味来制止虫的活动，使其萎靡至死，如乌梅丸便是。据《医方集解》解释："蛔得酸则伏，故以乌梅之酸收之，蛔得苦则安，故以连、柏之苦安之，蛔得寒则动，故以桂、附、姜、椒温其中脏。"我以为甘草粉蜜汤用铅粉杀虫为主药，以甘、蜜为诱饵，蜜还有通便作用，促使虫体排出体外，用意周到，也是极其科学的。记得余云岫曾把《伤寒论》里的甘草看作是无用之物,他根本不知道仲景用炙甘草汤治心悸,是以甘草补虚;甘桔汤治咽痛,是以甘草解毒;甘草干姜汤治肺痿,是以甘草中和。像这里甘草粉蜜汤的杀虫,是以甘草为引诱,同样把甘草作为君药,却起着特殊的作用。所以不懂中医,批评中医,是盲目的。随便轻率地否定前人的经验也是盲目的。

关于甘草粉蜜汤中"粉"的问题,确有进一步讨论的必要。因为如果粉是铅粉便是杀虫剂,粉是米粉就变作缓中剂,两者距离很远。我认为这个粉应当是铅粉,理由是:

1. 方中的"毒药不止"的毒字不一定是中毒的毒,前人对于大辛、大热、大苦、大寒用来攻病的药都叫毒药,像《内经》上所说大毒、小毒之类。本条症状为"吐涎、心痛发作有时",在临床上可能误用辛热药来治,但是决不会见效的,所以仲景指出这是"蛔虫之为病",应该用甘草粉蜜汤,此其一。另一方面,蛔虫病也可用辛热苦寒毒药,乌梅丸就是一个例子,所以也可能仲景的意思是用了乌梅丸一类药痛仍不止的,可以改用甘草粉蜜汤。

2. "瘥即止",这三字大可体味,仲景只有使用毒性药时才有此郑重指出,比如用乌头便是,倘然

是米粉决不如此写法,因为"即止"二字是非常有力的笔调。

3. "煎如薄粥"的意思是像米汤样子,"如薄粥"并不等于就是粥,如果因粥字而以为非米不能成粥,是不恰当的。

4. 用米粉和甘蜜究竟能不能驱虫治病呢?考张文仲《备急方》治寸白虫、蛔虫,用"胡粉炒燥方寸匕入肉臛中,空心服大效。"胡粉即铅粉,《汤液本草》也叫白粉。至于《千金方》用粱米粉,是"解鸩毒及一切毒药不止",这里的毒是指中毒,所以上面加"一切"两字,还指出了中毒的烦懑症状,其目的在解毒而不在杀虫,与仲景的意思有很大区分,不能并为一谈。

5. 考前人注释,如徐忠可、尤在泾、赵献可、高学山等都作铅粉。近人中谢利恒《医学大辞典》解作"先诱之而后杀之",李彦《伤寒金匮条释》也解作"诱而杀之",曹颖甫《金匮发微》里说得更切实:"先母侍婢曾患此,始病吐蛔,一、二日后暴厥若死,治以乌梅丸入口即吐,余用甘草五钱先煎去滓,以铅粉二钱、白蜜一两调服之,半日许下蛔虫如拇指大者九条,其病乃愈"。

基于以上理由,我认为本方的粉应作铅粉,希望读者提出不同的见解,大家来共同讨论。

重视中医医案

几年来,各地中医杂志刊登了不少临床总结报告,不难看到中医们对于治疗工作取得了一定的成绩,并为整理和提高打下了初步基础。这些总结报告一般采用西医的做法,附有性别、年龄、症状、化验、治愈率等表格以便统计,当然甚好而且极其需要。但从交流经验来说,由于百分比不能说明治疗过程的具体内容,报告内又很少把中医辨证论治法则详细交代,使大多数中医难于接受和推广应用。有些老中医不善于做此一套报告,或者只有少数病例,不便做此一套,又将会使宝贵的点滴经验从而散失。因此,我认为除总结报告之外,还应该重视中医的习惯,一方面求得符合于目前一般的要求,另一方面吸取更广泛的临

床经验。医案是中医的特点,实事求是,生动活泼,最适用于中医同道间的观摩,实有广泛征集和及时发表的必要。

过去中医处方都有脉案,叙述了症状、原因、诊断和治法等,后人把处方中可以留作典型的选辑成书,便叫医案,例如叶天士的《临证指南医案》就是选录平日的处方,又称叶天士医案。也有把一个病的前后处方,用笔记体裁综合写出,实质上和医案相同,为了便于区分,有时改称医话。不论医案和医话,都是依据临床具体事实做出总结,有理论,有法则,而这些理论和法则又都有一定的根据。有的医案里还从实践来证实了经文,有的引用了各家学说来反复辨论,活泼泼地毫无拘束。

这样，遇到文献上尚还缺少病例的病症，也匠心独运地得到了合理处置。所以医案的特点是：具有指导性和启发性，充分体现了独立思考和灵活运用的精神，绝不同于机械地掌握一病一方一药，也不是漫无组织的杂凑成方。初学中医的能理解基本理论和治疗规律以后，一边结合临床，一边把医案作为参考，至少可以体会到如何用理论来辨证，如何通过实践来证实理论，如何适当地加减成方，如何在常法中随机应变，如何把各家学说联系起来？就是一般开业医师，多看各家医案作为借鉴，也可取长补短，增加智慧，不断提高业务水平。

举几个例子来说，薛生白医案："《金匮》云：男子脉大为劳，极虚亦为劳。要知脉大为劳是烦劳伤气，脉虚为劳是情欲至损。"王旭高医案："肺主一身之气，又曰水出高源，古人开鬼门，洁净府（这两句出自《内经》，即发汗利尿的意思），虽曰从太阳着手，其实不离乎肺。"又叶天士医案："《内经》劳者温之，夫劳则形体震动，阳气先伤，此温字乃温养之义，非温热竞进之谓。劳伤久不复原为损，《内经》有损者益之文，益者补益也。凡补气药皆温，味皆甘，培生其补阳，是劳损主治法则。"他们通过临床来解释经典，有着深一层的认识，从而能将经典原则性的指示补出了具体治法。

王旭高医案："《内经》于针石所不及者调以甘药，《金匮》遵之而用黄芪建中汤，俾得饮食增而津液旺。"叶天士医案："仲景论温邪不可发汗，汗出则劫津伤阴，身必灼热，一逆尚引日，再逆促命期；又云鼻息鼾，语言难出，剧则惊悸瘛疭，无非重劫津液所致。今病发热，原不是太阳客邪见证，所投羌防辛温表汗，此误即为逆矣。上窍不纳，下窍不便，亦属常事，必以攻下希图泄热，殊不知强行劫津而伤阳，妄下劫液更亡阴。……观仲景论中，邪少虚多，阴液阳津并涸者，复脉汤主之，谨仿其义。"这又把各种文献联系来看，指出仲景药法是从《内经》体会得来，温病方法是仲景大法的发展。叶天士为温热病学派的权威，而论病不离《伤寒论》，有人强把《内经》和《伤寒论》、《金匮》分割，又强调伤寒和温热病对立，显然是片面的观点了。

再如王旭高医案："前日之昏狂，病机偏在阳明，故法从下夺。今腹胀、舌白、脉细，病机偏在太阳，法当辛温通阳，转运中枢为要矣。随机应变，急者为先，莫谓用寒用热之不俦也。"吴鞠通医案：

"仲景谓太阳至五六日，太阳证不罢者，仍从太阳驱去，宜桂枝汤。现在头与身仍微痛，既身热而不恶风寒的是太阳未罢，理宜用桂枝汤。但其人素有湿热，不喜甘，又有微咳，议于桂枝汤内去甘药，加辛燥，服如桂枝汤法。"叶天士医案："前议四君子汤以养脾胃冲和，加入桑叶、丹皮和少阳木火，使土少侵，服已不应。想身中二气致偏则病，今脉症乃损伤已极，草木焉得振顿。见病治病，谅无裨益，益气少灵，理从营议。食少滑泄，非滋腻所宜，暂用景岳理阴煎法，参入镇逆固摄。"这些更可见前人随症用药，照顾体质，对于成方的加减极其谨严，而对治疗无效并无讳言，尤为可贵。

医案里还记载不少特殊疗法：如王旭高治小儿形瘦色黄，痰多食少，昼日微咳，夜寐则喉中嗘吼有声，因性畏服药，就用了药枣法。把人参、苍术、茯苓、厚朴、榧子、炙草、陈皮、川贝、制半夏、冬术研为细末，大枣去核，每枣一枚纳入药末二分，用线扎好，再用葶苈和水煮枣，待枣软熟，取出晒干，腹饥时细嚼一枚，一天可吃五六枚。又如张聿青治伤风咳剧，愈后感冒即发，用三拗汤恐其苦温疏散，摹仿肺露而变其法，以不落水猪肺，不去节麻黄，不去皮尖杏仁，不去节甘草，蒸露温服。此外，还附有不少单方验方，与煎剂互相配合。如叶天士治妇科闭经，因兼有耳窍流脓，脉案内指出："卧时服茶调散一钱，患耳中以甘遂削尖插入，口内衔甘草半寸许。"薛生白治喘咳证，用益气补肺方外，亦在脉案内指出："早晚捕獭一头，取肝阴干，用鹿角胶各于木器杵碎，早服鹿角胶末一钱，晚服獭肝一钱，皆开水送下，此常用之法。"

总之，医案是理论与实践相结合的具体表现，包涵了极其丰富的内容，以上仅从清代医案里摘录一些例子，已可想见全豹了。医案是医生治病的成绩，每个医生的任务是治病就必然有医案，前人既有留传下来，现在的中医们随着历史的发展，定然还有更多出色的医案正待征集和整理。有人认作医案譬如著书，必然具有高度水平，这是一种多余的顾虑。前人医案大半通俗，目的是要病人也理解，如尤在泾医案："面目身体悉黄，而中无痞闷，小便自利，此仲景所谓黄也，即以仲景法治之。"又王九峰医案："服药以来，痛胀未发，不发则已，发则令人不可受，痛止如好人一样。经以五行之速，莫逾风火，郁火郁风，气滞湿滞生虫。此虫不杀,此风不可散,此火不可凉。郁自不可补,亦不可破。调冲任,利阳明,气血融和,不治痛而痛自解,不调经而经自调。"他们叙症说理,明白如话,老妪都解,并不曾刻意经营。再如张聿青医案有牛奶、面包、西药,金子久医案有蛋白质,丁甘仁医案有肺炎和体温等记载,引用了新的名词。可知医案不等于写文章,它的唯一长处,就是老实报道。

当然,我们也应该指出,社会是发展的,古今的语言有所不同,现代医案可以加以讨论。如过去骈四俪六的文调无需了,华而不实的空论可节约了,好奇立异的心理也应转变了。今后的字句要写得更朴素,关键问题要说得更透彻,为了更好地整理中医医案,兹草拟六项标准,提供考虑。

1. 不论常见病或疑难杂证,凡是足供临诊参考的都应征集。必须说明,一般治疗以常见病为多,就应该先把常见病求得更多更好的办法,如果忽视常见病而偏重于疑难杂证,将会减低中医的疗效。

2. 不限治愈病例,治而无效的,或误治而又经挽回的,以及死亡病例,同样需要征集。失败也是经验,可以避免重蹈覆辙,并为进一步研究的参考材料。

3. 在诊病时写脉案不可能太详细,也不可能多用修辞功夫,主要是老实的记录。等到编写医案时可以加工,但不宜更改太多,同时不必全部采用,只要选择主要部分特别是将转折点采入。如有补充和说明,可加"备注"一项。

4. 倘用笔记体裁,同样以老实、简明、通俗为主。离题太远的议论要不得,多引文献也不需要。

5. 病人姓名有须保密者,可用某同志等替代,但性别、年龄必须注明,必要时并将籍贯、职业和发病时期等注明,因为体质、季节、生活习惯等对某些疾病必须结合。

6. 每一医案应标明中医病名,有可以改用西医病名的目前仍以中医为主。如果中医没有这病名当然用西医病名,但如何根据中医理论来医治,必须在"备注"内说明,这是一个重要关键。

最后指出,中医医案的形式是古老的,内容是在不断进步的,因为具有实际应用和研究的价值,在目前还是值得重视。遗憾的是近来中医处方上写脉案的逐渐减少,有的写得非常简略,尤其参加医院工作的几乎把脉案完全废除了。有人说,药方上只写几种药名,不但病人不知道患的什么病,就是医生自己经过一个时期,也会茫然无知,如果这病人另找别位医生诊治,更是无法了解他的病情经过,确是实在情况。今年春天我参观了江苏省立中医院,邹云翔院长告诉我也有同样感觉,医院里除病历表外已重新试用脉案,虽然手续上不免麻烦些,时间长了也就习惯了,因此,我附带建议,今后中医们在处方时,有条件的应仍写脉案,这不但整理医案时便利,对医生和病人也有一定的好处。是否有当,请同道们多多指教!

（1958 年 1 月）

认真总结中医疗效

一

总结中医疗效,是提高医疗、教学质量和进行科学研究的一项中心工作。

有人认为,中医疗效早就肯定了的,不需要再从总结来证实,目前迫切需要的是科学研究。也有人认为,中医处方变化太多,不容易总结的好,而且只从中医角度来总结,仍然不能说服人。我的意见,疗效必须总结,总结疗效就是总结临床经验。任何工作,都在总结经验中肯定成绩,找出差距,从而获得逐步提高。中医通过长期实践,积累了丰富的治疗经验,把这经验上升到理论,又用这理论指导临床,正应该总结疗效来证实理论和发展理论。同时中医随着历史和实践的发展而不断地发展,受到一定条件的限制,存在不少问题,需要通过实践来检验真理,使错误的和不完全的得以纠正和补充。因此,今天总结中医疗效,不是否定过去的成绩,而是以疗效说明祖国医学的优越性,进一步去粗存精,进行全面的整理研究。如果中医和学通中医的西医大夫们合作,能够真正运用理、法、方、药辨证施治,经过谨密观察,积累较多的病例,再将有效病例加以分析,对照现代医学诊断是什么病,治疗效果如何,更能说明疗效的高低。这样来确定疗效,不仅有充分的说服力,而且对临床有指导意义,对研究上有更高的科学价值。

总结疗效,实际上也就是科学研究工作。过去把科学研究看得十分高深,以为只有在实验室里总结起来,加以分析,便是科研工作的第一步,假如跳跃这一步是不可能进行研究的。从继承和发扬祖国医学来说,发扬必须在继承的基础上进行,总结疗效使医疗质量提高一步便是发扬了。因此,我们对祖国医学的研究要有两手。一手是临床总结和文献整理的研究;另一手是用现代科学做实验研究。在目前阶段最重要的是总结临床疗效,并且要普遍地大量地进行总结,只有把这工作做好,才能为实验研究提供大量的有价值的资料。

与此同时,总结疗效也是在临床中寻找治疗规律的研究,有了符合于实际情况的客观规律,谁能掌握了它,谁就能治好病。中医大夫都有或多或少的一套治疗规律。这些规律并从临床中证实是正确的理论。如果在总结疗效的时候,能结合原有的治疗规律找出一套更为完整的新的治疗规律,使之掌握在广大中医手里,便会提高理论水平和医疗水平。

二

总结疗效的方法,应该是一个病例一个病例来总结,从头到尾,将病情变化、处方用药交代清楚。等到积累大量的病例,再按各个病种分类,进行分析综合,便能使每一疾病的病因、病机、证候、治法等全面地系统地总结出一套治疗规律。一个病从发生到终了都有变化,尤其是慢性病疗程较长,要做出全面总结并不简单。而且每一病例不可能都是完整的,有些经过长时期才来治疗,有些只治前期或中间一段时期,也有只治一次、两次的,这些零碎的病例要不要总结,如何来总结呢?我认为中医善于根据具体病情的变化治疗,也是

常说的辨证施治,总结疗效就必须贯彻辨证施治的精神。假如允许说,通过辨证施治在不同的证候使用不同的治法是一个阶段,那么可以考虑阶段性的总结,对完整的病例能够看出转机,对不完整的病例能使一点一滴的经验不致散失,也是十分有意义的。

将疾病分成若干阶段,主要是病情起了根本性的变化,治法和方药也随着改变。比如感冒,开始恶心、头痛、鼻塞,或转变为发热、喉痒、咳嗽,或不发热而咳嗽,或寒热退而咳嗽不已,应当一项一项地总结。再如小儿麻疹,初见发热未见疹点,是一种证候;身热渐高,疹点涌现,是一种证候;疹点渐退,余热未清,又是一种证候。只要分别地把这些不同证候做成阶段性总结,可以看到先用辛凉解表,次用清热解毒,最后用养阴清肺,便是麻疹的一般治疗规律。麻疹中也有因热盛而转变成气喘鼻煽,或受寒凉且郁遏肌表不能透泄,以及泄泻、牙疳等多种病变,这些病变比较特殊,不是每一麻疹所有,如果根据客观事实,区别一般的和特殊的详细叙列,便能使之更为全面。必须指出,规律有一般性和特殊性,强调特殊,否定一般,不是科学态度,只看到一般而忽视特殊也是不对的。我们总结疗效,主要是找出一般治疗规律,同时注意特殊的一面。

用辨证施治的精神采取阶段性总结,并不是一个新的方法。比如:《内经》上"热论篇"以六经总结伤寒病,张仲景的《伤寒论》又在这一基础上更完备地指出了每一经的病因、病机和主证、主治、主方,总结了他一生治疗伤寒的经验。这是完全符合于辨证施治,也是阶段性总结的一个具体例子。诚然,用六经作为证候分类同脏腑有密切关系。因而反映了发病和变化过程中生理机能紊乱的客观现象,既不是一般的分类法,也不是硬性地把一个病分成若干阶段。然后认识到一个病的全部过程中,哪些是本病的根本变化,哪些是受其他因素的影响,一项一项分别清楚,实际上就是一个阶段一个阶段的总结。例如伤寒寒邪在表,属太阳,寒邪化热,从太阳传阳明,属于本病的变化。太阳病内挟水饮,伴见喘咳,或治疗失当引起痞气、结胸、下利等,便是其他因素的影响。故总的说来,是一个伤寒病,分开说,包涵多种病证在内。正因如此,小青龙汤也能用于痰饮咳嗽,泻心汤等

能治杂病中湿热痰浊内阻的胸脘痞闷、疼痛等症，其他常用于水肿的五苓散、真武汤，都是伤寒方剂。后来吴鞠通用三焦及卫气营血证候分类总结温病，形式不同，精神是一致的。

三

如前所说，治疗一个病很难从头到尾一手完成，尤其老大夫治疗的大多系后期疑难杂证，在这阶段所获得的疗效，即使是零散的不完整的，都是宝贵的经验，应当做好总结，也就是对于老大夫的临床经验常用阶段性的总结较为合宜。不难看到，前人医案里很少有完整病例，这可能当时只治疗这一阶段，或将一般的删去只保留了疑难部分，但其保存下来的在临床上均有一定价值。

总结疗效，不应偏重治愈病例和只看治疗的最后结果，治愈病例里可能走弯路，死亡病例里也可能有收效。应把有效的和无效的地方分别提出，在临床上均有帮助，《伤寒论》和《温病条辨》里也很注意这一点，比如《伤寒论》提出了太阳病的主证、主方，又提出了误下的坏证，再指出了在某种情况下不能发汗，误汗后会引起恶化，从而也提出了救逆方法。再如《温病条辨》提出："头痛恶寒，身重疼痛，舌白不渴，脉弦细而濡，面色淡黄，胸闷不饥，午后身热，状若有虚，病难速已，名曰湿温，三仁汤主之"。又指出："汗之则神昏耳聋，甚则目暝不欲言，下之则洞泄，润之则病深不解。"这种全面的总结，不仅能使正确地掌握治疗法则，还可了解应有的禁忌少犯错误。我曾治西医诊断的脊髓炎和脊髓痨，用地黄饮子温补肝肾，收到较满意的效果。由于本病的主要症状为两下肢瘫痪，或阵发性窜痛，腰腹部甚至胸部有紧束感，大小便癃闭或失禁，也用过通经活络、止痛理气、利尿润肠和固涩等药，均少作用，但用硫黄通便，庵闾子止痛，尿道感染时用海金沙之类，有时见效。所有这些经验教训，能在总结里做出交代，不但能够说明问题，也可让别人少走弯路。总之，总结疗效是一项复杂而细致的工作，必须重视经验、积累经验。

顺便说明，阶段性总结不等于一般所说的分型。近几年来，有人对于一种病的研究和疗效总结往往用分型方法，成为新的趋势。我认为如果中医对于一种病经过分型之后，能够反映出疾病本身发展的一般规律及某些兼证的特殊规律，确有临床实用价值的可以用这种方法。但分型的时候，必须根据实际情况用中医理论进行辨证，掌握疾病的本质及其变化特征，并取得内在的联系。否则忽略了疾病发展的整体性，抓不住本病的本质和主证、兼证，就会分出与本病距离较远的类型，流于为分型而分型的庸俗形式。为此，从总结疗效来考虑用分型法比较困难，阶段性总结随着疾病的变化划分，较为灵活，又有联系。

必须说明，我并不反对分型，而且认为是值得采用不同治法方面具有一定的意义。大家重视分型，也无非想找出一个病的治疗规律，使医疗上、教学上提高一步。这里只指总结疗效而言，是否先通过每一病例的阶段性总结，等待积累大量病例摸索出一套治疗规律后，再来考虑分型，有待讨论吧。

四

做好疗效总结，与写好病历，有密切关系，有了完整的病历记录，才能细致地分析，做出正确的总结。书写病历应当详细，最重要的在于辨证施治，处方用药。将辨证结果，处方加减，随时说明，适当地进行阶段小结。对一个病的来龙去脉交代清楚，可以看出它的发生和变化，为最后总结做好准备。这也就是说写好病历必须注意四点：①把全面病情摸清楚；②把辨证施治的道理讲清楚；③把处方用药的加减说清楚；④把治疗中的变化和效果分清楚。附带一点是字迹要写清楚。

总结疗效的目的，是根据中医理、法、方、药，找出诊断和治疗的具体方法，并且要求这些方法有较高的疗效和重复率，进一步对阐明机制和发展理论提供可靠资料。那么写好病历必然要有正确的诊断和理论指导，才能对本病的发生发展有足够的认识，在治疗中能将有效部分说明其所以然，疗效不明显的也能检查其所以无效的缘故。中医治疗一般疾病，都是通过无数次的反复临床实践，处理得当，肯定有效，而且有充分的理论来说明。但是我们应当承认一个人不可能全面掌握中医理论知识和治疗技术，即对于理论水平和医疗水平还是有限度的，必须不断地积累。正因为这样，在治疗过程中要求辨证施治正确及病历质量的提高。至于病例讨论也是重要的一环，经过病例讨论，能够集思广益，减少片面的不正确的看法。有些人认为中医的病例讨论，提不出客观指标来衡量是非，其实中医重视辨证，依据客观症状分析研究，指标是十分明确的。

为了深入地观察中医治疗的效果，有利于中西医相互交流，可以在中医诊断的同时配合西医诊断。但是应当明确，这不是为了指导中医的治疗，中医治疗仍然要用中医病名及根据中医的理法辨证处方用药。这是常说的双重诊断、一套治疗。必须指出，在有条件的情况下有必要配合西医诊断，主要是便于对照，说明问题。中医不可能用西医理论指导实践，更不是未经过西医配合的病历就没有总结的价值，也就是说即使配合西医诊断的病例，在中医治疗和总结的时候仍要从中医理论说明道理。我以为如果中医总结疗效时，因为有了西医的诊断，要重视理化等检查结果，更要重视中医的辨证论治，理、法、方、药等基本知识。

五

最后谈一谈关于疗效的估计问题。中医治病主要是根据症状、形色、舌苔、脉象等客观资料，分析病因、病机进行治疗，不可能完全依靠西医的指标。假如把西医的指标作为中医治愈的标准，很难对中医疗效做出正确的估价。当然，中医治疗时可以参考西医所提供的材料，而且有时也能看到这些指标得到治疗后改善。但是必须理解，中医文献上找不到西医指标的治法，即决不能放弃中医辨证施治的法则，即使有所改善也是在辨证施治下出现的而不是针对这些指标治疗的效果。正因为中医不能依据西医的指标治疗，如果收到一些疗效，理论上经验上均不足够，应该在肯定中医疗效之外，将这些收获记录下来，等待积累更多的资料加以整理和研究。这些情况，在西医诊断

的疾病中最易遇见，我们既要留意，又要不受约束，首先从中医角度把疗效总结出来。

西医诊断为器质性病变的，同样如此，要从根本上恢复已经改变的器质并不简单。如果从中医诊断来治疗，得到症状缓解和消失，或控制其发展，不容否认是中医的疗效，也应加以重视，以便进一步研究。

更重要的，我认为对于中医疗效的估价，必须从不同情况来分析。一般的疾病当然以治愈为有效，疑难的疾病能够减轻症状也是有效。再如目前不能根治和尚无较好治法的疾病，能使暂时缓解，延长寿命，减少痛苦，同样是疗效。肯定疗效固然不能根据少数病例，须从较多的病例里看其百分比如何，但是也不能仅从百分比来比较，而要看其科学价值如何。例如：阑尾炎多由西医手术治疗，中医使用针灸和内服药治疗也收到很好效果，尽管必要时还须手术协助，从百分比来看可能比手术治愈率也低一些，但是在突破了现代医学的观点，减少了病人的痛苦，无论在理论上医疗上均应给予高度的评价。

总结中医疗效具有重要意义，为目前整顿提高中医迫切需要的一项工作，我们必须有科学的态度，实事求是地把它做好。主要是根据理、法、方、药辨证施治，通过临床一个病例一个病例来总结，积累大量资料后再按照病种分析综合，从而找出一般治疗规律。为了使完整的和不完整的病例，便于分析及不使点滴经验散失，本人提出阶段性总结的方法，并要求诊断正确，层次清楚，写了病历，重视讨论，同时也提出了对于疗效的估价问题。所有这些，都是我个人的初步意见，极不成熟，盼望同道们批评指正。

（1964 年 5 月）

学习历代中医带徒弟的精神和方法

带徒弟是中国传统的教育方法之一。过去中医的培养，除了一部分家传的以外，主要是靠名医互相传授。通过师徒的亲切关系，老师把学问和

经验传授给徒弟，再由徒弟辗转传授给别人，造就了更多更高明的人才。

一般人都熟悉，扁鹊的老师是长桑君，张仲景

的老师是张伯祖。后来，扁鹊的徒弟有子阳、子豹、子容、子明、子游、子越、阳义等七人；张仲景也带领了杜度和卫汛两个徒弟。特别是扁鹊，在接受了长桑君的指导以后，对于切脉法有很大发展。到了东晋，王叔和写成了《脉经》，流传到朝鲜、日本、阿拉伯和印度，对世界医学有过巨大的贡献。张仲景是一个已经懂得医学的人，经过张伯祖的教育，加强了临床实践的认识，又苦心钻研了病案和药方，写成《伤寒论》和《杂病论》，一直流传到现在，成为医家必读的经典著作。这说明，中医培养徒弟不光是把个人的学术传授给下一代，还包含提高和发扬的意义。

家传包括父子、叔侄、兄弟等，由长辈负起教导责任，这和带徒弟的性质没有多大分别。由于一脉相承的经验积累，知识比较专门，也造就了很多特殊的人才。《内经知要》的作者李念莪，是跟他叔叔学习的，而后又传给他的侄子。江苏清浦何氏从南宋开始行医，传到现在二十多代没有间断过，其中何书田、何鸿舫等都是一代名医。至于伟大医学家李时珍，在继承了祖父和父亲的医学的基础上，发挥了他的智慧和全家的力量，从事药物研究，写成《本草纲目》，引起全世界科学家的珍视。虽然家传的面比较狭窄，但是家传也是培养中医的一个重要方面，应引起各地的注意。

学生希望得到满意的老师，老师也想得到合适的学生，所以，师徒的结合必须在自愿的原则上，才能建立起很好的关系。金元时代李东垣羡慕张元素的医学，情愿以千金作为贽敬，张元素接受他的诚意，也诚恳地把他教会了；朱丹溪为了寻师，曾经渡过钱塘江，到苏州，到镇江，再到南昌，最后又回到杭州，方才认识罗知悌。罗知悌本来是个怕麻烦的人，见到朱丹溪却很高兴，并且把本领都教给了他。《史记》上也有一段故事：公乘阳庆的医术非常高明，年纪已有七十多岁，没有儿子可以继承他的医学。后来遇到淳于意，看他对医学很有兴趣，就无条件地把许多验方教给了他。这里可以看到，前人师徒之间是非常敬爱的，特别是公乘阳庆认识了医学是治病救人的学问，应该传给后人，为广大人民服务，不肯把它带到泥土中去，这种精神是值得现代中医医师学习的。

带好徒弟是承前启后非常重要的一环。老师良好的教学方法和学生谦虚的学习态度，也是学好祖国医学不可缺少的条件。在老师方面，罗知悌教朱丹溪是用刘河间、张子和、李东垣的医书，叫他先从理论上钻研。罗知悌还把三个人的学说加以发挥和综合，使朱丹溪都能消化吸收。扁鹊带徒弟的方法是领他们一同会诊，如医疗虢太子的时候，扁鹊说明病情以后，就叫子阳扎针，子豹做熨法和调剂。从这些例子来看，前人教徒弟是注重理论与实践相结合，并且是非常认真指导学生的。在学生方面，滑伯仁曾经写成《十四经发挥》一书，至今推为针灸科的名著。滑伯仁起初跟王居中学内科，为了提高技术，又向高洞阳学习针法。清代叶天士自小跟他父亲叶阳生学医，十四岁的时候父亲逝世，感到知识浅薄，就向他的师兄朱某继续学习。后来，他听到哪一位医生善治哪一种疾病，他就前去请教，前后请教了17位老师，把他们的长处都学来了。这又说明学生要学好，需要用功；除了老师教授以外，还要赖自觉的进修和虚心领教。

中医带徒弟，经常由师徒间提出问题，互相解答，在先前称作问难，相等于现在的讨论。通过这种讨论，收到"教学相长"的效果。举个例子来说，宋代庞安常的父亲是世医，曾把脉书教庞安常，庞安常认为不够，私下里再学扁鹊等人的脉书，他父亲考查他的学问的时候，同他互相辩论。总之，过去中医带徒弟，虽然没有指出具体的教学方法，然而从上述事实，可以看出他们是从理论学习到临床实习，并且通过讨论的方式，完成其学习过程的。

中医带徒弟是大量培养中医的又好又快的办法。中医同道们应当知道带徒弟不是一件孤立的工作，而是整个中医工作的一部分。希望中医师们抱着"诲人不倦"的精神，"青出于蓝而胜于蓝"的期望，发挥一切力量，为加速中医新生力量的增长而努力。

（原载《人民日报》）

曹颖甫先生的医学思想

当我从丁师甘仁临诊实习之前,先入上海中医专门学校念书(1919－1923年)。那时候,曹师拙巢以词章家兼通岐黄术担任讲席,为了我爱好文学,便跟曹师论医,余事学诗。毕业后还是和同学许半龙、章次公兄等常到曹师寓所虚心地学习和反复问难。这已是三十年前的事了,但在这过程中给予我深刻的印象,保留到现在还没有消失。

曹师是经方派的典型,处方用药,都依照着《伤寒论》和《金匮要略》的规律,强调仲景后的方书卑不足道。我的看法呢? 仲景后辨证求因,分经定方,规矩谨慎,在临床上自有一定的价值。但受了历史条件的限制,范围不免狭隘,不同意把后代许多经验良方无形放弃。为了这不同的意见,我们有时引起辩论,在辩论时,曹师看到我们不能了解他的用意,往往舍医谈诗,拈题分韵,各自沉思觅句,把紧张的情绪很自然地缓和下来。我记得1924年的冬天,讨论芍药的酸敛和苦泄问题,沽酒烹茶,一灯相对,不知不觉的鸡声唱晓,最后还画了一幅墨梅送我,题句中有"微雪消时说与君",便指此事,可谓风趣极了。其实,曹师明知同门常用经方,而且也很愿我们从经方去旁求时方,得到更丰富的知识;相对地,曹师也常用补中益气、六味地黄和逍遥丸,以及牛蒡、前胡一类仲景书中不见的药,根本没有抹杀时方。次公曾对我这样地说:曹师善用麻黄、桂枝,深恶痛绝的是桑叶、菊花,所以经方和时方的争执,在曹师心目中就只麻桂和桑菊的区分。曹师也认识辛温解表不适用于某些症状,所以他看到黄坤载用紫背浮萍,就把浮萍当作温病发汗的主药。次公的体会,显然比我深入,曹师并非泥古不化,也在次公的语意中可以体会得到了。

一般熟悉,经方是一切方剂的基本,后世方剂大部分跟经方发展起来。譬如一株树罢,有了根才有枝叶花果,我们不能孤单地欣赏一枝一叶一花一果,而忽略了它的根子。同时,我们也不能见到一树一木,就认作是一座森林。曹师的极端主张研究经方而不坚持反对时方,便是这个道理。他充分地指出了研究中医应该从源寻流,不应当舍本逐末,给予后学一个明确的方向。所以曹师的论诗推崇王渔洋,教导我们又鼓励多读汉魏乐府,曾经特地写了一本《古乐府评注》,可说是同一意义的。

曹师具有渊博的学问,可是业务并不太好,甚至异常清淡。那时,我的先伯父乡议恭惠先生主持上海慈善团体同仁辅元堂,每年端午至中秋节例有施医给药,就诊的都是劳动人民。丁师就委托我推荐曹师参加这治疗工作,大约前后有三年,《金匮发微》的内容,便是此时治案。(少数是另外的)《金匮发微》仅仅曹师著述之一,最可宝贵的,不同于过去注家的寻章摘句,钻到牛角尖里;也不牵强附会,自作聪明。他把亲身实验到的老老实实写出,没有经验的宁缺毋滥,绝对不妄加批判。这种"知之为知之,不知为不知"的精神,是曹师平生治学的特点,也就是《金匮发微》的实质。至于曹师举孝廉时的房师是嘉定秦芍龄先生,也明医理;后人南菁书院肄业,山长黄以周先生是著名的汉学大师兼精医学,那么曹师的医学知识,师承有自,可以概见了。因此,曹师在实事求是的诊断下,有"覆杯而愈"的,也有"一剂知,二剂已"的,声誉渐著,很快地转变了一部分同道轻描淡写的作风,不可否认是曹师推动的力量。

日寇侵略江南,曹师的故乡——江阴沦陷,师激于爱国义愤,不屈殉难,我曾为诗悼之(1928年)。在《金匮发微》再版的今天,更使我回想到曹师诲人不倦的精神和正确的教学方针,他留给我们的著作,正是发掘、整理祖国医学的宝贵材料。当然,我们并不以此为满足,我们需要全盘接受祖国民族文化遗产,我们要从经方到时方,汤液到单味,取长舍短,消减宗派主义,发挥中医药更大的效用。然而这本册子,从中医临诊来说,定然是值得重视的。

末了,我要说的,过去"仲景学医于同郡张伯祖,时人以为识用精微过其师。"但是我在中医方面,除掉业务之外,虽然做了一些事,自己觉得没有很好地继承衣钵,而且仍有不同的意见经常会暴露出来,对于曹师的表扬更是谈不到了。偶然和次公去谈及,他也认为有同样的感慨,这是我们非常惭愧的。

（本篇 1955 年 12 月为曹颖甫《金匮发微》再版所作的序）

病人的膳食问题

一、病中膳食概况

南方充饥的食品,以米饭为主体,病中大多采用稀饭——粥,原因是有病的人,消化力必然迟钝,新陈代谢作用也跟着衰退,不能循常规地把体内留存废物排出,恣意进食,甚易产生积滞流弊,不仅障碍病体的机转,甚至影响到治疗,增加病人的痛苦。因此在有病期间,药物治疗和营养需要的双重条件下,只有拣容易消化的食品。把米饭改做稀饭,一变而为半流质后,滋润淡薄非常适合病人的胃口,其有不应吃渣滓的,还可单独饮汤,有时还嫌白米稀饭的黏滞性太重,对多痰多湿,胃分泌减少,或者酸碱不平衡的病员,不够妥善,于是改用锅巴,或用生米炒焦煮粥,这样黏性减少,更能帮助胃肠消化和吸收作用,对于病体尤为相宜。

明白了中医对病员的主要食品,进一步谈些粥菜问题,粥菜一般要比饭菜清爽,然同样的不外动物和植物,习惯上称作荤、素。荤和素所含的成分,大概荤的富于脂肪和蛋白质,缺少碳水化合物,维生素亦不多。素的方面,相反的会有大量碳水化合物和维生素,除大豆外脂肪及蛋白质含量很少,故在现代营养学上认为荤、素合食最是适当,中医对病中佐餐的确一贯主张素食。主要食品如豆腐、豆腐干、豆腐皮、乳腐、咸菜、酱瓜、酱萝卜、大豆菜、海蜇等,即使荤的,也拣火腿、肉松、酱鸭、咸蛋、熏鱼等比较不太油腻的。毋庸讳言,中医向来不讲什么成分,虽然在药物上把植物的根、茎、叶、花、果、仁,动物的皮、肉、内脏等分析很细,指出其不同效用,可是食品不再注意到这些问题。

大抵认为病中宜吃植物性食物,少吃动物性食物的目的,是为了保持肠胃清净,防止疾病的发展,同时也看到病中由于膳食不慎而引起的并发症非常众多,而且危害性也相当严重。尤其是疾病的恢复期,病员最喜欢吃东西,俗语叫"病荒",此时不加节制,往往会引起复发,《伤寒论》上称作"食复"多致预后不良。有鉴于此,中医对病员的食物和菜肴的选择,是注意其病情的转机而递增。如病员膳食从流食(粥汤)而至半流食(粥),再至软饭阶段,菜肴范围也跟着扩大;烹饪方面,由汤而逐渐至焖烂易于消化的物质;调味方面,由淡薄及少量素油而逐渐采及荤油厚味;品类方面,由蔬菜而逐渐进食肉类、内脏以及鱼、虾等。这完全从实践中得来的经验,当然有其合理部分,由中医师们经常对病员嘱咐,也成为家庭间的护理常识。

二、忌口范围和意义

忌口是指病员膳食的禁忌,这名词大家认为只有中医有,也是中医老一套,所以病员对中医师经常会有要不要忌口的发问。其实现代医学对于忌口也非常重视,例如肾脏炎忌盐,胆囊炎的忌油,以及服小苏打后忌酸醋,服磺胺类后忌鸡蛋等,它的严格胜过中医,由此可知忌口包含着两种意义:吃药后忌口,在某些情况下是一定的法则,膳食忌口,在某些病况下也有讲求的必要,必须从药性、病情两方面仔细考虑,做出适当而中肯的处理,中医的不同于西医,由于中医理论自成一个系统,中医师们接受了这一系统的领导,完成其治疗任务,忌口问题便跟着治疗的原则进行,中医把人体看作整体的,对于内脏、神经、血管和机体上的其他机件,都是密切联系不可分离的,因而把疾病的概念区别为寒、热、虚、实四型,药物的作用也针对着分为温、凉、补、泻四种。忌口范围根据此意义，视食物性质的甜、咸、辛、凉来观察疾病的寒、热、虚、实是否有害做出决定。一般的食物，可做如下分类。

1. **生冷水果类** 热性病初期有怕冷现象和没有热型的疾患，消化不良、胸闷、腹痛、吞酸、泄泻等胃肠病，均忌生冷食品，医师主要观察，除症状外还注意其舌苔变化，倘舌苔厚、腻、白、滑的，是痰、湿、风、寒的表现，即使有发热、口干现象，也有制止必要，含有多量水分的水果尤忌。

2. **辛热香燥类** 凡急性热性病具有口干、唇燥、泄赤、大便闭结等症状的，中医概称内热，忌食酱姜、蒜头、花生、蚕豆等物，煎炸的东西，也在禁例。

3. **油腻厚味类** 油腻食品富含脂肪，厚味食品富含胶质，如红烧的猪、羊肉和甲鱼、海参等，容易发生消化不良，排泄失常，尤其肠热症可以助长热势亢进，故对伤寒、湿病、暑热病以及肠胃机能迟钝的病员绝对禁忌，即在病后，因防死灰复燃，短期内亦极审慎进食。

4. **黏滑甜味类** 糖食易于作酸，糕点等因胃酸难以透入，消化率极低，肠胃薄弱和痰湿素重的病员均不相宜。

5. **发物和过敏性类** 凡能引起口干、目赤、牙龈肿胀、大便闭结等的芥菜、韭菜、香菇、金花菜等，都有发热可能，俗称"发物"，中医在阴虚症尤其外科疔毒、肿疡，习惯忌食过敏性的食物，以水族海鲜最多，如蚶子、蛤蜊、黄鱼、带鱼及虾米、干贝、海鱼干等，对于咳嗽、荨麻疹等，极易引发，在所必忌。

6. **刺激和调味品类** 经常有头晕、偏头痛、心跳、失眠、上火颧红以及性情躁急，易悲易怒等精神病态和神经官能症的，对酸辣均忌，菜肴不宜过咸过甜，调味品中，酒和香糟之类，均应免除。

中医分析病候，为外感和内伤两大部门，外感多指发热，内伤着重先后二天（包括肝、肾、脾、胃），统而言之，不外热型和肠胃及神经系统疾患，膳食禁忌，即对此三者为重点，故上列各项内总的运用，随着症候而灵活运用。例如初发热期忌生冷，到高热稽留而水分缺少时期，反而需要水果，民间把西瓜认作天生白虎汤（白虎汤是中医治肠热症的著名方剂）最为显著。发热兼具肠胃病的，

不但生冷要忌，油腻、黏滞的一切食品都要忌，倘使神经受到波动的，辛热和刺激的食品，当然也要忌，所以中医对病员的忌口问题，是结合在治疗原则上，从观察症候来判断病因所决定的，首先根据病例，其次了解病的阶段，能够掌握这关键，就可明白整个内容。仲景全书里说：所食之味，有与病相宜，有与身为害，若得宜则益体，害则成疾，以此致危，便是这个道理。

三、食物疗法介绍

利用膳食为治疗目的，在现代综合治疗上，视为一种有效因素，能直接影响病原机转，增加药物疗效，预防疾病过程发展和促进劳动力量的迅速恢复。中国古代虽然没有维生素、蛋白质、矿物质一类新名词，也无法拿营养素来说明热和能，以及其他生理、病理上所起的变化，但散见在多种书本里面，其有合理的可供参考部分，兹就饮膳正要记载的摘录一二。

1. 呼吸系统疾患

生地黄粥——生地汁二合冲入粥内，治虚劳骨蒸，咳嗽吐血。

桃仁粥——桃仁 90 克煮粥，治咳嗽，胸满喘急。

2. 消化系统疾患

椒面羹——川椒 9 克，白面 120 克，做面条煮羹，治胃弱呕吐，不能食。

良姜粥——高良姜 15 克研粉熬粥，治心腹冷痛。

3. 泌尿系统疾患

青鸭羹——青头鸭一只，草果五个，赤小豆半斤，同煮熟，治水肿。

葵叶羹——葵叶不拘多少煮羹，治小溲癃闭。

4. 神经系统疾患

鸡头羹——鸡头实粉三合，羊脊骨一副，生姜汁一合，调和作羹，治湿痹，腰脊痛。

鹿蹄汤——鹿蹄 4 只，陈皮 6 克，草果 6 克，同煮烂，治诸风虚，腰脚疼痛不能践地。

以上数例，主要用肉类、谷类及果实为原料，辅以药物，符合食疗意义。烹调方法，有做粥的，有做面条的，也有做羹汤的，用流食或半流食取其

容易消化，也是极合病员调养的原则，这种实践经验，没法估计现代的所谓营养价值，然毫无疑问可作为营养上的参考资料。苏联医学对于饮食治法非常重视，中央卫生部营养管理处曾经依据苏联的理论基础结合我国的实际情况，订了30多种饮食处方，每一种饮食都有一定的特性，这是绝对正确的，我们希望大家来发掘和整理祖国医学遗产，把历史上符合我国民族性的合理部分，用来丰富现代营养科学。

略谈"补"的问题

经常有人问医生，身体虚弱吃些什么补药？也有人问得具体些，如问头晕、心跳、失眠，服用哪些补药好？我认为这是一个最难答复的问题。因为虚弱证固然需要补，但是否真的虚？虚在哪方面？虚到什么程度？在没有经过诊察、彻底了解病情以前，是无法决定治疗方针和选择药物的。

就从头晕、心跳、失眠等主诉症状来说，一般当作神经衰弱。然而引起这些症状的不限于神经衰弱，高血压、肝火偏旺，以及精神刺激或情绪忧郁等也都能引起这些症状。由于原因不同，有的可补，有的不能补，如果都用补法治疗，不符合中医"辨证论治"的法则，非但没有好处，有时还有坏处。

虚弱的因素很多，中医惯常分为气虚、血虚、津液虚和精气不足等。所以就是虚证，也应找出虚在哪里？缺些什么？才能给予适当的补充。同时，即使药已对症，还应结合患者年龄、体质和发病久暂，并考虑肠胃强弱以及当时的时令气候等。否则一般化的治疗，也不容易收到理想的效果。

此外，虚弱证除了大出血之外，大多是逐渐形成的，因此必须衡量缓急，斟酌轻重。有些人希望好得快，药剂用得大，药量用得重，也有人以为补药都应是贵重药，药价越贵越好，忽视了药的作用，结果反使兴奋过度而症状加重，或消化机能受到障碍而胸闷食呆，这些都是不对的。

补药如此，习惯上认为有滋补作用的食品同样如此。比如燕窝、银耳、海参、鱼肚、甲鱼等，这些食品都有滋补效用，并且均收入于本草书内，前人处方中也多采用，但因其性味不同，作用不一，如何适当应用，也应加以选择。据临床经验看：燕窝与银耳长于润肺生津，适用于虚劳咳嗽、痰中带血，燕窝补而能清，效力更佳；海参、鱼肚填精补髓，宜于滑精、阳痿，海参兼有润肠和收摄小便的功能；甲鱼能滋阴降火，适宜于阴虚内热，下肢无力等。这类补品有一共同流弊，因含有大量的胶质和脂肪，滋腻难化，所以每次服食不可过量，特别是脾胃薄弱者也不甚相宜。

对于虚弱证，用长期调养是一种良好的方法，但上面所提的食品，价钱较贵，烹调也不方便，有些还不宜多食久服。我以为可以考虑用水果类替代，如龙眼、荔枝、芡实、莲子、核桃、红枣等，这些性味甘平，能补肝、肾、心、脾。每日当作早餐或点心，对于贫血、遗精和一般衰弱证，有益无损。

当然，对于一般虚弱证还可以采用一般补药来治疗的。如头晕、眼花用杞菊地黄丸；心跳、失眠用天王补心丹；头晕、心跳更兼脾胃薄弱的用人参归脾丸等。这些成药都很平和，只要对证和服后没有不良反应，常吃还能使症状减轻。在补品方面，如贫血怕冷而无内热现象可吃些羊肉，肾亏性欲衰退的可吃些海参、海米，也有帮助。

千句并一句，虚弱证应该补，但是治疗虚弱证并不专靠补，另外中医还有"虚不受补"的提法，也十分值得注意。

总之，为了尽快恢复健康要从全面考虑，运用多种调养方法，不能单用一个"补"字。

（1959 年 4 月）

"阴虚"怎么"补"

有人提出:燕窝、银耳、海参、鱼肚、甲鱼等食品,习惯上认为能滋阴补虚,是否一般阴虚证均能服用?

要了解这个问题,应先明白什么叫阴虚。阴虚是中医的术语,引用阴阳学说代表正反两种属性,来说明人体生理和病理现象,阴虚是指体内维持生命的属于阴性的物质受到消耗,主要为精血亏乏。因精血亏乏而产生头晕、眼花、阳痿、腰痛、足酸,月经不调,以及不耐烦劳、精神困倦等症状,就称作阴虚证。

根据中医理论,精血与内脏肝肾关系最密切,所以阴虚证多为肝肾两经疾患。但其变化和发展能影响其他内脏,往往兼见心悸、失眠、盗汗、肌肉消瘦、便闭或腹泻等心脾两经的症状。再因阴虚证须重视阴阳的关联,有从阳盛致成阴虚,亦有从阴虚导致阳盛的,阳盛的现象如咽干舌燥、小便黄赤、面部轰热和手足心灼热。这样,使阴虚症状愈加复杂了。

因此,阴虚证不是单纯的一种病。首先要辨别虚在哪一方面,关系哪一个部分? 其次,不能局限于发病的局部,而忽视了其他部分所受到影响的病变。更重要的必须找出亏损的原因后,明确哪些是主要的,哪些是次要的。只有具体分析,全面考虑。才能适当地给予补偿。

食补与药物治疗的法则根本一致,而且燕窝、银耳、海参、鱼肚、甲鱼等均收入本册书内,前人处方也多采用。总的来说,这些食品有滋阴补虚的功效是肯定的,但性味不同,作用不一样,如何适应证候,需要加以选择。据临床经验:燕窝与银耳长于润肺生津,适用于虚劳咳嗽,痰中带血,燕窝补而能清,效力更胜;海参、鱼肚填补精髓,宜于滑精、阳痿,海参兼有润肠和收摄小便的功能;甲鱼有滋阴降火,适宜于阴虚内热,下肢无力等。关于这类补品有一共同的流弊,滋腻难化,所以每次服食不可过量,特别是肠胃薄弱的不甚相宜。

最后,我想补充一点。阴虚证用食品来长期调养,也是一种良好的方法,但上面提的食品,价值较贵,烹调不方便,有些还不宜多食久服。我以为可以考虑用果类替代,如龙眼、荔枝、红枣、莲肉、芡实、核桃等,性味甘平,能补肝肾心脾。熬煮极烂,每日当作早餐或点心,对于贫血、遗精和一般衰弱证,有益无损。

暑天谈寒病

暑天谈寒病,似乎不相适应。但是事实告诉我们,暑天寒病并不因为天热减少,可能还比暑病多一点。原因是人们对于暑热的侵袭多作准备,相反他为了暑热而贪凉饮冷,疏忽了寒凉的一面。这是暑天造成寒病的主要原因。

可以说暑天的寒病多半是人为的。比如劳动后汗出口渴,贪食生冷,或当风睡觉,也有些人夜间露宿不盖衣被,贪图一时的舒适,都能引起寒病。

暑天常见的寒病不外外感和内伤。一种是感冒,恶风,发热,汗不出,头胀,关节酸痛;一种是肠胃病,恶心,胸闷,腹痛,腹泻。治疗这些病并不难,只要吃些发汗、温中的药,煎些葱姜汤或用午时茶煎些汤喝,都能很快痊愈。当然,也不能因此而忽视这种病。

比较难治的是体虚受寒,或寒食交阻,或先感暑热,再受寒凉,在内因和外因及暑气和寒气错综的情况下,病情的变化多,不能单纯地当作寒病。

同时,要注意暑天寒病中可能发生严重的症候,有的吐泻不止,形如霍乱;有的神昏肢冷,忽然厥逆,必须进行急救。

如何预防暑天的寒病,我认为与讲究夏令卫生是分不开的。特别应注意的是:劳动后不要喝凉水、不要用冷水浴身,不要生冷和油腻同食,或穿汗湿衣服当风睡觉等。下面介绍一种治暑天寒病用的民间药"伏姜"。

伏姜是在伏天用生姜制成。取生姜洗净,刮去外皮,切成末子,在伏天置于太阳下晒干即成,贮藏在不泄气的瓷罐或玻璃瓶内,可以经久不坏。姜的成分含有姜辣素和姜酮,能刺激胃黏膜的分泌,促进消化,驱除胃肠内气体,缓和胃肠绞痛。伏姜温中散寒的力量最强。倘若受了寒凉,觉得怕风、头痛,或胃痛、腹痛、呕吐、泄泻,取一小撮伏姜泡汤饮服,效果很好。

冬季常见疾病的防治

冬天围炉取暖,空气燥热,容易引起喉症。稍觉喉间红肿梗痛,多食些青果或白萝卜,有清热解毒的作用。或到中药铺买玄参 6 克,泡饮一二杯,效果更好。要防止干燥,可在炉上放壶开水,让它蒸发。

由于冬季室内外的温度相差比较大,出外必须戴口罩或穿暖衣服,防止感冒。一冷一热的感冒,往往伴有干咳及咽喉燥痒等内热现象,俗语所谓"寒包火",不能单纯地看作受寒,可以及时地服用成药银翘解毒丸之类的药。有些人以为受些寒只要喝点酒就能驱散,不知酒性辛烈,将会加重内热而发生意外病变。

冻疮多发于手、脚和两耳,又痒又痛甚至溃烂。这是因为那些部分血流缓慢,常露外面易受寒冻的刺激,致使皮肤组织受到了损害。可向药房买"冻疮膏"涂敷。民间单方以辣椒浸白酒擦洗,或用柚子皮(橘子皮也好)煎汤洗患处,一天三四次,也有效果。而最好的办法是预防第一,即少用冷水,出外戴手套、耳罩和穿暖鞋袜。如在每年生有冻疮的地方,早用辣酒搽擦,能制止复发。

家庭妇女,尤其年龄大一点在五十岁左右的,到了冬天常患手臂疼痛,一般认作这是老年气血不和或是顽固性风湿性关节炎。事实上这和冷水接触有密切关系,倘能避免冷水洗涤,可以减少发作的机会,疼痛也会自然地消失。

四季气候变化,人体不能适应环境,这是发生季节病的主要原因。冬季天寒,老年多患咳嗽、气喘,体力衰弱的容易感到精神萎靡,便是这个道理。但是,及时多穿衣服,更主要的穿棉背心保护胸、背,不吃凉食,多晒太阳,都能防止发病或使病情减轻的。

北京晚报
1959 年 12 月 28 日

第二篇

谦斋《内经》研究专著

目　录

内经知要浅解

内经类证

秦氏内经学

读内经记

内经病机十九条之研究

内经知要浅解

秦伯未　著

　　本书是根据《内经知要》所摘录的《内经》原文,重新作了注解。在每节原文之下,列有:语译、名词浅释、体会、补充、备注、应用等项。包括原文的白话解释和名词、术语的浅注;特别是体会、应用两项,作者以丰富的临床经验对《内经》的医疗理论和实际应用作了适当的联系,较客观地说明中医的理论,实际上起着指导临床实践的作用,这对学习中医、研究中医理论是很重要的。所以,本书是一本具有实用价值的参考用书。

　　本书初稿曾于 1956 年 5 月起在《中医杂志》分期发表。

前　言

　　《内经知要》是中医古典著作之一《黄帝内经》的简化本。《黄帝内经》包括"素问"和"灵枢"两部分，每部各有八十一篇文章，内容非常丰富。李念莪（名中梓，字士材，明朝末年华亭人）选择了其中比较重要的一小部分，分为道生、阴阳、色诊、脉诊、藏象、经络、治则、病能等八篇，取名《内经知要》，作为研究医学的入门本子。知要两字的来历，是根据《素问·至真要大论》里说："知其要者，一言而终，不知其要，流散无穷。"意思是《内经》全书有一个思想体系，明白这个体系，一句话便可说完，如果抓不到中心，那就散漫复杂，难以理解了。这本子后来经过清朝薛雪（字生白，号一瓢，吴县人）加上补注和序文，便是现在的流行本。

　　《黄帝内经》在公元前二世纪发现的，不是一个人的作品，也不是一个时期的产物。它从西周以后西汉以前，经过若干的学者总结前人经验，并结合当时的文化，加以理论化、系统化起来，托名黄帝所作。由于《内经》总结了前人的实践经验，同时也表达了古代医学的思想体系，就成为祖国医学发展的基础。我们在后世医书里经常看到引用《内经》的字句，便可体会到后来医家是把《内经》的理论用来指导实践的。所以我们研究祖国医学，先要学习《内经》，然后可以顺流而下地贯彻到其他医书，不如此，便像失掉了钥匙，无法打开中医宝库的大门的。《内经知要》仅仅给予我们一个概念，在得到初步认识以后，还要更深入地学习全部《内经》才对。

　　《内经》的本质是朴素的，因为文字深奥，注解也不够通俗，因而阻滞了部分的学习进度。本人认为学习的关键，首先对《内经》的学术思想要明确，名词方面不要模糊；其次，分别哪些部分要熟记，哪些部分只须了解大意；等到学完以后，再来一次复习。这种复习，没有限制的，在学习《本草经》和《伤寒论》的时候，还是要回过头来复习。因为中医中药的理论体系只有一个，只有反复地研究，才能融会贯通，这是学习中医所有古典著作的总的精神了。

　　本书是我个人学习《内经知要》的肤浅见解。老实写出，提供参考，错误地方，请予指教。

秦伯未

1957 年 2 月

一、道　生

道生两字,根据本篇内"此其道生"一句提出的,说明了防止疾病、充实体力和延长寿命的方法。后来《类经》和《医经原旨》等关于此类文字,都作"摄生",从现在来说,就是养生的意义了。

〔原文〕《素问·上古天真论》曰:"夫上古圣人之教下也,皆谓之:虚邪贼风,避之有时;恬憺虚无,真气从之。精神内守,病安从来。"

〔语译〕《素问·上古天真论》上说,古代明白道理的人经常教导人们,都说是:外界的虚邪贼风要及时回避,同时,意志要安定清净,没有欲念,防止情绪的波动,使体内真气也很和顺。这样精神自然充满结实,疾病还会从那里来呢?

〔名词浅释〕　上古天真论:《素问》的篇名,指出古代的养生方法注重保养先天的真气,所以称作上古天真。文内还指出人生过程中生、长、衰、老的规律,教导人们改善生活,延长寿命。

虚邪贼风:《灵枢·刺节真邪论》里说:"正气者,正风也,从一方来,非实风也,又非虚风也;邪风者,虚风之贼伤人者也,其中人也深,不能自动。"它在自然界里分出正常和不正常的两种气候,正常的如春温、夏热、秋凉、冬寒,在应当发生的季节发生,俗语所谓当令,为了不是凭空来的,虽然有时来得过分,只能说是实风,不能当作虚风。不正常的如应热反冷,应凉反温,在不应当发生的季节里发生,便是邪气,也就是虚邪了,这种邪气带有伤人害病的残贼性质,故又叫贼风。

恬憺:音甜淡,即安静的意思。

虚无:指没有欲念和患得患失的思想情绪。

真气:《灵枢·刺节真邪论》又说:"真气者,所受于天,与谷气并而充身者也。"这里所说的"天"是先天的禀赋,"谷气"是后天的营养,一个人体力充实,全靠先后二天有良好的条件,古人统称真气,后来也叫元气或精气。

〔体会〕　本节是全篇的主脑。它把养生的道理,环绕在内因和外因两个方面,有力地掌握了人体的完整性和人体与环境的统一性。因此:"避之有时"和"真气从之"两句,是极其重要的环节。怎样来"避之有时"呢?人们生活在大自然里,不可能离开环境,就必须适应环境,气候的变化不是人们所能制止的,就应该对预见的或者已见的及时回避。浅近的说,我们看到天气转变,将刮大风了,或者季节变换,将要发冷了,就得做好防备,或者骤然遭遇大冷大热,就得增减衣服,不要挨受忍耐。怎样又使"真气从之"呢?我们认识到人体复杂的组成部分,都是有机的联系,不能用局部观点来看问题。凡是嗜好、欲望、忧虑和外界诱惑等,都能使思想上存在着一种负担,影响到各个组织。《内经》里指出真气是由先天和后天合并而成的,那就包括了维持生命的一切有利条件,所有血的循环、气的流动、津液的输布等等都属于真气的一面。故凡使真气发生障碍的,我们都应该极力防止。

再从真气和虚邪贼风来对比:

在上面表内可以看到真气和邪气,一内一外,根本处在相对的地位,绝对不能并存的。真气战胜邪气,便是健康,邪气战胜了真气,就是疾病,《内经》强调"精神内守",更明确了人体机能的健全,是抵抗外邪侵袭的主要因素。

〔应用〕　本节必须熟记。虽指养生,实际含有预防意义,在治疗上是外感和内伤两类病的分界。懂得这大纲,诊察时应先考虑是否有感冒,并询问其有否受到精神刺激等,备作参考。

〔补充〕　上古天真论在本节之后有如下说法,原文是:"是以志闲而少欲(欲望),心安而不惧,形劳而不倦(疲劳过度),气从以顺,各从其欲,皆得所愿。故美其食,任其服(章服),乐其俗(风俗),高下(指地位)不相慕,其民故曰朴(朴实)。是以嗜欲不能劳其目,淫邪(指带有诱惑性的不正当行为)不能惑其心,愚、智、贤、不肖不惧于物,故合于道。"这里指出了在日常生活中做到"恬憺虚无"的方法,也说明了"道"字的真正意义。所以<u>"道是从一切具体事物中抽象出来的自然法则或规律"(范文澜说)</u>,并不是玄妙的名词。

〔原文〕 《素问·上古天真论》曰:"有真人者,提挈天地,把握阴阳,呼吸精气,独立守神,肌肉若一,故能寿敝天地,无有终时,此其道生。有至人者,淳德全道,和于阴阳,调于四时,去世离俗,积精全神,游行天地之间,视听八远之外,此盖益其寿命而强者也,亦归于真人。有圣人者,处天地之和,从八风之理,适嗜欲于世俗之间,无恚嗔之心,行不欲离于世,被服章,举不欲观于俗,外不劳形于事,内无思想之患,以恬愉为务,以自得为功,形体不敝,精神不散,亦可以百数,有贤人者,法则天地,象似日月,辨列星辰,逆从阴阳,分别四时,将从上古合同于道,亦可使益寿,而有极时。"

〔语译〕 《素问·上古天真论》曰:养生家有叫作真人的,他掌握天地、阴阳,呼吸精气,保养元神,不受环境支配。能把精神和肉体结合成一,进一步抛弃肉体,只有精神存在,所以寿命和天地一样地永久,没有穷尽。这种造就,不是单靠锻炼形体所能获得的,必须懂得调养精神的道理,才能与道同生哩;后来有叫作至人的,具有淳厚的道德品质,并懂得高深的养生道理。他脱离了世俗的纷扰,全心全意调和四时、阴阳来保养精神。最后也能自在地游行天地之间,保持体力的强壮、听觉和视觉的敏感,增加了寿命。虽然不及真人,也与真人距离不远了;其次有叫作圣人的,善于吸收天地的和气,鉴别八风的好坏,与人们同样地生活在世上,有时还穿着制服,做些人事工作。但绝对不使形体疲劳过度,且对饮食、起居也有适当安排,特别是思想上没有恼怒和忿恨,经常抱着愉快乐观的心理。这样避免了体力的衰弱,精神的耗散,寿到百岁以上;再次有叫作贤人的,他观察天地、日月、星辰、阴阳、四时等自然界现象的变化逆顺,作为养生的法则。为了合乎自然规律,也能活到很高的年纪。

〔名词浅释〕 阴阳:是古代的一种哲学,指客观存在的一切对立的事物,都由阴阳两性统一而成,详见"阴阳"篇。

八风:即八方的风,《灵枢》九宫八风篇里说:"从南方来名曰大弱风,从西南方来名曰谋风,从西方来名曰刚风,从西北方来名曰折风,从北方来名曰大刚风,从东北方来名曰凶风,从东方来名曰婴儿风,从东南方来名曰弱风。"这些风都是正风。

〔体会〕 这是承接上文,提出真人、至人、真人和贤人四个不同程度的养生家作为例子。真人是神仙一流,至人是道家修炼的人,与圣人和贤人显然有区别。这是古代医学受着道教渗入的影响,只要揭去道家的外衣,对医学本质不受什么损害。故在这些例子里,可以看到不同的养生方法,也可看到他们存在着一个共同之点,这共同之点,便是掌握身体和环境的统一,特别是"精神内守"。他们认为人体的各种组织是有形的,还有一个高级的、无形的精神在主持活动,如果精神充旺,形体就活泼,精神涣散,一切都不起作用了。所以劝导避免精神刺激,间接保护形体。这个观点,是极堪注意的。

〔备注〕 《内经》原文,"有真人者"上有"上古"两字,"有至人者"上有"中古之时"四字,"有圣人者"和"有贤人者"上都有"其次"两字,应补人以明层次。

〔补充〕 本篇对于养生有总的精神,节录如下:"上古之人,其知道者,法于阴阳,和于术数(当是指五行),食饮有节,起居有常,不妄作劳,故能形与神俱而尽终其天年,度百岁乃去。今时之人不然也,以酒为浆,以妄为常,醉以入房,以欲竭其精,以耗散其真,不知持满,不时御神,务快其心,逆于生乐,起居无节,故半百而衰也。"

〔应用〕 本节只要了解大意。临床上遇到精神病或神经衰弱的病人,可以根据这些理论来了解他:是否担任工作? 担任些什么工作? 工作的情况怎样? 有没有困难和疲劳现象? 同时,有没有其他心事? 究竟是什么心事? 日常的饮食、生活怎样? 有哪些是愉快的? 哪些是厌恶的? 这些对于治疗都有帮助的。

〔原文〕 《素问·四气调神论》曰:"春三月,此谓发陈。天地俱生,万物以荣。夜卧早起,广步于庭,被发缓形,以使志生,生而勿杀,予而勿夺,赏而勿罚。此春气之应,养生之道也。逆之则伤肝,夏为寒变。奉长者少。夏三月,此谓蕃秀。天地气交,万物华实。夜卧早起,毋厌于日。使志无怒,使华英成秀,使气得泄,若所爱在外。此夏气之应,养长之道也。逆之则伤心,秋为痎疟。奉收者少,冬至重病。秋三月,此谓容平。天气以急,地气以明。早卧早起,与鸡俱兴。使志安宁,以缓秋刑,收敛神气,使秋气平,无外其志,使肺气清。此秋气之应,养收之道也。逆之则伤肺,冬为飧泄。奉藏者少。冬三月,此谓闭藏。水冰地坼,无扰乎阳。早卧晚起,必待日光。使志若伏若匿,若有私意,若已有得,去寒就温,无泄皮肤,使气亟夺,此冬气之应,养藏之道也。逆之则伤肾,春为痿厥。奉生的少。"

〔语译〕 《素问·四气调神大论》上说,春天三个月是生发的季节,也是一年的开始,好像天地从此再生,万物都有发展的现象。人们要适应这环境,晚一些睡觉,早一些起床,在庭院里散散步,同时把束发散开,衣上的带子也放宽,让身心感到舒畅活泼,还要内存生而勿杀、予而勿夺、赏而勿罚等和平愉快的意念,这是调养生气的方法。违反这方法,对内脏的"肝"是不利的,在夏天炎热时候,可能发生寒性疾病,承受夏天的"长"气就吃亏了;夏天三个月是繁荣的季节,天地交泰,云腾致雨,草木都在开花结果。人们应该晚些睡,早些起身,不要厌恶日长,并使心上没有郁怒,毛孔能够宣通,好比百花齐放,喜形于色,这是调养夏天"长"气的方法。不如此,内伤于"心",秋天易生痎疟,承受"收"气也就减少,甚至冬天还要生病;秋天三个月是从容平定的季节,天气渐寒,地气清肃。人们应早些卧、早些起来,可把鸡来做标准。精神必须安静,不能再同夏天一样地松弛,这样才能适应秋气,调养好"收"气。不然,会内伤于"肺",到冬天生消化不良的飧泄病,因而承受"藏"气也少了;冬天三个月是闭藏的季节,河水结冰,田地冻裂,到处是阳衰阴盛的现象。人们要早些睡,非待太阳上升不要起来,避寒就暖,也不要时常出汗,使体力愈加耗散。精神方面须像埋伏、藏匿般的镇静起来,但内心还是要像打算一件事,得到了满意解决而异常高兴,这是保养冬天"藏"气的方法。否则会内伤"肾"气,到春天发生痿厥症,难以充分承受明春的"生"气了。

〔名词浅释〕 四气调神大论:《素问》的篇名,四气指四时的气候,文内论适应四时气候来调养人身的精神,故称四气调神,从而还指出了不能调神所引起的一般病症。

春三月:这里所说的四季,是用农历节气均分,从立春、雨水、惊蛰、春分、清明、谷雨至立夏前一日为春三月,不同于习惯上的正、二、三月。

夏三月:从立夏、小满、芒种、夏至、小暑、大暑至立秋前一日为夏三月。

痎疟:痎音皆,痎疟即间日疟,也有作阴疟、久疟解的。

秋三月:从立秋、处暑、白露、秋分、寒露、霜降至立冬前一日为秋三月。

飧泄:飧音孙,意思是水和饭,飧泄指泻下不消化的东西。

冬三月:从立冬、小雪、大雪、冬至、小寒、大寒至立春前一日为冬三月。

痿厥:痿是下肢没有力,厥是足冷不暖。

〔体会〕 在这一节里,认识了上文所说"提挈天地"和"法则天地"等近乎玄虚的字句,是为了完成一个目标而提出的,这目标是"调于四时"和"分别四时"。很明显,先把四时划分来观察客观存在的现象,寻求其不同的性质,定出"生"、"长"、"收"、"藏"作为养生的法则。所说春主"发陈",就是"生"气,夏主"蕃秀",就是"长"气,秋主"容平",就是"收"气,冬主"闭藏",就是"藏"气。养生的要求和目的,要把人身的精神符合四时的性质,随时应变。由于古人重神不重形,故在四时注重性质,在人身就注重于精神方面。所说"以使志生""使志毋怒""使志安宁"和"使志若伏若匿"等,都是调神的关键。调神不是机械的,故又引用人情所喜悦的生、予、尝来说明春天要愉快;百花齐放、喜形于色的情况来说明夏天要畅达;在秋冬神气收藏的时候,也要像减少秋刑,内心欢喜,或者像打算一件事情得到完满解决似的心里非常高兴。这一连串的比喻,指出了精神是活动的,而且始终要舒适的,精神和健康有密切关系值得细细地体味。

还认识了春夏的性质生发蓬勃,属于阳性方面,秋冬的性质安静凝练,属于阴性方面,所以分散成为四时,合并就是阴阳。那么用四气来调神,与"把握阴阳""和于阴阳"及"逆从阴阳"等都是一件事。阴阳是矛盾统一,在过去称作消长循环,故对四时转变的环节,古人又看得非常重要。指出调养的效果,不仅限于本一季节,还为下一季节打好基础,也就是在这个季节里不能很好调养,会引起下一个季节的不健全状态。有很多疾病就在这种情况下产生的。现在把各方面综合起来。列表于后。

		春三月	夏三月	秋三月	冬三月
自然界	现象	天地俱生,万物以荣。	天地气交,万物华实。	天气以急,地气以明。	水冰地坼。
	性质	发陈(生)	蕃秀(长)	容平(收)	闭藏(藏)
养生方法	一般的	夜卧早起,广步于庭,被发缓形。	夜卧早起,毋厌于日。	早卧早起,与鸡俱兴。	早卧晚起,必待日光。
	调神	生而勿杀,予而勿夺,赏而勿罚。	使华英成秀,若所爱在外。	收敛神气,毋外其志。	若有私意。若已有得。
	要求	以使志生	使志毋怒,使气得泄。	使志安宁,以缓秋刑,使秋气平,使肺气清。	使志若伏若匿。
	目的	养生气	养长气	养收气	养藏气
	逆后的反应	伤肝	伤心	伤肺	伤肾
	间接的影响	奉长者少,夏为寒变。	奉收者少,秋为痎疟,冬至重病。	奉藏者少,冬为飧泄。	奉生者少,春为痿厥。

这种观点,既然适应了环境,还利用环境来加强本身的体力,更帮助在治疗上解决了不少问题。例如:夏天贪凉不出汗,多吃生冷东西,到秋凉时容易发生吐泻等胃肠病;相反地,冬天好动多出汗,喜吃辛辣的东西,到春天容易感染急性、热性病等。当然,我们不能把一切的病刻板地这样看待,然而尽可能是其中因素之一。更显然的,慢性支气管炎的患者,以老年人最多,常发于秋冬两季,就为了本身阳虚,更受不住阳气萧索的季节,倘然春天转暖,本身得到外界阳气的支持,就渐渐平复了。因此,中医治疗这种病,不用一般化痰镇咳的药物,主张温养体力,促使机制自然好转。还防止秋冬发作,主张在夏天调养,理由便是借夏天阳旺来培植秋冬的不足。这是养生与治病可以结合的地方了。

〔应用〕　本节能熟读最好。对传染病以外的季节性疾病,或是一般的多发性疾病,除对症疗法外,可以得到进一步的处理。

〔原文〕《素问·四气调神论》曰:"天气清静光明者也。藏德不止,故不下也。天明则日月不明,邪害空窍,阳气者闭塞,地气者冒明。云雾不精,则上应白露不下,交通不表万物命,故不施,不施则名木多死;恶气不发,风雨不节,白露不下,则菀槁不荣,贼风数至,暴雨数起,天地四时不相保,与道相失,则未央灭绝。惟圣人从之,故身无奇病,万物不失,生气不竭。"

〔语译〕　天气是健运不息的,所以永远不会倾颓,也为了含蓄精气而不暴露,就保持了它的清净光明。假如:天会发光的话,日月便黯然无色;天气的运行停止,势必地面的浊阴充满蔽塞。在这种上下交通混乱的情况下,可以看到云雾昏暗,露水不降,浊气不散,风雨也不调节。影响万物方面,树木都会抑郁枯槁,失去其繁荣的现象。残贼的风邪和急暴的大雨如果经常发现,对于四时的生、长、收、藏绝对不能保持常度,这是天道失常,使宇宙间一切的一切中途灭绝。只有圣人能顺从天地之正,不仅避免了奇病,并与万物不相失,生气也没有衰竭的时候。

〔名词浅释〕　奇病:即大病、重病的意思。

〔体会〕　这是古代哲学"道常无为而无不为"的思想,借来叫人保持体内的潜力。故将天气的变化来做比喻,说明人体的阳气恰恰和天气一样,既然不能停滞,也不能发泄太过,否则机能受到障碍,一切疾病从而蜂起。故从天会发光以下直至中途灭绝,这一段指的天地混乱现象完全是假设的,不仅与医学毫不相干,即自然界也不会真的有此现象。最后指出一个"道"字和"从"字，可以明白它的中心思想还是根据上文"此其道生"和"逆从阴阳，和于四时"来的。

〔应用〕　略记大意。

〔原文〕　《素问·阴阳应象大论》曰："能知七损八益，则二者可调，不知用此，则早衰之节也。年四十而阴气自半也，起居衰矣，年五十体重，耳目不聪明矣，年六十阴痿，气大衰，九窍不利，下虚上实，涕泣俱出矣。故曰：知之则强，不知则老。故同出而异名耳。智者察同，愚者察异；愚者不足，智者有余。有余则耳目聪明，身体轻强，老者复壮，壮者益治。是以圣人为无为之事，乐恬憺之能，从欲快志于虚无之守，故寿命无穷，与天地终。"

〔语译〕　《素问·阴阳应象大论》上说，能够了解男女七损八益的生理作用，然后会调理男女的一般疾病，所有未老先衰的现象，都由不明白这个道理所引起的。特别是不论男女，自发育长成到四十岁以后，体内物质已由高度发展而渐趋衰落，故在起居方面开始发觉衰退，到五十岁，更会感到身体笨重，听觉和视觉不够灵敏，到了六十岁，性欲也没有了，中气也不足了，表现在九窍的多涕多泪，二便不能约束，有下虚上实的现象了。所以说，明白了人生盛衰的过程，及时摄养，可以强健，否则不免衰老，衰老和强健虽然是两件事，实际还是一个根源的。只有聪明的人能认识这同一的根源，愚笨的只看到强健和衰老两个表面，于是愚笨的经常忧虑体力的不够，聪明的不但保持体力充实，并且能使老年和少年一样，那么壮年定然更要健全哩。所以圣人主张清静愉快，用适应自然的方法来增长他的寿命。

〔名词浅释〕　阴阳应象大论：《素问》的篇名，它把自然界一切事物存在的客观现象，用阴阳两字来概括，故称阴阳应象。

七损八益：李念莪注，"七损者阳消也，八益者阴长也，能知七损八益，察其消长之机，用其扶抑之术，则阳常盛而阴不乘，二者可以调和。"本人认为上古天真论里说："女子七岁肾气（不是解剖学上的肾，用来代表发育，生殖等机能的总称）盛，齿更发长，二七而天癸至，任脉通，太冲脉盛，（天癸，任脉和太冲脉一类名词，可能指内分泌和生殖系方面的器官，留待讨论）月事以时下，故有子，三

七、肾气平均，故真牙生而长极，四七、筋骨坚，发长极，身体盛壮，五七、阳明脉衰，面始焦（同憔），发始堕，六七、三阳脉衰于上，面皆焦，发始白，七七、任脉虚，太冲脉衰少，天癸竭，地道不通，故形坏而无子也；丈夫八岁肾气实，发长齿更，二八、肾气盛，天癸至，精气溢写（通泻，作泄字解），阴阳和，故能有子，三八、肾气平均，筋骨劲强，故真牙生而长极，四八、筋骨隆盛，肌肉满壮，五八、肾气衰，发堕齿槁，六八、阳气衰竭于上，面焦，发鬓斑白，七八、肝气衰，筋不能动，天癸竭，精少，肾气衰，形体皆极，八八则齿发去，发鬓白，身体重，行步不正而无子。"据此，古人以七、八作为男女的纪数，故这里的"七"是指女子，"八"是指男子。意思是女子的月经为生理正常现象，应当按月来潮，不来潮便是病（妊娠当然例外），故称损，损字含有不使积聚的意义；男子精气的溢泄是一种生殖能力，应该充实，不充实便是病，故称益，益字含有不使亏乏的意义。所以《医宗粹言》也谓："七损八益之道，谓女子二七而天癸至，七七而绝，男子二八而天精通，八八而尽，女子以时下月故曰损，男子以节而泻故曰益。"必须说明，当损当益，都是健康之本。

下虚上实：病理上的名词，指下元虚损而上部有实象的一种病症。

〔体会〕　由壮而老是人生的一个过程，也是自然的发展规律。内经先从生理的正常现象来说明不可避免衰老，而且可能提前衰老，又指出智愚的认识不同，说明强壮和衰老是从同一基地上出发，两个不同的方向，就在于能否养生作为决定。故认为避免内、外因素的刺激，减少疾病，可以改善甚至阻止衰老的到来，如果已经发觉衰老，再想回复强壮，那是非常困难的了。关于这一点，我们在临床上经常遇到中年人的长期头晕、耳鸣、失眠、记忆力薄弱、面色萎黄、四肢无力等症，一般原因由于自渎或疲劳过度，虽有对症的药物治疗，适当的营养和休息，很难收到根治的效果。可以证明在日常生活中注意摄养，是制止衰弱症发生的最好方法，一见衰弱症状，就应该及早疗养。特别是衰弱症患者的情绪大多忧郁悲观，必须放弃一切思想顾虑安心静养，否则只想重用补药来挽救，也是徒然的。

〔应用〕　略记大意。对大脑皮质疲劳症患者

可以采作一种说服方法。

〔原文〕《素问·遗篇刺法论》曰："肾有久病者，可以寅时面向南，净神不乱思，闭气不息七遍，以引颈咽气顺之，如咽甚硬物。如此七遍后，饵舌下津无数。"

〔语译〕《素问·遗篇刺法论》上说，肾脏有久病的，可在下半夜的寅时面向南方，心上不要胡思乱想，同时停止呼吸，等到气极的时候，伸颈使直，好像咽极硬东西似的把气咽下，这样经过七次，便会觉得舌下口津很多了。

〔名词浅释〕　刺法论：素问的篇名，原文已散失。这里所引用的，很可能是后人掺入的。

〔体会〕　这是道家修养的一种吐纳法，在医疗上很少应用。道家注重调息，据同寿录记载："调息之法，不拘时候，随便而坐，平直其身，纵任其体，不倚不曲，解衣宽带，务令调适，口中舌搅数遍，微微呵出浊气，鼻中微吸，或三五遍，或一二遍，有津咽下，叩齿数遍，舌抵上腭，唇齿相着，两目垂帘，令眯眯然渐次调息，不喘不粗。"这与内经所说的又有出入，但近于现在的气功疗法，因此录供参考。

〔应用〕　略记大意。

二、阴　阳

中医学术是建立在古代朴素的唯物主义的哲学指导思想的基础上，阴阳学说便是古代哲学。中医引用来说明人体生理和病理的现象，以及药物性能和诊断、治疗方法等的正、反两面。所以阴阳是一个机动的代名词，是在相互对立的现象上运用的，从而发展为五行学说。本篇就是借阴阳来说明人体内在和内外之间的矛盾统一的整体观念。

〔原文〕《素问·阴阳应象大论》曰："阴阳者，天地之道也，万物之纲纪，变化之父母，生杀之本始，神明之府也。治病必求于本。故积阳为天，积阴为地。阴静阳躁。阳生阴长，阳杀阴藏。阳化气，阴成形，寒极生热，热极生寒。寒气生浊，热气生清，清气在下，则生飧泄，浊气在上，则生䐜胀。清阳为天，浊阴为地。地气上为云，天气下为雨。故清阳出上窍，浊阴出下窍；清阳发腠理，浊阴走五脏；清阳实四肢，浊阴归六腑。水为阴，火为阳；阳为气，阴为味。味归形，形归气；气归精，精归化。精食气，形食味；化生精，气生形。味伤形，气伤精；精化为气，气伤于味。阴味出下窍，阳气出上窍。味厚者为阴，薄为阴之阳；气厚者为阳，薄为阳之阴。味厚则泄，薄则通；气薄则发泄，厚则发热。壮火之气衰，少火之气壮，壮火食气，气食少火，壮火散气，少火生气，阴胜则阳病，阳胜则阴病；阳胜则热，阴胜则寒；重寒则热，重热则寒。寒伤形，热伤气；气伤痛，形伤肿。故先痛而后肿者，气伤形也；先肿而后痛者，形伤气也。喜怒伤气，寒暑伤形。天不足西北，故西北方阴也，而人右耳目不如左明也。地不满东南，故东南方阳也，而人左手足不如右强也。阳之汗，以天地之雨名之；阳之气以天地之疾风名之。"

〔语译〕《素问·阴阳应象大论》上说，阴阳是天地的道理，也是一切事物的纲领，变化的原始，生死的根本，好像神明之府。治病必须从这根本问题——阴阳上求得彻底解决。一般来说，天是阳气的积聚，地是阴气的凝结；阳性多动，阴性多静，阳主生发，阴主长成，但太过的阳和阴，反会杀害和收藏；阳能化气，阴能成形；寒极可以生热，热极可以生寒。寒气多重浊，热气多轻清。病例反映，清气在下，便患腹泻，浊气在上，便患胸闷。天是清阳，地是浊阴，但天上的云，多由地气上升，地上的雨，却由天气下降，所以人身的清阳应该出上窍、发腠理和充实四肢，浊阴应该出下窍、走五脏和归于六腑；又因为水属阴，火属阳，阳属气，阴属味，故在人身是五味入胃，主要营养形体，从而充实真气，再由真气化为精华以养元神。也可说成精华是食了真气而生的，形体是食了五味而长的，元神可以化生精华，真气也会充实形体。然而饮食不节，反能损害形体，因形体的损害而妨碍真气不足，再因真气不足而影响精华不化，故精华由于真气化生,真气也会因饮食而受到伤害。把饮食的气和味分开来说,凡是重于味的多下行出下窍,重于气的多上升出上窍。味厚是纯阴,味薄是阴中之阳。气厚是纯阳,气薄是阳中之阴。如味厚的能使大便泄泻,味薄的只是通畅,气薄的能疏散,气厚的便有助阳发热的作用。火也有少和壮的区分,壮火是过甚的火,能使气分耗散,少火是温和的火,能使气分强壮,所以壮火似会把气食去,气又好像是食了少火而长成的,主要是由于壮火耗气,少火生气而已。基于阴阳是相对的,故阴胜便阳病,阳胜便阴病,阳胜生热病,阴胜生寒病,寒过甚可以发现热象,热过甚可以发现寒象。从外因看,寒邪多伤形体,热邪多伤气分,气分内伤多痛,形体外伤多肿,故先痛而后肿的是由气伤形,先肿而后痛的是由形伤气。然从内、外因同时看,则又喜怒七情多伤气分,寒暑六淫多伤形体了。(下略)

〔名词浅释〕 神明之府:变化莫测称作神,事物昭著叫作明,意思是阴阳的变化很难窥测,而它的现象又极其显著。府的原意是人民聚集的地方,借来比喻阴阳变化的场合。

膜胀:膜音嗔,胀起的形状,膜胀是泛指胸膈胀满。

腠理:腠音辏,肌肉的纹理,腠理是指皮肤肌肉之间。

味:是五味,这里指饮食而言。

少火:少读去声,和少年的少意义同,对亢盛而有破坏作用的壮火恰恰相反。

〔体会〕 这是内经阴阳学说的概论,从自然界客观存在的一切事物现象,说明阴阳的本质及其变化,结合到人体生理和病理的一般情况。认为运用阴阳的辩证方法,可以理解人体生理的正常活动和病理的反映,作为治疗的规律,故"治病必求于本",是全篇的主脑。

本节里比较难于理解的是"阳为气,阴为味,味归形,形归气"等十四句。就我个人的看法,阳为无形的气,阴为有形的物质,是一个总纲,以下单从物质方面提出饮食来作为例子。它的变化,可以想象如右图。

前人看到饮食的营养,不光是维持生命,凡是人体所最宝贵的精、气、神三项的作用,都靠饮食营养中得来,所以接连指出精、气和化三个方面。

化不是空洞地指变化或化生,而是暗示一种善于变化的神的动作,"形归气"以下所说的气,也不同于"阳为气"的气字,而另指一种元气。由于精、气、神具有相互的关联,就产生了对于营养的密切影响,主要是指出由味充形,同时也由味生气,由气生精,由精生神,人体需要内部全面充实,不能只重形体,这是一方面。另一方面再从饮食本身来分析,认为饮食对于人体的作用,有味与气的区别,便是"阴味出下窍,阳气出上窍"等十句了。这种气和味的划分,与后来解释药物的性质和功能完全一致,故这里的"气"字与上面的"气"字意义又不同,这里所说的"味"与上面"阴为味"的味字,也有广义和狭义的分别。以上仅是对于内经文字上的一些讨论,然而可以了解内经对于阴阳的使用,并非固定的指某一事物,而是代表某一事物或某一现象的属性,必须在一切相对性里寻求某种一定情况或某一种特征来体味内经运用阴阳的意义,才不致茫无头绪。

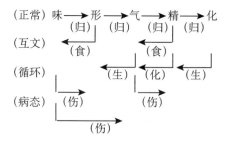

〔应用〕 选择重点熟记。掌握了阴阳的原则,对于中医理论可以得到初步概念。有人看作阴阳学说是玄学、是形而上学,完全错误的。

〔原文〕 《素问·金匮真言论》曰:"平旦至日中,天之阳,阳中之阳也。日中至黄昏,天之阳,阳中之阴也。合夜至鸡鸣,天之阴,阴中之阴也。鸡鸣至平旦,天之阴,阴中之阳也。夫言人之阴阳:则外为阳,内为阴。言人身之阴阳:则背为阳,腹为阴。言人身之脏腑中阴阳,则脏者为阴,腑者为阳。肝、心、脾、肺、肾五脏皆为阴。胆、胃、大肠、小肠、膀胱、三焦,六腑皆为阳。故背为阳,阳中之阳,心也。背为阳,阳中之阴,肺也。腹为阴,阴中之阴,肾也。腹为阴,阴中之阳,肝也。腹为阴,阴中之至阴,脾也。"

〔语译〕 《素问·金匮真言论》上说,白天是阳,天明到中午是阳中之阳,中午到黄昏是阳中之阴;夜间是阴,天黑到半夜是阴中之阴,半夜到天明是阴中之阳。人体的阴阳是:体表为阳,体内为阴,背部为阳,腹部为阴。体内脏腑的阴阳是:肝、心、脾、肺、肾五脏都为阴,胆、胃、大肠、小肠、膀胱、三焦都为阳。属于背的,心为阳中之阳,肺为阳中之阴;属于腹的,肾为阴中之阴,肝为阴中之阳,脾为阴中之至阴。

〔名词浅释〕 金匮真言论:《素问》的篇名,文内指出五脏与四时的相应和四时与疾病的关系,认为不是特殊的人不能传授,所以藏在金匮,当作真诀。

〔体会〕 把一天分为四期,相等于一年有四季,意思是日出为春,日中为夏,日入为秋,夜半为冬,故以昼为阳、夜为阴,与春夏为阳、秋冬为阴没有异样。这些分法,似乎空泛,但中医在临床上却依靠这理由来解决了某些不明原因的病症。例如虚弱性和消耗性的发热症,有用甘温退热法,是指白天热、夜间退尽的一类,也有用甘凉退热法,是指夜间热、白天不热的一类。又如虚汗症,有用黄芪一类固表法的,指昼醒自汗,有用地骨皮一类清里法的,指夜睡盗汗。如果用得适当,见效很快,用不合适,可以增加病情的恶化。原因是阴阳既然平衡,不应当有偏倚,故某些虚的症状偏向在白天或夜间呈现,显然是阳分或阴分的不足不能加以控制,必须从根本上来调和了。

五脏分为阴阳,在中医理论上也是重要部分之一,当然,这些理论无法与现代生理学结合,但中医凭这理论运用在临床方面,却有一定的收获。第一,作为内脏机能的一个总的印象,如某种程度上看到心阳的过甚而造成亢进现象,相反在某种程度上又看到心阳不足而顾虑到心力衰竭;第二,作为整体疗法中的一种分区疗法,如心肺是同样的阳脏,心脏有热可以影响及肺,而肺热的病症可以兼用清心的药物来帮助其退除;第三,作为用药程度上差别的准则,如心为阳中之阳,可用大苦大寒以清火,肺为阳中之阴,则宜照顾其阴分,也可用养阴生津的药来退热……诸如此类,虽然极难说明,也可领略中医如何运用这种阴阳学说来调整或协助内脏生理机能的概况了。

〔应用〕 能熟记最好,作为将来辨证用药的基础。

〔原文〕 《素问·生气通天论》曰:"阳气者,若天与日,失其所,则折寿而不彰。故天运当以日光明。凡阴阳之要,阳密乃固。两者不和,若春无秋,若冬无夏,因而和之,是为圣度。故阳强不能密,阴气乃绝。阴平阳秘,精神乃治。"

〔语译〕 《素问·生气通天论》上说,人体的阳气,好像天上的太阳,天的运行不息,依靠太阳的光明,如果人体的阳气失去应有位置,会使体力衰弱甚至减短其寿命。阴阳的重要环节,在于外面的阳气不耗散,才使内部阴气得以坚固。阴和阳的不相调和,正如有春天没有秋天,有夏天没有冬天,怎样来使它和平,这是圣人的法度。所以阳气太强,容易发泄,间接使阴气受到扰乱而缺乏,只有阴气充满,阳气秘密,精神自然焕发了。

〔名词浅释〕 生气通天论:《素问》的篇名,以天人合一为主,故以生气通于天为名。

〔体会〕 "阴平阳秘"是矛盾统一的一个阶段,前人治病的目的,只在矛盾中求得统一,但不是说只能解决某一阶段的矛盾,而是既能解决旧矛盾,又能解决新矛盾;对矛盾统一,再矛盾再统一的事物发展过程,是始终适合的。所以内经的阴阳学说实际上不能以某一阶段的平衡作为终点的。

〔应用〕 择要熟记。

〔原文〕 《素问·五常政大论》曰:"阴精所奉,其人寿。阳精所降,其人夭。"

〔语译〕 《素问·五常政大论》上说,阴气的精华能够奉承,人多长寿,如果阳气的精华衰落,不免夭折了。

〔名词浅释〕 五常政大论:《素问》的篇名。内容是讲的运气,五常指五运政令的常态,有常然后有变,所以从平气到太过和不及。篇内还说到司天和在泉的症状和治疗并用药大法。

〔体会〕 阴气奉承使人长寿,则阴气减少便为夭折,阳气衰落使人夭折,则阳气充旺便是长寿,从两面对照,可以了解其用意是在说明阴阳的相反相成而又相互关联,不但不能分离,并且不能有偏损。

从全篇总的意义来说,"天地之道"和"万物之纲纪,变化之父母,生杀之本始"数句是四个提纲,用来归纳和解释一切事物的变化,从而把气味、火、昼夜、形体、脏腑等作进一层的分化。说明阴阳虽然是一个抽象名词,但随着不同的事物和变化用来代表,都是实有所指的。如果没有现实的指出,光问阴阳的本身究竟是怎么?那是没有意思的。又在内经所举的例子里,不难看到都是对立的,所以不能把阴或阳单独孤立起来,必须认识彼此间相互影响,相互制约和相互依存,从整体观点来求得平衡,才能掌握原则运用。兹把内经原文列表如下。

〔应用〕 从总的来说,阴阳在祖国医学上的应用,是一个机动的代名词,一种思想方法。前人体认到一切事物和现象,都是相互对立的,有内就有外,有上就有下,……应用在医学上,有寒就有热,有虚就有实,有形质就有功能,……故通过阴阳学说在医学上的反映,去理解古代医家积累起来的丰富经验,是极其重要的一环。

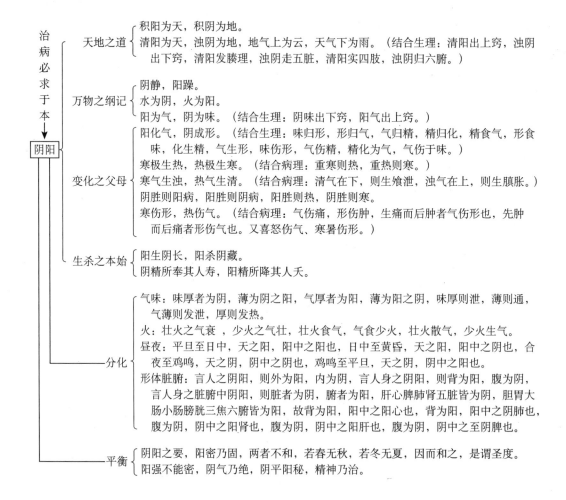

治病必求于本 → 阴阳

天地之道
积阳为天,积阴为地。
清阳为天,浊阴为地,地气上为云,天气下为雨。(结合生理:清阳出上窍,浊阴出下窍,清阳发腠理,浊阴走五脏,清阳实四肢,浊阴归六腑。)

万物之纲纪
阴静,阳躁。
水为阴,火为阳。
阳为气,阴为味。(结合生理:阴味出下窍,阳气出上窍。)

变化之父母
阳化气,阴成形。(结合生理:味归形,形归气,气归精,精归化,精食气,形食味,化生精,气生形,味伤形,气伤精,精化为气,气伤于味。)
寒极生热,热极生寒。(结合病理:重寒则热,重热则寒。)
寒气生浊,热气生清。(结合病理:清气在下,则生飧泄,浊气在上,则生䐜胀。)
阴胜则阳病,阳胜则阴病,阳胜则热,阴胜则寒。
寒伤形,热伤气。(结合病理:气伤痛,形伤肿,生痛而后肿者气伤形也,先肿而后痛者形伤气也。又喜怒伤气、寒暑伤形。)

生杀之本始
阳生阴长,阳杀阴藏。
阴精所奉其人寿,阳精所降其人夭。

分化
气味:味厚者为阴,薄为阴之阳,气厚者为阳,薄为阳之阴,味厚则泄,薄则通,气薄则发泄,厚则发热。
火:壮火之气衰,少火之气壮,壮火食气,气食少火,壮火散气,少火生气。
昼夜:平旦至日中,天之阳,阳中之阳也,日中至黄昏,天之阳,阳中之阴也,合夜至鸡鸣,天之阴,阴中之阴也,鸡鸣至平旦,天之阴,阴中之阳也。
形体脏腑:言人之阴阳,则外为阳,内为阴,言人身之阴阳,则背为阳,腹为阴,言人身之脏腑中阴阳,则脏者为阴,腑者为阳,肝心脾肺肾五脏皆为阴,胆胃大肠小肠膀胱三焦六腑皆为阳,故背为阳,阳中之阴心也,背为阳,阳中之阴肺也,腹为阴,阴中之阳肾也,腹为阴,阴中之阳肝也,腹为阴,阴中之至阴脾也。

平衡
阴阳之要,阳密乃固,两者不和,若春无秋,若冬无夏,因而和之,是谓圣度。
阳强不能密,阴气乃绝,阴平阳秘,精神乃治。

三、色 诊

望、闻、问、切是中医的四诊,色诊即用望法来诊断形体和内脏的病变。望法很多,这里是把望色来概括其他。

〔原文〕 《素问·脉要精微论》曰:"夫精明五色者,气之华也。赤欲如白裹朱,不欲如赭;白欲如鹅羽,不欲如盐;青欲如苍璧之泽,不欲如蓝;黄欲如罗裹雄黄,不欲如黄土;黑欲如重漆色,不欲如地苍。五色精微象见矣,其寿不久也。夫精明者,所以视万物,别白黑,审长短。以长为短,以白为黑,如是则精衰矣。"

〔语译〕 《素问·脉要精微论》上说，两目视力的精明和面部气色的光润都与内脏精气健全有关，故红色要像白的东西包裹朱砂，不要像赭石；白色要像鹅的羽毛，不要像食盐；青色要像苍玉的润泽，不要像蓝；黄色要像罗裹雄黄，不要像黄土；黑色要像加工的漆器，不要像地面的苍褐。如果五色彻底暴露，便是精气发泄无遗，寿命定然不久了。眼所以看东西，分辨黑白，审察长短，倘若以长为短，以白为黑，也是内脏精气衰竭的象征。

〔名词浅释〕 脉要精微论："素问"的篇名，大部分论切脉的道理，也说到辨证方法。

蓝：是一种草名，可作靛青，为天然染料之一，其色深而不鲜明。

〔体会〕 首先指出，内经阴阳应象大论曾说过：善于诊病的，观察气色，按脉搏，听声音，再看呼吸，然后治疗可以不犯错误。可见前人是综合多种诊断方法作为辨别病情、决定治疗的方针，望法仅仅是其中之一，不能把它孤立起来。本节是说明察色和察目的概要，认为各人的面色并不一致，不论生理原有的自然色素或病理所呈现的各种变化，主要是不要枯晦和异样鲜明。一般面色枯晦的是久病和虚弱症，异样鲜明的是病邪亢进现象或虚症上的一种特殊亢奋反应，所以举出不同的五色作为对比，特别指出了十分鲜明也不是常态。至于视力方面，颠倒错乱，不是器质有变化，便是神经系统有障碍，或者是瞳孔异常及反射消失，也是严重症状，故内经当作精神涣散的先兆。

〔应用〕 略记大意。医生与病人接触时，首先看到对方的面色和目光，如果能留心观察，对某些病症在进行诊断上是有帮助的。

〔原文〕 《灵枢·五色篇》曰："明堂者，鼻也；阙者，眉间也；庭者，颜也；蕃者，颊侧也；蔽者，耳门也。其间欲方大，去之十步，皆见于外，如是者，寿中百岁。明堂骨高以起，平以直，五脏次于中央，六腑挟其两侧。首面上于阙庭，王宫在于下极。五脏安于胸中，真色以致，病色不见，明堂润泽以清。五色之见也，各出其色部，部骨陷者，必不免于病矣。其色部乘袭者，虽病甚不死矣。青黑为痛，黄赤为热，白为寒。其色粗以明，沈夭者为甚。其色土者，病益甚。其色下行，如云彻散者，病方已。五色各有脏部，有外部，有内部也。

色从外部走内部者，其病从外走内；其色从内走外者，其病从内走外。病生于内者，先治其阴，后治其阳，反者益甚。其病生于阳者，先治其外，后治其内，反者益甚。常候阙中，薄泽为风，冲浊为痹，在地为厥，此其常也。各以其色，言其病。大气入于脏腑者，不病而卒死。赤色出两颧，大如拇指者，病虽小愈，必卒死。黑色出于庭，大如拇指，必不病而卒死。庭者，首面也；阙上者，咽喉也；阙中者，肺也；下极者，心也；直下者，肝也；肝左者，胆也；下者，脾也；方上者，胃也；中央者，大肠也；挟大肠者，肾也；当肾者，脐也；面王以上者，小肠也；面王以下者，膀胱子处也；颧者，肩也；颧后者，臂也；臂下者，手也；目内眦上者，膺乳也；挟绳而上者，背也；循牙车以上者，股也；中央者，膝也；膝以下者，胫也；当胫以下者，足也；巨分者，股里也；巨阙者，膝膑也。各有部分，有部分，用阴和阳，用阳和阴，当明部分，万举万当，能别左右，是调大道，男女异位，故曰阴阳。审察泽夭，谓之良工。沈浊为内，浮泽为外；黄赤为风，青黑为痛，白为寒；黄为膏，润为脓，赤甚为血；痛甚为挛，寒甚为皮不仁。五色各见其部，察其浮沈，以知浅深；察其泽夭，以观成败；察其散搏，以知远近；视色下上，以知病处。色明不粗，沈夭为甚；不明不泽，其病不甚。其色散，驹驹然，未有聚，其病散而气痛，聚未成也。肾乘心，心先病，肾为应，色皆如是。男子色在于面王，为小腹痛，下为卵痛，其圆直为茎痛。高为本，下为首，狐疝癀阴之属也。女子在于面王，为膀胱子处之病。散为痛，搏为聚，方圆左右，各如其色形，其随而下至胝为淫，有润如膏状，为暴食不洁。色者，青黑赤白黄，皆端满有别乡，别乡赤者，其色亦大如榆荚，在面为不日。其色上锐，首空上向，下锐下向，在左右如法。

〔语译〕 《灵枢·五色篇》上说，鼻叫作明堂，眉间叫作阙中，额叫作天庭，颊侧叫作蕃，耳门叫作蔽，这几项要生得端正宽大，十步之外，望去非常分明，才是上寿的相貌。鼻骨高起正直，把五脏依次排列中央，六腑附在两旁，阙庭（也叫下极，又称王宫）以上属于头面。五脏没有病时，这些地方发现正色而没有病色，特别是鼻部必然清润。病色的反映，多随着分配的部位呈现，只要没有深陷入骨的样子，虽有病色，不至沉重致死。一般的病色，青和黑主痛，黄和红主热，白主寒症，但还须看其色泽,明亮的病轻,晦滞的病重,并须看其有无向上发展的形势,如向上发展,则病势更重,向下移动而好像浮云欲散的样子为病渐轻减。内脏病色的反映,既然在面部有一定部位,内部属于五脏,外部属于六腑,故病色从外走内,可以推测病邪也由表向里,相反地病色从内走外,也可推测病邪由里向表。五脏为阴,六腑为阳,那么在治疗的时候,病生于里的应该先治其脏后治其腑,病生于表的应该先治其腑后治其脏。治不合法,必然加重病势。例如:阙中是肺的部位,其色浅薄明亮多是风病,中央是脾的部位,其色晦浊多是痹病,如在下面地角,便是寒湿引起的厥症(原文作"冲浊为痹",冲字疑中字之误,因这里所指的是上中下三部),这是一般的察色辨证法。但有极厉害的病邪侵入脏腑,也会不等到发现病症骤然死亡,像两颧有红色大如拇指,即使病能轻减,还是不免急性恶化,又像天庭发现大如拇指的黑色,那就必然暴死了。(中略)

面色沉浊晦滞的病深在内,浮泽鲜明的病浅在外,又色见黄的红的属于风的一类,青的黑的属于痛的一类,黄而膏润的(原文作"黄为膏,润为脓",把膏润分离是刻错的)是肿疡症,红甚是血症,痛极的是挛症,寒极的是肌肤麻木症。面色的呈现,必须看它浮沉、枯润、散聚和上下,然后能明白病的浅深、新久、病灶所在及其预后的良否。故色明不显,病必不重,不明不泽而深沉枯晦,定然是严重的阶段。见于痛症多在气分而不是积聚,还有肾脏黑色发现在心的部位,这说明心病是受肾邪的影响,一般不是它部位上应见的本色,都可把这当作例子。(下略)

〔名词浅释〕 五色篇:"灵枢"的篇名,大部分叙述色诊法,也指出了一些色和脉合诊的方法。

聚:病名,腹内硬块。一般积聚并称,把积属血分,聚属气分。

〔体会〕 本节详叙望色的方法,但在诊断上不能机械地运用。第一要善于选择其可靠经验,例如五脏大多排列在面部中央,而肾脏偏偏排在两颧,依据肾经阴亏的病人,虚火上升,往往两颧发赤发热;又如肺痨病人面白如纸,但发现潮热症状需要用滋阴药的时期,颧骨也泛红,红得像抹了胭脂一样,从这些来看,有的部分是前人从经验中得来的。其次要明确其主要还在于辨察明润和枯

晦,例如黄疸的目黄和肤黄,必须看其黄如烟熏,或黄如橘皮样,像烟熏的是阴黄,应予温化,橘皮样的是阳黄,应予清利,治法截然不同;又如风温病的面色多清朗,湿温病的面色便多晦滞,虽然同样发热,在诊察时先有敏锐的感觉,这些也是常见的事实。特别要指出的,审察泽和夭,不仅属于病邪方面而与体力极有关系,凡是营养缺乏的面上不会有华色,疲劳过度的在神色也不会焕发。故泽夭可以观察疾病的类别,也可估计体力的强弱,内经是掌握了体力和病症两个方面来诊断的,不可不知。

内经对于望色并不局限面部,也可在本节内看到。如说"黄赤为风",是指风热病的面色,而"青黑为痛",便多见于跌打损伤症;"白为寒"是指阳虚或外感初起的面色,而"黄而膏润为脓"便为肿疡化脓症;还有"赤甚为血",一种是指失血症,一种可能指的局部充血;至于"痛甚为挛"和"寒甚为皮不仁",根本与面色没有牵连。于此可见,凡是医师目力观察到的地方,都属于望诊范围,所以内经在其他方面还举出了很多例子。如"颈脉动、喘疾、咳、曰水。"又:"目裹(即眼皮)微肿如卧蚕起之状,曰水。"又:"溺黄赤、安卧者黄疸。"(均见平人气象论)又:"耳间青筋起者掣病(惊风抽搐一类)。"又:"婴儿病其头毛皆逆上者必死(均见论疾诊尺篇)"。由于望法是诊断的第一步,医师凭其积累的临床经验,可以首先得到一些印象,所以前人很重视列为四诊之首。后来医家发展到望舌,占了望诊中极重要的地位。

〔备注〕 原文"色明不粗"以下四句疑有颠倒,拟改为"色明不粗,其病不甚,不明不泽,沉夭为甚",容易理解。

〔应用〕 择要熟记,作为临床上一种参考。望法是极其复杂而细致的,除面色外,还应留意面部表情,如眉头紧皱的多属痛症,用手常按头部或胸、腹部的,必然对该部感到极不舒服。在动作方面,有坐立不安的,也有懒得行动的,或喜侧卧和仰卧、向光和向暗的。症状方面,如汗出、气急、瘙痒,以及皮肤斑疹等。这些都是显而易见的,对诊断有很大帮助,特别是急症和小儿病,必须体会内经的精神,细心地、全面地诊察。

〔原文〕 《素问·五脏生成篇》曰:"面黄目青,面黄目赤,面黄目白,面黄目黑者,皆不死。面

青目赤,面赤目白,面青目黑,面黑目白,面赤目青,皆死。"

〔语译〕 《素问·五脏生成篇》(略)

〔名词浅释〕 五脏生成篇:"素问"的篇名,叙述形体与五脏的关联,饮食对五脏的刺激,及色脉诊断五脏的病变等。

〔体会〕 本节不易理解,症状也极少呈现,大概以后天生气的强弱作为吉凶的判断。黄为脾胃之色,故不死症都有黄色,认为生气尚存;反之,不见黄色,断为后天已败,多归不治。

〔应用〕 略记大意。主要是指出营养的重要。

〔补充〕 《内经》察色,除面目等外,还注意到络脉的颜色,如经络论里说:"阴络之色应其经,阳络之色变无常,随四时而行也。寒多则凝泣(通涩),凝泣则青黑,热多则淖泽,淖泽则黄赤。"这可能是后来儿科察指纹的滥觞。

四、脉　诊

脉诊即切脉法,本篇叙述了切脉的部位和脉搏的正常与变化,并指出四诊综合应用的重要性。

〔原文〕 《素问·脉要精微论》曰:"诊法常以平旦,阴气未动,阳气未散,饮食未进,经脉未盛,络脉调匀,气血未乱,乃可诊有过之脉。切脉动静,而视精明,察五色,观五藏有余不足,六腑强弱,形之盛衰。以此参伍,决死生之分。尺内两傍,则季胁也。尺外以候肾,尺里以候腹。中附上,左外以候肝,内以候膈。右外以候胃,内以候脾。上附上,右外以候肺,内以候胸中。左外以候心,内以候膻中。"

〔语译〕 《素问·脉要精微论》上说,诊病宜在早上,因为病人经过夜间的休息,阴气和阳气都很安定;没有进过饮食,气血也不受波动。此时经络平静调匀没有紧张状态,故能诊出不正常的脉象。然而切脉变化之外,必须观察眼目和面部的神色,五脏、六腑和形体所呈现的症状,将它对比鉴别,然后可以判断预后的良否。

脉的部位,两手尺脉都应季胁界限,尺的前半部候肾,后半部候腹;附在尺之上而居于中的为关脉,左手的前半部候肝,后半部候膈膜,右手的前半部候胃,后半部候脾;上而又附于关部之上为寸脉,右手的前半部候肺,后半部候胸中,左手的前半部候心,后半部候膻中。

〔名词浅释〕 膻中:即心包络,别处也有指胸中气海的。

〔体会〕 切脉的方法,以现存医书来说,最早见载于《内经》。战国时名医秦越人曾加以推阐,至王叔和又系统化起来著成《脉经》,传至朝鲜、日本,又从阿拉伯传至印度,对世界医学曾起巨大影响,成为祖国医学史上光辉的一页。《内经》又主张与望诊综合应用,特别是对五脏六腑的强弱,认作诊断的重要一环。故张仲景在《伤寒论》和《金匮要略》上指出病、脉、症并治的综合性的统一方法,掌握整体诊断和整体治疗的特点,不可否认都由《内经》启发而来的。

切脉的部位分为寸关尺,究竟怎样定出寸关尺来,《内经》没有说明。《难经》第二难曾说:"尺寸者脉之大要会也。从关至尺是尺内,阴之所治也,从关至鱼际是寸内,阳之所治也。故分寸为尺,分尺为寸。"意思是从手臂内侧腕部横纹处鱼际穴至臂弯横纹处尺泽穴长同身寸一尺零九分。自鱼际起分去一寸,再自尺泽起分去一尺,其相交之点即为关部,关以前是寸部为阳,关以后为尺部属阴。此外,内经把脏腑分配在两手的所以然,也没有加以解释,后来王叔和、李东垣、滑伯仁、李时珍、张景岳、喻嘉言和本书编者李念莪等所著的脉书里稍有出入,因此引起近人驳斥为唯心的任意支配。其实左寸候心,左关候肝,右寸候肺,右关候脾,两尺候肾,各家都是一律的。在事实上同一病人的脉,有左与右手大小不同的,也有寸与尺部强弱不同的,也有关部显出特殊的,依据前人的经验作为诊断,自有可信地方。本人曾有这样的看法:前人所指心、肝、脾、肺、肾的症状,是包括心经、肝经、脾经,肺经和肾经的发病,不等于五脏器质的病变。他在某一经病上遇到某一部脉象有特殊变化,即以某一部脉属于某脏。临床上经常见到神经系统的疾患中医所说肝火一类的头昏胀痛,左关脉多特别弦大;消化系统里中医所说脾阳不振的肠鸣泄泻等久病,右关脉也多微弱无力;倘然症是久泻而右关脉弦大,则又认作肝旺而脾受影响,不能用健脾常法治疗。这类例子很多,大半是前人从实践中积累起来的经验,故往往行之有效。所以孤立地强调或夸大切脉的神妙固然不对,贸然加以驳斥也似乎太早,有些地方还待虚心地共同研究。

〔应用〕 牢记脉位,并时时体会四诊综合应用的精神,可以减少疏忽大意。

〔补充〕 《内经》在本节之后有如下的一节原文:"五脏者,中(泛指体内)之守(守卫)也;中(指胸腹)盛脏满(盛和满都是胀闷的意思),气胜伤恐(指肾经)者,声如从室中言(混浊不扬),是中气(指中焦)之湿也;言而微,终日乃复言(不能连续说话者),此夺气(即气虚)也;衣被不敛,言语善恶不避亲疏者,此神明之乱(即神昏)也;仓廪不藏(即泄泻不禁)者,门户(指幽门、阑门和魄门,魄门即肛门)不要也;水泉不止(即小便失禁和遗尿等)者,是膀胱不藏也。得守者生,失守者死。五脏者,身之强也;头者精明之府(府是聚所,与藏府的府不同);头倾(不能抬起)视深(目陷无光),精神将夺矣;背者胸中之府,背曲(脊椎无力)肩随(肩不能举),府将坏矣;腰者肾之府,转摇不能,肾将惫矣;膝者筋之府,屈伸不能,行则偻附(指不能直身,并须扶物行走),筋将惫矣;骨者髓之府,不能久立,行则振掉(动摇貌),骨将惫矣。得强则生,失强则死。"这些都是显而易见的症状,说明切脉的时候应注意其他方面来帮助诊断。最好熟记。

〔原文〕 《素问·平人气象论》曰:"人一呼脉再动,一吸脉亦再动,呼吸定息脉五动,闰以太息,命曰平人。平人者,不病也。人一呼脉一动,一吸脉一动,曰少气。人一呼脉三动,一吸脉三动而躁,尺热,曰病温。尺不热,脉滑曰病风,脉涩曰痹。人一呼脉四动以上曰死。脉绝不至曰死。乍疏乍数曰死。"

〔语译〕 《素问·平人气象论》上说,人一呼时脉两跳,一吸时脉也两跳,当一呼一吸成为一息

的交换时间较长时,则脉增一跳,这是为了长息而多余的,都称平人,平人是健康的人。如果一呼脉一跳,一吸也一跳,便为气虚;一呼脉三跳,一吸也三跳,再加尺部皮肤发热的,便为热病;尺部皮肤不热而脉现滑象的为风病,脉现涩象的为痹病。又一呼脉四跳以上,或脉搏停止,或忽快忽慢没有规律,那都是死候了。

〔名词浅释〕 平人气象论:"素问"的篇名,专论平人和病人的脉法,气指经脉的气血,象指脉搏的形象,认为脉象的变化,由于气血的波动,故称气象。

尺:这里的尺是尺肤的简称,即臂弯尺泽穴以下一尺的部位,不是寸关尺的尺部。

痹:感受风、寒、湿邪而气血不和,引起骨肉、关节酸痛麻木一类的病症。

〔体会〕 本节从正常的脉象,举出不正常的脉象作为对比。正常的一息四跳,以一分钟十八息计算,为七十二跳,不及此数称作迟,超过此数称作数,这是指脉搏的至数;在形象方面,滑是滑利,气血活动之象,涩是艰涩,气血郁滞之象。迟脉和数脉是诊断寒症和热症的纲领,滑脉和涩脉是诊断实症和虚症的纲领,故《内经》首先提出,后来滑伯仁添入浮、沉二脉,作为诊断表证和里证的纲领,定出切脉的六纲。

〔应用〕 能熟记最好,为辨别平、病和死脉的一个总纲。

〔原文〕 《灵枢·根结篇》曰:"一日一夜五十营,以营五脏之精。不应数者,名曰狂生。所谓五十营者,五脏皆受气,持其脉口,数其至也。五十动而不一代者,以为常也,以知五脏之期。予之短期者,乍数乍疏也。"

〔语译〕 《灵枢·根结篇》上说,人身气血一昼夜周行五十次,赖以运行五脏的精气,不能符合此数字的,叫作狂生。所说五十周是五脏之气普遍行到,可以切脉来计算其搏动,五十跳内没有歇止,为五脏健全的常态,如果有歇止,便可推测某一脏的衰弱而断其死期,倘再呈现快慢不规律时,则死期更近了。

〔名词浅释〕 根结篇:"灵枢"的篇名,叙述经脉的根于何穴,结于何穴,作为针灸补泻的依据,故称根结。

狂生:狂是狂妄,即失其常态的人。

〔体会〕《内经》另有"五十营篇"叙述经脉气血的流行,大意是全身经脉长16丈2尺,一呼脉行3寸,一吸亦行3寸,一昼夜为13500息,行810丈,五十周于身。这是前人对于血液循环的一种估计,但此数字与实际相差甚远,因疑"一日一夜五十营"句,应作"一日一夜各五十营",比较接近。

〔应用〕略记大意。了解我国在很早以前,已知血液的循环,便知用脉搏来诊断内脏的病变,在医学史上是值得注意的。

〔原文〕《素问·三部九候论》曰:"独小者病,独大者病,独疾者病,独迟者病,独热者病,独寒者病,独陷下者病。"

〔语译〕《素问·三部九候论》上说,在九候里,有一候脉独小,或独大,或独快,或独慢,或独热,或独寒,或独沉伏的,都是病之所在。

〔名词浅释〕三部九候论:"素问"的篇名,专讲三部九候的脉法。三部是指人体头、手和足,九候是在每部中分出三个不同的部位。如下表:

三部九候	上部	天:两额的动脉,足少阳经的悬厘穴,诊头额病。
		地:两颊的动脉,足阳明经的四白穴,诊口齿病。
		人:耳前的动脉,手少阳经的和髎穴,诊耳目病。
	中部	天:寸口桡骨动脉,手太阴经的经渠、太渊两穴,诊肺脏病。
		地:大指次指间桡动脉,手阳明经的合谷穴,诊胸中病。
		人:掌后锐骨端的尺动脉,手少阴经的神门穴,诊心脏病。
	下部	天:毛际外股动脉,足厥阴经的阴廉穴,诊肝脏病。
		地:跟骨上胫后动脉,足少阴经的复溜穴,诊肾脏病。
		人:鱼腹上腘穴动脉,足太阴经的阴陵泉穴,诊脾胃病。

〔体会〕凡人体浅表部位的动脉(其下为硬部),都可供脉诊之用,颞动脉和颈动脉在现代医学上也有时应用,可见前人对于切脉是有相当研究的。本节特别指出三部九候的脉象必须相应,如有一部特异便是病征,可从部位来决定其病灶。不过独寒,独热不是脉象,疑有错误。后来"难经"上所说:"三部者寸、关、尺也,九候者浮、中、沉也。"是专指寸口诊法,不能并为一谈。

〔应用〕略记大意。

〔原文〕《素问·方盛衰论》曰:"形气有余,脉气不足死;脉气有余,形气不足生。"

〔语译〕《素问·方盛衰论》上说,形体不虚而脉象虚弱的多死,相反地,脉象不虚而形体虚弱的多生。

〔名词浅释〕方盛衰论:"素问"的篇名,从自然界和人体的有余和不足现象来说明盛衰的道理,从而提出一般的症状和诊法。

〔体会〕这是从本质来说明脉诊的重要性。如上所述,切脉必须凭证形体的强弱,但形体是外貌,脉象是内脏强弱的具体表现,比如树木的根本,根本败坏,枝叶不会持久繁荣,只要根本有生气,虽然枝叶枯萎,还有苗芽抽条的希望,故在这里又补充脉重于形。这种看法,很可能在一般疾病的某种程度上比较而来的,例如病后骨瘦如柴而脉搏渐向正常的,都能短期内很快恢复,就认为无妨,有些外貌似无病而脉搏不正常,治疗效果减低,便认为难治了。所以真的形肉消脱,《内经》也当作预后不良症之一,不能以此作为定论。

〔应用〕能熟记最好。如果病人肌肉消瘦,形容憔悴,只要脉搏没有特殊变化,并能接受营养的,都无大碍。

〔原文〕《素问·脉要精微论》曰:"持脉有道,虚静为保。春日浮,如鱼之游在波;夏日在肤,泛泛乎万物有余;秋日下肤,蛰虫将去;冬日在骨,蛰虫周密,君子居室。故曰知内者,按而纪之;知外者,终而始之。此六者,持脉之大法。"

〔语译〕《素问·脉要精微论》上说,切脉要平心静气,并且结合四时气候。春夏阳气生长脉多见浮,春则如鱼在波、浮而不显,夏则如万物盛满、浮而有力,秋冬阳气收藏脉多见沉,秋则微沉如蛰虫欲静,冬则沉如蛰虫深藏。再按内脏的部位和体表的经络路线,寻求发病的根源,这是切诊的六个大法。

〔体会〕人们饮食起居,多会影响脉搏,自然环境的转变,人体受着冷热刺激,脉象也有波动。显见的如饮酒、奔走、脉来加数,有些病人衣服穿得过多,或厚被盖覆,热得流汗,往往脉如发热不静。这些都说明切脉时候要细心地多方面观察,才能了解真相。

〔应用〕 略记大意。

〔原文〕 《素问·玉机真藏论》曰:"春脉者,肝也,东方木也,万物之所以始生也。故其气来软弱轻虚而滑,端直以长,故曰弦。反此者病。其气来实而强,此谓太过,病在外;其气来不实而微,此谓不及,病在中。太过则令人善忘,忽忽眩冒而巅疾;其不及则令人胸痛引背,下则两胁胠满。夏脉者,心也,南方火也,万物之所以盛长也。故其气来盛去衰,故曰钩。反此者病。其气来盛去亦盛,此谓太过,病在外;其气来不盛去反盛,此谓不及,病在中。太过则令人身热而肤痛,为浸淫;其不及则令人烦心,上见咳唾,下为气泄。秋脉者,肺也,西方金也,万物之所以收成也。故其气来轻虚以浮,来急去散,故曰浮。反此者病。其气来毛,而中央坚,两傍虚,此谓太过,病在外;其气来毛而微,此谓不及,病在中。太过则令人逆气而背痛,愠愠然;其不及则令人喘,呼吸少气而咳,上气见血,下闻病音。冬脉者,肾也,北方水也,万物之所以合藏也。故其气来沉以搏,故曰营。反此者病。其气来如弹石者,此谓太过,病在外,其去如数者,此谓不及,病在中。太过则令人解㑊,脊脉痛,而少气不欲言;其不及则令人心悬如病饥,䏚中清,脊中痛,小腹满,小便变。脾脉者,土也,孤藏以灌四旁者也。善者不可得见,恶者可见。其来如水之流者,此谓太过,病在外;如鸟之喙者,此谓不及,病在中。"

〔语译〕 《素问·玉机真藏论》。(略)

〔名词浅释〕 玉机真藏论:"素问"的篇名,上半篇叙述五脏太过和不及的脉象与症状,下半篇叙述五脏的真脏脉,真脏的意思是脉来没有胃气,暴露了五脏的真相。当时珍视这篇文章,故称玉机。

〔体会〕 文内引用四时作陪,实际仍以五脏为主,它指出的弦、钩、毛、石为肝、心、肺、肾的平脉,借用实物来形容,需要细细分辨体会。又从强弱来判断本脏虚实,着重在外邪和内伤的区分,故说"太过病在外,不及病在中,"是本节的关键。

〔应用〕 略记大意。

〔原文〕 《素问·平人气象论》曰:"夫平心脉来,累累如连珠,如循琅玕,曰心平。夏以胃气为本。病心脉来,喘喘连属,其中微曲,曰心痛。死心脉来,前曲后居,如操带钩,曰心死。平肺脉来,厌厌聂聂,如落榆荚,曰肺平。秋以胃气为本。病肺脉来,不上不下,如循鸡羽,曰肺病。死肺脉来,如物之浮,如风吹毛,曰肺死。平肝脉来,软弱招招,如揭长竿末梢,曰肝平。春以胃气为本。病肝脉来,盈实而滑,如循长竿,曰肝病。死肝脉来,急益劲,如新张弓弦,曰肝死。平脾脉来,和柔相离,如鸡践地,曰脾平。长夏以胃气为本。病脾脉来,实而盈数,如鸡举足,曰脾病。死脾脉来,锐坚如鸟之喙,如鸟之距,如屋之漏,如水之流,曰脾死。平肾脉来,喘喘累累如钩,按之而坚,曰肾平。冬以胃气为本。病肾脉来如引葛,按之益坚,曰肾病。死肾脉来,发如夺索,辟辟如弹石,曰肾死。"

〔语译〕 《素问·平人气象论》。(略)

〔体会〕 把胃气作中心,论述五脏的平脉、病脉和死脉。所说胃气,是在五脏不同脉象中具有一种和缓现象,失去此和缓现象便为真脏脉。

〔应用〕 略记大意。

〔原文〕 《素问·脉要精微论》曰:"夫脉者,血之府也。长则气治,短则气病;数则烦心,大则病进;上盛则气高,下盛则气胀;代则气衰,细则气少,涩则心痛;浑浑革至如涌泉,病进而色弊;绵绵其去如弦绝,死。"

〔语译〕 《素问·脉要精微论》上说,脉是血管,故脉来长为气血充盛,短为气血有病,快为烦热,大为邪实,寸脉有力为气喘于上,尺脉有力为气滞于下,歇止为气血衰微,细小为气血不足,艰涩不利为气血凝滞而心痛。一般脉来急躁坚实,好像泉水上涌的为病邪亢进,软弱如棉而骤然像弓弦断绝的多是死脉。

〔体会〕 上二节为三部九候法,本节是寸口脉诊法,主要从相对的脉象上来辨别体力衰弱和病邪亢进。

〔补充〕 关于相对的脉象,"灵枢"邪气藏府病形篇以缓、急、大、小、滑、涩六脉为纲领,观察五脏病变。如说:"心脉急甚为瘛疭,微急为心痛引背,食不下,缓甚为狂笑,微缓为伏梁(心积的专名)在心下,上下行,时唾血;大甚为喉吤,微大为心痹引背,善泪出;小甚为善哕,微小为消瘅;滑甚为善渴,微滑为心疝引脐,小腹鸣;涩甚为瘖,微涩为血溢(即出血),维厥(四肢冷)、耳鸣、颠(通巅,指头部)疾。肺脉急甚为癫疾,微急为肺寒热,怠惰咳吐血,引腰、背、胸若鼻瘜肉不通,缓甚为多汗,微缓为痿瘘偏风,头以下汗出不可止;大甚为胫肿,微大为肺痹引胸背,起恶日光;小甚为泄,微小为消瘅;滑甚为息贲(肺积的专名)、上气,微滑为上下出血;涩甚为呕血,微涩为鼠瘘在颈、支腋之间,下不胜其上,其应善酸矣。肝脉急甚者为恶言,微急为肥气(肝积的专名)在胁下,若复杯;缓甚为善呕,微缓为水瘕痹(积水一类病)也;大甚为内痈,善呕衄,微大为肝痹阴缩,咳引小腹;小甚为多饮,微小为消瘅;滑甚为癀疝,微滑为遗溺;涩甚为溢饮,微涩为瘛、挛、筋痹。脾脉急甚为瘛疭;微急为膈中,食饮入而还出,后沃沫;缓甚为痿厥,微缓为风痿,四肢不用,心慧然若无病;大甚为击仆,微大为疝气,腹里大,脓血在肠胃之外;小甚为寒热,微小为消瘅;滑甚为癀癃,微滑为虫毒蛕蝎腹热;涩甚为肠癀,微涩为内癀,多下脓血。肾脉急为骨癫疾,微急为沉厥奔豚,足不收,不得前后;缓甚为折脊(脊痛如折),微缓为洞,洞者食不化,下嗌还出;大甚为阴痿,微大为石水,起脐以下至小腹,睡睡然上至胃脘,死不治;小甚为洞泄,微小为消瘅;滑甚为癀癃,微滑为骨痿,坐不能起,起则目无所见,涩甚为大痈,微涩为不月(月经闭阻)、沉痔。"又说明所以然之故:"诸急者多寒,缓者多热,大者多气少血(阳盛阴衰的意思),小者血气皆少,滑者阳气盛微有热,涩者少血少气微有寒。"

〔应用〕　能熟记最好,在病人主诉时,可以估计病势,也可推测体力。

〔原文〕　《素问·大奇论》曰:"脉至浮合,浮合如数,一息十至以上,是经气予不足也,微见九、十日死。脉至如火薪然,是心精之予夺也,草干而死。脉至如散叶,是肝气予虚也,木叶落而死。脉至如省客,省客者,脉塞而鼓,是肾气予不足也,悬去枣华而死。脉至如泥丸,是胃精予不足也,榆荚落而死。脉至如横格,是胆予不足也,禾熟而死。脉至如弦缕,是胞精予不足也,病善言,下霜而死,不言可治。脉至如交漆,交漆者,左右傍至也,微见三十日死。脉至如涌泉,浮鼓肌中,太阳气予不足也,少气,味韭英而死。脉至如颓土之状,按之

不得,是肌气予不足也,五色先见黑,白垒发死。脉至如悬雍,悬雍者,浮揣切之益大,是十二俞之予不足也,水凝而死。脉至如偃刀,偃刀者,浮之小急,按之坚大急,五脏菀热,寒热独并于肾也,如此其人不得坐,立春而死。脉至如丸,滑不直手,不直手者,按之不可得也,是大肠气予不足也,枣叶生而死。脉至如华者,令人善恐,不欲坐卧,行立常听,是小肠气予不足也,季秋而死。"

〔名词浅释〕　大奇论:"素问"的篇名,承接奇病论加以补充,认为比奇病论的脉症还要广大奇异,故名大奇。

〔体会〕　借事物来形容难以言状的死脉,都是心脏极度衰弱和脉管硬变弛纵的现象,故至数和调节,与寻常脉象大不相同。后世脉书有七怪脉:一雀啄、二屋漏、三弹石、四解索、五鱼翔、六暇游、七釜沸,同一意义。由于这些怪脉,都在病人迫近死亡时发现,故极少见到。

〔应用〕　略记大意。

〔原文〕　《素问·三部九候论》曰:"形盛脉细,少气不足以息者死。形瘦脉大,胸中多气者死。形气相得者生。参伍不调者病。三部九候,皆相失者死。形肉已脱,九候虽调,犹死。七诊虽见,九候皆从者,不死。"

"素问"阴阳别论:"凡持真脉之脏脉者,肝至悬绝急,十八日死。心至悬绝九日死。肺至悬绝,十二日死。肾至悬绝,七日死。脾至悬绝,四日死。"

"素问"平人气象论曰:"妇人手少阴脉动甚者,任子也。(又)阴阳别论曰:阴搏阳别,谓之有子。"

〔语译〕　《素问·三部九候论》上说,形充、脉细、气少呼吸困难的是死症,形瘦、脉大、气逆胸中胀闷的也是死症。故形和气符合的主生,三部九候脉不相协调的主病,完全不调匀的主死。也有九候脉虽调、形肉已经脱尽的还是主死,只有一候脉见独大、独小等而其他调和的不在此例。

"素问"阴阳别论说,在真脏脉方面,见到虚而无根,肝为十八天死,心为九天死,肺为十二天死,肾为七天死,脾为四天死。

"素问"平人气象论上说,妇人的手少阴脉独见滑动的为妊娠现象。

"素问"阴阳别论上说,阴脉搏动,不同于阳脉

所致的滑动,可断为妊娠。

〔体会〕　切脉诊病的重要关键在于脉症相符,阳病得阳脉,阴病得阴脉叫作顺,相反地阳病得阴脉,阴病得阳脉叫作逆。换一句说,有怎样的症,就应该有怎样的脉,如果不相符合,必有特殊情况,往往预后不良。所以伤寒论上有很多地方主张舍脉从症或是舍症从脉,作为治疗的紧急措施。但本节虽然举出形、脉和症状三项比较,主要还是形体和脉象,故形气相合是全篇的主脑,气即指脉气,所以下文都详脉的变化了。

妊娠的脉象,后人根据内经这一条文,多以滑脉作为诊断的标准,虽然也有说洪大的,也有说沉实的,基本上还是相同。但妊娠初期的脉,有不少涩而不滑,或者细而不大,所以很难尽信。"素问"腹中论里说过:"何以知怀子之且生也,曰:身有病而无邪脉也。"身有病是指月经停止或妊娠应有的症状,无邪脉是指没有病脉,我认为这样说法,比较具体。

〔备注〕　原文把妊娠脉两条附在三部九候论里是编错的,兹改正。

〔应用〕　择要熟记。观察形体属于望法,应参考色诊篇。

〔原文〕　《素问·征四失论》曰:"诊病不问其始,忧患饮食之失节,起居之过度,或伤于毒,不先言此,卒持寸口,何病能中。妄言作名,为粗所穷。"

〔语译〕　《素问·征四失论》上说,诊病不问病史,不问病人有否精神刺激、饮食的损伤,对工作上有否疲劳过度,或是否药物和食物中毒,匆促地切脉是不会了解病情的。因而胡说乱道,都易造成业务上的过失。

〔名词浅释〕　征四失论:"素问"的篇名,检查了医生的四种过失。主要是指出精神不专,不能全心全意为病人服务,遂使诊断上容易犯错误。

〔体会〕　诊断的目的,是在求得病因,根据了病因,才能定出治疗的方针,故诊断必须多方面考察,深入地进行了解。切脉为四诊之一,当然有它可靠的一面,但问诊也是极其重要的一环。有些对于问诊觉得茫无头绪,我认为,张景岳的"十诊歌"很好:"一问寒热二问汗,三问头身四问便,五问饮食六问胸,七聋八渴俱当辨,九问旧病十问因,更添服药参机变,妇人尤必问经期,迟速闭崩皆可见,再添片语告儿科,痘、花(天花)、麻疹全占验。"

〔应用〕　能熟记最好。这是问诊的提要:怎样起病的?有多少时候了?有没有受到刺激?有没有吃坏东西?近来的生活情况好吗?有没有疲劳?大夫瞧过没有?吃过那些药?这样很自然地一系列的询问,似乎极平常的,实际与病人主诉都会发生联系。

五、藏　象

藏是内脏,象是形象。本篇叙述内脏的生理机能和反映在体表的形态,再从内脏的性质上结合到自然界一切事物。说明人体是完整的、有机的联系,并和外界环境的统一性。

〔原文〕　《素问·灵兰秘典论》曰:"心者,君主之官也,神明出焉。肺者,相傅之官,治节出焉。肝者,将军之官,谋虑出焉。胆者,中正之官,决断出焉。膻中者,臣使之官,喜乐出焉。脾胃者,仓廪之官,五味出焉。大肠者,传道之官,变化出焉。小肠者,受盛之官,化物出焉。肾者,作强之官,伎巧出焉。三焦者,决渎之官,水道出焉。膀胱者,州都之官,津液藏焉,气化则能出矣。凡此十二官者,不得相失也。故主明则下安。以此养生则寿,殁世不殆。以为天下,则大昌。主不明,则十二官危。使道闭塞而不通,形乃大伤。以此养生则殃。以为天下者其宗大危。戒之戒之。"

〔语译〕　《素问·灵兰秘典论》上说,人体的内脏,心如一国的领袖,掌握了人的生命和精神活动;肺如相国,调节一身气分;肝如将军,发挥一切谋略;肾如作强之官,充实智力和技巧;胆如中正之官,具有判断能力,膻中如臣使之官,赖以传达意志;脾和胃是管理仓库的官,储藏营养的场所;

再由小肠管理接受，消化的东西由此运输；大肠管理传导，所有糟粕由此排出；三焦主持水利，疏通河道；膀胱最低好像州县，主蓄水液，兼有气化功能。这是十二内脏的任务，不能有失职的。（下略）

〔名词浅释〕　灵兰秘典论："素问"的篇名，引用行政机械来说明内脏的关系，曾藏灵兰之室作为秘笈。

伎：通技。

膻中：即心包络，别的地方也有指胸中气海的。

〔体会〕　本节是前人对于内脏生理的理性的概括。古代的生理研究，当然不能与现代医学来比较，但曾经下过一番实验功夫是可以看到的。《内经》上曾说："八尺之士，皮肉在此，外可度量切循而得之，其死可解剖而视之，"并在"本藏篇"、"胃肠篇"和"平人绝谷篇"等里面都有详细记录，可以明白前人的生理知识也是从解剖得来的。这里仅仅提出内脏的主要功能，说明一脏虽然有一脏的职务，不能机械地把它孤立起来，正如国家的行政机械，必须取得上下密切联系，才能把整个工作做好。并把心作为最高领导者，从它的功能来看，包括了脑的作用。中医治病的特点，就建立在这整体的原则上。

〔备注〕　刺法篇内作"脾者谏议之官，知周出焉"，应加改正，以符十二官的数字。

〔应用〕　能熟记最好，在诊治时随时取得联系。

〔原文〕　《素问·六节藏象论》曰："心者，生之本，神之变也，其华在面，其充在血脉。为阳中之太阳，通于夏气。肺者，气之本，魄之处也。其华在毛，其充在皮。为阳中之太阴，通于秋气。肾者，主蛰，封藏之本，精之处也。其华在发，其充在骨。为阴中之少阴，通于冬气。肝者，罢极之本，魂之处也。其华在爪，其充在筋，以生血气。其味酸，其色苍。此为阳中之少阳，通于春气。脾、胃、大肠、小肠、三焦、膀胱者，仓廪之本，营之居也。名曰器。能化糟粕、转味而入出者也。其华在唇四白，其充在股，其味甘，其色黄，通于土气。凡十一脏，取决于胆也。"

〔语译〕　《素问·六节藏象论》上说，心是生命的根本，主持着精神活动，它的华色见于颜面，

能使血脉充实，性质是阳中的太阳，同于夏气。肺是气的根本，藏魄的场所，它的华色见于毫毛，能使皮肤充实，性质是阳中的太阴，同于秋气。肾主蛰伏，是闭藏的根本，也是固藏精气的场所，它的华色见于发，能使骨髓充实，性质是阴中的少阴，同于冬气。肝是耐劳的根本，藏魂的场所，它的华色见于爪甲，能使筋充实，生长血气，味属酸，色属青，性质是阳中的少阳，同于春气。脾是饮食的根本，藏营的场所，它的华色见于口唇四围，能使肌肉充实，味属甘，色属黄，性质同于土气。此外，胃、大肠、小肠、三焦和膀胱称作器，它的功能是受纳饮食，从而消化、吸收和排泄。这五脏六腑的强弱，可从胆的壮怯作为判断。

〔名词浅释〕　六节藏象论："素问"的篇名，因为六六为节，结合藏象，故名。六六为节是以六十日甲子一周为一节，六六三百六十日成为一岁。

〔体会〕　把体表划分在五脏管辖区域之内，指出五脏起着全身的领导作用，使体表局部疾患得到一个治疗的根据，是有相当价值的。中医依此理论来辨证用药，如因疲劳过度而引起的面色憔悴、脉细、皮肤粗糙、脱发、筋骨痿软乏力、指甲枯竭和口唇淡白等症，分经滋补，均能收到良好效果。所说分经，便是在类似的药物功效里，分别哪一脏的病应该使用哪一种药，不能为了类似而笼统使用。例如常用的黄连和黄柏，它的性味同样苦寒无毒，主要作用同样是泻火清热，由于黄连入心经兼入肝、胆、脾、胃、大肠五经，黄柏入肾与膀胱两经，在应用上就有明显的界限。不难看到，古方里黄连的用处如黄连阿胶鸡子黄汤、黄连泻心汤、葛根黄芩黄连汤等；黄柏的用处如滋肾通关丸、知柏八味丸等，都不允许随便改变。虽然白头翁汤和三黄石膏汤等黄连、黄柏也可同用，但正因其同用，可以进一步认识所以同用的缘故。这种细致的分析，毫无疑问是前人的实践经验，如果对这一点不够重视，处方时定然会犯隔靴搔痒之诮。理由很简单，中医的生理、病理、诊断和用药法都是一个理论体系的，抛弃了用药的法则，也就忽视了生理、病理和诊断的指导，如何会丝丝入扣呢？因在本节里乘便交代，也说明了钻研古典著作必须结合实际，才有意义。

〔备注〕　本节末段，原文作："脾、胃、大肠、小肠、三焦、膀胱者，仓廪之本，营之居也，名曰器，能

化糟粕转味而入出者也,其华在唇四白,其充在肌,其味甘,其色黄,通于土气。"现拟改为:"脾者仓廪之本,营之居也,其华在唇四白,其充在肌,其味甘,其色黄,通于土气。胃、大肠、小肠、三焦、膀胱,名曰器,能化糟粕转味而入出者也。"并在胃上应添胆字,以符十一脏之数,是否有当,提供参考。

〔应用〕　择要熟记,并与以下几节结合,用处较广。

〔原文〕　《灵枢·本输篇》曰:"肺合大肠,大肠者,传道之府。心合小肠,小肠者,受盛之府。肝合胆,胆者,中清之府。脾合胃,胃者,五谷之府。肾合膀胱,膀胱者,津液之府也。少阳属肾,肾上连肺,故将两藏。三焦者,中渎之府也,水道出焉,属膀胱,是孤之府也。"

〔语译〕　《灵枢·本输篇》上说,肺与大肠相结合,大肠是传送排泄的机构,心与小肠相结合,小肠是接受消化的机构,肝与胆相结合,胆是中藏清汁的机构,脾与胃相结合,胃是存储谷食的机构,肾与膀胱相结合,膀胱是蓄积水液的机构。少阳归属肾脏,而又上连于肺,故单独管领两脏,少阳即三焦,相等于水沟,通到膀胱,由于三焦贯彻胸腹腔上中下三部,至大无偶,故称孤府。

〔名词浅释〕　本输篇:"灵枢"的篇名,输通腧,也简作俞。篇内指出脏腑经脉由出而入,由外而内,并详其俞穴部位,故名。

合:一脏一腑相结合,也称表里。

〔体会〕　"合"含有合而成功的意思,故着重在功能的结合,其实经络方面本有联络,可以参看。这种脏腑的结合,前人认为有脏以为体,即有腑以为用,脏之气行于腑,腑之精归于脏,就是《内经》所说"阴阳表里相输应也",所以也称"表里"。必须分辨,《内经》所说的内脏,不等于现代医学所说的某一脏器。它在书里所指的心的功能包括循环系和脑,肺的功能包括呼吸系和皮肤的作用,肝的功能包括神经系和循环系的一部,脾的功能包括整个的消化系统,肾的功能包括泌尿系、生殖系、内分泌和新陈代谢以及脑的一部分。通过了本节的脏腑相合,尤其可以看到前人重脏不重腑的原因,是由于五脏掌握了整体的功能,这种理论,很可能是前人依据解剖所得的印象,再就临床实践中所得的经验,用推理方法把它联系而成,故在临床上有它一定的成效,而很难用现代医学加以解释。

三焦究竟是什么?也是很难明确指出的。如果从以经解经的方式来论,《灵枢》荣卫生会篇里说:"上焦出于胃上口,并咽(食道)以上,贯膈而布胸中;中焦亦并出胃中,出上焦之后;下焦者别回肠,注于膀胱而渗入焉。"又《难经》第31难也说:"上焦者在心下,下膈,在胃上口;中焦者在胃中脘;下焦者当膀胱上口。"这是说明了三焦的部位。《灵枢》里还说:"上焦如雾,中焦如沤,下焦如渎。"在《难经》也说:"上焦主纳而不出,中焦主腐熟水谷,下焦主分泌清浊,出而不纳以传导也。"这又说明了三焦的功用。于此可见三焦对于内脏都有联系,本节里"少阳属肾,肾上连肺,故将两脏"和"属膀胱"等句,是指三焦起于肾,从肾而上行则连肺,下行则连膀胱,管领了肺与膀胱两个脏腑。李念莪引张景岳的注译,以为"三焦为中渎之府,膀胱为津液之府,肾以水脏而领水府,故肾得兼将两脏,"恐有可商之处。(考《甲乙经》少阳作少阴,那么两脏是指膀胱和肺)由于三焦不同其他内脏,故治三焦病,在上则治心、肺,在中则治脾、胃,在下则治肾与膀胱,离开了内脏来专治三焦是没办法的。相对地,心包络是心脏的外膜,虽然自成一脏,与其他内脏也不同,临床上没法离开了心脏来单独治疗,这样,在本节里也就不说到相合了。

〔补充〕　《内经》还有五脏所合,指出五脏与形体的关系。五脏生成篇里说:"心之合脉也,其荣色也,其主肾也;肺之合皮也,其荣毛也,其主心也;肝之合筋之,其荣爪也,其主肺也;脾之合肉也,其荣唇也,其主肝也;肾之合也,其荣发也,其主脾也。"

〔应用〕　最好熟记,对某些疾病可以不用直接治疗收效,或者脏腑间同时治疗而收效更快。

〔原文〕　《素问·金匮真言论》曰:"东方青色,入通于肝,开窍于目,藏精于肝。其病发惊骇,其味酸,其类草木,其畜鸡,其谷麦,其应四时,上为岁星,是以春气在头也。其音角,其数八,是以知病之在筋也,其嗅臊。南方赤色,入通于心,开窍于耳,藏精于心。故病在五脏。其味苦,其类火,其畜羊,其谷黍,其应四时,上为荧惑星,是以知病之在脉也。其音征,其数七,其嗅焦。中央黄色,入通于脾,开窍于口,藏精于脾,故病在舌本。其味甘,其类土,其畜牛,其谷黍,其应四时,上为镇星，是以知病之在肉也。其音宫，其数五，其嗅香。西方白色，入通于肺。开窍于鼻，藏精于肺，故病在背。其味辛，其类金，其畜马，其谷稻，其应四时，上为太白星，是以知病之在皮毛也。其音商，其数九，其嗅腥。北方黑色，入通于肾。开窍于二阴，藏精于肾，故病在溪。其味咸，其类水，其畜彘，其谷豆，其应四时，上为辰星，是以知病之在骨也。其音羽，其数六，其嗅腐。"

〔原文〕《素问·阴阳应象大论》曰："东方生风，风生木，木生酸，酸生肝，肝生筋，筋生心，肝主目；其在天为玄，在人为道，在地为化，化生五味；道生智，玄生神；神在天为风，在地为木，在体为筋，在藏为肝，在色为苍，在音为角，在声为呼，在变动为握，在窍为目，在味为酸，在志为怒；怒伤肝，悲胜怒；风伤筋，燥胜风；酸伤筋，辛胜酸。南方生热，热生火，火生苦，苦生心，心生血，血生脾，心主舌；其在天为热，在地为火，在体为脉，在藏为心，在色为赤，在音为徵，在声为笑，在变动为忧，在窍为舌，在味为苦，在志为喜；喜伤心，恐胜喜；热伤气，寒胜热；苦伤气，咸胜苦。中央生湿，湿生土，土生甘，甘生脾，脾生肉，肉生肺，脾主口；其在天为湿，在地为土，在体为肉，在脏为脾，在色为黄，在音为宫，在声为歌，在变动为哕，在窍为口，在味为甘，在志为思；思伤脾，怒胜思；湿伤肉，风胜湿；甘伤肉，酸胜甘。西方生燥，燥生金，金生辛，辛生肺，肺生皮毛，皮毛生肾，肺主鼻；其在天为燥，在地为金，在体为皮毛，在藏为肺，在色为白，在音为商，在声为哭，在变动为咳，在窍为鼻，在味为辛，在志为忧；忧伤肺，喜胜忧；热伤皮毛，寒胜热；辛伤皮毛，苦胜辛。北方生寒，寒生水，水生咸，咸生肾，肾生骨髓，髓生肝，肾主耳；其在天为寒，在地为水，在体为骨，在藏为肾，在色为黑，在音为羽，在声为呻，在变动为栗，在窍为耳，在味为咸，在志为恐，恐伤肾，思胜恐；寒伤血，燥胜寒；咸伤血，甘胜咸。"

〔体会〕 这两节把人体结合到外界一切，分类归纳，企图解释人与自然界的现象和各个方面的联系问题，在医学上有其可取的部分，但决不能机械运用。兹列表如下。

| 自然界和其他方面 | | | | | | | | | | | | 人体 | | | | | | |
方位	季节	气候	星宿	品类	动物	植物	嗅	味	色	音	数	内脏	七窍	形体	志	声	病所	病态
东	春	风	岁	草木	鸡	麦	臊	酸	青	角	八	肝	目	筋	怒	呼	颈项	握
南	夏	热	荧惑	火	羊	黍	焦	苦	赤	徵	七	心	舌	脉	喜	笑	胸胁	忧
中央	长夏	湿	镇	土	牛	稷	香	甘	黄	宫	五	脾	口	肉	思	歌	脊	哕
西	秋	燥	太白	金	马	谷	腥	辛	白	商	九	肺	鼻	皮毛	忧	哭	肩背	咳
北	冬	寒	辰	水	彘	豆	腐	咸	黑	羽	六	肾	二阴	骨	恐	呻	腰股	栗
							臭即气			征读如纸							据别一节补入	忧或作嗄指气逆

"东方生风，风生本……"等"生"字，含有联系的意思，与"其类草木，其类土"等同一用意。"在天为玄，在人为道，在地为化，化生五味，道生智，玄生神"六句，推求天地和人的变化的来由，正如李念莪所谓"莫可名状，强名曰神。""悲胜怒，恐胜喜，怒胜思，喜胜忧，思胜恐"五句，后人作为精神治疗的根据，但主要是说明情绪的兴奋与抑制的关系，一般泛引五行生克来解说，容易使人把具有唯物论的五行学说误会到唯心方面去，似可考虑。

五行学说从阴阳发展，亦为中医基本理论之

一。把木、火、土、金、水作为物质的元素，代表着自然界客观事物的存在和变化，据郭沫若先生研究，和印度的四大说，希腊的四原子说，有相平行的地方。祖国医学引用这种古代哲学来说明有机体的生理、病理过程以及自然界的变化，与阴阳是分不开的，并且不是玄妙神秘的。余云岫在"灵素商兑"里对阴阳五行大肆攻击，显然荒谬，还有人以为阴阳可存，五行当废，那更自僧而下了。因此，本人同意江苏省中医学校的讲法："阴阳这一机动的代名词，是中国古代人民从自然观察到相互对立的现象而创造出来的，五行也是一个机动的代名词，它是从观察相互对立现象基础上发展起来的。相互对立就是相互矛盾，自然界的一切虽然存在着矛盾现象，但这种矛盾并不是一成不变的永久矛盾，它也有统一的时候。矛盾和统一是互相存在的，这是主要的一方面，矛盾既然可以得到统一，统一以后又能发生矛盾，那么在这两者之间必然有一个复杂的过程，这个过程的内容，就是运动、联系、抗拒、变化、发展等。古人从自然界中观察到这种种现象，认为阴阳仅能说明一切事物的矛盾和统一，却不足以包括这种复杂的演变，于是便以五行来说明一切事物运动发展的过程。这一方法，在当时是普遍运用着的，并且成为一种最好的归纳、演绎法则，《内经》著作的萌始，正当诸子百家著书立说的时代，阴阳五行学说便很自然地渗透到医学领域。因为那时医家已经认识到人体和自然界有着非常密切的关系，为了要说明人体的变化及人体和自然界的关系，舍去阴阳、五行就不可能有更好的代表学说了。即是今天研究祖国医学，从阴阳、五行理论观点上来作学术探讨，认为离开了阴阳、五行仍然没有更好的学说来代表它。这固然是由于中医学理有其独特的一面，同时阴阳、五行是从唯物观点出发的，它本身就备具着一个科学核心，这也是事实。"（内经讲义）我们明白了阴阳、五行的来历和本质，自然不会看作和星相卜筮者命定论一流，也不会漫无边际地空谈生克了。相反地，正因为阴阳、五行具有科学的哲学内容，还值得我们重新来研究。

〔应用〕 略记大意。

〔原文〕 《灵枢·本神篇》曰："天之在我者德也，地之在我者气了，德流气薄而生者也。故生之来谓之精，两精相搏谓之神，随神往来者谓之魂，并精而出入者谓之魄。所以任物者谓之心。心有所忆谓之意，意之所存谓之志；因志而存变谓之思，因思而远慕谓之虑，因虑而处物谓之智。心怵惕思虑则伤神，神伤则恐惧自失，破䐃脱肉，毛悴色夭，死于冬。脾愁忧而不解则伤意，意伤则悗乱，四肢不举，毛悴色夭，死于春。肝悲哀动中则伤魂，魂伤则狂妄不精，不精则不正，当人阴缩而挛筋，两胁骨不举，毛悴色夭，死于秋。肺喜乐无极则伤魄，魄伤则狂，狂者意不存人，皮革焦，毛悴色夭，死于夏。肾盛怒而不止则伤志，志伤则喜忘其前言，腰脊不可以俯仰屈伸，毛悴色夭，死于季夏。恐惧而不解则伤精，精伤则骨酸痿厥，精时自下。"

〔语译〕 《灵枢·本神篇》上说，天所赋予我的是德，地所赋予我的是气，天地氤氲，然后成形。故人生的原始叫作精，经男女交媾而有生机叫作神，阴阳二气由此发展，在阳而近乎神的叫作魂，在阴而近乎精的叫作魄。等到脱离母体以后，靠他自主的叫作心，心里想而未定叫作意，意已决定叫作志，因志而反复打算叫作思，因思考而由近及远叫作虑，因考虑而毅然处理叫作智。由于这些意识都靠精神活动，故七情的刺激最易损害内脏。例如：惊惕思虑能伤心，心藏神，神伤便会失其自主，久而大肉消瘦，皮色枯悴，死于冬季；忧愁不解能伤脾，脾藏意，意伤便会胸膈烦闷，手足无力，皮色憔悴，死于春季；悲哀过分能伤肝，肝藏魂，魂伤便会狂妄而不能精明公正，使人前阴萎缩，筋腱拘急，两胁不能舒张，皮色枯悴，死于秋季，喜乐过度能伤肺，肺藏魄，魄伤便会形如癫狂不识人，皮色枯悴，死于夏季；大怒不止能伤肾，肾藏志，志伤便会记忆力衰退，腰脊不能俯仰转动；如果恐惧经久，也能伤肾，肾又藏精，精伤则骨节酸疼，足软且冷，并有遗精滑泄等症，皮色枯悴，死于夏季之末。

〔名词浅释〕 本神篇："灵枢"的篇名，专述五脏的神志及其病变。

〔体会〕 中医分疾病为外感和内伤两大类，也就是以六淫和七情作为疾病的主要因素。其实，七情也是外在因素之一，假如没有外界的刺激，不会引起情绪的波动，七情里所说喜、怒、悲、恐等等，事实上，都是由当时的外界刺激或以前的刺激痕迹所引起的。但是与一般的外因发病毕竟有所不同，这问题比较复杂，准备另作专题讨论。

目前所提出的是关于诊治方面的几个意见:①七情刺激的强弱,在病症上有显著的差别;②形成七情病过程的缓急,病理上并不一致;③七情病的新久,对治疗方面有相当距离;④病人的体质和敏感,应予顾及。故本节里所说"盛怒""喜乐无极""忧愁不解"以及病症的轻重、久暂等,需要细细体味,结合到临床经验,才会有深一层的认识。

〔应用〕 择要熟记。精神刺激能引起不同变化的反应,并使内在生活情况改变,熟悉以后,可以在治疗上得到分别处理的概念。

〔原文〕《素问·经脉别论》曰:"食气入胃,散精于肝,淫气于筋。食气入胃,浊气归心,淫精于脉。脉气流经,经气归于肺,肺朝百脉,输精于皮毛,毛脉合精,行气于府。府精神明,留于四藏,气归于权衡。权衡以平,气口成寸,以决生死。饮入于胃,游溢精气,上输于脾,脾气散精,上归于肺,通调水道,下输膀胱,水精四布,五经并行,合于四时,五藏阴阳,揆度以为常也。"

〔语译〕《素问·经脉别论》上说:食物入胃,经过消化后把精华送到肝脏,经肝脏把一部分送至筋肉方面,食物入胃后的另一部分传送心脏,使血液变厚,充实脉管,通过全身循环流遍经脉,再回到肺,所以肺是好像朝会百脉的地方(当肺帮助心脏输送血液,也会到达皮肤,经皮毛和血液的作用后再回到肺)。这样,使四脏都得到营养而得以平衡,因平衡而可以在寸口切脉以决疾病的吉凶。水入于胃,由气化而把精气输送于脾,再送到肺,一部分经三焦下注膀胱,这样,也是四布到体内五脏。这些都是符合四时阴阳升降的道理,并可度量五脏的正常现象。

〔名词浅释〕 经脉别论:"素问"的篇名,言三阴三阳的脉象各不相同,宜加区别。

淫:有溢满而外出的意思。

浊气:这里是指浓厚的血气。

〔体会〕 本节叙述饮食消化过程的概况,目的是在说明寸口所以能作为诊断疾病的理由。

〔应用〕 略记大意。

〔原文〕《素问·五运行大论》曰:"病之生变何如?岐伯曰:气相得则微,不相得则甚。帝曰:主岁何如?岐伯曰:气有余,则制己所胜而侮所不胜;其不及,则己所不胜,侮而乘之;己所胜,轻而侮之,侮反受邪,侮而受邪,寡于畏也。"

〔语译〕《素问·五运行大论》上,帝问:"病的变化怎样?"岐伯答:"岁气符合的病轻,不符合的病重。"帝问:"主岁的气又怎样呢?"岐伯答:"气太强则对本来所胜的加以抑制,本来所不胜的又会去侵犯它;假如太弱,那么,本来不胜的受到更深的抑制,本来所胜的也会被轻视而来侵犯了。这种乘强而侵犯的结果,到它本身主岁的时候也会受到别方面的侵犯,原因是侵犯太过,本身也受损害,引起其他方面没有畏惧哩。"

〔名词浅释〕 五运行大论:"素问"的篇名,安排天的六气、地的五行来观察气候的推移变化,作为每年疾病流行的估计方法,称作运气。

〔体会〕《内经》运气学说极为复杂,大概以木火土金水五种物质作基础,在这基础上化为风寒暑湿燥火六气,"类经"所谓"气非质不立,质非气不行,质具于地,气行于天。"再按干支纪年和三阴三阳主时分为司天、在泉和左右间气等,观察其推移逆顺,因强弱而发生的变化,就是本节所说"气相得""不相得""气有余""其不及",等等了。这种单靠五运六气作为理论根据来预测时病,本人研究不够,留待以后讨论。

〔应用〕 略记大意。

〔原文〕《灵枢·决气篇》曰:"两神相搏,合而成形,常先身生,是谓精。上焦开发,宣五谷味,薰肤、充身、泽毛、若雾露之溉,是谓气。腠理发泄,汗出溱溱,是谓津。谷入气满,淖泽注于骨,骨属屈伸泄泽,补益脑髓,皮肤润泽,是谓液。中焦受气,取汁变化而赤,是为血。壅遏营气,令无所避,是谓脉。精脱者耳聋。气脱者目不明。津脱者,腠理开,汗大泄。液脱者,骨属屈伸不利,色夭,脑髓消,胫酸,耳数鸣。血脱者,色白,夭然不泽。"

〔语译〕《灵枢·决气篇》上说,男女媾精,才会产生新的生命,故常在身生之前的,这叫作精。肺脏呼吸,播送饮食的精气,使它温暖皮肤,充实形体,润泽毫毛,像雾露灌溉的,这叫作气。腠理不固,排出体内水分而为汗,这叫作津。饮食化生血气,滋润骨骼,使骨骼屈伸滑利,再通过骨来把它补养脑髓,并使皮肤滋润,这叫作液。中焦肠胃接受饮食,经过变化而成红色的液质,这叫作血。堤防血液,限制它在固定的东西内流动,不得妄行于外,这叫作脉。凡是精虚的为耳聋。气虚的为目视不明。津虚的常见毛孔开张,汗出不止。液虚的常见骨关节屈伸不便,面色枯晦,脑力不强,足酸,耳内响鸣。血虚的常见面色㿠白,枯槁不润。

〔名词浅释〕　决气篇:"灵枢"的篇名,决是分的意思,篇内专论精、气、津、液、血、脉,认为都是先、后天的真气一气所化而分为六名,故称决气。

〔体会〕　说明精气津液血是维持人体健康的重要成分,如果缺乏,即有虚弱症状发现。由于饮食一气所化,故后来有"血脱益气"和"津血同源"等说,在治疗上往往相互协助,不作单纯的处理。

〔补充〕　《内经》又把脑为髓海,冲脉为血海,膻中为气海,胃为水谷之海,称作四海。认为虚弱则病,也是人身的重要部门,故在海论里指出:"气海有余者,气满胸中,悗息面赤,气海不足则气少不足以言;血海有余则常想其身大,怫然不知其所病,血海不足则常想其身小,狭然不知其所病;水谷之海有余则腹满,水谷之海不足则饥不受谷食;髓海有余则轻劲多力,自过其度,髓海不足则脑转耳鸣,胫酸眩冒,目无所见,懈怠安卧。"

〔应用〕　择要熟记,在虚弱症的诊治上有帮助。

六、经　络

本篇叙述经络的循行路线,任何一经都有它起点、终点和部分,建立起内脏和体表的表里关系。是中医生理学中的特点,对诊断、治疗方面极为重要。

〔原文〕　《灵枢·经脉篇》曰:"肺手太阴之脉,起于中焦,下络大肠,还循胃口,上膈,属肺,从肺系横出腋下,下循臑内,行少阴心主之前,下肘中,循臂内,上骨下廉,入寸口,上鱼,循鱼际,出大指之端。其支者,从腕后直出次指内廉出其端。大肠手阳明之脉,起于大指次指之端,循指上廉,出合谷两骨之间,上入两筋之中,循臂上廉,入肘外廉,上臑外前廉,上肩出髃骨之前廉,上出于柱骨之会上,下入缺盆,络肺,下膈,属大肠。其支者,从缺盆上颈贯颊,入下齿中,还出挟口,交人中,左之右,右之左,上挟鼻孔。胃足阳明之脉,起于鼻,交頞中,旁纳太阳之脉,下循鼻外,入上齿中,还出挟口环唇,下交承浆,欲循颐后下廉,出大迎,循颊车,上耳前,过客主人,循发际,至额颅。其支者,从大迎前下人迎,循喉咙入缺盆,下膈,属胃,络脾。其直者,从缺盆下乳内廉,下挟脐,入气街中。其支者,起于胃口,下循腹里,下至气街中而合,以下髀关,抵伏兔,下膝膑中,下循胫外廉,下足跗,入中指(趾)内间。其支者,下廉三寸而别入中指(趾)外间。其支者,别跗上,入大指(趾)间

出其端。脾足太阴之脉,起于大指(趾)之端,循指(趾)内侧白肉际,过核骨后,上内踝前廉,上踹内,循胫骨后,交出厥阴之前,上膝股内前廉,入腹,属脾,络胃,上膈,挟咽,连舌本,散舌下。其支者,复从胃别上膈,注心中。心手少阴之脉,起于心中,出属心系,下膈,络小肠。其支者,从心系,上挟咽,击目系。其直者,复从心系,欲上肺下,出腋下,下循臑内后廉,行太阴心主之后,下肘内,循臂内后廉,抵掌后锐骨之端,入掌内后廉,循小指之内出其端。小肠手太阳之脉,起于小指之端,循手外侧上腕,出踝中,直上循臂骨下廉,出肘内侧两筋之间,上循臑外后廉,出肩解,绕肩胛,并肩上,入缺盆,络心,循咽下膈,抵胃,属小肠。其支者,从缺盆循颈上颊,至目锐眦,欲入耳中。其支者,别循颊上䪼抵鼻,至目内眦,斜络于颧。膀胱足太阳之脉,起于目内眦,上额交巅,其支者,从巅至耳上角。其直者,从巅入络脑,还出别下项,循肩臑内,挟脊抵腰中,入循膂,络肾,属膀胱。其支者,从腰中下挟脊,贯臀,入腘中。其支者,从髆内左右,别下贯胛,挟脊内,过髀枢,循髀外,从后廉下合腘中,以下贯踹内,出外踝之后,循京骨至小指(趾)外侧。肾足少阴之脉,起于小指(趾)之下,斜走足心,出于然谷之下,循内踝之后,别入跟中,以上踹内,出腘内廉,上股内后廉,贯脊,属肾,络膀

胱。其直者，从肾上贯肝膈，入肺中，循喉咙，挟舌本。其支者，从肺出络心，注胸中。心主手厥阴心包络之脉，起于胸中，出属心包络，下膈，历络三焦。其支者，循胸出胁，下腋三寸，上抵腋下，循臑内行太阴少阴之间，入肘中下臂，行两筋之间，入掌中，循中指出其端。其支者，刚掌中，循小指次指出其端。三焦手少阳之脉，起于小指次指之端，上出两指之间，循手表腕，出臂外两骨之间，上贯肘，循臑外，上肩，而交出足少阳之后，入缺盆，布膻中，散络心包，下膈，循属三焦。其支者，从膻中上出缺盆，上项，击耳后，直上出耳上角，以屈下颊至出䪼。其支者，从耳后，入耳中，出走耳前，过客主人前，交颊，至目锐眦。胆足少阳之脉，起于目内眦，上抵头角，下耳后，循颈；行手少阳之前，至肩上，却交出手少阳之后，入缺盆。其支者，从耳后入耳中，出走耳前，至目锐眦后。其支者，别锐眦，下大迎，合于手少阳，抵于頄，下加颊车，下颈，合缺盆，以下胸中，贯膈，络肝，属胆，循胁里出气街，绕毛际，横入髀厌中。其直者，从缺盆下腋，循胸过季胁，下合髀厌中，以下循髀阳，出膝外廉，下外辅骨之前，直下抵绝骨之端，下出外踝之前，循足跗上，入小指（趾）次指（趾）之间。其支者，别跗上，入大指（趾）之间，循大指（趾）岐骨内出其端，还贯爪甲，出三毛。肝足厥阴之脉，起于大指（趾）丛毛之际，上循足跗上廉，去内踝一寸，上踝八寸，交出太阴之后，上腘内廉，循股阴入毛中，过阴器，抵小腹，挟胃，属肝，络胆，上贯膈，布胁肋，循喉咙之后，上入颃颡，连目系，上出额与督脉会于巅。其支者，从目系下颊里，环唇内。其支者，复从肝别贯膈，上注肺。"

〔语译〕《灵枢·经脉篇》上说，肺的经脉叫作手太阴经，起于中焦，向下联络大肠，回绕胃口，上膈膜，络肺，沿着喉咙，横走腋下，下行沿臂臑内侧，走在手少阴经和手厥阴经的前面，直下至肘内，再下沿臂内至掌后高骨的下面即寸口动脉处，通过寸口至鱼际穴，沿鱼际出拇指的指尖。它的支脉，从手腕后直走食指的尖端内侧，与手阳明经相接。

大肠的经脉叫作手阳明经，起于食指尖端，沿指上面通过拇指食指歧骨间的合谷，上走腕中两筋凹陷处，沿臂上行至肘外侧，再沿臑外前面上肩走髃骨前，再上颈背相接处的天柱骨，向前入缺

盆，联络肺，下膈，又联络大肠。它的支脉，从缺盆上走颈部，通过颊入下齿，回出挟口唇，左右两脉交会于人中，自此左脉走右，右脉走左，上挟鼻孔，与足阳明经相接。

胃的经脉叫作足阳明经，起于鼻，左右相交于鼻梁，旁入足太阳经，下行沿鼻外，入上齿部，回出环绕口唇，相交于任脉的承浆穴，再沿下颔后面出大迎穴，沿耳下颊车至耳前，过足少阳经客主人穴，沿发际至额颅。它的支脉，从大迎前下走人迎穴，沿喉咙入缺盆，下膈膜联络胃和脾。直行的脉，从缺盆下走乳内侧，再下挟脐，入毛际两旁的气街穴。另一支脉，从胃下口下走腹里，至气街和本经直行的相合，下行至膝上的髀关和伏兔两穴，再下至膝盖，沿足胫外侧至足面，入足中趾内间。又一支脉，从膝下三寸别走中指外间。又有一支脉，从足面走入足大指尖端，与足太阴经相接。

脾的经脉叫作足太阴经，起于足大趾尖端，沿足大趾内侧白肉处，过足大趾本节后上行至内踝前面，再上腿肚，沿胫骨后穿出足厥阴经的前面，上走膝和股内前面入腹，联络脾和胃，再上膈膜，挟咽喉，连舌根，散于舌底。它的支脉，从胃上膈膜至心中，与手少阴经相接。

心的经脉叫作手少阴经，起于心中，出走心系，下膈膜，联络小肠。它的支脉，从心系上挟咽喉，联系目系。直行的脉，从心系至肺，横出腋下，沿臂臑内后侧行手太阴和手厥阴两经后面，下肘内，沿臂内后侧至掌后锐骨入掌内后侧，再沿手小指内侧至尖端，与手太阳经相接。

小肠的经脉叫作手太阳经，起于手小指尖端，沿手外侧至腕过高骨，直上沿臂下侧出肘内侧两筋间，再上沿臑外后廉出肩后骨缝，绕肩胛，相交于两肩之上，入缺盆，联络心，沿食道下膈膜到胃络小肠。它的支脉，从缺盆沿颈上颊至目外眦，回入耳内。又一支脉，从颊部别走目眶下至鼻，再至目内眦斜络于颧，与足太阳经相接。

膀胱的经脉叫作足太阳经，起于目内眦，上走额交会于巅顶。它的支脉，从巅顶至耳上角。直行的脉，则从巅顶入络脑，回出下行后项，沿肩臑内挟脊至腰中，由臀部内行联络肾与膀胱。又一支脉，从腰中挟脊而下，通过臀部下入膝后曲处。还有一支脉，从肩臑内左右下胛挟脊经股外后侧

下行，与另一支脉会合膝后曲处，再下至足肚出足外踝后侧，沿足小趾本节后的京骨至足小趾外侧，与足少阴经相接。

肾的经脉叫作足少阴经，起于足小趾下，斜走足心，出内踝前大骨下的然谷穴，沿内踝后入足跟，向上行至足肚出膝弯内侧，再上股内后侧，通过脊内联络肾与膀胱。直行的脉，从肾上行至肝，通过膈膜入肺，沿喉咙挟舌根。它的支脉，从肺联络心，注于胸中，与手厥阴经相接。

心主的经脉叫作手厥阴经，起于胸中，联络心包络，下膈膜依次历络上中下三焦。它的支脉，从胸走胁，当腋下三寸处上至腋，沿臂臑内侧手太阴和手少阴两经中间入肘中，下行臂两筋间，入掌内沿中指直达尖端。又一支脉。从掌内沿无名指直达尖端，与手少阳经相接。

三焦的经脉叫作手少阳经，起于无名指尖端，上走小指和无名指中间，沿手表腕出臂外两骨中间，上过肘，沿臑外侧上肩穿出足少阳经后面，入缺盆行胸中联络心包，下膈膜从中焦下络下焦。它的支脉，从胸中上出缺盆，再上走项，连耳后直上耳上角，屈曲下颊至目眦下。又一支脉，从耳后入耳中回出至耳前，过客主人穴前交颊至目外眦，与足少阳经相接。

胆的经脉叫作足少阳经，起于目内眦，上至头角，下行耳后沿颈走手少阳经前面，至肩上又穿出手少阳经后面，入于缺盆。它的支脉，从耳后入耳内，回出走耳前至目外眦后。又一支脉，从目外眦下走大迎，会合手少阳经至目眦下，再下至颊车至颈与本经直行者会合于缺盆，再下走胸中，通过膈膜联络肝和胆，沿胁里经气街穴环绕毛际，横入髀厌中。直行的脉，从缺盆下走腋，沿胸过季胁，又与髀厌中的本经会合，再下沿股外出膝外侧高骨的前侧，直下至外踝骨出外踝前侧，沿足面入足小趾次趾中间。它的支脉，从足面走中大趾，沿中大趾次趾的骨缝至尖端，又回经爪甲后二节间的三毛地方，与足厥阴经相接。

肝的经脉叫作足厥阴经，起于足大趾业毛地方，沿足面上行离内踝前一寸，再上内踝八寸穿出足太阴经后面，上走膝弯内侧，沿股阴入阴毛中，左右相交环绕阴器，至小腹，挟胃，联络肝和胆，上过膈膜散布胁肋，再沿喉咙后面至上腭连目系，出额与督脉会于巅顶。它的支脉，从目系下走颊里，环绕唇内。又一支脉，从肝另穿膈膜注于胸中，与手太阴经相接。

〔名词浅释〕　经脉篇："灵枢"的篇名，详述手足三阴三阳十二正经及其别脉的循行路线和发病症状，后来论经脉的都以此为根据。

络，属：都是联络的意思，凡经脉连于其本经的脏腑称属，萦绕于与本经相表里的脏腑称络。

循：由此至彼的意思。

支：如江河之有支流，是本经以外的旁支。

〔体会〕　《内经》在经脉篇开头便说："经脉者，所以决死生，处百病，调虚实，不可不通。"马元台注释："不识十二经络，开口动手便错。"于此可见经脉在临床上的重要性。然而经脉究竟是什么？在现在解剖学上尚难加以说明。过去日本汉医曾经引神经来解释，没有得到结果，因此认为不合科学，想把经络否定。但据谢永光先生说："近几年来日本医界又有不少人改变了原来否定经络的主张，转过来学习古典，努力考证古籍关于治疗方面的记载，希望借此发现相当的理论或法则。法国针灸学界近年来也进行了对经络学说的研究，认为有人不根据经络学说的刺法，虽然也可收获疗效，可是这些疗效远比不上经络治疗的。"（1956年10月《中国新医学》月刊）因此，我们知道经络与神经是两回事，不必附会到神经方面，也不能因为无法用神经分布状况来引证而加以轻视。既有实际应用的价值，将来一定能用科学来说明。

十二经络的发明，具有高度科学的生理解剖学思想。单从《内经》记载的意义来研究，在逆顺肥瘦篇里曾有提纲指出："手之三阴，从脏走手，手之三阳，从手走头，足之三阳，从头走足，足之三阴，从足走腹。"说明了阴经和阳经相互接连，有次序地分布全身循环往复。友人陆瘦燕针科专家曾想象地做成十二经流注图，今特引用于此。

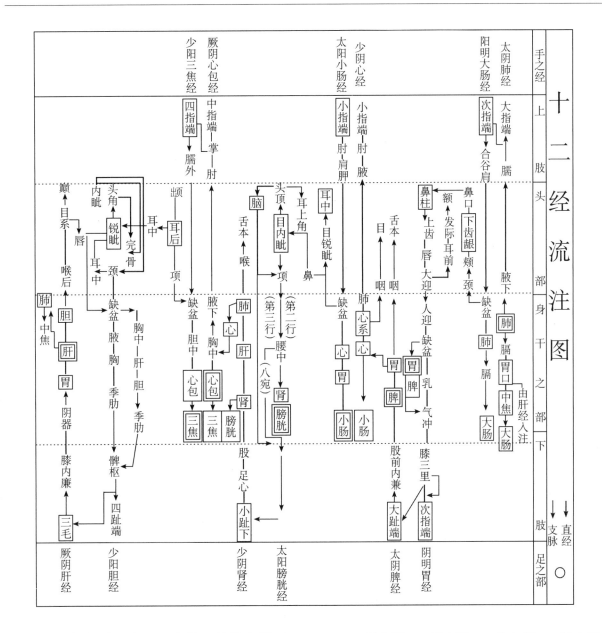

十二经流注图

不难看到，手足十二经实际上只是太阴、少阴、厥阴、太阳、阳明、少阳六各，这六种又可合为三组：第1组是太阴和阳明；第2组是少阴和太阳；第3组是厥阴和少阳。这样一阴一阳的配合，叫作表里，表里的意思是指具有密切关系的两个方面。所以还可把内经指出的提纲简化为公式如下：

脏——手——头——足——腹（脏）

也就是：

手之三阴——手之三阳——足之三阳——足之三阴

如果把三组分别填入，便成下列三个形式：

1. 手太阴——手阳明——足阳明——足太阴

2. 手少阴——手太阳——足太阳——足少阴

3. 手厥阴——手少阳——足少阳——足厥阴

由于十二经脉互相衔接，由阴入阳，由阳入阴，从表走里，从里走表，自上而下，自下而上，所以《内经》在卫气篇里又指出："阴阳相随，内外相贯，如环之无端。"也由于它循行路线的不同，很自然地把全身划分为若干区域，并建立起体表和内脏的表里关系。我们可以观察那一区域内的症状，就认识发病的场所，从而根据那一经、脏来进行治疗，所以在内科和其他各科都占重要地位。一般认为经络只有针灸科需要研究，那是极不全面的看法。

〔应用〕 必须熟记，并备经络图作为参考。

依照经络的划分，在临床上能把病症清楚地分类归纳，对于整体疗法有极大帮助。

〔原文〕《素问·骨空论》曰："任脉者，起于中极之下，以上毛际，循腹里，上关元，至咽喉，上颐，循面入目。冲脉者，起于气街，并少阴之经，侠脐上行，至胸中而散。任脉为病，男子内结七疝，女子带下瘕聚。冲脉为病，逆气里急。督脉为病。脊强反折。督脉起于少腹以下骨中央，女子入系廷孔。其孔，溺孔之端也。其络循阴器，合篡间，绕篡后，别绕臀，至少阴与巨阳中络者，合少阴，上股内后廉，贯脊属肾。与太阳起于目内眦，上额交巅，上入络脑，还出别下项，循肩膊内，侠脊抵腰中，入循膂，络肾。其男子循茎下至篡，与女子等。其少腹直上者，贯脐中央，上贯心，入喉，上颐，环唇，上系两目之下中央。此生病，从少腹上冲心而痛。不得前后，为冲疝。其女子不孕，癃痔，遗溺，嗌干。督脉生病，治督脉，治在骨上，甚者在齐下营。"

〔语译〕《素问·骨空论》上说，任脉起于脐下中极穴，上至毛际，沿腹里至关元穴，再上至咽喉，至颏部，又沿面入目下。冲脉起于少腹气街穴，与足少阴经并行挟脐而上，至胸中分散。任脉的发病，在男子是易生七疝，女子是易患白带和癥瘕、积聚病。冲脉的发病是，气逆不上，腹内急胀。督脉发病，使脊部强直反折。督脉起于少腹，下行至横骨下近外的中央部分，在女子联络廷孔——溺孔上端。它的支脉，沿阴器至篡——前后二阴之间，绕至篡后，又绕臀部，与足少阴经和足太阳经之中行者会合，上行股内后侧，通过脊内络肾。又一支脉，与足太阳经从目内眦上额交巅顶，并入络脑，回出下项，沿肩膊内侧，从脊旁至腰中，入膂络肾，其在男子沿前阴下至篡与女子同。从少腹直上的脉，通过脐的中央，上至心入喉咙，再上颏部环绕口唇，上连两目下。故这条经脉的病症，往往从少腹冲心作痛，二便不通，叫作冲疝，在女子不易受孕，并有小便不通、痔疮，或遗尿、咽干等症。凡督脉生病，当治督脉，取腰横骨上毛际中曲骨穴，病深的取脐下的阴交穴。

〔名词浅释〕　骨空论：《素问》的篇名，叙述经脉循行于骨空间的穴位。骨空间为骨节相交，精髓相通地方，精髓属于肾，冲、任、督三脉又皆发源于肾，故一并叙入。

七疝：①冲疝，从少腹有气冲心作痛，二便不利；②狐疝，卧时入腹，站立则阴囊胀坠；③厥疝，腹内有逆气；④癞疝，睾丸肿大，顽痹不仁；⑤瘕疝，少腹烦热作痛，注泄白淫；⑥㿗疝，腹筋拘急，溃脓下血；⑦癃癞疝，内裹脓血，小便癃闭。

〔备注〕　督脉从少腹直上的，似指冲、任二经，故其发病亦为冲、任应有的病症，王冰曾说："任脉者女子得之以任养也，冲脉者以其气上冲也"，可作参考。

〔原文〕《灵枢·脉度篇》曰："跷脉者，少阴之别，起于然谷之后，上内踝之上，直上循阴股入阴，上循胸里，入缺盆，上出人迎之前，入颇，属目内眦，合于太阳阳跷而上行。气并相还，则为濡目。气不荣，则目不能合。"

〔语译〕《灵枢·脉度篇》上说，阴跷脉是足少阴的别脉，从然骨的后上行内踝上面，直上沿股阴至前阴，再上沿胸至缺盆，出人迎前面入颧骨上络目内眦，合足太阳的别脉阳跷脉上行。阴跷和阳跷的气并行回还，赖以润目，如果气不濡润，便为目不能合。

〔名词浅释〕　脉度篇：《灵枢》的篇名，言全身经脉的长度，共为16丈2尺。

〔体会〕　十二正经之外，还有奇经，奇经凡八，由于不像十二经的表里配合成偶，故称做奇。上节和本节叙述奇经八脉的循行路线及其发病似有错简，兹录《难经》原文如下，以资考证，二十八难云："督脉者起于下极之俞（指长强穴，在脊骶骨端），并于脊里上至风府（风府穴在脑后发上三寸），入属于脑；任脉者起于中极之下（中极穴在脐下四寸），以上至毛际，循腹里上关元（关元穴在中极上一寸），至咽喉上颐，循面入目络舌；冲脉者起于气冲（即气街穴，在毛际两旁），并足阳明之经挟脐上行，至胸中而散；带脉者起于季胁，回身一周；阳跷脉者起于跟中，循外踝上行入风池（风池穴在后脑发际陷中）；阴跷脉者亦起于跟中，循内踝上行至咽喉，交冲脉；阳维、阴维者，阳维起于诸阳会（指足外踝骨下陷中金门穴），阴维起于诸阴交（指足内踝上距踝三寸骨陷中筑宾穴）。"二十九难云："阳维维于阳，阴维维于阴，阴阳不能自相维，则怅然失志（精神不爽貌），溶溶不能自收持（指四肢懈急）；阴跷为病，阳缓而阴急，阳跷为病，阴缓而阳急（阴阳即指阴跷和阳跷所过地方）；冲之为病，逆气而里急；督之为病，脊强而厥；任之为病，其内苦结，男子七疝，女子瘕聚；带之为病，腹满，腰溶溶若在水中；阳维为病苦寒热，阴维为病苦心痛（上指合病，此指分病）。"

从奇经八脉来说，前人认为维脉是一身纲维，跷脉是使机关跷捷，督脉为阳脉的总督，任脉为阴脉的承任，冲脉为诸脉的冲要，带脉为诸脉的总约。从全身经脉总的来说，十二经有孔穴，任督二脉亦有孔穴可以针灸，成为十四经；又十二经都有别络，不仅维脉和跷脉，脾更有一大络叫作虚里，合并任督二脉成为十五络，与十二经称为二十七气，认为如水之流，不分昼夜，终而复始，如环无端。这些正经和奇经的作用，在临床上用之有效，不可否认是前人在实践中积累起来的经验，值得重视。

〔应用〕　必须熟记，与十二经同样重要。

七、治　则

本篇叙述治疗上的基本法则，包括药物、针刺、按摩和温浴法等，特别指出方剂的组织及其适当应用。

〔原文〕　《素问·阴阳应象大论》曰："阴阳者，天地之道也，万物之纲纪，变化之父母，生杀之本始，神明之府也。治病必求其本。谨守病机，各司其属。有者求之，无者求之，盛者责之，虚者责之。必先五胜，疏其血气，令其调达，而致和平。"

〔语译〕　《素问·阴阳应象大论》上说，（上略）治病必须从根本上求得解决，求本的方法是：细心地掌握"病机"，辨别其属于哪一部门。这部门里有的，应该寻求它的原因，没有的，尤其要寻求它别的原因。不论实症和虚症，都需要两方面来究诘根源。然后结合五胜气候，疏通血气，排除障碍，使它回复正常。

〔名词浅释〕　病机：机是机要。一种病的发生都有一定的症状，这症状是诊断的证据，《内经》曾把一般症状分类，作为临床的初步印象，称为病机，可参看病能篇至真要大论。

五胜：运气学说里的一个名词，指一年里五运的胜复，也就是不符合季节的气候变化。

〔体会〕　这是施行治疗前的一项细致工作，只有清楚地认识发病的原因和病灶，才能给予适当的治疗。《内经》所指示的，可举一简单例子来说明，比如病人的主诉是发热，一般当作外感病。但必须检查它有否怕冷、头痛等症？脉搏是否浮象？进一步必须检查它有无其他合并症？是否单纯的体表受寒？如果是单纯的体表受寒，还得检查它有汗或无汗？体质的强壮或衰弱，病程的长短和热势的升降情况，才能定出治疗的方针、处方用药。为什么一定要这样反复的检查呢？因为一般的退热法只有发汗和清凉剂两项，但是发热的原因和病灶相当复杂，有好多发热症不是发汗法和清凉剂所能解决，甚至在某种发热症上用了发汗法和清凉剂会加重其症状或引起病变。例如：①体实的人偶然感冒风寒或淋受冷雨骤然发热，兼伴怕冷、头痛、四肢酸疼、汗不出、脉象浮紧、舌苔薄白，可用麻黄、桂枝、羌活、防风一类的辛温发汗药，汗出即解；②感受风温发热的，往往不怕冷或稍有恶风、自汗出、口干、脉浮数、舌苔薄黄，宜用豆豉、薄荷、桑叶、菊花等辛凉清疏；③高热不怕风、反恶热、汗出后热势不减，脉象洪大、舌苔黄糙的，此为阳明经病，宜用石膏、知母、银花、连翘等清凉退热；④忽冷忽热，一天中不止一次，也没有一定的时间，头眩、口苦、脉象弦数的，称作少阳病，宜用柴胡、黄芩、半夏、青蒿等和解；⑤午后发热，早上身凉，舌绛、脉象细数的，多属阴虚症，宜生地、麦冬、鳖甲、银柴胡等养阴退蒸；诸如此类，难于悉举。至于乙型脑炎初起像感冒，麻疹初起像风温；又如感冒兼有咳嗽，阳明病兼有大便闭结；又如因伤食、劳顿等引起的发热，在治疗上都有显著的区别。倘然一律使用发汗和清凉剂来治疗，其后果是不可想象的。所以《内经》所说"有者求之，无者求之，盛者责之，虚者责之，"肤浅地看来好像异常空泛，一经结合到实际，便成为极其重要的一环。

〔应用〕　必须熟记，只有不厌其烦地推求，才能确认病因，定出治疗的方向方法。

〔原文〕　《素问·至真要大论》曰："君一臣二，奇之制也。君二臣四，偶之制也。君二臣三，奇之制也。君二臣六，偶之制也。故曰：近者奇之，远者偶之。汗者不可以偶，下者不可以奇。补上治上，制以缓，补下治下，制以急。急则气味厚，缓则气味薄，适其至所，此之谓也。病所远，而中道气味之者，食而过之，无越其制度也。是故平气之道，近而奇偶，制小其服也，远而奇偶，制大其服也。大则数少，小则数多，多则九之，少则二之。奇之不去，则偶之，是谓重方。偶之不去，则反佐以取之，所谓寒热温凉，反从其病也。"

〔语译〕　《素问·至真要大论》上说，一个方内用一个君药、两个臣药，是"奇方"的组织，两个君药、四个臣药，是"偶方"的组织，但用两个君药而三个臣药，还是奇方，如用两个君药而六个臣药，才是偶方。一般病在上而轻浅的称作近，多用奇方，病在下而深重的称作远，多用偶方，所以汗法宜于表证就不可用偶，下法宜于里证就不可用奇。此外，补上、治上的方剂要其药力稽留，宜用气味俱薄的"缓"剂，补下、治下的方剂要其药力迅捷，宜用气味俱厚的"急"剂，总之求其恰当地到达发病场所而已。因此有病所远而防止药力中途衰乏（按原文"中道气味之者"的之字不可解，疑心乏字传写所误），可以先服药、后进饭食来推进，这也是一个变通的方法。治病的道理，不论奇方或偶方，轻浅在上的组织宜"小"，深重在下的组织宜"大"，大的组织药数少，小的组织药数多，但多到九味，少则不能低于二味。此外，用了奇方而病不去，可以接用偶方，这种用法，称作"重方"，用了重方而病仍不解，就宜用反佐的方法，反佐法是用寒凉或温热的药来顺从寒或热的病症进行治疗的一种反治法。

〔名词浅释〕　至真要大论："素问"的篇名。内经中叙述运气学说的，有"天元纪大论""五运行大论""六微旨大论""气交变大论""五常政大论""六元正纪大论"等篇，本篇总括前文加以补充，认为至真至要，故名。文内并说明治疗法则、方剂组织和用药规律。

重方：重平声，重复的意思。为了既用奇方，再用偶方，故马玄台注，后世也叫"复方"，李东垣

七方图，并作大、小、缓、急、奇、偶、复。

〔体会〕　本节专论方剂的组织，分为奇、偶、缓、急、大、小、重七种，后来称作"七方"。包含着四个形式和意义：

1. **奇偶**：指作用的专一和混合。奇是单数，偶是双数，说明方剂的作用有单纯的、有兼施并用的。处方的主要目的是消除病因，如果只有一个病因，就是只有一个目的，也就是只要一个主药；有两个病因时，便有两个目的，就要有两个主药，所以内经把"君一臣二"称作奇方，"君二臣四"称作偶方。然而偶方内臣药的多少也能左右主药的力量，故又指出"君二臣五"仍是奇方，"君二臣六"才是偶方，说明单数是无法平分的，既然不能平分，势必力量有偏重，还是奇方的意义。因此可以体会到君二臣四是偶方，倘然臣药的分配为一与三，应该属于奇方，扩大为君三臣三，只要三方面的药力平衡，也是偶方的制度。过去有人拘泥在数字的一、三、五和二、四、六方面，忽视了方剂的作用是不对的。

2. **缓急**：指作用的和缓和峻利。病有慢性、急性的区别，治疗上也就有缓、急的适当处理，这是一般性的。这里着重于病灶的浅近和深远，认为病在上焦，药力宜缓，病在下焦，药力宜急，说明了同样内脏的疾患，在处方时应当考虑药物的力量来适当地发挥其功能。

3. **大小**：指作用的强盛和浅薄。方剂组织的大小，跟随病的轻重来决定，有两种方式，一种是以数少为大方，取其量重力专，数多为小方，取其量轻力散；另一种是以药少为小方，药多为大方，王冰所谓："病之甚者制大其服，病之微者制小其服。"后人只注意前者而忽略后者，不够全面。

4. **重方**：指作用的复杂。意思是单用奇方和偶方不能解决一切病症，故必要时可以相互使用，同时在正治法以外，还可用反治法来治疗。

由于七方中有四种不同的作用，故在应用时不能把七方孤立来看，必须认识它彼此的关联。例如伤寒论上说："急下之，宜大承气汤。"当然，大承气汤是急方了，但大承气汤的唯一效能是通大便，也可说成奇方，它的力量强盛，也可说作大方。又如"急温之宜四逆汤。"同样包括急方、奇方和大方在内，具有不可分离的局面。因此，七方是方剂组织的一种制度，只有在作用上加以分析，才能理

解其真正意义。

〔补充〕 至真要大论里还有如下两节：①"主病之谓君，佐君之谓臣，应臣之谓使，非上、中、下三品之谓也。"这是对君臣的一个解释，并说明上中下三品是指古代药物分类法，与方剂无关；②"有毒无毒，所治为主，适大小为制也，君一臣二，制之小也，君二臣三佐五，制之中也，君一臣三佐九，制之大也。"这里所说的大方小方，与"大则数少，小则数多，"显然不同，可作参考。

〔应用〕 必须熟记，是中医处方的基本法则。

〔原文〕 《素问·至真要大论》曰："辛甘发散为阳，酸苦涌泄为阴，咸味涌泄为阴，淡味渗泄为阳。六者，或收、或散、或缓、或急、或燥、或润、或软、或坚，以所利而行之，调其气，使其平也。寒者热之，热者寒之，微者逆之，甚者从之，坚者削之，客者除之，劳者温之，结者散之，留者攻之，燥者濡之，急者缓之，散者收之，损者益之，逸者行之，惊者平之，上之下之，摩之浴之，薄之劫之，开之发之，适事为故。逆者正治，从者反治，从少从多，观其事也。热因寒用，寒因热用，塞因塞用，通因通用。必伏其所主，而先其所因。其始则同，其终则异。可使破积，可使溃坚，可使气和，可使必已。诸寒之而热者，取之阴，热之而寒者，取之阳。所谓求其属也。夫五味入胃，各归所喜攻。酸先入肝，苦先入心，甘先入脾，辛先入肺，咸先入肾。久而增气，物化之常也。气增而久，天之由也。"

〔语译〕 《素问·至真要大论》上说，药味辛、甘的有发汗、疏散作用，属于阳的性质，酸、苦的有涌吐、泄下作用，属于阴的性质，咸味同样有涌吐、泻下作用，属于阴，淡味有渗利小便作用，属于阳。这六种不同的性能，可以用来或收敛、或疏散、或缓和、或劲强、或干燥、或滋润、或坚者使软，软者使坚，只要各随需要使用，都能调理病气，达到和平。

一般的治疗法：寒证用热药，热证用寒药，轻证用逆治，重证用从治。症状方面，如坚实的用削伐法，感冒的用祛除法，疲劳的用温养法，凝结的用消散法，停留的用攻泻法，干燥的用滋润法，拘急的用舒缓法，耗散的用收敛法，亏损的用补益法，安逸的用运行法，惊惕的用平镇法。不论上升、下降、按摩、洗浴、迫击劫夺、疏散开泄，都以按照病况适当择用为是。这些针对症状治疗的方法，合乎

治疗原则，称作正治；也有顺从病情的，称作反治，反治中并非完全顺从，有从多的，有从少的，须视病症的轻重来决定。凡是热药因寒证而用，寒药因热证而用，或者塞的方法用于塞证，通的方法用于通证，主要是制伏其主症，尤其重要的是先除其病因。故塞证用塞法，通证用通法，初起似乎同类，结果截然相异，它也能破积、攻坚，可使气和而痊愈。此外，有热症用寒药而热不退的，当补其阴，寒病用热药而寒不解的，当补其阳，这种虚症不能当作实症来治，就是求其属于哪一部门的说法。

五味入胃，各走性质上接近的一面。例如：酸味先入肝经，苦味先入心经，甘味先入脾经，辛味先入肺经，咸味先入肾经。久服以后，因受药性的偏胜而使脏气偏盛，这是物理之常，这种偏盛经过较长时间，将会成为损害的因素。

〔名词浅释〕 正治：用与病邪相反性质的一类药物来治疗，如寒邪用热药，热邪用寒药。用药性与病邪相反的目的是要排除病因，符合于治疗原则，故说"逆者正治"。凡"坚者削之"至"惊者平之"一节，都属此类。

反治：用药性与病情同一方向的，所收效果与正治相同，因其含有顺从的意义，故说"从者反治"。如虚性胀满症之属于消化机能迟钝的，给予补剂，不用"结者散之"；下痢症大便频数，给予泻剂，不用"散者收之"。这种从症状表面观察来决定其相反的病因，实际上与正治是一致的。

〔体会〕 本节说明了一般的治疗方法，总的方面，包括药物、针灸、按摩和其他外治法；病症方面，包括了发汗、催吐、泻下、消导、滋补、镇静和收敛等法。这些方法在内经里曾有变化应用，后世并且加以发展，但基本上不能离开这几个原则。其特点如下：首先指出的是一病有一病的因素，只要消灭其因素，症状自然轻减。一般认为中医只是对症疗法，观察症状用药，不知中医必须在症候里寻得原因之后才会有疗法。比如有人问头痛吃些什么药？中医是无法回答的，理由就在头痛的发生不是一个原因，中药里菊花、吴萸、全蝎、牡蛎、防风、川芎……性质绝对不同，都可用治头痛，特别是中医善于从整体出发来考虑问题，就必须要从原因上求得治疗，故"伏其所主而先其所因"，是通过辨证来使用原因疗法，为内经治疗中的主要法则。其次，《内经》还掌握了病型的分类法，他

看到每一种病的症候群里必然有一个主症,依据这主症的形态来寻求原因,从而定出治疗的方针,最为简捷可靠,故又定出了"坚"、"结"、"散"、"损"等名称。必须了解,这些名称是泛指一般病态,包含着多种病症在内,兹特列表举例如下。

必须说明,治疗不是单靠病态来决定,从病态上定出的治法也不能单独应用。例如:寒的现象,有实证,有虚证,有表证,有里证,只凭一个热字,究竟选择哪一类热性方药呢?又如:坚的现象,有在气在血,属寒属热,不把病灶和性质确定,也是无法选用克伐推荡一类方药的;再如留的病症,应先考虑病体能否胜任攻泻,或先攻后补,或先补后

攻,或攻补兼施,或相间使用,前人也有一定步骤。诸如此类,说明了要很好地掌握内经的治疗法则,应当联系实际深入研究。

〔应用〕　必须熟记,是治疗一般疾病的大法。

〔原文〕　《素问·阴阳应象大论》曰:"因其轻而扬之,因其重而减之,因其衰而彰之。形不足者,温之以气。精不足者,补之以味。其高者,因而越之,其下者,引而竭之,中满者泻之于内。其有邪者,渍形以为汗。其在皮者,汗而发之。其慓悍者,按而收之。其实者,散而泻之。审其阴阳,以别柔刚。阳病治阴,阴病治阳。定其血气,各守其乡。血实宜决之,气虚宜掣引之。"

病型	病　　　例	治法	方　　　例
寒	指一般表寒和里寒现象,如因寒邪或阳虚引起的恶寒、四肢厥逆,以及寒疝,寒霍乱等。	热	用辛热药包括回阳在内,如四逆汤、大乌头煎、小青龙汤、桂附八味丸等。
热	指一般表热和里热现象,如温病、暑热,及口疳、咽喉肿痛小溲短赤等内热症候。	寒	用清凉药包括滋阴降火在内,如白虎汤、六一散、银翘散、大补阴丸等。
坚	指腹内坚硬有形的一类病症,如癥瘕、疢癖等。	削	用克伐推荡药,多与攻剂相结合,也包括敷贴法,如削坚丸、鳖甲饮子、克坚膏等。
客	指时邪侵袭的一类病症(内经论运气有主气和客气的名称),如伤风和其他时病等。	除	用发汗、化湿等祛除六淫的药,如麻黄汤、香薷饮、神术散等。
劳	指疲劳过度现象(内经称作劳倦),如头晕不能用脑、记忆力薄弱、四肢急惰等。	温	用温养来增强体力,多与补剂相结合,如四君子汤、归脾丸、人参养营汤等。
结	指邪气痰浊郁阻,包括部分外症在内,如结胸、痰核、流注、乳癌等。	散	用消散药包括敷贴法,如小陷胸汤、千金指迷丸、小金丹、硇砂膏等。
留	指脏腑积滞不能排出,如留饮、停食、蓄水、便闭,以及妇科经阻等。	攻	用攻逐泻下药,如十枣汤、大承气汤、舟车丸、抵当汤等。
燥	指津液缺乏现象,如口渴、皮肤皲裂、大便困难等。	濡	用滋润药,如琼玉膏、沙参麦冬饮、增液承气汤等。
急	指一般拘急强直症状,如口噤、项强、手足拘挛等。	缓	用舒展缓和药,如资寿解语汤、透经解挛汤、木瓜汤等。
散	指耗散不能约束的病症,如盗汗、滑精、遗尿、久泻及妇科崩漏等。	收	用收敛固涩药,如牡蛎散、金锁固精丸、诃子散、女科固经丸等。
损	指一般亏损虚弱病症,如五劳、六极、七伤及阴虚、阳虚、中气不足等。	益	用滋补强壮药,如六味地黄丸、八珍汤、补中益气汤、龟鹿二仙胶等。
逸	指运动障碍的现象,如瘫痪、痿痹等。	行	用行血活络药,包括推拿法,如小活络丹、疏风活血汤等。
惊	指一般不安定现象,如心悸、失眠易醒、梦多惊惕及小儿惊风抽搐等。	平	用镇静药,如朱砂安神丸、抱龙丸等。

〔语译〕 《素问·阴阳应象大论》上说,因为病轻浅,可用宣散法来祛其邪;因为病深重,可用减除法来平其势;因为病退而正气虚弱,可用补养方法来辅助其体力的恢复——形体不足的用气药温补,精髓不足的用味药滋补。病在上焦的可以因其高而催吐,在下焦的可以因其下而导泻,如在中焦胀满的可用消运和中来逐渐排出,也有在肌表的可用渍形法取汗或内服药发汗。邪势妄行耗散的当予抑制收引,结聚盘踞的当予疏散泻下,必须观察病的在阴在阳,分别邪的属刚属柔,病在阳的也可治其阴,病在阴的也可治其阳。同时明辨气分和血分,按其病源所在,血分实的予以逐瘀,气分虚的予以升提。

〔名词浅释〕 渍形:渍是潮润,渍形是指用熏蒸取汗。据《世医得效方》记载:"蒸法以薪火烧地良久,扫除去火,以水酒之,取蚕沙、柏叶、桃叶(李念莪注作桃枝,疑误)、糠、麸皆可用,相和铺烧地上可侧手厚,上铺草席,令病人卧温复之,夏月只布单复之,汗移时立至,俟周身至脚心自汗漐漐,乃用温粉扑止。"这是一种"劫之"的方法,过去多用于急症。

刚柔:据马玄台注:"难经十难,以五脏之邪相干为刚,六腑之邪相干为柔。盖阳经为腑,邪始感故为柔,阴经为脏,邪入深故为刚。"简单地说,指病邪的强弱。

〔体会〕 本节承接上文来说明适当地运用一般疗法,关键在于一个"因"字,含有因事制宜和因人而施的意思,故指出病势的轻重,病所的高下,以及其他情况,作为灵活运用的依据。又从邪、正两方面提出了一些例子,关于邪实方面,分出轻和重、上和下等不同治法,关于正虚方面,分出形和精、气和血等不同治法。这些例子当然不够全面,但可以看到祛邪、扶正是治疗的两大纲领,怎样选用"客者除之""劳者温之"等等方法,达到又适合又迅捷地发挥治疗作用,实为临床上的重要一环。主要是同一病因,由于发病的场所不同,治法截然异样,只有寻出病所,处方才有目标,不犯似是而非、隔靴搔痒的毛病。然而人体是有机的联系,不能把《内经》所指出的病所呆板地孤立起来,也不能把《内经》的每一种治法简单地看待。故"轻而扬之"的"轻"字,与"高者越之"的"高"字,"在皮者汗而发之"的"皮"字都有关联;"扬"字与"越"字、"发"字以及"实者散而泻之"的"散"字都应结合。

也就是说,或疏散风寒暑湿等邪,或宣化肺脏痰浊,或催吐来解除胸中痰食水饮的郁结,都属"轻而扬之"的一类。习用的如:①感冒风寒,用神白散(豆豉、白芷、生姜、葱白、甘草);②风温初起,用银翘散(银花、连翘、桔梗、薄荷、荆芥、豆豉、牛蒡、竹叶、甘草);③伤风咳嗽,用三拗汤(麻黄、杏仁、甘草);④风热头痛,用菊花茶调散(菊花、僵蚕、川芎、薄荷、荆芥、防风、细辛、羌活、白芷、甘草);⑤鼻渊流涕腥秽,用苍耳散(苍耳子、薄荷、辛夷、白芷);⑥伤寒胸中懊憹,用栀子豉汤(豆豉、山栀)……皆归于轻扬的范围。以此为例,下面所说的"减"、"竭"、"泻"等,也包括了轻泻、重泻、泻水、泻宿食等在内,亦即包括了常用的大承气汤(枳实、大黄、芒硝、厚朴)、脾约麻仁丸(麻仁、芍药、杏仁、大黄、枳实、厚朴)、大陷胸汤(甘遂、大黄、芒硝)、控涎丹(甘遂、大戟、白芥子)和舟车丸(牵牛子、大黄、甘遂、芫花、大戟、青皮、橘红、木香、轻粉)等方剂。必须分辨,"泻之于内"不同于一般的泻,它的含义是健运消导,有帮助机体自然抗病能力使之与祛邪药物协同起来消除病邪,并不以攻泻为唯一手段。成方中如枳实消痞丸(人参、白术、枳实、黄连、麦芽、半夏曲、厚朴、茯苓、甘草、干姜)治满,中满分消丸(厚朴、枳实、黄芩、黄连、半夏、陈皮、知母、泽泻、茯苓、砂仁、干姜、姜黄、人参、白术、甘草、猪苓)治腹胀,芍药汤(芍药、黄芩、黄连、当归、肉桂、甘草、槟榔、木香)治痢下赤白,以及保和丸(神曲、山楂、茯苓、半夏、陈皮、连翘、莱菔子)的助消化等,虽然具有泻下性质,显然与单纯的泻下有所区别。故这里的"泻之于内",不得肤浅地解释为内部积滞当用泻法,应该从"中满"两字体味其用意。至于前人对于祛邪的方法,不论发汗、催吐、利尿、通大便等,凡是用来排出实邪的都叫作泻,内经常以"虚则补之,实则泻之,"作为相对的一般治法,又不能与本节狭义的泻相提并论了。

病的发生,必然有因、有形、有所,治病必须把病因、病型和病所相结合,全面地考虑治疗方针,这是《内经》的大法。后人依据这思想指导,定出多种活法,丰富了治疗的内容。故"其在皮者汗而发之",只是一个发汗法,《伤寒论》里就有不同的发汗方剂,发展到"温病条辨"又增添了许多不同的发汗方剂,并且两书里都记载了当用发汗而不可发汗的禁忌条文。这种掌握症状的特点和病人

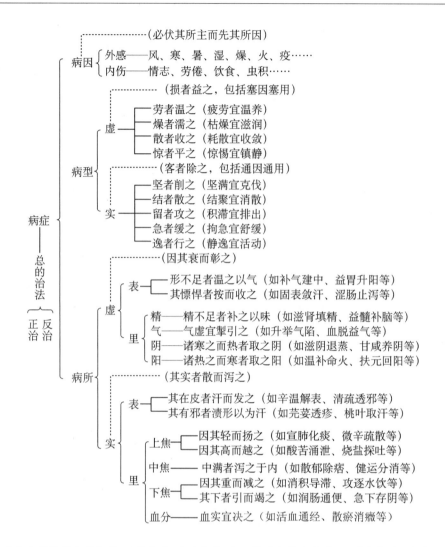

附注：此表内容限于本篇记载，不够全面，为了分类，也不能避免偏于片面。如"客者除之"是指一般外感，现在作为提纲；"逸者行之"在虚证和实证都可发现，以常见者多气血凝滞，就归入实证方面；又如"慓悍者按而收之"注解颇不一致，从字面来说，慓悍似属实证，但一般慓悍证如吐血、泄泻、大汗等多属虚证，即使因实证而引起不能制止的吐血、泄泻、大汗等，到严重状态时外表多呈虚脱现象，故最后考虑，置于表虚一门了。是否合适，留待讨论。

的特点来分别解决治疗问题，与《内经》学说是完全一致的。苏联华格拉立克教授在中华医学会第十届全国委员代表大会上报告，讲到《内经》和其他古书中的中医治疗措施，大致说："治疗永远应当是严格地个体特异化的，并且应当根据病人病情的改变而改变处置方法；所有的治疗都应当是综合的，同时又是针对疾病的情况的。"我认为这几句话有力地表达了《内经》的治疗精神，也说明了重视病人的个体特征而予以个别治疗的重要性和科学性。因此，我们要在《内经》的大法里寻出活法，并在后人的活法里认识大法，不嫌重复，列表如上：

在上表内可以约略认识中医治病的基本原则。例如：胸腹胀满症，倘然求得病因是"食"，在病型所指示的就是"留者攻之"，在病所方面，可分别在于上焦的依照"因其高而越之"使用催吐，在于中焦的依照"中满者泻之于内"使用消运，在于下焦的依照"其在下者引而竭之"使用泻下；又如：病人主诉头晕、形瘦、气短、肢软，倘然求得病因是"劳倦"，在病型所指示的就是"劳者温之"，在病所可分别其属于哪一方面的虚弱而采用适合的补养；如果再有心悸、失眠的，则依"惊者平之"例助以镇静，有多汗或遗精的，则依"散者收之"例助以收涩，再有疲劳过度兼见虚热，则依"寒之而热者取之阴"助以滋阴退蒸。只要掌握规律,不难随机应变。

〔补充〕　在复杂的治法里,主要是辨别疾病的表里、虚实,故至真要大论曾有总纲提出:"从内之外者调其内,从外之内者治其外,从内之外而盛于外者,先调其内而后治其外,从外之内而盛于内者,先治其外而后调其内,中外不相及,则治主病(既不从内,又不从外的意思,即后世所说不内外因)。调气之方,必别阴阳,定其中外,各其乡,内者内治,外者外治,微者调之,其次平之,盛者夺之,汗之下之,寒热温凉,衰之以属,随其攸利。无积者求其脏,虚则补之,药以祛之,食以随之,行水渍之,和其中外,可使毕已。"

〔应用〕　必须熟记。中医辨证用药,对病因、病型和病所三者是不可分割的,了解这些基本原则以后,才能具体地分析具体病况,定出治疗的方针,适当地选择方药。

〔原文〕　《素问·五常政大论》曰:"病有久新,方有大小,有毒无毒,固宜常制矣。大毒治病,十去其六。常毒治病,十去其七,小毒治病,十去其八。无毒治病,十去其九。谷肉果菜,食养尽之,无使过之,伤其正也。不尽行,复如法。必先岁气,毋伐天和。"

〔语译〕　《素问·五常政大论》上说,病有久病和新病,方有大方和小方,使用有毒和无毒的药物是有规则的。大毒药用到病去十分之六即应停止,常毒药用到病去十分之七,小毒药用到病去十分之八,即使是无毒的药也用到病去十分之九应即停止。用得过分,反会损害正气。剩余的一分病。可用谷类、肉类、果类和蔬菜类日常饮食来调养,如果用谷、肉、果、蔬而不能尽除时,再按病邪程度用药物治疗。(按内经知要句逗,作"不尽行,复如法。"兹拟改为"不尽,行复如法。")在用药期间,还要观察气候,适应生长收藏的天地常道。

〔名词浅释〕　有毒、无毒:这是指一般的药物。前人认识到药物的作用,由于气味的刺激,虽能治病,也能伤人,至真要大论所谓"气增而久,夭之由也",故称作毒。也由于药物的气味有厚薄,因而作用有强弱,就区别为大毒、常毒、小毒和无毒,从现在来说,可能是指毒性反应大小,作为用药程度上差别的一般准则。

〔体会〕　每一种病,决定治疗方针以后,接着就是处方用药。用药不仅要针对疾病,还要注意

机体本身。"左传"上说:"药不瞑眩,厥疾勿瘳,"是指药性反应;《内经》上曾说:"能(通耐)毒者以厚(气味厚)药,不胜(平声)毒者以薄(气味薄)药,"是指用药当顾体质。所以大寒、大热的病当用大热、大寒的药,是大匠的规矩,病人能否接受这猛烈的药物,应该根据具体情况来考虑了。《内经》分辨大毒、常毒、小毒、无毒,目的就在一面祛除病邪,一面不使损害正气,故"毋使过之,伤其正也"两句,提高了医生用药的警惕性,也指出了治病要衡量病邪的浅深和体力的强弱来决定用药的标准。过去有些人以轻剂为平稳,对用重剂的人加以指摘;也有爱用重剂的,讥笑轻剂为轻描淡写;更有过作惊人之笔,补必人参,温必鹿角,凉必牛黄、羚羊一类,甚至长期进服,不免都有偏倚地方。由于疾病的过程,除少数慢性病外很少长期停留在某一阶段,特别是中医以辨证用药为主,必须紧随病情的进退而进退,不可能始终用一个方法来解决一种疾病,即使某种病用某种方药见效之后,也不可能即以某种方药作为某病的特效药而靠它来收功。因此,有人希望中医做到一病一方或一病一药,目前是肯定难于做到的,在将来还是有商榷的必要。

怎样算是大毒?怎样才是小毒?很难加以明确地区别。中药的作用既然以气味为研究对象,向来就以气味的厚薄作为等次,故本草书上分出大辛大热、大苦大寒、微辛微凉、微苦微温,并分甘淡、咸平等类。这种气味理论,主要是指示气味对人体内脏所发生的一种作用,中医利用其作用的反应定出效能,再因其气味的复杂而产生的效能差异,分别使用于各种不同性质的疾患,即在同一症状中也要细致地分别使用。故同是通大便药,大黄大苦大寒,宜于热证;巴豆大辛大热,宜于寒证;芒硝辛咸苦寒,用来软坚;枳实苦酸微寒,用来利气;麻仁甘平,能润燥;瓜蒌甘寒,能润燥兼清热;柏子仁甘平,则润燥而兼滋补;肉苁蓉甘咸酸温,则又滋补而兼助阳。进一步利用其气味来配成方剂,效用更为广泛,如玄参、麦冬、生地本非通大便药,"温病条辨"把它组成增液汤后,称作咸寒苦甘法,用在温病阴虚不能接受攻下药时,亦能收到通便效果,所谓"以补药之体,作泻药之用,既可攻实,又能防虚。"于此可见中药气味之说,虽与现代药理难以结合,然在中医药一个理论体系下所

积累起来的经验,离开了气味来论药效,是不容易切合实际的。

〔应用〕 必须熟记。从药物毒性的大小联系到以上方剂组织和治疗法则,可以认识到:①处方用药,先要确定治疗方针;②方剂的组成有一定形式,用药也有一定的层次;③用药的另一方面,必须照顾体质;④营养疗法是调理的最好方法,在古代已很重视。

〔原文〕 《素问·六元正纪大论》曰:"妇人重身,毒之何如?"岐伯曰:"有故无殒,亦无殒也。"帝曰"愿闻其故何谓也。"岐伯曰:"大积大聚,其可犯也,衰其大半而止。"

〔语译〕 《素问·六元正纪大论》上黄帝问:"怀孕的妇人,服药有没有妨碍?"岐伯答:"为了病而用药,对孕妇没有损害,就是对胎儿也没有伤害的。"黄帝又问:"为什么呢?"岐伯说:"比如大积大聚也可用药攻散,但是病去大半,即应停服。"

〔名词浅释〕 六元正纪大论:《素问》的篇名,主要为运气学说。论六气的司天和在泉,以五运之气运化于中,三十所为一纪,两经为一周,故名。

重身:重读平声,王冰所谓:"身中有身",今江南俗语诂作笨重之重,是错的。

〔体会〕 本节论孕妇的用药法。按"有故无殒,亦无殒也"两句,李念莪以第一句指孕妇,第二句指胎儿,马玄台谓"不惟子全而母亦无殒",是以第一句指胎儿,第二句指孕妇了。虽然反正母子俱无损害,似可不辩,但孕妇服药而引起流产或出血过多而妨碍胎儿发育,多从母体影响子体,故采前说为是。又"故"字李念莪认为如大积大聚,如果从《内经》全文来看,本节之前有如下一段:岐伯曰:"不远寒则寒至,不远热则热至,寒至则坚否(通痞)、腹满痛急、下利之病生矣;热至则生热、吐下霍乱、痈疽疮疡、瞀郁(昏闷的意思)、注下、瞤瘛(目跳筋掣)、肿胀、呕、衄(鼻流清涕)衊、头痛、骨节变、肉痛、血溢血泄、淋闷之病生矣。"帝曰:"治之奈何?"岐伯曰:"时必顺(顺四时)之,犯者治以胜(如感热治以咸寒,感寒治以甘温)也。"据此,这里的"故",是指一般病症,所说"毒之",也指一般的治法。大积大聚的提出,说明孕妇也可用攻散之剂,其他都可理解了。必须提高警惕,毒药治病的规律已如上述,对孕妇尤要"衰其大半",适可而止;某些药物对妊娠禁忌的,还是应该谨慎,不能借口《内经》作为掩护。

〔应用〕 能熟记最好,不但避免孟浪从事所造成的业务过失,也可纠正因循敷衍而造成的不良后果。

八、病 能

本篇叙述内、外科的一般病症和预后,还附述了一些病理、鉴别诊断、疾病分类法和经验方剂等。"能"通"态","病能"即"病态",阴阳应象大论有"此阴阳更胜之变,病之形能也"句,因采作篇名。也有就本来字面,解作能力和机能的,姑存一说。

〔原文〕 《素问·至真要大论》曰:"诸风掉眩,皆属于肝;诸寒收引,皆属于肾;诸气膹郁,皆属于肺;诸湿肿满,皆属于脾;诸热瞀瘛,皆属于火;诸病胕疮,皆属于心,诸厥固泄,皆属于下;诸痿喘呕,皆属于上;诸禁鼓栗,如丧神守,皆属于火;诸痉项强,皆属于湿;诸逆冲上,皆属于火;诸腹胀大,皆属于热;诸躁狂越,皆属于火;诸暴强直,皆属于风;诸病有声,鼓之如鼓,皆属于热;诸病胕肿,疼酸惊骇,皆属于火;诸转反戾,水液浑浊,皆属于火;诸病水液,澄澈清冷,皆属于寒;诸呕吐酸,暴注下迫,皆属于热。"

〔语译〕 《素问·至真要大论》上说,一般风症震颤晕眩,都属肝经;一般寒症收缩拘急,都属肾经;一般气症喘逆痞闷,都属肺经;一般湿症浮肿胀满,都属脾经;一般热症昏闷抽搐,都属火。诸痛痒疮皆属于心;一般四肢厥冷、二便或闭或不禁等症,都属下焦;一般肺痿、气喘、呕吐等症;都属上焦;一般口噤、鼓颔战栗、不能自主等症,都属火邪;一般痉病、颈项强直等症,都属湿邪;一般逆行上冲等症,都属火邪;一般腹大胀急等症,都属热邪；一般躁乱狂妄、精神失常等症，都属火邪；一般急性筋脉强直等症，都属风邪；一般腹内有声、中空如鼓等症，都属热邪；一般浮肿、酸疼、惊惕等症，都属火邪；一般转筋、反张、小便浑浊等症，都属火邪；一般小便清利，无热感及沉淀等症，都属寒邪；一般吐酸、泻利迫急等症，都属热邪。

〔名词浅释〕 胕肿：胕者夫，通肤，胕肿即身体浮肿。胕字，也有作足部解的。

水液：指小便。

〔体会〕 本节为《内经》著名的"病机十九条"。《内经》在望色、切脉等诊断外，极其重视症状，病机就从复杂的症状中提出纲领，作为辨证求因的初步认识，也是一种疾病分类法。这里所举的病症，都指一般现象，不能看作某一种病。也可以说，这里所提出的症状，相等于"结者散之"和"急者缓之"等的

"结"和"急"的意义，虽有所指，并不固定。在病因方面虽以六淫为主，亦可应用于其他杂症，显著的如小便的浑浊和清利，同样适用的阴虚和阳虚证。至于原文"诸"字和"皆"字虽有概括之意，决不能包罗万象，必须触类旁通，才能得到用处。

前人对于病机的钻研，或者发掘它的根源，或者辨别它的疑似，也有推论它的转变的。如王冰说："心虚则热收于内，肾虚则寒动于中；"马玄台说："有其病化者，恐其气之为假，无其病化者，恐其气之为伏，病化似虚者，恐其虚之未真，病化似盛者，恐其盛之未确，"均有深一层的看法。其间用力最专的当推金元四家中的刘完素，他依据病机十九条，参考王冰注译，并补出燥邪一条，演成《素问玄机原病式》一书，予以系统地分类说明。兹列表对照如下：

诸热（包括发热和内热）、瘖（昏闷）、瘛（音至、抽搐）。…………刘完素作：诸热瞀瘛，暴瘖昏昧，躁扰狂越，骂詈惊骇，胕肿疼酸，气逆冲上，
诸禁（同噤）、鼓（鼓颔）、栗（战栗）、如丧神守（不能自主的意见。）……禁栗如丧神守，嚏呕疮疡，喉痹耳鸣及聋，吐涌溢食不下，目昧不明（包括
诸逆、冲、上（上升的上，三字都指病势上冒，如呕吐、喘息一类）。……目赤肿痛，翳膜眦疡等），暴注瞤瘛，
诸躁（手足不安静）、狂、越（举动、言语失常，如癫狂症等）。……暴病暴死，皆属于火。
诸病胕（通肤）肿（指一般浮肿）、疼酸、惊骇（指神不安宁一类）。……诸病喘呕吐酸，暴注下迫，转筋，小便浑
诸病有声（如肠鸣）、鼓（叩击）之如鼓（指气臌一类腹胀等。）……浊，腹胀大鼓之如鼓，痈疽疡疹，瘤气
诸胀、腹大（指一般腹胀症）。……结核，吐下霍乱，瞀郁肿胀，鼻塞鼽
诸转（如转筋拘挛）、反戾（戾是乖戾，如角弓反张）、水液浑……衄，血溢血泄，淋（小便涩痛）秘（大便
浊（指小便黄赤不清）。……涩滞），身热恶寒战栗，惊惑悲笑，谵
诸呕、吐酸、暴（急性的意思）注（下利）下迫……妄，衄蔑血污（指紫黑血），皆属于热。
（迫不及待的现象）。

风：诸暴强直（如急性痉病）。…………刘完素作：诸暴强直，支（支持顽固的意思）痛、缩（音软、收缩）戾，里急
筋缩，皆属于风。

寒：诸病水液，澄澈（清长无沉淀）
清冷（无热感）。………刘完素作：诸病上下所出水液，澄澈清冷，癥瘕、癫疝、坚痞，腹满急痛，下利清白，食
已不饥，吐利腥秽，屈伸不便，厥逆禁固（指禁止坚固而运动不利），皆属于寒。

湿：诸痉、项强（指一般强劲
有力而不柔和现象）。…………刘完素作：诸痉强直，积饮痞隔中满，霍乱吐下，体重胕肿，肉如泥按之
不起，皆属于湿。

燥：…………刘完素作补入：诸涩（不润）枯涸，干劲皲揭（皮肤开裂）皆属于燥。

肝：诸风（一般风的现象）掉（动摇）眩。…………刘完素作：诸风掉眩，皆属肝木。

肾：诸寒（包括怕冷和四肢不暖等）收引（拘急一类）。…刘完素作：诸寒收引，皆属肾水。
诸厥（四肢逆冷）固（便秘）泄（泻利）。

肺：诸气（一般气机不畅）膹郁（胸部痞闷）。…………刘完素作：诸气膹郁，病痿，皆属肺金。
诸痿（如肺脏萎缩）、喘、呕。

脾：诸湿、肿、满。…………刘完素作：诸湿肿满，皆属脾土。

心：诸痛、痒、疮。…………刘完素作：诸痛痒疮，皆属心火。

（左侧层级：病机 — 六淫〔火（包括热）、风、寒、湿、燥〕、五脏〔肝、肾、肺、脾、心〕）

附注：内经病机原文 176 字，刘完素演为 277 字，增加不少症状，这是后来发展的一斑。刘完素还有"素问病机气宜保命集"（或谓张元素作）亦可参考。

〔应用〕　必须熟记。有了这样一个概念，从而反复追求发病因素，比较容易得出结论，依此类推，并可应付其他病变。所以十九条所包含的症状，只要能推广应用，在临床上是起着一定的指导作用的。

〔原文〕　《素问·生气通天论》曰："阳气者若天与日，失其所则折寿而不彰，故天运当以日光明。是故阳因而上卫外者也，欲如运枢。起居如惊，神气乃浮。因于寒，体若燔炭，汗出而散。因于暑汗，烦则喘喝，静则多言；因于湿，首如裹，湿热不攘，大筋緛短，小筋弛长，緛短为拘，弛长为痿。因于气，为肿，四维相代，阳气乃竭。阳气者，烦劳则张，精绝，辟积于夏，使人煎厥。目盲不可以视、耳闭不可以听，溃溃乎若坏都，汨汨乎不可止。阳气者大怒则形气绝，而血菀于上，使人薄厥。有伤于筋，纵其若不容，汗出偏沮，使人偏枯。汗出见湿，乃生痤痱。高梁之变，足生大疔，受如持虚。劳汗当风，寒薄如皶，郁乃痤。开合不得，寒气从之，乃生大偻。陷脉为瘘，留连肉腠，俞气化薄，传为善畏，及为惊骇。营气不从，逆于肉理，乃生痈肿，魄汗未尽，形弱而气烁，穴俞已闭，发为风疟。春伤于风，邪气留连，乃为洞泄。夏伤于暑，秋为痎疟。秋伤于湿，上逆而咳，发为痿厥。冬伤于寒，春必温病。味过于酸，肝气以津，脾气乃绝。味过于咸，大骨气劳，短肌，心气抑。味过于甘，心气喘满，色黑，肾气不衡。味过于苦，脾气不濡，胃气乃厚。味过于辛，筋脉沮弛，精神乃央。"

〔语译〕　《素问·生气通天论》上说，阳气的作用是鼓舞于上而护围外表的，经常运行不息。倘然生活不安定，如同受了惊吓一样，会使精神浮荡耗散，予外邪以侵袭的机会。因而受到寒邪，便身热如炽，汗出始解；因而受到暑邪，便为多汗，严重的烦闷气喘，不烦躁的也是多言自语；因而受到湿邪，头如蒙裹地作胀——湿邪不退，与热结合，便成湿热证，能使大筋短缩而拘挛，小筋松长而痿弱无力；因而受到风邪，便为浮肿，或四肢偏废，上下左右相代，阳气逐渐衰竭。

阳气因为烦劳过度，汗出太多，能使阴精耗伤，这种病积延到夏季炎热，成为煎厥，煎厥的症状是：目光昏糊不能看东西，耳内闭塞似地听觉不聪，病势的发展，好比堤防破坏，无法阻止河水的

奔放流泄。阳气在大怒之下，使气上逆，形态极度紧张，同时血随上升，成为薄厥。因此筋脉受伤，则四肢纵缓，不容自己运用；半边汗出，特别潮湿，可以成为半身不遂的偏枯症；汗出时候受到水湿阻滞，易生小疖和暑疹——也有喜欢吃膏粱厚味的人多生疔毒，好像拿了空虚的器皿来接受别人的赠予一样容易；劳动汗出受风，由于冷气的郁遏，也能酿成小疖、赤瘰一类疾患。

阳气中精粹的内养精神，柔润的外养筋肉，向外向内的开阖机能失常，寒气因而乘入。伤在背脊，便生大偻，身俯不能仰；伤在经脉，便生鼠瘘，留连在皮里膜外；倘从经穴内迫，逐渐成为恐惧和惊惕；留滞肌肉部分，障碍血液流行，郁结而成痈肿外疡，也有汗出未止，形体已疲，热气正在消烁，骤然受寒，毛孔闭塞，可以发生风疟。

春季伤了风邪，挨延到夏天能生泄泻；夏季伤了暑邪，秋天能生疟疾；秋季伤了湿邪，易患气逆咳嗽，并发四肢痿弱、厥冷等症；冬季伤了寒邪，到春天往往感染温病。

阴气的滋生，由于五味，五脏的损害，也由于五味。所以多啖酸的，能使肝气过旺，影响脾胃运化；多啖咸的，能使腰骨劳伤，肌肉萎缩，影响心脏气塞不行；多啖甜的，能使胸膈壅塞喘促，影响肾气平衡而色黑；多啖苦的，能使脾经枯燥，影响胃肠消化排泄；多啖辛辣的，能使筋脉毁伤弛废，精神也受到灾殃。

〔名词浅释〕　因于气：这里的气应作风气解，四肢相代，也是指中风偏废一类。

煎厥、薄厥：气逆而阴阳失调，轻则手足寒冷，重则不知人事，都叫作厥。煎厥、薄厥即因阴阳不调所引起的一种病症，煎是形容阴精如被煎熬地渐渐消失，薄音搏，形容有升无降迫急之状。

痤、痱、皶：痤音锄，指轻微的肿，即小疖；痱音沸，俗称痱子，即汗疹；皶音渣，鼻部及其周围红晕似疮，即面鼻赤瘰。

偻、瘘：偻音娄，指背部伛曲；瘘音漏，颈项的疾患，如鼠瘘今称瘰疬一类。

〔体会〕　本节以阳气为核心，说明一般疾病的形成。首先指出阳气有卫外作用，六淫的侵入都由阳气不固为其主因；其次指出阳气过旺，可使血液妄行、阴分耗散，尤其阳旺汗出而感受风寒水湿，还会变生其他疾患；再次指出阳气能养神、柔

筋，如果内外失调，影响精神和形体方面都有病变呈现；最后指出阳气虚弱而引起的病症，有当时即发的，有因某脏受损而至某一时期始发的；再由于阳气而联系到阴味，并指出了阴味过度对于内脏的损害。从整个来说，这是非常具体的一段理论，包括急性病和慢性病，也包括了内症和外症。但在本节里必须找出其主病及附带病症，然后能掌握其重点。例如：因阳气不固而感受的寒症、暑症、湿症和风症都是主病，其中湿热不攘便是附带病症；又如：因阳气耗散或上逆而致成的煎厥或薄厥是主病，其他筋纵、偏枯、痤疿、皶疿等便是附带病症。主要是有些病症都由主病传变，或因主病而连累及之，不能肯定其必有，显见的如疔疮说明膏粱热毒，不关阳气诱发，可能因痤疿而连叙，尤为附带中的附带病症了。

春季受了风邪至夏天生泄泻，夏季受了暑邪至秋天生疟疾等说法，在"阴阳应象大论"里比较说得简要："冬伤于湿，春必病温，春伤于风，夏生飧泄，夏伤于暑，秋必痎疟，秋伤于湿，冬生咳嗽。"这种受邪而不即发病的，过去称作"伏气"，伏气的意义与现代所说的潜伏期有些相似，古代没有病毒、病原体的研究，他看到季节性的发病，认为是脏气亏损，脏气的亏损由于调养不适当，于是有追根寻源的想法。故与道生篇内四气调神论所说："逆之则伤肝，夏为寒变，逆之则伤心，秋为痎疟"等理论完全一致。清代雷少逸曾根据内经四时六气为病，分作即病和不即病撰成《时病论》一书，有法有方，可以参阅。至于伏气的争辩，在中医书里聚讼纷纭，暂时不作讨论。

〔备注〕　①《内经》原文作："阳气者若天与日，失其所则折寿而不彰，故天运当以日光明。（李念莪把这几句摘入阴阳篇）是故阳因而上卫外者也，因于寒，欲如运枢，起居如惊，神气乃浮……"很明显，本节所说的，都是从阳气不固或阴阳不平衡以后所引起的疾患，不把阳气提出是不容易理解的，此其一。②其次，阳气的本能怎样？怎样会使阳气不固和失其平衡？《内经》中原有交代，如果不把这总纲弄清楚，对以下的许多病症也会发生模糊之感。因此，我个人认为应作如下的修改："阳因而上卫外者也，欲如运枢。起居如惊，神气乃浮。因于寒，体若燔炭，汗出而散；因于暑，汗、烦则喘喝，静则多言；因于湿……"这样，第一

第二两句说明了阳气的本能和正常现象；三、四两句说明了阳气的所以失常与生活有关系；五、六两句说明了因此而受寒的症状；以后都可迎刃而解了。③又《内经》原文煎厥之下，有："目盲不可以视，耳闭不可以听，溃溃乎若坏都（都是用来防水的），汩汩（音骨，水流貌）乎不可止"数句；大怒之上，有"阳气者"三字；开阖不得之上，有"阳气者，精则养神，柔则养筋"三句；味过于酸上，有"阴之所生，本在五味，阴之五宫，伤在五味"四句。倘然除头去尾，均能失去《内经》用意，兹均补入。

〔应用〕　必须熟记。从这里可以认识到疲劳过度、情志波动和生活不安定等都能引起阳气变化，从而体内失其平衡，外邪乘机侵袭，造成外感和内伤一系列病症。也可回顾到道生篇："真气从之，病安从来，"正是它的最好注脚。

〔原文〕　《素问·阴阳别论》曰："二阳之病发心脾，有不得隐曲，女子不月，其传为风消，其传为息贲者，死不治。三阳为病，发寒热，下为痈肿，及为痿厥腨㾓，其传为索泽，其传为颓疝。一阳发病，少气，善咳，善泄，其传为心掣，其传为膈。二阳一阴发病，主惊骇背痛，善噫，善欠，名曰风厥。二阴一阳发病，善胀，心满，善气。三阴三阳发病，为偏枯痿易，四肢不举。所谓生阳死阴者，肝之心，谓之生阳；心之肺，谓之死阴；肺之肾，谓之重阴；肾之脾，谓之辟阴。死不治。结阳者，肿四肢。结阴者，便血一升，再结二升，三结三升。阴阳结斜，多阴少阳，曰石水，少腹肿。二阳结，谓之消。三阳结，谓之隔。三阴结，谓之水。一阴一阳结，谓之喉痹。"

〔语译〕　《素问·阴阳别论》上说，二阳病的发生多起于心脾两经，为了情绪抑郁难以表达，可以影响到女子月经不调，并能发展为肌肉消瘦的"风消"，再为呼吸喘促的"息贲"，便成不治之症了。三阳病的症状是，寒热、下肢浮肿，痿弱不暖，足肚酸疼，发展为形容枯槁的"索泽"症，或为小腹痛引睾丸的"颓疝"症。一阳病是气短、咳嗽、泄泻，发展为惊惕不宁的"心掣"症，或为饮食困难的"噎隔"症。二阳一阴合病是惊吓、背痛，多噫气和呵欠，叫作"风厥"。二阴一阳合病是善于作胀、胸膈满闷，气分不畅。三阴三阳合病是偏枯、足痿移易，四肢不能举动。一般病症的传变，分作生阳和死阴两项，例如：肝病传到心，叫作"生阳"；心病传

到肺,叫作"死阴";肺病传到肾,叫作"重阴";肾病传到脾,叫作"辟阴",辟阴是一个不治之症。病邪结聚在阳经的多肢肿,结在阴经的多便血——浅的下血一升,重的二升,再重的三升,如果阴经阳经都有病邪而阴经重于阳经,则多少腹肿满的"石水症"。邪结二阳的病为消渴,在三阳的病为阻隔,在三阴的病为水肿,在一阴一阳的病为喉痹。

〔名词浅释〕 阴阳别论:"素问"的篇名,分辨阴病和阳病,阴脉和阳脉,文内有"别于阳者,别于阴者"等句,故名。

一阳、二阳、三阳、一阴、二阴、三阴:即少阳、阳明、太阳、厥阴、少阴、太阴六经的别名,以部位而言为一、二、三,以性质而言,则为太、少、厥、明。

生阳、死阴:阳主生长,阴主收藏,故病从阴脏转入阳脏的,认为化险入夷,叫作生阳,由阳转阴的认为由明入幽,叫作死阴,倘由阴脏传至阴脏,尤为严重,便称重阴和辟阴。重、平声,辟同僻,幽僻的意思。

〔体会〕 六经与内脏关联,其性质、功能和部位各不相同。本节即就各个经和脏的性质、功能和部位三方面来叙述一般的病变,所以没有指出发病的因素。不难看到,这里前面的二阳是胃,三阳是足太阳,一阳是胆,二阳一阴是胃与肝,二阴一阳是心与三焦,三阴三阳是脾与足太阳,后面的二阳是胃与大肠,三阳是膀胱与小肠,三阴是脾,一阴一阳是肝与胆。姑举二阳病来说明,凡是忧惕思虑和忧愁不解都能损害心脾,脏象篇中已有论及。故有不愉快的情况,容易引起气分郁结,影响到胃机能的消化。从而饮食减少,营养不良,体力逐渐衰弱,在女子所显见的是月经由量少而至停止。进一步,像风化一样地形体消瘦,随着呼吸也困难急促,说明消化系统和循环系统都受障碍。那么,这里虽然没有指出原因,已经包括原因在内,这原因便是七情内伤。七情和六淫是病因中的两大类别,故本人认为这一节是内伤发病,与上节论外感恰恰相对。

〔应用〕 必须熟记。许多病症在找不到原因时,就应该着眼在情志与经脏本身的变化。

〔原文〕《灵枢·经脉篇》曰:"肺,手太阴也。是动则病肺胀满,膨膨而喘咳,缺盆中痛,甚则交两手而瞀,此谓臂厥。是主肺所生病者,咳,上气,喘渴,烦心,胸满,臑臂内前廉痛厥,掌中热。气盛有余,则肩背痛,风寒,汗出中风,小便数而欠。气虚则肩背痛,寒,少气不足以息,溺色变。大肠,手阳明也。是动则病齿痛,颈肿。是主津液所生病者。目黄,口干,鼽衄,喉痹,肩前臑痛,大指次指痛不用。气有余,则当脉所过者热肿,虚则寒栗不复。胃,足阳明也。是动则病洒洒振寒,善呻,数欠,颜黑。病至则恶人与火,闻木音则惕然而惊,心欲动,独闭户塞牖而处,甚则欲上高而歌,弃衣而走,贲响腹胀,是为骭厥。是主血所生病者。狂疟温淫汗出,鼽衄,口㖞,唇胗,颈肿,喉痹,大腹,水肿,膝髌肿痛,循膺、乳、气街、股、伏兔、骭外廉足跗上皆痛,中指(趾)不用。气盛则身以前皆热,其有余于胃,则消谷善饥,溺色黄。气不足,则身以前寒栗,胃中寒,则胀满。脾,足太阴也。是动则病舌本强,食则呕,胃脘痛,腹胀,善噫,得后与气,则快然如衰,身体皆重。是主脾所生病者。舌本痛,体不能动摇,食不下,烦心,心下急痛,溏、瘕泄,水闭,黄疸,不能卧,强立,股膝内肿厥,足大指(趾)不用。心,手少阴也。是动则病嗌干,心痛,渴而欲饮,是为臂厥。是主心所生病者。目黄、胁痛,臑内后廉痛厥,掌中热痛。小肠,手太阳也。是动则病嗌痛颔肿,不可以顾,肩似拔,臑似折。是主液所生病者。耳聋,目黄,颊肿,颈、颔、肩、臑、肘、臂外后廉痛。膀胱,足太阳也。是动则病冲头痛,目似脱,项如拔,脊痛,腰似折,髀不可以曲,腘如结,踹如裂,是为踝厥。是主筋所生病者。痔,疟,狂癫疾,头囟项痛,目黄,泪出,鼽衄,项、背、腰、尻、腘、踹、脚皆痛,小指(趾)不用。肾,足少阴也。是动则病饥不欲食,面如漆柴,咳唾则有血,喝喝而喘,坐而欲起,目䀮䀮如无所见,心如悬,若饥状,气不足,则善恐,心惕惕如人将捕之,是为骨厥。是主肾所生病者。口热,舌干,咽肿,上气,嗌干及痛,烦心,心痛,黄疸,肠澼,脊股内后廉痛,痿厥嗜卧,足下热而痛。心主,手厥阴心包络也。是动则病手心热,臂肘挛急,腋肿,甚则胸胁支满,心中憺憺大动,面赤目黄,喜笑不休。是主脉所生病者。烦心,心痛,掌中热。三焦,手少阳也。是动则病耳聋浑浑焞焞,嗌肿喉痹。是主气所生病者,汗出,目锐眦痛,颊痛,耳后、肩、臑、肘、臂外皆痛,小指次指不用。胆,足少阳也。是动则病口苦,善太息,心胁痛,不能转侧,甚则面微有尘,体无膏泽,足外反热,是为阳厥。是主骨所生病者。头痛，颔痛，目锐眦痛，缺盆中肿痛，腋下肿，马刀侠瘿，汗出，振寒疟，胸、胁、肋、髀膝外至胫绝骨外踝前及诸节皆痛，小指（趾）次指（趾）不用。肝，足厥阴也。是动则病腰痛，不可以俯仰。丈夫癔疝，妇人少腹肿。甚则嗌干，面尘脱色。是主肝所生病者，胸满呕逆，飧泄狐疝、遗溺闭癃。"

〔语译〕《灵枢•经脉篇》上说，肺脏与手太阴经关联，这一经一脏变动所呈现的病症是，胸部闷满膨胀，咳嗽气喘，缺盆中痛，剧烈的影响两手臂麻木，叫作"臂厥"。凡属肺的经脏发病，多见咳嗽、气逆喘粗，心烦胸闷，臂臑内前侧痛冷，手心热；实者为肩背痛；伤于风寒则汗自出，小便频数不长；虚者为肩背痛，怕冷，气少呼吸困难，小便变作黄赤等症。

大阳与手阳明经关联，它的变动为病是，齿痛，颈部肿。凡属大肠的经脏发病，多见目黄口干，鼻流清涕，鼻衄喉痹，肩臂痛，食指痛不能用；实者当经脉所过的地方发热肿起；虚者寒冷不易回复等症。

胃与足阳明经关联，它的变动为病是，凛凛怕寒，频作呵欠，颜面灰黑；转变为热，则厌恶见人和火，听到木音心跳惊怯，但愿关窗闭户独居，热甚的还会爬高忘险，狂妄歌笑，卸去内衣奔走，肠鸣腹胀，叫作"骭厥"。凡属胃的经脏发病，多见癫狂、疟疾，壮热汗出，鼻涕鼻衄，口㖞唇疮，颈肿喉痹，腹胀水肿，膝部肿痛，沿胸乳、气街、大股、伏兔、足胫和足背都痛，足中趾不能举用；实者在经则身前皆热，在脏则消化加强，易饥，小便黄色；虚者在经则身前寒，在脏则消化不良，当脘胀满等症。

脾与足太阴经关联，它的变动为病是，舌本牵强，食入呕吐，脘痛腹胀，身体沉重，嗳气频作，得到大便和矢气便感松快。凡属脾的经脏发病，多见舌本强痛，体重不便动摇，食欲呆钝，心中觉烦，心下急痛，大便溏薄泄泻，水湿不化，黄疸，不能安卧，勉强站立则股膝内侧肿冷，足大趾不能用等症。

心与手少阴经关联，它的变动为病是，咽喉干燥，心中痛，口渴饮水，叫作"臂厥"。凡属心的经脏发病，多见目黄、胁痛，手臂内后侧痛冷，掌心热痛等症。

小肠与手太阳经关联，它的变动为病是，咽喉痛、颔肿，头部不能转侧，肩臂痛如拔折。凡属小肠的经脏发病，多见耳聋、目黄、颊肿，颈颔连肩臂外后侧痛等症。

膀胱与足太阳经关联，它的变动为病是，气冲头痛，目欲脱出，头项如拔，脊痛、腰如断折，髀关不能屈曲，膝后纽结，足胫裂痛，叫作"踝厥"。凡属膀胱的经脏为病，多见痔疮、疟疾、癫狂，头颅巅顶作痛，目黄泪出，鼻涕鼻衄，项部以下背、腰、尻骨、膝弯、足胫连脚都痛，足小趾不能举用等症。

肾与足少阴经关联，它的变动为病是，饥饿不能进食，面黑、咳嗽吐血，气分喘促，坐后起立便觉眼花，心如悬挂地震荡不宁，又像饥饿时的嘈杂；虚者常觉惊恐，心中惶惶如被逮捕，叫作"骨厥"。凡属肾的经脏发病，多见口中热，舌干、咽喉红肿、干燥梗痛，气逆、心中烦痛，黄疸、下利，脊、背、股部内后侧疼痛痿弱清冷，喜卧，足心热而疼痛等症。

心包与手厥阴经关联，它的变动为病是，手心热，手臂拘挛，腋下肿，剧烈的胸部胁肋胀满，心中有不定的震荡，面红目黄多笑。凡属心包络的经脏发病，多见心中烦躁且痛，掌心灼热等症。

三焦与手少阳经关联，它的变动为病是，耳聋听觉不聪，咽肿喉痹。凡属三焦的经脏发病，多汗出，目外眦痛，颊痛连及耳后、肩、臂外侧都痛，食指不能举用等症。

胆与足少阳经关联，它的变动为病是，口苦，多太息，胸胁痛不能转侧；剧烈的面晦如尘，肌肤枯槁不润，足外侧热，叫作"阳厥"。凡是胆的经脏发病，多见头痛，颔痛，目外眦痛，缺盆肿痛，腋下肿——瘰疬，汗出，寒战如疟，胸、胁、髀、膝外侧至足胫、外踝前关节都痛，足小趾次趾不能举用等症。

肝与足厥阴经关联，它的变动为病是，腰痛不能前俯后仰，在男子为疝，在女子为少腹肿痛；剧烈的咽喉干燥，面部晦滞无血色。凡是肝的经脏发病，多见胸中满闷，呕吐，泄泻，狐疝，遗尿或小便不利等症。

〔名词浅释〕　是动、所生：张隐庵注，"夫是动者病因于外，所生者病因于内，凡病有因于内者，有因于外者，有因外而及于内者，有因内而及于外者，有内外之兼病者。"他所说的外指经脉，内指脏腑，但应随症分辨，不必以内外印定。

后、气：后指大便，气指矢气。

马刀侠瘿：《内经》所说鼠瘘即瘰疬，成串的以其形长又称马刀。侠通挟，侠瘿即挟颈所生的瘤。

〔体会〕 十二经脉的发病部位，就是十二经脉所通过的地方，由于经脉与内脏相关联，故又牵及内脏症状。《经水篇》里曾说："五脏者合神气魂魄而藏之，六腑者受谷而行之，受气而扬（布扬内外的意思）之，经脉者受血而营之。"本节的一般症状，很可能是基于临床实验，结合生理现象推测得来，其中哪一种是经病，哪一种是脏病，以及哪一类是经脏合病，必须加以分析。特别是"是动则病"和"是主某所生病者"两句，分为前后两截，应有明确的认识。考《难经》二十五难："经言是动者气也，所生病者血也，邪在气，气为是动，邪在血，血为所生病。"徐灵胎注："是动诸病乃本经之病，所生之病则以类推而旁及他经者。"可以意味着"是动则病"是指本脏而牵及本经的经脏合病，"是主某所生病者"是指一般的本经本脏杂病。故说肺、脾等五脏所生病，包括肺和手太阴、脾和足太阴等经脏而言。津液、血气、筋骨等所生病，当是一种互词，企图把经脏的性质和五脏所属来解释，但与生理不相符合，反致意义模糊，兹仍从经脏说法，留待讨论。

〔补充〕 《内经》里有关经脏发病，都是实践中的忠实报道，还有如下记载。五邪篇："邪在肺则病皮肤痛，寒热，上气，喘，汗出，咳动肩背；邪在肝则两胁肿痛，寒中，恶血在内，行善掣节，时脚肿；邪在脾、胃则病肌肉痛，阳气有余、阴气不足则热中善饥，阳气不足、阴气有余则寒中肠鸣腹痛，阴阳俱有余、若俱不足则有寒有热，邪在肾则病骨痛阴痹，阴痹者按之而不得，腹胀腰痛，大便难，肩背颈项痛，时眩；邪在心则病心痛善悲，时眩仆。"邪气脏腑病形篇："大肠病者，肠中切痛而鸣濯濯；胃病者，腹䐜胀，胃脘当心而痛，上支两胁，膈咽不通，食饮不下；小肠痛者，小腹痛，腰脊控睾而痛，时窘之后，当耳前热。若寒甚，若独肩上热甚，及手小指次指之间热；三焦病者，腹气满，小腹尤坚，不得小便，窘急，溢则水留即为胀；膀胱者，小便偏肿而痛，以手按之即欲小便而不得，肩上热，若脉陷及足小指（趾）外廉及胫踝后皆热；胆病者，善太息，口苦呕宿汁，心下澹澹恐人将捕之，嗌中阶阶然数唾。"缪刺篇："邪客于足少阴之络，令人卒心

痛，暴胀胸胁支满，又令人嗌痛不可纳食，无故善怒，气上走贲上；邪客于手少阳之络，令人喉痹舌卷，口干心烦，臂外廉痛，手不及头；邪客于足厥阴之络，令人卒疝暴痛；邪客于足太阳之络，令人头项肩痛，又令人拘急背痛，引胁而痛，邪客于手阳明之络，令人气满胸中，喘息而支胠胸肿痛，又令人耳聋，时不闻音；邪客于掌臂之间（指手厥阴之络），不可得屈；邪客于足阳明之络，令人鼽衄，上齿寒；邪客于足少阳之络，令人胁痛不得息，咳而汗出，又令人留于枢中痛，髀不可举；邪客于足太阴之络，令人腰痛引少腹，控䏚（季肋下）不可以仰息。"

〔应用〕 能熟记最好。与经脉循行路线对看，不仅容易理会，还可了解经脉在临床的实际应用。

〔原文〕 《素问·通评虚实论》曰："邪气盛则实，精气夺则虚。"

〔语译〕 《素问·通评虚实论》上说，邪气充盛的叫作实证，精气耗夺的叫作虚证。

〔名词浅释〕 通评虚实论：《素问》的篇名，通评即概论，因文内概括地论述脉象和症状的虚实，故名。

〔体会〕 一般病症，不外虚实两大类。从因素来说，风寒暑湿燥火等外邪侵入的多是实证，气血精神津液等内脏损伤的多是虚证；从现象来说，急性、进行性、机能兴奋的多是实证，慢性、退行性、机能衰减的多是虚证。故经络障碍，脏腑壅塞，气分郁结，瘀血停留，脉象弦大紧急等多属于实；面色惨白，形体疲劳，精神萎靡，呼吸低微，脉象细小软弱等多属于虚。由于虚实是表示邪气与精气、也就是表示病与人两方面，所以邪气只有实而无所谓虚，精气只有虚而无所谓实。《伤寒论》对于这问题非常重视，逢到紧要关头都有指出，如说："发汗病不解，反恶寒者，虚故也；阳明病谵语……不大便，脉反微涩者，里虚也，为难治；伤寒中风，医反下之，其人下利日十数行，谷不化，腹中雷鸣……此非热结，但以中气虚；太阳病得之八九日……脉微而恶寒者，此阴阳俱虚，不可更发汗更下更吐也。"又如说："伤寒六七日……无表证，大便难，身微热者，此为实也，急下之；伤寒十三日不解，胸胁满而呕……潮热者，实也；若下利，脉当微厥，今反和者，此为内实也；少阴病饮食入口则吐

"……此为胸中实,不可下也,当吐之。"诸如此类,不能悉举,可见虚实是辨证论治的关键了。

〔应用〕　必须熟记。虚实的辨别,是从复杂的症状、脉象和体力以及其他情况,经过综合观察所得的结果,还要在中间分出形气俱实、形气俱虚和形虚证实的不同程度。

〔原文〕　《素问·调经论》:帝曰:"阳虚则外寒,阴虚则内热;阳盛则外热,阴盛则内寒。不知其所由然也。"岐伯曰:"阳受气于上焦,以温皮肤分肉之间。今寒气在外,则上焦不通,上焦不通,则寒气独留于外,故寒慄。"帝曰:"阴虚生内热奈何?"岐伯曰:"有所劳倦,形气衰少,谷气不盛,上焦不行,下脘不通,胃气热,热气熏胸中,故内热。"帝曰:"阳盛则外热奈何?"岐伯曰:"上焦不通,则皮肤致密,腠理闭塞,玄府不通,卫气不得泄越,故外热。"帝曰:"阴盛生内寒奈何?"岐伯曰:"厥气上逆,寒气积于胸中而不泻,不泻则温气去,寒独留,则血凝泣,凝则脉不通,其脉盛大以涩,故中寒。"

〔语译〕　《素问·调经论》中,帝问:"阳虚的体外寒,阴虚的体内热,阳盛的体外热,阴盛的体内寒,这是什么理由呢?"岐伯说:"阳气来自上焦,赖以温养皮肤肌肉部分,外面受了寒气,使阳气阻塞不能达到外表,只有寒气停留,故为怕冷战慄。"帝问:"阴虚的体内热呢?"岐伯说:"疲劳过度,形体乏力,纳食减少,中气不足,因而上焦、下脘都不宣畅,胃中的热气上熏胸中,便成内热。"帝问:"阳盛的外热呢?"岐伯说:"上焦不通,能使皮肤紧密,汗孔闭塞,卫气没有发泄的机会,故作外热。"帝问:"阴盛的体内寒又怎样呢?"岐伯说:"寒气上逆,积在胸中不散,因而阳气萧索,血行凝滞,脉象大而且涩,便成为中寒证了。"

〔名词浅释〕　调经论:《素问》的篇名,讨论病有虚实,有属于五脏的气、血、神、志、形的,有属于环境的风、雨、寒、暑和饮食居处的,都应当调其经脉。

玄府:指汗孔,水热论里说,"所谓玄府者,汗空也。"

〔体会〕　此言阴阳虚实有内外寒热的区别,我们可以认识到内外寒热就是表里寒热,如果把阴阳、虚实、表里、寒热并起来说,就是中医理论体系中的八纲,八纲中阴阳是纲领的纲领,虚实是表里的寒热的纲领,虚实必须结合表里、寒热,才能细致地分析病情,做出明确的诊断。后世因内经启发所得到的概念如下。

实
- 表实……包括感冒和急性热病初期证等,治以发散为主,如麻黄汤,葱豉汤之类。
- 里实……此类范围最广,凡水湿痰食等阻滞于内,不分上中下三焦都属之,治法亦包括催吐,消导,攻下等,如大陷胸汤、枳实导滞丸之类。
- 实寒……包括表和里的寒性实证,故病所亦不一致,如表寒用麻黄汤,里寒用四逆汤之类。
- 实热……包括表和里的热性实证,如表热用银翘散,里热用黄连解毒汤之类。
- 假虚……此指大实有羸状,多属里证,依照寒、热实证分别治之。

虚
- 表虚……指阳虚自汗或体弱易受风邪等症,治以固涩为主,如牡蛎散、玉屏风散之类。
- 里虚……此类范围亦广,凡内脏精气虚弱、机能衰退多属之,治法包括补气、养血、益精、生津等,如四君子汤,四物汤,龟鹿二仙胶之类。
- 虚寒……即阳虚一类,治宜温补,王冰所谓"益火之原,以消阴翳。"如理中汤、附子汤之类。
- 虚热……即阴虚一类,治宜清滋补养,王冰所谓"壮水之主,以制阳光。"如六味地黄汤、清骨散之类。
- 假实……以指至虚有盛候,多属里证,依照寒、热虚证分别治之。

病症的发现,并不如此简单,还有表实里虚的,表虚里实的,也有表里俱实和表里俱虚的,必须考虑邪正消长的程度,决定缓急轻重的措施。张景岳曾说:"正者本也,邪者标也,若正气既虚,则邪气虽盛亦不可攻,盖恐邪未去而正先脱,呼吸变生则措手不及。若正气无损者,邪气虽微自不宜补,盖补之则正无与(正气得不到益处的意思)而邪反盛,适足借寇兵而资盗粮,故治实证者当直去其邪,邪去则身安。"又说:"无虚者急在邪气,去之不速,留则生变。多虚者急在正气,培之不早,临期无济。微虚微实者亦治其实,可以一扫而除。甚虚甚实者所畏在虚,但宜固守根本。二虚一实者兼其实,所以开其一面,二实一虚者兼其虚,所以防生不测。"这些说明了虚实证的变化及其治法,纯虚纯实证不难辨别施治,只有虚中之实,实中之虚,最宜留意,而缓急轻重是处置时一个总的关键。

必须指出,后人对于阳气衰微,卫气不固,不因外邪所致的畏寒肢冷,与肾阴亏耗,虚火易动,不因火邪所致的烦躁、五心发热,也引"阳虚则外寒,阴虚则内热"两句解释,显然和《内经》原意有出入。但从虚证来说,亦自可通,我见二说不妨并存。

〔应用〕　必须熟记,特别注意虚实与表里寒热的结合。

〔原文〕　《灵枢·调经篇》曰:"因饮食劳倦,损伤脾胃,始受热中,末传寒中。"

〔语译〕　《灵枢·调经篇》上说,因为饮食,疲劳,肠胃损伤,开始是内脏的热病,后来可以转作寒证。

〔体会〕　本节从邪正的消长来说明虚实症的变化。李念莪认为:"初起病时,元气未虚,邪气方实,实者多热,及病之久,邪气日退,正气日虚,虚者多寒。"照他说法,倘引《伤寒论》作证,三阳病多热多实,三阴病多寒多虚,正是一个很好例子。然而这里所说的"寒中",不同于一般的寒证,而是指退行性的一种虚弱证,这种虚弱证的造成,除体质外与用药极有关系,往往本是实热,由于过用苦寒清火,反致脾胃受伤,产生虚寒现象的呃逆、泄泻和中满等症,特别是老年体弱或中气素虚的人,不预先照顾,极易生变。故《内经》首先指出"饮食劳倦",不可忽视。

〔备注〕　《灵枢》内无此篇名,待考。

〔应用〕　必须熟记。审病正确之后,还要考虑体质和日常生活情况,才能掌握其全部过程。

〔原文〕　《素问·玉机真藏论》曰:"脉盛,皮热,腹胀,前后不通,闷瞀,此谓五实。脉细,皮寒,气少,泄利前后,饮食不入,此谓五虚。浆粥入胃,泄注止,则虚者活。身汗,得后利,则实者活。"

〔语译〕　《素问·玉机真脏论》上说,脉象洪大有力,皮肤发热,腹内胀满,大、小便闭结,胸中烦闷不安,这叫作五实证;脉象细弱无力,皮肤不暖,呼吸气怯,大、小便不禁,不进饮食,这叫作五虚证。五虚证只要能够吃些浆粥,泄泻停止,便可挽回;五实症得到汗出、大便通,也能得救。

〔体会〕　这是举出实证和虚证的两个病例,前者是指的急性热病,后者是虚寒性的胃肠病。故前者得到汗出、大便通利,病邪有排出的机会,就能转危为安,后者得到进食、泄泻停止,营养能够吸收,也就不致正气虚脱。毫无疑问,这是前人的实践经验,直到现在,还是对实证以汗、下为主,虚证以扶元和中为要。特别在《内经》平人气象论指出:"平人之常气禀于胃,胃者平人之常气也,人无胃气曰逆,逆者死。"故后来对许多虚弱症不完全用对症疗法,而以调养脾胃为主,使全身症状从而得到改善。像肺痨用培土生金法是一个明显例子,并且可以证明这种治法是具有实际意义的。

〔应用〕　必须熟记,不仅对诊断有帮助,还指出了预后和治疗的方针。

〔原文〕　《素问·举痛论》帝曰:"余知百病生于气也,怒则气上,喜则气缓,悲则气消,恐则气下,寒则气收,热则气泄,惊则气乱,劳则气耗,思则气结。九气不同,何病之生?"岐伯曰:"怒则气逆,甚则呕血及飧泄,故气上矣。喜则气和志达,荣卫通利,故气缓矣。悲则心系急,肺布叶举,而上焦不通,荣卫不散,热气在中,故气消矣。恐则精却,却则上焦闭,闭则气还,还则下焦胀,故气不行矣。寒则腠理闭,气不行,故气收矣。炅则腠理开,荣卫通,汗大泄,故气泄矣。惊则心无所倚,神无所归,虑无所定,故气乱矣。劳则喘息汗出,外内皆越,故气耗矣。思则心有所存,神有所归,正气留而不行,故气结矣。"

〔语译〕　《素问·举痛论》中帝问:"我知道一般疾病多起于气分不调,比如怒使气上,喜使气缓,悲使气消,恐使气下,寒使气收,热使气泄,惊使气乱,劳使气耗,思使气结,这九种不同情况,究竟发现哪些病症呢?"岐伯说:"愤怒时候,气上升逆,剧烈的引起呕血,也能影响肠胃泄泻;喜悦时候,意志和平,营卫舒畅,过分时反使气机迟缓;悲伤时候,心肺郁结,上焦阻塞,营卫不利,留在胸中的热,能把气分消耗;恐惧时候,精神萎靡,使上焦闭阻,下焦的气不能上升,因而郁积于下,成为胀满;寒气侵入,毛孔闭塞,卫气不通,故气敛怕冷;热气侵入,汗孔开张,汗液排出,气分随着疏泄;惊吓时候,心神无所寄托,思想不能集中,故气分妄乱;劳动时候,气喘、汗出,气分由内外耗散;思虑时候,心神专一,气机留滞,因而结聚了。"

〔名词浅释〕 举痛论:《素问》的篇名,列举各种痛症,以寒气为主因,兼及九气。

灵:音炯,热的意思,内经上凡称"灵中"即热中,"灵气"即热气。

〔体会〕 中医治病,向来重气,《内经》在病理方面,曾提出:①气并——气偏着于一处,如腹中论说,"须其气并而治之";②气迫——五脏之气相迫为病,如六节脏象论说,"不及则所胜妄行,而所生受病,所不胜薄之也,命曰气迫";③气逆——气上行而不顺,如通评虚实论说,"气逆者足寒也";④气反——病气相反,如五常政大论说,"气反者,病在上取之下,病在下取之上";⑤气淫——五脏之气的内相侵犯,如六节脏象论说,"太过则薄所不胜而乘所胜也,命曰气淫";⑥气绝——生气灭亡,如经脉篇说,"六阳气绝则阴与阳相离"等等。说明人身之气极其重要,一旦失常,都能引起生理障碍,发生病变以至死亡。后人又曾出气滞、气壅、气郁、气积、气聚、气闭等作为病理的解释,因而在病症方面,也有气中、气厥、气膈、气胀、气臌、气水、气呃、气极、气淋、气痔、气秘、气瘿、气瘤和气疝等名称。

"气"究竟是什么? 在目前很难加以定义,有些地方代表一种能力,有些地方是指的一种物质。据我个人看法,前人把气和血对待,血是物质,气也应该是物质,气所发生的作用,就是所谓能力。中国古代唯物主义哲学都认为气是最根本的原始物质,那么古人看到了有形的血,可能觉察还有充满在血液里的最细微的、肉眼不能看到的一种物质,这种物质的作用,能改善血液的功能和帮助血液的正常流行,就称作气。所以气和血成为构成机体的重要材料,是绝对不能分离的。如果气受到心理上、环境上的刺激,不论情志方面的怒、喜、悲、恐、惊、思,气候方面的寒、热,以及工作方面的劳动,都会影响到血。《内经》在本节里所说的"呕血""营卫通""营卫通利"和"营卫不散",与"上焦

闭""心无所倚"和"正气留而不行"等,都包括血分在内。相反地,后世在血分病方面,有"理气和血""行气逐瘀""血脱益气""祛寒活血""清热凉血"等方法,同样没有离开过气分。从这些地方可以认识气和血的密切关系,决不能为了无形就认作是空虚的。至于真气、精气、元气等是指整个机体的物质,包括气血和其他成分在内,又不同于一般的气,应予分别。有关气的问题,是中医基本理论之一,希望同道们多加讨论。

〔应用〕 必须熟记。虽以七情伤气为主,但结合寒、热和疲劳,实际上包括了内、外和不内外三因,也包括了气血精神和津液等多方面的损害。

〔原文〕 《素问·风论》曰:"风者,善行而数变,腠理开则洒然寒,闭则热而闷。其寒也,则衰食饮。其热也,则消肌肉。故使人怢慄而不能食。风气与阳明入胃,循脉而上至目内眦。其人肥,则风气不得外泄,则为热中而目黄。人瘦,则外泄而寒,则为寒中而泣出。风气与太阳俱入行诸脉俞,散于分肉之间,与卫气相干,其道不利,故使肌肉愤䐜而有疡。卫气有所凝而不行,故其肉有不仁也。疠者,有营气热胕,其气不清,故使鼻柱坏而色败,皮肤疡溃,风寒客于脉而不去,名曰厉风。风中五藏六府之俞,亦为藏府之风,各入其门户所中,则为偏风。风气循风府而上,则为脑风。风入系头,则为目风眼寒。饮酒中风,则为漏风。入房汗出中风,则为内风。新沐中风,则为首风。久风入中,则为肠风飧泄,外在腠理,则为泄风。故风者,百病之长也。至其变化,乃为他病也。无常方,然致有风气也。"

〔语译〕 《素问·风论》上说,风邪善于流行而多变化,伤害人体以后,毛孔开张便觉凛寒,紧闭又觉烦热昏闷,在寒的时候饮食减少,热的时候肌肉消瘦,这样就使人精神颓唐,食欲不振。如果风邪伤胃,跟着足阳明经至目内眦,胖的人不易发泄,成为内热、目黄,瘦的人易于疏散,就成为内寒、流泪。又如风邪伤在足太阳经的背部腧穴,或散在肌肉部分,阻遏阳气的运行,便郁结为肿疡,或发生麻木不仁症状。还有一种恶风,能使气血热腐,鼻柱和面色败坏,皮肤溃疡,这种恶风久留不除,便是"疠风"症。

风邪伤在五脏六腑的俞穴,影响脏腑的机能,成为心风、肝风等脏腑之风、伤在形体的某一部

分,因其偏着一隅,叫作偏风,故风邪从风府穴而上,偏在脑部便为"脑风",偏在目系便为"目风"眼寒。也有由于其他原因而招致的,如饮酒内热,因而伤风叫"漏风",房事汗出,出而伤风叫"内风",洗头皮肤松懈,因而伤风叫作"首风"。还有风邪伤在肠胃的,成为"肠风"下血、泄泻,风邪久留肌表的,成为"泄风"。正因为风邪的发病不止一种,故风邪在一般疾病中最为常见,往往起着带头作用。它的变化所造成的疾患,虽然难以肯定,但从风邪引起是一致的。

〔名词浅释〕　风论:《素问》的篇名,专论风邪所引发的不同症状。

疠风:疠是恶的意思,疠风即俗称大麻风。

偏风:指风邪伤在躯体的某一组织的总称,如脑风、目风、首风一类,后来多认作偏枯是不够全面的。

肠风:便血症的一种,血清色鲜,四射如溅,多在粪前。

内风:内指因内而受风,非内外之内,但后人疑即俗称"夹阴伤寒",似不尽然。

〔体会〕　本节略举风邪发病,说明同是风邪,由于感染的部位和其他条件的不同,症候极多变化。在六淫里面,风邪流行最广,且往往和他邪结合,成为风寒、风暑、风湿、风燥、风火和风寒湿等,病情更加错杂,所说"风为百病之长",可能也是理由之一。

〔补充〕　风论内对于各病症状,多有指出:"肺风之状,多汗恶风,色皏然(浅白貌)白,时咳短气,昼日则瘥,暮则甚;心风之状,多汗恶风,焦绝(指唇舌焦干),善怒吓(怒声),赤色(指面色),甚则言不可快(指舌本强);肝风之状,多汗恶风,善悲,色微苍,嗌干善怒,时憎女子;脾风之状,多汗恶风,身体怠惰,四肢不欲动,色薄微黄,不嗜食;肾风之状,多汗恶风,面庞然浮肿,脊痛不能正立,其色炲(烟煤,形容黑色),隐曲不利(指小便不畅);胃风之状,颈多汗恶风,食饮不下,鬲塞不通,腹善满,失衣(指受寒)则䐜胀,食寒则泄。"又指出:"首风(即俗称头风)之状,头面多汗恶风,当先风一日则病甚,头痛不可以出内,至其风日则病少愈;漏风之状,或多汗,常不可单衣(穿单衣亦觉热而汗出的意思),食则汗出,甚则身汗喘息,恶风,衣常濡,口干善渴,不能(通耐)劳事;泄风之状,多

汗,汗出泄衣上,口中干,上渍其风(指上半身特别多汗),不能劳事,身体尽痛则寒。"

〔应用〕　择要熟记。

〔原文〕　《素问·评热病论》曰:"邪之所凑,其气必虚。"

〔语译〕　《素问·评热病论》上说,病邪的所以乘袭凑合,必然由于人体精气虚弱。

〔名词浅释〕　评热病论:《素问》的篇名,以讨论热病中"阴阳交"和"风厥"两症的病理为主。

〔体会〕　外邪是疾病成因之一,但人体抵抗力的强弱尤为重要因素。故本节包含着病邪和体力两面,与上古天真论所说"精神内守,病安从来"同一意义。然而不能认为疾病的发生都由虚弱引起,应该分作:①因虚弱而招致病邪,②因病邪侵入而致使虚弱;还要分析病邪的势力和正气损伤的程度。这样在治疗上更可明白扶正达邪和祛邪扶正以及轻重缓急的不同措施了。

〔应用〕　必须熟记,同时参考前人医案,了解其怎样来适当地处理。

〔原文〕　《素问·厥论》曰:"阳气衰于下,则为寒厥;阴气衰于下,则为热厥。前阴者,宗筋之所聚,太阴阳明之所合也。春夏则阳气多而阴气少,秋冬则阴气盛而阳气衰。此人者质壮,以秋冬夺于所用,下气上争不能复,精气溢下,邪气因从之而上也。气因于中,阳气衰,不能渗营其经络,阳气日损,阴气独在,故手足为之寒也。酒入于胃,则络脉满而经脉虚。脾主为胃行其津液者也。阴气虚,则阳气入,阳气入,则胃不和,胃不和,则精气竭,精气竭,则不营其四肢也。此人必数醉,若饱以入房,气聚于脾中不得散,酒气与谷气相搏,热盛于中,故热遍于身,内热而溺赤也。夫酒气盛而慓悍,肾气日衰,阳气独胜,故手足为之热也。"

〔语译〕　《素问·厥论》上说,阳气虚于下的多阴气盛,即为寒厥,阴气虚于下的多阳气盛,即为热厥。(下略)

〔名词浅释〕　厥论:《素问》的篇名,叙述寒厥、热厥和十二经的厥状。

〔体会〕　内经论厥证极为广泛,凡因气逆而引起的悖乱现象,都属于厥病范围。这里仅指手足的寒和热,不同于一般的四肢逆冷不省人事,身冷踡卧,指甲青暗,或身热面赤,唇燥口干的寒厥

和热厥。又这里的"下"字是指肾经，肾为水火的窟宅，水亏即火旺，火衰即水盛，故把阴阳作为主因，那么下文虽然牵及脾胃，都是诱因了。

〔应用〕 必须熟记，为分辨寒热厥证的总纲。

〔原文〕 《素问·刺热论》曰："肝热病者，左颊先赤。心热病者，额先赤。脾热病者，鼻先赤。肺热病者，右颊先赤。肾热病者，颐先赤。"

〔语译〕 《素问·刺热论》：(略)

〔名词浅释〕 刺热论：《素问》的篇名，叙述五脏热病的针刺治法，故名刺热。

〔体会〕 本节是热病预见诊法之一，认为病症虽未显著，但见面部病色，即应防治。

〔补充〕 中医以辨证为主，刺热篇中本来重视症状，兹补录如下："肝热病者，小便先黄，腹痛、多卧，身热，热争(以上言先见的症状，热争是指邪正交争，故以下为热势加剧后的症状)则狂言及惊，胁满痛，手足躁，不得安卧；心热病者，先不乐数日乃热，热争则猝心痛，烦闷善呕，头痛、面赤无汗；脾热病者，先头重、颊痛、烦心、颜青欲呕，身热，热争则腰痛不可用俯仰，腹满泄，两颔痛；肺热病者，先淅然厥起毫毛，恶风寒，舌上黄，身热，热争则喘咳，痛走胸膺背，不得太息，头痛不堪，汗出而寒；肾热病者，先腰痛胻酸，苦渴数饮，身热，热争则项痛而强，胻寒而酸，足下热，不欲言。"

〔应用〕 略记大意。

〔原文〕 《素问·热论》帝曰："今夫热病者，皆伤寒之类也，或愈或死，其死皆以六七日间，其愈皆以十日以上者，何也？"岐伯对曰："巨阳者，诸阳之属也。其脉连于风府，故为诸阳主气也。人之伤于寒也，则为病热，热虽盛不死。其两感于寒而病者，必不免于死。一日巨阳受之，故头项痛，腰脊强。二日阳明受之，阳明主肉，其脉侠鼻络于目，故身热目疼而鼻干不得卧也。三日少阳受之，少阳主胆，其脉循胁络于耳，故胸胁痛而耳聋。三阳经络皆受其病，而未入于藏者，故可汗而已。四日太阴受之，太阴脉布胃中络于嗌，故腹满而嗌干。五日少阴受之，少阴脉贯肾，络于肺，系舌本，故口燥舌干而渴。六日厥阴受之，厥阴脉循阴器而络于肝，故烦满而囊缩。三阴三阳五脏六腑皆受病，荣卫不行，五脏不通，则死矣。其未满三日者，可汗而已。其满三日，可泄而已。"

〔语译〕 《素问·热论》中帝问："现在的热病，都是伤于寒邪的一类。有痊愈的，也有死亡的，它的死亡期多在六、七天间，痊愈期在十天以上，是什么道理呢？"岐伯说："太阳是三阳经的总纲，它的经脉连及督脉风府穴，督脉主持一身的阳气，故太阳成为阳气最旺的一支经脉。人们感受寒邪后发热，由于邪伏在表，热势虽高，不会死亡，只有表里同病，那就不免危险了。伤了寒邪的病程：第一天是太阳受病，太阳经沿头项下行挟脊抵腰，故为头项痛，腰脊牵强；第二天是阳明受病，阳明主肌肉，经脉挟鼻络目，故为壮热目痛，鼻孔干燥，不能安卧；第三天是少阳受病，少阳主胆，经脉沿胁肋至耳，故为胸胁疼痛，耳聋。凡是三阳经受病而没有传到阴脏的，都可用汗法来治愈。第四天太阴受病，太阴经散布胃中络于食道，故为腹内胀满，咽喉干燥；第五天少阴受病，少阴经从肾上布于肺和舌根，故为口燥舌干作渴；第六天厥阴受病，厥阴经沿前阴络于肝，故为烦闷阴囊收缩。至此三阴三阳、五脏六腑都受病邪，气血的流行障碍，内脏的机能停顿，便是死期了。所以伤寒不满三天的病在表，可用汗法治愈，已满三天的病在里，当用通泄的方法来治。"

〔名词浅释〕 热论：《素问》的篇名，专论外因的热病，概括了病程、症状、治法和饮食禁忌等。

两感：指表里同病，如太阳与少阴同病为头痛、口干、烦满；阳明与太阴同病为腹满、身热、不欲食、谵语；少阳与厥阴同病为耳聋、囊缩、厥逆。

一日、二日、三日、四日、五日、六日：说明病邪发展的次序，含有第一期、第二期……的意思，不但不能呆板地看作一天，也不能认为热病一定要经过这六个阶段才会痊愈。

〔体会〕 生气通天论里曾说："因于寒，体若燔炭，汗出而散，"与本节所说"热病者皆伤寒之类也"，"热虽甚不死"和"可汗而已"，意义完全相同。本节就在这基础上把病程、症状等加入较详细的叙述，成为急性热病的专论。由于寒邪所引起的发热，不同于温热之邪，故内经在本篇原文里有："凡病伤寒而成温者，先夏至日为病温，后夏至日为病暑"的指出，很显然，这里所谓伤寒是外感的通称，说明受了寒邪可以成热病，如果在夏至前后感邪而生的热病，由于气候的性质改变，便是温病和热病了。

《内经》把热病称作伤寒一类，张仲景著《伤寒论》包括一般热性病;《内经》把症状用六经来划分,《伤寒论》也用六经来区别症候群。究竟《内经》和《伤寒论》是不是一个体系?这是一个疑问。有人说,《内经》有一日、二日是循序的按日病程记录,《伤寒论》没有标明日期是一个不循序的病程分类;《内经》的症状和《伤寒论》六经提纲相比不尽符合,所以《内经》和《伤寒论》不能并为一谈。①我认为《伤寒论》的三阴三阳次序,与《内经》的六经次序基本上相同,它在太阳篇里说:"伤寒一日,太阳受之,脉若静者为不传,"又说:"伤寒二、三日,阳明、少阳证不见者,为不传也,"又说:"伤寒三日,少阳脉小者,为欲已也。"可见《伤寒论》也注意到日期,这日期与《内经》没有异样,此其一。②在症状方面,《伤寒论》里太阳、少阳、太阴的提纲与《内经》相类,阳明、少阴和厥阴的提纲虽有出入,但在条语文里仍可寻得。如阳明篇的"脉浮发热,口干鼻燥,能食者则衄。"少阴篇的"口燥咽干者,急下之。"厥阴篇的"其人躁无暂安时者,此为脏厥"等,实际上并无距离,此其二。③其他叙述两感的症状,六经欲愈的症状,以及辨脉的方法、用药的规律和鉴别伤寒与温病等等,两两对照,都有共同之点。这些可以说明《伤寒论》为中医杰出的著作,然而不是仲景凭空创造的,他接受了前人的思想指导,在实践中积累丰富起来的。他在序文里说,"勤求古训"和"撰用素问",老老实实托出了他学问的渊源。少数人把《内经》和《伤寒论》分割的主要因素,在于"汉书艺文志"将《内经》列入医经家,《伤寒论》列入经方家,于是看作《内经》仅仅是理论书不切于实用,并看到《内经》里有很多地方讲究针灸,疑心是针灸的专书对内科没有多大用处。另一方面,受了日本研究汉医以《伤寒论》为对象的影响,更忽视了对《内经》的研究。并进一步产生了废医存药和中医只有经验没有理论等一列的错误,也陷入对祖国文化遗产的虚无主义的严重错误。通过了本节的学习,至少会明确《伤寒论》的成功并非与《内经》漠不相关,如果没有理论指导,它的实践就是盲目的实践,还会成为中医临床治疗的经典么?略抒我见,请读者加以批评。

〔应用〕 必须熟记,与伤寒论参看。

〔原文〕《素问·疟论》:帝曰:"夫痎疟皆生于风,其畜作有时者,何也?"岐伯对曰:"疟之始发也,先起于毫毛,伸欠乃作,寒慄鼓颔,腰脊俱痛。寒去则内外皆热,头痛如破,渴欲冷饮。阴阳上下交争,虚实更作,阴阳相移也。阳并于阴,则阴实而阳虚。阳明虚,则寒慄鼓颔也。巨阳虚,则腰背头项痛,三阳俱虚,则阴气胜,阴气胜,则骨寒而痛。寒生于内,故中外皆寒。阳盛则外热,阴虚则内热。外内皆热,则喘而渴,故欲冷饮也。此皆得之夏伤于暑。热气盛,藏于皮肤之内,肠胃之外,此营气之所舍也。此令人汗空疏,腠理开。因得秋气,汗出遇风,及得之以浴,水气舍于皮肤之内,与卫气并居。卫气者,昼日行于阳,夜行于阴。此气得阳而外出,得阴而内薄,内外相薄是以日作。其气之舍深,内薄于阴,阳气独发,阴邪内著,阴与阳争不得出,是以间日而作也。邪气客于风府,循膂而下。卫气一日一夜,大会于风府,其明日下一节,故其作也晏。其出于风府,日下一节,二十五日下至骶骨,二十六日入于脊内,注于伏膂之内。其气上行,九日出于缺盆之中,其气日高,故作日益蚤也。夫寒者,阴气也。风者,阳气也。先伤于寒,而后伤于风,故先寒而后热也,病以时作,名曰寒疟。先伤于风,而后伤于寒,故先热而后寒也,亦以时作,名曰温疟。其但热而不寒者,阴气先绝,阳气独发,则少气烦冤,手足热而欲呕,名曰瘅疟。邪气与卫气,客于六府,有时相失,不能相得,故休数日乃作也。温疟者,得之冬中于风,寒气藏于骨髓之中,至春则阳气大发,邪气不能自出,因遇大暑,脑髓烁,肌肉消,腠理发泄。或有所用力,邪气与汗皆出。此病藏于肾,其气先从内出之于外也。如是者阴虚而阳盛,阳盛则热矣。衰则气复反入,入则阳虚,阳虚则寒矣。故先热而后寒,名曰温疟。瘅疟者,肺素有热,气盛于身,厥逆上冲,中气实而不外泄,因有所用力,腠理开,风寒舍于皮肤之内、分肉之间而发。发则阳气盛,阳气盛而不衰,则病矣。其气不及于阴,故但热而不寒。气内藏于心,而外舍于分肉之间,令人消烁脱肉,故命曰瘅疟。"

〔语译〕《素问·疟论》中帝问:"疟疾都由风邪引起,为什么发作和休止有一定的时间呢?"岐伯说:"疟疾的发作,先从毫毛感觉凛寒,接着伸腰呵欠,又接着冷抖口齿作战,腰脊异常酸疼,经过了寒冷时期,再接着里外壮热,头痛如破,口渴欲饮冷水。这些都是阴阳二气上下交争造成的此虚彼实现象。(中略)一般知道寒是阴气,风是阳气,故先伤于寒,后伤于风,就先冷后热,在一定时间发作,叫作"寒疟";先伤于风,后伤于寒,就先热后冷,也是按时发作,叫作"温疟";也有只热不冷的,气先虚,阳气独旺,发作的时候,气短、烦闷难受,手足灼热,呕恶,叫作"瘅疟"。(下略)

〔名词浅释〕　疟论:《素问》的篇名,专论各种疟疾的成因,症状和病理。

〔体会〕　本节描写疟疾症状,异常细腻,但在分类方面,可能包括假性疟疾在内,应予分辨。关于病理,在古代没有发现疟原虫以前,认为外邪引起、阴阳交争是不足奇怪的。问题在于发现疟原虫后的今天,依据前人理论使用药物或针灸疗法,仍能收到相当效果,或许还有值得研究的地方。

〔补充〕　《内经》本篇的治法以针刺为主,曾说:"无刺熇熇(热甚貌)之热,无刺浑浑(盛而且乱的意思)之脉,无刺漉漉(形容汗多)之汗。"又说:"病之发也,如火之热,如风雨不可当也,故经言曰,方其盛时必毁,因其衰也事必大昌。"可见前人对于治疟经验相当丰富,用针如此,用药也不例外。

〔应用〕　择要熟记。

〔原文〕　《素问·咳论》曰:"皮毛者,肺之合也。皮毛先受邪气,邪气以从其合也。其寒饮食入胃,从胃脉上至于肺,则肺寒。肺寒则外内合邪,因而客之,则为肺咳。五藏各以其时受病,非其时各传以与之。人与天地相参,故五藏各以时治,时感于寒则受病,微则为咳,甚则为泄为痛。乘秋则肺先受邪,乘春则肝先受之,乘夏则心先受之,乘至阴则脾先受之,乘冬则肾先受之。肺咳之状,咳而喘息有音,甚则唾血。心咳之状。咳则心痛,喉中介介如梗状,甚则咽肿喉痹。肝咳之状,咳则两胁下痛,甚则不可以转,转则两胠下满。脾咳之状,咳则右胠下痛,阴阴引肩背,甚则不可以动,动则咳剧。肾咳之状,咳则腰背相引而痛,甚则咳涎。五脏之久咳,乃移于六府。脾咳不已,则胃受之。胃咳之状,咳而呕,呕甚则长虫出。肝咳不已,则胆受之,胆咳之状,咳呕胆汁。肺咳不已,则大肠受之,大肠咳状,咳而遗失。心咳不已,则小肠受之,小肠咳状,咳而失气,气与咳俱失。肾咳不已,则膀胱受之,膀胱咳状,咳而遗溺。久咳不已。则三焦受之,三焦咳状,咳而腹满,不欲食

饮。此皆聚于胃,关于肺,使人多涕唾。而面浮肿气逆也。"

〔语译〕　《素问·咳论》上说,皮毛和肺关联,皮毛受了寒邪,可以影响到肺;吃了寒凉的东西,胃里受到冷的刺激,也能从胃脉影响到肺。肺受内外寒气的袭击,便成咳嗽。(中略)肺咳的症状,咳嗽气喘有声,剧烈的可以吐血;心咳的症状,咳嗽胸痛,喉中妨碍如梗,剧烈的咽肿喉痹作痛;肝咳的症状,咳嗽两胁疼痛,剧烈的不能转侧,转侧时两胁胀满;脾咳的症状,咳嗽右胁下痛,隐隐牵及肩背,剧烈的不能动,动了咳嗽更紧;肾咳的症状,咳嗽腰背牵痛,剧烈的咯吐黏涎。五脏咳嗽不愈,还能连及六腑,如:脾咳不愈连及胃,胃咳的症状,咳嗽呕吐,剧烈的呕出蛔虫;肝咳不愈连及胆,胆咳的症状,咳嗽呕吐苦汁;肺咳不愈连及大肠,大肠咳的症状,咳嗽大便不禁;心咳不愈连及小肠,小肠咳的症状,咳嗽放矢气;肾咳不愈连及膀胱,膀胱咳的症状,咳嗽遗尿;一般咳嗽经久,都能连及三焦,三焦咳的症状,咳嗽腹胀,不能饮食。这些脏腑之咳,没有不与肺胃有关,故多喘息涕唾,面部浮肿。

〔名词浅释〕　咳论:《素问》的篇名,专论各种咳嗽的成因和症状。

〔体会〕　咳嗽以肺为主要受病器官,《内经》已有指出,所说五脏六腑之咳,乃因咳嗽而引起的并发症,即把经脏的部分和作用定名,绝对不是五脏六腑病变能直接产生咳嗽。从现代医学来说,很可能包括了肺结核、胸膜炎、肋间神经痛、支气管喘息和急慢性支气管炎等症在内,因此中医治咳,极其重视兼症。一般分为外感和内伤,即"皮毛先受邪气"和"寒饮食入胃"的内、外二因,又注意在痰和气的辨别,即"聚于胃,关于肺"的二个病所。从而观察痰多痰少,干咳无痰,痰黏不爽,痰薄滑利,以及因咳而气逆,因气逆而作咳,因咳而痰升,因痰升而作咳等等,用来分别其寒、热、虚、实,作为止咳化痰的目标。

〔应用〕　必须熟记,概括了咳嗽的一般症治。

〔原文〕　《素问·经脉别论》曰:"夜行则喘出于肾,淫气病肺。有所坠恐,喘出于肝,淫气害脾。有所惊恐,喘出于肺,淫气伤心。度水跌仆,喘出于肾与骨,当是之时,勇者气行则已,怯者著而为病也。"

〔语译〕　《素问·经脉别论》上说，夜间行走过劳而喘息，是肾伤影响于肺；跌仆恐惧而喘息，是肝伤影响于脾；受惊受恐而喘息，是肺伤影响于心；也有渡水或跌仆而喘息，则由伤肾与骨，体力强的可以自愈，衰弱的就留着成病了。

〔名词浅释〕　淫气：指病变产生的不平之气，亦即病邪，能由本脏损及它脏。

〔体会〕　本节指出喘息也是肺脏疾患之一，但其标在肺，其本在肾，并与心神、脾脏中气有关，后来因有肃肺、纳肾、安神、补气等不同治法。

〔应用〕　必须熟记。

〔原文〕　《素问·腹中论》曰："心腹满，旦食则不能暮食，名为鼓胀。治之以鸡矢醴。一剂知，二剂已。"

〔语译〕　《素问·腹中论》上说，心腹胀满，早上吃了东西到晚上不想再吃的，这种病叫作鼓胀，可用"鸡矢醴"方，服一剂能知药效，二剂即可痊愈。

〔名词浅释〕　腹中论：《素问》的篇名，论鼓胀、血枯、伏梁、热中和消中等病并出治法，因这些病都在腹内，故名腹中。

鸡矢醴：方名，古代的酒剂。按马玄台注："鸡矢醴方见医学正传、古今医鉴、袖珍等书。用鸡屎白干者八合炒香，以无灰好酒三碗入之，共煎至一半许，用布滤出其汁，五更热饮则腹鸣，至辰已时大便行二三闪，皆黑水也，次日觉足面渐有皱纹，又饮一次，则渐皱至膝上而病愈矣。"此方取其通利二便，但近时已少用。

〔体会〕　鼓胀的原因不一，本节所指者似为湿滞中阻，脾不运化，即病机所说"诸湿肿满，皆属于脾"的一种。鸡矢醴方的作用，亦与后来用鸡金散（鸡内金、沉香、砂仁、香橼为末，人参汤下）及和中汤（五谷虫、枳实、陈皮、茯苓、半夏、山楂、神曲、麦芽、砂仁、香附）一类方剂意义相近。

〔应用〕　略记大意。

〔原文〕　《灵枢·胀论》曰："夫心胀者，烦心短气，卧不安。肺胀者，虚满而喘咳。肝胀者，胁下满而痛引小腹。脾胀者，善哕，四肢烦悗，体重不能胜衣，卧不安。肾胀，腹满，引背央央然，腰髀痛。胃胀者，腹满，胃脘痛，鼻闻焦臭，妨于食，大便难。大肠胀者，肠鸣而痛濯濯，冬日重感于寒。则飧泄不化。小肠胀者，小腹䐜胀，引腰而痛。膀胱胀者，少腹满而气癃。三焦胀者，气满于皮肤中，轻轻然而不坚。胆胀者，胁下痛胀，口中苦，善太息，厥气在下，营卫留止，寒气逆上，真邪相攻，两气相搏，乃合为胀也。"

〔语译〕　《灵枢·胀论》上说，心胀的症状，心烦气短，睡眠不安；肺胀的症状，胸中虚闷，气喘咳嗽；肝胀的症状，胁下胀满，痛连小腹，脾胀的症状，干呕，四肢烦闷，体重无力，睡眠不安；肾胀的症状，腹内胀满，背部不舒，腰髀疼痛；胃胀的症状，腹内胀满，胃脘疼痛，鼻孔感觉焦气，饮食减少，大便困难；大肠胀的症状，肠鸣漉漉作痛——冬季再受寒邪，便加水泻；小肠胀的症状，小腹胀满，牵及腰痛；膀胱胀的症状，少腹胀满，小便不利；三焦胀的症状，皮肤肿，按上去中空不坚；胆胀的症状，胁下胀痛，口内苦，多叹息。一般由气逆于下，营卫不畅，寒邪和正气阻滞，遂成胀病了。

〔名词浅释〕　胀论：《灵枢》的篇名，专论五脏六腑胀病的症状。

气癃：指膀胱气闭，小便不利。

〔体会〕　本节所论胀病，是气血不利所引起的一般胸腹胀满症，在《内经》原文里说得很明白："黄帝曰：何以知脏腑之胀也？岐伯曰：阴为脏，阳为腑。黄帝曰：夫气之令人胀也，在血脉之中耶？脏腑之内乎？岐伯曰：三者皆存焉，然非胀之舍（指病所）也。黄帝曰：愿闻胀之舍。岐伯曰：夫胀者皆在于脏腑之外，排脏腑而郭（通廓）胸胁，胀皮肤，故命曰胀。"据此，这里的胀并不指定一脏一腑，看到某一部分的症状，就认作某一脏腑的胀病而已。

〔应用〕　必须熟记。

〔原文〕　《灵枢·水胀篇》曰："目窠上微肿，如新卧起之状，其颈脉动，时咳，阴股间寒，足胫肿，腹乃大，其水已成矣。以手按其腹，随手而起，如裹水之状，此其候也。肤胀者，寒气客于皮肤之间，鼕鼕然不坚，腹大，身尽肿，皮厚。按其腹，窅而不起，腹色不变，此其候也。鼓胀者，腹胀，身皆大，大与肤胀等也。色苍黄，腹筋起，此其候也，夫肠覃者，寒气客于肠外，与卫气相搏，气不得荣，因有所系，癖而内著，恶气乃起，瘜肉乃生。此始生也，大如鸡卵，稍以益大，至其成，如怀子之状，久者离岁，按之则坚，推之则移，月事以时下，此其候也。石瘕生于胞中。寒气客于子门。子门闭塞，所不得通,恶血当写不写,血不以留止,日以益大,状如怀子,月事不以时下。皆生于女子,可导而下。"

〔语译〕 《灵枢·水胀论》上说,目下微肿,像刚睡起的样子,颈部人迎脉搏动有力,时作咳嗽,阴股不暖,足胫浮肿,腹部逐渐胀大这时水证已经形成了。用手按在腹上,放手后腹肌随即平复,好比中间包着水液形状,便是水胀的特征。肤胀是寒气在于皮肤之内,叩诊时鼕鼕然如鼓不实,腹大身肿,皮肤不像水肿的薄亮,按在腹上,凹陷处也不随手平腹,皮色并无异样,这是肤胀的特征。鼓胀呢?腹胀周身都肿,和肤胀相似,但面色苍黄,腹筋突起,这是它的特征了。此外有肠覃症,寒气聚在肠外,阳气阻滞不通,因而在隐癖地方瘀血逐渐积聚,形成瘜肉,初起仅如鸡卵大,慢慢增长到成病时候,好像怀孕一样,长远的可以经过好几年,按上去异常坚硬,但推它又会移动,月经照常来潮,这是肠覃的症候。石瘕生在子宫,由于寒气侵入子宫口,子宫受到寒冷的刺激,瘀血停留,逐日加大,也好像怀孕现象,月经并且停止。这两种都是妇科病,可用逐瘀通利方法来排除。

〔名词浅释〕 水胀篇:"灵枢"的篇名,以水胀为主,列举肤胀、鼓胀、肠覃、石瘕等作为鉴别。

肠覃:覃音尽,指肠外生恶肉如菌状,故名。

瘜肉:瘜音息,瘜肉即恶肉。

衃:音丕,即瘀血。

胞中:胞指子宫,亦称女子胞。

〔体会〕 此因水胀而举出其他类似症以资辨别,在古代称作"比类"法,即现在所说的鉴别诊断。然而我们不必勉强以现代病理分别解释,哪一种是心脏性水肿,哪一种是普通的皮肤浮肿,哪一种是肝硬化的腹水,以及妇科方面的卵巢囊肿和子宫肌瘤等。因为前人是绝对不会有这种知识的,它擅长的就是辨证施治。同样腹部胀大,能够指出其不同的原因和部位,还指出其症状中的特征,更指示了腹诊的重要,这些方面已经值得重视了。

〔应用〕 必须熟记。

〔原文〕 《素问·平人气象论》曰:"颈脉动,喘疾咳,曰水。目裹微肿,如卧蚕起之状,曰水。目黄者,曰黄疸。溺黄赤,安卧者,黄疸。已食如饥者,胃疸。面肿曰风。足胫肿曰水。"

〔语译〕 《素问·平人气象论》上说,颈脉搏动,气喘作咳是水证;目胞微肿,薄亮如蚕眠状的也是水肿。目黄的是黄疸;小便黄赤,能静卧的也是黄疸;如果食后常觉饥饿的便是胃疸。面部浮肿的叫风,足胫浮肿的叫水。

〔体会〕 本节是水和黄疸的辨证法,虽然简略,也包括了不同的因素在内。

〔应用〕 必须熟记。

〔原文〕 《素问·举痛论》曰:"经脉流行不止,环周不休,寒气入经而稽迟,泣而不行,客于脉外则血少,客于脉中则气不通,故卒然而痛。寒气客于脉外,则脉寒,脉寒则缩蜷,缩蜷则脉绌急,绌急则外引小络,故卒然而痛,得炅则痛立止;因重中于寒,则痛久矣。寒气客于经脉之中,与炅气相薄则脉满,满则痛而不可按也。寒气客于肠胃之间,膜原之下,血不得散,小络急引故痛,按之则血气散,故按之痛止。寒气客于侠脊之脉,则深按之不能及,故按之无益也。寒气客于冲脉,冲脉起于关元,随腹直上,寒气客则脉不通,脉不通则气因之,故喘动应手矣。寒气客于背俞之脉,则脉泣,脉泣则血虚,血虚则痛,其俞注于心,故相引而痛,按之则热气至,热气至则痛止矣。寒气客于厥阴之脉,厥阴之脉者,络阴器,系于肝。寒气客于脉中,则血泣脉急,故胁肋与少腹相引痛矣。厥气客于阴股,寒气上及少腹,血泣,在下相引,故腹痛引阴股,寒气客于小肠膜原之间,络血之中,血泣不得注于大经,血气稽留不得行,故宿昔而成积矣。寒气客于五脏,厥逆上泄。阴气竭,阳气未入,故卒然痛,死不知人,气复反则生矣。寒气客于肠胃,厥逆上出,故痛而呕也。寒气客于小肠,小肠不得成聚,故后泄腹痛矣。热气留于小肠,肠中痛,瘅热焦渴,则坚干而不得出,故痛而闭不通矣。"

〔语译〕 《素问·举痛论》上说,经脉里的气血不停地循环流行,受了寒气以后,便会迟缓甚至一部分留滞起来,伤在脉外的能使血少,伤在脉内的能使气不通,故骤然作痛了。原因是寒气伤在脉外,经脉便呈紧缩现象,紧缩后屈结拘急牵引小络,故骤然痛作,得到热气就会舒缓轻减,如果再受寒邪,那就不易即愈了。

痛的情况有多种:寒气伤在经脉里的,与阳气相争,便脉满而痛不可按;寒气伤在肠胃和膜原之间的,血不得行,小络拘急引痛,按后血气疏通,痛可立止;寒气伤在挟脊伏冲脉的,因为经脉深藏在内,按不到它,故按后不能止痛;寒气伤在冲脉的,因冲脉起于关元穴挟脐上行胸中,故受寒后脉不通,气分上逆作喘,其脉按之搏动应手;寒气伤在背部足太阳经的,经脉凝涩,便为血虚作痛,背部的足太阳经都是脏腑腧穴,因而影响于心,便背和心相引作痛,按后热至寒散,痛即休止;寒气伤在足厥阴经的,因其脉连阴器通于肝脏,故受寒后血涩脉急,胁肋和少腹牵引作痛——如果阴股本有逆气的,那么寒气伤到少腹,便与下相引,腹痛牵及阴股;寒气伤在小肠膜原里小络的,血涩不能注入大经,血气阻滞,日久可以郁结成为积聚;寒气伤在五脏的,能使厥逆耗散,阴气衰竭,阳气不通,故骤然痛死不省人事,必待阳气渐通才甦醒;寒气伤在肠胃的,厥逆上冲,故痛时呕吐;寒气伤在小肠的,小肠不能结聚,故腹痛泄泻——如果热气伤在小肠,肠内作痛,内热口渴,大便干硬,便为腹痛便闭了。

〔名词浅释〕 膜原:马玄台认为"鬲间之膜,鬲肓之原",也有写作募原。

〔体会〕 本节是寒痛的辨证法,大致分为按后痛止,按后痛不止,按后更痛和痛时呈现的不同症状。主要认为痛症多由寒邪引起,虽然最后也提及热气,但并非主文,引来与寒证对比,当辨。

〔应用〕 能熟记最好。

〔原文〕《素问·痹论》曰:"风寒湿三气杂至,合而为痹也。其风气胜者为行痹,寒气胜者为痛痹,湿气胜者为著痹也。肺痹者,烦满,喘而呕。心痹者,脉不通,烦则心下鼓,暴上气而喘,嗌干善噫,厥气上则恐。肝痹者,夜卧则惊,多饮数小便,上为引如怀。肾痹者,善胀,尻以代踵,脊以代头。脾痹者,四肢解惰,发咳呕汁,上为大塞。肠痹者,数饮而出不得,中气喘争,时发飧泄。胞痹者,少腹膀胱按之内痛,若沃以汤,涩于小便,上为清涕。痛者,寒气多也,有寒故痛也。病久入深,营卫之行涩,经络时疏,故不痛。皮肤不营,故为不仁。阳气少,阴气多,与病相益,故寒也。阳气多,阴气少,病气胜,阳遭阴,故为痹热。其多汗而濡者,此其逢湿甚也。阳气少,阴气盛,两气相感,故汗出而濡也。凡痹之类,逢寒则急,逢热则纵。"

〔语译〕《素问·痹论》上说,风、寒、湿三气同时侵袭,混合在一起就成痹病。其中风气多于寒湿,游走无定的叫作行痹;寒气多于风湿,痛得厉害的叫作痛痹;湿气多于风寒,重着不移的叫作着痹。

痹在脏腑方面:肺痹的症状,胸中烦满,气喘呕吐;心痹的症状,脉涩不利,烦躁、心下鼓动,气逆喘息,咽干噫气,肾气上犯更加恐惧;肝痹的症状,夜卧惊惕,多饮水,小便频数,胃气上逆更使中满像怀藏东西一样;肾痹的症状,善于作胀,足不能行走,利用尻骨替代,头不能举,反映脊柱高耸;脾痹的症状,四肢软懒无力,咳嗽、呕吐清汁,胸喉气窒;肠痹的症状,多饮水而小便不利,中气上逆,大便时泻;胞痹的症状,当少腹膀胱部位按之作痛,好像热水灌注,小便不利,上流清涕。

痹的症状:有痛的,由于寒气多,寒使气血凝滞故痛;有不痛麻木的,由于病久邪深,经络有时疏通故不痛,但皮肤不得营养,故麻木不仁;有冷的,由于本身阳气少,阴分多,和病邪相合故冷,有热的,由于本身阳气多,阴气少,病邪反为阳气所胜故热;有潮润的,由于逢湿所致,阳气少,阴气多,阴和湿相合,故汗出潮润。

一般的痹证,都是逢到寒冷则拘急,逢到温暖则舒缓。

〔名词浅释〕 痹论:《素问》的篇名,为痹病的专题讨论,痹的意义是闭,故不限于肌肉疼痛重着,凡脏腑闭塞,一并论及。

胞痹:这里的胞,是指膀胱。

〔体会〕 后世论痹证,都把"风寒湿三气杂至"为主因,几乎成为教条,对于脏腑痹证却多忽略,故就现在所说的痹证,不外肌肉风湿痛一类。但三气杂至,究竟如何分辨其症状,《内经》不够详细。李梴曾说:"风痹多侵乎上,肩背麻木,手腕硬痛;寒湿多侵乎下,脚腿木重。"秦景明也说过:"风痹之症,走注疼痛,上下左右行而不定;寒痹之症,疼痛苦楚,手足拘挛,得热稍减,得寒愈甚;湿痹之症,或一处麻痹不仁,或四肢手足不举,或半身不能转侧,或湿变为热,热变为燥,收引拘挛作痛,踡缩难伸。"可作参考。

〔应用〕 择要熟记。

〔原文〕《素问·痿论》曰:"肺热叶焦,则皮毛虚弱急薄,著则生痿躄也。心气热,则下脉厥而上,上则下脉虚,虚则生脉痿,枢折挈,胫纵而不任地也。肝气热，则胆泄口苦，筋膜干。筋膜干则筋急而挛，发为筋痿。脾气热，则胃干而渴，肌肉不仁，发为肉痿。肾气热，则腰脊不举，骨枯而髓减，发为骨痿。肺者，脏之长也，为心之盖也，有所失亡，所求不得，则发肺鸣，鸣则肺热叶焦。大经空虚，发为肌痹，传为脉痿。思想无穷，所愿不得，意淫于外，入房太甚，宗筋弛纵，发为筋痿，及为白淫。有渐于湿，以水为事，若有所留，居处相湿，肌肉濡渍，痹而不仁，发为肉痿。有所远行劳倦，逢大热而渴，渴则阳气内伐，内伐则热舍于肾。肾者，水藏也。今水不胜火，则骨枯而髓虚，故足不任身，发为骨痿。治痿者，独取阳明，何也？阳明者，五藏六腑之海，主润宗筋，宗筋主束骨而利机关。冲脉者，经脉之海也，主渗灌溪谷，与阳明合于宗筋。阴阳总宗筋之会，会于气街，而阳明为之长，皆属于带脉，而络于督脉。故阳明虚，则宗筋纵，带脉不引，故足痿不用也。"

〔语译〕《素问·痿论》上说，肺经积热，因津液少而肺叶干枯，影响皮毛虚损薄弱，经过相当时期便成足软不能行立。心经热的，阴气上升，上升便下脉不足，成为脉痿，四肢关节好像枢纽断折失掉联系，脚软不能着地。肝经热的，胆汁上溢，口内干苦，筋枯拘挛，成为筋痿。脾经热的，胃液缺少，口干作渴，肌肉麻木，成为肉痿。肾经热的，腰脊不能直，骨髓枯涸，成为骨痿。它的病理是：肺在内脏中位置最高，掩在心的上面好比一座宝盖，假如有所遗失，所求不得，便会气郁火升，引发咳嗽，咳久便肺叶干枯了。血少的动脉空虚，不能营养肌肉，由肌痹逐渐成为脉痿了。思虑过度，不能达到目的，或者意淫、房事过度，引起阳痿，便成筋痿和白淫了。平常多受湿气，像工作水上，住近水滨，肌肉受到湿气的浸润，形成麻痹不仁，便为肉痿了。也有远行劳倦困顿，内热口渴，热气伤阴，阴伤不能胜热，逐渐骨髓枯涸，骨弱不能支持，便是骨痿了。

为什么治痿多取阳明呢？因为阳明是胃，像五脏六腑的大海，它所输布的营养能够润养宗筋，从而其他筋脉也得到充盛，自然能约束骨骼而使活动滑利哩。（下略）

〔名词浅释〕 痿论：《素问》的篇名，为痿病的专题讨论，痿是枯萎的意思，在内脏为干燥，在形体便为痿弱萎缩现象。

〔体会〕 揣摩内经用意，痿和痹是两个相对的病症，多发于肢体。痿属于热，痹属于寒；痿属于虚，痹属于实；痿多软弱萎缩，痹多疼痛麻木。故《内经》指出"治痿独取阳明"，《金匮》上也指出"治宜针引阳气"，说明痿宜清养，痹宜温通，这是分辨的概要。

综合以上咳嗽、胀病和痿、痹等，内经都列举脏腑症状，在有些疾病还列举了十二经络症状，有人怀疑它机械式地铺叙，不切实际。我个人的初步意见是：我们在内经里可以看到古人对于疾病的认识是非常丰富的。五脏、六腑、十二经在当时便是一种提纲挈领的分类法，所以，可以看作为人体的纲领，也可当它是生理的系统。故在每一种病，根据内脏性质，经络部位等，靠直觉的症状观察来作分类的标准。例如看到口苦、筋挛、胁痛、肢满等就认作是肝，看到烦心、心痛、短气、卧不安等就认作是心……主要是在治疗上抓住主症以便于全面照顾。所以浅近地说，前人按脏腑十二经来分类，和现代医学把消化、循环系统等分类同一意义；深一层说，分类是科学的第一步基础工作，我们不可否认《内经》在很早以前已有卓越的思想，我们正应该在临床上善于运用这些方法来加强整体观点。

〔应用〕 必须熟记。

〔原文〕《灵枢·逆调论》曰："不得卧而息有音者，是阳明之逆也。足三阳者下行，今逆而上行，故息有音也。阳明者，胃脉也。胃者，六府之海，其气亦下行。阳明逆，不得从其道，故不得卧也。胃不和，则卧不安，此之谓也。"

〔语译〕《素问·逆调论》（误作大惑论）上说，失眠，卧后呼吸气粗是胃气上逆，足三阳经的气都以下行为顺，逆上便冲肺而呼吸气粗了。阳明是胃的经脉，胃像六腑的海，也应下行为顺，故阳明不从下行而上逆，使人不能安卧，所谓"胃不和则卧不安"，便是这个道理。

〔名词浅释〕 逆调论：《素问》的篇名，调是调和、和顺的意思，认为人身的阴阳、水火、营卫、气血、表里、上下都当调和、和顺，逆则成病。

下经：当是古代书名，今已失传。

〔原文〕《灵枢·邪客篇》曰："厥气客于五脏六腑，则卫气独卫其外，行于阳不得入于阴，行于阳则阳气盛，阳气盛则阳跷陷，不得入于阴，阴虚故目不瞑。调其虚实，以通其道，而去其邪，饮以半夏汤一剂。阴阳已通，其卧立至。以流水千里以外者八升，扬之万遍，取其清五升煮之，炊以苇薪。火沸置秫米一升，治半夏五合，徐炊令竭，为一升半。去其滓，饮汁一小杯，日三消益，以知为度。故其病新发者，复杯则卧，汗出则已矣，久者三饮而已也。"

〔语译〕 《灵枢·邪客篇》（误作大惑论）上说，给予半夏汤一剂，阴阳交通，可以安睡。方用源流在千里外的活水八升，扬过万遍，取其清者五升，芦苇火煮沸，放入秫米一升，制半夏五合，慢慢熬到一升半的时候，去渣滓，饮汁一小杯，一天三次，每次由少渐增，等到能睡为止。大约新发病的服第一次后即静卧取汗，汗出便可入睡，病久的饮了三次也能见效。

〔名词浅释〕 邪客篇：《灵枢》的篇名，客是感受的意思，因叙述感受邪气而引起的失眠症等，并及针、药疗法，故名。

半夏汤：后人亦称半夏秫米汤，方内治半夏即制过的半夏，性味辛平微温，秫米即北方的小黄米，性味甘微寒，二物同用的目的，在于化浊散邪，和胃养阴。

苇薪：取芦苇作燃料，俗称芦柴，利用其火力强烈。

〔体会〕 此处所说的胃不和，当是气郁痰阻和思虑劳神一类为其主因，故用半夏除痰，秫米益阴。后人将温胆汤（半夏、陈皮、茯苓、甘草、枳实、竹茹）治痰热郁结的不寐症，用意似乎相近。张石顽也说："凡怔忡、惊恐、健忘、癫狂、失志、不寐，皆由痰涎沃心，以致心气不足，惟以理痰顺气、养心安神为第一义，导痰汤（半夏、陈皮、茯苓、甘草、胆星、枳实）加人参、菖蒲。"很可能都受《内经》的启发。

〔备注〕 "不是卧而息有音者"以下一段载《素问》逆调论，"厥气客于五脏六腑"以下一段载在《灵枢》邪客篇，"内经知要"都作大惑论是错的。"胃不和则卧不安"句上有"下经曰"三字，兹亦补入，以见《内经》以前已有医学记录。

〔应用〕 择要熟记。

〔原文〕 《素问·方盛衰论》曰："肺气虚，则使人梦见白物，见人斩血籍籍，得其时，则梦见兵战。肾气虚，则使人梦见舟船溺入，得其时，则梦伏水中，若有畏恐。肝气虚，则梦见菌香生草，得其时，则梦伏树下不敢起。心气虚，则梦救火阳物，得其时，则梦燔灼。脾气虚，则梦饮食不足，得其时，则梦筑垣盖屋。"

〔语译〕 《素问·方盛衰论》（略）。

〔名词浅释〕 方盛衰论：《素问》的篇名，病有不足有余等别，皆属盛衰的现象，因借幻梦和足冷，头痛等作为例子。

〔原文〕 《灵枢·淫邪发梦篇》曰："阳气盛，则梦大火而燔灼。阴阳俱盛，则梦相杀。上盛则梦飞，下虚则梦堕。盛饥则梦取，甚饱则梦予。肝气盛，则梦怒。肺气盛，则梦恐惧，哭泣飞扬。心气盛，则梦喜笑恐畏。脾气盛，则梦歌乐，身体重不举。肾气盛，则梦腰脊两解不属。厥气客于心，则梦见丘山烟火。客于肺，则梦飞扬，见金铁之奇物。客于肝，则梦山林树木。客于脾，则梦见丘陵大泽，坏屋风雨。客于肾，则梦临渊，没居水中。客于膀胱，则梦游行。客于胃，则梦饮食。客于大肠，则梦田野。客于小肠，则梦聚邑冲衢。客于胆，则梦阗讼自刳。客于阴器，则梦接内。客于项，则梦斩首。客于颈，则梦行走而不能前，及居深地窌苑中。客于股肱，则梦礼节拜起。客于胞䐈，则梦泄便。短虫多，则梦聚众。长虫多，则梦相击毁伤。"

〔语译〕 《灵枢·淫邪发梦篇》（略）。

〔名词浅释〕 淫邪发梦篇：《灵枢》的篇名，叙述邪气淫泆，影响脏腑，使人卧不安而发生梦境。

胞䐈：指膀胱和大肠。

〔体会〕 梦是由于各种刺激和各种意识的联合反映。过去归于心神不安，《金匮要略》所谓"心气虚者其人则畏，合目欲眠，梦远行而精神离散、魂魄不安。"以上两节都是就脏腑的性质和虚实立论的。

〔应用〕 略记大意，在神经衰弱症状上，有时也可作为参考。

〔原文〕 《灵枢·痈疽篇》曰："血脉营卫，周流不休，上应星宿，下应经数。寒邪客于经络之中，则血泣，血泣则不通，不通则卫气归之，不得复反，故痈肿。寒气化为热，热胜则腐肉，肉腐则为脓，脓不写则烂筋，烂筋则伤骨，骨伤则髓消。不当骨空，不得泄泻。血枯空虚，则筋骨肌肉不相荣，经脉败漏，薰于五脏，脏伤故死矣。痈发于嗌中,名曰猛疽,猛疽不治,化为脓。脓不写,塞咽半日死。其化为脓者,写则合豕膏冷食,三日已。发于颈,名曰天疽,其痈大以赤黑,不急治,则热气下入渊液,前伤任脉,内薰肝肺,十余日而死矣。阳气大发,消脑留项,名曰脑烁,其色不乐,项痛而如刺以针,烦心者死不可治。发于肩及臑,名曰疵痈,其状赤黑,急治之,此令人汗出至足,不害五脏,痈发四五日,逞焫之。发于腋下,赤坚者,名曰米疽,治之以砭石,欲细而长,疏砭之,涂以豕膏,六日已,勿裹之。其痈坚而不溃者,为马刀挟缨,急治之。发于胸,名曰井疽,其状如大豆,三四日起,不蚤治,下入腹,不治,七日死矣。发于膺,名曰甘疽,色青,其状如谷实、蒌藬,常苦寒热,急治之,去其寒热,十岁死,死后出脓。发于胁,名曰败疵,则疵者,女子之病也,灸之。其病大痈脓,治之。其中乃有生肉,大如赤小豆,剉蒌藬草根各一升,以水一斗六升,煮之竭,为取三升,则强饮。厚衣坐于釜上,令汗至足已。发于股经,名曰股胫疽,其状不甚变,而痈脓搏骨,不急治,三十日死矣。发于尻,名曰锐疽,其状赤坚大,急治之,不治,三十日死矣。发于股阴,名曰赤施,不急治,六十日死,在两股之内,不治,十日而当死。发于膝,名曰疵痈,其状大痈,色不变,寒热如坚石,勿石,石之者死,须其柔,乃石之者生。诸痈之发于节而相应者,不可治也。发于阳者百日死,发于阴者三十日死。发于胫,名曰兔啮,其状赤至骨,急治之,不治,害人也。发于内踝,名曰走缓,其状痈也,色不变,数石其输而止,其寒热不死。发于足上下,名曰四淫,其状大痈;急治之,百日死。发于足傍,名曰厉痈,其状不大,初如小指,发急治之,去其黑者,不消辄益,不治,百日死。发于足指,名曰脱痈,其状赤黑,死不治。不赤黑,不死。不衰,急斩之,不则死矣。荣卫稽留于经脉之中,则血泣而不行,不行则卫气从之而不通,壅遏而不得行,故热,大热不止,热胜则肉腐,腐则为脓,然不能陷,骨髓不为焦枯,五藏不为伤,故命曰痈。热气淳盛,下陷肌肤,筋髓枯,内连五藏,血气竭,当其痈下,筋骨良肉皆无余,故命曰疽。疽者,上之皮夭以坚,上如牛领皮。痈者,其皮上薄以泽。"

〔语译〕《灵枢·痈疽篇》上说,人身气血,循环不息,象征着天上的星宿,地上的河流。寒邪伤在经络,血行就会凝涩不通,从而阳气结聚不能回

返,成为肿疡。于是寒化为热,肉腐成脓,不予排除,可以侵蚀筋膜,深入骨髓,如其不在骨空地方,脓毒根本无从排泄,因而血液亏损,筋骨肌肉都得不到营养,经脉腐化,病毒侵入五脏而死。

痈疡生在结喉的叫作猛疽,不及时医治,易化为脓,脓液不排出,往往闭塞气管,半天即死,已化脓的可用豕膏冷食,三天能愈。生在颈部的叫作天疽,肿大赤黑,不予急治,热毒转移至腋部,前伤任脉,内伤肝肺,十几天内可以致死。生在项部的叫作脑烁,热毒更重,神惨色变,痛如针刺,如果烦躁的必死。生在肩、臂的叫作疵痈,疮色赤黑,初起时即令汗出至足,可以不害内脏,四五天后可用灸法。生在腋下的叫作米疽,色赤形坚,急用细长的砭石疏朗地深刺,涂上豕膏,勿包扎,六天能愈——如果坚硬不溃的是马刀侠瘿一类,按照马刀侠瘿法急治。生在胸部的叫作井疽,形如大豆,三、四天内不予医治,毒隐入腹,即成绝症,七天内可死。生在胸旁的叫作甘疽,色青如谷子和瓜蒌,常发寒热,急予退热为要,但十年后还是要死,死后方才溃脓。生在胁部的叫作败疵,多属妇女病,误用灸法可以变成大痈,此症内有生肉像赤小豆,当用蒌翘草根和赤松子根各一升,以水一斗六升熬取三升,乘热饮下,饮后多加衣服坐在釜上,使汗出至足可愈。生在肌胫的叫作股胫疽,外状不甚明显,但化脓后内蚀骨膜,不予急治,三十天内可死。生在尻部的叫作锐疽,色红形大坚实,不予急治,三十天内也可致死。生在股阴的叫作赤施,不急治,六十天内可死,两股同时并生的,倘不急治,十天内即死。生在膝部的叫作疵痈,疮形极大,皮色不变,坚硬如石,有寒热,勿用砭法,砭之则死,等待化软,然后砭之可救。凡痈疽生在关节、上下左右相对的都是不治之症,在阳分的一百天死,阴分的三十天就死。生在足胫的叫作兔啮,色红且深,当予急治,不治害人。生在内踝的叫作走缓,形如痈而皮色不变,常砭肿处,使寒热能退可以不死。生在足部上下的叫作四淫,将如大痈,应予急治,往往百天内可死。生在足旁的叫作厉痈,疮形不大,初起如小指,急去其黑色部分,如果不消,很快加重,再不治,百天内可死。生在足指的叫作脱痈,色赤黑的不治,否则不死,如病不退,急予截除,不截除也不能免死。

气血凝聚而经脉流行不畅,能使阳气阻遏发

热,大热不止便肉腐化脓,但不内陷,故骨髓不枯,五脏不受损害,称作痈;热重而毒陷肌肉筋骨连及五脏,使气血枯竭,因而筋骨好肉腐烂无余的,称作疽。疽的皮色不鲜明,坚如牛颈下皮;痈的皮色薄亮,以此为辨。

〔名词浅释〕 痈疽篇:《灵枢》的篇名,专论外疡症并及治法。

骨空:骨节交会的空隙处,《内经》另有"骨空论"。

豕膏:即炼净的猪油。《类经》记载:"万氏方有治肺热暴喑者,用猪脂一斤炼过,入白蜜一斤再炼,滤净冷定,不时挑服一匙即愈,若无疾服此,最能润肺润肠,即是豕膏之属。"

渊液:足少阳经穴名,在腋下三寸。

焫:音燕,即艾灸一类。

砭石:古代取石片有锋芒的用代针刺,发展为九针中的铍针,故玉版篇里说:"痈疽已成脓血者,其惟砭石、铍针之所取也。"铍针长四寸,阔二分半,作剑形。

〔体会〕 内经诊治外疡,观察疮形并联系其他症状分为痈和疽两类,主要是区别阴阳虚实。后人推广其义,把风火热毒、膏粱厚味引发的,其肿高,其色赤,其痛剧烈,其皮薄亮,其脓易化,其疮口易敛,其来急而愈亦速的,都当作阳证的痈,相反地寒湿凝滞,平塌白陷,坚硬木痛,皮色不变,按之不焮热,化脓收口迟缓的,都当作阴证的疽。但《内经》不完全依据阴阳症状定名,且其名称和后世外科书记载亦多出入,兹为便于研究,参考《外科心法》列表如下。本人对外科甚生疏,错误地方,有待读者指正。

古名	今名	部 位	症 状	附 注
猛疽	结喉痈	颌下结喉上。	红肿焮痛,厉害的堵塞咽喉,汤水不下,脓成不予排出,能向内溃穿咽喉,毒热猛烈,故古称猛疽。	生在结喉两旁的,今名夹喉痈,亦称夹疽。
夭疽	同	左耳后一寸三分高骨后面。	初起如黍粒,渐肿如瓜,坚硬平塌,紫暗不亮,疼痛甚于其他疮毒,患此愈者极少,故称夭。	生在右耳后同等部位的,今名锐毒。
脑烁	脑铄	脑后入发际一寸。	初起形如椒粒,坚硬紫暗,渐肿如横木,厉害的上至巅顶,下至大椎,色如烟煤,硬如牛唇,没有化脓前皮先腐烂,常流清水,肌肉冰冷,轻的木痛,重的全无痛觉。	
疵痈	肩中痈	肩中央。	红活高肿,厉害的痛连臂胛,口噤寒战。	坚硬平塌的,今称肩中疽。
米疽	腋疽,亦名疚疽。	腋窝正中。	初起如核,漫肿坚硬,皮色如常,经过长时期后方能破溃,转为色红微热疼痛。	
井疽	同	心窝中庭穴	初如豆粒,逐渐肿痛,心躁如焚,肌热如火,自汗唇燥,大渴引冷饮,溃后往往经年不愈。	
甘疽	同	乳上肉高耸处。	初如谷粒色青,渐如瓜蒌色紫,坚硬疼痛,憎寒壮热。	
败疵	胁痈	肋骨下软肉处。	初如梅李,渐大如盆如碗,色红焮痛高肿。	坚硬平塌,不红不热的,今称胁疽。
股胫疽	附骨疽,咬骨疽,三里发	大腿外侧的为附骨疽,内侧的为咬骨疽,在足胫者为三里发。	附骨疽和咬骨疽初起寒热往来,接着筋骨疼痛,不热不红,厉害的痛如锥刺,筋骨不能屈伸,化脓后外形肿胖无头,皮色不变,懂透红亮一点。三里发初肿形如牛眼,拘急冷痛,溃后出紫血,再流稀脓。	李念莪注,股胫即大股,似可考虑。

（续 表）

古名	今名	部 位	症 状	附 注
锐疽	鹳口疽	尻尾高骨尖处。	初肿色红坚痛，溃后疮口如鹳嘴。	
赤施	股阴疽	股内合缝下近阴囊旁边。	坚硬漫肿木痛，溃脓极慢，收口亦不易。	
疵痈	疵疽	膝盖。	肿大如痈，皮色不变，寒热往来。	色红焮肿疼痛的，今称膝痈。
兔啮	足跟疽	脚跟。	初肿红紫疼痛，溃后脓水淋沥，状如兔咬。	
走缓	内踝疽，又名鞋带疽。	内踝。	坚硬漫肿，皮色不变，时作隐痛，难于行立。	
四淫	同	足蹠前上下。	其大如痈，红肿无边沿。	
厉痈	同	足蹠两旁。	小如枣栗，红肿疼痛。	
脱痈	脱疽	足指。	未发生前，先有烦躁发热，类似消渴，日久始发，初起黄疱一点如粟，皮色紫暗，好像煮熟红枣，黑气侵漫，腐烂延开，五趾相传，厉害的攻到脚面，如同汤泼火烧。	也有生在手指的。

由于中医的外科和内科的理论是一致的。最重要的便是辨证，而辨别阳证和阴证，尤为中医外科上的辨证纲要。兹为便于辨别，特引张赞臣中医师所拟的表，以资说明。

	阳 证	阴 证
快 慢	三五天，疮就成形，大了。	近半个月，倘无变化。
深 浅	发于肤表，不起官能障碍。	发于肌肉里层，推筋着骨，运动不便。
肿 胀	高突红肿。（周围肿硬）	平塌陷下。（组织虚软）
疼 痛	暴肿迅速，疼痛剧烈。	顽木酸楚，不觉疼痛。
脓 水	脓稠黏厚。	脓稀淡薄。
皮 肤	潮红。	不红。
硬 度	初起时坚硬，溃空后绵软。	初起时不硬，疮成后坚凝如石。
局 部	灼热充血。	焮热轻微，有些不热。
性 质	局限性，急性。	蔓延性，慢性。
预 后	良性。（顺）	恶性。（逆）

痈疽是局部外症，中医在完整的理论体系下，依据症候的阴阳、表里、虚实、寒热进行整体疗法，或汗或下，或清或温，或消或散，或补或托，往往不用手术，单靠内服药来治愈，且有用外治法不能医愈的，通过了内服药后迅速收功。在《内经》里已开其端，在后世外科书里方剂更为繁多，这是中医中药的特点，不可忽视。

〔备注〕 败疵的药方，李念莪注："菱、菱也，翘、连翘也，二草之根俱能解毒。"今查《甲乙经》作"菱翘草根、赤松子根各一升"，是菱翘为一种，不应强分，特改正。

〔应用〕 择要熟记，参看外科专著。

〔原文〕 《灵枢·痈疽篇》曰："白眼青，黑眼小，是一逆也。内药而呕者，是二逆也。腹痛渴甚，是三逆也。肩项中不便，是四逆也。音嘶声脱，是五逆也。"

〔语译〕 《灵枢·玉版篇》（误作痈疽篇）上说："痈疽有五项逆症，一为白眼青，黑眼小；二为服药呕吐；三为腹中痛，口大渴；四为肩项转动不便；五为声哑失音。"

〔名词浅释〕 玉版篇：《灵枢》的篇名，因论针法而涉及逆顺症候，在玉版上面，故名。

〔体会〕 内经知要误作《痈疽篇》，今改正。

〔原文〕 《灵枢·寒热病篇》曰："身有五部，伏兔一、腓二、背三、五脏之腧四、项五。此五部有痈疽者死。"

〔语译〕 《灵枢·寒热病篇》上说，人身有五部，一是膝上六寸的伏兔穴，二是足肚，三是背部，四是五脏的腧穴，五是项部，这五处生痈疽的多死。

〔名词浅释〕 寒热病篇：《灵枢》的篇名，篇中多论杂病，因以皮寒热、肌寒热、骨寒热开始，故名。

〔体会〕 以上两节都指外疡的逆症。由于中医以整体疗法为主，故极其注意全身症状。一般外疡发现肝肾阴亏，脾胃败坏和气血虚损的，都认为棘手。后来《外科正宗》推广为七恶："一、神志昏愦，心烦舌干，疮形紫黑，言语呢喃；二、身体强直，目睛斜视，疮流血水，惊悸不宁；三、形容消瘦，脓清臭秽，疮处软陷，不知疼痛；四、皮肤枯槁，鼻动声嘶，痰多喘急；五、形容惨黑，口渴囊缩；六、周身浮肿，肠鸣呕呃，大便滑泄；七、恶疮倒陷，形如剥鳝，四肢冷逆，血水自流。"

〔应用〕 择要熟记。

〔原文〕 《灵枢·玉版篇》曰："腹胀、身热、脉大，是一逆也，腹鸣而满，四肢清泄，其脉大，是二逆也。衄而不止，脉大，是三逆也。咳且溲血，脱形，其脉小劲，是四逆也。咳脱形，身热，脉小以疾，是谓五逆也。如是者不过十五而死矣。其腹大胀，四末满，脱形，泄甚，是一逆也。腹胀，便血，脉大时绝，是二逆也。咳溲血，形肉脱，脉搏，是三逆也。呕血，胸满引背，脉小而疾，是四逆也。咳呕，腹胀，且飧泄，其脉绝，是五逆也。如是者，不及一时而死。"

〔语译〕 《灵枢·玉版篇》上说，腹内胀满，发热脉大，是逆症之一；肠鸣腹满，四肢清冷，泄泻脉大，是逆症之二；鼻血不止，脉大，是逆症之三；咳嗽溺血，肌肉消瘦，脉小有力，是逆症之四，咳嗽形瘦，发热，脉小且数，是逆症之五。这样的病况，不出半个月就要死亡。腹大作胀，四肢浮肿，形瘦泄泻频繁，是逆症之一；腹胀，大便下血，脉大间歇，是逆症之二；咳嗽，小便溺血，形瘦脉弦劲不柔，是逆症之三；呕血胸闷牵引背部，脉小且数，是逆症之四；咳嗽呕吐，腹胀泄泻，脉伏欲绝，是逆症之

五。这样的病况，不到一天就会死亡的。

〔名词浅释〕 一时：李念莪注为"一日之时"，意思就是一天的辰光，形容其死期的迫近。

〔体会〕 内经曾提出"决死生"三字，决就是诊断，死生就是可治不可治。说明了医生在临床上对于预后诊断的重要性，也说明了医生不能把所有的疾病都治好，但指出所以不能治的理由还是医生应有的责任。本节的逆症，从"十五日死"和"不及一时而死"来看，便是不治症的例子。究竟为什么断它不治？可以概括为下列几点：一是病邪猖獗，表里俱受侵害；二是脉症不相符合；三是邪实正虚难于攻补；四是精气衰竭不能支持。基于这些原因，在当时的治疗条件下便被认为绝症了。

〔应用〕 必须熟记。

〔原文〕 《素问·标本论》曰："夫病传者，心病先心痛。一日而咳，三日胁支痛，五日闭塞不通，身痛体重。三日不已死。冬夜半，夏日中。肺病喘咳，三日而胁支满痛，一日身体重痛，五日而胀，十日不已死。冬日入，夏日出。肝病头目眩，胁支满，三日体重身痛，五日而胀，三日腰脊少腹胫酸，三日不已死。冬日入，夏早食。脾病身痛体重，一日而胀，二日少腹腰脊痛，胫酸，三日背胂筋痛，小便闭，十日不已死。冬人定，夏晏食。肾病少腹腰脊痛，胻酸，三日背胂筋痛，小便闭，三日腹胀，三日两胁支痛，三日不已死。冬大晨，夏晏晡。胃病胀满，五日少腹腰脊痛，胻酸，三日背胂筋痛，小便闭，五日身体重，六日不已死。冬夜半后，夏日昳。膀胱病小便闭，五日少腹胀，腰脊痛胻酸，一日腹胀，一日身体痛，二日不已死。冬鸡鸣，夏下晡。"

〔名词浅释〕 标本病传论：《素问》的篇名，前半叙述病的标本，后半叙述病的传变，故合而为名。《内经知要》作标本论是错误的。

〔体会〕 本节是指疾病过程的传变。类似于现在所说的合并症。由于病邪走窜，无法控制，产生各种恶化现象，以及影响体力衰竭而死。

〔补充〕 《灵枢》有病传篇，用意相同，文字稍异，可作注释："病先发于心，一日而之（到的意思）肺，三日而之肝，五日而之脾，三日不已死；病先发于肺，三日而之肝，一日而之脾，五日而之胃，十日不已死；病先发于肝，三日而之脾，五日而之胃，三

日而之肾,三日不已死;病先发于脾,一日而之胃,二日而之肾,三日而之膂、膀胱,十日不已死;病先发于肾,三日而之膂、膀胱,三日而之心,三日而之小肠,三日不已死;病先发于胃,五日而之肾,三日而之膂、膀胱,五日而上之心,二日不已死;病先发于膀胱,五日而之肾,一日而之小肠,一日而之心,二日不已死。"

〔应用〕　略记大意。

〔原文〕　《灵枢·经脉篇》曰:"手太阴气绝,则皮毛焦。太阴者,行气温于皮毛者也,故气不荣,则皮毛焦,皮毛焦,则津液去皮节,津液去皮节者,是爪枯毛折,毛折者,则毛先死。丙笃丁死,火胜金也。手少阴气绝,则脉不通,脉不通,则血不流,血不流,则髦色不泽,故其面黑如漆柴者,血先死。壬笃癸死,水胜火也。足太阴气绝,则脉不荣肌肉,唇舌者,肌肉之本也,脉不荣,则肌肉软,肌肉软,则舌痿人中满,人中满,则唇反,唇反者,肉先死。甲笃乙死,木胜土也。足少阴气绝,则骨枯,少阴者,冬脉也,伏行而濡骨髓者也,故骨不濡,则肉不能著也,骨肉不相亲,则肉软却,肉软却,故齿长而垢,发无泽,发无泽者,骨先死。戊笃己死,土胜水也。足厥阴气绝,则筋绝,厥阴者,肝脉也,肝者,筋之合也,筋者,聚于阴气,而脉络于舌本也,故脉弗荣,则筋急,筋急则引舌与卵,故唇青舌卷卵缩,则筋先死。庚笃辛死,金胜木也。五阴气俱绝,则目系转,转则目运。目运者,为志先死,志先死,则远一日半死矣。六阳气绝,则阴与阳相离,离则腠理发泄,绝汗乃出。故旦占夕死,夕占旦死。"

〔语译〕　《灵枢·经脉篇》上说,(上略)五脏的阴气衰竭,目系像转绳一样地收缩,故视物晕眩,此时神志已散,隔了一天半便要死亡。六腑的阳气衰竭,阴和阳两者脱离,故皮肤不固,绝汗随出,早上见了可以断他当夜死,夜间见了可以断他明天早上死。

〔名词浅释〕　绝汗:汗出如珠子大,凝滞不流,浑身黏湿,同时发现气喘张口,目瞪欲脱,小便不禁等垂死症状。

〔体会〕　本节指六经和脏腑的虚脱症。六经包括气血而言,五脏属阴故称阴气,六腑为阳故称阳气,实际都指精气。

〔应用〕　略记大意。

〔原文〕　《素问·阴阳类论》曰:"冬三月之病,病合于阳者,至春正月,脉有死徵,皆归出春。冬三月之病,在理已尽,草与柳叶皆杀。春阴阳皆绝,期在孟春。春三月之病,曰阳杀,阴阳皆绝,期在草干。夏三月之病,至阴不过十日,阴阳交,期在濂水。秋三月之病,三阳俱起,不治自己,阴阳交合者,立不能坐,坐不能起。三阳独至,期在石水。二阴独至,期在盛水。"

〔语译〕　《素问·阴阳类论》(略)。

〔名词浅释〕　阴阳类论:《素问》的篇名,文内有"三阳为父,二阳为卫,一阳为纪,三阴为母,二阴为雌,一阴为独使。"说明三阳三阴内外,雌雄的相合,故称类。

濂水:指河水澄清的时候,即秋天。

石水:这里指水坚如石,即冬天结冰时期,与病名的石水无关。

盛水:指正月雨水节而言,即早春。

〔体会〕　本节论一般病的死期,主要是以疾病和季节的阴阳消长的制约关系,作为诊断的标准。例如阴虚阳旺的不能适应夏令炎热,阳虚阴旺的不能适应冬令严寒,病多转重致死。

〔应用〕　略记大意。

〔原文〕　《素问·诊要经络论》曰:"太阳之脉,其终也,戴眼,反折,瘛疭,其色白,绝汗乃出,出则死矣。少阳终者,耳聋,百节皆纵,目睘绝系,绝系一日半死,其死也,色先青,白乃死矣。阳明终者,口目动作,善惊,妄言,色黄,其上下经盛,不仁则终矣。少阴终者,面黑,齿长而垢,腹胀闭,上下不通而终矣。太阴终者,腹胀闭,不得息,善噫,善呕,呕则逆,逆则面赤,不逆则上下不通,不通则面黑,皮毛焦而终矣。厥阴终者,中热,嗌干,善溺,心烦,甚则舌卷,卵上缩而终矣。"

〔语译〕　《素问·诊要经络论》上说,六经的临终现象,太阳是目睛仰视,不能转动,脊背反张,四肢抽搐,面色㿠白,绝汗随出,见到绝汗出便死了;少阳是耳聋,四肢百节松弛无力,两目直视,目系强直,不能自转,一天半内可以死亡,在死亡前面色先青变白;阳明是口眼牵动,惊惕妄言,面色黄,在头颈手足阳明经脉所过地方多呈紧张状态,再见到麻木不仁便死;少阴是面色黧黑,齿长垢秽,腹胀便闭,上下不通而死,太阴是腹胀便闭,呼吸困难,噫气呕吐,呕则气逆而赤,气不逆的则上下不通,面黑、皮毛憔悴而死;厥阴是内热咽干,小便频数,烦心,最后舌卷、睾丸上缩而死。

〔**名词浅释**〕 诊要经络论:《素问》的篇名,叙述诊脉的重要和六经的败绝,合为一篇。

戴眼:目上视而不转。

瘛疭:肢屈叫瘛,肢伸叫疭,瘛疭即抽搐。

目瞏:惊视的样子。

〔**体会**〕 本节是指六经的绝症,根本败坏,机能停止,故死。

以上五节都属预后不良症,但从现在来看,并不是完全束手无策的,特别在中西医合作下各尽所长,有许多类似病便得到转危为安,这当然是跟着历史发展而医学也得到了进一步的成就。然而不是说古代认为不治的,在今天完全可以解决,因此我们还要把前人所指出的深入地研究,并且我们有信心来创造社会主义的民族性的新医学,终有一天会把这些缺陷填平,更好地保障人民健康。

〔**应用**〕 必须熟记。

内 经 类 证

秦伯未　原编

余瀛鳌　重订

　　《内经》是学习祖国医学的必读经典,包含宏富,学习方法不一,单从临床方面需要的辨证论治讲,如果不把散在整部《内经》里有关这一方面的记载分析归纳,有系统地列述出来,不容易领会古代遗留下来丰富的经验知识,从而深入研究,全面掌握着去运用。本书原编问世时,对学习上要求减少这种苦无头绪的感觉,曾经有所帮助。

　　现在重订者就原编加以补充修订,计分析《内经》中所有病症为44病类,311种病候,提纲挈领,揭示线索,使读者从探讨各类证治中认识祖国医学理论的完整性。更于每病类后把西医学习中医的临床上所得的体会,作了比较平正的按语,可以提供目前西医学习中医、一般学习研究祖国学者及临床医师作参考。

序　言

1929 年,秦伯未老师曾经编写过《内经类证》,扼要地选择了《内经》中记载的病症加以分析归纳,以便检阅。作为西医学习中医的我们来说,在阅读《内经知要》的同时,采用《内经类证》参考,觉得这本书对现在学习和临床上,仍有很多的启发和帮助。我们在这本书里,可以看到很早以前祖国医学对于各种疾病已有普遍性的认识,这是世界医学文献中极可珍视的一部分;以医学理论的创见性和完整性说来,在当时也是无可比拟的,从而加强了我们学习中医的信心。再者,我们看到《内经》中对每一病症指出了多种原因,且从整体出发结合周围环境加以阐述,后世各家学说都在这基础上逐渐发展,体会到祖国医学的理论虽与现代医学体系不同,但有其卓越的价值。同时感到《内经知要》太简,不能满足我们的要求,翻阅了几遍《内经》全文,又觉得茫无头绪。即使《内经》里也有疾病的专题研究如咳论、痿论、痹论和胀论等,也还有不少散见在其他篇内,如果不从多方面加以联系,仍然看不到全面。正因为我们对经文不够全面了解,在治疗或讨论一种疾病时,往往只能引证一些概括性的词句,忽略了其中丰富的经验知识。而《内经类证》则提纲挈领,指出线索,恰恰给我们解决了这些问题。

因此,我们认为《内经类证》是西医学习中医的良好参考资料。为了使其更好地适用于现在,征得秦老师的同意,进行了补充删订工作。依照原来体例,分为四十四病类,三百十一种病候,条文后附上篇名,并将生僻病名的音义加以简释;整理了平时学习心得作为按语,附于各篇之后。但由于我们对经文的理解和从事临床实践都很不够,所写的体会和心得,尚未能做到粘合经旨的要求。

几年来,我们在党的培养教育下,初步掌握了中西医两种技术。目前西医学习中医的愈来愈多,并纷纷响应党所发出的创立我国新医药学派的宏伟号召。我们也不例外,一定要遵循党的指示更好地继承和发扬祖国医学。本书是我们学习中医过程中的极小收获,愿与同志们交流经验,并请指正。

最后,本书的顺利完成,与秦老师平日的启发和鼓励是分不开的。在编写中又承路志正大夫及同学们提出不少宝贵意见,均此致谢。

余瀛鳌

1961 年 9 月

凡　　例

1.《内经类证》一书,系将《黄帝内经》(包括《素问》和《灵枢》)中有关叙述病症的记载摘录出来,进行分类编纂而成。共得四十四种病类和三百十一种病候。

2. 每一病类,分为概论和各症。条文的次序一般是按照因、症、脉、治排列的。

3. 在摘录病症和进行分类时,为了节省篇幅,突出重点,有时不免将原文割裂。原文在叙述病症有交叉的地方,也难免有少数重复。

4. 本书引摘的原文,除《素问》和《灵枢》外,并将《素问·遗篇》的内容也一并编入。《素问》和《灵枢》是采用现在通行的影印明、顾从德刻本为蓝本,《素问·遗篇》则根据历来沿用本补入。对于原文明显错误处,已作适当修改。

5. 本书所载的病症,在中医文献中是最早的、较为系统的,因此,可以作为学习中医的同志,临床医师和研究中医理论者的参考。

6. 本书虽经重订,但内容并不是十分完备的,希望读者不要满足于条文的使用,应该进一步联系临床实际,检阅《内经》原书,深入研究。

一、中风病类

概　论

1. 风者,百病之长也,至其变化,乃为他病也,无常方,然致有风气也。《素问·风论》

2. 贼风邪气之中人也,不得以时,然必因其开也,其入深,其内极病,其病人也卒暴;因其闭也,其入浅以留,其病也徐以迟。《灵枢·岁露论》

3. 肉不坚,腠理疏,则善病风。《灵枢·五变篇》

4. 伤于风者,上先受之。《素问·太阴阳明论》

5. 风中五脏六腑之俞,亦为脏腑之风;各入其门户所中,则为偏风。《素问·风论》

6. 尺不热,脉滑,曰病风。《素问·平人气象论》

7. 邪风之至,疾如风雨,故善治者治皮毛,其次治肌肤,其次治筋脉,其次治六腑,其次治五脏。治五脏者,半死半生也。《素问·阴阳应象大论》

肝　风　证

肝风之状,多汗恶风,善悲,色微苍,嗌干,善怒,时憎女子,诊在目下,其色青。《素问·风论》

心　风　证

心风之状,多汗恶风,焦绝,善怒吓,赤色,病甚则言不可快。诊在口,其色赤。《素问·风论》

脾　风　证

脾风之状,多汗恶风,身体怠惰,四肢不欲动,色薄微黄,不嗜食。诊在鼻上,其色黄。《素问·风论》

肺　风　证

肺风之状,多汗恶风,色皏然白,时咳短气,昼日则瘥,暮则甚。诊在眉上,其色白。《素问·风论》

肾　风　证

1. 肾风之状,多汗恶风,面痝然浮肿,脊痛不能正立,其色炲,隐曲不利。诊在肌上,其色黑。《素问·风论》

2. 有病痝然如有水状,切其脉大紧,身无痛者,形不瘦,不能食,食少,病生在肾,名为肾风。《素问·奇病论》

3. 有病肾风者,面胕痝然壅,害于言,虚不可刺。《素问·评热病论》

4. 肾风而不能食,善惊,惊已,心气痿者死。《素问·奇病论》

胃　风　证

胃风之状,颈多汗,恶风,食饮不下,鬲塞不通,腹善满,失衣则䐜胀,食寒则泄。诊形瘦而腹大。《素问·风论》

肠　风　证

久风入中,则为肠风飧泄。《素问·风论》

脑风证[①]

风气循风府而上,则为脑风。《素问·风论》

首　风　证

1. 新沐中风,则为首风。《素问·风论》

2. 首风之状,头面多汗恶风,当先风一日则病甚,头痛不可以出内;至其风日,则病稍愈。《素问·风论》

目　风　证

风入系头,则为目风眼寒。《素问·风论》

---

① 脑风症状,脑户觉冷,项背强痛,恶寒。

泄风证

1. 外在腠理,则为泄风。《素问·风论》

2. 泄风之状,多汗,汗出泄衣上,口中干,上渍,其风不能劳事,身体尽痛则寒。《素问·风论》

内风证①

入房汗出中风,则为内风。《素问·风论》

漏风证(酒风)

1. 饮酒中风,则为漏风。《素问·风论》

2. 漏风之状,或多汗,常不可单衣,食则汗出,甚则身汗,喘息恶风,衣常濡,口干善渴,不能劳事。《素问·风论》

3. 有病身热懈惰,汗出如浴,恶风少气,病名曰酒风。治之以泽泻、术各十分,麋衔五分,合以三指撮为后饭。《素问·病能论》

痱风证

痱之为病也,身无痛者,四肢不收,智乱不甚,其言微,知可治;甚则不能言,不可治也。《灵枢·热病篇》

劳风证

劳风法在肺下,其为病也,使人强上冥视,唾出若涕,恶风而振寒,此为劳风之病。治之以俯仰。巨阳引精者三日,中年者五日,不精者七日。咳出青黄涕,其状如脓,大如弹丸,从口中若鼻中出,不出则伤肺,伤肺则死也。《素问·评热病论》

疠风证②(大风)

1. 脉风成为疠。《素问·脉要精微论》

2. 疠者,有营气热胕,其气不清,故使鼻柱坏而色败,皮肤疡溃。风寒客于脉而不去,名曰疠风。《素问·风论》

3. 风气与太阳俱入,行诸脉俞,散于分肉之间,与卫气相干,其道不利,故使肌肉膹膜而有疡;卫气有所凝而不行,故其肉有不仁也。《素问·风论》

---

① 内风证有人疑为寒邪直中少阴,即俗称夹阴伤寒之类。

② 疠风亦称大风,即麻风病。

4. 疠风者,素刺其肿上,已刺,以锐针针其处,按出其恶气,肿尽乃止。常食方食,无食他食。《灵枢·四时所篇》

5. 病大风,骨节重,须眉堕,名曰大风。刺肌肉为故,汗出百日;刺骨髓,汗出百日。凡二百日,须眉生而止针。《素问·长刺节论》

〔附〕　偏枯证

1. 汗出偏沮,使人偏枯。《素问·生气通天论》

2. 其有三虚而偏中于邪风,则为击仆、偏枯矣。《灵枢·九宫八风篇》

3. 仆击、偏枯,肥贵人则膏粱之疾也。《素问·通评虚实论》

4. 虚邪偏客于身半,其入深,内居营卫;营卫稍衰,则真气去,邪气独留,发为偏枯。《灵枢·刺节真邪篇》

5. 偏枯,身偏不用而痛,言不变,志不乱,病在分腠之间,巨针取之,益其不足,损其有余,乃可复也。《灵枢·热病篇》

6. 胃脉沉鼓涩,胃外鼓大,心脉小坚急,皆鬲偏枯。男子发左,女子发右。不瘖舌转,可治,三十日起;其从者瘖,三岁起;年不满二十者,三岁死。《素问·大奇论》

【按】　本篇中风系指感受风邪所引起的局部病变,不同于猝然仆倒的中风,亦即不同于西医所说脑血管意外的中风证。故《内经》或说"伤于风",或说"中于邪",病候也或在内脏,或在形体各部。现在一般所说的中风多属《内经》厥证范围(说见二十七、厥逆病类),但为了便于检查,我们仍将中风后遗症偏枯——半身不遂,附在本篇之后。

同一风邪,由于感受的时间、部位以及其它因素的不同,症状并不一致。其中肾风为水肿之一。肝风指肝经受风,内风指房事后受凉,勿误为肝肾阴虚之肝风和内风。《内经》中病名往往与后世病名有出入,当加分辨。

秦老曾说:《内经》痱风证极似西医所说脊髓神经病变,刘河间称为"风痱",定出地黄饮子方剂。尝用此方加减治疗晚期梅毒脊髓痨和不同原因的脊髓炎,收到良好效果。

二、伤寒病类

概　论

1. 热病者,皆伤寒之类也,或愈或死;其死皆以六七日之间,其愈皆以十日以上。《素问·热论》

2. 人之伤于寒也,则为病热,热虽甚不死。《素问·热论》

3. 人伤于寒而传为热,寒盛则生热也。《素问·水热穴论》

4. 气盛身寒,得之伤寒。《素问·刺志论》

5. 人迎盛坚者,伤于寒;气口盛坚者,伤于食。《灵枢·五色篇》

6. 治之各通其脏脉,病日衰,已矣。其未满三日者,可汗而已;其满三日者,可泄而已。《素问·热论》

7. 风寒客于人,使人毫毛毕直,皮肤闭而为热,当是之时,可汗而发也。《素问·玉机真脏论》

8. 病热少愈,食肉则复,多食则遗,此其禁也。《素问·热论》

太　阳　证

1. 伤寒一日,巨阳①受之,故头项痛,腰脊强。《素问·热论》

2. 七日巨阳病衰,头痛少愈。《素问·热论》

阳　明　证

1. 伤寒二日,阳明受之。阳明主肉,其脉挟鼻络于目,故身热,目疼而鼻干,不得卧也。《素问·热论》

2. 八日阳明病衰,身热少愈。《素问·热论》

少　阳　证

1. 伤寒三日,少阳受之。少阳主胆,其脉循胁络于耳,故胸胁痛而耳聋。《素问·热论》

2. 九日少阳病衰,耳聋微闻。《素问·热论》

太　阴　证

1. 伤寒四日,太阴受之。太阴脉布胃中,络于嗌,故腹满而嗌干。《素问·热论》

2. 十日太阴病衰,腹减如故,则思饮食。《素问·热论》

少　阴　证

1. 伤寒五日,少阴受之。少阴脉贯肾,络于肺,系舌本,故口燥,舌干而渴。《素问·热论》

2. 十一日少阴病衰,渴止不满,舌干已而嚏。《素问·热论》

厥　阴　证

1. 伤寒六日,厥阴受之。厥阴脉循阴器而络于肝,故烦满而囊缩。《素问·热论》

2. 十二日厥阴病衰,囊纵,少腹微下,大气皆去,病日已矣。《素问·热论》

两感证（表里同病）

1. 其两感于寒而病者,必不免于死矣。《素问·热论》

2. 两感于寒者,病一日,则巨阳与少阴俱病,则头痛,口干而烦满;二日,则阳明与太阴俱病,则腹满,身热,不欲食,谵言;三日,则少阳与厥阴俱病,则耳聋,囊缩而厥,水浆不入,不知人,六日死。《素问·热论》

【按】《内经》对于伤寒的传变分为六个阶段,与张仲景《伤寒论》分为六经完全相同,可见《伤寒论》是在《内经》的基础上发展而来的。

中医所说的伤寒,概括多种发热性疾患在内,也包括西医所说的伤寒(即伤寒杆菌所致的肠道传

---

① 巨阳即太阳,《伤寒论》称为太阳病。

染病）。我们体会中医在治疗过程中极重视阳明一环，就是消化系统。《内经》指出病情好转时期不可多食，更不宜食油腻，更足说明古人早已有丰富经验。倘从伤寒病整个发展过程来看，中医不仅分别表里，还注意合并症；不仅重视病邪的亢进，还随时留意正气的耗伤。详见《伤寒论》。

在临床上，我们曾用中医药治疗过一些肠伤寒病例，经过相当时期的摸索，感到用葛根芩连汤合《感证辑要》的藿朴夏苓汤加减治疗早期患者，在退热和缓解消化道症状方面颇有效验。对于一些因高热持久而耳聋，或见唇舌干裂，舌不能伸出，神识蒙眬者，口服抗生素有时不能奏效，常须合并输液治疗；中医则以清热化湿，兼顾气阴的方法，有相当疗效。我们正在继续观察。

三、温热病类

概　　论

1. 冬伤于寒，春必病温。《素问·生气通天论》

2. 夫精者，身之本也，故藏于精者，春不病温。《素问·金匮真言论》

3. 人一呼脉三动，一吸脉三动而躁，尺①热，曰病温。《素问·平人气象论》

4. 尺肤热甚，脉盛躁者，病温也；其脉盛而滑者，病且出也。《灵枢·论疾诊尺篇》

5. 冬伤于寒，春生瘅热。《灵枢·论疾诊尺篇》

6. 脉粗大者，阴不足，阳有余，为热中也。《素问·脉要精微论》

7. 脉尺粗常热者，谓之热中。《素问·平人气象论》

8. 脉缓而滑曰热中。《素问·平人气象论》

9. 诸治热病，以饮之寒水，乃刺之；必寒衣之，居止寒处，身寒而止也。《素问·刺热篇》

肝　热　证

1. 肝热病者，小便先黄，腹痛，多卧，身热。热争则狂言及惊，胁满痛，手足躁，不得安卧；庚辛甚，甲乙大汗，气逆则庚辛死。刺足厥阴、少阳。其逆则头痛员员，脉引冲头也。《素问·刺热篇》

2. 肝热病者，左颊先赤。《素问·刺热篇》

3. 肝热者，色苍而爪枯。《素问·痿论》

心　热　证

1. 心热病者，先不乐，数日乃热。热争则卒心痛，烦闷善呕，头痛，面赤，无汗；壬癸甚，丙丁大汗，气逆则壬癸死。刺手少阴、太阳。《素问·刺热篇》

2. 心热病者，颜先赤。《素问·刺热篇》

3. 心热者，色赤而络脉溢。《素问·痿论》

脾　热　证

1. 脾热病者，先头重，颊痛，烦心，颜青，欲呕，身热。热争则腰痛不可俯仰，腹满泄，两颌痛；甲乙甚，戊己大汗，气逆则甲乙死。刺足太阴、阳明。《素问·刺热篇》

2. 脾热病者，鼻先赤。《素问·刺热篇》

3. 脾热者，色黄而肉蠕动。《素问·痿论》

肺　热　证

1. 肺热病者，先淅然厥，起毫毛，恶风寒，舌上黄，身热。热争则喘咳，痛走胸膺背，不得太息，头痛不堪，汗出而寒；丙丁甚，庚辛大汗，气逆则丙丁死。刺手太阴、阳明，出血如大豆，立已。《素问·刺热篇》

2. 肺热病者，右颊先赤。《素问·刺热篇》

3. 肺热者，色白而毛败。《素问·痿论》

肾　热　证

1. 肾热病者，先腰痛胻酸，苦渴数饮，身热。热争则项痛而强，胻寒且酸，足下热，不欲言，其逆则项痛员员淡淡然；戊己甚，壬癸大汗，气逆则戊己死。刺足少阴、太阳。《素问·刺热篇》

2. 肾热病者，颐先赤。《素问·刺热篇》

---

① 尺指尺肤，系肘后一节部位。

3.肾热者,色黑而齿槁。《素问·痿论》

逆　证

1.有病温者,汗出辄复热,而脉躁疾不为汗衰,狂言,不能食,病名阴阳交,交者死也。人所以汗出者,皆生于谷,谷生于精。今邪气交争于骨肉而得汗者,是邪却而精胜也。精胜则当能食而不复热;复热者,邪气也,不能食者,精无俾也,病而留者,其寿可立而倾也。且夫《热论》曰:汗出而脉尚躁盛者,死。今脉不与汗相应,此不胜其病也,其死明矣。狂言者是失志,失志者死。今见三死,不见一生,虽愈必死也。《素问·评热病论》

2.病温虚甚死。《素问·玉版论要篇》

3.二阳俱搏,其病温,死不治,不过十日死。《素问·阴阳别论》

4.脉浮而涩,涩而身有热者,死。《素问·通评虚实论》

5.热病七日八日,脉微小,病者溲血,口中干,一日半而死;脉代者,一日死。《灵枢·热病篇》

6.热病已得汗出而脉尚躁,喘且复热,勿刺肤,喘甚者,死。《灵枢·热病篇》

7.热病七日八日,脉不躁,躁不散数,后三日中有汗。三日不汗,四日死。未曾汗者,勿腠刺之。《灵枢·热病篇》

8.热病者,脉尚盛躁而不得汗者,此阳脉之极也,死;脉盛躁得汗静者,生。《灵枢·热病篇》

9.热病已得汗而脉尚躁盛,此阴脉之极也,死;其得汗而脉静者,生。《灵枢·热病篇》

10.热病不知所痛,耳聋不能自收,口干,阳热甚,阴颇有寒者,热在髓,死,不可治。《灵枢·热病篇》

11.热病不可刺者有九:一曰汗不出,大颧发赤。哕[①]者,死;二曰泄而腹满甚者,死;三曰目不明,热不已者,死;四曰老人、婴儿热而腹满者,死;五曰汗不出,呕下血者,死;六曰舌本烂,热不已者,死;七曰咳而衄,汗不出,出不至足者,死;八曰髓热者,死;九曰热而痉者,死,腰折瘛疭,齿噤齘也。《灵枢·热病篇》

12.乳子而病热,脉悬小者,手足温则生,寒则死。《素问·通评虚实论》

【按】　祖国医学对温热病的诊治,到清代最为昌明,叶天士、薛生白、吴鞠通、王孟英诸家形成一个学派。尤其是吴鞠通的《温病条辨》,几可与《伤寒论》先后媲美,实为继张仲景之后的一大发展。但不容忽视,《内经》中有很多关于本病的记载,实为后来温热学说所依据。

我们体会,《内经》论温热病有两点最值得重视:一是对于严重阶段的诊断,无论在症状上、脉象上均明确地指出了预后;二是对患者指出了饮食、衣着及环境等的适当护理方法。经验告诉我们,这些论断是完全可靠的。温热之邪最易伤津劫液,阴虚而身热不解,脉盛躁乱,势必体力不支,故《内经》总结为"病温虚甚死"。这里所说的"虚",主要是阴虚,也就是叶天士所谓"留得一分津液,便有一分生机"。其次,热病的治疗,在表用辛凉,在里用寒凉。在护理方面也就应当很好地配合,饮食不宜太热,衣服不宜太多,室内空气应流通。《清代名医医话精华》李修之治杨天生病例:壮热神昏,用大桶盛新汲水放在四围,并洒湿中间空地,铺草席一条,使病人卧于其上,再用青布一丈许摺作数层,浸和水中,搭在病人胸部,逐渐清醒。这种及时地处理,与西医使用冰袋等物理疗法原理相似。

四、暑　病　类

概　论

1.先夏至日者为病温,后夏至日者为病暑,暑当与汗皆出,勿止。《素问·热论篇》

2.寒暑伤形。《素问·阴阳应象大论》

---

① 哕为呃逆,不是一般的干呕。

伤　暑　证

1. 气虚身热，得之伤暑。《素问·刺志论》

2. 因于暑，汗烦则喘喝，静则多言。《素问·生气通天论》

【按】　暑的意义是热，故《内经》上曾有"在天为热，在地为火，其性为暑"的说法（《素问·五运行大论》）。将暑分配在四时，即与风、寒、燥、湿并称，所谓"天有四时五行，以生长收藏，以生寒暑燥湿风"（《素问·阴阳应象大论》）。正因为暑有一定的季节，所以《内经》又以后夏至日作为标准。

暑热中人，多为在烈日下行走或高热环境中工作的一种急性病，在西医属于日射病之类，能使患者人事不省，严重的可以致死。中医又认为暑热最易耗伤气阴，就《内经》所述气虚、喘喝等症，则与中暑力竭症状相近。前人对于每一疾病的观察十分精细，于此可见一斑。

五、湿　病　类

概　　论

1. 湿气大来，土之胜也，寒水受邪，肾病生焉。《素问·至真要大论》

2. 太阴所至，为积饮否隔，为蓄满，为中满霍乱吐下，为重胕肿。《素问·六元正纪大论》

3. 伤于湿者，下先受之。《素问·太阴阳明论》

表　湿　证

因于湿，首如裹。《素问·生气通天论》

湿　热　证

湿热不攘，大筋软短，小筋弛长，软短为拘，弛长为痿。《素问·生气能天论》

寒　湿　证

1. 寒湿之中人也，皮肤不收，肌肉坚紧，营血泣，卫气去。《素问·调经论》

2. 寒湿之气，持于气交，民病寒湿，发肌肉萎，足痿不收，濡泻，血溢。《素问·六元正纪大论》

3. 感于寒湿，则民病身重胕肿，胸腹满。《素问·六元正纪大论》

〔附〕　积饮证

1. 岁太阴在泉，湿淫所胜，民病饮积。《素问·至真要大论》

2. 岁土太过，雨湿流行，民病饮发中满，食减。《素问·气交变大论》

3. 太阴之复，饮发于中，咳喘有声，唾吐清液。《素问·至真要大论》

【按】　湿为六淫之一，属于外邪；也有因饮啖瓜果生冷等湿自内生的，则称为内湿。所以湿邪发病比较多，其侵犯的途径也比较广。例如《内经》所说"伤于湿者，下先受之"，乃指居住潮湿所生的足跗浮肿证；所说"太阴所主"的一系列疾患，均系脾受湿困的现象，病在于中焦。

湿为阴邪，与寒邪的性质相近，故寒湿极易结合；但亦能和热邪结合而成湿热证，往往出现种种矛盾症状，治疗亦较困难。此外，也能和风、暑等结合为风湿、暑湿等，故在临床上可以经常看到湿证。有很多机能障碍的病症是因于湿邪所致，通过辨证处理后，能使病情获得相应的缓解，这在我们过去未学中医时是不够理解的。由此我们体会钻研中医理论可以大大丰富现代医学的内容，也是要形成一个新的医药学派所必不可少的。

湿聚不化，能变为水证和饮证，水证即肿胀一类，饮证即痰浊一类。《内经》上没有痰字，因而有人认为饮即是痰，但在目前辨证上痰和饮是有区别的，大概浓而浊者为痰，稀而清者为饮。《金匮要略》特别指出痰饮证，然仍偏重在饮，成为一个病名，似不必强予分析。在痰饮病中又有留饮、伏饮、流饮、悬饮、支饮等名目，很可能包括西医所说的慢性支气管炎、肺气肿、支气管哮喘、支气管扩张和胸膜炎等在内。

附带说明,本书不列燥病,因为《内经》关于燥邪发病,并未指出特殊症状;且《内经》所说的燥邪系指秋凉之气,不同于一般所说的干燥之燥。例如:"清气大来,燥之胜也"(《素问·至真要大论》),又如:"金郁之发,大凉乃举,燥气以行,霜雾数起"(《素问·六元正纪大论》)。后人称这种时令之燥为秋燥,《温病条辨》内有专论,可以参考。

六、霍乱病类

概　论

清气在阴,浊气在阳,营气顺脉,卫生逆行,清浊相干,乱于肠胃,则为霍乱。《灵枢·五乱篇》

湿霍乱证

1. 太阴所至,为中满,霍乱吐下。《素问·六元正纪大论》

2. 土郁之发,民病呕吐霍乱。《素问·六元正纪大论》

热霍乱证

不远热则热至,热至则身热,吐下霍乱。《素问·六元正纪大论》

〔附〕　疫证

1. 五疫之至,皆相染易,无问大小,病状相似。不相染者,正气存内,邪不可干。《素问·刺法论》

2. 清生风少,肃杀于春,露霜复降,民病瘟疫早发,咽嗌乃干,四肢满,肢节皆痛。《素问·本病论》

【按】《内经》关于霍乱、时疫说得不够详尽,但应该指出,祖国医学在很早以前就认作传染病,而且注意到预防。特别是认为霍乱的病理在于"清浊相干,乱于肠胃"。我们体会中医所说的霍乱,主要是指因消化道机能紊乱而产生的严重吐泻症,亦即"挥霍撩乱"之意,和西医所说的霍乱涵义不尽相同。但以临床症状而言,可以概括西医所指的霍乱、中毒性菌痢、食物中毒和较严重的急性胃肠炎等。从古代名医所记录的一些医案中,还可以看到因霍乱吐泻所引致的大量脱水、酸碱平衡失调、尿闭以及酸中毒等危重症候的记载。当然,前人限于条件,不可能将病理生理说得很精确,我们也不必引证现代医学过分地提高前人认识。这里借此说明中医在临床上所以取得一定的疗效,和辨证方面的正确性是分不开的,因而进一步中西医结合也是极其自然的事。

七、痉病类

概　论

1. 诸痉项强,皆属于湿。《素问·至真要大论》

2. 诸暴强直,皆属于风。《素问·至真要大论》

3. 所谓强上引背者,阳气大上而争,故强上也。《素问·脉解篇》

4. 厥阴在泉,客胜则大关节不利,内为痉强拘瘛,外为不便。《素问·至真要大论》

太阳痉证

1. 太阳所至,为寝汗,痉。《素问·六元正纪大论》

2. 足太阳之筋，其病脊反折，项筋急，肩不举，腋支缺盆中纽痛，不可左右摇。治在燔针劫刺，以知为数，以痛为腧。《灵枢·经筋篇》

3. 风痉身反折，先取足太阳及腘中及血络出血；中有寒，取三里。《灵枢·热病篇》

少阴痉证

1. 足少阴之筋，其病主痫瘛及痉，在外者不能俯，在内者不能仰，故阳病者，腰反折不能俯；阴病者，不能仰。治在燔针劫刺，以知为数，以痛为腧；在内者，熨引饮药。《灵枢·经筋篇》

2. 肺移热于肾，传为柔痉。《素问·气厥论》

督脉痉证

督脉为病，脊强反折。《素问·骨空论》

〔附〕瘛疭证①

1. 诸热瞀瘛，皆属于火。《素问·至真要大论》

2. 心脉急甚，脾脉急甚，为瘛疭。《灵枢·邪气脏腑病形篇》

3. 肝脉微涩，为瘛挛筋痹。《灵枢·邪气脏腑病形篇》

4. 脾病者，善瘛，脚下痛。《素问·脏气法时论》

5. 肾传之心，病筋脉相引而急，病名曰瘛。

当此之时，可灸可药；弗治，满十日，法当死。《素问·玉机真脏论》

拘挛证

1. 虚邪之中人也，洒淅动形，起毫毛而发腠里，搏于筋，则为筋挛。《灵枢·刺节真邪篇》

2. 邪客于足太阳之络，令人拘挛背急，引胁而痛。刺之从项始，数脊椎挟脊，疾按之应手如痛，刺之旁有三痏，立已。《素问·缪刺论》

伛偻证②

阳气者，精则养神，柔则养筋。开阖不得，寒气从之，乃生大偻。《素问·生气通天论》

【按】　痉病是一种综合症群，其主要症状为项强、口噤、手足搐搦、角弓反张等。原因可分两种，一种由风、寒、湿邪外因引起，另一种由失血、津液枯燥引起，但都与筋脉有密切关系。《内经》所说"皆属于风""皆属于湿"，又分太阳、少阴、督脉等症，便是区别的关键所在。这种病在临床上比较严重，后人有更多的阐发，我们认为可以概括西医各种病因所致的脑炎和脑膜炎。

关于筋脉疾患还有瘛疭和拘挛等，这些病的产生亦分内因和外因。大概由于外因者其发急，由于内因者多为病情变化或治疗失当，与痉病的病理相同，因附于后。

八、疟　疾　类

概　论

1. 夫痎疟③皆生于风。《素问·疟论》

2. 夏伤于暑，秋为痎疟。《素问·生气通天论》

3. 夫风之与疟也，相似同类，而风独常在，疟得有时而休者，风气留其处，故常在，疟气随经络

沉以内薄，故卫气应乃作。《素问·疟论》

4. 疟先寒而后热者，夏伤于大暑，其汗大出，腠理开发，因遇夏气凄沧之水寒，藏于腠理皮肤之中，秋伤于风，则病成矣。《素问·疟论》

5. 疟之始发也，先起于毫毛，伸欠乃作，寒栗鼓颔，腰脊俱痛；寒去则内外皆热，头痛如破，渴欲冷饮。阴阳上下交争，虚实更作，阴阳相移也。阳

---

① 瘛是筋脉拘急，疭是筋脉弛张。瘛疭就是筋脉抽动，俗称抽风的现象。

② 伛偻即曲背。

③ 痎疟是疟疾的总称。痎的意义，或说是发于夜间者，或说是经久不愈的才疟。

并于阴,则阴实而阳虚,阳明虚则寒栗鼓颔也,巨阳虚则腰背头项痛,三阳俱虚则阴气胜,阴气胜则骨寒而痛,寒生于内,故中外皆寒。阳盛则外热,阴虚则内热,外内皆热则喘而渴,故欲冷饮也。《素问·疟论》

6. 夫疟之始发也,阳气并于阴,当是之时,阳虚而阴盛,外无气,故先寒栗也。阴气逆极则复出之阳,阳与阴复并于外,则阴虚而阳实。故先热而渴。《素问·疟论》

7. 疟气者,必更盛更虚。当气之所在也,病在阳,则热而脉躁;在阴,则寒而脉静;极则阴阳俱衰,卫气相离,故病得休;卫气集,则复病也。《素问·疟论》

8. 病之发也,如火之热,如风雨不可当也,故经言曰:方其盛时必毁。《素问·疟论》

9. 夫疟气者,并于阳则阳胜,并于阴则阴胜;阴胜则寒,阳胜则热。疟者,风寒之气不常也,病极则复至。《素问·疟论》

10. 疟者,阴阳更胜也,或甚或不甚,故或渴或不渴。《素问·疟论》

11. 以秋病者寒甚,以冬病者寒不甚,以春病者恶风,以夏病者多汗。《素问·疟论》

12. 夫疟之未发也,阴未并阳,阳未并阴,因而调之,真气得安,邪气乃亡。《素问·疟论》

13. 夫有余者泻之,不足者补之。今热为有余,寒为不足。夫疟者之寒,汤火不能温也,及其热,冰水不能寒也;此皆有余不足之类,当此之时,良工不能止,必须其自衰,乃刺之。经言:无刺熇熇之热,无刺浑浑之脉,无刺漉漉之汗,故为其病逆,未可治也。《素问·疟论》

单 日 疟 证

1. 夏伤于暑,热气盛,藏于皮肤之内,肠胃之外,此营气之所舍也。此令人汗空疏,腠理开,因得秋气,汗出遇风,及得之以浴,水气舍于皮肤之内,与卫气并居。卫气者,昼日行于阳,夜行于阴,此气得阳而外出,得阴而内薄,内外相薄,是以日作。《素问·疟论》

2. 邪气客于风府,循膂而下;卫气一日一夜大会于风府,其明日日下一节,故其作也晏,此先客于脊背也。每至于风府则腠理开,腠理开则邪气入,邪气入则病作,以此日作稍益晏也。其出于风府,日下一节,二十五日下至骶骨;二十六日入于脊内,注于伏膂之脉;其气上行,九日出于缺盆之中,其气日高,故作日益早也。《素问·疟论》

3. 疟渴而日作,取手阳明。《灵枢·杂病论》

间 日 疟 证

1. 间日发者,由邪气内薄于五脏,横连募原也。其道远,其气深,其行迟,不能与卫气俱行,不得皆出,故间日乃作也。《素问·疟论》

2. 疟不渴,间日而作,刺足太阳;渴而间日作,刺足少阳。《素问·刺疟篇》

3. 疟不渴,间日而作,取足阳明。《灵枢·杂病篇》

三 日 疟 证

时有间二日或至数日发,其间日者,邪气与卫气客于六俯,而有时相失,不能相得,故休数日乃作也。《素问·疟论》

风 疟 证

1. 秋善病风疟。《素问·金匮真言论》

2. 夏暑汗不出者,秋成风疟。《素问·金匮真言论》

3. 魄汗未尽,形弱而气烁,穴俞以闭,发为风疟。《素问·生气通天论》

4. 风疟,疟发则汗出恶风,刺三阳经背俞之血者。《素问·刺疟篇》

寒 疟 证

夫寒者,阴气也,风者,阳气也,先伤于寒而后伤于风,故先寒而后热也,病以时作,名曰寒疟。《素问·疟论》

温 疟 证

1. 先伤于风,而后伤于寒,故先热而后寒也,亦以时作,名曰温疟。《素问·疟论》

2. 火郁之发,民病温疟。《素问·六元正纪大论》

3. 温疟者,得之冬中于风,寒气藏于骨髓之中,至春则阳气大发,邪气不能自出,因遇大暑,脑髓烁,肌肉消,腠理发泄,或有所用力,邪气与汗皆出。此病藏于肾,其气先从内出之于外也。如是

者,阴虚而阳盛,阳盛则热矣;衰则气复反入,入则阳虚,阳虚则寒矣。故先热而后寒,名曰温疟。《素问·疟论》

4. 温疟汗不出,为五十九刺。《素问·刺疟篇》

瘅 疟 证

1. 但热而不寒者,阴气先绝,阳气独发,则少气烦冤,手足热而欲呕,名曰瘅疟。《素问·疟论》

2. 瘅疟者,肺素有热,气盛于身,厥逆上冲,中气实而不外泄,因有所用力,腠理开,风寒舍于皮肤之内、分肉之间而发,发则阳气盛,阳气盛而不衰则病矣;其气不及于阴,故但热而不寒,气内藏于心,而外舍于分肉之间,令人消烁肌肉,故命曰瘅疟。《素问·疟论》

肺 疟 证

1. 肺疟者,令人心寒,寒甚热,热间善惊,如有所见者,刺手太阴、阳明。《素问·刺疟篇》

2. 岁火太过,炎暑流行,金肺受邪,民病疟。《素问·气交变大论》

心 疟 证

心疟者,令人烦心甚,欲得清水,反寒多,不甚热,刺手少阴。《素问·刺疟篇》

肝疟症(足厥阴疟)

1. 肝疟者,令人色苍苍然,太息,其状若死者,刺足厥阴见血。《素问·刺疟篇》

2. 足厥阴之疟,令人腰痛,少腹满,小便不利,如癃状,非癃也,数便,意恐惧,气不足,腹中悒悒,刺足厥阴。《素问·刺疟篇》

脾疟证(足太阴疟)

1. 脾疟者,令人寒,腹中痛,热则肠中鸣,鸣已汗出,刺足太阴。《素问·刺疟篇》

2. 足太阴之疟,令人不乐,好太息,不嗜食,多寒热汗出,病至则善呕,呕已乃衰,即取之。《素问·刺疟篇》

肾疟证(足少阴疟)

1. 肾疟者,令人洒洒然,腰脊痛宛转,大便

难,目眴眴然,手足寒,刺足太阳、少阴。《素问·刺疟篇》

2. 足少阴之疟,令人呕吐甚,多寒热,热多寒少,欲闭户牖而处,其病难已。《素问·刺疟篇》

胃疟证(足阳明疟)

1. 胃疟者,令人且病也,善饥而不能食,食而支满腹大,刺足阳明、太阴横脉出血。《素问·刺疟篇》

2. 足阳明之疟,令人先寒洒淅,洒淅寒甚,久乃然,热去汗出,喜见日月光火气乃快然,刺足阳明跗上。《素问·刺疟篇》

足太阳疟证

足太阳之疟,令人腰痛头痛,寒从背起,先寒后热,熇熇蝎暍然,热止汗出,难已,刺郄中出血。《刺问·刺疟篇》

足少阳疟证

1. 足少阳之疟,令人身体懈㑊,寒不甚,热不甚,恶见人,见人心惕惕然,热多汗出甚,刺足少阳。《素问·刺疟篇》

2. 胆所生病者,汗出振寒,疟。《灵枢·经脉篇》

【按】 中西医认识疟疾的历史都是比较久远的,在意大利民间早有传说,叫作"恶气",但全面而有系统地论述疟疾病因、发病机制,以及症候分型,当以我国《内经》占先。

前人以疟疾属于外感范围,故有"疟疾皆生于风"和"夏伤于暑,秋为痎疟"等的说法。然在辨证方面明确地指出了风病和疟疾的异同,如说:"风之与疟,相似同类,而风独常在,疟得有时而休者,风气留其处,故常在,疟气随经络沉以内薄,故卫气应乃作"。同时对症状的描述:"疟之始发也,先起于毫毛,伸欠乃作,寒栗鼓颔,腰背俱痛;寒去则内外皆热,头痛如破,渴欲冷饮",可以说非常细致。从这一点来看,《内经》的疟疾分型,是经过长期观察,抓住了共同点,也抓住了各个特征,尤其是通过临床实践而决定的。

但是,我们可以这样说,在许多不同型的疟疾里,有些是真性疟疾,有些是假性疟疾。主要是前人仅认识到疟疾的特点为应时而作,不可能发现

疟原虫,也就不可避免将类似疟疾的寒热往来症归入疟疾一类。由于未看到疟原虫的繁殖,认为疟疾多由外邪引起,阴阳交争,是极其自然的事。然而在见到疟原虫的今天,依据《内经》理论和针灸疗法,仍能收到相当疗效,这确有值得研究的地方。关于这一观点,秦老师在《金匮要略简释》内也曾提到,他说:"《金匮》所说的疟疾不完全是真性疟疾,包括类似的假性疟疾在内。近人引疟原虫来解释古书,而不把真性疟和假性疟分清,不但有时用一般成方治真性疟无效,并且也会使用真性疟的方剂来治疗假性疟疾,与辨证论治显然有距离。"又说"《金匮》治真性疟的方剂可能是蜀漆

散和牡蛎汤,而疟母一症实为真性疟的后果。但蜀漆虽为抗疟专药,并非直接杀灭原虫,主要是帮助机体本能来进行围剿,从而得到消灭病原。中医治疟疾、痢疾以及血吸虫病等大都如此,最显著的针灸不用药物来截疟,同样收到效果,实为值得研究的问题。"

毫无疑问,前人诊治疟疾有其一定经验。后来逐渐提高,有更多足以吸收的地方,例如疟母即脾脏肿大,能用药物消除;疟后经常复发,面黄肌瘦,羸弱气怯,俗称疟痨,投一般止疟药不起作用,用补气补血佐以祛邪,有立竿见影之效。

九、寒 热 病 类

概 论

1. 因于露风,乃生寒热。《素问·生气通天论》

2. 风成为寒热。《素问·脉要精微论》

3. 脉沉细数散者,寒热者。《素问·脉要精微论》

4. 寸口脉沉而弱,曰寒热;沉而喘,曰寒热。《素问·平人气象论》

5. 脾脉小甚为寒热。《灵枢·邪气脏腑病形篇》

6. 尺肤炬然先热后寒者,寒热也;尺肤先寒,久大之而热者,亦寒热也。《灵枢·论疾诊尺篇》

太阳寒热证

1. 三阳为病,发寒热。《素问·阴阳别论》

2. 风气藏于皮肤之间,内不得通,外不得泄。风者,善行而数变,腠理开则洒然寒。闭则热而闷,其寒也则衰食饮,其热也则消肌肉,故使人怢栗而不能食,名曰寒热。《素问·风论》

3. 皮寒热者,不可附席,毛发焦,鼻槁腊,不得汗,取三阳之络,以补手太阴。肌寒热者,肌痛,毛发焦而唇槁腊,不得汗,取三阳于下,以去其血者,补足太阴以出其汗。《灵枢·寒热病篇》

肺寒热证

1. 肺脉微急为肺寒热,怠惰,咳唾血,引腰背胸,若鼻息肉不通。《灵枢·邪气脏腑病形篇》

2. 邪在肺,则病皮肤痛,寒热,上气喘,汗出,咳动肩背。取之膺中外腧,背三节五脏之傍,以手疾按之快然,乃刺之,取之缺盆中以越之。《灵枢·五邪篇》

3. 肾因传之心,心即复反传而行之肺发寒热,法当三岁死。《素问·玉机真脏论》

虚寒热证

1. 人身非常温也,非常热也,为之热而烦满者,阴气少而阳气盛,故热而烦满也。人身非衣寒也,中非有寒气也,寒从中生者,是人多痹气也,阳气少,阴气多,故身寒如从水中出。《素问·逆调论》

2. 小骨弱肉者,善病寒热。《灵枢·五变篇》

外热内寒、外寒内热证

阳盛生外热者,上焦不通利,则皮肤致密,腠理闭塞,玄府不通,卫气不得泄越,故外热。阴盛生内寒者,厥气上逆,寒气积于胸中而不泻,不泻则温气去,寒独留,则血凝泣,凝则脉不通,其脉盛

大以涩,故中寒。阳虚则外寒者,阳受气于上焦,以温皮肤分肉之间,今寒气在外,则上焦不通,上焦不通,则寒气独留于外,故寒栗。阴虚生内热者,有所劳倦,形气衰少,谷气不盛,上焦不行,下脘不通,胃气热,热气熏胸中,故内热。《素问·调经论》

上寒下热、上热下寒证

上寒下热,先刺其项太阳,久留之,已刺则熨项与肩胛,令热下合乃止,此所谓推而上之者也。上热下寒,视其虚脉而陷之于经络者取之,气下乃止,此所谓引而下之者也。《灵枢·刺节真邪篇》

振　寒　证①

1. 人之振寒者,寒气客于皮肤,阴气盛,阳气虚,故为振寒寒栗。补诸阳。《灵枢·口问篇》

2. 振寒洒洒鼓颔,不得汗出,腹胀烦悦,取手太阴。《灵枢·寒热病篇》

伏　阳　证②

少阳未得升天,民病伏阳而内生烦热,心神惊骇,寒热间争。《素问·本病论》

逆　证

1. 寒热夺形,脉坚搏,是谓逆也。《灵枢·五禁篇》

2. 安卧脱肉者,寒热不治。《灵枢·论疾诊尺篇》

3. 诊寒热,赤脉上下至瞳子,见一脉,一岁死;见一脉半,一岁半死;见二脉,二岁死;见二脉半,二岁半死,见三脉,三岁死。《灵枢·论疾诊尺篇》

【按】　寒热是一个常见症状。《内经》作者观察到寒热症同中有异,分析为寒和热并作,或但有凛寒,或热郁于内,或外寒内热,外热内寒,或上寒下热,上热下寒,从而探求其病因,有属于外感实症,有属于内伤虚症,并在内伤中分别阴虚和阳虚。在《内经》思想指导下,后来对于寒热的治法,就有汗法、温法、清法、升阳散火法、滋阴退蒸法、甘温除热法、引火归元法等,相当复杂和细致。秦老师在《中医的种种退热治法》一文中指出:"中西医的退热方法各有所长,但中医的方法比较多;使用同样的方法时,中医方剂的作用也比较全面。例如发汗退热,在西医临床应用范围较小,常用于一般的伤风感冒,对其他高烧疾病偶尔用作减轻症状的办法,于病程无大影响;而中医的应用范围甚广,不仅能改善症状,并且可以缩短疗程,不作为一般高烧的姑息疗法。其次,发热的后期病人多数体力衰弱,中西医均采取支持疗法,但中医扶元中兼有治本作用,能使维持体力的同时病理上也得到好转"云云。我们引此,不是说中医治疗寒热没有缺点,而是说明在《内经》的启发下,中医的治疗方法不断发展,退热便是一个例子。我们应该在这些优越性方面吸取经验,进行研究。

十、气　病　类

概　　论

1. 百病生于气也。怒则气上,喜则气缓,悲则气消,恐则气下,寒则气收,炅则气泄,惊则气乱,劳则气耗,思则气结。《素问·举痛论》

2. 离绝菀结,忧恐喜怒,五脏空虚,血气离守。《素问·疏五过论》

3. 暴怒伤阴,暴喜伤阳。《素问·疏五过论》

4. 暴乐暴苦,始乐后苦,皆伤精气;精气竭绝,形体毁沮。《素问·疏五过论》

5. 忧思伤心,忿怒伤肝。《灵枢·百病始生篇》

---

① 振寒系恶寒而有战栗鼓颔现象。

② 伏阳指邪热内蕴,身热阵作,烦躁不安。

6. 形乐志苦,病生于脉,治之以灸刺;形苦志乐,病生于筋,治之以熨引;形乐志乐,病生于肉,治之以针石;形苦志苦,病生于咽喝,治之以甘药;形数惊恐,筋脉不通,病生于不仁,治之以按摩醪药。《灵枢·九针论》

气　郁　证

1. 心怵惕思虑则伤神,神伤则恐惧自失,破䐃脱肉。《灵枢·本神篇》

2. 脾忧愁而不解则伤意,意伤则悗乱,四肢不举。《灵枢·本神篇》

3. 忧愁者,气闭塞而不行。《灵枢·本神篇》

4. 思则心有所存,神有所归,正气留而不行,故气结矣。《素问·举痛论》

气　逆　证

1. 肾盛怒而不止则伤志,志伤则善忘其前言,腰脊不可以俯仰屈伸。《灵枢·本神篇》

2. 盛怒者,迷惑而不治。《灵枢·本神篇》

3. 喜怒伤气。《素问·阴阳应象大论》

4. 多阳者多喜,多阴者多怒。《灵枢·行针篇》

5. 血并于上,气并于下,心烦惋善怒。血并于下,气并于上,乱而喜忘。《素问·调经论》

6. 怒则气逆,甚则呕血及飧泄,故气上矣。《素问·举痛论》

7. 怒而多言,刺足少阳。《灵枢·杂病篇》

气　乱　证

1. 恐惧者,神荡惮而不收。《灵枢·本神篇》

2. 恐惧而不解则伤精,精伤则骨酸痿厥,精时自下。《灵枢·本神篇》

3. 恐则精却,却则上焦闭,闭则气还,还则下焦胀,故气不行矣。《素问·举痛论》

4. 惊则心无所倚,神无所归,虑无所定,故气乱矣。《素问·举痛论》

气　消　证

1. 肝悲哀动中则伤魂,魂伤则狂妄不精,不精则不正,当人阴缩而挛筋,两肋骨不举。《灵枢·本神篇》

2. 因悲哀动中者,竭绝而失生。《灵枢·本神篇》

3. 悲则心系急,肺布叶举,而上焦不通,营卫不散,热气在中,故气消矣。《素问·举痛论》

【按】　西医不谈气,而中医极其重视气,在外因以风为百病之长,在内因便是百病皆生于气,还认为外因发病往往促使气血不和而引起复杂病变。中医所说的气病主要是指七情刺激引起的变化,故以六淫为外因,七情为内因,而西医以精神的变化由于外界刺激,属于外因,这在观点上是一个不同的地方。

我们学习中医理论后,通过临床实践,经常听到中医在病理上说气郁、气滞、气结、气逆、气阻等,病症上又有气中、气厥、气膈、气胀等名称,并看到治疗上用理气、疏气、提气、降气、益气等法则,收到满意的效果。所有这些,在没有学中医之前是较难理解的,但事实证明在某些疾病用了治气的方法,疗效确实比一般较高,因而进一步认识到中医治疗向来重视气,积累了丰富的经验,值得我们学习。问题在于气究竟是什么? 中医文献里有些地方气似乎是代表一种能力,有些地方又似指一种物质,很难得到明确的定义。《内经知要浅解》里,秦老师曾经提出他个人的看法:"前人把气和血对待,血是物质,气也应该是物质。气所生的作用,就是所谓能力。中国古代唯物主义哲学都认为气血是最根本的原始物质,那么古人看到了有形的血,可能觉察还有充满在血液里的、最细微的、肉眼不能看到的一种物质,这种物质的作用,能改善血液的功能和帮助血液的正常流行,就称作气。如果气受到心理上、环境上的刺激,不论情志方面的喜、怒、悲、恐、惊、思,气候方面的寒、热,以及工作方面的劳、逸,都会影响到血。"书里还引证了《内经》所说的气病和后世所用的治血方法,说明气和血的密切关系,不能因为无形而看作是空虚的。我们认为这样说法比较切实,并且也容易理解。

七情引起的气病,究竟是内因还是外因? 也是一个问题。我们初步体会,七情病是外在因素引起的精神刺激,可以说是外因,但与一般的外因发病又显然有所不同。临床证明,七情刺激的反映,对患者的体质和敏感及健康情况有密切关系;七情病过程的缓急,病理上并不一致,根据久暂来治疗,用药也有相当距离;尤其因素消失以后,病情未必见好,甚或还会发展。我们看中医临证时,或从因素治疗，如受惊用镇静剂；或结合内脏治疗，如发怒用平肝降火剂；或单纯治疗内脏，如忧思用健脾舒气剂等。诸如此类，说明中医认识到七情属于内因的一面，也认识到通过内因以后有不同的变化，必须依据具体情况处理。

中医治疗气病，有其独特的长处，以上是我们肤浅的体会。如何深入地加以提高和发扬，有待共同探讨。

十一、血 证 类

概　论

1. 水火寒热持于气交而为病，民病血溢，血泄。《素问·六元正纪大论》

2. 心脉微涩为血溢。《灵枢·邪气脏腑病形篇》

3. 肺脉微滑为上下出血。《灵枢·邪气脏腑病形篇》

4. 阳络伤则血外溢，血外溢则衄血；阴络伤则血内溢，血内溢则后血。《灵枢·百病始生篇》

吐 血 证

1. 少阳司天，火淫所胜，民病咳唾血。《素问·至真要大论》

2. 少阴司天，热淫所胜，民病唾血，血泄，鼽衄。《素问·至真要大论》

3. 肺脉搏坚而长，当病唾血。《素问·脉要精微论》

4. 肺脉微急为肺寒热，怠惰，咳唾血。《灵枢·邪气脏腑形篇》

呕 血 证

1. 怒则气逆，甚则呕血。《素问·举痛论》

2. 肺脉涩甚为呕血。《灵枢·邪气脏腑病形篇》

3. 太阳司天，寒淫所胜，民病厥心痛，呕血，血泄，鼽衄。《素问·至真要大论》

鼻 衄 证

1. 春气者，病在头，故春善病鼽衄。《素问·金匮真言论》

2. 暴瘅内逆，肝肺相搏，血溢鼻口，取天府。《灵枢·寒热病篇》

3. 卒然多食饮则肠满，起居不节，用力过度则络脉伤，阳络伤则血外溢，血外溢则衄血。《灵枢·百病始生篇》

4. 脾移热于肝，则为惊衄。《素问·气厥论》

5. 少阴所至，为悲妄衄蔑。《素问·六元正纪大论》

6. 衄而不止，衄血流，取足太阳；衄血，取手太阳，不已，刺宛骨下，不已，刺腘中出血。《灵枢·杂病篇》

7. 脉至而搏，血衄身热者，死。《素问·大奇论》

8. 衄而不止，脉大，逆也。《灵枢·玉版篇》

尿 血 证

1. 胞移热于膀胱，则癃，溺血。《素问·气厥论》

2. 悲哀太甚则胞络绝，胞络绝则阳气内动，发则心下崩，数溲血也。《素问·痿论》

3. 少阴涩则病积，溲血。《素问·四时刺逆从论》

便 血 证

1. 岁火太过，炎暑流行，民病血泄注下。《素问·气交变大论》

2. 岁金不及，炎火乃行，民病血便注下。《素问·气交变大论》

3. 结阴者，便血一升，再结二升，三结三升。《素问·阴阳别论》

4. 阴络伤则血内溢，血内溢则后血。《灵枢·百病始生篇》

〔附〕　瘀血证

1. 肝脉搏坚而长,色不青,当病坠若搏[①],因血在胁下,令人喘逆。《素问·脉要精微论》

2. 血气未并,五脏安定,孙络水溢,则经有留血。《素问·调经论》

3. 有人所堕坠,恶血留内,腹中满胀,不得前后,先饮利药,此上伤厥阴之脉,下伤少阴之络,刺足内踝之下,然骨之前血脉出血,刺足跗上动脉,不已,刺之毛上各一痏,见血立已,左刺右,右刺左。《素问·缪刺论》

【按】　本篇所述血症以出血为限。中医以为出血症主要有三个因素:一为血得热而妄行,一为气逆迫血离经,一为气不摄血。《内经》中很早提出吐血、呕血、鼻血、尿血、便血等证候,原因亦不外此三项,但有的是指出血前或出血时症状,有的是指出血后症状,所以在脉象方面,或说滑,或说搏坚而长,或说微涩或涩甚,应当分清阶段。

中医治出血症,并不以止血为能事,例如缪仲淳有治血三要法:"宜行血不宜止血。血不循经络者,气逆上壅也,行血令循经络,不止自止;止之则血凝,血凝必发热,胸胁痛,病日痼矣。宜补肝不宜伐肝。经云:'五脏者,藏精气而不泻。'肝主藏血,吐血者,肝失其职也,养肝则肝气平而血有所归,伐肝则肝气虚不能藏血,血愈不止矣。宜降气不宜降火。气有余便是火,气降则火降,火降则气不上升,血随气行,无溢出上窍之患矣。且降火必用寒凉之剂,反使胃气伤。胃气伤则脾不能统血,血愈不能归经矣。"这种观点,我们过去是茫然无知的,但其效能已确实为临床实践所验证。

十二、虚弱证类

概　　论

1. 邪之所在,皆为不足。故上气不足,脑为之不满,耳为之苦鸣,头为之苦倾,目为之眩。中气不足,溲便为之变,肠为之苦鸣。下气不足,则乃为痿厥心悗。《灵枢·口问篇》

2. 五脏主藏精者也,不可伤,伤则失守而阴虚,阴虚则无气,无气则死矣。《灵枢·本神篇》

3. 肝藏血,血舍魂,肝气虚则恐。脾藏营,营舍意,脾气虚则四肢不用,五脏不安。心藏脉,脉舍神,心气虚则悲。肺藏气,气舍魄,肺气虚则鼻塞不利,少气。肾藏精,精舍志,肾气虚则厥。《灵枢·本神篇》

4. 肝病者,虚则目䀮䀮无所见,耳无所闻,善恐,如人将捕之。心病者,虚则胸腹大,胁下与腰相引而痛。脾病者,虚则腹满肠鸣,飧泄食不化,肺病者,虚则少气,不能报息,耳聋嗌干。肾病者,虚则胸中痛,大腹小腹痛,清厥,意不乐。《素问·脏气法时论》

5. 手太阴虚则欠㰦,小便遗数,手少阴虚则不能言。手心主虚则为头强。手太阳虚则生肬,小者如指痂疥。手阳明虚则齿寒痹隔。手少阳虚则不收。足太阳虚则鼽衄。足少阳虚则痿躄,坐不能起。足阳明虚则足不收,胫枯。足太阴虚则鼓胀。足少阴虚则腰痛。足厥阴虚则暴痒。任脉虚则痒搔。督脉虚则头重高摇之。脾之大络虚则百节尽皆纵。《灵枢·经脉篇》

6. 五脏者,中之守也。中盛脏满,气胜伤恐者,声如从室中言,是中气之湿也;言而微,终日乃复言者,此夺气也;衣被不敛,言语善恶不避亲疏者,此神明之乱也;仓廪不藏者,是门户不要也;水泉不止者,是膀胱不藏也。得守者生,失守者死。夫五脏者,身之强也。头者,精明之府,头倾视深,精神将夺矣;背者,胸中之府,背曲肩随,府将坏矣;腰者,肾之府,转摇不能。肾将惫矣;膝者,筋之府,屈伸不能,行则偻俯,筋将惫矣;骨者,髓之府,不能久立,行则振掉,骨将惫矣。得强则生,失强则死。《素问·脉要精微论》

---

①　搏,指搏斗,与上文"搏坚而长"的搏指脉劲有力,意义各别。

气 虚 证

1. 气脱者目不明。《灵枢·决气篇》

2. 少气,身漯漯也,言吸吸也,骨酸体重,懈惰不能动,补足少阴。《灵枢·癫狂篇》

3. 短气,息短不属,动作气索,补足少阴,去血络也。《灵枢·癫狂篇》

4. 气海不足,则气少不足以言。《素问·海论》

5. 肺病者,虚则少气,不能报息。《素问·脏气法时论》

6. 火郁之发,民病少气。《素问·六元正纪大论》

7. 人一呼脉一动,一吸脉一动,曰少气。《素问·平人气象论》

8. 脾脉搏坚而长,其色黄,当病少气。《素问·脉要精微论》

血 虚 证

1. 血脱者,色白夭然不泽,其脉空虚。《灵枢·决气篇》

2. 血海不足,常想其身小,狭然不知其所病。《灵枢·海论》

3. 臂多青脉,曰脱血。《素问·平人气象论》

4. 安卧脉盛,谓之脱血。《素问·平人气象论》

5. 肾脉软而散者,当病少血。《素问·脉要精微论》

6. 脱血而脉实,难治。《素问·玉机真脏论》

津液虚证

1. 津脱者,腠理开,汗大泄。《灵枢·决气篇》

2. 液脱者,骨属屈伸不利,色夭,脑髓消,胫酸,耳数鸣。《灵枢·决气篇》

脑 虚 证

脑为髓之海。髓海不足,则脑转耳鸣,胫酸,眩冒,目无所见,懈怠安卧。《灵枢·海论》

善 忘 证

1. 上气不足,下气有余,肠胃实而心肺虚,虚则营卫留于下,久之不以时上,故善忘也。《灵枢·大惑论》

2. 血并于下,气并于上,乱而喜忘。《素问·调经论》

3. 秋刺经脉,血气上逆,令人善忘;冬刺肌肉,阳气竭绝,令人善忘。《素问·四时刺逆从论》

多 梦 证

1. 少气之厥,令人妄梦,其极至迷。《素问·方盛衰论》

2. 肺气虚,则使人梦见白物,见人斩血借借,得其时则梦见兵战;肾气虚,则使人梦见舟船溺人,得其时则梦伏水中,若有畏恐;肝气虚,则梦见菌香生草,得其时则梦伏树下不敢起;心气虚,则梦救火阳物,得其时则梦燔灼;脾气虚,则梦饮食不足,得其时则梦筑垣盖屋。此皆五脏气虚,阳气有余,阴气不足。《素问·方盛衰论》

3. 厥气客于心,则梦见丘山烟火;客于肺,则梦飞扬,见金铁之奇物;客于肝,则梦山林树木;客于脾,则梦见丘陵大泽,坏屋风雨;客于肾,则梦临渊,没居水中;客于膀胱,则梦游行;客于胃,则梦饮食;客于大肠,则梦田野;客于小肠,则梦聚邑冲衢;客于胆,则梦斗讼自刭;客于阴器,则梦接内;客于项,则梦斩首;客于胫,则梦行走而不能前,及居深地窌苑中;客于股肱,则梦礼节拜起;客于胞胭,则梦溲便。凡此十五不足者,至而补之立已也。《灵枢·淫邪发梦篇》

解 㑊 证[①]

1. 尺肉弱者,解㑊。《灵枢·论疾诊尺篇》

2. 尺脉缓涩,谓之解㑊。《素问·平人气象论》

3. 冬脉太过,令人解㑊,脊脉痛而少气不欲言。《素问·玉机真脏论》

体惰证(亸证)

1. 身有所伤,血出多及中风寒,若有所堕坠,四肢懈惰不收,名曰体惰,取其小腹脐下三结交。三结交者,阳明、太阴也,脐下三寸关元也。《灵枢·寒热病篇》

2. 人之亸者,胃不实则诸脉虚,诸脉虚则筋

---

① 解通懈,解㑊即懒怠无力的意思。

脉懈惰,筋脉懈惰则行阴用力,气不能复,故为弹。因其所在,补分肉间。《灵枢·口问篇》

【按】《内经》的虚弱症范围很广,包括气、血、精、神、津液等亏损现象,并极其注意亏损在哪个方面,这对诊断有很大帮助。临床上对于这些复杂病症的处理,可分为如下十种方法:

(1)补肺阴:适用于肺津不足、肺痿、干咳等症。

(2)补肺气:适用于肺气虚或卫气不固、自汗、气喘等症。

(3)生胃津:适用于肠胃干燥、消渴、便秘等症。

(4)补肝血:适用于贫血、形瘦、头眩等症。

(5)补心神:适用于心血不足、心悸、失眠等症。

(6)补中气:适用于脾虚、久泻、困倦等症。

(7)补精关:适用于肾亏、遗精、滑泄等症。

(8)补脑髓:适用于脑鸣眩晕、髓枯胫酸等症。

(9)补肾阴:适用于肾水亏耗、腰酸、耳鸣等症。

(10)补肾阳:适用于命火衰微、形寒、肢冷等症。

当然,这是一些原则性的大法,具体应用并不那么简单,说明了《内经》所言"虚则补之"包括相当复杂的治法在内;也说明了如果肤浅地认为哪些中药是补药,不分脏腑,不辨性质地使用,是不会收到满意效果的。

虚弱证里也包括西医所说的神经衰弱症。神经衰弱的主要原因是大脑皮质过度疲劳而引起的功能不平衡,所以西医分为兴奋型、兴奋衰弱型和衰弱型等。我们体会中医对本病也并不简单地当作虚弱证治疗,而且治法要比西医多得多。主要是神经衰弱有其虚弱的一面,但出现的症状并不全是虚弱病象。如果因衰弱两字就当作虚弱证治疗,是不会收到良好效果的。比如我们在见习中看到这样一个病例:患者女性,四十多岁,主诉为头胀,失眠,心悸,食欲不振,胸闷太息,牵引两肋作痛,小便频促窘急,大便困难,工作易疲劳。一年多来,经过中西医诊治,均认为神经衰弱,服过镇静药,补血药,还用人参粉等,效果不明显。观察其形体甚丰,言语有劲,脉象细弦,舌苔白腻而厚,并反复询问,知其头胀并不眩晕,睡眠不长不等于失眠,心悸多在急路之后亦与虚弱有别,因而认为肝气疏泄失职,可以影响小便频迫;肝病犯胃克脾而消化传导失常,也是极其自然的。于是决定从木旺克土,气滞湿阻治疗,用平胃散合温胆汤加减。三剂后,胸肋舒畅,头胀、心悸轻减,舌腻化薄,大便日行不畅,原方去苍术加香附、大腹皮,连服五剂,症状逐渐消失。

十三、咳嗽病类

概　论

1. 岁金太过,燥气流行,甚则喘咳逆气。《素问·气交变大论》

2. 金郁之发,民病咳逆,心胁满。《素问·六元正纪大论》

3. 秋伤于湿,上逆而咳。《素问·生气通天论》

4. 秋伤于湿,冬生咳嗽。《素问·阴阳应象大论》

5. 岁火太过,炎暑流行,金肺受邪,民病少气咳喘。《素问·气交变大论》

6. 少阴司天,热淫所胜,民病咳喘。《素问·至真要大论》

7. 一阳发病,少气善咳。《素问·阴阳别论》

8. 咳嗽上气,厥在胸中,过在手阳明、太阴。《素问·五脏生成篇》

9. 五脏六腑皆令人咳,非独肺也。皮毛者,肺之合也;皮毛先受邪气,邪气以从其合也。其寒饮食入胃,从肺脉上至于肺则肺寒,肺寒则外内合,邪因而客之,则为肺咳。五脏各以其时受病,非其时各传以与之。此皆聚于胃,关于肺,使人多

涕唾而面浮肿气逆也。《素问·咳论》

10. 五脏之久咳,乃移于六腑。　《素问·咳论》

肺　咳　证

肺咳之状,咳而喘息有音,甚则唾血。《素问·咳论》

心　咳　证

心咳之状,咳则心痛,喉中介介如梗状,甚则咽肿喉痹。《素问·咳论》

肝　咳　证

肝咳之状,咳则两胁下痛,甚则不可以转,转则两胠下满。《素问·咳论》

脾　咳　证

脾咳之状,咳则右胁下痛,阴阴引肩背,甚则不可以动,动则咳剧。《素问·咳论》

肾　咳　证

肾咳之伏,咳则腰背相引而痛,甚则咳涎。《素问·咳论》

胃　咳　证

脾咳不已则胃受之。胃咳之状,咳而呕,呕甚则长虫出。《素问·咳论》

胆　咳　证

肝咳不已则胆受之。胆咳之状,咳呕胆汁。《素问·咳论》

大　肠　咳　证

肺咳不已则大肠受之。大肠咳状,咳而遗矢。《素问·咳论》

小　肠　咳　证

心咳不已则小肠受之。小肠咳状,咳而失气,气与咳俱失。《素问·咳论》

膀　胱　咳　证

肾咳不已则膀胱受之。膀胱咳状,咳而遗溺。《素问·咳论》

三　焦　咳　证

久咳不已则三焦受之。三焦咳状,咳而腹满,不欲食饮。《素问·咳论》

【按】　咳嗽是呼吸系统疾患。《内经》分为五脏六腑之咳,是从兼症上加以区别,所以特别指出"此皆关于肺"作为提纲。但是我们决不能仅注意肺脏局部而忽视了这些兼症,并且有些咳嗽往往由内脏失去平衡而引起,例如心火偏旺、肝气冲逆、胃寒停饮等,均能发生咳嗽,故必须寻求主因,标本兼顾。例如有一病人咳嗽阵作,愈来愈繁剧,咳时小便不禁,根据肺为水之上源,膀胱为水之下流,用五苓散加党参,二剂即溺止咳稀。又如另一患者久咳不停,咳时频转矢气,且欲大便,根据中气虚弱,土不生金,用补中益气汤加麦冬、五味子,一剂便见减轻。所以《内经》所说膀胱咳、大肠咳、小肠咳等,虽然没有指出具体治法,倘能深入领会与运用,在临床上是具有指导意义的。

十四、喘　病　类

概　　论

1. 诸痿喘呕,皆属于上。《素问·至真要大论》

2. 夜行则喘出于肾,淫气病肺;有所堕恐,喘出于肝,淫气害脾;有所惊恐,喘出于肺,淫气伤心;度水跌仆,喘出于肾与骨。当是之时,勇者气行则已,怯者则着而为病也。《素问·经脉别论》

实 喘 证

1. 清浊相干,气乱于肺,则俯仰喘喝,接手以呼。《灵枢·五乱篇》

2. 肺藏气,肺气实则喘喝,胸盈仰息。《灵枢·本神篇》

3. 肺病者,喘者鼻张。《灵枢·五阅五使篇》

4. 肺之壅,喘而两胠满。《素问·大奇论》

5. 邪在肺,则上气喘,汗出。《灵枢·五邪篇》

6. 气有余,则喘咳。《素问·调经论》

7. 气满胸中喘息,取足太阴大指之端去爪甲如韭叶,寒则留之,热则疾之,气下乃止。《灵枢·热病篇》

8. 阴争于内,阳扰于外,魄汗未藏,四逆而起,起则熏肺,使人喘鸣。《素问·阴阳别论》

9. 犯贼风虚邪者,阳受之;阳受之,则入六腑;入六腑,则身热不时卧,上为喘呼。《素问·太阴阳明论》

10. 邪客于手阳明之络,令人气满胸中,喘息而支胠胸中热。刺手大指次指爪甲上,去端如韭叶各一痏,左取右,右取左,如食顷已。《素问·缪刺论》

11. 不得卧,卧则喘者,是水气之客也。《素问·逆调论》

12. 喘咳者,是水气并阳明也。《素问·示从容论》

13. 肝脉搏坚而长,色不青,当病坠若搏,因血在胁下,令人喘逆。《素问·脉要精微论》

14. 乳子中风热,喘鸣肩息者,脉实大也,缓则生,急则死。《素问·通评虚实论》

虚 喘 证

1. 秋脉来毛而微,此谓不及,不及则令人喘,呼吸少气而咳。《素问·玉机真脏论》

2. 劳则喘息汗出,外内皆越,故气耗矣。《素问·举痛论》

3. 肾病者,腹大胫肿,喘咳身重,寝汗出,憎风。《素问·脏气法时论》

逆 证

大骨枯槁,大肉陷下,胸中气满,喘息不便,其气动形,期六月死;真脏脉见,乃予之期日。大骨枯槁,大肉陷下,胸中气满,喘息不便,内痛引肩项,期一月死;真脏见,乃予之期日。大骨枯槁,大肉陷下,胸中气满,喘息不便,内痛引肩项,身热脱肉破䐃,真脏见,十月之内死。《素问·玉机真脏论》

【按】 喘病当分虚实,其特征是:实症气长有余,息粗声高,胸闷,惟以呼出为快,常兼身热、咳嗽等症;虚症气怯,息短声低,似乎不能接续,动作则加剧,兼有头汗、足冷等症。其发病原因,前者多属上焦,即《内经》所谓"肺壅""气乱于肺""气满胸中";后者也有属于上焦的,但以下元为主,故《内经》于肺气虚外,又指出了肾病。因此,喘病可用上焦实或下元虚作为纲要,也就是中医常说的肺气不降或肾气不纳。

我们体会,喘是一个症状。中医所说上焦实喘,常在其他疾病中出现,如痰饮、肺痨,相近于西医慢性支气管炎、支气管扩张、肺结核之类,治疗时须辨证溯因,并不以降气为能事。值得注意的是下元虚喘,中医惯用温肾纳气,能使虚脱倾向的患者转危为安。我们曾治刘姓患者,患支气管哮喘十余年,体质虚羸,发时面色苍白,两目圆睁,肩息,气似不能接续,四肢厥冷,脉虚濡而沉,用麻黄碱、氨茶碱等已渐失效。因其符合"肾不纳气",给以八味肾气丸加补骨脂、沉香,四剂而症情缓解,这是在中医理论指导下的收获。

十五、失眠证类

概 论

1. 阳气尽,阴气盛,则目瞑;阴气尽而阳气盛,则寤矣。《灵枢·口问篇》

2. 阴跷阳跷,阴阳相交,阳入阴,阴出阳,交于目锐眦,阳气盛则瞋目,阴气盛则瞑目。《灵

枢·寒热病篇》

3. 壮者之气血盛,其肌肉滑,气道通,营卫之行不失其常,故昼精而夜瞑;老者之气血衰,其肌肉枯,气道涩,五脏之气相搏,其营气衰少而卫气内伐,故昼不精,夜不瞑。《灵枢·营卫生会篇》

4. 人有卧而有所不安者,脏有所伤,及精有所之寄则安,故人不能悬其病也。《素问·病能论》

5. 人之不得偃卧者,肺者脏之盖也,肺气盛则脉大,脉大则不得偃卧。《素问·病能论》

阴虚失眠证

1. 卫气不得入于阴,常留于阳,留于阳则阳气满,阳气满则阳跷盛,不得入于阴则阴气虚,故目不瞑矣。《灵枢·大惑论》

2. 卫气昼日行于阳,夜行于阴,常从足少阴之分间行于五脏六腑。今厥气客于五脏六腑,则卫气独卫其外,行于阳不得入于阴,行于阳则阳气盛,阳气盛则阳跷陷,不得入于阴,阴虚故目不瞑。补其不足,泻其有余,调其虚实,以通其道而去其邪,饮以半夏汤一剂,阴阳已通,其卧立至。故其病新发者,复杯则卧,汗出则已矣;久者三饮而已也。《灵枢·邪客篇》

胃不和失眠证

不得卧而息有音者,是阳明之逆也。足三阳者下行,今逆而上行,故息有音也。阳明者,胃脉也,胃者六腑之海,其气亦下行,阳明逆不得从其道,故不得卧也。下经曰:胃不和则卧不安。此之谓也。《素问·逆调论》

〔附〕 阳虚多寐证

1. 六十岁心气始衰,苦忧悲,血气懈惰,故好卧。《灵枢·天年篇》

2. 卫气留于阴,不得行于阳,留于阴则阴气盛,阴气盛则阴跷满,不得入于阳则阳气虚,故目闭也。《灵枢·大惑论》

湿重多寐证

1. 肠胃大则卫气留久,皮肤湿则分肉不解,其行迟。夫卫气者,昼日常行于阳,夜行于阴,故阳气尽则卧,阴气尽则寤。故肠胃大则卫气行留久,皮肤湿,分肉不解,则行迟,留于阴也久,其气不清,则欲瞑,故多卧矣。《灵枢·大惑论》

2. 邪气留于上焦,上焦闭而不通,已食若饮汤,卫气留久于阴而不行,故卒然多卧焉。《灵枢·大惑论》

【按】《内经》以阴跷、阳跷,阴阳二气相交,阳气盛则寤,阴气盛则寐,来解释睡眠的生理常态。故中医治疗失眠,一般多用滋阴、养血、安神,对神倦嗜卧又常用扶阳化湿法。然而其中有虚有实,便当补其不足,泻其有余;又必须观察其他脏气有无不平,加以调整。这样,"胃不和则卧不安"成为《内经》的名言,半夏秫米汤又为著名的方剂了。

十六、汗 病 类

概 论

1. 阳加于阴,谓之汗。《素问·阴阳别论》
2. 血之与气,异名同类,故夺血者无汗,夺汗者无血。《灵枢·营卫生会篇》
3. 五脏化液,心为汗。《素问·宣明五气篇》
4. 阳气有余,为身热无汗;阴气有余,为多汗身寒。《素问·脉要精微论》

5. 天暑衣厚则腠理开,故汗出。《灵枢·五癃津液别篇》

6. 阴虚者阳必凑之,故少气时热而汗出也。《素问·评热病论》

7. 惊而夺精,汗出于心;持重远行,汗出于肾;疾走恐惧,汗出于肝;摇体劳苦,汗出于脾;饮食饱甚,汗出于胃。《素问·经脉别论》

多 汗 证

1. 尺涩脉滑，谓之多汗。《素问·平人气象论》

2. 肺脉缓甚为多汗。《灵枢·邪气脏腑病形篇》

3. 肺脉软而散者，当病灌汗[①]。《素问·脉要精微论》

4. 人有热饮食下胃，其气未定，汗则出，或出于面，或出于背，或出于身半，其不循卫气之道而出者，此外伤于风，内开腠理，毛蒸理泄，卫气走之，固不得循其道；此气慓悍滑疾，见开而出，故不得从其道，命曰漏泄。《灵枢·营卫生会篇》

5. 津脱者，腠理开，汗大泄。《灵枢·决气篇》

盗 汗 证

1. 肾病者，寝汗出，憎风。《素问·脏气法时论》

2. 太阳所至为寝汗。《素问·六元正纪大论》

3. 岁水太过，甚则寝汗出，憎风。《素问·气交变大论》

【按】《内经》分汗症为多汗、寝汗，后来称自汗、盗汗，并以自汗属阳虚，盗汗属阴虚。我们认为无论阴虚或阳虚，如果没有内热及虚火烦忧，不会迫使汗液分泌；换一句说，阴虚或阳虚出汗，必然还有另一因素。临床证明，阴虚多汗的患者常伴微热，或入夜升火，烦热汗出，所以《内经》说："阳加于阴谓之汗"，又说："阴虚者阳必凑之"。这里所说的阳，当是指内热、虚火一类，也是我们所谓另一因素。

中医对于汗症有深入研究，除全身汗出外，又分局部如头汗、胸汗、手足汗出、腰以上或腰以下汗出等，结合具体症状来诊断，都是极有意义的。

十七、癫狂痫病类

概 论

1. 癫疾厥狂，久逆之所生也。《素问·通评虚实论》

2. 五邪所乱，邪入于阳则狂，搏阳则为癫疾。《素问·宣明五气篇》

3. 二阴二阳皆交至，病在肾，骂詈妄行，癫疾为狂。《素问·阴阳类论》

4. 太阳所谓甚则狂癫疾者，阳尽在上，而阴气从下，下虚上实，故狂癫疾也。《素问·脉解篇》

5. 衣被不敛，言语善恶不避亲疏者，此神明之乱也。《素问·脉要精微论》

阴 癫 证

1. 癫疾始生，先不乐，头重痛，视举目，赤甚作极，已而烦心。候之于颜，取手太阳、阳明、太阴，血变而止。《灵枢·癫狂篇》

2. 癫疾始作而引口啼呼喘悸者，候之手阳明、太阳，左强者攻其右，右强者攻其左，血变而止。《灵枢·癫狂篇》

3. 癫疾始作，先反僵，因而脊痛。候之足太阳、阳明、太阴、手太阳，血变而止。《灵枢·癫狂篇》

4. 阳明之厥，则癫疾欲走呼，腹满不得卧，面赤而热，妄见而妄言。《素问·厥论》

5. 肺脉急甚为癫疾。《灵枢·邪气脏腑病形篇》

6. 治癫疾者，常与之居，察其所当取之处，病至视之，有过者泻之，置其血于瓠壶之中，至其发时，血独动矣。不动，灸穷骨二十壮。穷骨者，骶骨也。《灵枢·癫狂篇》

7. 骨癫疾者，颊齿诸腧分肉皆满而骨居，汗出烦悗，呕多沃沫，气下泄不治；筋癫疾者，身倦挛

---

① 灌汗谓汗出如灌，形容汗多淋漓。

急,大刺项大经之大杼脉,呕多沃沫,气下泄不治;脉癫疾者,暴仆,四肢之脉皆胀而纵,脉满,尽刺之出血,不满,灸之挟项太阳,灸带脉于腰相去三寸诸分肉本腧,呕多沃沫,气下泄不治。《灵枢·癫狂篇》

8. 癫疾之脉,虚则可治,实则死。《素问·通评虚实论》

9. 人生而有病癫疾者,名为胎病,此得之在母腹中时,其母有所大惊,气上而不下,精气并居,致令子发为癫疾也。《素问·奇病论》

阳 狂 证

1. 狂始生,先自悲也,喜忘、苦怒、善恐者,得之忧饥。治之取手太阴、阳明,血变而止。《灵枢·癫狂篇》

2. 狂始发,少卧不饥,自高贤也,自辩智也,自尊贵也,善骂詈,日夜不休。治之取手阳明、太阳、太阴,舌下少阴,视之盛者皆取之;不盛,释之也。《灵枢·癫狂篇》

3. 狂言、惊、善笑、好歌乐、妄行不休者,得之大恐。治之取手阳明、太阳、太阴。《灵枢·癫狂篇》

4. 狂、目妄见、耳妄闻、善呼者,少气之所生也。治之取手太阳、太阴、阳明、足太阴,头两颧。《灵枢·癫狂篇》

5. 狂者多食,善见鬼神,善笑而不发于外者,得之有所大喜。治之取足太阴、太阳、阳明,后取手太阴、太阳、阳明。《灵枢·癫狂篇》

6. 阴不胜其阳,此脉流薄疾,并乃狂。《素问·生气通天论》

7. 血并于阴,气并于阳,故为惊狂。《素问·调经论》

8. 肺喜乐无极则伤魄,魄伤则狂,狂者意不存人。《灵枢·本神篇》

9. 诸躁狂越,皆属于火。《素问·至真要大论》

10. 肝移寒于心,狂,隔中。《素问·气厥论》

11. 阳何以使人狂?阳气者,因暴折而难决,故善怒也。治之夺其食即已。夫食入于阴,长气于阳,故夺其食即已。使之服以生铁洛为饮。夫生铁洛者,下气疾也。《素问·病能论》

惊 痫 证

1. 二阴急为痫厥,二阳急为惊。《素问·大奇论》

2. 脉至如数,使人暴惊。《素问·大奇论》

3. 暴挛痫眩,足不任身,取天柱。《灵枢·寒热病篇》

4. 少阳所至为惊躁,瞀昧暴病。《素问·六元正纪大论》

逆 证

1. 狂病初发,岁一发不治,月一发不治。《素问·长刺节论》

2. 癫疾,疾发如狂者,死不治。《灵枢·癫狂篇》

【按】 癫狂和痫均属精神神经病范畴,在文献方面以我国记载为最早,而且《内经》里已认识到"神明之乱",并认为情志与本病有密切关系,可用针灸和药物治疗。若与欧洲医学相比,在中世纪时犹当作是魔鬼凭附所致,一直到18世纪末才开始被认为是一种需要治疗的疾病,相差竟达2000年左右。

《内经》对癫狂症还特别提出在治疗过程中要常与患者同住在一起,观察病况,从而予以适当处理,并验血液的变化,作为针灸的标准。这种诊察的方法和技术,都是可贵的,值得我们注意。

痫症的叙述,《内经》比较简单,后世医家均有补充。如明代孙一奎说:"夫痫,时发时止者是也。或因惊,或因恐而动其痰火。发则昏迷不知人,耳无所闻,目无所见,眩仆倒地,不省高下,甚而瘛疭抽掣,目作上视,或口眼㖞斜,或口作六畜之声,将醒时必吐涎沫,彼癫狂皆无此症也。"这里应该郑重指出,中医的痫病,西医称作癫痫,但中医认为癫是癫,痫是痫,症状和治法各不相同。

十八、消渴病类

概　论

1. 五脏皆柔弱者，善病消瘅①。此人薄皮肤而目坚固以深者，长冲直扬，其心刚，刚则多怒，怒则气上逆，胸中蓄积，血气逆留，髋皮充肌，血脉不行，转而为热，热则消肌肤，故为消瘅。《灵枢·五变篇》

2. 心脆则善病消瘅热中，肺脆、肝脆、脾脆、肾脆皆善病消瘅易伤。《灵枢·本脏篇》

3. 消瘅、仆击②，肥贵人则膏粱之疾也。《素问·通评虚实论》

4. 肥者令人内热，甘者令人中满，故其气上溢，转为消渴。《素问·奇病论》

上消证（膈消③、肺消）

1. 心移热于肺，传为膈消。《素问·气厥论》

2. 心脉微小为消瘅，肺脉微小为消瘅。《灵枢·邪气脏腑病形篇》

3. 心移寒于肺，肺消，肺消者饮一溲二，死不治。《素问·气厥论》

中消证（食亦④）

1. 瘅成为消中。《素问·脉要精微论》

2. 二阳结，谓之消。《素问·阴阳别论》

3. 胃中热则消谷，令人悬心善饥。《灵枢·师传篇》

4. 邪在脾胃，则病肌肉痛，阳气有余，阴气不足，则热中善饥。《灵枢·五邪篇》

5. 胃足阳明之脉，气盛则身以前皆热，其有余于胃，则消谷善饥，溺色黄。《灵枢·经脉篇》

6. 人之善饥而不嗜食者，精气并于脾，热气留于胃，胃热则消谷，谷消故善饥；胃气逆上则胃脘寒，故不嗜食也。《灵枢·大惑论》

7. 脾脉微小为消瘅。《灵枢·邪气脏腑病形篇》

8. 中热消瘅则便寒。《灵枢·师传篇》

9. 热中消中，不可服膏粱、芳草、石药，石药发癫，芳草发狂。《素问·腹中论》

10. 大肠移热于胃，善食而瘦，又谓之食亦。胃移热于胆，亦曰食亦。《素问·气厥论》

下　消　证

肝脉微小为消瘅，肾脉微小为消瘅。《灵枢·邪气脏腑病形篇》

逆　证

消瘅脉实大，病久可治；脉悬小坚，病久不可治。《素问·通评虚实论》

【按】　一般认为中医所说的消渴病相当于西医所说的糖尿病，也有人认为可以概括尿崩症等在内。中医将消渴分为上消、中消和下消，糖尿病则属于下消的一种。当然，三消是指消渴病表现各种不同症状的发展阶段而言，在临床上有时不可能分得那么清楚，但是治法毕竟有差别，不能以西医的看法混为一谈。

就糖尿病而言，《内经》以膏粱、肥甘为致病因素，后来，《千金方》《外台秘要》等又认识到小便甜、易生痈疽等，这与现代医学所说互为辉映，而中医文献记载却较他国为早。

至于消渴病的治疗，首先要明辨虚实寒热。根据本病的病机，大多有阴虚内热之象，故治疗的总则是：补肾水、泻心火、清肠胃燥热、益气生津为

---

① 消指消瘦，瘅指内热。消瘅就是内热而饮食不充肌肉。
② 仆击指突然仆倒如击，即中风之类。
③ 膈消系热在膈上的消渴症，亦称肺瘅。
④ 食亦的亦或作佅，指能食而消瘦，懈怠无力。

主。据此原则,在临床上用治糖尿病,每多获效。

目前对于尿崩症的治疗,尚缺乏经验,但根据症状体征,多数表现为脾肾虚弱,故宜先滋养肾阴、调和脾胃,适当地配合生津、固涩方法。我们曾治一浮肿、神疲、口大渴、溲频的尿崩症患者,尿量每日 8000 毫升左右,尿比重为 1.005。经上述法则治疗,不到两个月,尿量减至 2800 毫升,尿比重也恢复正常(1.015),临床症状也基本缓解。这个病例的治法是根据消渴病的治疗法则结合具体病情而变化,从而使我们进一步体会到祖国医学辨证论治的重要性。

十九、噎膈病类

概　论

1. 隔塞闭绝,上下不通,则暴忧之病也。《素问·通评虚实论》

2. 一阳发病,其传为隔。《素问·阴阳别论》

3. 三阳结,谓之隔。《素问·阴阳别论》

上　膈　证

气为上膈者,食饮入而还出。《灵枢·上膈篇》

膈　中　证

1. 肝移寒于心,狂,隔中。《素问·气厥论》

2. 饮食不下,膈塞不通,邪在胃脘。《灵枢·四时气篇》

3. 肝大则逼胃迫咽,迫咽则苦膈中,且胁下痛。《灵枢·本脏篇》

4. 胃脉沉鼓涩,胃外鼓大,皆鬲。《素问·大奇论》

5. 脾脉微急为膈中,食饮入而还出,后沃沫。《灵枢·邪气脏腑病形篇》

下　膈　证

虫为下膈。下膈者,食晬时乃出。《灵枢·上膈篇》

〔附〕　关格证

1. 阴气太盛,则阳气不能荣也,故曰关。阳气太盛,则阴气弗能荣也,故曰格。阴阳俱盛,不得相荣,故曰关格。关格者,不得尽期而死也。《灵枢·脉度篇》

2. 反四时者,有余为精,不足为消;应太过,不足为精,应不足,有余为消;阴阳不相应,病名曰关格。《素问·脉要精微论》

【按】《内经》分噎膈为上膈、膈中、下膈,总的说来不离于胃。从膈的症状来看,"饮食不下""食饮入而还出",和西医所说的食管肿瘤相近,也可能包括部分胃的肿瘤和其他疾患。中医以风、痨、臌、膈并称,清代徐灵胎又说:"噎膈症十死八九",向来也认为难治。

中医认为噎膈的产生,七情内伤和酒色过度为两种主要因素,从而造成阴血匮乏,局部气结血瘀而致本病。初期偏于气结,以解郁润燥为主;后期为血结,津血两亏,当以去瘀破结,降逆和中,滋养阴血为法。近几年关于治疗噎膈症有一些零星的报道,大概亦不越上述法则。所选用的方剂则有旋覆代赭石汤、栝蒌薤白散、半夏厚朴汤、启膈散、通幽汤等,取得一定的疗效。

我们体会中医对噎膈的发病,十分重视情志因素。而西医对于上消化道肿瘤的发病(尤其是食管肿瘤),比较偏重于局部机械和物理的刺激因素,如饮酒、喝烫茶长期热饮刺激所致,关于这一点,中医也早有认识,《医碥》曾说:"酒客多噎膈,饮热酒者尤多",观点基本雷同。不过我们认为治疗噎膈病如果不重视调整情志因素,往往不能奏效。实际上我们在临床所见的噎膈患者,神情偏于抑郁的也比较多,开朗者绝少。中医重视情志因素,应该引起我们注意。

关格是两种症候的综合病症,在上饮食不能进为格,在下大小便不通利为关。《医彻》一书中曾指出本病是阴阳偏胜,也是阴阳离绝之象,阐发了《内经》不治的理由。

二十、呕吐哕病类

概　论

1. 诸呕吐酸,暴注下迫,皆属于热。《素问·至真要大论》

2. 诸逆冲上,皆属于火。《素问·至真要大论》

3. 火郁之发,民病呕逆。《素问·六元正纪大论》

4. 谷入于胃,胃气上注于肺。今有故寒气与新谷气俱还入于胃,新故相乱,真邪相攻,气并相逆,复出于胃,故为哕。补手太阴,泻足少阴。《灵枢·口问篇》

5. 病深者,其声哕。《素问·宝命全形论》

6. 太阳之复,厥气上行,唾出清水,及为哕噫。《素问·至真要大论》

7. 少阴之复。燠热内作,外为哕噫。《素问·至真要大论》

8. 哕,以草刺鼻,嚏,嚏而已;无息而疾迎引之,立已;大惊之,亦可已。《灵枢·杂病论》

太阴呕吐证

太阴所谓食则呕者,物盛满而上溢,故呕也。《素问·脉解篇》

少阴呕吐证

少阴所谓呕、咳、上气喘者,阴气在下,阳气在上,诸阳气浮,无所依从,故呕、咳、上气喘也。《素问·脉解篇》

厥阴呕吐证

1. 厥阴所至。为胁痛呕泄。《素问·六元正纪大论》

2. 肝所生病者,胸满呕逆。《灵枢·经脉篇》

3. 肝脉缓甚为善呕。《灵枢·邪气脏腑病形篇》

阳明呕吐证

1. 岁阳明在泉,燥淫所胜,民病喜呕,呕有苦,善太息,心胁痛,不能反侧。《素问·至真要大论》

2. 寒气客于肠胃,厥逆上出,故痛而呕也。《素问·举痛论》

少阳呕吐证

1. 少阳所至为呕涌。《素问·六元正纪大论》

2. 胆病者,善太息,口舌,呕宿汁。《灵枢·邪气脏腑病形篇》

3. 善呕,呕有苦,长太息,心中憺憺恐人将捕之,邪在胆,逆在胃,胆液泄则口苦,胃气逆则呕苦,故曰呕胆。取三里以下,胃气逆则刺少阳血络以闭胆逆,却调其虚实,以去其邪。《灵枢·四时气篇》

肺　哕　证

肺主为哕,取手太阴、足少阴。《灵枢·口问篇》

心　哕　证

心脉小甚为善哕。《灵枢·邪气脏腑病形篇》

胃　哕　证

1. 胃为气逆,为哕。《素问·宣明五气篇》

2. 阳明之复,呕苦咳哕烦心。《素问·至真要大论》

逆　证

1. 热病汗不出,大颧发赤,哕者死。《灵枢·热病篇》

2. 若有七诊之病,其脉候亦败者,死矣,必发哕噫。《素问·三部九候论》

【按】 元代李东垣曾经这样说过："呕吐哕皆属脾胃虚弱，或寒热所侵，或饮食所伤，致气上逆而食不得下。"我们认为这几句话足以概括呕吐哕的发病因素。证以《内经》所述主要原因不外寒和热，故在治疗上必须分别处置。

《内经》所说哕证似指呃逆，与一般干恶不同，故有用草刺鼻取嚏方法。西医以呃逆由于横膈膜痉挛，中医则认为由于气逆，治疗以理气和胃、降逆平呃为主，再结合寒热虚实等因素随症加减。几年前曾诊治一顽固呃逆男性患者，呃声虽低微而连续不断，艰于主诉。察其形体较为羸瘦，面少华色。病期已近一月，询得病之由，在发病前曾食凉菜数盘，初觉脘腹微痞不适，继即呃逆连声不止。大便微溏，舌质淡苔薄，脉象虚迟，诊为寒滞所致。予丁香散加减（丁香、柿蒂、党参、云苓、陈皮、炙甘草、蔻仁、良姜），竟投剂而愈。

暴病的呃逆，一般较易见效，故中医向来认为久病、虚证及老年人见之为逆，因为是胃气衰败的证象。《内经》以哕为上中焦病，曾说："汗不出，大颧发赤，哕者死。"当即此意。

二十一、痢 疾 类

概 论

1. 食饮不节，起居不时者，阴受之。阴受之则入五脏；入五脏则膜满闭塞，下为飧泄，久为肠澼①。《素问·太阴阳明篇》

2. 三阳者，至阳也。并于阴，则上下无常，薄为肠澼。《素问·著至教论》

3. 肾所生病者，肠澼。《灵枢·经脉篇》

4. 脾脉外鼓，沉为肠澼，久自已；肝脉小缓为肠澼，易治。《素问·大奇论》

赤 痢 证

1. 少阴之胜，腹满痛，溏泄，传为赤沃。《素问·至真要大论》

2. 心肝澼亦下血，二脏同病者可治。《素问·大奇论》

3. 肠澼下脓血，脉悬绝则死，滑大则生。《素问·通评虚实论》

白 痢 证

肠澼下白沫，脉沉则生，脉浮则死。《素问·通评虚实论》

赤白痢证

1. 太阳司天，风湿交争，民病注下赤白。《素问·六元正纪大论》

2. 少阳司天，火淫所胜，民病泄注赤白。《素问·至真要大论》

3. 岁少阳在泉，火淫所胜，民病注泄赤白，少腹痛，溺赤。《素问·至真要大论》

4. 少阳之胜，暴热消烁，少腹痛，下沃赤白。《素问·至真要大论》

5. 厥阴之胜，少腹痛，注下赤白。《素问·至真要大论》

逆 证

1. 阴阳虚，肠澼死。《素问·阴阳别论》

2. 肠澼便血，身热则死。《素问·通评虚实论》

3. 肠澼之属，身不热，脉不悬绝，滑大者曰生，悬涩者曰死。《素问·通评虚实论》

4. 肾移热于脾，传为虚肠澼，死不可治。《素问·气厥论》

---

① 肠澼为痢疾的古称，后来亦称滞下。

5. 肾脉小搏，沉为肠澼下血，血温身热者死。《素问·大奇论》

6. 心肝脉小沉涩为肠澼，其身热者死，热见七日死。《素问·大奇论》

【按】《内经》指出痢疾的病因，一种由于饮食不节，一种由于时邪感染；在症候方面，指出一种是下白沫，一种是下脓血，也有赤白兼见的。当然限于当时的具体条件，还不可能发现病原体，但

从病因和症状的特点来看，古代所说的痢疾主要是指的细菌性痢疾，当然也可能包括阿米巴痢疾在内。特别是关于逆证的描述，提出身热、脉涩小搏、阴阳虚等，对预后有相当重要的意义。我们在临床上曾治过不少菌痢，一般脉象滑数或弦数的，泻次虽多，亦不为虚；相反，有少数患者脉涩小弱，阳虚畏寒或阴虚液脱，泻次虽不多，治疗亦较棘手，足证《内经》所述的正确性。

二十二、泄泻病类

概　　论

1. 诸厥固泄，皆属于下。《素问·至真要大论》

2. 暴注下迫，皆属于热。《素问·至真要大论》

3. 胃脉虚则泄。《素问·脉要精微论》

4. 大肠病者，肠中切痛而鸣濯濯，冬日重感于寒即泄，当脐而痛。《灵枢·邪气脏腑病形篇》

5. 少阳所至为暴注。《素问·六元正纪大论》

6. 一阳发病，少气，善咳，善泄。《素问·阴阳别论》

7. 土郁之发，民病心腹胀，肠鸣而为数后。《素问·六元正纪大论》

8. 阳明在泉，客胜则清气动下，少腹坚满而数便泻。《素问·至真要大论》

9. 阳明之复，清气大举，甚则心痛痞满，腹胀而泄。《素问·至真要大论》

10. 尺肤寒，其脉小者，泄，少气。《灵枢·论疾诊尺篇》

11. 先病而后泄者治其本，先泄而后生他病者治其本。《素问·标本病传论》

濡泄证

1. 湿胜则濡泻。《素问·阴阳应象大论》

2. 太阳之胜，寒入下焦，传为濡泻。《素问·至真要大论》

3. 太阴之胜，湿化乃见，善注泄。《素问·至真要大论》

4. 岁水不及，湿乃大行，民病腹满，身重，濡泄。《素问·气交变大论》

溏泄证（鹜溏）①

1. 岁木不及，燥乃大行，民病中清，胠胁痛，少腹痛，肠鸣溏泄。《素问·气交变大论》

2. 阳明之胜，清发于中，左胠胁痛，溏泄。《素问·至真要大论》

3. 阳明在泉，主胜则腰重腹痛，少腹生寒，下为鹜溏。《素问·至真要大论》

4. 脐以上皮热，肠中热，则出黄如糜。《灵枢·师传篇》

飧泄证②

1. 春伤于风，夏生飧泄。《素问·阴阳应象大论》

2. 久风入中，则为肠风飧泄。《素问·风论》

3. 久风为飧泄。《素问·脉要精微论》

4. 食饮不节，起居不时者，阴受之。阴受之则入五脏；入五脏则䐜满闭塞，下为飧泄。《素

---

① 鹜溏指大便溏薄如水鸭之粪。

② 飧泄之飧音孙，前人用水浇饭称作飧。飧泄即水谷不化的意思。

问·太阴阳明论》

5. 虚邪之中人也，留而不去，传舍于肠胃。在肠胃之时，贲响腹胀，多寒则肠鸣飧泄，食不化。《灵枢·百病始生篇》

6. 脐以下皮寒，肠中寒，则肠鸣飧泄。《灵枢·师传篇》

7. 寒气生浊，热气生清，清气在下，则生飧泄。《素问·阴阳应象大论》

8. 脾病者，虚则腹满肠鸣，飧泄，食不化。《素问·气法时论》

9. 怒则气逆，甚则飧泄。《素问·举痛论》

10. 志有余则腹胀飧泄。《素问·调经论》

11. 岁木太过，风气流行，脾土受邪，民病飧泄食减，体重烦冤，肠鸣，腹支满。《素问·气交变大论》

12. 飧泄取三阴。《灵枢·九针十二原篇》

洞泄证①

1. 春伤于风，邪气留连，乃为洞泄。《素问·生气通天论》

2. 肾脉小甚为洞泄。《灵枢·邪气脏腑病形篇》

逆证

1. 病泄脉洪大，是逆也。《灵枢·五禁篇》

2. 泄而脉大，难治。《素问·玉机真脏论》

3. 飧泄脉小者，手足寒，难已；手足温，泄易已。《灵枢·论疾诊尺篇》

4. 腹鸣而满，四肢清，泄，脉大，是逆也，不过十五日而死矣。《灵枢·玉版篇》

〔附〕　便闭证（虚瘕）②

1. 太阳所至为禁止③。《素问·六元正纪大论》

2. 肾脉微急为不得前后。《灵枢·邪气脏腑病形篇》

3. 热气留于小肠，肠中痛，瘅热焦渴，则坚干不得出，故痛而闭不通矣。《素问·举痛论》

4. 小肠移热于大肠，为虚瘕。《素问·气厥论》

5. 太阴司天，阴痹，大便难，阴气不用。《素问·至真要大论》

6. 少阴之复，隔肠不便。《素问·至真要大论》

【按】　泄泻为消化系统疾患之一。《内经》说："大肠、小肠皆属于胃""胃脉虚则泄"，包括了整个消化系统，但又指出脾肾两经，这是中医理论的特点，我们必须注意这方面，因为有不少泄泻治疗肠胃无效，用中医治疗脾肾的方法很快收到疗效。理由是脾和肾为人身先后二天，肾脏包含命门，命门是祖国医学生理方面的一个重要关键。后天生化须赖先天命火的温养，先天真阴真阳的不匮乏又需要后天不断地供应，所以许叔微说："补脾不若补肾"，而李东垣却说："补肾不若补脾"，说明了先后二天的相互关系。临床实例证明，腹泻经久不止，或天明泄泻，或大便经常溏薄，虽然是肠胃病，必须进一步治疗脾肾，如用附子理中丸和四神丸等，就是常说的补火生土法。

中医还注意另一个泄泻的发病机制——木克土。《内经》里也提到了"一阳发病，少气，善咳，善泄"。这是一个比较难治的慢性病，非但不可并且禁忌使用一般治疗泄泻的方法，如利湿、温中、补火之类。我们体会木克土的泄泻，多数是久病，形体比较消瘦，性情急躁，易于激动，大便多鹜溏，一日二三次，多至七八次，便前腹内觉胀或有隐痛。常伴有胸闷、口干、小便短赤、食少难化、睡眠不酣等症，尤其失眠后更易增加泄泻次数。舌苔多黄腻干糙，或见花剥，或舌质红绛；脉象弦细带数，沉按有力。从西医诊断来说，颇似神经衰弱或结肠过敏，在中医便是肝旺脾弱。由于久病，多数用过滋补建中方剂，不见效果，改用白芍、柴胡、甘草、山药、扁豆、煨葛根、茯苓、荷叶、竹茹、苡仁、川楝子、通草、左金丸等，或加乌梅少量，效果良好。

关于泄泻的原因，《内经》指出寒、热和湿，特别偏重在湿，所谓"湿胜则濡泄"。治湿的方法很多，在泄泻证则以利小便为主。凡是水走肠间，小便必少，小便一畅，泄泻自然稀减。这方法十分可靠，其治疗机制也可以用现代医学来解释。

与泄泻相反的就是便秘证。它的发病原因不

---

①　洞泄是水泻没有关阑的意思。

②　虚瘕系肠热津液枯燥，腹痛便秘。

③　禁止指大小便秘结。

外肠热、肠中津液枯燥,所以一般用泻热剂或润肠剂。但亦有因阳虚不运而便秘的,称为冷秘,非用温下不可,在《内经》中已有阴痹的证候,可见前人对于临床观察是十分细致的。

二十三、胀 满 病 类

概　论

1. 诸胀腹大,皆属于热。《素问·至真要大论》

2. 诸病有声,鼓之如鼓,皆属于热。《素问·至真要大论》

3. 夫胀者,皆在于脏腑之外,排脏腑而廓胸胁,胀皮肤,故命曰胀。《灵枢·胀论》

4. 寸口脉大坚以涩者,胀也。《灵枢·胀论》

5. 浊气在上,则生䐜胀。《素问·阴阳应象大论》

6. 卑监之纪,其病留满痞塞。《素问·五常政大论》

心 胀 证

心胀者,烦心,短气,卧不安。《灵枢·胀论》

肺 胀 证

肺胀者,虚满而喘咳。《灵枢·胀论》

肝 胀 证

肝胀者,胁下满而痛引小腹。《灵枢·胀论》

脾 胀 证

脾胀者,善哕,四肢烦悗,体重不能胜衣,卧不安。《灵枢·胀论》

肾 胀 证

肾胀者,腹满引背,央央然腰髀痛。《灵枢·胀论》

胃 胀 证

胃胀者,腹满,胃脘痛,鼻闻焦臭,妨于食,大便难。《灵枢·胀论》

大 肠 胀 证

大肠胀者,肠鸣而痛濯濯,冬日重感于寒,则飧泄不化。《灵枢·胀论》

小 肠 胀 证

小肠胀者,少腹䐜胀,引腰而痛。《灵枢·胀论》

膀 胱 胀 证

膀胱胀者,少腹满而气癃。《灵枢·胀论》

三 焦 胀 证

三焦胀者,气满于皮肤中,轻轻然而不坚。《灵枢·胀论》

胆 胀 证

胆胀者,胁下痛胀,口中苦,善太息。《灵枢·胀论》

肤 胀 证

肤胀者,寒气客于皮肤之间,鼕鼕然不坚,腹大,身尽肿,皮厚,按其腹窅而不起,腹色不变,此其候也。《灵枢·水胀篇》

鼓 胀 证

1. 鼓胀者,腹胀,身皆大,大与肤胀等也;色苍黄,腹筋起,此其候也。《灵枢·水胀论》

2. 有病心腹满,旦食则不能暮食,名为鼓胀。治之以鸡矢醴,一剂知,二剂已。其时有复发者,此饮食不节,故时有病也。虽然,其病且已时,故当病气聚于腹也。《素问·腹中论》

腹 满 证

1. 食饮不节,起居不时者,阴受之。阴受之,则入五脏;入五脏,则䐜满闭塞。《素问·太阴阳明论》

2. 脾虚则腹满肠鸣,飧泄食不化。《素问·脏气法时论》

3. 太阴之厥,则腹满䐜胀,后不利,不欲食,食则呕,不得卧。《素问·厥论》

4. 厥或令人腹满者,阴气盛于上则下虚,下虚则腹胀满。《素问·厥论》

5. 二阴一阳发病,善胀,心满,善气。《素问·阴阳别论》

6. 腹满,大便不利,腹大,亦上走胸嗌,喘息喝喝然,取足少阴。《灵枢·杂病篇》

7. 腹满,食不化,腹响响然,不能大便,取足太阴。《灵枢·杂病篇》

8. 小腹满大,上走胃至心,淅淅身时寒热,小便不利,取足厥阴。《灵枢·杂病篇》

逆 证

1. 腹胀,身热,脉大,是一逆也;腹鸣而满,四肢清,泄,其脉大,是二逆也。不过十五日而死矣。《灵枢·玉版篇》

2. 其腹大胀,四肢清,脱形,泄甚,是一逆也;腹胀便血,其脉大时绝,是二逆也。不及一时而死矣。《灵枢·玉版篇》

3. 病腹满,肠鸣,溏泄,食不化,神门绝者,死不治。《素问·气交变大论》

【按】《内经》所说胀病,主重在气。凡气机障碍之处都能引起胀感或其他症状,所谓"胀者,皆在于脏腑之外,排脏腑而廓胸胁,胀皮肤,故命曰胀"。据此,《内经》虽分五脏六腑之胀,并不单指某脏某腑;但从某一部分的症状就认作某一脏腑的胀病,当然与某一脏腑关系更为密切。后人治胀同样以气为主,《类证治裁》上说:"肿在外属水,胀在内属气;肿分阳水阴水,胀别气实血实。"由此,我们对于胀病总的疗法也就不难理解了。

满也称痞满,是一种自觉症状,多于心下胃脘部,外形很少变化。其发病机制属于脾胃消化不良,所以《内经》概称腹满,指出心满、善气、不欲食、食则呕、肠鸣、飧泄和大便不利等消化系统症状。

我们体会,治胀满实证较易掌握,虚证比较困难。原因是虚证胀满系本虚标实之候,散满势必更虚其本,补中又难免助长其标,《内经》虽有"寒因寒用"的法则,使用时并不那么简单。至于五脏六腑的胀证,后世医家积累了不少治疗经验,《丁甘仁医案》内有比较周密的方药,可以参考。

二十四、水肿病类

概 论

1. 诸湿肿满,皆属于脾。《素问·至真要大论》

2. 三阴结,谓之水。《素问·阴阳别论》

3. 颈脉动,喘疾咳,曰水;目裹微肿如卧蚕起之状,曰水。《素问·平人气象论》

4. 脾脉软而散,色不泽者,当病足胕肿若水状也。《素问·脉要精微论》

5. 少阴何以主肾,肾何以主水? 肾者至阴也,至阴者盛水也,肺者太阴也,少阴者冬脉也,故其本在肾,其末在肺,皆积水也。肾何以能聚水而生病? 肾者胃之关也,关门不利,故聚水而从其类也。上下溢于皮肤,故为胕肿,胕肿者,聚水而生病也。《素问·水热穴论》

6. 水病下为胕肿大腹,上为喘呼,不得卧者,标本俱病。故肺为喘呼,肾为水肿,肺为逆,不得卧。《素问·水热穴论》

7. 水始起也,目窠上微肿,如新卧起之状,其颈脉动,时咳,阴股间寒,足胫肿,腹乃大,其水已成矣。以手按其腹,随手而起,如裹水之状,此其候也。《灵枢·水胀篇》

8. 诸有水气者,微肿先见于目下也。水者阴也,目下亦阴也,腹者至阴之所居,故水在腹者,必

使目下肿也。《素问·评热病论》

9. 湿胜甚则水闭胕肿。《素问·六元正纪大论》

水胀证（溢饮）

1. 阴阳气道不通,四海闭塞,三焦不泻,津液不化,水谷并行肠胃之中,别于回肠,留于下焦,不得渗膀胱,则下焦胀,水溢则为水胀。《灵枢·五癃津液别篇》

2. 邪气内逆,则气为之闭塞而不行,不行则为水胀。《灵枢·五癃津液别篇》

3. 肝脉软而散,色泽者,当病溢饮。溢饮者,渴暴多饮而易入肌皮肠胃之外也。《素问·脉要精微论》

风 水 证

1. 面肿曰风,足胫肿曰水。《素问·平人气象论》

2. 勇而劳甚则肾汗出,肾汗出,逢于风,内不得入于脏腑,外不得越于皮肤,客于玄府,行于皮里,传为胕肿,本之于肾,名曰风水。《素问·水热穴论》

3. 有病肾风者,面胕痝然壅,害于言,虚不当刺。不当刺而刺,后五日其气必至。至必少气时热,时热从胸背上至头,汗出手热,口干苦渴,小便黄,目下肿,腹中鸣,身重难以行,月事不来,烦而不能食,不能正偃,正偃则咳,病名曰风水。《素问·评热病论》

4. 肾肝并浮为风水。《素问·大奇论》

石 水 证[①]

1. 阴阳结斜,多阴少阳,曰石水,少腹肿。《素问·阴阳别论》

2. 肾脉微大为石水,起脐以下至少腹,腄腄然。《灵枢·邪气脏腑病形篇》

3. 肾肝并沉为石水。《素问·大奇论》

4. 石水上至胃脘,死不治。《灵枢·邪气脏腑病形篇》

涌 水 证[②]

肺移寒于肾,为涌水。涌水者,按腹不坚,水气客于大肠,疾行则鸣濯濯,如囊裹浆,水之病也。《素问·气厥论》

【按】《内经》对于水肿的发病机制,指出"其本在肾,其末在肺",又说:"肾者胃之关也,关门不利,故聚水而从其类也"。后人治疗水肿,不能越此范围。但是应当分两方面来说,水肿有因阳虚而病起于内,也有因外邪而病起于外。前者如水胀、溢饮,当以脾肾为主;后者如风水,当以肺肾为主。至于前者亦能上迫于肺,后者亦能中累及脾,便当肺脾肾三者兼治。不论病起于内或病起于外,促使水液排出,还须照顾三焦的通道,《内经》所谓"三焦者,决渎之官,水道出焉";又须通利膀胱的出路,所谓"膀胱者,州都之官,津液藏焉,气化则能出矣"。故又提到"三焦不泻,津液不化"。总之,中医治疗水肿,包括肺、脾、肾、三焦和膀胱,根据具体情况适当配合,而又以肾脏最为重要。肾脏之所以重要,由于中间命门的作用,命门之火能健运中焦,帮助三焦、膀胱的气化,使水湿排出而不再积聚。

水肿病类如按其症脉和体征而言,可以概括西医所指的急慢性肾炎、心脏性水肿,以及肝病性和营养性水肿等在内。在这些病类中,我们对急慢性肾炎的治疗积累了一些肤浅的经验,愿提供出来,作为临床时的参考。

急性肾炎的临床表现接近于风水证。风水的水肿往往先从面部开始,逐渐发展为遍身水肿。其病理机制是:外感风邪,内有水气,水为风激而上行,运用发表祛风利水法比较符合风水的病机。根据这样的原则,我们拟订了风水第一方(麻黄^{先煎}二钱、苏叶^{后下}三钱、防风三钱,防己三钱、陈皮三钱、炙桑皮三钱、大腹皮三钱、丹皮三钱、茯苓四钱、猪苓三钱、泽泻二钱、木通一钱五分、车前子^{布包}四钱),主治急性肾炎遍体水肿、头痛、血尿等症。但有一部分急性肾炎于发病时兼有较严重的上呼吸道感染症状(如咳嗽、上气等),则须在风水第一方的基础上予以损益,故又拟订了风水第

---

① 石水水在小腹,如石之沉于下。
② 涌水亦在腹部,如涌泉之有声。

二方(麻黄^{先煎}二钱、杏仁三钱、苏叶^{后下}三钱、防风三钱、陈皮三钱、法半夏二钱、炙桑皮三钱、茯苓三钱、丹皮三钱、猪苓三钱、车前子^{布包}四钱),使能达到发表祛风利水兼以宁嗽的治疗目的。俟水肿消退后,即应照顾脾肾。因为脾为水之制,肾为水之本,肿消后应该扶脾温肾,故又以八味肾气丸加减为风水第三方(党参三钱,炙黄芪四钱,熟地三钱、茯苓三钱、泽泻二钱、丹皮二钱、山药三钱、山萸肉三钱、附片^{先煎半小时}一钱五分),以扶脾温肾。临床证明本方有助于肾功能的恢复。

以上是治疗急性肾炎的一些临床体会。关于慢性肾炎的治疗,其总则不外健脾、温阳、行气、利水诸法。例如腹水显著时宜行利水为主,体虚者宜扶阳温肾,兼有胃肠症状者宜调中健脾,兼有外感者先治其标,水肿消退后则以补益肾气为主。

另外,常在临床上看到一种轻度浮肿患者,有面㿠食减,腹微气胀,四肢无力,容易疲乏等现象,作各种化验多基本正常,我们认为属于脾胃功能失调所致。故治疗亦多采用调中健脾法,常用方剂为补中益气汤、香砂六君子汤及防己黄芪汤加减,每多获效。

二十五、积聚病类

概 论

1. 寒气客于小肠膜原之间,络血之中,血泣不得注于大经,血气稽留不得行,故宿昔而成积矣。《素问·举痛论》

2. 卒然外中于寒,若内伤于忧怒,则气上逆,气上逆则六输不通,温气不行,凝血蕴里而不散,津液涩渗,着而不去,而积皆成矣。《灵枢·百病始生篇》

3. 虚邪之中人也,留而不去,传舍于肠胃之外,募原之间,留着于脉,稽留而不去,息而成积。《灵枢·百病始生篇》

4. 积之始生,得寒乃生,厥乃成积也。《灵枢·百病始生篇》

5. 厥气生足悗,悗生胫寒,胫寒则血脉疑涩,血脉凝涩则寒气上入于肠胃,入于肠胃则䐜胀,䐜胀则肠外之汁沫迫聚不得散,日以成积。《灵枢·百病始生篇》

6. 肠胃之络伤则血溢于肠外,肠外有寒,汁沫与血相搏,则并合凝聚不得散,而积成矣。《灵枢·百病始生篇》

7. 人之善病肠中积聚者,皮肤薄而不泽,肉不坚而淖泽,如此则肠胃恶,恶则邪气留止,积聚乃伤;肠胃之间,寒温不次,邪气稍至,蓄积留止,大聚乃起。《灵枢·五变篇》

8. 寸口脉沉而横,曰胁下有积,腹中有横积痛。《素问·平人气象论》

9. 新积,痛可移者,易已也;积不痛,难已也。《灵枢·卫气篇》

伏 梁 证

1. 病有少腹盛,上下左右皆有根,病名曰伏梁。裹大脓血,居肠胃之外,不可治,治之每切按之致死。此下则因阴必下脓血,上则迫胃脘生鬲,挟胃脘内痈。此久病也,难治。居脐上为逆,居脐下为从,勿动亟夺。《素问·腹中论》

2. 人有身体髀股胻皆肿,环脐而痛,病名伏梁,此风根也。其气溢于大肠而着于肓,肓之原在脐下,故环脐而痛也。不可动之,动之为水溺涩之病。《素问·腹中论》

3. 心脉微缓为伏梁,在心下,上下行,时唾血。《灵枢·邪气脏腑病形篇》

4. 伏梁唾血脓者,死不治。《灵枢·经筋篇》

息 贲 证

1. 肺脉滑甚,为息贲上气。《灵枢·邪气脏腑病形篇》

2. 肝高则上支贲切,胁悗,为息贲。《灵枢·本脏篇》

3. 手太阴之筋,其病痛甚成息贲,胁急吐血;手

心主之筋,其病前及胸痛,息贲。《灵枢·经筋篇》

4. 二阳之病发心脾,有不得隐曲,其传为息贲者,死不治。《素问·阴阳别论》

肥气证(息积)

1. 肝脉微急为肥气,在胁下,若复杯。《灵枢·邪气脏腑病形篇》

2. 病胁下满,气逆,二三岁不已,病名曰息积。此不妨于食,不可灸刺。积为导引服药,药不能独治也。《素问·奇病论》

贲 豚 证

肾脉微急为沉厥贲豚,足不收,不得前后。《灵枢·邪气脏腑病形篇》

血 瘕 证

二阳三阴,至阴皆在,阴不过阳,阳气不能止阴,阴阳并绝,浮为血瘕,沉为脓胕。《素问·阴阳类论》

肠溜证(昔瘤)

1. 有所结,气归之,卫气留之,不得反,津液久留,合而为肠溜。久者数岁乃成,以手按之柔。《灵枢·刺节真邪篇》

2. 已有所结,气归之,津液留之,邪气中之,凝结日以益甚,连以聚居,为昔瘤,以手按之坚。《灵枢·刺节真邪篇》

【按】《内经》指出积聚的形成,以寒邪和忧怒为主因。因为寒性凝滞,能使气血流行发生障碍;忧怒伤气,气伤则不能运行水液、血液。因而逐渐积聚成形,即以积聚作为病名。从"着而不去""留而不去"等句来看,不难理解是一个慢性顽固性的疾病。

积聚是有形的病症,《内经》就从部位和形态等定出伏梁、息贲、肥气多种名称,但主要是以脏腑区分。后来《诸病源候论》《千金方》等还有更多的名目。我们认为《内经》所说的积聚可能包括现代的肝脾肿大、腹腔器官的肿块和内脏穿孔所引起了局限性腹膜炎等症。很明显,如"在胁下,若复杯"的描写,是很符合肝脾肿大的;而"病有少腹盛,上下左右皆有根,病名曰伏梁。裹大脓血,居肠胃之外,不可治",则酷似局限性化脓性腹膜炎。秦老师谈肝硬化的中医疗法时,也曾提到肝硬化早期到晚期有不少症状,这些症状散在中医文献痞满、胃病、胁痛、癥瘕和鼓胀等各个部分。这里所说的癥瘕就是积聚。中医以有形而坚着不移的为积,留止不定的为聚;又以不动的为癥,能动的为瘕;实际上是一类的病。

二十六、黄 疸 病 类

概 论

1. 黄疸,久逆之所生也。《素问·通评虚实论》

2. 目黄者曰黄疸。《素问·平人气象论》

脾疸证(脾风)

1. 风者,百病之长也。今风寒客于人,使人毫毛毕直,皮肤闭而为热,当是之时,可汗而发也。或痹不仁,肿痛,当是之时,可汤熨及火灸刺而去之。弗治,病入舍于肺;弗治,肺即传而行之肝;弗治,肝传之脾,病名曰脾风,发疸,腹中热,烦心,出黄。《素问·玉机真脏论》

2. 脾足太阴之脉,是主脾所生病者,水闭,黄疸。《灵枢·经脉篇》

3. 溺黄赤,安卧者,黄疸。《素问·平人气象论》

4. 安卧,小便黄赤,脉小而涩者,不嗜食。《灵枢·论疾诊尺篇》

胃 疸 证

1. 已食如饥者,胃疸。《素问·平人气象论》

2. 寒热,身痛而色微黄,齿垢黄,爪甲上黄,黄疸也。《灵枢·论疾诊尺篇》

肾 疸 证

肾足少阴之脉，是主肾所生病者，口热，舌干，烦心，心痛，黄疸。《灵枢·经脉篇》

【按】《内经》论黄疸着重脾和胃，没有明确指出病因，后世医家始分寒湿和湿热，并在病名上总称阳黄和阴黄。脾胃均属土，土主湿，脾为阴土，从寒化则为寒湿；胃为阳土，从热化则为湿热，实际上还是一致的。

阳黄和阴黄的临床表现有明显区别。阳黄色泽鲜明如橘子色，多有发热，口渴引饮，胃纳稍减，食后脘次微胀，大便干结，溲黄或黄赤，苔黄腻而干，脉多滑数有力；阴黄则暗晦不泽，或微带青色，畏冷不发热，口淡无味，胃纳不振，食后中满痞胀，或有呕恶，四肢无力，大便溏薄或泄泻，小溲自利，色微黄或不黄，间亦有二便不利者，苔白腻微滑，脉沉迟或虚弦，细而无力。阳黄以清利湿热为主；阴黄则宜温化寒湿，参入扶脾，这是一般的治疗法则。

我们认为阳黄以传染性肝炎为多（急性胆囊炎亦常表现为阳黄），阴黄常见于某些慢性肝炎、胆汁性肝硬化、急性黄色肝萎缩及肝胆系统肿瘤等。前者预后尚佳，后者预后较差，常导致不良的转归，尤其是阴黄伴有单腹胀的，治疗上甚感棘手。我们曾治疗两例急性黄色肝萎缩，临床的表现为阴黄兼有单腹胀，呕恶，二便闭塞，治以攻补兼施，未见效验，值得进一步研究。

近几年，传染性肝炎的流行面较广，在中西医合作下采用中医治黄疸方法，疗效良好。主要方剂不外乎茵陈五苓散、栀子柏皮汤、胃苓汤、逍遥散等方加减，消黄迅速，自觉症状亦易控制。

最后值得一提的是，祖国医学在很早已发觉有一些黄疸具有传染性，如《千金翼方》里说："凡遇时行热病，多必内瘀著黄"，并提出"时行黄疸"的病名，较之西医竟早一千多年，于此可见古人观察病情的精细了。类似这些经验，现在有很多保留在老中医手里，我们必须很好地向他们学习。

二十七、厥逆病类

概 论

1. 厥逆之为病也，足暴清，胸若将裂，肠若将以刀切之，烦而不能食，脉大小皆涩。《灵枢·癫狂篇》

2. 厥逆，腹胀满，肠鸣，胸满不得息。《灵枢·癫狂篇》

3. 厥或令人腹满，或令人暴不知人，或至半日远至一日乃知人者，阴气盛于上则下虚，下虚则腹胀满，阳气盛于上则下气重上而邪气逆，逆则阳气乱，阳气乱则不知人也。《素问·厥论》

4. 气多少逆皆为厥。《素问·方盛衰论》

5. 下虚则厥。《灵枢·卫气篇》

6. 清浊相干，气乱于臂胫，则为四厥；乱于头，则为厥逆。《灵枢·五乱篇》

7. 卧出而风吹之，血凝于足者为厥。《素问·五脏生成篇》

寒 厥 证

1. 阳气衰于下，则为寒厥。《素问·厥论》

2. 寒厥之为寒也，必从五指而上于膝者，阴气起于五指之里，集于膝下而聚于膝上，故阴气胜则从五指至膝上寒，其寒也，不从外，皆从内也。《素问·厥论》

3. 寒厥何失而然也？前阴者，宗筋之所聚，太阴阳明之所合也。春夏则阳气多而阴气少，秋冬则阴气盛而阳气衰。此人者质壮，以秋冬夺于所用，下气上争不能复，精气溢下，邪气因从之而上也。气因于中，阳气衰，不能渗营其经络，阳气日损，阴气独在，故手足为寒也。《素问·厥论》

4. 寒气客于五脏，厥逆上泄，阴气竭，阳气未入，故卒然痛，死不知人，气复返则生矣。《素问·举痛论》

热厥证（阳厥）

1. 阴气衰于下，则为热厥。《素问·厥论》

2. 热厥之为热也，必起于足下者，阳气起于足五指之表，阴脉者集于足下而聚于足心，故阳气胜则足下热也。《素问·厥论》

3. 热厥何如而然也？酒入于胃，则络脉满而经脉虚。脾主为胃行其津液者也，阴气虚则阳气入，阳气入则胃不和，胃不和则精气竭，精气竭则不营其四肢也。此人必数醉若饱以入房，气聚于脾中不得散，酒气与谷气相薄，热盛于中，故热遍于身，内热而溺赤也。夫酒气盛而剽悍，肾气有衰，阳气独胜，故手足为之热也。《素问·厥论》

4. 胆足少阳之脉，是动则病口苦，善太息，心胁痛不能转侧，甚则面微有尘，体无膏泽，足外反热，是为阳厥。《灵枢·经脉篇》

煎　厥　证[①]

1. 阳气者，烦劳则张，精绝，辟积于夏，使人煎厥。目盲不可以视，耳闭不可以听，溃溃乎若坏都，汨汨乎不可止。《素问·生气通天论》

2. 所谓少气善怒者，阳气不治，阳气不治则阳气不得出，肝气当治而未得，故善怒，善怒者，名曰煎厥。《素问·脉解篇》

薄　厥　证[②]

阳气者，大怒则形气绝，而血菀于上，使人薄厥。《素问·生气通天论》

暴厥证（大厥、尸厥）[③]

1. 脉至如喘，名曰暴厥。暴厥者，不知与人言。《素问·大奇论》

2. 络之与孙脉俱输于经，血与气并，则为实焉。血之与气并走于上，则为大厥，厥则暴死，气复返则生，不返则死。《素问·调经论》

3. 邪客于手足少阴、太阴，足阳明之络，此五络皆会于耳中，上络左角。五络俱竭，令人身脉皆动而形无知也，其状若尸，或曰尸厥。《素问·缪刺论》

风　厥　证

1. 二阳一阴发病，主惊骇背痛，善噫善欠，名曰风厥。《素问·阴阳别论》

2. 人之善病风厥漉汗者，肉不坚，腠理疏，故善病风。《灵枢·五变篇》

3. 有病身热，汗出烦满，烦满不为汗解。汗出而身热者风也，汗出而烦满不解者厥也，病名曰风厥。表里刺之，饮之服汤。《素问·评热病论》

太阳厥证（踝厥）

1. 巨阳之厥，则肿首头重，足不能行，发为眴仆。《素问·厥论》

2. 太阳厥逆，僵仆，呕血，善衄。《素问·厥论》

3. 手太阳厥逆，耳聋泣出，项不可以顾，腰不可以俛仰。《素问·厥论》

4. 膀胱足太阳之脉，是动则病冲头痛，目似脱，项如拔，脊痛，腰似折，髀不可以曲，腘如结，踹如裂，是为踝厥。《灵枢·经脉篇》

阳明厥证（骭厥）

1. 阳明之厥，则癫疾欲走呼，腹满不得卧，面赤而热，妄见而妄言。《素问·厥论》

2. 阳明厥逆，喘咳身热，善惊衄呕血。《素问·厥论》

3. 阳明厥则喘而惋，惋则恶人。《素问·阳明脉解篇》

4. 胃足阳明之脉，病至则恶人与火，闻木声则惕然而惊，心欲动，独闭户塞牖而处，甚则欲上高而歌，弃衣而走，贲响腹胀，是为骭厥。《灵枢·经脉篇》

少　阳　厥　证

1. 少阳之厥，则暴聋颊肿而热，胁痛，胻不可以运。《素问·厥论》

2. 少阳厥逆，机关不利。机关不利者，腰不可以行，项不可以顾。发肠痈，不可治，惊者死。

---

① 煎厥的意思是内热消烁阴液，好像煎熬的样子，逐渐虚羸。

② 薄厥的薄字作迫解，指气火骤然上逆，头部充血昏乱。

③ 暴厥指忽然不省人事，亦称大厥或尸厥。

《素问·厥论》

太阴厥证（臂厥）

1. 太阴之厥，则腹满䐜胀，后不利，不欲食，食则呕，不得卧。《素问·厥论》

2. 太阴厥逆，胻急挛，心痛引腹。《素问·厥论》

3. 手太阴厥逆，虚满而咳，善呕沫。《素问·厥论》

4. 肺手太阴之脉，是动则交两手而瞀，此为臂厥；是主肺所生病者，臑臂内前廉痛厥。《灵枢·经脉篇》

少阴厥证（臂厥、骨厥）

1. 少阴之厥，则口干溺赤，腹满心痛。《素问·厥论》

2. 少阴厥逆，虚满呕变，下泄清。《素问·厥论》

3. 有脉俱沉细数者，少阴厥也。《素问·脉要精微论》

4. 心手少阴之脉，是动则病嗌干，心痛，渴而欲饮，是为臂厥。《灵枢·经脉篇》

5. 肾足少阴之脉，是动则病饥不欲食，面如漆柴，咳唾则有血，喝喝而喘，坐而欲起，目眈眈如无所见，心如悬若饥状，气不足则善恐，心惕惕如人将捕之，是为骨厥。《灵枢·经脉篇》

厥阴厥证

1. 厥阴之厥，则少腹肿痛，腹胀，泾溲不利，

好卧屈膝，阴缩肿，胻内热。《素问·厥论》

2. 厥阴厥逆，挛，腰痛，虚满，前闭，谵言。《素问·厥论》

逆　　证

1. 或喘而死者，或喘而生者，厥逆连脏则死，连经则生。《素问·阳明脉解篇》

2. 三阴俱逆，不得前后，使人手足寒，三日死。《素问·厥论》

【按】《内经》所说厥逆有三种意义，也包括三类病症，一是指四肢逆冷，一是指气血悖逆而引起的狂乱昏厥现象，另一种是泛指六经不和的证候。

一般厥症分寒厥和热厥，其发病机制以"下虚则厥"为总纲。这里的下字是指肾经，肾为水火之脏，阴阳之宅，故《中藏经》于卷首首先提出阳厥和阴厥。在罗天益《卫生宝鉴》里细致地叙述了症状："阳厥手足虽冷，有时或温，脉虽沉伏，按之则滑，或畏热，或渴欲饮水，或扬手掷足，烦躁不得眠，大便秘，小便赤；阴厥则四肢冷，手心亦冷，身无热，有恶心，蜷足卧，欲盖被，口不渴，或下利，脉沉微不数。"因为主因在肾经，不难推论水亏则火旺，火衰则水盛。虽然《内经》牵及脾胃，都属于次。

我们还体会到《内经》厥症中薄厥和暴厥的描写，符合于西医所说的脑血管意外（包括脑溢血、脑栓塞及脑血栓形成等），也就是中风的症候。中医治疗中风分气中、火中等，从根本着手，收到良好效果，也是我们值得学习的一面。

二十八、痿病类

概　　论

1. 肺者，脏之长也，为心之盖也。有所失亡，所求不得，则发肺鸣，鸣则肺热叶焦。故曰：五脏因肺热叶焦，发为痿躄。《素问·痿论》

2. 治痿者独取阳明。阳明者，五脏六腑之海，主润宗筋，宗筋主束骨而利机关也。冲脉者，经脉之海也，主渗灌溪谷，与阳明合于宗筋。阴阳揔宗筋之会，会于气街，而阳明为之长，皆属于带脉而络于督脉。故阳明虚则宗筋纵，带脉不引，故足痿不用也。《素问·痿论》

3. 阳明为阖，阖折则气无所止息，而痿疾起矣。故痿疾者取之阳明，视有余不足。无所止息者，真气稽留，邪气居之也。《灵枢·根结篇》

筋 痿 证

1. 肝主身之筋膜，肝气热则胆泄口苦，筋膜干，筋膜干则筋急而挛，发为筋痿。《素问·痿论》

2. 思想无穷，所愿不得，意淫于外，入房太甚，宗筋弛纵，发为筋痿。故曰：筋痿者，生于肝使内也。《素问·痿论》

3. 足少阳之别，虚则痿躄，坐不能起。《灵枢·经脉篇》

4. 手太阳之筋，其病颈筋急，则为筋痿。《灵枢·经筋篇》

5. 阳明司天，燥气下临，肝气上从，筋痿不能久立。《素问·五常政大论》

皮 痿 证

1. 肺主身之皮毛，肺热叶焦则皮毛虚弱急薄，着则生痿躄也。《素问·痿论》

2. 始富后贫，虽不伤邪，皮焦筋屈，痿躄为挛。《素问·疏五过论》

脉 痿 证

心主身之血脉，心气热则下脉厥而上，上则下脉虚，虚则生脉痿，枢折挈胫纵而不任地也。《素问·痿论》

肉 痿 证

1. 脾主身之肌肉，脾气热则胃干而渴，肌肉不仁，发为肉痿。《素问·痿论》

2. 有渐于湿，以水为事，若有所留，居处相湿，肌肉濡渍，痹而不仁，发为肉痿。故曰：肉痿者，得之湿地也。《素问·痿论》

3. 脾病者，身重，善饥，肉痿，足不收行，善瘈，脚下痛。《素问·脏气法时论》

骨 痿 证

1. 肾主身之骨髓，肾气热则腰脊不举，骨枯而髓减，发为骨痿。《素问·痿论》

2. 有所远行劳倦，逢大热而渴，渴则阳气内伐，内伐则热舍于肾，肾者水脏也，今水不胜火，则骨枯而髓虚，故足不任身，发为骨痿。故曰：骨痿者，生于大热也。《素问·痿论》

3. 恐惧而不解则伤精，精伤则骨酸痿厥，精时自下。《灵枢·本神篇》

4. 肾脉微滑为骨痿，坐不能起，起则目无所见。《灵枢·邪气脏腑病形篇》

〔附〕　骨繇证[①]

少阳为枢，枢折即骨繇而不安于地，故骨繇者取之少阳，视有余不足。骨繇者，节缓而不收也。所谓骨繇者，摇故也。《灵枢·根结篇》

【按】　关节肌肉疼痛麻木的痹病，和筋骨肌肉软弱消瘦的痿病，恰恰是相对的两个病症。痹属于寒，痿属于热；痹属于实，痿属于虚。所以《内经》指出"治痿独取阳明"，而《金匮要略》谓治痹"宜针引阳气"，说明的痿宜清润，痹宜温通，这是诊治痿和痹的大纲。

《内经》认为痿病的发病机制主要是由于热伤血脉所致。经文指出："五脏因肺热叶焦，发为痿躄。"可知五脏皆有痿病。论中之筋痿、皮痿、脉痿、肉痿、骨痿，可由于五脏气热而引致，其所以强调"肺热"，因为肺主气，属金畏火，火热可以销烁肺金，使气伤而产生痿躄；同时也阐明情志因素、房事过度及湿热等因素亦可导致痿病。后世医家虽纷纭立说，大要亦不越此范围。

痿病的治疗强调"独取阳明"，也就是着重于胃。因胃司纳谷，化精微，而五脏六腑均禀气于胃，才能行气血，濡筋骨，利关节。在针灸取穴方面也侧重于阳明经，上肢痿取手阳明大肠经腧穴为主，下肢痿则取足阳明胃经腧穴为主。据临床观察，痿病用针刺，针下如不能得气，或病人缺乏感应者，即使采取综合治疗措施，往往亦较难奏效；如对于针刺有相当的感应，则可能有好转的希望。以年龄体质而言，年老体衰的发病较多，预后也较差。

骨繇似痿非痿，故《内经》特立病名，是否相近于共济失调症，有待研究。

---

① 骨繇即骨摇，指站立不稳。

二十九、痹 病 类

概 论

1. 风寒湿三气杂至,合而为痹也。其风气胜者为行痹;寒气胜者为痛痹,湿气胜者为着痹也。《素问·痹论》

2. 痹在于骨则重,在于脉则血凝而不流,在于筋则屈不伸,在于肉则不仁,在于皮则寒,故具此五者,则不痛也。《素问·痹论》

3. 五脏皆有合,病久而不去者,内舍于其合也。故骨痹不已,复感于邪,内舍于肾;筋痹不已,复感于邪,内舍于肝;脉痹不已,复感于邪,内舍于心,肌痹不已,复感于邪,内舍于脾;皮痹不已,复感于邪,内舍于肺。所谓痹者,各以其时重感于风寒湿之气也。《素问·痹论》

4. 其客于六府者,此亦其食饮居处为其病本也。六府亦各有俞,风寒湿气中其俞,而食饮应之,循俞而入,各舍其府也。《素问·痹论》

5. 痹或痛,或不痛,或不仁,或寒,或热,或燥,或湿。痛者,寒气多也,有寒,故痛也。其不痛、不仁者,病久入深,营卫之行涩,经络时疏,故不通;皮肤不营,故为不仁。其寒者,阳气少,阴气多,与病相益,故寒也。其热者,阳气多,阴气少,病气胜,阳遭阴,故为痹热。其多汗而濡者,此其逢湿甚也;阳气少,阴气盛,两气相感,故汗出而濡也。《素问·痹论》

6. 营气虚则不仁,卫气虚则不用,营卫俱虚则不仁且不用。《素问·逆调论》

7. 痹入脏者死,其留连筋骨间者痛久,其留皮肤间者易已。《素问·痹论》

8. 诸痹不已,亦益内也;其风气胜者,其人易已也。《素问·痹论》

9. 凡痹之类,逢寒则急,逢热则纵。《素问·痹论》

10. 脉涩曰痹。《素问·平人气象论》

11. 病痹气痛而不去者,取以毫针。《灵枢·官针篇》

行痹证(风痹)

1. 病在阳者命曰风,病在阴者命曰痹,阴阳俱病,命曰风痹。病有形而不痛者,阳之类也;无形而痛者,阴之类也。无形而痛者,其阳完而阴伤之也,急治其阴,无攻其阳;有形而不痛者,其阴完而阳伤之也,急治其阳,无攻其阴。《灵枢·寿天刚柔篇》

2. 风痹淫泺,不可已者,足如履冰,时如入汤中。《灵枢·厥病篇》

3. 尺肤涩者,风痹也。《灵枢·论疾诊尺篇》

4. 凡痹往来行无常处者,在分肉间痛而刺之。《素问·缪刺论》

痛痹证(寒痹)

1. 尝有所伤于湿气,藏于血脉之中,分肉之间,久留而不去,若有所堕坠,恶血在内而不去,卒然喜怒不节,饮食不适,寒湿不时,腠理闭而不通,其开而遇风寒,则血气凝结,与故邪相袭,则为寒痹。《灵枢·贼风篇》

2. 脉大以涩者为痛痹。《灵枢·邪客篇》

3. 人迎三倍而躁,病在手阳明,紧则为痛痹。《灵枢·禁服篇》

4. 寒痹之为病也,留而不去,时痛而皮不仁。刺布衣者以火焠之,刺大人者以药熨之。《灵枢·寿天刚柔篇》

热 痹 证

痹,其热者,阳气多,阴气少,病气胜,阳遭阴,故为痹热。《素问·痹论》

着痹证(湿痹)

1. 着痹不移,腘肉破,身热,脉偏绝,是逆也。《灵枢·五禁篇》

2. 着痹不去,久寒不已,卒取其三里。《灵枢·四时气篇》

筋 痹 证

1. 病在筋,筋挛节痛,不可以行,名曰筋痹。刺筋上为故,刺分肉间,不可中骨也。《素问·长刺节论》

2. 少阳有余,病筋痹,胁满。《素问·四时刺逆从论》

脉 痹 证

阳明有余,病脉痹,身时热。《素问·四时刺逆从论》

肌痹证（肉痹）

1. 悲哀太甚则胞络绝,胞络绝则阳气内动,发则心下崩,数溲血也。故曰:大经空虚,发为肌痹。《素问·痿论》

2. 太阴有余,病肉痹,寒中。《素问·四时刺逆从论》

3. 粗理而肉不坚者,善病痹。《灵枢·五变篇》

4. 病在肌肤,肌肤尽痛,名曰肌痹,伤于寒湿。刺大分、小分,多发针而深之,以热为故,无伤筋骨。《素问·长刺节论》

皮 痹 证

1. 卧出而风吹之,血凝于肤者为痹。血行而不得反其空,故为痹厥也。《素问·五脏生成篇》

2. 虚邪搏于皮肤之间,留而不去则痹,卫气不行,则为不仁。《灵枢·刺节真邪篇》

3. 少阴有余,病皮痹,隐轸①。《素问·四时刺逆从论》

骨 痹 证

1. 虚邪之中人也,洒淅动形,起毫毛而发腠理,其入深,内搏于骨,则为骨痹。《灵枢·刺节真邪篇》

2. 血气皆少,感于寒湿,则善痹骨痛。《灵枢·阴阳二十五人篇》

3. 太阳有余,病骨痹身重。《素问·四时刺逆从论》

4. 人有身寒,汤火不能热,厚衣不能温,然不冻栗。是人者素肾气胜。以水为事,太阳气衰,肾脂枯不长,一水不能胜两火,肾者水也而生于骨,肾不生则髓不能满,故寒甚至骨也。所以不能冻栗者,肝一阳也,心二阳也,肾孤脏也,一水不能胜二火,故不能冻栗。病名曰骨痹,是人当挛节也。《素问·逆调论》

5. 病在骨,骨重不可举,骨髓酸痛,寒气至,名曰骨痹。深者刺无伤脉肉为故,其道大分、小分,骨热病已,止。《素问·长刺节论》

6. 积寒留舍,营卫不居,卷肉缩筋,肋肘不得伸,内为骨痹,外为不仁。《素问·气穴论》

肝 痹 证

1. 肝痹者,夜卧则惊,多饮,数小便,上为引如怀。《素问·痹论》

2. 淫气乏竭,痹聚在肝。《素问·痹论》

3. 少阳不足,病肝痹。《素问·四时刺逆从论》

4. 风寒客于人,或痹不仁肿痛,弗治,病入舍于肺;弗治,肺即传而行之肝,病名曰肝痹,一名曰厥,胁痛出食。《素问·玉机真脏论》

5. 青脉之至也,长而左右弹,有积气在心下支肤,名曰肝痹,得之寒湿,与疝同法,腰痛,足清,头痛。《素问·五脏生成篇》

6. 肝脉微大为肝痹,阴缩,咳引小腹。《灵枢·邪气脏腑病形篇》

心 痹 证

1. 心痹者,脉不通,烦则心下鼓,暴上气而喘,嗌干善噫,厥气上则恐。《素问·痹论》

2. 淫气忧思,痹聚在心。《素问·痹论》

3. 阳明不足,病心痹。《素问·四时刺逆从论》

4. 赤脉之至也,喘而坚,诊曰有积气在中,时害于食,名曰心痹,得之外疾,思虑而心虚,故邪从之。《素问·五脏生成篇》

5. 心脉微大为心痹,引背,善泪出。《灵枢·邪气脏腑病形篇》

---

① 隐轸同隐疹,即皮肤出现红疹。

脾　痹　证

1. 脾痹者,四肢懈惰,发咳呕汁,上为大塞。《素问·痹论》

2. 淫气肌绝,痹聚在脾。《素问·痹论》

3. 太阳不足,病脾痹。《素问·四时刺逆从论》

肺　痹　证

1. 肺痹者,烦满喘而呕。《素问·痹论》

2. 淫气喘息,痹聚在肺。《素问·痹论》

3. 少阴不足,病肺痹。《素问·四时刺逆从论》

4. 肺脉微大为肺痹,引胸背,起恶日光。《灵枢·邪气脏腑病形篇》

5. 白脉之至也,喘而浮,上虚下实,惊,有积气在胸中,喘而虚,名曰肺痹,寒热,得之醉而使内也。《素问·五脏生成篇》

6. 风寒客于人,或痹不仁肿痛,弗治,病入舍于肺,名曰肺痹,发咳上气。《素问·玉机真脏论》

肾　痹　证

1. 肾痹者,善胀,尻以代踵,脊以代头。《素问·痹论》

2. 淫气遗溺,痹聚在肾。《素问·痹论》

3. 太阳不足,病肾痹。《素问·四时刺逆从论》

4. 黑脉之至也,上坚而大,有积气在小腹与阴,名曰肾痹,得之沐浴清水而卧。《素问·五脏生成篇》

肠　痹　证

肠痹者,数饮而出不得,中气喘争,时发飧泄。《素问·痹论》

胞　痹　证①

胞痹者,少腹膀胱按之内痛,若沃以汤,涩于小便,上为清涕。《素问·痹论》

食　痹　证

1. 胃脉软而散者,当病食痹。《素问·脉要精微论》

2. 厥阴之复,甚则入脾,食痹而吐。《素问·至真要大论》

周　痹　证

1. 周痹之在身也,上下移徙随脉,其上下左右相应,间不容空。《灵枢·周痹篇》

2. 周痹者,在于血脉之中,随脉以上,随脉以下,不能左右,各当其所。痛从上下者,先刺其下以过之,后刺其上以脱之;痛从下上者,先刺其上以过之,后刺其下以脱之。《灵枢·周痹篇》

3. 风寒湿气客于外分肉之间,迫切而为沫,沫得寒则聚,聚则排分肉而分裂也,分裂则痛,痛则神归之,神归之则热,热则痛解,痛解则厥,厥则他痹发,发则如是。此内不在脏,而外未发于皮,独居分肉之间,真气不能周,故命曰周痹。《灵枢·周痹篇》

众　痹　证

1. 众痹各在其处,更发更止,更居更起,以右应左,以左应右,非能周也,更发更休也。刺此者,痛虽已止,必刺其处,勿令复起。《灵枢·周痹篇》

2. 其痛之移也,间不及下针,其慉痛之时,不及定治,而痛已止矣,此众痹也。《灵枢·周痹篇》

厥　痹　证

厥痹者,厥气上及腹,取阴阳之络,视主病也,泻阳补阴经也。《灵枢·寒热病篇》

〔附〕　蹷跛证②

蹷跛,寒风湿之病也。《素问·通评虚实论》

【按】《内经》痹病包括两种,一种指肌肉筋骨疼痛麻木,一种指脏腑机能障碍。大多注意前面一种而忽视了后面一种,所以只理解中医所说的痹相近于西医的关节炎,并认为行痹和痛痹在急性为多,着痹则多属慢性期。现在按经旨来谈谈我们的体会。一般认为关节炎的痹症,《内经》

---

① 胞痹,胞指膀胱。

② 蹷跛是行路不正而偏废的样子。

分为行痹、痛痹和着痹,又分为皮、肌、脉、筋、骨五痹,我们以为皆由风、寒、湿引起,实际上属于同一范畴。很明显,"风气胜者为行痹,寒气胜者为痛痹,湿气胜者为着痹",其部位不离四肢,其症状不外游走性疼痛,或重着不移,或局部麻木,与"痹在于骨则重,在于脉则血凝而不流"是完全一致的。也就是说三痹指原因,五痹指部位,同样包括症状在内,是可区分而不可分割的。其中有突出的症状,如筋痹的"胁痛",脉痹的"身时热",皮痹的"隐轸",骨痹的"身寒"等,那是病名而不同于风寒湿痹,不能合为一谈。其次,关于脏腑机能障碍的痹,又显然与四肢痹痛麻木有异,一在内脏,一在形体。从脏腑痹症的主要症状说来,心痹是烦闷喘息、咽干噫气,脾痹是肢懒作呕,肺痹是咳嗽气喘,肾痹是腹胀头倾,肠痹是气短泄泻,膀胱痹是小便短赤灼痛,胃痹是食入作吐,均和肢体毫无关涉。这也说明了《内经》所说:"五脏皆有合,病久而不去,内舍于其合",不能不注意到"复感于邪",尤其是"所谓痹者,各以其时重感于风寒湿之气",明示了脏腑亏损和形体受病有密切关系。

三十、头 痛 证 类

概 论

1. 气上不下,头痛巅疾。《素问·方盛衰论》

2. 厥成为巅疾。《素问·脉要精微论》

3. 三阳独至者,是三阳并至,并至如风雨,上为巅疾。《素问·著至教论》

4. 心烦,头痛,病在鬲中。《素问·五脏生成篇》

5. 人有病头痛,以数岁不已,当有所犯大寒,内至骨髓,髓者以脑为主,脑逆故令人头痛,齿亦痛。《素问·奇病论》

6. 病热而有所痛者,病热者阳脉也,以三阳之动也,人迎一盛少阳,二盛太阳,三盛阳明。入阴也。夫阳入于阴,故病在头与腹,乃䐜胀而头痛也。《素问·腹中论》

7. 寸口之脉中手短者,曰头痛。《素问·平人气象论》

真 头 痛 证

真头痛,头痛甚,脑尽痛,手足寒至节,死不治。《灵枢·厥病篇》

偏 头 痛 证

头半寒痛,先取手少阳、阳明,后取足少阳、阳明。《灵枢·厥病篇》

太阳头痛证

1. 膀胱足太阳之脉,是动则病冲头痛,目似脱,项如拔。《灵枢·经脉篇》

2. 邪客于足太阳之络,令人头项肩痛。《素问·缪刺论》

3. 厥头痛,项先痛,腰脊为应,先取天柱,后取足太阳。《灵枢·厥病篇》

阳明头痛证

1. 头痛耳鸣,九窍不利,肠胃之所生也。《素问·通评虚实论》

2. 厥头痛,面若肿,起而烦心,取之足阳明、太阴。《灵枢·厥病篇》

3. 头痛,胸满不得息,取之人迎。《灵枢·寒热病篇》

少阳头痛证

1. 胆足少阳之脉,是主骨所生病者,头痛,颔痛。《灵枢·经脉篇》

2. 厥头痛,头痛甚,耳前后脉涌有热,泻出其血,后取足少阳。《灵枢·厥病篇》

太阴头痛证

厥头痛,意善忘,按之不得,取头面左右动脉,后取足太阴。《灵枢·厥病篇》

少阴头痛证

1. 厥头痛,贞贞头重而痛,泻头上五行行五,先取手少阴,后取足少阴。《灵枢·厥病篇》

2. 头痛巅疾,下虚上实,过在足少阴、巨阳,甚则入肾。《素问·五脏生成篇》

厥阴头痛证

1. 厥头痛,头脉痛,心悲善泣,视头动脉反盛者,刺尽去血,后调足厥阴。《灵枢·厥病篇》

2. 肝气逆则头痛。《素问·脏气法时论》

〔附〕　眩晕证

1. 诸风掉眩,皆属于肝。《素问·至真要大论》

2. 下虚则厥,上虚则眩。《灵枢·卫气篇》

3. 徇蒙招尤①,目瞑耳聋,下实上虚,过在足少阳、厥阴。《素问·五脏生成篇》

4. 髓海不足,则脑转耳鸣,胫酸,眩冒,目无所见。《灵枢·海论》

5. 邪之所在,皆为不足。故上气不足,脑为之不满,耳为之苦鸣,头为之苦倾,目为之眩。《灵枢·口问篇》

6. 邪中于项,因逢其身之虚,其入深,则随眼系以入于脑,入于脑则脑转,脑转则引目系急,目系急则目眩以转矣。邪其精,其精所中,不相比也,则精散,精散则视歧,视歧见两物。《灵枢·大惑论》

7. 脉浮而散者为眴仆②。《素问·脉要精微论》

【按】《内经》论头痛,以六经作为分类依据,我们在临床上经常以此作为鉴别,但必须结合病因,如风寒、湿痰、郁火、气血亏损等,处方才能中肯,并不是单凭麻黄是太阳经药,葛根是阳明经药,柴胡是少阳经药,或菊花、藁本、蔓荆子、川芎等能治头痛,随便使用,就像俗语所说"头痛医头",非但无效,甚或有害。

眩晕以肝阳为多见,但也有湿痰中阻,清阳不升,和肾虚、心脾不足等原因,必须按照眩晕的兼症来决定治法。

近年来,我们经治了几例梅尼埃病。这种病的原因直到现在还没有完全清楚,其病理主要是内耳膜迷路积水膨胀,临床表现为眩晕、耳鸣、恶心呕吐、眼球震颤等,听力可逐渐减退,一般以中年男子发病较高。根据中医辨证,则属于肾阴不足者居多,与《内经·海论》所说:"髓海不足,则脑转耳鸣,胫酸眩冒"较为近似,但往往兼挟虚火上升及湿痰扰中的表现,如唇舌殷红,口鼻发干,舌苔湿腻及严重呕恶,故治疗多采补肾益阴与化痰和中两法,常用方剂为杞菊地黄丸、左归丸、四逆散、温胆汤及半夏白术天麻汤等方加减,效果尚好。

三十一、心痛证类

概　　论

1. 心手少阴之脉,是动则病嗌干心痛,渴而欲饮。《灵枢·经脉篇》

2. 邪在心则病心痛,喜悲,时眩仆,视有余不足而调之其输也。《灵枢·五邪篇》

3. 大寒且至,心下痞痛。《素问·五常政大论》

4. 暴热至,阳气郁发,小便变,寒热如疟,甚则心痛。《素问·五常政大论》

5. 心脉微急,为心痛引背,食不下。《灵枢·邪气脏腑病形篇》

6. 脉涩则心痛。《素问·脉要精微论》

---

① 徇蒙系目视不明,招尤谓掉摇更剧,即视物昏眩之意。

② 眴仆指眩晕仆倒,即晕厥症。

真 心 痛 证

1. 真心痛,手足青至节,心痛甚,旦发夕死,夕发旦死。《灵枢·厥病篇》

2. 手心主、少阴厥逆,心痛引喉,身热,死不可治。《素问·厥论》

肝 心 痛 证

1. 厥心痛,色苍苍如死状,终日不得太息,肝心痛也,取之行间、太冲。《灵枢·厥病篇》

2. 心痛引小腹满,上下无常处,便溲难,刺足厥阴。《灵枢·杂病篇》

3. 木郁之发,民病胃脘当心而痛。《素问·六元正纪大论》

4. 厥阴之胜,胃脘当心而痛。《素问·至真要大论》

肾 心 痛 证

1. 厥心痛,与背相控,善瘈,如从后触其心,伛偻者,肾心痛也。先取京骨、昆仑,发狂不已,取然谷。《灵枢·厥病篇》

2. 心痛引腰脊,欲呕,取足少阴。《灵枢·杂病篇》

3. 心痛引背不得息,刺足少阴;不已,取手少阳。《灵枢·杂病篇》

4. 邪客于足少阴之络,令人卒心痛,暴胀,胸胁支满。《素问·缪刺篇》

肺 心 痛 证

厥心痛,卧若徒居,心痛,间动作,痛益甚,色不变,肺心痛也,取之鱼际、太渊。《灵枢·厥病篇》

脾 心 痛 证

1. 厥心痛,痛如锥针刺其心,心痛甚者,脾心痛也,取之然谷、太溪。《灵枢·厥病篇》

2. 心痛,腹胀啬啬然,大便不利,取足太阴。《灵枢·杂病篇》

胃 心 痛 证

1. 腹胀胸满,心尤痛甚,胃心痛也,取之大都、大白。《灵枢·厥病篇》

2. 胃病者,腹膜胀,胃脘当心而痛。《灵枢·邪气脏腑病形篇》

3. 阳明之复,甚则心痛痞满。《素问·至真要大论》

4. 少阳之胜,热客于胃,烦心心痛,目赤欲呕,呕酸善饥。《素问·至真要大论》

5. 太阳之胜,寒厥入胃,则内生心痛。《素问·至真要大论》

〔附〕 胸痛证

1. 心病者,胸中痛。肾病者,虚则胸中痛。《素问·脏气法时论》

2. 所谓胸痛少气者,水气在脏腑也。水者,阴气也。阴气在中,故胸痛少气也。《素问·脉解篇》

3. 岁金太过,燥气流行,体重烦冤,胸痛引背,两胁满且痛引少腹。《素问·气交变大论》

4. 岁火不及,寒乃大行,民病胸中痛,胁支满。《素问·气交变大论》

【按】 《内经》所说心痛,多指胸痛而言,分为五脏心痛的理由,可能是胸为心之所居,说明肺肝脾肾有病变均能影响胸中。心为阳脏,胸中为阳气所司,凡胸痛症多系寒邪上逆,心阳被郁,因而一般治胸痛常用通阳法。《金匮》治胸痹症胸痛彻背,用桂枝、薤白为主,便是一个例子。从胸痹的痛源在于胃,故伴用瓜蒌、枳实、生姜等来一隅三反,可见五脏心痛除以通阳为主外,必须照顾本脏。

至于真心痛,颇类西医所说的心绞痛。本病为骤起的阵发性疼痛,常放射至两侧肩臂部,有继发急性心肌梗死的可能,故《内经》说:"手足青至节,心痛甚,旦发夕死,夕发旦死",明示预后不良。但据后来文献记载,真心痛用大剂辛热通阳,也可能有疗效。

三十二、胁痛证类

概　论

1. 肝病者,两胁下痛引小腹,令人善怒。《素问·脏气法时论》

2. 邪客于足少阳之络,令人胁痛不得息,咳而汗出。《素问·缪刺论》

3. 少阳之厥则胁痛。《素问·厥论》

4. 胆足少阳之脉,是动则病口苦,善太息,心胁痛不能转侧。《灵枢·经脉篇》

5. 岁金太过,燥气流行,肝木受邪,民病两胁下少腹痛。《素问·气交变大论》

6. 阳明司天,燥气下临,肝气上从,胁痛,目赤。《素问·五常政大论》

寒胁痛证

1. 厥阴之脉者,络阴器,系于肝,寒气客于脉中,则血泣脉急,故胁肋与少腹相引痛矣。《素问·举痛论》

2. 岁火不及,寒乃大行,民病胸中痛,胁支满,两胁痛。《素问·气交变大论》

暑热胁痛证

岁火太过,炎暑流行,甚则胸中痛,胁支满,胁痛。《素问·气交变大论》

血瘀胁痛证

邪在肝则两胁中痛,寒中,恶血在内。《灵枢·五邪篇》

【按】　肝脉布胁,胆脉循胁,故《内经》以胁痛为肝胆两经病。一般胁痛均属于气,经久不愈则影响及血,故后人有久痛入络的说法,即所谓血瘀胁痛。近来,治肝肿大引起的肝区疼痛,多用和络法,收到良好疗效。

三十三、腰痛证类

概　论

1. 腰者肾之府,转摇不能,肾将惫矣。《素问·脉要精微论》

2. 感于寒则病人关节禁固,腰脽痛,寒湿推于气交而为疾也。《素问·六元正纪大论》

3. 阳气郁,民反周密,关节禁固,腰脽痛。《素问·六元正纪大论》

4. 腰痛,上寒刺足太阳、阳明,上热刺足厥阴,不可以俯仰刺足少阳。《素问·刺腰痛论》

5. 腰痛,上寒不可顾刺足阳明,上热刺足太阴。《素问·刺腰痛论》

6. 腰痛不可以转摇,急引阴卵,刺八髎与痛上。《素问·骨空论》

太阳腰痛证

1. 巨阳虚则腰背头项痛。《素问·疟论》

2. 太阳所至为腰痛。《素问·六元正纪大论》

3. 足太阳脉令人腰痛,引项脊尻背如重状,刺其郄中太阳正经出血,春无见血。《素问·刺腰痛论》

4. 膀胱足太阳之脉,挟脊抵腰,是动则病脊痛,腰似折。《灵枢·经脉篇》

5. 腰痛挟脊而痛至头,几几然,目睆睆欲僵仆,刺足太阳郄中出血。《素问·刺腰痛论》

6. 会阴之脉①令人腰痛,痛上漉漉然汗出,汗干令人欲饮,饮已欲走,刺直阳之脉上三痏,在跷上郄下五寸横居,视其盛者出血。《素问·刺腰痛论》

7. 解脉②令人腰痛,痛引肩,目䀮䀮然,时遗溲,刺解脉,在膝筋肉分间,郄外廉之横脉出血,血变而止。《素问·刺腰痛论》

8. 解脉令人腰痛如引带,常如折腰状,善恐,刺解脉,在郄中结络如黍米,刺之血射以黑,见赤血而已。《素问·刺腰痛论》

9. 衡络之脉③令人腰痛,不可以俯仰,仰则恐仆,得之举重伤腰,衡络绝,恶血归之,刺之在郄阳筋之间,上郄数寸,衡居为二痏出血。《素问·刺腰痛论》

阳明腰痛证

阳明令人腰痛,不可以顾,顾如有见者,善悲,刺阳明于骱前三痏,上下和之出血,秋无见血。《素问·刺腰痛论》

少阳腰痛证

1. 少阳令人腰痛,如以针刺其皮中,循循然不可以俯仰,不可以顾,刺少阳成骨之端出血,成骨在膝外廉之骨独起者,夏无见血。《素问·刺腰痛论》

2. 同阴之脉④令人腰痛,痛如小锤居其中,怫然肿,刺同阴之脉,在外踝上绝骨之端,为三痏。《素问·刺腰痛论》

3. 肉里之脉⑤令人腰痛,不可以咳,咳则筋缩急,刺肉里之脉为三痏,在太阳之外,少阳绝骨之后。《素问·刺腰痛论》

太阴腰痛证

1. 邪客于足太阴之络,令人腰痛,引少腹控䏚,不可以仰息。《素问·缪刺论》

2. 散脉⑥令人腰痛而热,热甚生烦,腰下如有横木居其中,甚则遗溲,刺散脉,在膝前骨肉分间,络外廉束脉为三痏。《素问·刺腰痛论》

少阴腰痛证

1. 足少阴令人腰痛,痛引脊内廉,刺少阴于内踝上二痏,春无见血;出血太多,不可复也。《素问·刺腰痛论》

2. 肾盛怒不止则伤志,志伤则喜忘其前言,腰脊不可以俯仰屈伸。《灵枢·本神篇》

3. 有病厥者,诊右脉沉而紧,左脉浮而迟,冬诊之右脉固当沉紧,此应四时;左脉浮而迟,此逆四时。在左当主病在肾,颇关在肺,当腰痛也。少阴脉贯肾络肺,今得肺脉,肾为之病,故肾为腰痛之病也。《素问·病能论》

4. 肾脉搏坚而长,其色黄而赤者,当病折腰。《素问·脉要精微论》

5. 足少阴之别,其病虚则腰痛。《灵枢·经脉篇》

厥阴腰痛证

1. 厥阴之脉令人腰痛,腰中如张弓弩弦,刺厥阴之脉,在腨踵鱼腹之外,循之累累然乃刺之;其病令人善言,默默然不慧,刺之三痏。《素问·刺腰痛论》

2. 肝足厥阴之脉,是动则病腰痛,不可以俯仰。《灵枢·经脉篇》

跷脉腰痛证

昌阳之脉⑦令人腰痛,痛引膺,目䀮䀮然,甚则反折,舌卷不能言,刺内筋为二痏,在内踝上大筋前,太阴后上踝二寸所。《素问·刺腰痛论》

维脉腰痛证

1. 阳维之脉令人腰痛,痛上怫然肿,刺阳维之脉,脉与太阳合腨下间,去地一尺所。《素问·刺腰痛论》

2. 飞阳之脉⑧令人腰痛,痛上怫怫然,甚则悲以恐,刺飞阳之脉,在内踝上五寸,少阴之前,与阴

---

① 会阴脉即足太阳之中经。
② 解脉为足太阳之别。
③ 衡络从腰中横入髀外后廉,下与太阳中经合于腘中。
④ 同阴脉为足少阳之别。
⑤ 肉里脉为少阳所生,阳维之脉气所发。
⑥ 散脉为足太阴之别。
⑦ 昌阳脉即阳跷脉。
⑧ 飞阳脉即阴维脉。

维之会。　《素问·刺腰痛论》

【按】《内经》根据经络来阐述各种腰痛,并以"腰者肾之府"说明肾与腰的关系。后人发展此说,认为肾虚是腰痛的重要内因,其他如风寒、寒湿、湿热、血涩、气滞以及劳伤等均能影响经络,引致腰痛。《七松岩集》里说:"腰痛有虚实之分。所谓虚者是两肾之精气神自虚也,凡言虚者皆两肾自病。所谓实者是肾家自实,是两腰经络血脉之中为湿痰瘀血凝滞而不通为痛。"言简意赅,可供参考。

在临床上,我们所看到的内伤腰痛多属肾虚,治疗时须先辨别偏于肾阴虚还是肾阳虚。肾虚腰痛的共同症状是腰膝酸软,偏于肾阳虚的则面㿠舌淡,常有神疲气短、腰腿怕冷,少腹拘急等症,脉象虚弱或沉细;如偏于肾阴虚,每多口燥、舌红、咽干、心烦失眠等虚火上炎症状,耳鸣亦较多见,脉象细数,间有洪数无力者。在治疗方面,补阴和补阳各有不同的方法。

三十四、肩背痛证类

概　论

1. 背者,胸中之府,背曲肩随,府将坏矣。《素问·脉要精微论》

2. 二阳一阴发病,主惊骇,背痛。《素问·阴阳别论》

3. 寸口脉中手促上击者,曰肩背痛。《素问·平人气象论》

肩背痛证

1. 肺手太阴之脉,是主肺所生病者,气盛有余则肩背痛,气虚则肩背痛寒。《灵枢·经脉篇》

2. 肺病者,喘咳逆气,肩背痛。《素问·脏气法时篇》

3. 邪在肾则肩背痛。《灵枢·五邪篇》

寒邪背痛证

寒气客于背俞之脉则脉泣,脉泣则血虚,血虚则痛。按之则热气至,热气至则痛止矣。《素问·举痛论》

气滞背痛证

1. 秋脉其气来毛而中央坚,两旁虚,此谓太过,太过则令人逆气,而背痛愠愠然。《素问·玉机真脏论》

2. 背与心相控而痛,所治天突与十椎及上纪。上纪者,胃脘也。《素问·气穴论》

〔附〕　项痛证

1. 大风,颈项痛,刺风府。《素问·骨空论》

2. 项痛不可俯仰,刺足太阳;不可以顾,刺手太阳也。《灵枢·杂病篇》

【按】　肩部及背部为足太阳经循行的部位,为肺之分野,而督脉贯于脊内,主一身之阳,其病就有虚实的区别。我们意味着《内经》所说的"背曲肩随"和"肩背痛"症,皆指督脉病和肺经病;"寒气客于背俞"和"大风,颈项痛",皆指太阳经病;气滞一类则似胸痛彻背的胸痹证,因胸痛而放射及背,不属背痛本病。

三十五、腹痛证类

概　论

1. 岁土太过,雨湿流行,肾水受邪,民病腹痛,清厥,意不乐,体重烦冤。《素问·气交变大论》

2. 岁木不及,燥乃大行,民病中清,少腹痛,

肠鸣溏泄。《素问·气交变大论》

3. 小肠病者，小腹痛，腰脊控睾而痛；膀胱病者，小腹偏肿而痛。《灵枢·邪气脏腑病形篇》

寒 腹 痛 证

1. 寒气客于小肠，小肠不得成聚，故后泄腹痛矣。《素问·举痛论》

2. 寒气客于肠胃之间，膜原之下，血不得散，小络急引，故痛。《素问·举痛论》

3. 邪在脾胃，阳气不足，阴气有余，则寒中肠鸣腹痛。《灵枢·五邪篇》

热 腹 痛 证

1. 岁少阴在泉，热淫所胜，民病腹中常鸣，气上冲胸，少腹中痛，腹大。《素问·至真要大论》

2. 火郁之发，民病腹中暴痛。《素问·六元正纪大论》

3. 热气留于小肠，肠中痛，瘅热焦渴，则坚干不得出，故痛而闭不通矣。《素问·举痛论》

血 结 腹 痛 证

厥气客于阴股，寒气上及少腹，血泣在下相引，故腹痛引阴股。《素问·举痛论》

水 结 腹 痛 证

1. 膀胱病者，小腹偏肿而痛，以手按之，即欲小便而不得。《灵枢·邪气脏腑病形篇》

2. 小腹痛肿，不得小便，邪在三焦，取之太阳大络。《灵枢·四时气篇》

【按】　中医诊治腹病，以大腹属太阴，脐腹正中属少阴，脐下为小腹属冲任，小腹左右为少腹属厥阴。由于《内经》谓"人身背为阳，腹为阴"，故总的说来腹部皆属阴。正因为腹部属阴，喜温恶寒，后人认为寒症为多，热症为少，并认为不通则痛，通则不痛，故治法多取温散辛通。当然，这只是指一般而言。后世医家又补充食滞及气郁等所致的腹痛。食滞腹痛多有脘痛胀痛拒按，恶食，嗳腐，或痛而欲泻，得泻痛减，苔腻，脉象滑实或沉滑，如食滞化热，则胀痛更甚；气郁腹痛乃情志所伤，肝木乘土，脘闷，腹胀疼痛，嗳气，矢气。治法前者宜和中消食，行气导滞；后者宜调理肝脾，和胃降逆，与寒热腹痛等治法迥异。至于阳明腑实、霍乱、虫症、疝气、癥瘕积聚、肠痈及妇科疾患所引致之腹痛，则不属本章讨论范围。

三十六、疝 气 病 类

概　　论

1. 病在少腹，腹痛不得大小便，病名曰疝，得之寒。《素问·长刺节论》

2. 任脉为病，男子内结七疝①。《素问·骨空论》

心 疝 证

1. 诊得心脉而急，病名心疝，少腹当有形也。心为牡脏，小肠为之使，故曰少腹当有形也。《素问·脉要精微论》

2. 心脉搏滑急为心疝。《素问·大奇论》

3. 阳明滑则病心风疝。《素问·四时刺逆从论》

4. 心脉微滑为心疝引脐，小腹鸣。《灵枢·邪气脏腑病形篇》

5. 心疝暴痛，取足太阴、厥阴，尽刺去其血络。《灵枢·热病篇》

肺 疝 证

1. 肺脉沉搏为肺疝。《素问·大奇论》

2. 少阴滑则病肺风疝。《素问·四时刺逆从论》

---

① 七疝指疝有七种，文献上有好几种说法，马莳认为《内经》的七疝系五脏疝及狐疝、癀疝，但后世一般均作寒疝、水疝、筋疝、血疝、气疝、狐疝、癀疝。

脾 疝 证

1. 脾脉微大为疝气,腹里大,脓血在肠胃之外。《灵枢·邪气脏腑病形篇》

2. 太阴滑则病脾风疝。《素问·四时刺逆从论》

肝 疝 证

1. 肝脉大急沉为疝。《素问·大奇论》

2. 少阳滑则病肝风疝。《素问·四时刺逆从论》

肾 疝 证

1. 肾脉大急沉为疝。《素问·大奇论》

2. 太阳滑则病肾风疝。《素问·四时刺逆从论》

癞 疝 证①

1. 三阳为病,发寒热,其传为癞疝。《素问·阳阳别论》

2. 厥阴所谓癞疝、妇人少腹肿者,厥阴者,辰也,三月阳中之阴,邪在中,故曰癞疝、少腹肿也。《素问·脉解篇》

3. 阳明司天,燥淫所胜,丈夫癞疝。《素问·至真要大论》

4. 阳明之胜,内为嗌塞,外发癞疝。《素问·至真要大论》

㿉 疝 证②

1. 肝足厥阴之脉,是动则病丈夫㿉疝。《灵枢·经脉篇》

2. 足阳明之筋,其病㿉疝,腹筋急。《灵枢·经筋篇》

3. 肝脉滑甚为㿉疝。《灵枢·邪气脏腑病形篇》

狐 疝 证③

1. 肝足厥阴之脉,是主肝所生病者,狐疝。《灵枢·经脉篇》

2. 肾下则腰尻痛,不可以俯仰,为狐疝。《灵枢·本脏篇》

3. 厥阴滑则病狐疝。《素问·四时刺逆从论》

卒 疝 证④

1. 邪客于足厥阴之络,令人卒疝暴痛。《素问·缪刺论》

2. 足厥阴之别,其病气逆则睾肿卒疝。《灵枢·经脉篇》

冲 疝 证

督脉为病,从少腹上冲心而痛,不得前后,为冲疝。《素问·骨空论》

疝 瘕 证

1. 脾风弗治,脾传之肾,病名曰疝瘕,少腹冤热而痛,出白,一名曰蛊。《素问·玉机真脏论》

2. 脉急者曰疝瘕,少腹痛。《素问·平人气象论》

3. 寸口脉沉而弱,曰寒热及疝瘕,少腹痛。《素问·平人气象论》

【按】《内经》的疝气病有两种含义,一为剧烈腹痛,一为外生殖器肿痛,与西医所说的疝以及中医一般所指的疝气,不能混谈。剧烈腹痛的疝气与一般腹痛亦不同,痛时拒按,凹凸有形如山状。《七松岩集》说:"疝之取义,因气之所积,久而不散,日积月累,似土之久积而成形也。本无形虚假之气,随所积之处便痛,痛时便有形可征。"据此,疝气腹痛和癥瘕有类似地方,故《内经》又有疝瘕之称谓。

《内经》认为七疝的发病均与任脉有关,但也指出与肝经的关系极为密切。其诱因可由于感受风寒湿热之邪,亦常因于房事不节、过度劳累或哀哭忿怒而发。后世对疝气的发病尤侧重于肝经,如金代张子和说:"诸疝皆归肝经"。目前中医一般所指的疝气,其主症为睾丸偏坠,肿胀疼痛,出入上下,其中以气疝、寒疝为多。故对疝气的治疗,应以温肝、疏肝为大法。

---

① 癞疝一般指阴囊肿大而无痛痒感觉,但《内经》于妇女少腹肿亦称癞疝。

② 㿉疝指男女生殖器溃肿流脓。

③ 狐疝指睾丸卧则入小腹,行立则入阴囊,如狐之出没无常。

④ 卒疝即猝疝,猝然剧痛。

三十七、前阴病类

概 论

1. 前阴者，宗筋之所聚，太阴、阳明之所合也。《素问·厥论》

2. 茎垂者，身中之机，阴精之候，津液之道也。《灵枢·刺节真邪篇》

阴痿证①

1. 经筋之病，热则筋弛纵不收，阴痿不用。《灵枢·经筋篇》

2. 足厥阴之筋，其病阴器不用，伤于内则不起。《灵枢·经筋篇》

3. 太阴司天，湿气下临，肾气上从，胸中不利，阴痿气大衰而不起不用。《素问·五常政大论》

4. 肾脉大甚为阴痿。《灵枢·邪气脏腑病形篇》

阴 缩 证

1. 足厥阴之筋，伤于寒则阴缩入。《灵枢·经筋篇》

2. 肝脉微大为阴缩。《灵枢·邪气脏腑病形篇》

3. 肝悲哀动中则伤魂，魂伤则狂妄不精，不精则不正，当人阴缩而挛筋。《灵枢·本神篇》

阴 纵 证②

1. 足厥阴之筋，伤于热则纵挺不收。《灵枢·经筋篇》

2. 足厥阴之别结于茎，其病实则挺长。《灵枢·经筋篇》

阴 痒 证

足厥阴之别结于茎，其病虚则暴痒。《灵枢·经脉篇》

阴痛证（卵痛）

1. 足太阴之筋，其病阴器纽痛，下引脐。《灵枢·经筋篇》

2. 男子色在于面王，为小腹痛，下为卵痛，其圆直为茎痛。《灵枢·五色篇》

阴 疮 证

太阳之胜，阴中乃疡，隐曲不利，治以甘热。《素问·至真要大论》

【按】 足厥阴之脉环绕阴器，故《内经》于前阴疾患多从肝经本身考虑，太阴等仅指外因湿气而已。

根据我们临床所见，一般阴缩、阴痛常因肝经受寒引起，阴痿、阴纵则与命门有关。命门包含真阴真阳，也叫元精元阳。真阳虚能使性欲衰退，阴精虚反使阳亢而为相火妄动，故治阴痿常用壮阳，阴纵常用泻火法。但正因为命门包含阴阳二气，故壮阳中必须滋阴，泻火时不能离开壮水。《齐有堂医案》载有强阳壮精丹治阳痿，用鹿茸、附子、巴戟、肉桂等扶阳，又用熟地、白芍、麦冬等滋阴。据他说："用热药于补水之中，则火起而不愁炎烧之祸。"我们用此方治疗多人，也证实了效果明显，且无流弊。

---

① 阴痿即前阴不举，亦称阳痿。

② 阴纵即阳强症。

三十八、遗精病类

概　　论

肾者主蛰，封藏之本，精之处也。《素问·六节脏象论》

梦遗证

厥气客于阴器，则梦接内。《灵枢·淫邪发梦篇》

滑精证

心怵惕思虑则伤神，神伤则恐惧，流淫而不止。恐惧而不解则伤精，精伤则骨酸痿厥，精时自下。《灵枢·本神篇》

【按】　遗精一症，中医认为是肝肾两经的病，有梦而遗者为肝经相火旺；无梦滑泄者为肾阴不足，精关不固。相火旺当清当泻，肾阳不足当补当摄，虚实之间，不能颠倒。但由于《内经》谓"心怵惕思虑则伤神"，故在辨证上也重视心经，称为心肾不交；还吸取道家心为婴孩，肾为姹女，脾为黄波之说，对心肾不交的治法，注意到脾经。我们临床上体会这些方法，用之得当，都有相当疗效。此外，目前临床上常用的金锁固精丸和锁阳固精丸等成方，均有其一定的适应证和效用，如果见到遗精病就用这类药品治疗，效果往往不显著，这也说明了中医治病是着重辨证的。

三十九、小便病类

概　　论

1. 诸病水液，澄澈清冷，皆属于寒。《素问·至真要大论》

2. 诸转反戾，水液浑浊，皆属于热。《素问·至真要大论》

3. 中气不足，溲便为之变。《灵枢·口问篇》

4. 三焦者，足少阳、太阳之所将，太阳之别也，实则闭癃，虚则遗溺。《灵枢·本输篇》

5. 督脉为病，癃，痔，遗溺。《素问·骨空论》

6. 肝足厥阴之脉，是主肝所生病者，遗溺，闭癃。《灵枢·经脉篇》

7. 膀胱不利为癃，不约为遗溺。《素问·宣明五气篇》

小便不利证

1. 酸走筋，多食之，令人癃。《灵枢·五味论》

2. 酸入于胃，其气涩以收，上之二焦，弗能出入也，不出即留于胃中，胃中和温则下注膀胱，膀胱之胞薄以懦，得酸则缩绻，约而不通，水道不行，故癃。《灵枢·五味论》

3. 有癃者，一日数十溲，此不足也。《素问·奇病论》

4. 形有余则腹胀，泾溲不利。《素问·调经论》

5. 涸流之纪，是谓反阳，其病癃闭。《素问·五常政大论》

6. 内闭不得溲，刺足少阴、太阳与骶上以长针。《灵枢·癫狂篇》

小便黄证

1. 小便黄者，小腹中有热也。《素问·评热病论》

2. 肝热病者，小便先黄。《素问·刺热论》

遗尿证

1. 肝脉微滑为遗溺。《灵枢·邪气脏腑病形篇》

2. 虚则遗溺,遗溺则补之。《灵枢·本输篇》

淋浊证（白淫）

1. 阳明司天,初之气,其病小便黄赤,甚则淋。《素问·六元正纪大论》

2. 不远热则热至,热至则淋闷之病生矣。《素问·六元正纪大论》

3. 少阳在泉,客胜,甚则下白溺白。《素问·至真要大论》

4. 思想无穷,所愿不得,意淫于外,入房太甚,宗筋弛纵,发为筋痿,及为白淫。《素问·痿论》

【按】 小便系膀胱所司,《内经》里却提出了肾、肝、脾、三焦及督脉等关系,主要是着重在气化。中医认为小便的变化和肝气的疏泄,脾脏中气的运化,三焦之气的决渎,尤其是肾经和督脉阳气的温养有密切影响。在这理论上,结合小便色、量和次数等诊断,病情无可遁形。事实告诉我们,中医除利湿用通小便方法外,对于其他原因的小便不利或小便不禁,很少用通利或止涩法治疗。例如水肿病的小便不利,实者从三焦理气,虚则从肾脏温化;又如郁结症,小便量少频数,小腹时觉胀滞,常用疏肝法。后人还用升提法和开肺法治疗小便不利,则在《内经》的基础上又发展了一步。使我们体会到运用中医理论探讨或治疗疾病时,不能孤立地谈某一实质脏腑的病变,而应从局部联系到相关的脏腑经络、气血津液等,予以全面的考虑,然后再做出适当的处理。

四十、虫 病 类

概 论

1. 喜怒不适,食饮不节,寒温不时,则寒汁流于肠中,流于肠中则虫寒,虫寒则积聚,守于下管,则肠胃充廓,卫气不营,邪气居之,人食则虫上食。《灵枢·上膈篇》

2. 气为上膈者,食饮入而还出;虫为下膈,下膈者,食晬时乃出。《灵枢·上膈篇》

3. 肘后粗以下三四寸热者,肠中有虫。《灵枢·论疾诊尺篇》

虫 痛 证

1. 胸胁暴痛,下引小腹,善太息,虫食甘黄,气客于脾。《素问·气交变大论》

2. 心肠痛,恢作痛,肿聚往来上下行,痛有休止,腹热喜渴涎出者,是蛟蛕[①]也。《灵枢·厥病篇》

【按】 《内经》提出的虫症,比较明确的是肠寄生虫,如蛔虫。后世医家则有更多的发现,如《医统》记载,就有伏虫、蛔虫、白虫、肉虫、肺虫、蝟虫、弱虫、赤虫、蛲虫等九种之多。该书并提出严重的虫症可以威胁人的生命,如"蛔虫长一尺许,轻则呕吐、腹痛,重则贯心杀人"根据症状的描述,颇类胆道蛔虫病。

四十一、五官病类

概 论

1. 诸脉者皆属于目。肝受血而能视。《素问·五脏生成篇》

2. 五脏六腑之精气,皆上注于目而为之精,精之窠为眼,骨之精为瞳子,筋之精为黑眼,血之

---

① 蛟蛕即蛔虫。

精为络,其窠气之精为白眼,肌肉之精为约束,裹撷筋骨血气之精而与脉并为系,上属于脑,后出于项中。《灵枢·大惑论》

3. 目者,五脏六腑之精也,营卫魂魄之所常营也,神气之所生也。故神劳则魂魄散,志意乱。是故瞳子黑眼法于阴,白眼赤脉法于阳也,故阴阳合传而精明也。《灵枢·大惑论》

4. 夫精明者,所以视万物,别白黑,审短长。以长为短,以白为黑,如是则精衰矣。《素问·脉要精微论》

5. 肾气通于耳,肾和则耳能闻五音矣。《灵枢·脉度篇》

6. 少阳根于窍阴,结于窗笼。窗笼者,耳中也。《灵枢·根结篇》

7. 肺气通于鼻,肺和则鼻能知臭香矣。《灵枢·脉度篇》

8. 五气入鼻,藏于心肺,心肺有病而鼻为之不利也。《素问·五脏别论》

9. 喉主天气,咽主地气。《素问·太阴阳明论》

10. 咽喉者,水谷之道也。喉咙者,气之所以上下者也。会厌者,音声之户也。口唇者,音声之扇也。舌者,音声之机也。悬雍垂者,音声之关也。颃颡者,分气之所泄也。横骨者,神气所使,主发舌者也。《灵枢·忧恚无言篇》

目 赤 痛 证

1. 诊目痛,赤脉从上下者太阳病,从下上者阳明病,从外走内者少阳病。《灵枢·论疾诊尺篇》

2. 邪客于足阳跷之脉,令人目痛,从内眦始。《素问·缪刺论》

3. 目中赤痛,从内眦始,取之阴跷。《灵枢·热病篇》

目 不 明 证

1. 气脱者,目不明。《灵枢·决气篇》

2. 肝病者,虚则目䀮䀮无所见。《素问·脏气法时论》

3. 五十岁肝气始衰,肝叶始薄,胆汁始灭,目

始不明。《灵枢·天年篇》

4. 上液之道开则泣,泣不止则液竭,液竭则精不灌,精不灌则目无所见矣,故命曰夺精。《灵枢·口问篇》

目 翳 证①

暴热乃至,赤风瞳翳。《素问·本病论》

眦 疡 证

1. 水火寒热持于气交而为病,民病目赤眦疡。《素问·六元正纪大论》

2. 岁金太过,燥气流行,肝木受邪,民病目赤痛,眦疡。《素问·气交变大论》

3. 阳明司天,燥淫所胜,民病目昧眦疡。《素问·至真要大论》

流 泪 证

1. 夫风之中目也,阳气内守于精,是火气燔目,故见风则泣下。《素问·解精微论》

2. 风气与阳明入胃,循脉而上至目内眦,其人肥则风气不得外泄,则为热中而目黄;人瘦则外泄而寒,则为寒中而泣出。《素问·风论》

3. 心悲气并则心系急,心系急则肺举,肺举则液上溢。夫心系与肺不能常举,乍上乍下,故咳而泣出矣。《灵枢·五癃津液别篇》

耳 聋 证

1. 邪客于手阳明之络,令人耳聋,时不闻音。《素问·缪刺论》

2. 太阴在泉,湿淫所胜,民病耳聋,浑浑焞焞。《素问·气交变大论》

3. 岁金太过,燥气流行,肝木受邪,民病耳无所闻。《素问·气交变大论》

4. 岁火太过,炎暑流行,肺金受邪,民病耳聋。《素问·气交变大论》

5. 肝气逆则耳聋不聪。《素问·脏气法时论》

6. 手太阳厥逆,耳聋泣出。《素问·厥论》

7. 少阳之厥,则暴聋、颊肿而热。《素问·厥论》

---

① 目翳即眼生白膜,障碍视线,也叫外障。

8. 暴厥而聋，偏塞闭不通，内气暴薄也。《素问·通评虚实论》

9. 暴聋气蒙，耳目不明，取天牖。《灵枢·寒热病篇》

10. 聋而不痛者，取足少阳；聋而痛者，取手阳明。《灵枢·杂病篇》

11. 精脱者，耳聋。《灵枢·决气篇》

12. 肺病者，虚则耳聋。《素问·脏气法时论》

耳 鸣 证

1. 厥阴之胜，耳鸣头眩，愦愦欲吐。《素问·至真要大论》

2. 太阳所谓耳鸣者，阳气万物盛上而跃，故耳鸣也。《素问·脉解篇》

3. 少阳所至为耳鸣。《素问·六元正纪大论》

4. 心脉微涩为耳鸣。《灵枢·邪气脏腑病形篇》

5. 手太阳之筋，其支者入耳中，直者出耳上，下结于颔，其病应耳中鸣痛引颔。《灵枢·经筋篇》

6. 上气不足，耳为之苦鸣。《灵枢·口问篇》

7. 髓海不足，则脑转耳鸣。《灵枢·海论》

8. 液脱者，脑髓消，耳数鸣。《灵枢·决气篇》

9. 耳者，宗脉之所聚也。故胃中空则宗脉虚，虚则下溜，脉有所竭者，故耳鸣，补客主人，手大指爪甲上与肉交者也。《灵枢·口问篇》

耳 脓 证

耳痛不可刺者，耳中有脓，若有干耵聍，耳无闻矣。《灵枢·厥病篇》

鼻 衄 证①

1. 春善病衄衄。《素问·金匮真言论》

2. 人之鼻洞涕出不收者，颃颡不开，分气失也。《灵枢·忧恚无言论》

3. 足太阳之别，实则衄窒，头背痛；虚则衄衄。《灵枢·经脉篇》

4. 阳明所至为衄嚏。《素问·六元正纪大论》

5. 少阴之复，燠热内作，烦躁衄嚏。《素问·至真要大论》

鼻 渊 证②

1. 胆移热于脑，则辛颏鼻渊。鼻渊者，浊涕下不止也。《素问·气厥论》

2. 少阴之复，甚则入肺，咳而鼻渊。《素问·至真要大论》

喉 痛 证

1. 邪客于足少阴之络，令人嗌痛不可纳食，无故善怒。《素问·缪刺论》

2. 肾足少阴之脉，是主肾所生病者，咽肿上气，嗌干及痛。《灵枢·经脉篇》

3. 小肠手太阳之脉，是动则病嗌痛、颔肿。《灵枢·经脉篇》

喉 痹 证

1. 一阴一阳结，谓之喉痹。《素问·阴阳别论》

2. 少阳所至为喉痹。《素问·六元正纪大论》

3. 邪客于手少阳之络，令人喉痹舌卷，口干心烦。《素问·缪刺论》

4. 三焦手少阳之脉，是动则病嗌肿喉痹。《灵枢·经脉篇》

5. 手阳明、少阳厥逆，发喉痹嗌肿。《素问·厥论》

6. 喉痹舌卷，口中干，烦心，心痛，臂内廉痛不可及头，取手小指、次指爪甲下去端如韭叶。《灵枢·热病篇》

7. 喉痹不能言，取足阳明；能言，取手阳明。《灵枢·杂病篇》

喉 干 证

1. 火气高明，心热烦，嗌干善渴。《素问·五

---

① 鼻衄即鼻流清涕。
② 鼻渊俗称脑漏。

常政大论》

2. 三阳者，至阳也，病起疾风，干嗌喉塞。《素问·著至教论》

3. 厥阴所谓甚则嗌干热中者，阴阳相薄而热，故嗌干也。《素问·脉解篇》

4. 督脉者，病嗌干。《素问·骨空论》

5. 嗌干，口中热如胶，取足少阴。《灵枢·杂病篇》

音瘖证

1. 邪入于阴，转则为瘖。《灵枢·九针论》

2. 五邪所乱，搏阴则为瘖。《素问·宣明五气篇》

3. 寒气客于厌，则厌不能发，发不能下至，其开阖不至，故无音。《灵枢·忧恚无言篇》

4. 太阳之所谓入中为瘖者，阳盛已衰，故为瘖；内夺而厥，则为瘖俳，此肾虚也。《素问·脉解篇》

5. 心脉涩甚为瘖。《灵枢·邪气脏腑病形篇》

6. 人有重身九月而瘖，胞之络脉绝也。胞络者，系于肾，少阴之脉贯肾系舌本，故不能言。无治也，当十月复。《素问·奇病论》

7. 肝脉骛暴，有所惊骇，脉不至，若瘖，不治自已。《素问·大奇论》

【按】本篇包括眼、耳、鼻和咽喉的病症。由于均系局部疾患，症状比较简单，容易与西医病名如结膜炎、虹膜睫状体炎、中耳炎、鼻旁窦炎、萎缩性鼻膜炎、咽峡炎和扁桃体炎等相联系。但有些地方还是不能过早地强求结合，尤其是中西医理论体系不同，如果不从理论上研究，单从症状上认为某些病就是西医的什么病，这对学习祖国医学不仅于事无补，而且也不可能创造性地做出更好成就。

中医从整体出发，认为形体各组织并不是孤立的，而是有密切联系的。例如《内经》上以肝开窍于目，肾开窍于耳，肺开窍于鼻，又认为咽喉为肺气出入的径路，肺为发声之器，喉为音声的门户，这些理论说明肝、肾、肺在生理上与目、耳、鼻、咽喉息息相通。再如足太阳经起于目内眦，足少阳经起于目锐眦，任脉入目，足厥阴经系目系；足阳明经上耳前，足少阳经下耳后，其支者入耳中，手少阳经支者亦从耳后入耳中；足阳明经起于鼻，交頞中，下循鼻外，手太阳经支者抵鼻，督脉至鼻柱；足阳明经支者循喉咙，足太阴经挟咽，手少阴经支者从心系上挟咽，手太阳经循咽，足少阴经直者循喉咙，足厥阴经循喉咙之后等，又说明经脉和目、耳、鼻、咽的关联。从这些关系中可以明确内因或外因都能引起五官疾患，而在目、耳、鼻、咽的同一病症中，又必须分别表里、虚实、寒热。临床经验告诉我们，同是目眩，或补肝，或清肝；同一目赤，或祛风热，或引火归元；同一鼻渊，或清利湿热，或意在凉胆；举例来说：鼻渊是鼻科中较为常见的疾患，我们过去常用辛夷、白芷、苍耳子、藁本、川芎、防风、山栀、薄荷、通草等药，重在通脑、清利肝胆湿热，有获效的，也有经治后无显著变化的。后来阅读李冠仙《仿寓意草》，他治疗鼻渊的方法是根据《内经》所说"胆热移于脑，则辛頞鼻渊"的理论，采用凉胆法为主而取得满意疗效，方用犀角地黄汤合温胆汤加减。李氏并反对一味用辛夷、苍耳等通脑之药，立论精当，对我们启发很大。我们还看到《续名医类案》中吴孚先治脾肺气陷所致之鼻渊久病患者，用补中益气汤而治愈。说明中医治疗，不是一病一法，更谈不到一方一药。我们深深体会到祖国医学整体观念和辨证论治法则的优越性，中医的理论和实践确能大大丰富现代医学内容，中西医必须密切地团结合作。

四十二、口腔病类

概　论

1. 脾气通于口，脾和则口能知五谷矣。《灵枢·脉度篇》

2. 心气通于舌，心和则舌能知五味矣。《灵枢·脉度篇》

3. 备化之纪，其主口；升明之纪，其主舌。《素问·五常政大论》

4. 齿者,骨之所终也。《灵枢·五味论》

口 甘 证

有病口甘者,此五气之溢也,名曰脾瘅。夫五味入口,藏于胃,脾为之行其精气,津液在脾,故令人口甘也。治之以兰,除陈气也。《素问·奇病论》

口 苦 证

有病口苦,病名曰胆瘅。夫肝者,中之将也,取决于胆,咽为之使,此人者,数谋虑不决,故胆虚气上溢,而口为之苦。治之胆募、俞。《素问·奇病论》

口 糜 证

1. 膀胱移热于小肠,鬲肠不便,上为口糜。《素问·气厥论》

2. 少阳之复,大热将至,火气内发,上为口糜。《素问·至真要大论》

口 疮 证

岁金不及,炎火乃行,民病口疮。《素问·气交变大论》

口 㖞 证

1. 胃足阳明之脉,是主血所生病者,口㖞唇胗。《灵枢·经脉篇》

2. 足之阳明、手之太阳筋急,则口目为僻,眦急不能卒视。《灵枢·经筋篇》

3. 足阳明之筋,其病卒口僻急者目不合,热则筋纵目不开,颊筋有寒则急引颊移口,有热则筋弛纵缓不胜收,故僻。治之以马膏,膏其急者,以白酒和桂以涂其缓者,以桑钩钩之,即以生桑灰置之坎中,高下以坐等,以膏熨急颊,且饮美酒,噉美炙肉,不饮酒者,自强也,为之三拊而已。治在燔针劫刺,以知为数,以痛为腧。《灵枢·经筋篇》

舌 强 证①

1. 脾足太阴之脉,是动则病舌本强。《灵枢·经脉篇》

2. 厥阴司天,风淫所胜,民病舌本强。《素问·至真要大论》

舌 卷 证

1. 心病者,舌卷短。《灵枢·五阅五使篇》

2. 手少阳之筋,其病舌卷。《灵枢·经筋篇》

3. 心脉搏坚而长,当病舌卷不能言。《素问·脉要精微论》

4. 肝者,筋之合也。筋者,聚于阴器而脉络于舌本也。故脉弗荣则筋急,筋急则引舌与卵。《灵枢·经脉篇》

5. 厥阴终者,中热嗌干,善溺,心烦,甚则舌卷,卵上缩而终矣。《灵枢·终始篇》

舌 纵 证

舌纵涎下,烦悗,取足少阴。《灵枢·寒热病篇》

重 舌 证

重舌,刺舌柱以铍针也。《灵枢·终始篇》

啮 舌 证

人之自啮舌者,此厥逆走上,脉气辈至也。少阴气至则啮舌。《灵枢·口问篇》

重 言 证②

其厌大而厚则开阖难,其气出迟,故重言也。《灵枢·忧恚无言篇》

齿 痛 证

1. 少阴在泉,热淫所胜,民病齿痛。《素问·至真要大论》

2. 大肠手阳明之脉,是动则病齿痛。《灵枢·经脉篇》

3. 齿痛不恶清饮,取足阳明;恶清饮,取手阳明。《灵枢·杂病篇》

---

① 舌强指转动不利,言语不清晰。
② 重言指口吃。但这里所说的是局部发音器之一即会厌大厚而影响的口吃,不是一般所见的口吃症。此外,重言又指言语重复反复,乃系虚弱症,不属舌病。

龋 齿 证

1. 诊龋齿痛，按其阳之来有过者独热，在左左热，在右右热，在上上热，在下下热。《灵枢·论疾诊尺篇》

2. 手阳明之别，名曰偏历，实则龋聋，虚则齿寒痹隔。《灵枢·经脉篇》

3. 齿龋，刺手阳明；不已，刺其脉入齿中，立已。《素问·缪刺论》

【按】 本篇包括口、舌、齿三方面，中医亦从内脏和经络的关系分别诊治。其中口㖞、舌强常见于中风（单纯的口㖞也可能是面神经麻痹）；口糜似为口腔感染；口甘和口苦等不仅是一个病症，还可作为临床诊断。举例来说，一般疾病中见到口有甜味的症状，大多脾胃有湿，有苦味的大多肝胆有热，根据《内经》理论，诊断十分可靠。同时我们也看到一口甘病例，一年来只觉口甜，饮白水如糖汤，经各医院治疗得不到结论。我们结合舌苔厚腻，胞膈有时痞闷，依照《内经》治之以兰的原则，用佩兰、藿香、朴花、蔻壳、佛手、竹茹、苡仁等轻灵清化之品，一周内即告痊愈。

关于牙齿疾患，《内经》提出齿痛和龋齿，后世又补充牙痛、牙疳、骨槽风、多骨疽等病。在原因方面，撷要则为风、火、虫、虚四字。往往采用针药并施的方法进行治疗，有时也配合含漱及局部敷擦药物。《内经》根据经络学说指出应刺手阳明经为主，后世医家治疗阳明热盛的胃火牙痛亦多取手足阳明经腧穴。手阳明经循行于下齿，足阳明经循行于上齿，故上齿痛多取内庭、下关，下齿痛则取合谷为主。我们针治的例数虽不多，但已体会到止痛的效果却比内服药为迅速。不过单用针刺往往不能获得根治的目的，必要时应该配合中药治疗，最好能在口腔科进行详细检查后再定治疗方针。

四十三、外疡病类

概　　论

1. 夫血脉营卫，周流不休。寒邪客于经络之中则血泣，血泣则不通，不通则卫气归之，不得复反，故痈肿。寒气化为热，热胜则腐肉，肉腐则为脓，脓不泻则烂筋，筋烂则伤骨，骨伤则髓消，不当骨空，不得泄泻，血枯空虚，则筋骨肌肉不相荣，经脉败漏，熏于五脏，脏伤故死矣。《灵枢·痈疽篇》

2. 营卫稽留于经脉之中，则血泣而不行，不行则卫气从之而不通，壅遏而不得行，故热，大热不止，热胜则肉腐，肉腐则为脓，然不能陷骨髓，不为焦枯，五脏不为伤，故命用痈。热气淳盛，下陷肌肤，筋髓枯，内连五脏，血气竭，当其痈下，筋骨良肉皆无余，故命曰疽。疽者，上之皮夭以坚，上如牛领之皮；痈者，其皮上薄以泽，此其候也。《灵枢·痈疽篇》

3. 病之生时，有喜怒不测，饮食不节，阴气不足，阳气有余，营气不行，乃发为痈疽；阴阳不通，两热相搏，乃化为脓。《灵枢·玉版篇》

4. 有所结，深中骨，气因于骨，骨与气并，日以益大，则为骨疽；有所结，中于肉，宗气归之，邪留而不去，有热则化而为脓，无热则为肉疽。《灵枢·刺节真邪篇》

5. 营气不从，逆于肉理，用生痈疽。《素问·生气通天论》

6. 寒与热争，两气相搏，合为痈脓者也。《灵枢·九针论》

7. 三阳为病，发寒热，下为痈肿。《素问·阴阳别论》

8. 太阳司天，初之气，民病肌腠疮疡；三之气，民病痈疽。阳明司天，四之气，民病痈肿疮疡。少阳司天，民病寒中，外发疮疡。《素问·六元正纪大论》

9. 火郁之发，民病疮疡痈肿。《素问·六元正纪大论》

10. 大暑流行，甚则疮疡燔灼。《素问·五常

政大论》

11. 太阳司天，寒淫所胜，血变于中，发为痈疡。《素问·至真要大论》

12. 少阴之复，热气大行，病疿疹，疮疡，痈疽，痤痔。《素问·至真要大论》

猛疽证[①]

痈发于嗌中，名曰猛疽，猛疽不治，化为脓，脓不泻塞咽，半日死。其化为脓者，泻则合豕膏冷食，三日而已。《灵枢·痈疽篇》

夭疽证[②]

发于颈，名曰夭疽。其痈大以赤黑，不急治，则热气下入渊腋，前伤任脉，内熏肝肺；熏肝肺，十余日而死矣。《灵枢·痈疽篇》

脑烁证[③]

阳留大发，消脑留项，名曰脑烁。其色不乐，项痛而如刺以针，烦心者，死不可治。《灵枢·痈疽篇》

疵痈证[④]

1. 发于肩及臑，名曰疵痈。其状赤黑，急治之。此令人汗出至足，不害五脏。痈发四五日，逞焫之。《灵枢·痈疽篇》

2. 发于膝，名曰疵痈。其状大，痈色不变，寒热，如坚石，勿石，石之者死；须其柔，乃石之者，生。《灵枢·痈疽篇》

米疽证[⑤]

发于腋下赤坚者，名曰米疽。治之以砭石，欲细而长，疏砭之，涂以豕膏，六日已，勿裹之。《灵枢·痈疽篇》

井疽证

发于胸，名曰井疽。其状如大豆，三四日起。不早治，下入腹不治，七日死矣。《灵枢·痈疽篇》

甘疽证

发于膺，名曰甘疽。色青，其状如谷实栝蒌，常苦寒热。急治之，去其寒热，十岁死，死后出脓。《灵枢·痈疽篇》

败疵证[⑥]

发于胁，名曰败疵。败疵者，女子之病也。灸之，其病大痈脓，治之，其中乃有生肉，大如赤小豆，剉陵翘草根各一升，以水一升，以水一斗六升煮之，竭为取三升，则强饮厚衣坐于釜上，令汗出至足，已。《灵枢·痈疽篇》

股胫疽证

发于股胫，名曰股胫疽，其状不甚变，而痈脓搏骨，不急治，三十日死矣。《灵枢·痈疽篇》

锐疽证[⑦]

发于尻，名曰锐疽。其状赤坚大，急治之；不治；三十日死矣。《灵枢·痈疽篇》

赤施证[⑧]

发于股阴，名曰赤施。不急治，六十日死。在两股之内，不治，十日而当死。《灵枢·痈疽篇》

兔啮证[⑨]

发于胫，名曰兔啮。其状赤至骨，急治之；不治害人也。《灵枢·痈疽篇》

---

① 猛疽今称结喉痈，相当于西医所说咽后脓肿。生在结喉两旁者称夹喉痈，又称夹疽，则似扁桃体脓肿。
② 今以生左侧者为夭疽，右侧者为锐毒。
③ 脑烁今称脑铄。
④ 疵痈包括生于肩中的肩中疽、生于肩前廉的干疽和生于肩后廉的过肩疽。但发于膝者，《内经》亦名疵痈。
⑤ 米疽今称腋疽。
⑥ 败疵今称胁痈。
⑦ 锐疽今称鹳口疽。
⑧ 赤施今称股阴疽。
⑨ 兔啮今称跟疽。

走 缓 证①

发于内踝，名曰走缓。其状痈也，色不变。数石其腧而止其寒热，不死。《灵枢·痈疽篇》

四 淫 证

发于足上下，名曰四淫。其状大痈，急治之，百日死。《灵枢·痈疽篇》

厉 痈 证

发于足旁，名曰厉痈。其状不大，初如小指发。急治之，去其黑者；不消辄益，不治，百日死。《灵枢·痈疽篇》

脱 痈 证②

发于足指，名脱痈。其状赤黑，死不治；不赤黑，不死，不衰，急斩之，不则死矣。《灵枢·痈疽篇》

痤 痱 证③

1. 汗出见湿，乃生痤痱。《素问·生气通天论》
2. 劳汗当风，寒薄为皶④，郁乃痤。《素问·生气通天论》
3. 火郁之发，民病疡痱。《素问·六元正纪大论》

疔 毒 证

膏粱之变，足生大疔，受如持虚。《素问·生气通天论》

瘰疬证⑤（鼠瘘⑥、马刀侠瘿⑦）

1. 寒热瘰疬在于颈腋者，此皆鼠瘘寒热之毒气也，留于脉而不去者也。《灵枢·寒热篇》
2. 鼠瘘之本，皆在于脏，其末上出于颈腋之间。其浮于脉中而未内着于肌肉，而外为脓血者，易去也，请从其本引其末，可使衰去，而绝其寒热，

审按其道以予之，徐往徐来以去之；其小如麦者，一刺知，三刺而已。《灵枢·寒热篇》

3. 肺脉微涩为鼠瘘，在于颈支腋之间。《灵枢·邪气脏腑病形篇》
4. 鼠瘘决其生死奈何？反其目视之，其中有赤脉，上下贯瞳子，见一脉，一岁死；见一脉半，一岁半死；见二脉，二岁死；见二脉半，二岁半死；见三脉，三岁而死；见赤脉不下贯瞳子，可治也。《灵枢·寒热篇》
5. 胆足少阳之脉，是主骨所生病者，缺盆中肿痛，腋下肿，马刀侠瘿。《灵枢·经脉篇》
6. 其痈坚而不溃者，为马刀侠瘿，急治之。《灵枢·痈疽篇》

胃脘痈证

人病胃脘痈者，当候胃脉，其脉当沉细，沉细者气逆，逆者人迎甚盛，甚盛则热。人迎者，胃脉也，逆而盛则热聚于胃口而不行，故胃脘为痈也。《素问·病能论》

肠 痈 证

少阳厥逆，机关不利，机关不利者，腰不可以行，项不可以顾，发肠痈，不可治，惊者死。《素问·厥论》

痔 疮 证

1. 风客淫气，精乃亡，邪伤肝也。因而饱食，筋脉横解，肠澼为痔。《素问·生气通天论》
2. 肾脉微涩为沉痔。《灵枢·邪气脏腑病形篇》

逆 证

1. 其已有脓血而后遭乎？以大治大者多害，其在逆顺矣。白眼青，黑眼小，是一逆也；纳药而呕者，是二逆也；腹痛渴甚，是三逆也；肩项中不

① 走缓今称内踝疽，又叫鞋带疽。
② 脱痈今称脱疽，相当于西医的血栓闭塞性脉管炎。
③ 痤即热疖，痱是痱子。
④ 皶即粉刺。
⑤ 瘰疬相当于西医所说淋巴结结核，也可能包括一般的淋巴结肿大，生长部位以颈部多见。
⑥ 鼠瘘指瘰疬化脓而破溃者。
⑦ 马刀侠瘿指瘰疬之成串者。

便,是四逆也;音嘶色脱,是五逆也。《灵枢·玉版篇》

2. 诸痈疽之发于节而相应者,不可治也。发于阳者百日死,发于阴者三十日死。《灵枢·痈疽篇》

3. 五脏身有五部:伏兔一;腓二,腓者腨也;背三;五脏之腧四;项五。此五部有痈疽者,死。《灵枢·寒热病篇》

【按】《内经》诊治外疡,观察疮形和联系其他症状,分为痈和疽两大类。后人总结其经验,把风火热毒、膏粱厚味引发的,其肿高,其色赤,其痛剧烈,其皮薄亮,其脓易化,其疮口易敛,其来急而愈亦速的,都当作阳证的痈;相反,如为寒湿凝滞,平塌白陷,坚硬木痛,皮色不变,按之不焮热,化脓收口迟缓的,都当作阴证的疽。还根据《内经》指出的逆证结

合临床经验,定出"七恶"的名称,对一般外疡发现肝肾阴亏,脾胃败坏,气血虚损的,都认为棘手。

痈疽疮疡是局部外证,中医在完整的理论体系下,依据阴阳、表里、虚实、寒热进行整体疗法,或汗或下,或清或温,或消或散,或补或托,或内服,或外敷,或用针砭,按摩,往往不用手术而收功,这是中医中药的特点。当然,中医在必要时也采用手术疗法,并且《内经》里还提出脱痈在治疗上的截肢手术,但到后来医学进步又不用手术了。还值得一提的是《内经》里已认识到鼠瘘(相近于溃脓性淋巴结结核)不是一个孤立性的外疡证,而是有内在的脏腑联系,如"鼠瘘之本,皆在于脏,其末上出于颈腋之间",明确指出与内脏结核的关系。远在两千年以前的祖国医学已经这样丰富多彩,真是一个伟大的宝库。

四十四、妇 科 病 类

概　　论

1. 女子二七而天癸至,任脉通,太冲脉盛,月事以时下,故有子。《素问·上古天真论》

2. 女子七七任脉虚,太冲脉衰少,天癸竭,地道不通,故形坏而无子也。《素问·上古天真论》

月经不来证(血枯)

1. 二阳之病发心脾,有不得隐曲,女子不月[①]。《素问·阴阳别论》

2. 月事不来者,胞脉闭也。胞脉者,属心而络于胞中,今气上迫肺,心气不得下通,故月事来也。《素问·评热病论》

3. 肾脉微涩为不月。《灵枢·邪气脏腑病形篇》

4. 有病胸胁支满者,妨于食,病至则先闻腥臊臭,出清液,先唾血,四肢清,目眩,时时前后血,病名血枯。此得之年少时有所大脱血,若醉入房

中,气竭肝伤,故月事衰少不来也。以四乌贼骨、一藘茹,二物并合之,丸以雀卵,大如小豆,以五丸为后饭,饮以鲍鱼汁。《素问·腹中论》

血 崩 证

1. 阴虚阳搏,谓之崩[②]。《素问·阴阳别论》

2. 风胜乃摇,候乃大温,其病血崩。《素问·六元正纪大论》

带 下 证

任脉为病,女子带下、瘕聚。《素问·骨空论》

石 瘕 证

1. 石瘕生于胞中,寒气客于子门,子门闭塞,气不得通,恶血当泻不泻,衃以留止,日以益大,状如怀子,月事不以时下,皆生于女子,可导而下。《灵枢·水胀篇》

2. 二阳三阴,至阴皆在,阴不过阳,阳气不能

---

① 不月是月经不按月来潮的意思。

② 崩指月经出血过多,一般多称血崩。

止阴,阴阳并绝,浮为血痕,沉为脓胕。《素问·阴阳类论》

肠　覃　证

肠覃者,寒气客于肠外,与卫气相搏,气不得荣,因有所系,癖而内着,恶气乃起,瘜肉乃生。其始生也,大如鸡卵,稍以益大,至其成,如怀子之状,久者离岁,按之则坚,推之则移,月事以时下,此其候也。《灵枢·水胀篇》

不　孕　证

督脉为病,女子不孕。《素问·骨空论》

妊　娠　证

1. 阴搏阳别,谓之有子。《素问·阴阳别论》

2. 妇人手少阴脉动甚者,妊子也。《素问·平人气象论》

3. 何以知怀子之且生也,身有病而无邪脉也。《素问·腹中论》

【按】《内经》对于正常人从幼年到衰老的整个过程有精辟的见解。《上古天真论》说:"女子二七而天癸至,任脉通,太冲脉盛,月事以时下,故有子。"天癸是肾所藏的精,可以体会为促进生长发育和性器官成熟的内分泌物质,它对于男子生殖的精和女子经血的生成起主导作用。任脉是主胞胎的,冲脉为血海。在天癸的影响下,加上"任脉通"和"太冲脉盛"内在条件的成熟,故能有子。经文也指出,女子在三七到四七发育才臻完全成熟,到了七七四十九岁,则"任脉虚,太冲脉衰少,天癸竭,地道不通,故形坏而无子",逐渐趋向衰老。这样的观察,完全符合现代生理学的认识。

关于妇女病的诊断,极其重视脉诊,如"肾脉微涩为不月""阴虚阳搏,谓之崩"等。对于妊娠生理脉象的观察,如"阴搏阳别""手少阴脉动甚"等,直到现在,在妊娠的诊断方面仍有重要的参考价值。至于肠覃与石痕,明示"月事以时下"和"月事不以时下"为鉴别要点,也启发了我们在妇科疾病中问询月经情况的重要性。

中医对于妇科病分经、带、胎、产四大类。《内经》记载不够详尽,但大致已备。并且指出了血枯、血崩、石痕等妇女杂病,从西医角度来看,其中包括了经闭、功能性子宫出血、内生殖器炎症等,还可能包括某些内生殖器肿瘤,如子宫肌瘤、卵巢囊肿一类病症,尚待进一步研究。

秦氏内经学

陈　序

　　《黄帝内经》之伪书，吾今不辩。特其言多深意，其法多可施，相传为医家所必读，而确有研究之价值，则信受奉行，不必以真伪定存废也。考《汉书·艺文志》，有《黄帝内经》《扁鹊内经》《白氏内经》等。大抵上古言内景者俱称内，可垂为法者俱称经。托黄帝、扁鹊、白氏之名以神其说。故其言非一，其词多美，而《黄帝内经》其尤著者也。秦师伯未，研究独深，历掌中医专校中国医学院教务，为《内经》名教授，并自纂讲义，以期适用，采词简要，而发挥特详。学子得之，无索然枯燥之态。故虽辞职近五载，而校中仍奉为教本。今因及门之请，略加修正，付诸梨枣，名曰《秦氏内经学》，此固《内经》之新著，亦吾秦氏同门之圭臬也。秦师曾以科学之方法，辑《内经》类证，以考据之学问，作《读内经记》；以精密之探讨，成《内经病机十九条之研究》，时贤张山雷君赞扬甚力。倘能汇而观之，则《内经》之学，尤见博大，进步之速，胜于习诵张马等注多矣。

中华民国二十三年八月受业陈中权谨序

章　序

　　《秦氏内经学》若干卷,吾师伯未主讲中医专校中国医学院《内经》时所著讲义也,其取约,其所约,其所含者广,其文浅,其发挥者详,学子日受提命,无不洞明奥窍,奉为《内经》宗师,以得讲解为幸也,夫昔者张隐庵讲学于白鹿洞,穷素灵之祕,参天人之理,得其心传者为高士宗,著素问直解,即接隐庵讲席,今吾师之盛,何亚于隐庵,鹤年愧非士宗,竟踵吾师之后,掌教于医学院,忽忽二岁矣,见短虑浅,不能著述发挥,捧吾师之书,为教授之用,不烦训诂,读者自得,蓋编制完善,适合教材,实数年来心血之结晶,不同拉杂成文者也,今之人曰,《内经》非黄帝之书,后人伪托黄帝以行世,其言阴阳运气,荒诞不可训,要知其议论之精,摭采之富,非后人所能及,而先哲获其片段,每成一代名家,譬之众流奔放,此其大源,群峦起伏,此其主峰,故读《内经》而观百氏,可以洞明家数,否则舍本逐末,徒见事倍功半而已,因请付梓,以广流传,并志数言藉为绍介。

中华民国廿四年一月受业如(皋)章鹤年序

唐　序

　　秦师伯未，以天赋之才，探素灵之秘，著《内经》学者若干卷，去糟粕，撷精华，阐幽微，抉古奥作有条有例之归纳，膺承先启后之钜任，曩曾传诸医林，医林庋诸宝笈，今以讲授学子，学子奉为宗师，思义自愧才拙，而恩沐独深，每生阙疑，不惮叩问，乍聆师教，如睹青天，更于经《内经》学中反复检讨，若有所获，获者何，《内经》之真，即吾师注释之独见处也，方剂学中，论方剂制度，独以药力之单行并行而定奇偶，以视历来注者泥于二三五二四六之品数单骈，以神其妙用，而实际一无所补者，愚智为何如，病理学中，论疾病机要，独以诸厥固泄为下焦发病，诸痿喘瘘喘呕为上焦发病，以视张景岳之咬定下属于肾，上隶于肺，其圆通滞着，则又何如，偶尔记忆，率书如此，孟氏有言，夫道若大路然，岂难知哉，此治吾道者之大也路欤。

中华民国二十七年九月受业南汇唐思义拜序

第一章 《内经》生理学

上海秦伯未著述 昆山陈中权校

生理学者,研究人体生活现象之学问也。人体有违反生理原则时,则为疾病,故生理为研究医学之基础。中国自清咸丰至光绪甲午间,欧美新学说东渐。通行之生理学为全体新论、全体简微、全体通考等。自甲午以迄今日,日本新学说输入,斋田氏高桥氏之生理学流传坊肆,然大半视人体为机械式。局部分析,固属明确,而言其作用,实失统系。盖彼从解剖大体观察。故觉一脏自有一脏之作用,而不知从统系上精密研究,则各脏之作用,实有互相牵制维扶之妙。得此旨者,惟《内经》而已。盖视西医之缕析条分,似有逊色,而大气盘旋,发皇周匝,则固过之,无不及也。学者能明乎此,方知中西医立足之不同,亦方许读《内经》生理学。

一、十二官

心者,君主之官,(心为人身之大主,知觉运动无不属之,故百体皆为之臣,而独称君主。)神明出焉。(《本经》曰,心藏神,神即心火,肾阴济之,而光明朗润,建中立极。内以统辖诸脏腑,外则及于五官四肢,使握、使步、使听、使嗅。)肺者,相傅之官,(血液出入心脏,实以肺为之机。肺一呼则心二跃,一吸亦二跃,每一跃送回血入于肺,肺能使空气与血中浊气相交换,复入于心循环不息,故称相傅谓有辅助心君之力也。)治节出焉。(肺主气而行营卫,气调则营卫之行不失常度,况肺有清气以保护心火,能治之不使太过、节之不使不足,心君体泰自然,百体合从矣。)肝者,将军之官,(肝能制造胆汁,胆汁入胃化谷,有疏土之功,故称将军,譬之开拓疆地也。)谋虑出焉,(肝之脉,上巅入脑中;肝之系贯膈连心包。脑与心有神经系相通,即与肝相通。合脑力与心神所以主谋虑也。)脾者,谏议之官,(脾主中官,为胃行其津液,故称谏议,譬其忠直也。)智周出焉,(《千金方》云,心有所忆谓之意,意之所存谓之志,因志存变谓之思,因思

远慕谓之虑,因虑处物谓之智,脾以孤脏,而灌溉四旁,此智周之所名。)肾者,作强之官,(肾主骨,骨藏髓,髓生于肾精,髓足则骨强,故称作强,谓作用因之强也。)伎巧出焉,(人之才力均出于脑,脑为髓海,《本经》云肾生精,精生髓,是脑髓属肾精,精足则髓足,髓足则脑充,才智精力因而俱盛,技巧亦因而生矣。)膻中者,(心外被包以薄膜,名心包络,亦名膻中。)臣使之官,(代君行令,故称臣使。《本经》谓心烦、心痛、心憺憺大动,是病脉所主者,即指包络而言。盖心不受邪,包络代之,若一入脏死不治矣。)喜乐出焉,(心主血,包络主脉。血脉和利,则神志安定,而喜乐生也。)胆者,中正之官,(人之勇怯由于胆。胆汁丰足则勇,胆汁缺乏则怯,有刚柔互济之用,故称中正也。)决断出焉,(《本经》曰,十二脏皆取决于胆,盖有勇气斯有决断也。)胃者,仓廪之官,(水谷入口藏之于胃,故称仓廪。)五味出焉,(五谷备具五味,各全其所喜,一入胃中,化为汁液,从脾而散出,达脏腑也。)小肠者,受盛之官,(小肠上结于胃,胃中腐熟之物传入小肠,故曰受盛。)化物出焉,(泌别清浊,化物,皆由此而出,亦消化器中重要部也。)大肠者,传道之官,(人之生命力有三:呼吸力、消化力、排泄力,大肠之排泄渣秽糟粕,赖是以下,故曰传道也。)变化出焉,(小肠中物,至此精汁尽化变为糟粕而出矣。)膀胱者,州都之官,(人饮之水,以膀胱为归宿,故曰州都,其为水所汇潴处也。)津液藏焉,(人生津液,胥原于膀胱。水之清者,化气上腾即为津液;水之浊者,排泄于外是为溺若。但以膀胱为排尿器而不知津液所生者,知一不知二也。)气化则能出矣,(此承上而言,津液之出必藉气化也。)三焦者,(三焦即人身之油膜)决渎之官,(人饮之水由三焦而下膀胱;三焦主气,气化则水行通快,故称决渎。)水道出焉,(三焦主行水,是水道之所出也。张景岳谓:上焦不治则水泛高原,中焦不治则水留中脘,下焦不治则水乱二便。三焦气治,则脉

络通而水道利是也。）

此章论脏腑之作用也。名曰官者，谓上下相使，彼此相济，各司其事，不容失职也。至于"脏"，本作"藏"，谓藏精神气血也；"腑"本作"府"，亦作"腑"，谓附于脏也。脏有五，即心、肝、脾、肺、肾；腑有六，即胆、胃、大肠、小肠、三焦、膀胱也。徵诸生理解剖，心、肝、肺为循环器。以血之循环由心脏上下房至总回管，入肺脉管；次由左右二肺叶至总脉管，入肝脉管，进肝回凹出肝回管。上行头部微血管，再行肢体微血管，前者为肺循环，亦曰小循环，后者为全体循环，亦曰大循环。肺又为呼吸器，因肺叶中间树一器管也，与中说实相类。惟脾脏则西医所不知，及发现脾中液汁，遂称为甜肉，日医更造一"膵"字补之，则又丐《内经》之余沥也。六腑之传化，有直接、间接、助理之分，如大肠、膀胱为直接之输泻，小肠、三焦为间接之输泻，胆为助理之传化，胃则兼以上三者之作用，然大肠、小肠亦有蠕动之能，亦可云助理。西医无六腑之说，以胆胃为消化器，膀胱为泌尿器，肠不分大小，三焦无是名，属诸淋巴管与肋膜。论其分析，确有理由，而言其作用，实失系统。《本经》曰：五脏者藏精气而不泻，故满而不能实；六腑者传化物而不藏，故实而不能满。其学说之精到，较诸西医之生理解剖，可称要言不繁，盖六腑与五脏，有相维相系之功，有翕辟辘轳之妙。徒知各个作用，而不明统系，虽知病之将成，不知病之所起，安得称为精湛耶。

二、脏腑相合

心合小肠，（心为脏，小肠为腑。心生之血，全倚小肠化水谷精汁而上奉，是心与小肠合而成功，故相合。）小肠者，受盛之腑，（承受胃中水谷也。）肺合大肠，（肺为脏，大肠为腑。大肠能导肺中之气，使不上逆，是肺与大肠合而成功，故相合。）大肠者，传道之腑，（糟粕由肠排泄也。）肝合胆，（肝为脏，胆为腑。胆汁主化水谷，其生全赖于肝，是肝与胆合而成功，故相合。）胆者中精之腑，（别腑所盛之物皆浊，而胆中所藏之汁独清，故曰为精。）脾合胃，（脾为脏，胃为腑。胃之纳谷，全仗脾之消化，是脾与胃合而成功，故相合。）胃者五谷之腑，（水谷皆入于胃也。）肾合膀胱，（肾为脏，膀胱为腑。膀胱气化，

全由肾间之真阳，即命门之真火，是肾与膀胱合而成功，故相合。）膀胱者，津液之腑也，（气化以生津液也。）少阳属肾，肾上连肺，故将两脏，（少阳，三焦也。两肾之间为焦原，三焦从此发生。更由肾而上连于肺，肺为水之上流，肾承水之下流，自上而下皆少阳联属，是一腑而独率二脏也。）三焦者，中渎之腑，水道出焉，（如川如渎，水之所出也。）属膀胱，（膀胱受三焦之水为津液、为溺，故更属之，可见肺、肾、膀胱、三焦之关系也。）是孤之腑也，（三焦功效独大，无可与匹，故较他腑夐绝而称孤。孤，君主自称之词，意谓五脏以心为君，六腑以三焦为主。）是六腑之所与合者。

此章论脏腑之合而成功也。有脏以为体，即有腑以为用。脏之气行于腑，腑之精输于脏，二者相合，其功始著。《本经》谓阴阳表里相输应也。考之《本经》又云：心手少阴脉起于心中，出属心系，下膈络小肠；小肠手太阳脉，入缺盆属心，下膈抵胃属小肠；肺手太阴脉，起于中焦，下络大肠，还循胃口，上膈属肺；大肠手阳明脉，入缺盆络肺，下膈属大肠；肝足厥阴脉，挟胃，属肝，络胆；胆足少阳脉，贯膈，络肝，属胆；脾足太阴脉，入腹，属脾，络胃；胃足阳明脉，下膈，属胃，络脾；肾足少阴脉，贯脊，属肾，络膀胱；膀胱足太阳脉，入循膂，络肾，属膀胱。则其间气化，固自相通，不仅以功用相合也。

三、五脏所属

在天为风，（春令阳开，鼓动大气，是生风气。）在地为木，（本天无形之风气，生地有形之木。）在体为筋，（肝脏连及周身之膜，由膜而连及周身之筋，如抽搐瘛疭，每由肝不养筋。）在脏为肝，（肝秉风木之气而生，故肝木宜达，知此则知肝之气化。）在色为苍，（苍，木之色也，如搏击瘀停，色必现青。）在声为呼，（肝气善郁，郁则怒而叫呼也。）在变动为握，（屈伸运动，皆筋所主。如肝热则缩挛，肝寒则拘急。）在窍为目，（肝脉交巅入脑，由脑而通于目，如肝阳上扰则头晕目暗。）在味为酸，（《书·洪范》云，木曰曲直，曲直作酸，酸为木之本味。如菜入缸腌则酸，凡药如乌梅等，皆入肝。）

在天为热，（夏令离火用事，是生热气。）在地

为火，(本天无形之热气，生地有形之火。)在体为脉，(心生血，血行脉中。如血虚则脉小，血实则脉大。)在脏为心，(心秉热火之气而生，故心火宜明，知此则知心之气化。)在色为赤，(赤，火之色也，如赤斑麻疹，皆由热毒。)在声为笑，(心为喜乐所出，乐则笑也。)在变动为忧，(心君宜安，逆则忧郁。如心虚则恐，心惧则惊。)在窍为舌，(心脉从肺系以上于舌。如重舌、舌菌，皆心火太甚。)在味为苦，(《书·洪范》云，火曰炎上，炎上作苦，苦为火之本味。物经火锻，味皆焦苦。凡药如黄连等，皆入心。)

在天为湿，(长夏之令，阴阳交会，是生湿气。)在地为土，(本天无形之湿气，生地有形之土。)在体为肉，(脾主肌肉，灌溉气血以营养，如脾不健，则体日瘦削。)在脏为脾，(脾乘湿土之气而生，故湿土宜疏，知此乃知脾之气化。)在色为黄，(黄，土之色也。如湿热、寒湿壅脾，则发黄疸。)在声为歌，(脾主思，思而得之则发为歌也。)在变动为哕，(哕行声而不唾物，脾气之逆满也；与噫嗳略同，非痰即湿所致。)在窍为口，(口适中焦而主纳谷，谷先入胃为脾之腑，如脾病则不思饮食。)在味为甘，(《书·洪范》云，土曰稼穑，稼穑作甘，甘为土之本味，如五谷得土气最厚，味皆甘淡。凡药如甘草等，皆入脾。)

在天为燥，(秋合肃杀，草木焦枯，是生燥气。)在地为金，(本天无形之燥气，生地有形之金。)在体为皮毛，(肺津输布皮毛而后润泽，如肺热者，皮毛憔悴。)在脏为肺，(肺禀金燥之气而生，故肺金宜散，知此则知肺之气化。)在色为白，(白，金之色也。如肺痨之病，面色惨白。)在声为哭，(哭为商声，肺主悲哀也。)在变动为咳，(肺主气而贵清肃，逆则变咳。凡咳嗽之病，皆由肺气不降。)在窍为鼻，(气管总统于肺，而上通于鼻，以主呼吸。如肺热痰阻，则鼻煽喘息。)在味为辛，(《书·洪范》云，金曰从革，从革作辛，为金之本味。凡药如薄荷等，皆入肺。)

在天为寒，(冬令阳气内敛，阴气交互，是生寒气。)在地为水，(本天无形之寒气，生地有形之水。)在体为骨，(肾主藏精，化髓生骨，如小儿髓不足者，头骨不合；老人肾虚者，骨为痿弱。)在藏为肾，(肾禀塞水之气而生，故肾水宜滋，知此则知肾之气化。)在色为黑，(黑，水之色也。如水泛土衰，

面黑而惨淡。水枯肾竭，色黑若烟煤。)在声为呻，(呻，伸也。肾气在下，声欲太息而伸出之。)在变动为栗，(肾中含阳，阳虚则寒。如老人阳衰，往往寒战也。)在窍为耳，(肾主脑髓，耳通于脑也。如肾虚则脑转而耳鸣。)在味为咸，(《书·洪范》云，水曰润下，润下作咸。咸，水之本味，如煎水则成盐。凡药如苁蓉等，皆入肾。)

此章论五脏气化之相属也。《本经》云：天地者，万物之上下也。万物吸天之气，食地之味，以生以长，人亦何独不然。此《本经》之言，所以每与天地相参也。若云天气通于鼻，地气通于嗌，风气通于肝，雷气通于心，谷气通于脾，雨气通于肾者，以譬气之入也，有摄收机能。云六经为川，肠胃为海，九窍为水注之气者，以譬气之出也，有排泄作用。盖借天地以证人，非泥天地以断生理也。然则人秉五行而成五脏，凡秉五行之气而生者，皆可以类相属。唐容川所谓"推其类，可尽天地之物；知所属，可明形气所归。"而病之原委，药之宜忌，从可识矣。

四、五脏主时

肝心肺肾各有主时，脾独无主。(五脏分主四时，则肝属东方而主春，心属南方而主夏，肺属西方而主秋，肾属北方而主冬。然时惟四而脏则五，故脾藏无所主也。)脾者土也，治中央，(土主蓄养万物，脾主化生气血，以灌溉四旁，故属之土而位居中央。)常以四时长四脏，各十八日寄治，不独主于时也。(四脏受脾灌溉，是脾为四脏之长也。故即于四季寄治十八日，即在辰戌丑未，四季月末十八日为脾之主时。)脾脏者，常着胃，土之精也。(脾附胃土，水谷之精微由脾脏之气运行也。)土者，生万物而法天地，故上下至头足不得主时也。(脾营周身，无异天地之生育万物。故上至头、下至足，经脉之循行莫不资生于脾，无所不周，虽欲主时不可得也。)

此章论脾不主时之原因也。土为万物之原，脾为脏腑之本。《本经》云：人无胃气曰逆，逆者死；脉无胃气亦死。胃气者，水谷之精而脾化之者也。故脏腑无脾，则索寞而萎，犹之草木无土，虽雨旸时若而不能生长。即土以喻脾，而脾之重要愈显，此《本经》之深意，亦李东垣之所重脾胃也。西医初不知脾为何用，即而发明脏液，称为甜肉

汁。日医乃造一"膵"字,或曰胰腺,是以遗却一脏。今考先医以膵与脾为同一作用,因重脾而忽膵。膵脏横亘肠胃中间。以其富于膵液,极助消化。此种膵液,无色无臭,透明而甜,大肠蠕动,全赖此液。然先医虽不知其作用,亦未遗其名。其名惟何,即所谓脾之大络也。因接近于脾,而遂以其功用附为脾之功用,此实先医之失。特较之西医知解剖而不知系统,因此知病状而不识治疗,则尤胜十倍焉。因述孤脏,而附志于此。俾知论膵之作用,中先于西;明膵之重要,西密于中,而医学自有进化之量也。

五、奇恒之腑

脑、髓、骨、脉、胆、女子胞,(脑为肾精所生,精足则入脊化髓,上循而为脑髓。在骨内,由脑散走诸骨而成,骨为髓所生。脉为血之道路,而统于心。胆藏苦汁,而附于肝。女子胞当大肠前,膀胱后,为血气交会化精成胎之所。)六者存于阴而象于地,存而不泻。(六者之所藏,皆阴精血液,而又似地之赖以生化,当密藏而不可虚泻者也。)名曰奇恒之腑,(非脏非腑,而实功侔脏腑,故称之为腑,而曰奇恒,言异于脏腑也。胆本属腑,而亦名奇恒者,以中藏精汁,不似别腑之输泻也。)胃、大肠、小肠、三焦、膀胱,(胆为奇恒,故六腑仅五。)五者受五脏浊气,泻而不藏,(五者皆为消化器、排泄器,传化糟粕,当输泻而不可留者也。)名曰传化之腑,(综其功能,惟传导化物,故即以传化名之。)五脏者,藏精气而不泻也,故满而不能实,(五脏但受水谷之精而藏之,以营养四肢百骸,故不可输泻。不泻则精气充足而满也。)六腑者传化物而不藏,故实而不满也,(六腑但受糟粕而传导,故不可藏蓄,藏蓄则浊气充斥而实矣。此概言脏腑之分别也。)

此章论脏腑之外,复有奇恒之腑也。六者虽藏精气,自立一腑,而内实与五脏相属,如脑、髓、骨、胞属之肾,脉属之心,胆属之肝。故有一呈衰弱之象,仍当求之于脏也。若夫胞宫,男女俱有之,在女子名子宫,在男子名精室;特女子之胞厚而大,中空可验,男子之胞扁薄而不易见耳。唐容川论之綦详,可以索玩。或曰奇者,寄也;恒者,徂也。奇与偶对,恒与暂对,与《本经》所称奇恒之病不同。奇恒之病,乃指奇异之病,

异于寻常。奇恒之腑,乃指无与为偶,环亘不变,则又一说也。

六、四海

人有四海,(海为聚水之所而流注江河,以譬人身髓、血、气与水谷之所聚所注也。)有髓海,(指脑言)有气海,(指膻中言)有血海,(指冲脉言)有水谷之海,(指胃言)脑为髓海,(肾藏精,精生髓,肾系贯脊,髓即由脊而上循入脑,由脑而散诸骨空。故《本经》云:髓海有余则轻劲多力,不足则脑转、耳鸣、胫酸、眩晕、懈怠安卧。是脑为髓之所聚也。)膻中为气海,(膻中即胸中也。胸藏大气,出于肺,循喉咙,不使外力压肺,得以鼓动而主周身之气。故《本经》云:气海有余者,气满胸中;不足,则气少不足以言。是膻中为气之所聚也。)冲脉为十二经之海,(胃化精微,上归于肺,奉心火之化则色赤为血;既化成血,则由冲脉导引而下行以入胞宫,既聚胞宫,则化精化血达于周身,渗灌溪谷。故《本经》云:血海有余则,常想其身大;不足,则常想其身小。是冲脉为血之聚也。)胃为水谷之海,(人受气于水谷,水谷入口,藏于胃,以养五脏气。故《本经》云:水谷之海有余则腹痛,不足则饥不受谷食。是胃为水谷之所聚也。)

此章论四海之所主也。《本经》云,膻中为心主之宫城,是指心胞络言。此气海,则又指肺而言。以膻为胸前大膈膜,包络与肺俱在胸中,俱可以膻中名也。至若《本经》有"胃为五脏六腑之海,冲亦为五脏六腑之海"之文,则胃与冲脉,皆为十二经之海,将何以辨之?故特分水谷之海与血海二者。水谷之海者,水谷盛贮于此,营卫由之而化生也;血海者,诸经赖之灌注,精血在此而蓄藏也。况《本经》又云:阳明者,五脏六腑之海,主润宗筋,宗筋主束骨而利机关也;冲脉者,经脉之海也,主渗灌溪谷,与阳明合于宗筋。阴阳总宗筋之会,会于气街,而阳明为之长。盖阳明为多血多气之海,故主润筋利关;冲脉为精血所聚之经,故主渗灌溪谷。二经并称,诚有非他经所可比也。

七、脏腑阴阳

夫生之本,本于阴阳,(凡人未生之前,男女媾精而成胎孕。既生之后,鼻息呼吸得天之阳以养气,饮食五味得地之阴以养血,是未生、既生皆赖

阴阳二气耳。）阴中有阴,阳中有阳,（阴阳二气变化无穷,阴中有阴阳,阳中复有阴阳,岐伯所谓可百可千也。）言人之阴阳,则外为阳,内为阴。（浑而论之:在外者皮肉筋骨皆属阳,在内者五脏六腑皆属阴,此以表里言。）言人身之阴阳,则背为阳,腹为阴,（分而论之:背像天覆,为阳,故督脉统之,而太阳经全司之;腹像地载,为阴,故任脉统之,而太阴经全司之。此以前后言。）言人身脏腑中阴阳,则脏者为阴,腑者为阳。（仅就脏腑论之:五脏主藏不泻,为阴;六腑主化而不藏,为阳。而此言内为阴,而阴中更有阴阳。）故背为阳,阳中之阳心也,阳中之阴肺也;（细就脏而论之:心、肺俱居膈上,连近于背,故为背之二阳脏。然心像门而阳光普照,则为阳中之阳;肺像天而玄不自明,则为阳中之阴。此申阳中有阴者如此。）腹为阴,阴中之阴肾也,阴中之阳肝也,阴中之至阴脾也。（肾、肝、脾居于膈下,连近于腹,故为腹之三阴脏。然肾属水而得阴气,则为阴中之阴;肝属木而得升气,则为阴中之阳;脾属土而体像地则为阴中之至阴。此申阴中有阳如此。）

此章论脏腑之有阴阳也。天地秉阴阳而化生五运六气,人身秉阴阳而生成五脏六腑。阴阳实为天地之本,人身之根也。广言之,凡内外可以阴阳言,左右亦可以阴阳言;脏腑可以阴阳言,气血亦可以阴阳言;背腹可以阴阳言,头足亦可以阴阳言。《内经》盖以阴阳二字,代表一切立于对待地位之事物者也。因五脏之分阴阳,于是治疗方面,可得一标准。大抵心为阳脏,故心脏本病偏于热,治宜苦寒;肺为阳中之阴脏,故肺脏本病,亦偏于热,治宜凉润,而有时宜辛;肾为阴脏,故肾脏本病偏于寒,治宜温化;肝为阴中之阳脏,故肝脏本病亦偏于寒,治宜温降,而有时宜清;若脾为阴中之阴脏,则其本病绝对偏于寒,而治宜辛温。惟遇外感六气,则仍以治外为主。然因其本性之不同,外邪久中,亦往往随之而化,是又不可不辨。今人每攻诋阴阳,不知阴阳实足区别万物之性。故徒知五脏之形,而不知五脏之性,不足与语医;徒知阴阳之名,而不知阴阳之用,更不足与语《内经》。试更浅《伤寒论》,仲景以三阳三阴为提纲亦然。外感先伤于太阳,全身之卫阳,行使外卫之职,起而抵抗,则发热恶寒;既而阳明,但热无寒;少阳寒热往来。是三阳在外,热病居多,故以发热恶寒属于阳。阳经不解,传入三阴,则太阴腹满自利,少阴蜷卧欲寐,厥阴气上厥逆。是三阴在内,寒证居多,故以无热恶寒属于阴。然则所谓三阳三阴经发病者,亦不过表其性而已,故能知脏腑十二经之性,推阐变化,思过半矣。

八、脏腑受气

食气入胃,散精于肝,淫气于筋。（谷入于胃,化生精微,助木气上达而散注于肝。肝行其属,而浸灌于筋。）食气入胃,浊气归心,淫精于脉,脉气流经。（精微助君火运行,而归布于心,心行其属而浸灌子脉,更由脉而流注于经。）气归于肺,肺朝百脉,输精于皮毛。（经脉流通必由于气,气主于肺,是谓百脉之朝会。肺行其属,则输布于皮毛。）毛脉合精,行气于腑。（肺主皮毛,心主血脉,心肺受精,则聚于腑。腑者气聚之腑,即气海也。）腑精神明,留于四脏,气归于权衡。（神明指变化言,谓气聚膻中,则出为呼吸,行于经隧,留之四脏,而若权衡之平矣。）饮入于胃,游溢精气,上输于脾,（水饮之精气则游溢而先布于脾。）脾气散精,上归于肺,（脾主地,而上升,则传散于肺）通调水道,下输膀胱,（肺主天,而下降。肺气运行则三焦利、水道通,而水精得下输膀胱。）水精四布,五经并行,（膀胱之水得阳化气而上腾四布,则五脏六腑皆以濡养。）

此章论脏腑受气之原委也。《本经》云:受谷者浊,受气者清。盖一主化血,一主化气,阴阳不同,输布各异,故分食入、饮入二途。兹考饮食消化之原理:人之于饮食,唇以摄收之,齿以咀嚼之,舌以转掉之,使之往复周回;然后咽入,过胃脘入胃,脾以磨之,肝以疏之,而后蒸化腐热;由胃之津门泄出水分,其汁由幽门传入小肠,《经》所谓小肠为受盛之官也;至小肠之阑门,又分泌津液,其水分皆由三焦传肾及膀胱,由溺孔而出;《经》所谓三焦为决渎之官也;是时谷已成糟粕,传入大肠,经所谓大肠传导之官也;至直肠则结为粪,肛门而出,此《内经》之说也。泊西人新理出,谓食物入口中,先由唾腺分泌唾液,通食道而入于胃中,又从胃壁分泌胃液,进至肠中,由膵臓分泌膵液,由肝脏分泌胆汁,由肠壁分泌肠液,由体内各部特别机能,消化食物。盖食物入口,第一经口内咀嚼,与唾液混合而咽下之;第二食物至胃,则胃液消化之；第三至肠，则胆液、膵液等溶解之；第四胃肠吸收滋养分，送入血管循环于全身；第五至肛门，则排泄渣滓，本文只言五脏受气而略消化作用，因特申述之。

九、精气津液血脉

两精相搏，合而成形，（两精谓阴阳之精。阳施阴受，而后孕育也。）常先身生是为精。（因精而成形，是精先身生也。）上焦开发，（上焦，胸中也。中藏宗气，亦名真气。）宣五谷味，（宣，布散也。）熏肤、充身、泽毛，若雾露之溉，是为气。（《本经》云：水受气于谷，谷入于胃，以传于肺，五脏六腑皆以受气。故肺气开发，则能熏于肤、充于身、泽于毛，若雾露之滋润而溉养也。）腠理发泄，汗出溱溱，是为津。（腠理者，肌肉之纹理，卫气所游行。汗，即津之泄。《本经》云：阳加于阴谓之汗。阴即指津。故热盛阴涸者，身壮热而无汗，津内竭也。）谷入气满，淖泽注于骨，（水谷之精气充足，则濡润骨骼。）骨属屈伸泄泽，补益脑髓，皮肤润泽，是谓液。（骨骼举动屈伸则经脉流行，而泄其泽，脑髓肢肤皆受灌溉。液即津之属，津为液之清者，液为津之浊者。）中焦受气取汁，变化而赤，是谓血。（胃中谷食，既化为汁，上奉于心经，心火鼓铸之力，由黄白而渐变为赤）壅遏营气，令无所避，是谓脉。（营指血言。血犹江河堤崩，则洪水泛溢，故必有以约束，使循环而无所避匿。脉即血管，《本经》所谓"脉者，血之腑也"。）

此章论精气、津液、血脉之所生也。数者俱为后天水谷之所化，营养灌溉，无时可脱，赖以奉生而周于性命者也。故精脱者耳聋；气脱者目不明；津脱者腠理开，汗大泄；液脱者骨属屈伸不利，脑髓消，胫酸，耳数鸣；血脱者色白，其脉空虚。不入死途，即为损门，可不宝哉。

又按：《内经》"精"字，有广义、狭义两种。如曰，人始生，先成精，精成而脑髓生；又曰两神相搏，合而成形，常先身生，是谓精；又，故生之来谓之精，精伤则骨酸痿厥，精时自下；又曰，无令精出——此皆狭义之精，即构成于睾丸之白色黏液也。如曰，营卫者精气也；又曰热者邪气也，汗者精气也；又曰五脏六腑之精气，皆上注于目；又曰精华日脱，邪气乃并——此皆广义之精，乃营养身躯之一切精华也。后人不明其义，于是见"冬藏于精，春不病温"，亦以为狭义之精，而不知与上文"冬不按蹻，春不病温"之义正同，遂至治疗多悖谬，不可不辨也。再《内经》曰：营卫者精气也，血者神气也，血之与气异名同类，故夺血者无汗，夺汗者无血，此则又为"津血同源说"之祖，盖亡血有吐、衄、便、溺四大证，亡津亦有呕、利、消、汗四大证。吐血出于贲门，与呕吐同；衄血名为红汗，与汗出同；便血出于魄门，与下利同；溺血出于胞中，与下消同——两相比较，性质均相类。况手阳明主津，足阳明主血，津血同经，本相连带。如霍乱吐泻不见血，然津液尽而血亦尽，故保津即所以保血，而养血即可以生津。后世遂有治病以存津液为急务之训，不知本自《内经》也。

第二章　《内经》解剖学

上海秦伯未著述　昆山陈中权校对

解剖学者，研究人体之构造，为医学之基础也。考《灵枢·经水篇》曰：夫八尺之士，皮肉在此，外可度量切循而得之，其死可解剖而视之。吾国解剖之言，始见于此。《汉书·王莽传》：莽诛翟义之党，使太医尚方与巧屠共刳剥之，量度五脏，以竹筵导其脉，知所终始，云可以治病。《文献通考》载"五脏存真图"，赵与时《宾退录》云：广西戮欧希范及其党，凡二日割五十有六腑，宜州推官灵简皆详视之，为图以传于世。晁公武《郡斋读书志》载"存真图"一卷。崇宁间，泗州刑贼于市，郡守李夷行遣医并画工往视。抉膜摘膏肓，曲折图之，尽得纤悉。校以古书，无少异者。张果《医说》云：无为军张济善用针，刘诀于异人，能亲解人而视其经络，则无不精。因岁饥疾，人相食。凡视百七十人，以行针，无不立验。《赤水玄珠》载何一阳说云：余先年精力时，以医从师南征，历剖贼腹，考验脏腑。心大长于豕心，而平顶不尖；大小肠与豕无异，惟小肠上多红花纹；膀胱是真腑之室，余皆如《难经》所云。

古人辨脏腑经络，取之实验如此，此吾国解剖学之滥觞也。兹收《内经》之解剖学摘录于后，其间最精者为十二正经及奇经八脉，盖为吾人临床之指南，实非西医所能知其妙用，愿熟玩之。

一、十二经

肺手太阴之脉，起于中焦，（十二经脉所属，肺为手太阴经也。中焦当胃中脘，在脐上四寸之分。手之三阴，从脏走手，故手太阴脉发于此。后凡手三阴经，皆自内而出也。）下络大肠，（络，联系也。当任脉水分穴之分，肺脉络于大肠，以肺与大肠为表里也。）还循胃口，（还，复也。循，巡环也。）上膈属肺，（人有膈膜，居心肺之下，前齐鸠尾，后齐十一椎，周遭相着，所以遮隔浊气，不使上熏心肺也。）从肺系横出腋下，（肺系，喉咙也。喉以通气，下连于肺。膊之下，胁之上曰腋。腋下，即中府之旁。）下循臑、天府，（膊之内侧，上至腋，下至肘，嫩软白肉曰臑；天府，侠白之次也。）行少阴、心主之前，（少阴，心经也。心主，手厥阴经也。手之三阴，太阴在前，厥阴在中，少阴在后也。）下肘中，循臂内，（膊臂之交曰肘中，穴名尺泽。肘以下为臂内，内侧也。行孔最、列缺、经渠之次。）上骨下廉，入寸口，（骨，掌后高骨也。下廉，骨下侧也。寸口，关前动脉也，即太渊穴处。）上鱼，循鱼际，（手腕之前，大指本节之间，其肥肉隆起形如鱼者，统谓之鱼。寸口之前，鱼之后，曰鱼际穴。）出大指之端；（端，指尖也，即少商穴。本经止于此。）其支者，从腕后直出次指内廉出其端。（支者，如木之有枝，此以正经之外而复有旁通之络也。臂掌之交曰腕，此本经别络，从腕后上侧列缺穴直出次指之端，交商阳穴而接乎手阳明经也。）

大肠手阳明之脉，起于大指次指之端，（大指次指，即食指之端也，穴名商阳。手之三阳，从手走头，故手阳明脉发于此。凡后手三阳经皆然。）循指上廉，出合谷两骨之间，（上廉，上侧也。凡经脉阳行于外，阴行于内，后诸经皆同。循指上廉，二间、三间也。合谷，穴名。两骨，即大指次指后岐骨间也，俗名虎口。）上入两筋之中，（腕中上侧两筋陷中，阳溪穴也。）循臂上廉，入肘外廉，（循阳

溪等穴以上曲池也。）上臑外前廉，上肩出髃骨之前廉，（上臑，行肘髎、五里、臂臑也。肩端骨罅为髃骨，以上肩髃巨骨也。）上出于柱骨之会上，（肩背之上，颈项之根，为天柱骨。六阳皆会于督脉之大椎，是为会上。）下入缺盆络肺，下膈属大肠。（自大椎而前，入足阳明之缺盆，络于肺中，复下膈，当脐旁天枢之分属于大肠，与肺相为表里也。）其支者，从缺盆上颈贯颊，入下齿中，（头茎为颈。耳下曲处为颊。颈中之穴，天鼎、扶突也。）还出挟口交人中，左之右，右之左，上挟鼻孔。（人中，即督脉之水沟穴。由人中而左右互交、上挟鼻孔者，自禾髎以交于迎香穴也。本经止于此，乃自山根交承泣穴而接乎足阳明经也。）

胃足阳明之脉，起于鼻之交頞中，（頞，鼻茎也，亦曰山根。交頞，其脉左右互交也。足之三阳，从头走足，故足阳明脉发于此。凡后足三阳经皆然也。）旁纳太阳之脉，（纳，入也。足太阳起于目内眦睛明穴，与頞相近，阳明由此下行，故入之也。）下循鼻外，入上齿中，（鼻外，即承泣、四白、巨髎之分。）还出挟口环唇，下交承浆，（承浆，任脉穴。）却循颐后下廉，出大迎，（腮下为颔。颔中为颐。由地仓以下大迎也。）循颊车，上耳前，过客主人，循发际，至额颅；（颊车，本经穴，在耳下。上耳前，下关也。客主人，足少阳经穴，在耳前。循发际以上头维，至额颅，会于督脉之神庭。额颅，发际前也。）其支者，从大迎前下人迎，循喉咙，入缺盆，下膈属胃，络脾；（人迎、缺盆，俱本经穴。）其直者，从缺盆下乳内廉，（直者，直下而外行也。从缺盆下行气户等穴，以至乳中、乳根也。）下挟脐，（天枢等穴也。）入气街中。（自外陵等穴下入气街，即气冲也，在毛际两旁，鼠蹊上一寸。）其支者，起于胃口，下循腹里，下至气街中而合，（循腹里，过足少阴肓俞之外，此即上文支者之脉，由胃下行，而与直者复合于气街之中也。）以下髀关，抵伏兔，下膝髌中，下循胫外廉，下足跗，入中趾内间。（髀，股也。抵，至也。髀关、伏兔，皆膝上穴名。自此由阴市诸穴以下。膝盖曰髌。骨曰胫。足面曰跗。此三者，即犊鼻、巨虚、冲阳等穴之次。乃循内庭入中趾内间而出厉兑，本经止于此。）其支者，下廉三寸而别下，入中趾外间；其支者，别跗上，入大趾间，出其端。（廉，上廉也。下廉三寸，即丰隆穴。是为阳明别络，故下入中趾外间。又其支者，

自跗上冲阳穴次,别行入大趾间,斜出足厥阴行间之次,循大趾出其端,而接乎足太阴经也。)

脾足太阴之脉,起于大趾之端,(起于足大趾端隐白穴。足之三阴,从足走腹,故足太阴脉发于此。凡后足三阴经皆然。)循趾内侧白肉际,过核骨后,上内踝前廉,(循趾内侧白肉际,行大都、太白等穴。核骨,即大趾本节后内侧圆骨也。)上踹内,循胫骨后,交出厥阴之前,(踹,足肚也,亦名腓肠。本经自漏谷上行,交出厥阴之前,即地机、阴陵泉也。)上膝股内前廉,(股,大腿也,一曰髀内为股。当血海、箕门之次。)入腹属脾络胃,(自冲门穴入腹内行也。)上膈挟咽,连舌本,散舌下。其支者,复从胃别上膈,注心中。(足太阴外行者,由腹之四行,上府舍、腹结等穴,散于胸中,而止于大包。其内行而支者,自胃脘别上膈,注心中,而接乎手少阴经也。)

心手少阴之脉,起于心中,出属心系,下膈络小肠。其支者,从心系上挟咽,系目系。其直者,复从心系却上肺,下出腋下,(此自前心系复上肺,由足少阳渊腋之次出腋下,上行极泉穴,手少阴经行于外者始此。)下循臑内后廉,行太阴、心主之后,(臑内,青灵穴也。手之三阴,少阴居太阴、厥阴之后。)下肘内,循臂内后廉,(少海、灵道等穴也。)抵掌后锐骨之端,(手腕下踝为锐骨,神门穴也。)入掌内后廉,循小指之内出其端。(少府、少冲也。手少阴经止于此,乃交小指外侧,而接乎手太阳经也。)

小肠手太阳之脉,起于小指之端,(小指外侧端少泽穴。)循手外侧,上腕,出踝中,(前谷、后溪、腕骨等穴也。)直上循臂骨下廉,出肘内侧两筋之间,(循臂骨下廉阳谷等穴,出肘内侧两骨尖陷中,小海穴也。此处捺之,应于小指之上。)上循臑外后廉,出肩解,绕肩胛,交肩上,(肩后骨缝曰肩解,即肩贞穴也。肩胛,臑俞、天宗等交也。肩上,秉风、曲垣等穴也。左右交于两肩之上,会于督脉之大椎。)入缺盆络心,循咽下膈,抵胃属小肠,其支者,从缺盆循颈上颊,至目锐眦,却入耳中。(其支行于外者,出缺盆,循颈中之天窗,上颊后之天容,由颧髎以入耳中听官穴也,本经止于此。)其支者,别颊上𬇙抵鼻,(目下为𬇙)至目内眦,斜络于颧。(下颧髎穴,本经自此交目内眦,而接乎足太阳经也。)

膀胱足太阳之脉,起于目内眦,(即睛明穴)上额交巅。(由攒竹上额,历曲差、五处等穴,自络却穴左右斜行,而交于项巅之百会。)其支者,从巅至耳上角。(至耳上角,过足少阳之曲鬓、率谷、天冲、浮白、窍阴、完骨,故此六穴者皆为足太阳、少阳之会。)其直者,从巅入络脑,(自百会行通天、络却、玉枕,入络于脑中。)还出别下项,循肩膊内,挟脊,抵腰中,(自脑复出别下项,由天柱而下会于督脉之大椎、陶道,却循肩膊内分作四行而下。此节言内两行者,挟脊两旁,各相去一寸半,自大杼行风门及脏腑诸腧而抵腰中。)入循膂,络肾,属膀胱。(挟脊两旁之肉曰膂。)其支者,从腰中下挟脊贯臀,入腘中。(从腰中循髋骨下挟脊,历四髎穴,贯臀之会阳,下行承扶、殷门、浮郄、委阳,入腘之委中。腘,膝后曲处也。)其支者,从髆内左右别下贯胛,挟脊内,(此支言肩髆内、大杼下行两行也。左右贯胛,去脊各三寸,挟脊下行,由秩边而过髀枢也。)过髀枢,循髀外,从后廉下合腘中,(过髀枢,会于足少阳之环跳,循髀外后廉,去承扶一寸五分之间下行,复与前之入腘中者相合。)以下贯踹内,出外踝之后,(贯踹内者,由合阳以下承筋、承山等穴也。出外踝之后,昆仑、仆参等穴也。)循京骨,至小趾外侧。(小趾本节后大骨曰京骨,小趾外侧端为至阴穴,本经终止此。乃交于小趾之下,而接乎足少阴经也。)

肾足少阴之脉,起于小趾之下,邪走足心,(足心涌泉穴也。)出于然谷之下,循内踝之后,别入跟中,(即太溪、大钟等穴。)以上踹内,出腘内廉,(自复溜、交信,过足太阴之三阴交,以上踹内之筑宾,出腘内廉之阴谷。)上股内后廉,(结于督脉之长强。)贯脊,属肾络膀胱,其直者,从肾上贯肝膈,入肺中,循喉咙,挟舌本。其支者从肺出,络心,注胸中。(支者,自神藏之际从肺络心,注胸中以上俞腑诸穴,本经止于此,而接乎手厥阴经也。)

心主手厥阴心包络之脉,起于胸中,出属心包络,下膈,历络三焦。其支者,循胸出胁,下腋三寸,(腋下三寸,天池也。)上抵腋,下循臑内,行太阴少阴之间,入肘中,(曲泽穴)下臂行两筋之间,(郄门、间使、内关、大陵等穴也。)入掌中,(劳宫也)循中指出其端。(中冲穴也,本经止于此。)其支者,别掌中,循小指次指出其端。(接乎手少阳经也。)

三焦手少阳之脉，起于大指、次指之端，（关冲穴也。）上出两趾之间，（即大指、次指间液门、中渚穴也。）循手表腕，（阳池也）出臂外两骨间，（外关、支沟等穴）上贯肘，循臑外上眉，而交出足少阳之后，入缺盆，布膻中，散络心包，下膈，循属三焦。其支者从膻中，上出缺盆，上项，系耳后，直上，出耳上角，以屈下颊至𬱟。（出缺盆，循天髎，上顶，会于督脉之大椎；循天牖，系耳后之翳风、瘛脉、颅息，出耳上角之角孙，过足少阳之悬厘、颔厌，下行耳颊至𬱟，会于手太阳颧髎之分。）其支者从耳后（翳风穴）入耳中，（过手太阳之听宫），出走耳前，过客主人前，交颊，至目锐眦，（交颊，循禾髎，上丝竹空，至目锐眦，会于瞳子髎，本经止于此，而接乎足少阳经也。）

胆足少阳之脉，起于目锐眦，（瞳子髎穴也）上抵头角，下耳后，（自头角，循颔厌，下悬颅、悬厘，从耳上发际入曲鬓、率谷，历手少阳之角孙，外折下耳后，行天冲、浮白、窍阴、完骨等穴。）循颈，行手少阳之前，至肩上，却交出手少阳之后，入缺盆。其支者从耳后，入耳中，出走耳前，至目锐眦后。（从耳后，循颞颥间，过手少阳之翳风，入耳中，过手太阳之听宫，出走耳前，复自听会至目锐眦后瞳子髎穴之分也。）其支者别锐眦，下大迎，合于手少阳，抵于𬱟，下加颊车，下颈，合缺盆，以下胸中，贯膈络肝属胆。循胁里，出气街，绕毛际，横入髀厌中。（由胁里足厥阴之章门，下行出足阳明之气街，绕毛际，合于足厥阴，以横入髀厌中之环跳穴也。）其直者从缺盆下腋，（循胸过季胁，循胸历渊腋、辄筋、日月，过季胁循京门、带脉等穴也。）下合髀厌中，以下循髀阳出膝外廉，下行辅骨之前，（辅骨，膝下两旁高骨也。此循中渎、阳关、阳陵泉、阳交等。）直下抵绝骨之端，（外踝上骨际曰绝骨，其端阳辅穴也。）下出外踝之前，循足跗上，入小趾、次趾之间。（窍阴穴也。本经止于此。）其支者别跗上，入大趾之间，循大趾歧骨内出其端，还贯爪甲，出毛，（大趾爪甲后三节间为毛，而接乎足厥阴经）

肝足厥阴之脉，起于大指丛毛之际，（大敦穴也）下循足跗上廉，（行间、太冲也）去内踝一寸，（中封也）上踝八寸，交出太阴之后，上腘内廉，（至膝关、曲泉也）循股阴，（阴包、五里等穴）入毛中，过阴器，（左右相交环绕阴器，而会于任脉之曲骨。）抵小腹。（会于任脉之中极、关元。）挟胃属肝络胆，上贯膈，布胁肋。其支者，从目系下颊里，环唇内。其支者复从肝，别贯膈，上注肺。（至此，复交手太阴经，终而复始焉。）

此章论十二经之起止及所过也。十二经脉究属何物，殊无定论。或谓即是血管，其所以动而应手者。凡发血之管，皆与心房之鼓搏相呼应。鼓搏一动，即发血管中血液，运行一步。全身发血之管，本无一处不动，特深藏在肌肉之里者，扪之不觉其搏跃。必发血之管，浅在肌腠间者，乃按之即动，显而易辨。诸经脉俞穴，多有动脉应手者，皆其发血管之浅在皮里者耳，两手腕寸关尺部，即其处。特其发血之管，源出于心之左下房，分枝以遍布内外，渐分渐细，至于微丝血管；又自微丝血管回行血液，渐渐并合以成回血管，总汇入肺，复归于心，是为血行之大循环。西学家言，确乎有据。则中医向谓十二经脉自为周环者，必非血液循行之真相。且即以古说证之，十二经信即血管，则又有奇经八脉，宁非血管。果尔十二经自为灌注，则八脉中之血液，又何自而来、何道而去？平心论之，实难自圆其说。惟诸经脉之循行部位，按之病情病理，合于脏腑气化，确多佐证之处，不容废弃，特不可拘泥大过，等于胶柱鼓瑟耳。

兹试以实验证之：凡手太阴脉发病，恒见肺胀满，膨膨而喘咳，缺盆中肿痛；甚则交两手而瞀，臑内臂前廉痛厥，掌中热。手阳明脉发病，恒见齿痛、颈肿，目黄口干，鼽衄，喉痹，肩前臑痛，大指、次指痛不用。足阳明脉发病，恒见狂疟温淫，汗出，鼽衄，口喎，唇胗颈肿，喉痹；大腹水肿，膝髌痛肿，循膺乳、气街、股伏兔、骭外廉、足跗上皆痛，中趾不用。足太阴脉发病，恒见舌本强，胃脘痛，体不能动摇，食不下，烦心，心下急痛，股膝内肿厥，足大趾不用。手少阴脉发病，恒见嗌干，心痛，胁痛，臑臂内后廉痛厥，掌中热痛。手太阳脉发病，恒见嗌痛，颔肿，不可以顾，肩似拔，臑似折，肘臂外后廉痛。足太阳脉发病，恒见冲头痛，目似脱，项如拔，脊痛，腰似折，髀不可以曲，腘如结，腨如裂，小趾不用。足少阴脉发病，恒见口热、舌干、咽肿，烦心心痛，脊股内后廉痛痿厥，足下热而痛。手厥阴脉发病，恒见手心热，肘臂挛急腋肿，胸胁支满。手少阳脉发病，恒见耳聋嗌肿喉痹，目锐眦痛，颊肿，耳后、肩臑、肘臂外皆痛，小指、次指不用。足少阳脉发病,恒见头痛颔痛,目锐眦痛,缺盆中肿痛,胁下肿,马刀挟瘿,胸胁肋、髀膝外至胫绝骨外踝前及诸节皆痛。足厥阴脉发病,恒见腰痛不可以俯仰,嗌干,胸满,狐疝,遗溺、闭癃。以上十二经见症,盖皆鉴鉴可据者也。总之治病犹治贼,必先识贼之所在,斯不劳而获。倘贼在此界,而反于彼境捕之,则彼境无辜之民,徒增扰乱;而此界真贼,且不治而日炽。十二经脉所经之处,即十二经所辖,无异省治之分界也,如某处痛、某处痒、某处热肿、某处寒慄,即可知何经受病,又宁有误治之虑哉!故十二经实为大小内外诸科一刻不可离之法也。

二、奇经

任脉者,起于中极之下,以上毛际,循腹里,上关元,至咽喉,上颐,循面入目。(中极,任脉穴名,在曲骨上一寸。中极之下,即胞宫之所。任、冲、督脉皆起于胞宫,而出于会阴之间。任由会阴而入于腹,督由会阴而行于背,冲由会阴出并少阴而散于胸中。故此自毛际行腹里关元,上至咽喉面目者,皆任脉之道也。)冲脉者,起于气街,并少阴之经,挟脐行,至胸中而散。(起,言外脉之所起,非发源之谓也。气街,即气冲,足阳明经穴,在毛际两旁。冲脉起于气街,并足少阴之经,会于横骨、大赫等十一穴,挟脐上行至胸中而散,此冲脉之前行者也。然少阴之脉上股内后廉,贯脊属肾,冲脉亦入脊内为伏冲之脉,然则冲脉之后行者,当亦并少阴无疑也。)督脉者,起于少腹以下骨中央,女子入系廷孔。(少腹,胞宫之所居。骨中央,横骨下近外之中央也。廷,正也,直也。廷孔,言正中之直孔,即溺孔也。)其孔,溺孔之端也。(此释廷孔即溺孔之义。女人溺孔,在前阴中横骨之下。孔之上际谓之端,乃督脉外起之所。此虽以女子为言,然男子溺孔亦在横骨下中央,第为宗筋所函,故不见耳。)其络,循阴器,合篡间,绕篡后,(督脉别络,自溺孔之端,循阴器分行向后,复合于篡间,乃又自篡间分而为二,绕行于篡之后。篡,交篡之义,谓两便争行之所,即前后二阴之间也。)别绕臀,至少阴,与巨阳中络者,合少阴上股内后廉,贯脊属肾,(足少阴之脉,上股内后廉。足太阳之脉,外行者过髀枢,中行者挟脊贯臀。故此督脉之别络,自篡后绕臀,至股内后廉少阴之分,与巨阳

中络者,合少阴之脉并行,而贯脊属肾也。)与太阳起于目内眦,上额交巅上,入络脑,还出别下项,循肩膊内,挟脊抵腰中,入循膂络肾。(此亦督脉之别络,并足太阳之经上头下项,挟脊抵腰中,复络于肾。若其直行者,自尻上循脊里上头,由鼻而至于人中也。)其男子循茎下至篡,与女子等。(茎,阴茎也。)其少腹直上者,贯齐中央,上贯心,入喉上颐环唇,上系两目之下中央。(按此自少腹直上者,皆任脉之道,而本节列为督脉。五音五味篇曰:任脉波脉皆起于胞中,上循背里为经络之海。然则前亦督也,后亦任也。故启玄子引古经云:任脉循背谓之督脉,自少腹直上者谓之任脉,亦谓之督脉。由此言之,则是以背腹分阴阳而言任督,若三脉者,则名虽异而体则一耳,故曰任脉波脉督脉,一源而三歧也。)

跷脉者,少阴之别,起于然骨之后,(少阴之别,足少阴肾经之别络也;然骨之后,照海也,足少阴穴,即阴跷之所生。)上内踝之上,直上循阴股,入阴,上循胸里,入缺盆,上出人迎之前,入頄,属目内眦,合于太阳阳跷而上行。(跷脉自内踝直上阴股,入阴,循胸里者,皆并足少阴而上行也;然足少阴之直者,循喉咙而挟舌本,此则入缺盆,上出人迎之前,入頄,属目眦内,以合于足太阳之阳跷,是跷脉有阴阳之异也。)

此章论奇经之起止及所过也。督、任、冲脉皆发源于下,如木之有本、水之有源。故督脉起于少腹以下之骨中央,所谓骨中央者,即在腰下髋髀大骨之中间,即两阴之内部。此间前有横骨,后有尾骶骨,左右有髋髀大骨,四周皆骨,其形几如井栏,故曰骨中央。其正经隧之直行者,向后而循脊直上,循前阴而合篡间,以绕过篡后,乃贯脊而上,经达巅顶。又环过前囟而循鼻柱下行,以至上唇正中之水沟穴,又行于唇内上齿龈缝中之龈交穴而终。《经》称,合少阴上股内后廉者,乃其支络也。任脉由会阴上毛际循复直上,至下唇之承浆穴而终。《难经》《甲乙经》更谓"上颐,循面入目",亦其支络也。冲脉之起,与任、督同出一源,故《甲乙经》有"冲脉、任脉皆起于胞中"之语。《经》谓起于气冲者,以气冲之穴,本与足少阴之横骨穴甚近,且以"冲"之一字,而连类及之耳。带脉围身周,后当十四椎,前垂至胞中,总束诸脉使不妄行,如人之束带者然,故名曰带。究带脉之所从出,则贯肾

系,是带当属肾。女子系胞,全赖带脉主之,盖以其根结于命门也,环腰贯脊,居身之中停,又当属之于脾,故脾病而女子带下,观妇女带下,为大要症,而治以肾着汤。以脾为主,可以知矣。阳维起于诸阳之会,由外踝足太阳经之金门穴而上行于卫分。阴维起于诸阴之会,由内踝之足少阴经之筑宾而上行于营分。阳跷为太阳之别,起于申脉穴,循外踝上行入风池。阴跷少阴之别,起于照海穴,循内踝上行至咽喉。此四脉,实与六阴六阳经脉相通。惟六阴六阳,各行其部分,而统摄其大纲者,则赖此四脉——阳维统其表,阴维统其里,阳跷统其背,阴跷统其正。故阳维、阳跷其始也,由太阳经而起;其卒也,阳跷上入风池,阳维与督脉会于风府、哑门,是此二脉亦督脉之亚也。阴维、阴跷其始也,由少阴经而起;其卒也,阴跷上行至咽喉,贯冲脉,阴维上至天突廉泉交任脉,是此脉亦冲任之亚也。故跷维四脉,归于奇经之列,而不为十二经所拘也。至奇脉之发病,惟《难经》独详。《难经》曰,督之为病,脊强而厥;任之为病,其内苦结,男子七疝,女子瘕聚;冲之为病,逆气而里急;带之为病,腹满,腰溶溶若坐水中;阴跷为病,阳缓而阴急;阳跷为病,阴缓而阳结;阳维为病苦寒热,阴维为病苦心痛。殊足补《内经》所阙略也。

三、脉度

手之六阳,从手至头,长五尺,五六三丈。(手太阳起小指少泽,至头之听宫。手阳明起次指商阳,至头之迎香。手少阳起四指关冲,至头之丝竹空。六经各长五尺,五六共长三丈。)手之六阴,从手至胸中,三尺五寸,三六一丈八尺,五六三尺,合二丈一尺。(手太阴起大指少商,至胸中中府。手少阴起小指少冲,至胸中极泉。手厥阴起中指中冲,至胸中天池。各长三尺五寸,六阴经共长二丈一尺。)足之六阳,从足上至头,八尺,六八四丈八尺。(足太阳起小趾至阴,至头之睛明。足阳明起次趾厉兑,至头之头维。足少阳起四趾窍阴,至头之瞳子髎。各长八尺,六八共长四丈八尺。)足之六阴,从足至胸中,六尺五寸,六六三丈六尺,五六三尺,合三丈九尺。(足太阴起大趾隐白,至胸中大包。足少阴起足心涌泉,至胸中俞府。足厥阴起大趾大敦,至胸中期门。各长六尺五寸,六阴经共长三丈九尺。)跷脉从足至目,七尺五寸,二七一丈四尺,二五一尺,合一丈五尺。(跷脉者,足少阴太阳之别,从足至目内,各长七尺五寸,左右共长一丈五尺。)督脉任脉各四尺五寸,二四八尺,二五一尺,合九尺。(督行于背,任行于腹,各长四尺五寸,共长九尺。)凡都合一十六丈二尺,此气之大经隧也。(右连前共二十八脉,通长一十六丈二尺,此周身经隧之总数也。)

此章论经络之长度也。《本经》云,营行脉中,五十度而大会,欲知营之远行,盖不可不明经络之尺寸也。《难经》曰,人一呼脉行三寸,一吸脉行三寸,呼吸定息,脉行六寸;人一日一夜,凡一万三千五百息,脉行五十度周于身。漏水下百刻。释之者曰:水下一刻,计一百三十五息,脉行八丈二尺,二刻计百七十息,脉行十六丈二尺,为一周。自寅时注肺初行,一时呼吸气计一千一百二十五息,脉行一百四十四丈;以次相传,至丑时一万三千五百息,脉行八百十丈已毕,凡五十周。于是有"肺寅大卯胃辰宫,脾巳心午小未中,膀申肾酉心包戌,亥三子胆丑肝通"之语。然按之实际,手三阴脉长三尺五寸,足三阳脉长八尺,长短大相悬绝,安得以十二经平均配十二时?且彼以寅卯一刻为始,而经脉连行之度,起于肺经,亦以寅初一刻为纪,故云水下一刻。而水下一刻之中,气脉凡半周于身,焉有大肠属卯,胃属辰宫等次,而况更有奇经混入其间乎?此《内经》之文不误,而后人强辩以失其旨者也。至跷脉分会阳而识言一者,则男子数其阳,女子数其阴也。正经十二而云二十四者,则每经左右各一也。维脉、带脉不与其数者,则此专论营气所容行之大隧也。若街脉为十二经之干脉,其数已分列于三会三阳中矣。要其大旨,以十二经循环一周,为人身脉道之终始。而以任督绾其腹背,以跷脉充其两旁。凡上下前后左右,无乎不到焉。

四、别络

手太阴之别,名曰列缺,起于腕上分间,并太阴之经,直入掌中,散入于鱼际。(此下即十五络穴也。不曰络而曰别者,以本经由此穴而别走邻经也。手太阴之络名列缺,在腕后一寸五分,上侧分肉间,太阴自此别走阳明者。其太阴本经之脉,由此直入掌中,散于鱼际也。人或有寸关尺三部脉不见,自列缺至阳溪见者,俗谓之反关脉,此经脉虚而络脉满,《千金翼》谓阳脉逆,反大于气口三倍者是也。)其病实,则手锐掌热;虚则欠㰦,小便遗数。取之去腕半寸,别走阳明也。(掌后高骨为手锐骨。实为邪热有余,故手锐掌热。欠㰦,张口伸腰也。虚因肺气不足,故为欠㰦及小便遗而且数。《通俗文》曰:体倦则伸,志倦则㰦也。治此者取列缺,谓实可泻之,虚可补之。后诸经皆准此。半寸,当作寸半。此太阴之络别走阳明,而阳明之络曰偏历,亦入太阴,以其相为表里,故互为注络以相通也。他经皆然。)

手少阴之别,名曰通里,去腕寸半,别而上行,循经入于心中,系舌本,属目系。其实则支膈,虚则不能言。取之掌后一寸,别走太阳也。(手少阴之络,名通里。在腕后一寸陷中,别走手太阳者也。此经入心下膈,故邪实则支膈,谓膈间若有所支而不畅也。其支者上系舌本,故虚则不能言,当取通里,或补或泻以治之也。)

手心主之别,名曰内关,去腕二寸,出于两筋之间,循经以上系于心包,络心系。实则心痛。虚则为头强,取之两筋间也。(手厥阴之络名内关,在掌后去腕二寸两筋间,别走手少阳者也。此经系心包,络心系,又去耳后,合少阳完骨之下。故邪实则心痛,虚则头强不利也。皆取内关以治之。)

手太阳之别,名曰支正,上腕五寸,内注少阴;其别者上走肘,络肩。实则节弛肘废,虚则生疣,小者如指痂疥,取之所别也。(手太阳之络名支正,在腕后五寸,走臂内侧,注手少阴者也。此经走肘络肩,故邪实则脉络壅滞而节施肘废,正虚则血气不行,大则为疣,小则为指间痂疥之类。取之所别,即支正也。)

手阳明之别,名曰偏历,去腕三寸,别入太阴;其别者,上循臂,乘肩髃,上曲颊偏齿;其别者,入耳合于宗脉。实则龋聋,虚则齿寒痹隔,取之所别也。(手阳明之络名偏历,在腕后三寸上侧间,别走手太阴者也。按本经筋脉皆无入耳上目之文,惟此别络有之。宗脉者,脉聚于耳目之间者也。龋,齿蠹病也。此经上曲颊偏齿入耳,络肺下膈,故实则为齿龋耳聋,虚则为齿寒内痹而隔。治此者,当取所别之偏历。)

手少阳之别,名曰外关,去腕二寸,外绕臂,注胸中,合心主。病实则肘挛,虚则不收,取之所别

也。(手少阳之络名外关,在腕后二寸两筋间,别走手厥阴心主者也。此经绕臂,故为肘挛及不收之病。治此者,当取所别之外关。)

足太阳之别,名曰飞阳,去踝七寸,别走少阴。实则鼽窒头背痛,虚则鼽衄,取之所别也。(足太阳之络名飞阳,在足外踝上七寸,别走足少阴者也。此经起于目内眦,络脑行头背,故其为病如此。治此者,当取所别之飞阳。)

足少阳之别,名曰光明,去踝五寸,别走厥阴,下络足跗。实则厥,虚则痿躄,坐不能起,取之所别也。(足少阳之络名光明,在外踝上五寸,别走足厥阴者也。此经下络足跗,故为厥为痿躄。治此者,当取所别之光明。)

足阳明之别,名曰丰隆,去踝八寸,别走太阴;其别者,循胫骨外廉,上络头项,合诸经之气,下络喉嗌。其病气逆则喉痹瘁喑,实则狂巅,虚则足不收胫枯,取之所别也。(足阳明之络名丰隆,在外踝上八寸,别走足太阴者也。此经循喉咙入缺盆,胃为五脏六腑之海,而喉嗌缺盆为诸经之孔道,故合诸经之气下络喉嗌而为病如此。治之者,当取所别之丰隆也。)

足太阴之别,名曰公孙,去本节之后一寸,别走阳明;其别者,入络肠胃。厥气上逆则霍乱,实则肠中切痛,虚则鼓胀,取之所别也。(足太阴之络名公孙,在足大趾本节后一寸,别走足阳明者也。厥气者,脾气失调而或寒或热,皆为厥气。逆而上行则为霍乱。本经入腹属脾络胃,故其所病如此。治此者,当取所别之公孙也。)

足少阴之别,名曰大钟,当踝后绕跟,别走太阳;其别者,并经上走于心包,下外贯腰脊。其病气逆则烦闷,实则闭癃,虚则腰痛,取之所别也。(足少阴之络名大钟,在足跟后骨上两筋间,别走足太阳者也。前十二经脉言本经从肺出络心,此言上走心包,下外贯腰脊,故其为病如此。而治此者,当取所别之大钟也。)

足厥阴之别,名曰蠡沟,去内踝五寸,别走少阳;其别者,循胫上睾,结于茎。其病气逆则睾肿卒疝,实则挺长,虚则暴痒,取之所别也。(足厥阴之络名蠡沟,在足内踝上五寸,别走足少阳者也。本经络阴器,上睾结于茎,故其所病如此。而治此者,当取所别之蠡沟。)

任脉之别,名曰尾翳,下鸠尾,散于腹。实则

腹皮痛,虚则痒搔,取之所别也。(尾翳,误也,任脉之络名屏翳,即会阴穴,在大便前、小便后、两阴之间,任、督、冲三脉所起之处。此经由鸠尾下行散于腹,故其为病若此。而治之者,当取所别之会阴。)

督脉之别,名曰长强,挟膂上项,散头上,下当肩胛左右,别走太阳,入贯膂。实则脊强,虚则头重高摇之,挟脊之有过者,取之所别也。(督脉之络名长强,在尾骶骨端,别走任脉足少阴者也。此经上头项走肩背,故其所病如此。头重高摇之,谓力弱不胜而颤掉也。治此者,当取所别之长强。)

脾之大络,名曰大包,出渊腋下三寸,布胸胁。实则身尽痛,虚则百节尽皆纵,此脉若罗络之血者,皆取之脾之大络脉也。(脾之大络名大包,在渊腋下三寸,布胸胁,出九肋间,总统阴阳诸络,由脾灌溉五脏者也,故其为病如此。罗络之血者,言此大络包罗诸络之血,故皆取脾之大络以去之。大络,即大包也。)

凡此十五络者,实则必见,虚则必下,视之不见,求之上下,入经不同,络脉异所别也。(十二经共十二络,而外有任督之络,及脾之大络,是为十五络也。凡人之十二经脉,伏行分肉之间,深不可见;其脉之浮而可见者,皆络脉也。然又必邪气盛者脉乃壅盛,故实则必见;正气虚者,脉乃陷下,而视之不见矣。故当求上下诸穴,以相印证而察之,何也?盖以人经有肥瘦长短之不同,络脉亦异其所别,故不可执一而求也。)

此章论十二经外又有十五别脉也。别脉者络也,经脉犹如江河之径道,络脉则如江河之支流。二者似同实异,兹为辨析如下:就表里言,经其里,络其表,此异者一;就横直言,者者经,横者络,此异者二;经脉十二,皆伏于分肉之内,深而不见,络脉则浮而常见,此异者三;经脉之行,必由溪谷大节之间,络之行不经大节,而惟于经脉不到之处出入联络,以为流通之用,其异者四;经脉所不到之处曰绝道,而诸络必行绝道而出入,以联络经脉,此经脉所以有资于络。络有大小,小曰小络,大曰大络,有出有入,孙络有见于皮肤,故其会皆见于外,此异者五。经脉之与络,其异者,正其互为功用也。经有十二,络有十五,凡二十七气,相随上下。苟昧乎此,则不知正气流行之道路,遑论病机出入耶?

五、十二经筋

足太阳之筋,起于足小趾,上结于踝,邪上结于膝,(足太阳之筋,起于足小趾爪甲之侧,即足太阳经脉所止之处,至阴穴次也。循足跗外侧,上结于外踝昆仑之分,乃邪上跗阳,而结于膝腘之分。结,聚也。)其下循足外踝,结于踵,上循跟,结于腘;(其下,足跗之下也。踵即足跟之突出者,跟即踵上之硬筋处也,乃仆参、申脉之分。结于腘,委中也。)其别者结于踹外,上腘中内廉,与腘中并,(此即大筋之旁出者,别为柔软短筋,亦犹木之有枝也。后凡言别者、支者皆仿此。此支自外踝别行,由足腨肚之下尖处,行少阳之后,结于腘之外侧络穴飞阳之分,乃上腘内廉,合大筋于委中而一之也。)上结于臀,(尾骶骨旁,会阳之分也。)上挟脊上项;(挟脊背,分左右上项,会于督脉之陶道、大椎,此皆附脊之刚筋也。)其支者,别入结于舌本;(其支者,自项别入内行,与手少阳之筋结于舌本,散于舌下。自此以上,皆柔软之筋,而散于头面。)其直者,结于枕骨,上头下颜,结于鼻;(其直者,自项而上,与足少阴之筋,合于脑后枕骨间,由是而上过于头,前下于颜,以结于鼻下之两旁也。额上曰颜。)其支者,为目上网,下结于頄;(网,纲维也,所以约束目睫、司开阖者也。目下曰頄,即颧。此支自通顶入脑者下属目本,散于目上,为目上网,下行者结于頄,与足少阳之筋合。)其支者,从腋后外廉,结于肩髃;(又其支者,从挟脊,循腋后外廉,行足少阳之后,上至肩,会手阳明之筋,结于肩髃。)其支者,入腋下,上出缺盆,上结于完骨;(此支后行者,从腋后走腋下,向前邪出阳明之缺盆,乃从耳后直上,会手太阳、足少阳之筋,结于完骨。完骨,耳后高骨也。)其支者,出缺盆,邪上出于頄。(此支前行者,同前缺盆之筋岐出,别上颐颔,邪行出于頄,与前之下结于頄者互考。)

足少阳之筋,起于小趾、次趾,上结外踝,上循胫外廉,结于膝外廉;(小趾次趾,即第四趾窍阴之次也。外踝,丘墟之次。胫外廉,外丘、阳交之次。膝外廉,阳陵泉、阳关之次。此皆刚筋也。)其支者,别起外辅骨,上走髀,前者结于伏兔之上,后者结于尻;(膝下两旁突出之骨曰辅骨。膝上六寸起肉曰伏兔。尾骶骨曰尻。此支自外辅骨上走于髀,分为二歧,前结于阳明之伏兔,后结于督脉之尻，至此刚柔相制，所以联臀膝而运枢机也。)其直者，上乘䏚季胁，上走腋前廉，系于膺乳，结于缺盆；(季胁下两旁软处曰䏚。胸上两旁高处曰膺。此直者，自外辅骨走髀，由髀枢上行乘䏚，循季胁上走腋，当手太阴之下，出腋前廉，横系于胸乳之分，上结于缺盆，与手太阴之筋相合，皆刚筋也。)直者，上出腋，贯缺盆，出太阳之前，循耳后，上额角，交巅上，下走颔，上结于頄；(此直者，自上走腋处直上出腋，贯于缺盆，与上之结于缺盆者相合，乃行足太阳经筋之前，循耳上额角，交太阳之筋于巅上，复从足阳明头维之分走耳前，下腮颔，复上结于頄。)支者，结于目眦，为外维。(此支者，从颧上斜趋结于目外眦，而为目之外维，凡人能左右盼视者，正以此筋为之伸缩也。)

足阳明之筋，起于中三趾，结于跗上，邪外上加于辅骨，上结于膝外廉，直上结于髀枢，上循胁属脊；(中三趾，即足之中趾，厉兑之旁也。结于跗上，冲阳之次，乃从足面邪行，出太阴、少阳两筋之间，上辅骨，结于膝之外廉，直上髀枢，行少阳之前，循胁向后，内属于脊。)其直者，上循骭，结于膝，其支者，结于外辅骨，合少阳；(骭，足胫骨也。其直者，自跗循骭，结于膝下外廉三里之次，以上膝髌中。其支者，自前跗上邪外上行，结于外辅骨阳陵泉之分，与少阳相合。)其直者，上循伏兔，上结于髀，聚于阴器，上腹而布，(此直者，由膝髌直上，循伏兔、髀关之分，结于髀中，乃上行聚于阴器，阴阳总宗筋之会，会于气街而阳明为之长也。乃自横骨之分，左右挟行，循天枢、关门等穴，而上布于腹，此上至颈，皆刚筋也。)至缺盆而结，上颈，上挟口，合于頄，下结于鼻，上合于太阳，太阳为目上网，阳明为目下网；(自缺盆上颈中人迎穴，乃循颐颊上挟口吻、与阳跷会于地仓，上合于颧髎，下结于鼻旁，复上晴明穴合于足太阳。太阳细筋，散于目上，故为目上网；阳明细筋，散于目下，故为目下网。)其支者，从颊，结于耳前。(其支者，自颐颊间上结耳前，会于足少阳之上关、颔厌，上至头维而终也。)

足太阴之筋，起于大趾之端内侧，上结于内踝；(大趾之端内侧，隐白也。循核骨而上，结于内踝下，商丘之次。)其直者，络于膝内辅骨，上循阴股，结于髀，聚于阴器，(络当作"结"。此自内踝直上，结于膝内辅骨阴陵泉之次。股之内侧曰阴股。

结于髀，箕门之次也。乃上横骨两端，与足厥阴会于冲门，横绕曲骨，并足少阴阳明之筋而聚于阴器，皆刚筋也。)上腹，结于脐，循腹里，结于肋，散于胸中；其内者，着于脊。(其前行者，自阴器上腹，会手少阴之筋结于脐，循腹里由大横、腹哀之次，结于肋，乃散为柔细之筋上行，布于胸中胸乡、大包之次。其内行者，由阴器宗筋之间，并阳明少阴之筋而上着于脊。)

足少阴之筋，起于小趾之下，并足太阴之筋，邪走内踝之下，结于踵，与太阳之筋合，而上结于内辅之下，(足少阴之筋，起小趾下，邪趋足心，又邪趋内侧，上然谷，并足太阴商丘之次，走内踝之下，结于根踵之间，与太阳之筋合，由踵内侧上行，结于内辅骨下阴谷之次。并太阴之筋，而上循阴股，结于阴器，自内辅并太阴之筋，上循阴股，上横骨，与太阴、厥阴、阳明之筋合，而结于阴器，皆刚筋也。)循脊内，挟膂上至项，结于枕骨，与足太阳之筋合。(自阴器内行，由子宫上系肾间，并冲脉循脊两旁，挟膂上至项，与足太阳之筋合，结于枕骨，内属髓海。)

足厥阴之筋，起于大趾之上，上结于内踝之前，(大趾上三毛际，大敦次也。行跗上，与足太阴之筋并行，结于内踝前中封之次。)上循胫，上结内辅之下，上循阴股，结于阴器，络诸筋。(由内踝上足胫，循三阴交之分上行，并足少阴之筋，上结于内辅骨下曲泉之次，复并太阴之筋，上循阴股中五里、阴廉之分，上阴脉而结于阴器。阴器者，合太阴、厥阴、阳明、少阴之筋，以及冲、任、督之脉皆聚于此，故曰宗筋。厥阴属肝，肝主筋，故络诸筋而一之，以成健运之用。)

手太阳之筋，起于小指之上，结于腕，上循臂内廉，结于肘内锐骨之后，弹之应小指之上，入结于腋下；(手小指之上外侧，少泽穴也。上行结于手腕外侧腕骨、阳谷之次，上循臂内侧，结于肘下锐骨之后，小海之次。但于肘尖下两骨罅中，以指捺其筋，则酸麻应于小指之上，是其验也。又由肘臑外廉，入结于后腋之下，此皆刚筋也。)其支者，后走腋后廉，上绕肩胛，循颈出走太阳之前，结于耳后完骨；(其支者，自腋下与足太阳之筋合，走腋后廉，上绕肩胛，行肩外腧、肩中腧，循颈中天窗之分，出走太阳经筋自缺盆出者之前，同上结于耳后完骨之次也。)其支者，入耳中；直者，出耳上，下结于颔,上属目外眦。(此支者,自颈上曲牙,入耳中听宫之分。其直者,上行出耳上,会于手少阳角孙之次。其前而下者,循颐结于颔,与手阳明之筋合。其前而上者,属目外眦瞳子髎之次,与手足少阳之筋合也。)

手少阳之筋,起于小指、次指之端,结于腕中,循臂结于肘,上绕臑外廉,上肩走颈,合手太阳;(小指、次指之端,无名指关冲之次也。上结于手腕之阳池,循臂外关、支沟之次,出臂上两骨间结于肘,自肘上臑外廉,由臑会行太阳之里、阳明之外,上肩髎,走颈中天牖之分,与手太阳之筋合,此皆刚筋也。)其支者,当曲颊,入系舌本;(其支者,自颈中当曲颊下入系舌本,与足太阳之筋合。)其支者,上曲牙,循耳前,属目外眦,上乘颔,结于角。(又支者,自颊行曲牙,会足阳明之筋,循耳前上行,与手太阳、足少阳之筋屈曲交绾,而会于耳上之角孙,乃属目外眦而复会于瞳子髎之次。颔,当作额。盖此筋自耳前行外眦,与三阳交会,上出两额之左右,以结于额之上角也。)

手阳明之筋,起于大指、次指之端,结于腕上,循臂,上结于肘外,上臑,结于髃;(大指、次指之端,食指尖商阳之次也。历合谷,结于腕上阳溪之次,循臂上廉,又结于肘外髎之次,乃上臑会,与足太阳之筋合,结于肩髃,此皆刚筋也。)其支者,绕肩胛,挟脊;(此支自肩髃屈曲后行,绕肩胛,与手足太阳之筋合而挟于脊。)直者,从肩髃上颈;(此直者自肩髃行巨骨,上颈中天鼎、扶突之次。)其支者,上颊,结于𬱃;(此支者,自颈上颊入下齿中,上结于手太阳颧髎之分。)直者,上出手太阳之前,上左角,络头,下右颔;(此直者,自颈,出手太阳天窗、天容之前,行耳前,上额左角络头,以下右颔。此举左而言,则右在其中,亦如经脉之左之右右之左也。故右行者,亦上额右角,交络于头,下左颔,以合于太阳、少阳之筋。)

手太阴之筋,起于大指之上,循指上行,结于鱼后,行寸口外侧,(手大指上,少商之次也。鱼后,鱼际也。寸口外侧,即列缺之次也。)上循臂,结肘中,上臑内廉,入腋下,(上循臂结于肘中尺泽之次,上臑内廉天府之次,乃横入腋下,与手少阴之筋合,此上皆刚筋也。)出缺盆,结肩前髃,此自腋下上出缺盆,行肩上三阳之前,而结于肩之前髃也。)上结缺盆,下结胸里,散贯贲,合贲,下抵季

胁。(此上行者,自腋而上,并足三阳之筋上结于缺盆。下行者,自腋入胸,结于胸里,散贯于胃上口贲门之分,与手厥阴之筋合,下行抵季胁,与足少阳、厥阴之筋合也。)

手心主之筋,起于中指,与太阴之筋并行,结于肘内廉,(中指端,中冲之次也。循指入掌中,至掌后大陵之次,并手太阴之筋,上结于肘内廉曲泽之次。)上臂阴,结腋下,下散前后挟胁;(上臂阴天泉之次,由曲腋间并太阴之筋结于腋下,当天池之次下行,前后布散挟胁,联于手太阴、足少阳之筋。此经自掌至腋,皆刚筋也。)其支者,入腋,散胸中,结于臂。(此支者,自天池之分,入腋内,散于胸中。臂当作贲,盖此支并太阴之筋入散胸中,故同结于贲也。)

手少阴之筋,起于小指之内侧,结于锐骨,上结肘内廉,上入腋,交太阴,挟乳里,(小指内侧,少冲次也。结于锐骨,神门次也。肘内廉,少海次也。上入腋极泉之次,交手太阴之筋,邪络挟乳内行。此经自指至腋,皆刚筋也。)结于胸中,循臂,下系于脐。(自乳里内行结于胸中,与三阴之筋合。"臂"字,亦当作"贲",盖心主、少阴之筋,皆与太阴合于贲,而下行也。)

此章论十二经筋也。《内经》详论人身之十二经筋,而西人则独详于筋肉,彼所谓筋肉者,盖指肌肉而言。谓肌肉占全身组织之大部分,以成吾人完全之形体。随所在各呈其形式,即随所在而各施其作用,以为运动焉。初未尝一及于筋,究之连动之力,非肌肉为之也。考《说文》云:"筋",肉之力也,从月从力,所以明其义。从竹者,以竹之为物多筋,所以明其形。据此则肉之力,生于筋也彰矣。今试就经筋与肌肉之关系,举三例以证。足太阳之筋,散为目上纲。足阳明之筋,散为目下网,所以约束目睫,司开阖也,此其一;足少阳之筋,结于目眦,为外维。凡人能左右盼视,正以此筋为之伸缩,此其二;足少阳之筋,前结于阳明之伏兔,后结于督脉之尻,所以连臀膝而运枢机,此其三;有此三例,可知肌肉之作用,其主动不尽关于肌肉,筋为之也。故筋者,肉之力也,一语为千古定义。今更本经旨而推阐其义:①筋之作用。人体十二经筋其重要与经脉同。盖经脉营行表里,故出入脏腑,各有其次;经筋连缀百骸,故维络周身,各

效其职。凡人肢体俯仰屈伸,无一非筋之作用。②筋之起止。十二经筋多于四肢爪甲之间,而后盛于辅骨,结于肘腕,系于膝关,联于肌肉,上于颈项,终于头面,此人身经筋之大略也。③筋有大小。大筋连于骨节之内,小筋络于骨肉之外。④筋有交维。维筋从左之右,右之左,上之下,下之左右上下交,维故命曰维筋相交。⑤筋之大会。足太阴、少阴、厥阴之筋,及阳明之筋,与夫冲、督、任之筋,皆聚于阴器,故曰"前阴者,宗筋之所聚会"。⑥筋之所主。一身之筋,皆肝所主,故惟足厥阴之筋络诸筋,而肝曰罴极之本,肝主筋,络诸筋而一,所以成健军之用。筋之用如是其大,故《内经》配合经脉,而名之曰经筋也。

兹举十经筋之发病如下:足太阳之筋病,小趾支跟肿痛腘挛,脊反折,项筋急,肩不举,腋支缺盆中纽痛,不可左右摇;足少阳之筋病,小趾、次趾支转筋,引膝外转筋,膝不可屈伸,腘筋急,前引髀,后引尻,即上乘眇,季胁痛,上引缺盆膺乳,颈维筋急;足阳明之筋病,足中指支胫转筋,脚跳坚,伏兔转筋,髀前肿,癀疝,腹筋急,引缺盆及颊;足太阴之筋病,足大趾支内踝痛,转筋痛,膝内辅骨痛阴股引髀而痛,阴器纽痛,下引脐两胁痛,引膺中脊内痛;足少阴之筋病,足下转筋,及所过而结者皆痛,及转筋;足厥阴之筋病,足大趾支内踝之前痛,内辅痛,阴股痛转筋,阴器不用;手太阳之筋病,小指支肘内锐骨后廉痛,循臂阴入腋下痛,绕肩胛引颈而痛,应耳中鸣痛,引颔目瞑;手少阳之筋病,当所过者,即支转筋舌卷;手阳明之筋病,当所过者,支痛及转筋,肩不举,颈不可左右视;手太阴之筋病,当所过者,支转筋痛,甚成息贲,胁急吐血;手心主之筋病,当所过者,支转筋,前及胸痛息贲;手少阴之筋病,内急,心承伏梁,下为肘纲,当所过者,支转肘痛。至于经筋之病,寒则多反折筋急,热则多弛纵不收,阴痿不用;阳急则反折,阴急则俛不伸。又其大要也。

第三章 《内经》诊断学

上海秦伯未著述 昆山陈中权校对

凡疾病之起,皆有一定之害因。其害因及于各脏器之机能,则呈种种病之现象。此病之现象,谓之症候。症候又分自觉与他觉二种。自觉症候者,病人自觉身体诸般之变常,如疲劳、倦怠、疼痛、麻痹等是也;他觉症候者,由医师之诊查而得,如由肉眼之望诊法而鉴别其强壮体、薄弱体,按脉之切诊法而洞悉其新病痼疾是也。其症候为某病特有之确征,而即可下其诊断者,谓之指定症候;若某病之固有症候竟不发,或虽发而属于异常者,谓之阴性指定症候。由诸种之症候,而鉴别其病性者,谓之疾病之诊断,或因疾病而起器官之解剖的变化者,谓之解剖的诊断,或其解剖的变化,不能详悉,惟从其现于外面最显著之证候,而定其病性者,谓之症候的诊断。夫诊断之法,虽若此繁赜,然综而言之,不外二类。一曰讯问,一曰诊查。从讯问可得既往症,从诊查可得现在症。从既往而至现在,时时记录其病变者,谓之病历;病历既具,则疾病之诊断可确;诊断既确,乃可言其预后,以施适当今疗法。预后者,预料其疾病变化之机,以定其后之结果之谓也。故在上古,望闻问切四者并重。《难经》云:望而知之之神,闻而知之谓之圣,问而知之谓之工,切脉而知之谓之巧。又如《金匮》云:上工望而知之,中工问而知之,下工脉而知之。可以为证。诊断举之重要,既如上述,而繁复变化,不可不精密研究。研究之程序,当以《内经》为初步。特初读时有如登黄山而观云,氤氲暧壃,峰峦百变,恍惚迷离,旋得旋失。然一旦豁然,亦又犹登泰岱而观日,海水蒸红,天光凝赤,一轮朗日,腾跃而起,当叹为观止焉。

一、脉位

尺内两傍,则季胁也。(尺内,谓尺泽之内,即尺脉也。两傍,谓尺之外则,即尺之前后半部也。季胁近肾,肾属尺,故尺之两傍为季胁之分野也。)尺外以候肾,尺里以候腹。(尺外、尺里,李士材谓即前半部后半部也。上言季胁者,概其部位而言。

此复分别者，就其所主而言。季胁之上，肾之分；季胁之内，腹之分。故肾腹主之。肾主外者，前以候阳，人身背为阳，肾附于背也。腹主里者，后以候阴，人身腹为阴也。诸部皆左右，而此独不分者，以两尺臂主乎肾也。）中坳上，（谓附尺之上，而居乎中，即关脉也。）左外以候肝，内以候鬲，（左外，谓左关之前半部。内，谓左关之后半部。肝居左而为阴中之阳脏，故候之左关之外。王冰曰：肝主贲。贲，隔也。故候之左关之内。言肝而胆在其中矣。）右外以候胃，内以候脾。（右外，谓右关之前半部。内，谓右关之后半部。胃为阳，脾为阴，故外候胃而内候脾。）上附上，（谓上而又上，即寸脉也。）右外以候肺，内以候胸中，（五脏之位，惟肺最高，故右寸之前以候肺。胸中者，宗气之居。《本经》曰：宗气积于胸中，命曰气海；上出于肺，循喉咙而行呼吸，故候右内。）左外以候心，内以候膻中，（心肺皆居膈上，而心为阳中之阳，故候于左。膻中在两乳之间，当心包所居之分。《经》曰：膻中者，臣使之官，故与心并见焉。）前以候前，后以候后，（上前，谓关前。下前，谓形身之前。上后，谓关后。下后，谓形身之后。寸为阳，尺为阴。故以两手关前候形身之前，关后候形身之后。然统言之寸为前尺为后。分言之，则上半部为前、下半部为后。总之，言上以候上，下以候下耳。）上竟上者，（竟，尽也。上而于上，寸脉前鱼际是也。）胸喉中事也。（肺气藏于胸，天气通于喉，天位最高，故以上竟上之鱼际应之下。）下竟下者，（下而尽于下，尺脉后动处是也。）少腹腰股膝胫中事也。（人体以少腹、腰股、膝胫、足为最卑，故以最后之脉应之。）

此章论切脉以测脏腑之却位也。脏腑分属三部之理，《难经》谓：手太阴阳明金也，足少阴太阳水也，金生水，水流下行，而不能上，故在下部也；足厥阴少阳木也，生手太阳少阴火，火炎上行而不能下，故为上部；手心主少阳火，生足阴阳阴土，土主中宫，故在中部也，盖以五行子母相生养为言。至于张景岳则以火主于南，故心见左寸；木主于东，故肝见左关；金主于西，故肺见右寸；水主于北，故肾见两尺；土主于中，而寄位西南，故脾见右关，则本河图五行之序而言也。《本经》又有三部九候之法。三部者，上、中、下；九候者一部中复分天地人也。上部天，属两额之动脉，以候头角之气；上部地，属两颊之动脉，以候口齿之气；上部人，属耳前之动脉，以候耳目之气。中部天，属手太阴，以候肺；中部地，属手阳明，以候胸中之气；中部人，属手少阴，以候心。下部天，属足厥阴，以候肝；下部地，属足少阴，以候肾；下部人，属足太阴，以候脾胃之气。此其大较。自秦越人，彼专取寸口，弃此不用，因略焉。他若王叔和，以心、小肠属左寸，肝、胆属左关，肾、膀胱属左尺，肺、大肠属右寸，脾、胃属右关，命门、三焦属右尺。李濒湖以心、膻中属左寸，肝、胆属左关，肾、膀胱、小肠属左尺，肺、胸中属右寸，脾、胃属右关，肾、大肠属右尺。张景岳以心、膻中属左寸，肝、胆属左关，肾、膀胱、大肠属左尺。其脏腑之分配，盖各有出入。今考大小二肠，虽《经》无明训，其实尺里以候腹，大小肠、膀胱俱在其中。王叔和以大小二肠配于两寸，取心、肺与二肠相表里之义也；李濒湖以小肠配于左尺，大肠配于右尺，上下分属之义也；张景岳以大肠配左尺，取金水相从之义，小肠配右尺，取火归火位之义也。皆有其理，特当病证相参。如大便秘结，右尺宜实，今右尺反虚，便知金水同病也；小便热淋，左尺宜数，今左尺如常，而右尺反数，便知相火炽盛也，或两尺如常，而脉应两寸，便知心移热于小肠，肺移热于肠也。一家之说，俱不可拘泥如此。

二、至数

人一呼脉再动，一吸脉亦再动。（出气曰呼，入气曰吸，一呼一吸为一息。动，至也；再动，二至也。）呼吸定息，脉五动，（定息，为呼吸调换之际。又一至合成五至。）闰以太息，（此申脉五动之理。闰，犹余也。呼吸定息之时，有余不尽，而脉又一动，如岁余之有闰也。）命曰平人。平人者，不病之人也。（脉无太过不及，气象平调，故曰平人。反此者，即为有病之人矣。）常以不病调病人，医不病，故为病人平息以调之为法。（不病者，其息匀，病者其息乱也。）人一呼脉一动，一吸脉一动，曰少气，（荣气行于脉中，卫气行于脉外，荣卫相将，脉随气转，呼吸脉各一至，则一息为二至，减于平人，半气之衰微可知，《脉经》所谓败脉，《难经》所谓离经者是也。）人一呼脉三动，一吸脉三动而躁，尺热曰病温，（一息之中，脉凡六至，谓之数脉。《难经》曰：数则为热，躁者来去不静。尺热者，尺中近臂处有热。《本经》曰：尺热者身热，是虽言尺热，实概通身而言。夫脉数躁而身有热，正温病之候也。）尺不热，脉滑，曰病风。（风为阴邪，伤人阳气，气分之邪留而不出，则迫于经，故脉滑。然风之伤人，其变不一，不独主于肌表，故尺不热，与温病不同也。）脉涩曰痹。（痹者，闭也。邪积而不行，故脉见洹涩。脉法曰：滑，不涩也，往来流利；涩，不滑也，如雨霂沙。滑为血实气壅，涩为气滞血少是也。）人呼脉四动以上，曰死。（呼吸脉各四动，已过平人之倍，况以上乎。《难经》曰：脉四至曰脱精，五至曰死，六至曰命尽。）脉绝不至曰死。（脉绝不至，元气已竭。王冰所谓，天真之气已无，当死。）乍数乍疏，曰死。（乍疏乍数，胃谷之精已败。脾胃为后天之本，本拨而命穷矣。张景岳谓，阴阳败乱无主是也。夫四至以上，太过之极也。脉绝不至，不及之脉也。乍疏乍数或太过不及，气之乱也。此皆不平之甚，故为死也。）

此章论呼吸至数，以察平、病、死也。大法，脉来五动曰平，太过不及则病，剧则死矣。然室女、尼姑之脉，常濡而弱；婴儿乳子之脉，常细而疾；三四岁者，呼吸定息，息脉以七八至为平，较常人不同，又不当以五至为衡也。况人禀形气，有适中，有静躁，有气血衰旺，各不相同。华佗曰：脉者，气血之先也。气血盛则脉盛，气血衰则脉衰。又长人脉长，短人脉短，性急则脉急，性缓则脉缓，均宜细心体会之。

夫脉之至数，不外迟、数二字。迟主寒，数主热。而迟之中，有力属积冷，无力属虚寒；浮迟属表冷，沉迟属里寒；迟涩属血少，迟滑属胀满。又迟而不流利，则为涩脉；迟而有歇止，则为结脉；迟而浮大且软，则为虚脉。数之中，有力属实火，无力属虚火；浮数属表热，沉数属里热；右数属火亢，左数属阴戕。又数而弦急则为紧脉；数而流利，则为滑脉；数而有止，则为促脉；数而过极，则为疾脉；数如豆粒，则为动脉。似相类之脉，非深思不能辨别，至数亦岂易言哉。

三、四时脉象

平人之常气禀于胃。胃者，平人之常气也。人无胃气曰逆，逆者死。（土得天地中和之气，长养万物，分主四时，而人胃应之，受水谷化精气，以养五脏六腑，实平人之常气不可一刻无者也。《本经》曰：邪气来也紧而疾，谷气来也迟而和，即胃气之谓。）春胃微弦曰平。（春令木主，其脉当弦，但当有胃气而不可太过不及，否则为病脉矣。）弦多胃少曰肝病，（弦多者，脉过于弦，太过而少胃气，是肝木之胜、胃气之衰，故知肝病。）但弦无胃曰死，（但有弦象，而无胃气，是肝之真脏见也，故死。）胃而有毛曰秋病，（春脉不弦，反得轻浮之毛脉。毛乃秋脉，见于春时，金虚其位，至秋金旺而当病矣。）毛甚曰今病。（春脉毛甚，则木受金刑，不必至秋，今当病也。）夏胃微钩曰平，钩多胃少曰心病，但钩多胃曰死。胃而有石曰冬病，石甚曰今病。长夏胃微软弱曰平，弱多胃少曰脾病，但代无胃曰死。软弱有石曰冬病，石甚曰今病。秋胃微毛曰平，毛多胃少曰肺病，但毛无胃曰死。毛有弦曰春病，弦甚曰今病。冬胃微石曰平，石多胃少曰肾病，但石无胃曰死。石而有钩夏病，钩甚曰今病。

此章论四时之平、病、死脉也。春弦夏钩，秋毛冬石，随时应见，而中以胃气为主。胃气盛则平，胃气衰则病，胃气绝则死。胃气绝者，但弦、但钩、但毛、但石，而真脏脉见也。《本经》所谓：无胃气者，但得真脏脉也。盖五脏皆禀气于胃，胃为五脏之本。脏气不能自致于手太阴，必因胃气乃达，此《难经》所以以胃气为死生之要会也。若夫春见毛脉，金刑木也；夏见石脉，水刑火也，皆我胜者而乘之也。长夏秋冬，一言软弱有石，一言毛而有弦，一言石而有钩，皆我胜者而反受乘也。夫胜我者刑我，由于本气之虚；我胜者被刑，亦由本气之虚。故春夏今病，皆言受克；长夏今病，则言本虚；秋冬今病，则言乘侮。以明受克乘侮，总因本气先虚耳。《本经》通命曰逆四时，而归之不可治。盖极状其互相克贼，脏气受伤也。

四、急缓大小滑涩脉证

心脉急甚为瘛疭，（心主血脉，寒盛则血不调畅周身。瘛者，筋脉引急；疭者，筋弛长也。）微急为心痛，引背食不下。（寒微，则心气不舒，故痛心。系达背痛，则相引必胸有邪，食当不下。）缓甚为狂笑，（心为火脏，热邪甚则阳有余，而心神反朗。《本经》所谓"神有余则笑不休也"。）微缓则为伏梁，在心下，上下行，时唾血。（心邪郁结，则为伏梁。《难经》云：心之积，名曰伏梁，有痞块在心下，能升能降。病甚则上，病退则下。心生血热，则上溢而时唾血。)**大甚为喉吤,**(宗气积于胸中,上出候咙,以贯心脉,而行呼吸。心气盈,则喉中吤然有声。)**微大为心痹引背,善泪出。**(气多血少,则心神不足而为痹闭。即《金匮》"胸痹,心痛彻背,背痛彻心之类"。心病,则五脏之精气皆并于心,心系络肺,肺举则液升而泣出。)**小甚为善哕,**(气血虚则脉小,哕呃逆也。)**微小为消瘅。**(五脏,主藏精。血气皆少,则津液枯竭也。瘅,热也,即消渴也。)**滑甚为善渴,**(热甚于上也。)**微滑为心疝,引脐少腹鸣。**(心不受邪而传脐,积而成形,名曰心疝。小肠居下,故引脐痛、小腹鸣。)**涩甚为瘖。**(心主言。心气少,故瘖。)**微涩为血溢维厥,耳鸣巅疾。**(血溢,则血亏而脉涩。维,四维也。血虚气滞,则手足厥冷。心开窍于耳,气虚则耳鸣。巅疾者,巅顶眩冒。)

　　肺脉急甚为癫疾,(肺主金而寒,寒之甚则癫,《难经》所谓:重阴则癫也。)**微急为肺寒热,怠惰,咳唾血,引腰背胸,若鼻息肉不通,**(息,瘜通。肺主皮毛,受寒则为寒热。肺主气,肺病则不举而怠惰。清肃失司,而咳嗽,咳甚则阳络伤而吐血。肺居胸中,其系著背,故咳时牵引胸背,而腰亦为之波及也。肺开窍于鼻,若有息肉不通,盖状鼻寒也。)**缓甚为多汗,**(热,则皮毛开张,津液外泄也。)**微缓为痿瘘偏风,头以下汗出不可止。**(肺热叶焦,则为痿躄、鼠瘘、寒热病。其本在脏,其末在脉。肺朝百脉,微寒则气血不和而凝结颈腋之间,或身偏不用,而寒中在分腠之间。盖病在皮肤,为肺寒热病。在血脉,为鼠瘘病。在分腠,为偏风也。腠理开,故头以下汗出,颈项胸背之间,肺之外部也。)**大甚为头肿,**(气盛上也。)**微大为肺痹,引胸背,起恶日光,**(气盛肺胀,故为肺痹。《本经》云:肺痹者,烦满喘呕,故胸背为之不舒。日光者,太阳之火。阴精少,故恶日光也。)**小甚为飧泄,**(小为气虚,大肠为肺之腑,气虚则传化失司矣。)**微小消瘅。**(肺主津水之源,肺阴虚也。)**滑甚则为息贲上气,**(肺邪郁结则为息贲,《难经》云:肺之积,曰息贲。在右胁下,覆大如杯,甚则气上逆矣。)**微滑为上下失血。**(气为血帅。气逆,故血亦逆。或上逆于口鼻而为吐衄,或下窜二阴而为便血。)**涩甚为呕血,**(脉涩主少血也。)**微涩为鼠瘘,在颈支腋之间,下不胜其上,其应善痠矣。**(缓为鼠瘘,而涩亦为鼠瘘者,以鼠瘘终责之气血不

和也。)

　　肝脉急甚为恶言,(肝在志为怒。肝中寒则气强,故出言不驯。)**微急为肥气,在胁下,若覆杯。**(肝邪郁结,则为肥气。《难经》曰:肝之积,曰肥气,在左胁下,如覆杯状。)**缓甚为善呕,**(肝热则气逆也。)**微缓为水瘕痹也。**(水瘕痹,为水积而闭塞不通之病。肝气逆,则贼土,土病则水无所制,蓄积而成矣。)**大甚为内痈,善呕衄,**(《本经》曰,喜怒不测,饮食不节,阴气不足,阳气有余,荣气不行,乃发为痈。大则肝气盛,盛则郁怒而不得疏达,故发为痈。呕者,肝气善逆而上升也。衄者,肝血郁而上冒也。)**微大为肝痹,阴缩,咳外小腹。**(肝气结,故为肝痹。逆于下,故为阴缩。木火乘金,则咳。肝脉抵小腹,咳故相引。阴缩,即囊缩也。)**小甚为多饮,**(肝为阴之尽、阳之生,阴少则阳甚也。)**微小为消瘅,**(阴虚,故渴,《伤寒论》之"厥阴为病,消渴"是也。)**滑甚为癀疝,**(《经》曰:足厥阴肝病,癀疝。由肝木气郁、胃有湿热所致,病为腹里大脓血,在肠胃之外。)**微滑为遗溺。**(肝火在下,疏泄不禁也。)**涩甚为溢饮。**(脉涩,则肝虚不能疏土;土不化,则津液聚而为痰饮。《金匮》云:饮水流行,归于四肢,当汗出而不汗出,身体疼痛,谓之溢饮也。)**微涩为瘛挛筋痹。**(肝主筋,脉涩血不足以养筋也。)

　　脾脉急甚为瘛疭,(脾受寒,则失乾健,而营卫之行涩也。)**微急为膈中,食饮入而还出,后沃沫。**(脾寒不能运化饮食,故为膈中。膈中者,食饮入而还出。后沃沫,盖不能游溢精气,上归于肺,四布于皮毛,而涎沫后口出也。)**缓甚为痿厥,**(脾热则津液消耗,肌肉失所营养,而为肉痿。《本经》曰:脾气热,则胃乾而渴,肌肉不仁,发为肉痿也。阴气不足,阳气因而鸱张,则为热厥。《本经》曰:阴气衰于下,则为热厥也。)**微缓为风痿,四肢不用,心慧然若无病。**(风痿,即脾风。脾热血虚,则四肢瘫痪。病在经,而不在于内,故心慧然。)**大甚为击仆,**(脾主中气。脉大则阳气盛,阳盛则阴虚,而四肢无力,且两目昏眩,有如击而欲仆也。)**微大为疝气,腹里大,脓血在肠胃之外。**(脾恶湿,大属热,湿热内蕴而下注也。腹内膨大,脾气壅滞也。肠胃之外,犹言腹内也。)**小甚为寒热,**(血少则荣卫不和也。)**微小为消瘅。**(血少则热,热则津液暗耗也。)**滑甚为癀癃,**(湿热内甚,故郁而为癀疝、癃

闭。)微滑为虫毒、蛔蝎、腹热。(湿热蕴伏,则生虫毒蛔蝎之属,虫动而腹为之内热矣。)涩甚为肠癖,(涩为气血虚。脾脉者,络肠,肠虚而风冷内袭也。肠癖,即小肠气病。少腹达睾丸,引腰脊而痛也。)微涩为内癀,多下脓血。(内癀,即肠癖疡,当下脓血。)

肾脉急甚,为骨癫疾,(寒在肾,肾主骨,故为骨癫疾。癫疾之由于肾气逆者也。《本经》曰,汗出烦悗,呕多沃沫,气下泄,不治。)微急为沉厥奔豚,足不收,不得前后。(肾为生气之源,正气虚寒则沉厥,骤然气逆、不省人事也。肾邪郁结,则为奔豚。《经》云:肾之积,名曰奔豚。发于少腹,上至心下,若豚状也。肾主骨,精髓不化,故足软不收。开窍二阴,阳虚不化,故不得前后也。)缓甚为折脊,(折脊者,脊如折也。肾脉贯脊,中热则精气减,故不能支也。)微缓为洞,洞者食不化,下咽还出。(戊癸合而化生火土,以消入胃之食饮,邪热上逆,食入还出,是名为洞。朱丹溪所谓,食入即吐,是有火也。)大甚为阴痿,(肾脉大甚,水亏火旺,当阴器痿而不举也。)微大为石水,起脐已下至小腹睡睡然,上至胃脘,死不治。(石水,肾水也。肾虚则气不化而水停,自脐以下、上至小腹,不胜重坠。若上至胃脘,则反乘土脏,泛滥无制,故死。)小甚为洞泄,(元阳下衰也。)微小为消瘅,(肾主五液,阳衰则津液不化,无以承上也。)滑甚为癃癀,(阴火盛则为癃闭,注则为癀疝。)微滑为骨痿,坐不能起,起则目无所见。(火旺则阴亏,骨无所养,则痿。精不养目,则眩而无所见。)涩甚为痈,(血气沮滞也)微涩为不月、沉痔。(气血不行,在女子为不月,月事不行也;在男子为沉痔,痔下坠也。)

此章论急缓、大小、滑涩六脉之病象,以明五脏之病变也。急者多寒,缓者多热;大者多气少血,小者气血皆少;滑者阳气盛,微有热,涩者少血,微有寒。六者相为对待,以总诸脉之纲领。顾《难经》主浮沉、长短、滑涩,《伤寒论》主弦紧、浮沉、滑微,微有出入。然大抵终不外浮沉、迟数、滑涩,以其足统表里、阴阳、虚实、冷热、脏腑、气血之病也。推而广之,浮为在表,则散大可类也;沉为在里,则细伏可类也;迟者为寒,则徐缓可类也;涩本于虚,则短结可类也。振衣者必挈其领,理网者必总其纲,能明乎此,思过半矣。

本此浮沉、迟数、滑涩六脉而再推阐之:浮在皮毛,如水漂木,举之有余,按之不足。无力表虚,有力表实;浮紧伤寒,浮缓中风,浮数风热,浮迟风湿;浮芤失血,浮短气病;浮洪虚热,浮虚暑怠;浮涩血伤,浮濡气败;沉行筋骨,如水投石。按之有余,举之不足。无力里虚,有力里实;沉迟痼冷,沉数内热;沉滑痰饮,沉涩血结;沉弱虚里,沉牢坚积;沉紧冷疼,沉缓寒湿。滑脉替替,往来流利,盘珠之形,荷露之义。浮滑风痰,沉滑痰食;滑数痰火,滑短气塞;滑而浮大,尿则阴痛,滑而浮散,中风瘫痪;滑而冲和,娠孕可决。涩脉蹇滞,如刀刮竹,迟细而短,三象俱足。涩而坚大,为有实热;涩而虚软,虚火炎灼。迟数之义,已见于前,兹不复赘。要知主脉难辨,而兼脉之难,尤不可不细味也。

五、搏坚软散脉证

心脉搏坚而长,当病舌卷不能言。(心脏受邪则气滞。心系上挟咽,而津液不上承也。)其软而散者,当消,环自已。(心液内虚也)

肺脉搏坚而长,当病吐血。(邪实于肺,则气逆络伤也。)其软而散者,当病灌汗,至今不复发散也。(肺主皮毛,肺虚不固,故为灌汗,言汗出如水。灌然,状其多也。故不可更与发散其表。)

肝脉搏坚而长,色不青,当病坠若搏。因血在胁下,令人喘逆。(邪实于肝,病当色青。不青者,病不在脏,而在于经。或坠下,或因搏斗,血滞肝部也,枢机不利,升降不和,则气逆而为喘矣。)其软而散,色泽者,当病溢饮。溢饮者,暴渴多饮,而溢入肌皮肠胃之外也。(肝脏不足,脾湿胜之,聚沫凝痰,流溢肌皮肠胃之外,而为溢饮也。湿在于外,故颜色光泽;津不下承,故渴而多饮。)

胃脉搏坚而长,其色赤,当病折髀。其软而散者,当病食痹。(阳明下行者,从气冲下髀,抵伏兔。热盛筋萎,故病髀如折也。若软而散者,胃气本虚,阳明支别上行者,由大迎、人迎,循候咙,入缺盆,下膈,属胃络脾,故食即气逆,滞闷不行,而为食痹。)

脾脉搏坚而长,其色黄,当病少气。其软而散,色不泽者,当病足胫肿,若水状也。(脾弱不能生肺,故为少气。若其软散,而色不泽者,尤属脾虚。脾经之脉,从拇指上内踝前廉,循胻骨后,交出厥阴之前,故病足胫肿。若水状者,以脾虚不能制水也。)

肾脉搏坚而长,其色黄而赤者,当病折腰。其软而散者,当病少血,至今不复也。(肾不足,故病腰如折。若见软散,肾气本虚。肾主水,以生化津液。今肾气不化,故病少血。本原气气衰,故今不能恢复。)

此章论搏坚软散之病形,以明五脏之虚实也。搏坚长者,邪实内盛,有余之脉也。软而散者,正气内夺,不足之脉也。病不外有余、不足,脉法亦然。有余者泻之,不足者补之。否则实实虚虚,鲜有不偾事者矣。而实证脉宜实,虚证脉宜虚,尤为不可不知。故热病宜洪大,忌沉细;狂疾宜实大,忌沉细;腹胀宜浮大,忌虚小。皆实病得实脉也。水肿宜沉细,忌浮数;癥瘕宜微细,忌紧数;鼻衄宜细数,忌浮大。皆虚脉也。他若温病发热,脉忌小;下痢身热,脉忌数;腹中有积,脉忌弱;脱血,脉忌实。又病在中脉虚,病在外脉涩,皆属所忌,终以虚实是视耳。

六、诸脉证

夫脉者,血之腑也。(营行脉中,犹血之腑库也。)长则气治,(长为有余,主正气和平。《中藏经》所谓气血盛则脉盛也。)短则气病,(短为不足,主正气虚弱。《中藏经》所谓气血衰则脉衰也。)数则烦心,(心恶热,热盛故烦心。《中藏经》所谓气血热则脉数也。)大则病进,(邪气方张也)上盛则气高,(寸为上。上盛者,寸脉实也。肺主气而居上,故为气高,高犹言逆也。)下盛则气胀,(尺为下。下盛者,尺脉实也。肝居下而善逆,故为气胀。)代为气衰,(代脉,动而中止,正气衰竭也。)细则气少,(细脉,体如蛛丝,正气衰少也。)涩则心痛。(心生血,涩则血竭心虚也。)浑浑革至如涌泉,病进而色弊。(脉来乱坚硬,如涌泉之汩汩无序,是邪盛也。故内为病进,外为色不荣也。)绵绵其云如弦绝死。(脉云无力,更如弦之紧而欲绝,是正败邪盛故死。)粗大者,阴不足,阳有余,为热中也。(粗大,即洪盛之谓,阳盛阴虚也。)来疾去徐,上实下虚,为厥巅疾。(来急去缓,阳盛阴虚也。上实下虚,寸盛尺弱也。来为阳,寸主上,故病邪气厥逆于上,而为巅顶之疾。)来徐去疾,上虚下实为恶风也。(来缓去急,阳虚阴盛也。上虚下

实,寸弱尺盛也。故病阳虚而恶风。)妇人手少阴脉动甚者,妊子也。(受孕由精血,肾主精,心主血,故诊之于手少阴心脉动甚者,滑而血王也。)阴搏阳别,谓之有子。(阴合手、足少阴而言。心肾为胎孕之本也。搏者,搏击于指,精血盛也。阳别者,言搏似乎阳邪,而鼓动滑利,本非邪脉。与阳邪自有区别也。阴中见阳,别有调和之象,有子必矣。)肺脉满为肺壅,喘而两胠满。(肺主呼吸,其脉横出腋下。邪气壅滞,则呼吸不利而喘息,清肃失司而胠满。)肝脉满为肝壅,两胠满,卧则惊,不得小便。(肝脉上贯膈,布胁肋,邪气壅滞则两胠满。肝主惊骇,卧则气滞,气滞故惊。肝失疏泄,故小便闭。)肾脉满为肾壅,脚下至少腹满,胫有大小,髀胻大跛,易偏枯。(肾脉起于足心,上膈出腘,上腹络膀胱而上行。邪气壅滞,则脚下至少腹满。胫则或肿而大,或消而小。髀胻则或大,或跛,或掉易无力,或偏枯不用,盖皆肾病而精髓不用于身之所致也。)心脉满大,痫瘛筋挛。(脉者,心之所主。心者,神之所藏。心脉满大乃邪实而热。神机不利则为痫,血脉不荣则为瘛。热气内薄,则精血干涸,而筋为之挛。)肝脉小急,痫瘛筋挛。(魂者,肝之藏。筋者,肝所主。肝脉小急乃血虚有寒。血不充身,故亦痫瘛筋挛。因知内热风寒,皆足病此。虽寒热不同,而血衰一也。)肝脉惊暴,有所惊骇。(惊,谓如驰骛之急,状疾促也,属阴血衰而阳热盛。肝魂惊骇者,魂不安也。)肾脉小急,肝脉小急,心脉小急,不鼓,皆为瘕。(三阴脉皆小急而无鼓大之象,乃虚寒也,故病瘕。瘕,假也。假寒气而成形也。)肾肝并沉,为石水。(肾肝位下脉,俱沉者,阴中阴病也,尝患石水。石水者,凝结少腹,沉坚在下也。)肾肝并浮,为风水。(肝主风,肾主水。脉俱浮者,阴中阳病也,当患风水。风水者,游行四体,浮泛于上也。)肾肝并虚,为死。(肾为五脏之根,肝为发生之主。脉虚,则根本拨矣。)肾肝并小弦,欲惊。(脉小,阴虚也。小而兼弦,木邪胜也。气虚胆怯,故为欲惊。)肾脉大急沉,肝脉大急沉,皆为疝。(疝者,寒邪结聚阴分也。脉大为实脉,急为寒脉,沉为里。肾肝受寒气而内据,故皆为疝,或为肾之水疝,或为肝之筋疝也。)心脉搏急滑,为心疝。(心脉搏滑而急,是心受寒邪,故病心疝。《本经》:诊得心脉而急,病名心疝,少腹当有形也。)肺脉沉搏,为肺疝。(此

承上文疝瘕之意而结束之也。三阳脉急，阳不和阴，则为瘕。三阳，太阳也。三阴脉急，阴不和阳，则为疝。三阴，太阴也。)二阴急，为痫厥。(二阴，少阴也。寒客心肾，阳气不宣，神明不转，为心痫，为肾厥。)二阳急，为惊。(二阳，阳明也。寒客于胃，浊气上干，则发为惊。)胃脉沉鼓涩，胃外鼓大，心脉小坚急，皆隔偏枯。(沉鼓涩，阳不足也。胃气不行于外也。外鼓大，阴受伤也，胃气不行于内也。皆非胃土柔和之脉。小坚急，血少而阴邪胜也。胃为水谷之海，心为血脉之主，胃气伤，血脉病，津液不荣于经络，故上下痞隔，半身偏枯也。)男子发左，女子发右，不瘖舌转，可治，三十日起。(此申偏枯也。《本经》云：男子右为从，女子左为从。盖男以气为本，女以血为本，左属血，右属气也。今女发右、男发左是逆也。然声不瘖、舌可转是胃络上通于心，而舌为心窍，心胃之本脏尚无大伤也，故可治。期之以三十，一月而阴阳周也。)其从者，瘖，三岁起。(从者，男子发右，女子发左也。然声瘖，是胃阴不通于心，外轻而内重，故期以三岁起。)不满二十者，三岁死。(以血气方刚之年辄见偏枯痿疾，此气赋不足、早凋之兆也，不出三年死矣。)脉至而搏，血衄身热者死。脉来悬钩浮，为常脉。(血衄，为阴虚脉，不应搏。搏，乃气极而然。身不应热，热乃阳失所依，故死。然失血之症，多由于阳热太盛，故但悬钩浮，而不至于搏，便是常脉，而非死脉也。)脉至如喘，名曰暴厥。暴厥者，不知与人言。(喘者，如气之喘，谓急促也。阳气怫逆于中，使人忽昏冒不知人，是为暴厥。)脉至如数，使人暴惊，三四日自已。(数主热。如数者，非真热之谓也。盖以猝动肝心之火，故令人暴惊。三四日，气平火衰，而自愈矣。)

此章论诸脉病形及吉凶也。《本经》举脉，每状其体，而鲜定名。《难经》仍之。《伤寒论》后渐取定名。《脉经》创七表、八里、九道之说。至李濒湖，立二十七脉。而《本经》论脉半废，不察，不知立言微妙，要皆后世所本，特亦有足以辅翼《本经》者，不可概弃耳。若伤寒热盛，脉浮大者生，沉小者死。温病三四日以下不得汗，脉大疾者生，细小难得者死。心腹痛痛不得息，脉细小迟者生，坚大疾者死。金疮出血，脉沉小者生，浮大者死。吐血衄血，脉滑小弱者生，实大者死。咳而呕腹胀且泄，脉弦急欲绝者死。咳脱形，发热，脉小坚急者

死。又若浮脉，须尺内有力，为先天肾水可恃，发表无虞；沉脉，须右关有力，为后天脾胃可凭，攻下无虞。皆足以补《本经》之所不逮焉。

七、真脏脉

真肝脉至，(肝之真脏脉也)中外急，(中外，犹言浮沉。肝主木，其性劲急也。)如循刀刃，责责然，(状坚硬也)如按琴瑟弦。(肝脉本弦，而按之一线，且不流通，则无柔和象矣。)色青白不泽，(有真脏脉，必有真脏色，肝之色青而白，肺乘肝也。不泽，精不足也。)毛折乃死。(五脏率以毛折死者，皮毛得血气而充，毛折则精气败矣。)真心脉至，(心之真脏脉也)坚而搏，(坚者，牢实。搏者，搏击。心脉本钩，而非微钩也。)如循薏苡子累累然，(状短实坚小也)色赤黑不泽，(赤，心之色。赤而黑，水克火也。)毛折乃死。真肺脉至，(肺之真脏脉也)大而虚，(大虚，浮散也。肺本毛，毛而散则根拔矣。)如以毛羽中人肤，(状无力也)色白赤不泽，(白，肺之色。白而赤，火刑金也。)毛折乃死。真肾脉至，(肾之真脏脉也)搏而绝，(有力之甚)如指弹石辟辟然，(状坚实也)色黑黄不泽，(黑，肾之色。黑而黄，土刑水也。)毛折乃死。真脾脉至，(脾之真脏脉也)弱而乍数乍疏，(脾脉本软弱则无力矣，正气内夺，故至无伦次。)色黄青不泽，(黄，脾之色。黄而青，木刑土也。)毛折乃死。诸真脏脉见者，皆死不治也。(无胃气者即为真脏脉，故归不治。)五脏者皆禀气于胃，胃者五脏之本也。(谷入于胃，以传于肺，五脏六腑皆以受气，是胃气为人生之大源也。)脏气者，不能自致于手太阴，必因胃气乃至于手太阴也。(手太阴谓气口也。脏气之注气口者，皆受胃气以流于肺，然后得从肺而变现于气口也。)

此章论五脏之死脉也。所谓真脏者，以平脉之来，均有胃气混合其间，不易辨其脏脉之真相。今胃气既绝，则所现者，为脏脉之真相，故曰真脏脉，亦即无胃气之脉也。后世创十怪脉，亦为死征。十怪脉者，一曰釜沸，脉在皮肤，有出无入，如汤涌沸，息数俱无，乃三阳数极无阴之候，朝见夕死，夕见朝死。二曰鱼翔，脉在皮肤，头定而尾摇，浮浮泛泛，三阴数极，曰亡阳，当以死断。三曰弹石，脉在筋肉，辟辟凑指，促而坚硬，寻来即散。四曰解索，脉如解乱绳之状，散散无序。五曰屋漏，

脉在筋肉间,如残雷之下,良久一滴,溅起无力,状如水滴溅地状,七八日死。六曰虾游,脉在皮肤,如虾游水面,杳然不见,须臾又来甚急,又依前隐然不动。七曰雀啄,脉在筋肉间,连连凑指,忽然顿无,如雀啄食之状,盖来三而云一也。八曰偃刀,脉如手循刀刃,无进无退,其数无准,四日难疗。九曰转豆,脉形如豆,周旋展转,并无息数,死可立待。十曰麻促,脉如麻子之混乱,细微至甚,轻者三日死,重者一日没。凡此,皆指脉之本体言,若脉与症不合,亦属危笃,前已说言之矣。

八、察色

察色,以言其时。(五色有衰主,部位有克贼。色脏部位,辨察明,而时可知也。)庭者,首面也。(庭者,颜也。相家谓之天庭。天庭最高,色见于此者,上应首面之疾。)阙上者,咽喉也。(阙在眉心。阙上者,眉心之上也。其位亦高,故应咽喉之疾。)阙中者,肺也。(阙中,眉心也。中部之最高者,故应肺。)下极者,心也。(下极者,两目之间。相家谓之山根。心居肺之下,故下极应心。)直下者,肝也。(下极之下为鼻柱,相家谓之年寿。肝在心之下,故直下应肝。)肝左者,胆也。(胆附于肝之短叶,故肝左应胆,其在年寿之左右也。)下者,脾也。(年寿之下,相家谓之准头,是谓面王,亦曰明堂。准头属土,居面之中央,故以应脾。)方上者,胃也。(准头两旁为方上,即迎香之上,鼻随是也。相家谓之兰台廷尉。脾与胃为表里,脾居中而胃居外,故方上应胃。)中央者,大肠也。(中央者,面之中央。谓迎香之外,颧骨之下,大肠之应也。)挟大肠者,肾也。(挟大肠者,颊之上也。四脏皆一,惟肾有两。四脏居腹,惟肾附脊。故四脏次于中央,而肾独应于两颧。)当肾者,脐也。(肾与脐对,故当肾之下应脐。)面王以上者,小肠也。(面王,鼻准也。小肠为腑,应挟两侧,故面王之上,两颧之内,小肠之应也。)面王以下者,膀胱、子处也。(面王以下者,人中也。是为膀胱、子处之应。子处,子宫也。凡人人中平浅而无髭者,多无子。是正子处之应。以上皆五脏六腑之应也。颧为骨之本,而居中部之下,故以应肩。)颧后者臂也,(臂接手肩,故颧后以应臂。)臂下者,手也。(手接于臂也)目内眦上者,膺乳也。(目内眦上者,阙下两旁也。胸两旁高处为膺,膺乳者,应胸

前也。)挟绳而上者,背也。(颊之外曰绳。身之后为背,故背应于挟绳之上。)循牙车以下者,股也。(牙车,牙床也。牙车以下,主下部,故以应股。)中央者,膝也。(中央,两牙车之中央也。)膝以下者,胫也。下者,足也。(胫接于膝,足接于胫,以次而下也。)巨分者,股里也。(巨分者,口旁大纹处也。股里者,股之内侧也。)巨屈者,膝膑也。(巨屈,颊下曲骨也。膝膑,膝盖骨也。此盖统指膝部而言。)此五脏、六腑、肢节之部也,各有部分。有部分,用阴和阳,用阳和阴。当明部分,万举万当。(部分既定,阴阳乃明。阳胜者,阴必衰,当助其阴以和之;阴胜者,阳必衰,当助其阳以和之。阴阳之用,无往不在,知其甚衰,万举万当矣。)能别左右,是谓大道。男女异位,故曰阴阳,审察泽夭,谓之良工。(阳从左,阴从右。左右者,阴阳之道路也。故能别左右,是谓大道。男女异位者,男子左为逆,右为从;女子右为逆,左为从。故曰阴阳。阴阳既辨,又必能察其润泽枯夭,以决善恶之机,庶足谓之良工也。)沉浊为内,浮泽为外。(内,主在里、在脏;外,主在表、在腑。皆言色也。)黄赤为风,青黑为痛,白为寒,黄而膏润为脓水,赤甚者为血,痛甚为挛,寒甚为皮不仁。(凡五色之见于面部者,皆可因此而知其病也。)五色各见其部,察其沉浮,以各浅深;察其泽夭,以观成败;察其散搏,以知远近;察其上下,以知病处。(浮者病浅,沉者病深;泽者无伤,夭者必败;散者病近,搏者病远;上者病在上,下者病在下。)积神于心,以知往今。故相气不微,不知是非;属意勿去,乃知新故。(神积于心则明,故能知已往今来之事。相气不微,言不细辨也,不知是非,无以知逆从也。属意勿去,专而无二也。新故,即往今之义。)色明不粗,沉夭为甚。不明不泽,其病不甚。其色散,驹驹然未有聚,其病散而气痛,聚未成也。(稚马曰驹。驹驹然者,如驹无定散而不聚之谓。故其为病,尚散,若有痛处,因于气耳,非积聚成病也。)男子色在于面王,为小腹痛,下为卵痛,其圆直为茎痛。高为本,下为首,狐疝㿉阴之属也。(面王上下,为小肠、膀胱、子处之部,故主小腹痛,下及卵痛。圆直者,色垂绕于面王之下也。茎,阴茎也。高为本,下为首,因色之上下,而分茎之本末也。凡此者,总皆狐疝㿉阴之属。)女子色在于面王,为膀胱、子处之病。散为痛,抟为聚。方圆左右,各如其色

形。其随而下至骶为淫，有润如膏状，为饮食不洁。（面王之部与男子同，而病与男子异者，以其有血海也，色散为痛，气滞无形也；色抟为聚，血凝有积也。然其积聚之或方，或圆，或左，或右，各如其外色之形象。若其色从下行，当应至尾骶而为浸淫带浊。有润如膏之物，乃饮食不洁所致也。）左为左，右为右，其色有邪，聚散而不端，面色所指者也。（色见左者病在左，色见右者病在右。凡色有邪而聚散不端者，病之所在也。故但察色面所指之处，而病可知矣。）色者，青黑赤白黄。皆端满，有别乡。赤者，其色赤，大如榆荚，在面王为不日。（色者，言正色也。正色凡五，皆宜端满。端为无邪，满为充足。有别乡者，言方位时日，各有所主之正向也。别乡赤者，又言正向之外而有邪色之见也。赤如榆荚见于面王，非其位也；不当见而见者，非其时也，是为不日。不日者，单以赤色为喻，而五色之谬见者，皆寿促也，可类推矣。）其色上锐，首空上向，下锐下向，在左右如法。（凡邪随色见，各有所向，而尖锐之处，即其乘虚所进之方。故上锐者，以其正气之空虚，而邪乘之上向也。下锐亦然。其在左在右，皆同此法。）

此章论察色之部位也。以面部分属全体，视其面之局部而知身体局部之病。盖犹脉分三部，以分候五脏六腑也。惟所言病证，未能详尽，兹特举察目、察鼻、察耳、察口唇四大纲以补充之。第一为察目。凡目睛明能识见者，可治。睛昏不识人，或瞪目直视，或目睛正圆，或戴眼反折，或眼胞陷下，皆不治。开目欲见人者，阳证也；闭目不欲见人者，阴证也。目中不了了，睛不和，热甚于内也。目疼痛者，属阳明之热。目赤者，亦热甚也。目瞑者，必将衄血也。目睛黄者，将发身黄也。凡病欲愈，目眦黄，鼻准明，山根亮。第二为察鼻。鼻头色青者，腹中痛，苦冷者死。微黑者水气，黄色者小便难，白色者为气虚，赤色者为肺热，鲜明者有留饮。鼻孔干燥者，必将衄血。鼻孔干燥黑如烟煤，阳毒热深也。鼻孔冷滑而黑者，阴毒冷极也。鼻息鼾睡者，风温也。鼻塞浊涕者，风热也。鼻孔搧张者，为肺风，肺绝不治。第三为察耳。凡耳轮红润者生，或黄，或白，或青，或黑而枯燥者死。薄而白，薄而黑，皆为肾败。暴聋、耳中疼皆可治。若耳聋、舌卷、唇青皆难治。第四为察口唇。凡口唇焦干，为脾热。焦而红者吉，焦而黑者

凶。唇口俱赤肿者，热甚也；唇口俱青黑者，冷极也。口苦者，胆热也；口中甜者，脾热也；口燥咽干者，肾热也。舌干口燥，欲饮水者，阳明之热也。口噤难言者，痉病也。上唇有疮为狐，虫食其脏；下唇有疮为惑，虫食其肛。若唇青舌卷，唇吻反青，环口黧黑，口张气直，口如鱼口，口唇颤摇不止，气出不反，皆不治。

九、脏色

以五色名脏，青为肝，赤为心，白为肺，黄为脾，黑为肾。肝合筋，心合脉，肺合皮，脾合肉，肾合骨也。（言五色五脏之配合也。凡病察脉观色，以此合之五脏之病，无遁情矣。）目赤色者，病在心，白在肺，青在肝，黄在脾，黑在肾。黄色不可名者，病在胸中。（五脏六腑，目为之候。故目之五色，各以其气而见本藏之病。脾应中州，胸中者，脾气之充也。）至于色见青如草滋者死，（如草滋者，纯于青而色深也。）黄如枳实者死，（黄黑不泽也。）黑如炲者死，（炲烟煤也。）赤如衃血者死，（衃血，死血也，赤紫而黑。）白如枯骨者死，（枯槁无神也。）此五色之见死也。（脏气败于中，则神色夭于外，夭必死矣。）青如翠羽者生，赤如鸡冠者生，黄如蟹腹者生，白如豕膏者生，黑如乌羽者生，此五色之见生也。（此皆五色之明润光彩者，故见之者生。）生于心，如以缟裹朱；生于肺，如以缟裹红；生于肝，如以缟裹绀；生于脾，如以缟裹栝楼实；生于肾，如以缟裹紫，此五脏所生之外荣也。（生，生气也，言五脏所生之正色。缟，素帛也。以缟裹五物者，谓外皆白净而五色隐然内见也。朱与红皆赤，朱言其深，红言其浅也。绀，青而含赤也。凡此，皆五脏所生之正色，盖以气足于中，而后色荣于外者如此。）

此章论五色之分配也。五色虽分五脏，但其扼要之点，全在夭泽。夭者，枯晦之义；泽者，明润之义。犹切脉之分无胃气、有胃气也。故无胃气者死，夭者亦死；有胃气者生，泽者亦生。虽然，以色辨死生，仅望法中之一部分。其有不以色断死生者，亦不可不知，今试缕述，以资参考。凡舌卷囊缩，肝绝也；口不合，脾绝也；肌肉不滑，唇反，胃绝也；发直齿枯及黑，遗尿，肾绝也。毛焦面黑，直视、目瞑不见，阴气绝也；目眶陷，目系倾，汗出如珠，阳绝也。病后喘泻，脾脉将绝也。目正圆，痉，

不治。手撒戴眼，太阳绝也。吐沫，声如鼾睡，面赤、面青黑，唇青，人中满，唇反，发与眉冲起，爪甲下肉黑，手掌无纹，脐凸，足跗肿，面青，但欲伏眠，目视不见，汗出如油，肝绝，八日死。眉倾者胆绝，手足爪甲青或脱落，呼骂不休，筋绝，八日死。肩息回视，心绝，立死。发直如麻，不得屈伸，自汗不止，小肠绝，六日死。口冷足肿，腹热脐胀，泄利无时，不觉，脾绝，五日死。脊痛肿，身重不可反覆，胃绝，五日死。耳干，舌背肿，溺血，大便赤泄，肉绝，九日死。口张，气出不返，肺绝，三日死。泄利无度，大肠绝；齿枯，面黑，目黄，腰欲折，自汗，肾绝，四日死。齿黄枯落，骨绝。

十、诸色症

赤脉之至也，喘而坚。诊曰：有积气在中，时害于食，名曰心痹。得之外疾，思虑而心虚，故邪从之。（此所以合脉色也。赤者，心之色。脉喘而坚者，谓急甚如喘而坚强也。心脏居高，病则脉为喘状，故于心肺二脏独有之。喘，为心气不足；坚，为病气有余。心脉起于心胸之中，故积气在中，时害于食。积为病气积聚，痹为脏气不行。外疾，外邪也。思虑心虚，故外邪从而居之矣。）

白脉之至也，喘而浮。上虚下实，惊，有积气在胸中，喘而虚，名曰肺痹。寒热，得之醉而使内也。（白者，肺色见也。脉喘而浮者，火乘金而病在肺也。喘为气不足，浮为肺阴虚。肺虚于上，则气不行而积于下。故上虚则为惊，下实则为积。气在胸中喘而且虚。病为肺痹者，肺气不行，而失其治节也。寒热者，金火相争，金胜则寒，火胜则热也。其因醉以入房，则火必更炽，水必更亏，肾虚盗及母气，故肺病若是矣。）

青脉之至也，长而左右弹，有积气在心下、支胠，名曰肝痹。得之寒湿，与疝同法，腰痛足清头痛。（青者，肝色见也。长而左右弹，言两手俱长而弦强也。强，搏击之义。此以肝邪有余，有气积心下，及于支胠，因成肝痹。然得之寒湿，而积于心下、支胠者，则为肝痹；积于小腹、前阴者，则为疝气。总属厥阴之寒邪，故云与疝同法。肝脉起于足大趾，与督脉会于巅，故病必腰痛、足冷、巅痛也。）

黄脉之至也，大而虚。有积气在腹中，有厥气，名曰厥疝。女子同法。得之疾使四肢，汗出当风。（黄者，脾色见也。脉大，为邪气甚；虚，为中气虚。中虚则脾不能运，故有积气在腹中。脾虚助木乘其弱，水无所畏，而肝肾之气上逆，是为厥气。且脾、肝、肾经皆结于阴器，故名曰厥疝，而男女无异也。而厥皆禀气于脾，疾使之，则劳伤脾气，而汗易泄。汗泄助表虚，而风邪客之，故为是病。）

黑脉之至也，上坚而大，有积气在小腹与阴，名曰肾痹。得之沐浴清水而卧。（黑者，肾色见也。上言尺之上，即尺外以候肾也。肾主下焦。脉坚而且大者，肾邪有余，故主积气在小腹与阴处，因成肾痹。其得于沐浴清水而卧者，以寒湿内侵，而气归同类，故病在下焦，而邪居于肾。）

此章论诸色之症候也。其举五色证候，均与脏象并参。盖脉之小大、滑涩、沉浮可以指别。五脏之象，可以类推。五脏相音，可以意识。五色微诊，可以目察。能合脉色，可以万全，正《本经》论诊断主要旨也。

至于察色之法，近今多倾向于舌部。其大要，凡舌鲜红者吉，青为冷，青而紫者为阴为寒，赤而紫者为阳为热，黑而亢极为难治。凡舌上苔白而滑者，表有寒也。又曰，丹田有热，胸中有寒也。苔黄而燥渴者，热盛也。苔黑而燥渴者，热甚而亢极也。若不燥渴，舌上黑胎而滑者，为寒为阴也。舌卷而焦，黑而燥者，阴毒热极也。舌青而苔滑者，阴毒冷极也。舌肿胀，舌上燥裂，舌生芒刺，皆热甚也。舌硬舌强，舌短缩，神气皆乱，语不清者死。又阴阳易病，吐舌数寸者死。则以面色不易辨，而舌较显著也。余谓此外又有察身之法，亦宜注意。

所谓察身者，舍脉色而察其形体所表现之状态。如病人身轻，能自转侧者，易治。若身体沉重，不能转侧者，难治。盖阴证则身重，必足冷而蹉卧，常好向壁卧，闭目不欲向明，懒见人，阴毒身如被杖之疼，身重如山，不能转侧，要当辨之。阳证则身轻，手足和缓，开目欲见人，为可治。若头重视身，此天柱骨倾，元气败也。凡伤寒传变，循衣摸床，两手撮空，此神去而魂乱也，凡病人皮肤润泽者生，枯燥者死。《经》曰：脉浮而洪，身汗如油，喘而不休，形体不仁，乍静乍乱，此为命绝。在诊断学上，颇能供吾侪之一种佐证。总之诊断之结果，即为用药之标准。宁精毋疏，宁繁毋简。故在昔轩岐愍生民之疾苦，探赜索隐，溯源穷流，垂法以福后世。而以望闻问切著为四诊法，以决阴阳、表里、寒热、虚实、死生、吉凶。今人止据脉供药，欲其不谬得乎？况豪富之家，妇人居帷幔之中，复以帛蒙手臂，即无望色之神，听声之圣，又不能尽切脉之巧，未免详问。病家厌烦，以为术疏，得药不服者有之。以病试医，以命试药，医复轻视人命，妄举妄谈，不两失乎！是以医为司命，若不明辨精察，据的投治，忍心害理，是己非人，实大背仁人之用心也。

第四章 《内经》治疗学

上海秦伯未著述　昆山陈中权校订

治疗学，可以分数项序述。一关于汤液者，一关于心理者，一关于手术者。而上古时代实无此种种方法，仅含有神秘而无聊之祈祷与符咒而已。祈祷者，所以通人之情于神也。《书经》云：周公祷武王之疾而瘳；《论语》云"子疾病，子路请祷"，可引以证。符咒者，谓能以己身之炁，禁物而咒之，便如己意也。《素问》云：古之治病，惟其移精变气，可祝由而已。又云：先巫知百病之胜，先知其所从生者，可祝而已。皆其征也。所以然者，当时民智未启，皆以疾病为鬼神所祟，而不知疾病之原理，惟有媚事鬼神。即偶有撮土为剂，刮木作饵而愈者，亦必曰天降之福。巫医以一人兼为，故此时之治疗，可称为神祇时代之医术。

此不特中国为然，即西洋亦然。古代诸邦之医学，均为希腊之医学，即后世之医学，莫不渊源于希腊。故全世界之医学，自今日论之，谓为悉本诸希腊可也。而希腊之医学，始于纪元前一千年。其第一期，亦为信仰神魔之时代。此时代之疾病，深信为鬼神之所为。治疗之方法，不外祈祷。第二期始于纪元前第六世纪，医学渐离宗教信仰之外，蒙自然哲学之影响。此时代之哲学者，兼为医家，如壁泰氏、爱谟配独氏等。医学之他位，渐次独立，离宗教迷信之支配，注目于疾病之自然的原因。直至第三期歇氏出，承诸家业绪，以当日盛行之自然哲学为根据，创立学说。本诸经验，而古希腊之医学，由是大成。于此中外合观，可知医学之发明，肇端于无聊之治疗。由无聊之治疗，而生有意识之治疗。积有意识之治疗，而生经验，而产生生理、病理等学。然则治疗学之重要为何如？虽然无疾苦，即无治疗。无治疗，即无医学。疾苦无界限，即治疗无止境。

《内经》有言：逆其气则病，顺其气则愈。此语实开治疗之无限法门。因是余得拟一定律如次：治疗之根据，在恢复生理之障碍，纵有寒热、攻补等等之异趋，而终以制伏病主，不叛生理为原则。今将《内经》中关于治疗方法，类叙于下，读此可得其大纲焉。

一、根本治法

治病必求其本。顺其志，故临病人问所便。（便，宜也。）夫中热消瘅，（瘅，旱也。）则便寒。寒中之属，则便热。胃中大热，则消谷，令人悬心善饥。（悬心者，胃火上炎心血被燥，而悬悬不宁也。）脐以下皮热，肠中热，则出黄如糜。（出黄，指大便糜腐烂也。）脐以上皮寒，胃中寒，则腹胀；肠中寒，则腹鸣飧泄。（飧，餔也）胃中寒，肠中热，则胀而且泄；胃中热，肠中寒，则疾饥。（疾，速也。）小腹痛胀，胃欲寒饮，肠欲热饮。禁之则逆其志，顺之则加其病。告之以其败，（恣情之为害也）导之以所便。春夏先治其标，后治其本；（春夏发生，宜先养气以治标。）秋冬先治其本，后治其标。（秋冬收藏，宜先固精以治本。）便其相逆。（委曲以便其情也）饮食衣服，适其寒温。（适，当也。）寒无凄怆，暑无出汗。（暑，热也。）食饮者，热无灼灼，寒无沧沧。寒热中适，故气将持，（气者，精气也。将，扶持也。）乃不致邪僻也。

此章论治病当穷根本，而顺意志。得其本而后可以施治，顺其志而后可以利导。本者，原也，始也。盖有变必有象，有象必有本。凡事有必不可不顾者，即本之所在。故死以生为本，欲救其死，勿伤其生；邪以真为本，欲攻其邪，必顾其真；血以气为本，气来则行，气去则凝；证以脉为本，脉吉则吉,脉凶则凶;内者外之本,外实者何伤,中败者堪畏;下者上之本,滋苗者必先固根,伐下者必枯其上;虚者实之本,有余者拔之何难,不足者攻之何忍;真者假之本,浅陋者知现在,精妙者疑是独明。《淮南子》曰:所以贵扁鹊者,知病之所从生也。王应震曰:见痰休治痰,见血休治血,无汗不发汗,有热莫攻热,喘生休耗气,精遗不涩泄,明得个中趣,方是医中杰。真知本之言也。

顺其志者,不逆病人之情也。所谓病人之情者,有素禀之情,如五脏各有所偏,七情各有所胜;阳脏者偏宜于凉,阴脏者偏宜于热;耐毒者缓之无功,不耐毒者峻之为害。有好恶之情,不惟饮食有憎爱,抑且举动皆关心。性好吉者,危言见非;意多忧者,慰安云伪;未信者忠告难行,喜疑者深言则忌;有富贵之情,富多任性,贵多自尊。任性者,自是其是,真是者,反成非是;自尊者,遇士或慢,自重者安肯自轻。有贫贱之情,贫者,衣食不能周,况乎药饵;贱者,惶劳不能释,怀抱可知。又若有良言甫信,谬说更新,此中无主而易乱者之为害也。有最畏出奇,惟求稳当,此内多惧而过慎者之为害也。有以富贵而遇贫贱,深情牵挂,戚戚予心,心病焉来心药?有以急性而遭迟疾,更医杂投,遑遑求速,速变所以速亡。有讳疾而不肯言,有隐情而不敢露。病人之情,岂易顺哉,全在变通之士耳。

二、标本治法

先病而后逆者,治其本;(逆,气血之逆也。)先逆而后病者,治其本。先寒而后生病者,治其本;先病而后生寒者,治其本。先热而后生病者,治其本,先热而后生中满者,治其标。(中满,属脾胃,脾胃为脏腑生化之大源,故先及之。)先病而泄者,治其本;(泄,泄泻也。)先泄而后生他病者,治其本。先病而后生中满者,治其标,先中满而后烦心者,治其本。小大不利,治其标,(小大,指前后二便。二便不通,为危急之候,故亦先之。)小大利,治其本。先小大不利而后生病者,治其本。病发有余,(邪气实也。)本而标之,(邪气实,则必侮及他脏,当先诛根。)先治其本,后治其标;病发而不足,(精气虚也。)标而本之,(精气虚,则必受他脏之侮,当先止其传。)先治其标,后治其本。谨察间甚,(间甚,犹言轻重也。)以意调之,间者并行,(并行者,言兼治也。)甚者独行。(病重者,治宜精专,难容杂乱,故曰独行。)

此章论治病于求本外,更有治标之法也。治标于危殆时,不得已而出之,盖即所以治本。观治本者十之八九,治标惟中满及小大不利二候,可知,亦不过因其急而不得不先之也。如治病必求于本,"必"字即中满、大小不利二证。亦有急与不急之分,而先后乎其间者。今人动称"急则治其标,缓则治其本",正不知孰为可缓,孰为最急,颠倒错认,但见举手误人耳。至二便之治,小便尤难。但知癥结所在,则大肠之血燥者,不在硝黄;而膀胱之气闭者,又岂在五苓乎。

夫标本病者,切实言之,先后之病气也。先病为本,后病为标。人身真气调和,外感风、热、湿、火、燥、寒之气,谓之客气。则以外感客气为本,三阴三阳真气为标。若真气先病,因病而生风、热、湿、火、燥、寒之气,谓之同气。则以三阴三阳真气为本,所生同气为标。所以名客气者,风、热、湿、火、燥、寒六气,侵于人身而始病也;名同气者,人身厥阴之气同于风,少阴之气同于热,太阴之气同于湿,少阳之气同于火,阳明之气同于燥,太阳之气同于寒。病三阴三阳之真气,因有风热湿火燥寒之同气而为病也。故有治标治本、先治后治诸则,此其大要也。若推而广之,则一切病以先现为本,后现为标,固有不能以同气客气限之者矣。

三、正治法

寒者热之,热者寒之。微者逆之,(逆,逆治也,如以寒治热、以热治寒之类。)甚者从之。(从,从治也,如以寒治寒、以热治热之类。)坚者削之,(坚坚积也)客者除之,(客,外感客气也。)劳者温之,(温,养也。)结者散之,留者攻之,(留,滞着也。)燥者濡之,(濡,润也。)急者缓之,(急,拘急也。)散者收之,损者益之,(益,补益也。)逸者行之,(逸,不活动也。)惊者平之。(惊则气上也)上之下之,(上下,犹言升降。)摩之浴之,薄之劫之,(薄,追其隐藏也;劫,夺其强盛也。)开之发之,适事为故。逆者正治,从者反治,从多从少,(多少,指所从药言。)观其事也。(相机而行之)因其轻而扬之,(轻者,浮于表;扬,散也。)因其重而减之,(重者,实于下。)因其衰而彰之,(衰者,气血虚;彰者,补之、益之,使复彰也。)形不足者温之以气,精不足者补之以味。其高者,因而越之;(越,发扬也,谓升之涌之也。)其下者,引而竭之。(竭,祛除也,谓荡涤之、疏利之也。)中满者泻之于内,其有邪者渍形以为汗,(邪,指外邪渍浸也。)其在皮者汗而发之,其慓悍者按而收之,其实者散而泻之。血实宜决之,(决,谓去也。)气虚宜掣引之。(掣,谓挽回也。)

此章论一般之正治法也。正治者,用与病气相反之药治之,使病菌因而扑灭。虽病气与药相反,而实合治疗之原则,所谓逆者正治是也。上列诸法,为徐子才十剂之蓝本。十剂者:一,补可扶弱。如先天不足宜补肾,后天不足宜补脾,气弱宜补肺,血弱宜补肝,神弱宜补心等。是二,重可镇怯。如怯则气浮,重以镇之。是三,轻可去实。如风寒之邪,中于人身,痈疮疥瘂,发于肢体,宜轻扬之使从外解。是四,宣可去壅。如头目鼻病,牙禁喉塞,实痰在肠,水火交结,气逆壅满,法当宣达,或嚏或吐,以令布散。是五,通可行滞。如火气菀滞,宜用通剂,利其小便。是六,泄可去闭。如邪盛则闭塞,必以泄剂从大便夺之。是七,滑可去著。如痰粘喉,溺浊淋,大肠痢等症,宜滑泽以涤之。是八,涩可固脱,如开肺洞泻,溺遗精滑,大汗亡阳等症,宜收涩以敛之。是九,湿可润燥,如风热怫郁,则血液枯竭而为燥病,上燥则渴,下燥则结,均宜清润。是十,燥可去湿,如外感之湿,汗而去之,湿泛为痰,化而降之,湿停不溺,利而行之。是十剂,为药之大体,详之可无遗失。特缺寒热一端,寒热者证治之大端也。寒能制热,热证如伤寒、温疟、虚劳,何一不有,当以寒药治之。甘寒之剂,白虎汤之类;苦寒之剂,龙胆泻肝汤之类。大抵肺胃肌热宜银、翘、石膏,心腹热宜芩、连,肝肾热宜黄柏、知母、胆草。热可制寒,当用辛温之品。附子汤、附子细辛汤治太阳少阴之寒,四逆汤、理中汤治脾肾之寒,吴萸汤、乌梅丸治肝寒,青龙汤治肺寒,薤白治心胸之寒,回阳救急汤统治里寒,桂枝汤统治表寒之类。方剂虽繁,不越此补重、轻宣、通泄、滑涩、湿燥、寒热十二字。神而明之,可以统治百病矣。

四、反治法

热因寒用,(大寒内结,当治以热,此属正治。)寒因热用,(火热在中,当治以寒,此亦正治。)塞因塞用,(下气虚乏,中焦气壅,散满则更虚其下,惟有峻补其下,以疏启其中,此属反治。)通因通下,(大寒内凝,大热内蓄,积聚留滞,泻利不止,寒滞以热下之,热滞以寒下之,此亦反治。)必伏其所主,而先其所因。(主,主病因。病因,即求本之谓。)其始则同,其终则异。(热治热,寒治寒,是始同也;热者寒,寒者热,是终异也。)可使破积,可使溃坚,可使气和,可使必已,(已愈也)逆之从之,逆而从之,(先逆而后从也)从而逆之。(先从而后逆也)疏气令调,则是道也。(凡此,皆所以使气血调和之大法也。)夫治寒以热,治热以寒,绳墨也。有病热者寒之而热,有病寒者热之而寒,二者皆在新病复起。(新病,指变病。)是治王气(言专顾病之王气,而不顾其衰气。如但治阳盛,不治阴虚;专用苦寒,不明补阴配阳之妙。)所以反也。而不知诸寒之而热者取之阴,(热病而寒不能解,非火之有余,乃真阴之不足也。)热之而寒者取之阳,(寒病而热不能解,非寒之有余,乃真阳不足也。)所谓求其属也。

此章论一般之反治法也。反治者,用与病气相同之性味治之,而收效与正治法仍相同。夫病有反治,以证有真假,真者可正治,而假者不得不用反治,以伪诱伪也。譬之真寒则脉沉而细,或弱而迟,为厥逆,为呕吐,为腹痛,为飧泄下利,为小便清频,即有发热,必欲得衣,此浮热在外而沉寒在内也;真热则脉数有力,滑大而实,为烦躁喘满,为声音壮厉,或大便秘结,或小水赤涩,或发热掀衣,或胀痛热渴,皆可正治。假寒者,外虽寒而内则热,脉数有加,或沉而鼓击,或身寒恶衣,或便热秘结,或烦渴引饮,或肠垢臭秽。此则恶寒非寒,明是热证。所谓热极反兼寒化,阳盛隔阴也。假热者,外虽热而内则寒,脉微而弱,或数而虚,浮大无根,或弦芤断续。身虽炽热而神则静,语言谵妄而声则微,或虚狂起倒而禁之则止,或蚊迹假斑而浅红细碎,或喜冷饮而所用不多,或舌苔虽赤而衣被不撤,或小水多利,或大便不结。此则恶热非热,明是寒证。所谓寒极反兼热化,阴盛隔阳也,皆当反治。

至如虚实之治,至虚有盛候,则有假实矣。大实有赢状,则有假虚矣。虚者,精气虚也。为色惨形瘦,为神衰气怯,或自汗不收,或二便失禁,或梦遗精滑,或呕吐隔塞,或病久攻多,或气短似喘,或劳伤过度。虽外证似实,而脉弱无神者,皆虚证之当补也。实者,邪气实也。或外闭于经络,或内结于脏腑,或气壅而不行,或血流而凝滞。虽外证似虚,而脉来盛实者,皆实证之当攻也。然则虚实之间,最多疑似,有不可不辨其真耳?若真气既虚,则邪气虽盛,亦不可攻,盖恐邪未去而真先脱。故治虚邪者,当先顾真气。真气存,则不致于害。盖未有真气复而邪气不退者,亦未有真气竭而命不倾者。如必不得已,亦当酌量缓急,权衡多少,寓战于守,斯可矣。总之,假虚之证不多见,而假实之证最多。假寒之证不难治,而假热之治多误。真假能辨,逆从自明矣。

五、外邪治法

邪风之至,疾如风雨,(疾,速也。)故善治者治皮毛,其次治肌肤,其次治筋脉,其次治六腑,其次治五脏。治五脏者,半死半生也。(邪愈深则治愈难也。)天之邪气,(风寒暑湿火燥,无形者也。)感则害人五脏;(喉主天气,而通于脏也。)水谷之寒热,(水谷,有形者也。)感则害人六腑;(咽主地气,而通于腑也。)地之湿气,感则害人皮肉筋脉。(湿性凝滞,营卫之不利也。)善诊者,察色按脉,先别阴阳。审清浊,而知部分;(望色也)视喘息,听音声,而知所苦;(闻声也)观权衡规矩,而知病所主;(《本经》论脉,有"春应中规,夏应中矩,秋应中衡,冬应中权"之文。)按尺寸,观浮沉滑涩,而知病所生。(切脉也)以治无过,(过,过失也。)以诊,则不失矣。

此章论治外邪之程序也。邪从外至,治必先表,以止内传,即"圣人不治已病治未病"之旨。张仲景曰:时气不和,便当早言,寻其邪由,及在腠理,以时治之,罕有不愈;患人忍之,数日乃说,邪气入脏,则难可制。扁鹊见齐桓公,谓病在腠理,三见之后,则已入脏,不可治而逃。可知外邪之症,断非早治不可。盖病之始入,风寒既浅,气血脏腑未伤,自然治之甚易。至于邪气深入,则邪气与真气相乱。欲攻邪则碍真,欲扶真则碍邪,即使邪渐去而真已不支矣。若得病之后,更或劳动感风,伤气伤食,尤为危笃之渐。

治外感,如将兵之贵神速,一扑而尽。盖早平一日,则人少受一日之害。故外感内伤,为证治两大关键。而去其所本无,复其所固有,两言可尽

之。如六淫外袭,身中气血日失和平。一切外感有余之症,有须汗吐下和之法,皆是去其所本无也;若七情受伤,脏腑有损,身中气血,日就亏耗。一切内伤不足之症,有须滋填培补之治,皆是复其所固有也。特外感病挟食者颇多,当思食为邪里,散其邪则食自下。若难消导于发散中,不专达表,胃汁复伤,因而陷闭者有之。至若风多挟暑湿寒,或挟燥火,或恼怒,或劳倦,或房事,及肝气宿瘀诸血证,皆外感病之不无有挟者。所贵随症制宜,斟酌尽善耳。

六、内伤治法

病有不从毫毛生,而五脏阳已竭也。津液充郭,(郭,廓通,谓阳气虚则津液不行,而滞于形体也。)其魄独居,(魄属阴,谓阳去则阴独留也。)精孤于内,(精中无气,故曰孤。)气耗于外,形不可与衣相保。(皮肤胀满,身体羸败,形衣不相保合也。)此四极急而动中,(四极,四肢也。急,胀急也。动中,喘咳起于内也。)是气拒于内,(气,指水气。)形弛于外。(弛,指弛废。)平治于权衡,去菀陈莝。(菀,积也。陈,久也。莝,腐草也。)是以微动四极,(使流通而气易行)温衣,(助肌表之阳)缪刺其处,(缪刺者,以左取右,以右取左,去大络之留滞也。)以复其形。开鬼门,(鬼门,汗孔也。)洁净腑,(净腑,膀胱也。)精以时服,(服,行也。)五阳已布,疏涤五脏,故精自生,形自盛,骨肉相保,巨气乃平。(大气因而和平也)

此章论治内伤之程序也。凡邪害脏腑,皆得名曰内伤,非仅限于虚怯一症。其属虚怯者,更因体质不同,各有所偏。偏于阴虚,脏腑燥热,易感温病,易受燥气。偏于阳虚,脏腑寒湿,易感寒邪,易患湿症。气类之感召,即《易经》"水流湿,火就燥"之理也。此虚根乎生初,可因其体质何偏,而平素起居饮食消息之,无俟乎蛮补也。惟大病被汗吐下后,邪去而气血不能遽复,及妇人新产后,血液去而形气不足以充,则不得不资补益,以恢复其固有耳。

虚证不难治,而每误于因病似虚,因虚致病。所谓因病似虚者,其人本无他恙,或感六淫之邪,或伤饮食之积,或为情志怫菀,或为气血瘀留,以致精神昏昧,头目昏花,懒于言语,倦于动作,口中无味,面目萎黄,气短脉沉,厥冷泄泻。种种见症,

赢状杂彰,而菀邪内固。病者每不谨于恒,无不以虚自据,而畏攻畏削。傍人但执外见之形,无不指其虚而劝补。医者复多不明标本,专听陈述病源,辄投补剂。邪得补而愈甚,积得补而愈深,怫郁者解散靡从,瘀留者滋蔓益甚,又安知此病之非虚所致乎?所谓因虚致病者,其人先天之赋禀素弱,后天之调养复乖,或纵欲而伤精,或心苦而神耗,或处境有冻馁劳役,或任情有骄恣宴安。精伤者,肾旷其作强之官;神耗者,心失其君主之用。形寒饮冷伤肺,饥饱劳役伤脾,贫贱者多有之;大怒逆气伤肝,醇醴厚味伤胃,富贵者多有之。内藏即伤,外患易作。以致阳虚恶寒,阴虚恶热,上气喘满,胁胀腹膨,前后不通,躁扰闷乱,饮食不久,脉大无根。种种形证,虚而类实,虽肌肉未脱而神宰消亡,即起居如常而患端萌伏,然变证百出,本乎一虚。于此应补之际,而病人、旁人转生疑虑,或谓外邪未散,或谓内积未除。欲补阴畏寒凉之伤脾,欲补阳畏燥热之助火。加之无断之医,迁就苟合,殊不知此病之皆虚所致也!故能辨此二者,虚证治之斯易,何患方书日众,治法日误哉。

七、七情治法

凡诊病者,必问饮食起居。暴乐暴苦,始乐后苦(乐则喜,喜则气缓;苦则悲,悲则气消。)皆伤精气。精气竭绝,形体毁沮。(沮,俎也。)暴怒伤阴(怒伤肝也)暴喜伤阳。(喜伤心也)厥气上行,(厥,逆也。)满脉去形。(气逆于脉,故曰满;精离其形,故曰去。)愚医治之,不知补泻,不知病情,精华日脱,邪气乃并。(邪气指喜怒偏胜之气也。)故凡未诊病者,必问。尝贵后贱,(心必屈辱)虽不中邪,(邪,外感也。)病从内生,名曰脱营。(营犹荣也)尝富后贫,(心必忧煎)名曰失精。(精,五脏之精气也。)五气留连,(五脏气衰不运也)病有所并。医工诊之,不在脏腑,(内无邪也)不变躯形,(外无邪也)诊之而疑,不知病名。身体日减,(减,瘦消也。)气虚无精,(无精,犹言精衰也。)病深无气,(病日进,则气日虚也。)洒洒然时惊。病深者,以其外耗于卫,内夺于荣。(此申洒洒然者,以气虚而寒也。惊者,以血少而怯也。)良工所失,不知病情,治之过也。

此章论七情病之治法也。七情,即《本经》之五志。五志之外,尚余有二,总之曰喜怒忧思悲恐惊。然情有七,无非出于五脏。而求其所由,无不从心所发。证之《本经》,忧愁恐惧则伤心,怵惕思虑则伤神,悲哀忧愁则心动,心动则五脏六腑皆摇。可见心为五脏六腑之大主,而总统魂魄,兼赅志意,所谓五志惟心所使也。至此处出其文而无治法。则《本经》"怒伤肝,悲胜怒;喜伤心,恐胜喜;思伤脾,怒胜思;悲伤肺,喜胜悲;恐伤肾,思胜恐",已启其端。盖七情之病,还以七情治之,草木之品,终难奏效也!

尝考七情为内伤之本。《本经》曰:百病皆生于气。怒则气上,喜则气缓,悲则气消,恐则气下,惊则气乱,劳则气耗,思则气结,寒则气收,热则气泄。《难经》论五劳:谓自上损下者,一损肺,咳嗽;二损心,盗汗;三损胃,食减便溏;四损肝,善怒筋缓;五损肾,淋漏。过胃则不治。自下损上者,一损肾,遗浊经闭;二损肝,胁痛;三损脾,食减,腹泻肌消;四损心,惊悸不寐;五损肺,咳喘。过脾则不治。《金匮》谓:肺痨损气,心劳损神,脾劳损食,肝劳损血,肾劳损精。与此同义。后人又推为六极:六极者,数转筋,指甲痛,为筋极;牙疼踵痛,足痿不耐久立,为骨极;面无华色,头发堕落,为血极;肤如虫行,体肉干黑为肉极;肌无膏泽目无精光,为精极;气少不能言,胸胁逆满为气极。然则内伤首言七情者,原病之所由起也;分言五劳者,明病之所由传也;推言六极者,穷病之所至极也。医者但知益气、益精、缓中、调营卫、调饮食等法,而卒鲜效者,皆不能由七情着眼耳。

八、五方治法

一病而治各不同,皆愈者,地势使然也。故东方之域,天地之所始生也。(天地之气自东而来。)鱼盐之地,滨海傍水,其民食鱼而嗜咸。皆安其处,美其食。鱼者使人热中,(鱼生水中,外阴而内阳。)盐者胜血,(咸能凝血,故多食则渴。)故其民皆黑色疏理,(血弱故也)其病皆为痈疡,(热中故也)其治宜砭石,(砭石,石针也。)故砭石亦从东方来。(言砭石法当肇于东)西方者,金玉之域,沙石之处,天地之所收引也。(天地之气西而降)其民陵居而多风,水土刚强。其民不衣而褐荐,(褐,毛布也;荐,草茵也。)华食而脂肥,(华,浓厚也。)故邪不能伤其形体。(肌肉实而肤腠密也)其病生于内,其治宜毒药,(毒药,总赅药饵言,药性皆偏,多食俱能损人故也。）故毒药亦从西方来。（言药饵之法当肇于西）北方者，天地所闭藏之域也。（天地之阴在北也）其地高陵居，风寒冰冽。其民乐野处而乳食，脏寒生满病，（脏寒多滞，则生胀满。）其治宜灸焫，（灸，艾灸；焫，灼也。）故灸焫者亦从北方来。（言灸焫之法当肇于北）南方者，天地所长养，阳之所盛处也。（天地之阳在南也）其地下，（下，卑也。）水土弱，雾露之所聚也，（犹言湿盛也）其民嗜酸而食胕，（胕，腐也，如豉酱之属。）故其民皆致理而赤色，其病挛痹，（酸性收，而胕多湿也。）其治宜微针，故九针亦从南方来。（言针法当肇于南。九针者，镵针、员针、鍉针、锋针、铍针、员利针、毫针、长针、大针是。）中央者，其地平以湿，天地所以生万物也众。其民食杂而不劳，（四方辐辏，万物所归也。）故其治多痿厥寒热，其治宜导引按跷，（导引按跷，即推拿按摩也。）故导引按跷亦从中央出也。（言导引按跷之法当肇于中央。）故圣人杂合以治，各得其所宜。病虽异而病皆愈者，得病之情，知治之大体也。

此章论五方之一般治法也。五方不同，酿病各异，谓之地方病，以仅限于一地为然。盖人禀天地之气以生，故其气体随地而别。西北之人，气深而厚，凡受风寒，难于透出，宜用疏通重剂；东南之人，气浮而薄，凡遇风寒，易于疏泄，宜用疏通轻剂。又西北地寒，当用温热之药，然或有邪蕴于中而内反甚热，则用辛寒为宜；东南地温，当用清凉之品，然或有气邪随散，则易于亡阳，又当用辛温为宜。皆当随地制宜，随俗将意。故入其境，必问水土风俗，而细调之。不但各方各别，即一方之中，风气亦回殊。且所出之泉，所产之物，皆能致病。土人往往有极效之方，宜详审访察。否则恃己之能，执己之见，反为土人笑矣。

夫各方之病不同，治疗之法以歧。宋元诸家遂创"古方不能治今病"之议，意谓今人体气薄弱，只宜平和之剂。故偏于温补者，每遵阳能生阴之说，不独芩连、知柏畏其寒凝，即丹芍、地冬，亦所忌用；偏于滋补者，又守阴常不足之论，不但附桂、姜萸，视若砒鸩，即香砂、丁蔻，亦不轻投。将仲景方书，置之高阁。不知仲景著书，当为久远计，非为一时计。况药本攻病，有是病则病受之，无是病不独峻剂能伤真气，即和平之品，亦堪杀人。然而，彼辈之废古方，当有鉴于效用鲜薄而废。曷知因证用药，未有不验。惟各方之水土风俗有变易，或相合、不相合则有之。其弊在不明五方异治之法，诋仲景何为？

第五章　《内经》方剂学

上海秦伯未著述　　昆山陈中权校订

吾人即明了治疗之原则及方法，当进而求治疗之工具，以收治疗之美果。考吾国医学，由神示时代进而为有意识之治疗，其第一种工具为针灸及砭石。《本草纲目》云："古者以石为针，季世以针代石"，可引为证。嗣后，《内经》分九针，而日趋精密，遂立针科一门。虽不能谓为普通的一般的治疗，而于治疗学上殊有记载之价值。西洋治法，最早而最有价值者，认为刺络与切断，正与吾国相类也。自药物渐次发明，遂减少旧有之治疗法，而增进汤液治疗法，立大小之制，定奇偶之度，方剂之学，于是大盛。方剂之治疗，不能确定其昉自何时，但观《内经》乌贼骨、生铁落、连翘根等方，可知黄帝时已肇其端。更观《搜神记》医缓之治晋侯疾曰：其疾在膏肓，药饵不可及，针灸不能至；《史记·扁鹊列传》扁鹊治虢太子病，使子豹为五分之熨，以八减之剂和煮之，更熨两胁下，但服汤二旬而复故。则当时针砭汤液，相提并行，方剂之进步，可以想见。降及两汉，药物发明日夥，乃鲜及针砭，而倾向方剂。张机《伤寒论》中，多方剂而少针砭，可以寻其线索。自是以降，名医飙兴，良方层出。如晋·葛洪之《肘后备急方》，唐·孙思邈之《千金要方》，宋·王衮之《博济方》，许叔微之《本事方》，沈括之《苏沈良方》，董汲之《旅舍备要方》，王貺之《全生指迷方》，陈师文等之《和剂局方》，夏德之《卫生十全方》，陈自明之《妇人良方》，陈言之《三因方》，郭稽中之《新增产育宝庆方》，李迅之《集验背疽方》，严用和之《济生方》，金·刘完素之《宣明论方》，及《伤寒直格方》，元·沙图穆苏之《瑞竹堂经验方》，危亦林之《世医得效方》，明·周定王橚之《普济方》，吴崐之《古方考》，清·鄂尔泰等之《删补名医方论》，王子接之《古方选注》，吴仪洛之《成方切用》等，或自成一家，或祖述前哲，灿然雄观。治疗工具，堪称大备。然吾人饮水思源，不得不归功于《内经》，兹将《内经》方剂，汇辑如下，以资考证焉。

一、方制

君一臣二，（主病之药为君，佐君之药为臣。）奇之制也。（奇，单也。制，制度也。）君二臣四，偶之制也。（偶，双也。）君二臣三，奇之制也。君二臣六，偶之制也。近者奇之，（单刀直入）远者偶之。（双方兼顾）汗者不以偶，（以近而新也）下者不以奇。（以远而久也）补上治上制以缓，（缓则留布上部也）补下治下制以急。（急则直达下焦也）急则气味厚，（厚者重浊下降）缓则气味薄。（薄者轻清上升）适其至所，（所，病处也。）此之谓也。病所远而中道气味之者，（中道即衰也，言病有深远或药力有所不逮。"之"字当是"乏"之讹。）食而过之，（过，犹达也。谓当以食为节，如欲其远，药在食前；欲其近，药在食后。）无越其制也。是故平气之道，（气，指病气。）近而奇偶，制小其服也；（近者宜轻）远而奇偶，制大其服也。（远则宜峻）大则数少，（制大者，药数少则其力专也。）小则数多，（制小者，药数多则其力薄也。）多则九之，少则二之，奇之不去则偶之，（不去，指病不退也。）是谓重方。（重，重复也。）偶之不去，则反佐以取之。（偶又不退，则当用反治法。）所谓寒热温凉，反从其病也。（反治者，所以从其病，盖变通之妙用也。）

此章论方剂之制度也。夫一三五七、二四六八者，品数之单骈也。奇偶者，所以制缓急厚薄之气体，以为远近汗下之用者也，于品数之单骈何与邪？品数之单骈，于治病之实，又何与邪？制病以气，况数之单骈，又无气邪？盖《本经》用一物为君，复用同气之二物以辅之，是物性专一，故曰奇也；用二物不同气者为君，复用同气者各二物以辅之是，两气并行，故曰偶也。君二而臣有多寡，则力有倔重，故亦曰奇。臣力平均，则亦曰偶。推之品数加多，均依此例此奇偶之义，不可易也。旧

解皆专指数之单骈，以神其妙用，实际毫无所补，可为喷饭。且汗不以偶，而麻黄汤用四。下不以奇，而小承气汤用三。推言之桂枝汤亦解表之剂，其用五。大承气汤亦攻下之剂，其用四。足征数之单骈，与效用无涉，而古人固未尝泥也。后世推广其义，而定七方，大小缓急奇偶复是也。大方者，以病有兼证，邪有强盛，非大力不能克之，如大承气汤，大青龙汤，一下一汗，皆取其分量重，药味多也。小方者，以病兼证，邪气轻浅，药少分量轻，中病而止，不伤其气，如小承气之微下，小建中之微温，力不太过也。缓方以虚延之证，剽劫不能成功，须缓药调治，如虚劳用炙甘草汤、四君子汤之甘缓，及咽痛用甘蜜半夏汤之徐徐咽下是也。急方者，以病势危急，则方求速效，如急下之宜大承气汤，急救之宜四逆汤是也。奇方者，以病有定形，药无牵制，意取单锐，如少阴病咽痛用猪肤汤，补虚用独参汤是也。偶方者，以单行力孤，恐有未济，并驾齐驱，如肾气丸附、桂同用，大建中汤椒、姜同用是也。复方者两证并见，则两方合用，数证相杂则化合数方而为一方也，如调胃承气汤加连翘、薄荷、黄芩、栀子，为凉膈散，再加麻黄、防风、白术、枳壳、厚朴，为通圣散是也。凡此与治疗学上之十剂，均有提挈纲领之功。特因症用药，斯为上乘，固不必拘于此也。

二、血枯方

有病胸胁支满者，（支，痞塞也。）妨于食，病至则先闻腥臊臭，（病至，病发之时也。臭，气也。）出清液，先唾血，四支清，（支，肢通。清，冷也。）目眩，时时前后血，（前后，二便也。）病名血枯。（吐血、便血，血枯可知。）此得之年少时，有所大脱血。若醉入房，（入房，房中事也。）中气竭，肺伤，（肺主气，肝主血，肺肝伤，则气血不和。此申上述诸症之所由来也。）故月事衰少不来也。（气为血帅，气血虚而经水断绝矣。）治以四乌贼骨，（四，四分也。乌贼骨，即海螵蛸，气味咸温，下行能治女子赤白、漏下及血闭血枯。）一茹蘆。（一，一分也。茹蘆，即茜草，气味甘寒，能活血通经脉。）二物并合之，丸以雀卵，（以雀卵合丸也。雀卵气味甘温，能补益精血。）大如小豆，以五丸为后饭，（后饭者，先药后饭，所以使其下达。）饮以鲍鱼汁，（以鲍鱼汤送下也。鲍鱼，即淡鱼，以石首鱼为胜，气味辛温，

能入水脏,通血脉。)利肠中及伤肝也。(利肠中,以生化补伤肝之不足,此方之大旨也。)

此章论血枯之方也。乌贼、茹藘、雀卵、鲍鱼四药,皆通血脉。血主于肝,凡病伤肝者皆可用之。且四药又能益精气,血枯经闭,尤属相宜。夫血枯与血膈相似,皆经闭不通之候。然枯之与膈,实相反有如冰炭。枯者枯竭之谓,血虚之极也;膈者阻隔之谓,血本不虚,而或气,或寒,或积有所逆也。膈者,病发于暂,其证则或痛或实,通之则血行而愈,可攻者也。枯者,其来也渐,冲任内竭,其证无形,必不可通者也。若用桃仁、红花、三棱、莪术之类,益损其枯。惟有补养温运,使其血充,则弗招自至。此《本经》立方之所以为千古式也。

《本经》云:“太冲脉盛,月事以时下”。以冲为五脏六腑之海,脏腑之血,皆归冲脉,可见冲脉为月经之本。然血气之化,由于水谷,水谷盛则血气亦盛,水谷衰则血气亦衰。是又冲脉之血,总由胃腑水谷之化,而胃气更为冲脉之本也。故月经之本,所重在冲脉,所重在胃气,所重在心脾生化之源。心生血,脾统血,肝藏血,凡伤心、伤脾、伤肝者,均能为经脉之病。《本经》“二阳之病发心脾,有不得隐曲,女子不月”,指心脾言,本节所云,指肝藏言,可以会通矣。叶香岩治经病,扼要在奇经八脉,其次最重调肝。因女子以肝为先天,阴性凝结,易于怫菀,菀则气滞血亦滞,肝病必妨中焦,故次重脾胃。余则血虚者养之,血热者凉之,血瘀者通之,气滞者疏之,气弱者补之,诚女科之明鉴也。至若年长未配之女,年壮失龙之妾,孀居妇,比丘尼,思结而不能伸,多有经闭之病。此七情之忧,尤当先理肝郁,再就个体之偏阴偏阳调剂焉。

三、臌胀方

有病心腹痛,(邪滞食停,气不通达也。)旦食则不能暮食,(脾胃运化失职也。)名为鼓胀。(腹胀如鼓之坚大,故名。)治以鸡矢醴,(鸡矢,能消积下气,通利二便。醴,醇酒也,用以运行有力。)一剂知,(知,谓知其效也。)二剂已。(已,为愈其病也。)其时有复发者,此饮食不节,故时有病之。(鼓胀本因积滞,故不可复纵口腹。)虽然,其病且已时,故当病气聚于腹也。(此申所以不节饮食必复发者,以病愈之际,邪气未尽除,得食则复聚也。)

此章论鼓胀之方也。鸡矢醴为攻伐实邪之峻剂。凡脾肾虚寒发胀,及气虚中满等证,均在所忌。后世用此方有数法,一用羯鸡矢研细,炒焦色,地上出火毒,以百沸汤淋汁,每服一大盏,调木香、槟榔末各一钱,日三服,空腹下,以平为度;一用羯鸡矢炒微焦,入无灰好酒共煎,用布滤取汁,五更热饮则腹鸣,辰巳时行二三次,皆黑水,次日觉腹皮渐有皱纹,又饮一次而病愈矣。二法似用后者为便,且不失经意也。

臌膈二者,同为大病,然有虚实之分。臌者,有物积中,其症属实;膈者,不能纳物,其症属虚。实者可治,虚者难治。盖膈则胃脘枯槁,不复用事,惟留一线细窍,饮食不能下达;臌因肠胃衰弱,不能运化,或痰或血,或气或食,凝结于中,以致臌膨胀满。治之当先下其积聚,然后补养其中气,则肠胃渐能克化矣。惟脏气已绝,臂细脐凸,手心及背平满,青筋绕腹,种种恶症齐现则不治。是鸡矢醴为臌胀初起之方,而非一切臌胀,均可守以为法。后世诸方,不明疾病之时期,未攻《本经》之立意,皆是悍毒急攻之法。耗损真元,亏伤脾胃。其始非不遂消,其后攻之不减,其后再攻之如铁石,方谓邪气之盛,不责猛药所致,此喻嘉言所以有“腹胀忌用攻泻”之论也。

四、狂症方

病有怒狂者,(因怒而狂也)生于阳也。阳气者,因暴折而难决,(遭折坐则志无所伸,逢疑虑则气抑上逆。)故善怒也,(善,犹言易也。)名曰阳厥。(厥,逆也。)阳明者常动,(阳明动脉,如人迎、冲阳等处。)巨阳少阳不动,(巨阳,太阳也。太阳少阳动脉,如委中、听会等处,虽动而不甚。)不动而动大疾,此其候也,夺其食即已。夫食入于阴,(阴指内)长气于阳,(阳指外)故夺其食即已。使之服以生铁洛为饮(洛,落通。生铁落,即炉冶间锤落之铁屑,用水研浸可以为饮,气寒而重,能堕热、开结、下气。)夫生铁洛者,下气疾也。(此申其功用在平逆气也。)

此章论狂症之方也。狂症之来,侧重火气之逆。故先之以夺食,恐佐其邪也;继之以生铁洛饮,治病之本也。大抵狂病在肝胆胃,三阳并而上升,则火炽而痰涌,心窍为之闭塞。或治以承气、白虎,在直折胃家火。而本方主旨,则重在制肝胆之邪，实非一般狂症之主方。故首言怒狂，怒为肝之志，所以明肝火之逆，学者注意焉。

癫狂之症，均名失心。心主不明，则十二官危。故视听言动，皆失其职。姑撮要合言之癫者，或悲或笑，或歌或泣，如醉如痴，言语不分次序，处境不分秽净，此志愿不遂多有之；狂者，猖狂刚暴，妄见妄言，骂詈不避亲疏，抵触不畏水火，甚则弃衣而走，登高而歌，逾墙上屋，非素所能，此大怒气上者多有之。盖心热甚则多喜而为癫，笑语失序，颠倒错乱之谓也；肝热甚则多怒而为狂，躁扰奔越，狂妄不禁之谓也。而二者俱属痰热，内实之症则一。后人误解《难经》"重阳则狂，重阴则癫"二语，以为狂属热而癫属寒，实不尽然。证之《本经》，暴怒伤肝，以肝气逆而血乱；暴喜伤阳，以心气缓而神逸。又多阳者多喜，多阴者多怒，皆以喜怒分阴阳，而非以寒热分阴阳，可以知之。

五、不卧方

厥气客于脏腑，则卫气独卫于外（卫气者，尽行于阳，夜行于阴。内病则不得入，而独留于外。）行于阳不得入于阴，（阳，指四末、分肉、皮肤。阴，指脏腑。）行于阳则阳气盛，阳气盛则阳跷满，不得入于阴。阴虚，故目不瞑。治之补其不足，（指阴虚）泻其有余，（指阳盛）调其虚实，以通其道，（道，卫气之径也。）而去其邪。（邪，厥气之客也。）饮以半夏汤，（气逆则湿滞。半夏辛温，主化湿痰，湿痰化而气道自通矣。）一剂阴阳已通，其卧立至，此所谓决渎壅塞，经络大通，阴阳得和者也。其方以流水千里以外者八升，（取流动也）扬之万遍，（取其轻清也）取其清五升煮之，炊以苇薪，火沸，置秫米一升，（秫米，即北人所称小黄米，甘粘微凉，能养营和卫。）治半夏五合，（治，制也。）徐炊令竭为一升半，去滓饮汁一小杯，日三，稍益，（每日三服，渐增其量。）以知为度，（中病即止也）故其病新发者，覆杯即卧，汗出则已矣，（汗出，所以泻其阳盛。）久者三饮而已也。

此章论不卧之方也。不卧之症，有邪实有余者，有营虚不足者，此盖为去邪者设耳。如外有风寒暑湿之邪，内有痰火水气忿怒之邪，去其邪而神自安，此属有余之证。心肾亏虚而神不能归藏，补其阴而梦自熟，此属不足之证。或谓劳神殚虑，耗其阴血，惺惺不寐，病在心；神气衰微，疑神疑鬼，

怔忡悸怯，独处无睡，病在肝胆；水气上逆，喘嗽有音，不能仰卧，病在肺；因有惊恐，神出舍空，痰乘虚入，谵妄不寐，病在心包；气血不足，病后虚烦，略睡而醒，病在脾；伤寒阳明腑病，热甚而卧不安，病在胃。心脾肝胆不卧，多属不足；肺胃心包之不卧，多属有余。盖总以有邪为实，无邪为虚也。由此而推嗜卧之证，若肝气受热，或浊火乱其神明，多睡少醒，由于热也；若脉缓怠惰，四肢不收体重泄泻而嗜卧，由于湿也；若头重身热，而昏聩不醒，属于风也。若劳役之余，及脱血下痢之后，精神未复而酣然沉困，属于虚也；若饮食才入，辄生困倦，精神昏冒，呵欠欲睡者，由于脾倦兼湿热也。然伤寒邪入少阴，则脉微细，但欲寐，故神旺而甘寐者人之常，神惫而嗜卧者人之病，此其大要也。《内经》以"阳不入阴则不卧，阴不出阳则嗜卧"，尤为卧证之提纲。盖无论何因，皆能使营卫不和，然则《本经》阴阳已通一语，非仅为半夏汤发，实为一切卧症发也。

六、酒风方

有病身热解堕，（解堕，与懈惰通。身热者，酒之阳实于表也。解堕者，酒之湿，阻遏气机也。）汗出如浴，（开发腠理则汗泄如浴，言其多也。）恶风少气，（表不固则恶风，热耗气则少气。少气，气短也。）名曰酒风。（因酒得风，故名。）治以泽泻、术各十分，（泽泻，性味甘淡微寒，能渗利湿热。术，性味甘苦温，能补中燥湿止汗。）麋衔五分，（麋衔，即薇衔，南人呼为吴风草，味苦平微寒，能驱风湿。）合以三指撮，（用三指撮合，以约其数也。）为后饭。（饭后药先也）

此章论酒风之方也。酒风，即漏风。曰酒者，原其本之由于酒也。曰漏者，明其症之汗如浴也。酒为熟谷之液，湿热之气独盛。伤之者，为酒泄，早起泄泻，时或挟血；为酒痔，饮酒即发，肿痛流血；为酒渴，津液枯燥，烦渴欲饮；为酒胀，腹胀如斗，前后溲血，为酒咳；气聚不散，湿痰作嗽，为酒积。面黄口干，腹胀呕痰等，不仅酒风已也。惟酒性发散，易开玄腑，故感风为多。

夫中风之症，后人皆归少年曾斫丧，或高年多姬侍。以余视之，房劳致虚者固众，而沉湎致虚者尤多。尝历治中风之人，强半系善饮者，其明验也。盖酒性温散，善解腠理，卫虚则外邪易入，酒

气湿热,能酿痰涎。当少壮时血强气雄,不能为害。中年以后,经脉骨肉,皆糟粕之味所积,蒸胃腐肠,虽色泽荣华,而内实败坏。譬之本根朽蠹,未遇狂风耳。朱丹溪论中风主湿与痰,纵未尝专指曲蘖,而致痰湿者,莫盛于酒,岂可徒恃衽席议虚。若酒色并嗜,又为双斧伐木,其仆可立待。戒之慎之。

七、口甘方

有病口甘者,此五气之溢也,(五气,即土气,以土数五也。)名曰脾瘅。(土属脾,言脾脏蕴热所致也。)夫五味入口,藏于胃,脾为之行其精气,津液在脾,(言脾气壅滞,而津液不行也。)故令人口甘也。此肥美之所发也。(肥美,指膏粱厚味。)此人必数食甘美而多肥也。(数,频也。)肥者令人内热,(味厚,则气壅而菀热生。)甘者令人中满,(甘者,性缓不散,黏滞而胀满生。)故其气上溢,转为消渴。(热能伤阴,故传郁而为渴症。)治之以兰,(兰,即佩兰,香草也。其气芳香,能化湿清热,生津止渴。)除陈气也。(陈气言积蓄之浊气也。)

此章论口甘之方也。口为脾所主。脾恶湿而行津液,热气壅滞,则湿与热并,津液不行。《本经》用兰草,旨在清化以理脾,使湿热散而脾健,脾健而津液输布。后世只知脾热之为口甘,每用生地、芍药及三黄丸等以凉润,不知脾中之热,有非一味凉润所能解者,去经旨远矣。

《本经》论肥甘之发病凡数见:一曰膏粱之变,足生大疔,受如持虚;再曰热中消中者,皆富贵人也。今禁膏粱,是不合其心,并此口甘而三。足征肥甘之品,最能生热。惟此热非肥甘自生,用为肥甘壅滞阳气,不能宣发所致,不可不知。进言之,不特肥甘如是,即脾胃弱而多食,亦能壅滞气机。故湿热病后,切戒口腹,《本经》所谓"食肉则复,多食则遗"。深惧温热之气,为食所遏,不得发越,聚而再肆其疟也。

八、阳明筋瘅方

足阳明之筋病,足中趾支胫转筋(本筋起足中趾,结于跗上,邪外上行加于辅骨,上结膝外廉。其直者,循骭结于膝。转,转戾拘急也。)脚跳坚,(跳,跳动。坚,坚强。)伏兔转筋,髀前肿,癀疝,腹中急,(其直者,上循伏兔,结于髀,聚于阴器,上腹

而布也。阴,于頄通,阴肿也。称癀疝者,以其里脓血也。)引缺盆及颊,卒口僻急者,(卒,猝通。僻,歪斜也。其筋自缺盆上颈颊,挟口,故病此。)目不合,(其筋上合于太阳,太阳为目上网,阳明为目下网,故拘急则目不能合。)热则筋纵,目不开。颊筋有寒则急,引颊移口;有热则筋弛纵,缓不胜收,故僻。(此拘急属寒,而弛缓属热也。)治之以马膏,(马膏,马脂也。性味甘平,能养筋治痹,柔润之品也。)膏其急者,以白酒和桂,(白酒、肉桂性味辛温,能通经络行血脉,故用以散寒。)涂其缓者,以桑钩钩之。(桑枝性平,能利关节。钩者,钩正其口也。)即以生桑炭置之坎中,(坎,颊坎也。)高下以坐等,以膏熨急颊,饮以美酒,啖美炙肉,(取活血舒筋)不能饮者,自强也,为之三拊而已。(拊,抚摩也。)

此章论阳明筋痹之方也。筋赖血液之营养,则濡润而屈伸自如。热则血枯,寒则血滞,筋因之而或纵或急。本方旨在柔筋,故以马膏为君,更因寒热之邪,而以酒、桂、桑钩为佐,实治一切筋病之绳墨也。或以筋脉拘挛,浪用辛窜通利。其由寒湿者,固无不可,然多用则寒湿去而血液亦伤。矧有不由寒湿者,不更将益夺其血乎? 此不读《本经》之过也。

《本经》方剂不多见,而用意精密,实开吾辈无数灵机。师其意而推之各病,恒觉水乳交融。某妇宿会脱血,忽患周身筋脉拘挛,其属血不养筋显然。余用阿胶、鸡子黄、生地、首乌、麦冬、甘草、女贞子、茯神、白芍、木瓜、钩藤、桑枝等,八剂而愈。病人自诉,病发时身体如入罗纲,内外筋脉牵绊拘紧,痛苦异常。服药后辄觉渐渐松懈云。盖即师本方马膏意,而用阿胶、鸡子黄等,血肉有情,质味重厚,以育阴润筋也。学者能于此等处觉悟,则读《本经》如饮菘萝茶,其弥味永矣。

九、猛疽方

痈发于嗌中,名曰猛疽。(猛,言为害之急也。)猛疽不治,(不治,言早期失治也。)化为脓,(气血腐败,则成脓。)脓不写,(写,泻通。)塞咽,半日死。(咽喉为饮食呼吸之道,脓塞则气绝,故死期甚迫。)其化为脓者,写则合豕膏,(豕膏,猪脂之炼净者也,能润肺清热。)冷食,三日已。

此章论猛疽之方也,猛疽即后世所称结喉痈。

发于项前结喉之上,项前之中。经属任脉,兼肝肺二经,积热忧愤所致。肿甚则堵塞咽喉,汤水不下,其凶可畏。若脓成不针,热必内溃,十无一生矣。欲辨脓之有无浅深,以手按之坚硬者无脓,不热者无脓,热者有脓。大软者为脓已熟,半软半硬者,脓未全成。按之,指起即复者有脓,不复者无脓。深按之速起者,内是稀黄水;缓起者,内是坏污脓。按之实而痛者,内必是血;虚而不痛者,内必是气。轻按即痛者其脓浅,重按方痛者其脓深。薄皮剥起者,其脓必浅;皮色不变不高阜者,其脓必稠。大抵痈疡疮疡,先宜出黄白稠脓,次宜出桃花脓,再次宜流淡红水。胖人宜于脓多,瘦人宜于脓少。又凡气实者多稠黄脓,气虚者多稀白脓,半虚半实者多稠白脓。又有脓出如粉浆、如污水者,谓之败浆,属不治。

猛疽初起,当用黄连消毒饮以清毒火。豕膏,仅为脓写之后,出一治法。故《本经》曰"泻则合豕膏",终取其清润而已。观葛氏方有治肺热暴瘖者,用猪脂一斤,炼过入白蜜一斤,再炼,少顷滤净,冷定,不时挑服一匙,即愈;若无疾服此,最能润肺润肠,即是豕膏之属。

十、败疵方

痈发于胁,名曰败疵。(败,言能败坏气血也。)败疵者,妇子之病也。(以多由忧菀所致,而女子工愁故也。)灸之,其病大痈脓,(灸则阳气内发也)治之,其中用有生肉,大如赤小豆。剉陵翘草根各一升,(陵翘,即连翘。草根,指壳及根也。连翘壳,性味平,能散结消肿,泻火排脓;连翘根,性味甘寒平,能下热气,疗痈疽肿痛。)以水一斗六升煮之竭,为取三升,则强饮。厚衣,坐于釜上,令汗出至足已。(所以泄其热也)

此章论败疵之方也。败疵生肋骨间,由肝经火毒菀怒结聚而成。初如梅李,渐大如碗,色紫焮痛,连及肩胛。患在左,痛牵右,患在右,痛牵左。二十一日之内,脓溃稠黏者顺,届期不溃,出清水者逆。初起似内服柴胡清肝汤,疏气涤热为是。《本经》方恐未能尽其用也。

痈疽之生,皆由营卫不足,气血凝结,经络阻隔,故曰痈者壅也,疽者阻也。虽有外、内、不内外三因,而内因七情,实占大半。《本经》以败疵为女子之病,盖女子七情独富,其旨深哉。

第六章　《内经》病理学

上海秦伯未著述

吾人身体机关构造如常,其生活机能依规则而无障碍,觉有活泼健全之状态,谓之健康。若起种种变化,障碍正规之机能,感有不快之状态,即谓之疾病。然疾病虽为健康生活之变化异常,而衡之于生理上生活机能,其根本殊无差异。所异者,惟处时量三者:即异处性、异时性、异量性是也。异处性者,如月经出血,则为生理;若鼻衄等则为疾病。异时性者,如月经寻常四周间排泄一次,则为生理;若排泄无一定时期,则为疾病。异量性者,如月经每次量约平均百克,则为生理;若太过而崩漏,或不及而涩少,则为疾病。总之,在同一现象,或属生理,或属病理,均因其处其时其量而差别也。

至欲知何以生活机能上起障碍而发生疾病,则病理学尚矣。其在西医,有责之人身血液、黏液、胆液失其调和,是为液体病理学;责之人身之原子形态与各原子间之罅隙起变化,是为固体病理学。更有精神病理学、细胞病理学、精气说、生力说、寄生虫说等,纷呶无已。若夫吾国,无病理学专书。其言病理最早者,大抵散见于《内经》。谓疾病有外邪与内生之别,外邪为风寒暑湿燥火之所伤,内生为七情六欲之所酿。而所以发生者,大抵关于气血之不能抵抗,故曰"邪之所凑,其气必虚"也。后巢元方专主真阳虚,刘守真专主泻火,张子和以气为关键,李东垣以补脾胃为主,朱丹溪倡"阳常有余,阴常不足"之说,正亦派别纷纭。而于上述主因之外,更以寒热痰湿及饮食为诱因,又以人之虚实、男女老少、地理风俗之不同为副因。盖其思想之高,在同时往往突过西医焉。兹将《内经》所论,分述如下。

一、六气标本

六气标本，所从不同。（六气者，风寒暑湿火燥，天之令也。标，末也。本，原也。）有从本者，有从标本者，有不从标本者也。少阳太阴从本，（六气少阳为相火，是少阳从火而化，故火为本，少阳为标。太阴为湿土，是太阴从湿而化，故湿为本，太阴为标。二气之标本同，故经病之化皆从乎本。）少阴太阳，从本从标，（少阴为君火，从热而化，故热为本，少阴为标，是阴从乎阳也。太阳为寒水，从寒而化，故寒为本，太阳为标，是阳从乎阴也。二气之标本异，故经病之化，或从乎标，或从乎本也。）阳明厥阴，不从标本，从乎中也，（阳明为燥金，从燥而化，故燥为本，阳明为标。厥阴为风木，从风而化，故风为本，厥阴为标。但阳明与太阴为表里，故以太阴为中气，而金从湿土之化。厥阴与少阳为表里，故以少阳为中气，而木从相火之化，是皆从乎中也。）故从本者，化生于本；从标本者，有标本之化；从中者，以中气为化也，（六气之太过不及皆能为病，病之化生必有所因，故或从乎本，或从乎标，或从乎中气，知其所从则治无失矣。）百病之起，有生于本者，有生于标者，有生于中气者；有取本而得者，有取标而得者，有取中气而得者，有取标本而得者；有逆取而得者，有从取而得者，（中气，中见之气也。如少阳厥阴互为中气，阳明太阴互为中气，太阳少阴互为中气，以其相为表里，故其气互通也。取，求也。病生于本者，必求其本而治之。病生于标者，必求其标而治之。病生于中气者，必求中气而治之。或生于标，或生于本者，必或标或本而治之。取有标本，治有逆从。以寒治热，治真热也；以热治寒，治真寒也，是为逆取。以热治热，治假热也；以寒治寒，治假寒也，是为从取。）逆，正顺也；若顺，逆也，（病热而治以寒，病寒而治以热，于病似逆，于治为顺，故曰逆，正顺也。病热而治以热，病寒而治以寒，于病若顺，于治为反，故曰若顺，逆也。逆者正治，从者反治。）知标与本，用之不殆；明知逆顺，正行无问。不知是者，不足以言。（用运用也殆危也正行执中而行不偏不倚也无问无所疑问以资惑乱也不有真见乌能及此）

此章论六气之标本也。《经》云：少阳之上，火气治之，中见厥阴；阳明之上，燥气治之，中见太阴；太阳之上，寒气治之，中见少阴；厥阴之上，风气治之，中见少阳；少阴之上，热气治之，中见太阳；太阴之上，湿气治之，中见阳明，所谓本也。本之下，中之见也；见之下，气之标也。本标不同，气应异象。惟要之五行之气，以木遇火则从火化；以金遇土，则从湿化。总不离水流湿，火就燥，同气相求之义耳。若进而深究，则六气从化，未必皆为有余。知有余之为病，应知其不足之难化。盖六经之气，时有盛衰。气有余则化生太过，气不足则化生不前。从其化者化之常，得其常则化生不息。逆其化者化之变，得其变则强弱为灾。如木从火化，火盛则木从其化，化之太过也。阳衰则木失其化，化之不前也。又如燥从湿化，湿盛则燥从其化，化之太过也。土衰则金失其化，化之不前也。五行之气，正对俱然。此标本生化之理，所必然者。陈修园谓：不明标本，不能读《〈伤寒论〉》，以伤寒重六经。病邪之传变，俱视经气而转移。故欲研究病理，先宜明了标本。

二、病之虚实

病之虚实，邪气盛则实，精气夺则虚，（邪气有微盛，故邪盛则实；正气有强弱，故精夺则虚。夺，失也。）五脏虚实之大体，气虚者，肺虚也；气逆者，足寒也，（肺主气，故气虚者，即肺虚也。气逆不行，则无以及于四肢，阳虚于下，故足寒也。）非其时则生，当其时则死，（以肺虚而遇秋冬，非相贼之时，故生；若当春则金木不和，病必甚；当夏则金虚受克，病必死也。）余脏皆如此。（心、脾、肝、肾各有衰亡，以肺为例，可类推矣。）故有余有五，不足亦有五。此十者，其气不等也。神有余则笑不休，神不足则悲，（心藏脉，脉舍神。心气虚则悲，实则笑不休。）血气未并，五脏安定，邪客于形，洒淅起于毫毛，未入于经络也，故命曰"神之微"（此外邪之在心经也。并，偏聚也。邪之中人，久而不散，则或并于气，或并于血，病乃甚矣。今血气未并，邪犹不深，故五脏安定，但洒淅起于毫毛，未及经络。此以浮浅微邪，在脉之表，神之微病也，故命曰"神之微"）也。气有余则喘咳上气，不足则息不利，少气。（此肺脏之虚实也。肺气虚则鼻塞不利，少气；实则喘咳，胸盈仰息。）气血未并，五脏安定，皮肤微病，命曰"白气微泄"。（此肺金之表邪也。肺主皮肤而属金，微邪客之，故命曰"白气微泄"。)血有余则怒,不足则恐。(此肝脏之虚实也。肝气虚则恐,实则怒。)血气未并,五脏安定,孙络外溢,则经有留血。(此肝经之表邪也。邪不在脏而在经,但察其孙络之脉有外溢者则知其大经之内,有留止之血也。)形有余则腹胀,泾溲不利;不足,则四肢不用。(此脾脏之虚实也。泾,水名也。溲,溺也。脾湿胜则气壅不行故腹胀而泾溲不利。脾主四肢,故虚则四肢不用。)血气未并,五脏安定,肌肉蠕动,命曰"微风"。(此脾经之表邪也。脾主肌肉,故微邪未深者,但肌肉间蠕动,如有虫之微行也。脾土畏风木,风主动,故命曰"微风"。)志有余则腹胀飧泄,不足则厥。(此肾脏之虚实也。肾藏志,水之精也。水化寒,故肾邪有余则寒气在腹,而为腹胀飧泄;肾气不足则阴虚阳胜,而为厥逆上冲。肾藏精,精舍志。肾气虚则厥,实则胀。厥则阳气并于上,阴气并于下。阳并于上则火独光也,阴并于下则足寒,足寒则胀也。)血气未并,五脏安定,骨节有动。(此肾经之微邪也。肾主骨,邪未入脏而薄于骨,故但于骨节之间,有鼓动之状。)皆随其有余、不足而补写之。

此章论病发有虚实也。邪气盛则实,精气夺则虚。二语为病治之大纲,其辞似显,其义甚微,最当详辨。盖实言邪气实,宜泻也;虚言正气虚,宜补也。凡邪正相搏而为病,则邪实正虚,皆可言也。主泻者曰"邪盛当泻",主补者曰"精夺当补",各执一见,藉口文饰,以至精之训,酿莫大之害。不知理之所在,有必不可移易者,察虚实之缓急、有无是也。何谓缓急,察邪正之孰缓熟急也。无虚者,急在邪气,去之不速,留则生变也;多虚者,急在正气,培之不早,临期无济也;微虚微实者,亦治其实,可一扫而除也;甚虚甚实者,所畏在虚,但固守根本为先,以已之不可胜,则邪无不退也;二虚一实者,兼其实,开其一面也,二实一虚者,兼其虚,防生不测也。总之,实而惧补,固必增邪,犹可解救,其祸小;虚而惧攻,真气忽去,莫可挽回,其祸大。此虚实之不可不察也。何谓有无,察邪气之究有究无也。凡风、寒、暑、湿、燥、火皆能为邪,邪之在表在里,在腑在脏,必有所居。求得其本,则直取之,此所谓有,有则邪之实也;若无六气之邪,而病出三阴,则惟情欲以伤内,劳倦以伤外,非邪似邪,非实似实,此所谓无,无则病在元气也。不明虚实有无之义,必至以逆为从,以标作本,绝

人长命,可不惧且慎哉!

三、脏气得失

五脏者,中之守也。(五脏者,各有所藏,藏而弗失则精神完固,故为中之守也。)中盛脏满,气胜伤恐者,声如从室中言,是中气之湿也。(中,胸腹也。脏,脏腑也。盛满,胀急也。气胜,喘息也。伤恐者,肾受伤也。声如从室中言,混浊不清也。是皆水气上逆之候,故为中气之湿症,此脾肺肾三脏之失守也。)言而微,终日乃复言者,此夺气也。(气虚之盛,故声不接续,肺脏失守也。)衣被不敛,言语善恶,不避亲疏者,此神明之乱也。(神明将脱,故昏乱若此,心脏之失守也。)仓廪不藏者,是门户不要也。(要,约束也。幽门、阑门、魄门,皆仓廪之门户。门户不能固则肠胃不能藏,所以泄利不禁,脾藏之失守也。)水泉不止者,是膀胱不藏也。(膀胱与肾为表里,所以藏津液。水泉不止而遗溲失禁,肾脏之失守也。)得守者生,失守者死。(五脏得守,则无以上诸病,故生;失守,则神去而死矣。)夫五脏者,身之强也。(此下言形气之不守,而内应乎五脏也。脏气充则形体强,故五脏为身之强。)头者,精明之府,头倾视深,精神将夺矣。(五脏六腑之精气,皆上升于头,以成七窍之用,故头为精明之府。头倾者,低垂不能举也。视深者,目陷无光也。脏气失强,故精神之夺如此。)背者,胸中之府,背曲肩随,府将坏矣。(背乃脏俞所系,故为胸中之府。背曲肩随,亦脏气之失强也。)腰者,肾之府,转摇不能,肾将惫矣。(此肾脏之失强也。)膝者,筋之府,屈伸不能,行则偻附,筋将惫矣。(筋虽主于肝,而维络关节以立此身者,惟膝腘之筋为最,故膝为筋之府。筋惫若是,则诸经之失强也。)骨者,髓之府,不能久立,行则振掉,骨将惫矣。(髓充于骨,故骨为髓之府。髓空则骨弱无力,此肾之失强者也。)得强则生,失强则死。(藏强则气强,故生;失强则气竭,故死。)

此章论脏腑形气之得守、失守,得强、失强也。何以知脏气之得失,曰"有诸内者形乎外",故可从外而知其隐情。凡病之来,不外虚实,外入多实,内出多虚。实者其来速,其去亦速;虚者其来渐,其去亦渐。脏气得失之辨,岂越虚实二途哉?盖外邪足以乱脏腑,内伤亦足以变形气。如言中气之湿,神明之乱,俱由于外。府将坏,肾将惫,俱由

于内。由于外者，汗下行散而已；独由于内者，补益之中极须明辨。良由人之虚损，有先天不足者，有后天不足者。先天由于禀受，后天属于劳伤。劳者，劳其神气，如思虑、喜怒则伤心，忧愁、悲哀则伤肺。伤者，伤其形体，如饮食失节则伤脾，起居不慎则伤肝，色欲纵肆则伤肾。惟脏虽有五，而所藏无非精气。精为阴，人之水；气为阳，人之火。水火得其正，则为精为气，水火失其和，则为热为寒。因其偏胜，病亦偏胜。故水亏宜大补真阴，不可再伐阳气；火虚宜大补元阳，不可再伤阴气。个中权衡，全赖医者，是以得失之间，辨之宜早宜细。余尝诊一孩，行走强直，精神萎顿。群医以为冒风挟食，余曰：此病在脊，得之先天怯溺。后延西医检查，果骨劳也。即此知《内经》推究病源之精，实胜今人，此章犹一斑耳。

四、病机

夫百病之生也，皆生于风、寒、暑、湿、燥、火，以之化之变也。（气之正者为化，气之邪者为变，故曰"之化之变"也。）盛者泻之，虚者补之。审察病机，无失气宜（病随气动，必察其机，治之得要，是无失也。）诸风掉眩，皆属于肝；（风类不一，故曰"诸风"。掉，摇也。眩，运也。风主动摇，木之化也，故属于肝。其虚其实，皆能致此。如发生之纪，其动掉眩巅疾；厥阴之复，筋骨掉眩之类者，肝之实也。又如阳明司天，掉振鼓栗，筋痿不能久立者，燥金之盛，肝受邪也；太阴之复，头顶痛重而掉瘈尤甚者，木不制土，湿气反盛，皆肝之虚也。下虚则厥，上虚则眩。实者宜凉宜泻，虚则宜补宜温。反而为之，祸不旋踵矣。余治仿此。）诸寒收引，皆属于肾；（收，敛也。引，急也。肾属水，其化寒。凡阳气不达则荣卫凝聚，形体拘挛，皆收引之谓。如太阳之胜，为筋肉拘苦、血脉凝泣。岁水太过为阴厥，为上下中寒，水之实也。岁水不及，为足痿清厥，涸流之纪，其病癃闭，水之虚也。水之虚实，皆本于肾。）诸气膹郁，皆属于肺；（膹，喘急也。郁，痞闷也。肺属金，其化燥。燥金盛，则清邪在肺，而肺病有余。如岁金太过，甚则喘咳逆，气之类是也；金气衰，则火邪胜之，而肺病不足，如从革之纪，其发喘咳之类是也。肺主气，故诸气膹郁者，其虚其实，皆属于肺之病也。）诸湿肿满，皆属于脾；（脾属土，其化湿，土气实则湿邪盛行。如岁土太过，则饮发中满食减，四肢不举之类是也。土气虚，则风木乘之，寒水侮之。如岁木太过，脾土受邪，民病肠鸣腹支满，卑监之纪，其病留满痞塞；岁水太过，甚则腹大胫肿之类是也。脾主肌肉，故诸湿肿满等症，虚实皆属于脾。）诸热瞀瘛，皆属于火；（瞀，昏闷也。瘛，抽掣也。邪热伤神则瞀，亢阳伤血则瘛，故皆属于火。然岁火不及，则民病两臂内痛，郁冒朦昧；岁水太过，则民病身热、烦心、躁悸、渴而妄冒，此又火之所以存虚实也。）诸痛痒疮，皆属于心；（热甚则痛，热微则痒。心属火，其化热，故疮疡皆属于心也。然赫曦之纪，其病疮疡，心邪盛也；太阳司天，亦发为痈疡，寒水胜也。火盛则心实，水胜则心虚，于此可见。）诸厥固泄，皆属于下；（厥，逆也。厥有阴阳二证，阳衰于下，则为寒厥；阴衰于下，则为热厥。固，前后不通也。阴虚则无气，无气则清浊不化，寒闭也；火盛则水亏，水亏则精液干涸，热结也。泄，二阴不固也。命门火衰，则阳虚失禁，寒泄也；命门水衰，则火迫注遗，热泄也。下，肾也。盖肾居五脏之下，为水火阴阳之宅，开窍于二阴，故诸厥固泄，皆属于下。）诸痿喘呕，皆属于上；（痿有筋痿、脉痿、骨痿、肉痿之辨，故曰"诸痿"。凡肢体痿弱，多在下部，而曰"属于上者"，如五脏使人痿者，因肺热叶焦，发为痿躄也；肺居上焦，故属于上。气急曰"喘"，病在肺也。吐而有物有声曰"呕"，病在胃口也。逆而不降，是皆上焦之病。）诸禁鼓栗，如丧神守，皆属于火；（禁，噤也。寒厥咬牙曰"禁"。鼓，鼓颔也。栗，战也。凡病寒战，而精神不能主持，如丧失神守者，皆火之病也。然火有虚实之辨，若表里热甚而外生寒慄者，所谓热极生寒，重阳必阴也。心火热甚，亢极而战，反兼水化制之，故为寒栗者，皆火之实也。若阴盛阳虚而生寒栗者，阳虚畏外寒，阴胜则为寒，寒则真气去，去则虚，虚则寒搏于皮肤之间，皆言火之虚也。有伤寒将解而为战汗者，其人本虚，是以作战。有痎疟之为寒栗者，疟之发也，始则阳并于阴，既则阳复阴仇，并于阳则阳胜，并于阴则阴胜，阴胜则寒，阳胜则热。更寒更热，更实更虚也。由此观之，可见诸禁鼓栗虽皆属火，必有虚实之分耳。）诸痉项强，皆属于湿；（痉，风强病也。项为足之太阳，湿兼风化，而侵寒水之经，湿之极也。然太阳所至，为屈伸不利；太阳之复，为腰脽反痛；屈伸不便者，是又为寒水反胜之虚邪矣。）**诸逆冲上，皆属于火**；（火性炎上，故诸逆冲上者，皆属于火。然诸脏诸经，皆有逆气，则其阴阳虚实有不同矣。其在心、脾、胃，太阴所谓"上走心为噫"者。阴盛而上走于阳明，阳明络属心，故曰"上走心为噫"也。有在肺者，肺苦气上逆也；有在脾者，足太阴厥气上逆，则霍乱也；有在肝者，肝脉若搏，令人喘逆也；有在肾者，少阴所谓"呕咳上气喘者，阴气在下，阳气在上，诸阳气浮，无所依从"也。有在奇经者，如冲脉为病，逆气里急，督脉生病，从少腹上冲心而痛，不得前后，为冲疝也。凡此者，皆诸逆冲上之病，虽诸冲上皆属于火，但阳盛者火之实，阳衰者火之虚，治分补泻，于此详之。）**诸胀腹大，皆属于热**；（热气内盛者，在肺则胀于上，在脾胃则胀于中，在肝肾则胀于下。此以火邪所至，乃为烦满，故曰"诸胀腹大，皆属于热"。如岁火太过，民病胁支满；少阴司天，肺䐜，腹大满，臌膨而喘咳；少阳司天，身热附肿，腹满仰息之类，皆实热也。然岁水太过，民病腹大胫肿；岁火不及，民病胁支满，少腹大。流衍之纪，其病胀。水郁之发，善厥逆，痞坚腹胀。太阳之胜，腹满食减；阳明之复，为腹胀而泄。又如适寒凉者胀，脏寒生满病，胃中寒则胀满，是皆言"热不足，寒有余"也。腹满不减，减不足言，须当下之，宜与大承气汤，言实胀也；腹胀时减，复如故，此为寒，当与温药，言虚胀也。治此者，不可不察也。）**诸躁狂越，皆属于火**；（躁，烦躁不宁也。狂，狂乱也。越，失常度也。热盛于外，则肢体躁扰；热盛于内，则神志躁烦。盖火入于肺则烦，火入于肾则躁。烦为热之轻，躁为热之甚耳。如少阴之胜，心下热，呕逆躁烦；少阳之复，心热躁烦，便数憎风之类，是皆火胜之躁也。然有所谓阴躁者，如岁水太过，寒气流行，邪害心火，民病心热、烦心、躁悸、阴厥、谵妄之类，阴之胜也，是为阴盛发躁，名曰"阴躁"。凡内热而躁者，有邪之热也，病多属火；外热而躁者，无根之火也，病多属寒。此所以热躁宜寒，阴躁宜热也。狂，阳病也。邪入于阳则狂，重阳者狂。如赫曦之纪，血流狂妄之类，阳狂也。然复有虚狂者，如悲哀动中则伤魂，魂伤则狂妄不精；喜乐无极则伤魄，魄伤则狂，狂者意不存人。阳重脱者阳狂，石之则阳气虚，虚则狂，是狂亦有虚实，补泻不可惧用也。）**诸强暴直，皆属于风**；（暴，猝也。强直，筋病，强劲不柔和

也。肝主筋，其化风。风气有余，如木郁之发，善暴僵仆之类，肝邪实也；风气不足，如委和之纪，其动缓戾拘缓之类，肝气虚也。此皆肝木本气之化，故曰"属风"，非外来虚风，八风之谓。凡诸病风而筋为强急者，正以风位之下，金气乘之，燥逐风生，其燥益甚，治宜补阴以制阳，养营以润燥，故曰"治风先治血，血行风自灭"，此最善之法也。设误认为外感之邪，而用疏风愈风等剂，则益燥其燥，非惟不能去风，而适所以致风矣。）**诸病有声，鼓之如鼓，皆属于热**；（鼓之如鼓，胀而有声也。为阳气所逆，故属于热。然胃中寒则腹胀，肠中寒则肠鸣飧泄，中气不足，肠为之苦鸣，此又皆寒胀之有声者也。）**诸病胕肿，疼酸惊骇，皆属于火**；（胕肿，浮肿也。胕肿疼酸者，阳实于外，火在经也。惊骇不宁者，热乘阴分，火在脏也。故如少阴、少阳司天，皆为疮疡、胕肿之类，是火之实也。然伏明之纪，其发痛；太阳司天为胕肿，身后痛；太阴所至为重胕肿；太阳在泉，寒复内余则腰尻、股胫、足膝中痛之类，皆以寒湿之胜，而为肿为痛，是又火之不足也。至于惊骇，虚实亦然。如少阴所至为惊骇，君火盛也。若委和之纪，其发惊骇；阳明之复，亦为惊骇，此又以木衰金胜，肝胆受伤，火无生气，阳虚所致，当知也。）**诸转反戾，水液混浊，皆属于热**；（诸转反戾，转筋拘挛也。水液，小便也。热气燥烁于筋，则挛瘈为痛，火主燔灼、燥动故也。小便混浊者，天气热则水混浊，寒则清洁，水体清而火体浊故也；又如清水为汤，则自然浊也，此所谓"皆属于热"，宜从寒者是也。然其中亦各有虚实之不同者，如伤暑霍乱而为转筋之类，宜用甘凉调和等剂，清其亢烈之火者，热之属也；如感冒非时风寒，或因暴雨之后，湿毒中藏而为转筋霍乱，宜用辛温等剂，理中气以逐阴邪者，寒之属也。大抵热甚者，必多烦躁焦渴；寒甚者，必多厥逆畏寒。故太阳之至为痉；太阳之复为腰脽反痛，屈伸不便；水郁之发为大关节不利，是皆阳衰阴胜之病也。水液之浊，虽为属火；然思虑伤心，劳倦伤脾，色欲伤肾，三阴损亏者多有是病；又中气不足，溲便为之变，则阴阳盛衰，又未可尽为实热。）**诸病水液，澄澈清冷，皆属于寒**；（水液者，上下所出皆是也。水体清，其气寒，故凡或吐或利，水谷不化而澄澈清冷者，皆得寒水之化。如秋冬寒冷，水必澄清也。）**诸呕吐酸，暴注下迫，皆属于热**；（胃膈热甚则为

呕,火气炎上之象也。酸者,肝木之味也,心火盛制金,不能平木,则肝木自甚,故为酸也。暴注,卒暴注泄也。肠胃热甚而传化失常,火性疾速,故如是也。下迫,后重里急。迫,痛也。火性急速而能燥物故也,是皆就热为言,亦属暴病故耳。或有属虚、属寒、属湿、又当久病,宜临病而察之,不可"扪篇以为日"也。)

此章论疾病之机要也。中医论病理,注重于因。因者,风寒暑湿之类。风之性劲强扬厉,寒之性收敛凝涩,暑之性热而耗,湿之性寒而着。能明各因之性,则举其因而理在其中,亦可举极繁而归于极简。此病机之成立,殆即以此为标准也。故《经》又曰:谨守病机,各司其属,有者求之,无者求之,盛者责之,虚者责之。凡或有或无,皆谓之机,有者言其实,无者言其虚。求之者,求有无之本也。夫大寒而甚,热之不热,是无火也。大热而甚,寒之不寒,是无水也。内格呕逆,食不得入,是有火也。病呕而吐,食入反出,是无火也。暴速注下,食不及化,是无水也。溏泄而久,止发无恒,是无火也。故心盛则生热,肾盛则生寒。肾虚则寒动于中,心虚则热收于内。热之不及,责心之虚;寒之不久,责肾之少。研究病机,端宜反复辨其虚实,勿以一字印定视之。所谓规矩准绳,匠氏之法,一隅三反,巧则在人。得此旨者,惟王太仆而已。虽然,三消为热病矣,而有移寒于肺之症。厥逆为寒病矣,而有热深厥深之症。病非单纯,自不能以片面判断。但三消毕竟以热为多,厥逆毕竟以寒为多,则直指属寒属热,亦无不可。倘以言寒而认为为纯寒,以言热而认为纯热,率以十九条为绝对之评判,则不免失《内经》之本旨。

十九条中,遗阙"燥"字,故《原病式》增诸涩、枯、涸、干、劲、皴揭,皆属于燥一条。并申之曰:物湿则滑泽,干则涩滞,燥湿相反故也,如遍身中外燥滞,皆属燥经之化。或麻者,亦由于涩,水液衰少而不通利也。枯者,不荣。涸,无水液。干,不滋润。劲,不和柔。皴揭者,皮肤启裂。以燥金主于紧敛也,今按燥为火之余气,故《易》曰:"燥万物者,莫熯乎火。"而燥非特为火,如呕吐汗下太过,亦能致之,总由津液水血不充也。是以治火可用苦寒,治燥必用甘寒;火郁可以发,燥胜必用润;火可以直折,燥必用濡养,二者截然不谋。《内经》既以六气为主,"燥"字自应充补,惟不必泥秋金之气

化也。又遗"暑"字,暑即是热也。《经》云:热气大来,火之胜也。阳之动,始于温,盛于暑。盖在天为热,在地为火,其性为暑也。王潜齐谓"暑热并非二气",或云"暑必兼湿者",误。暑湿原二,虽易兼感,实非暑中必定有湿。譬如暑与风亦多兼感,岂可谓暑中必兼风耶?其言最畅,是则经文虽遗"暑",正复不须蛇足矣。余著有《内经病机十九条之研究》,分分析研究、合并研究两纲外,撷采各家学说,可以参考。

五、阴阳发病

阳气者,若天与日,失其所,则折寿而不彰。(此发明阳气之本也。日不明则天为阴晦,阳不固则人为夭折,皆阳气之失所也。)故天运当以日光明;(天不自明,明在日月;月体本黑,得日乃明,此天运必以日光明也。日,即阳也。阳,即明也。阳之所在,明必随之;明之所及,阳之至耳。阳明一体,本无二也。然阳在午则为昼,而日丽中天,著有象之神明,离之阳在外也;阳在子则为夜,而火伏水中,化无形之元气,坎之阳在内也。君火以明,相火以位,曰君曰相,无非阳气之所在。苟或失序,欲保天年,其可得乎)是故阳因而上,卫外者也。欲如运枢,起居如惊,神气乃浮。(此下言阳气不固者,四时之邪,皆得以伤之也。清阳为天,包覆万物,故固于上而卫于外。人之卫气,亦犹是也。欲其如运枢周旋,不已不息。若举动躁妄,则神气浮越,即不能固其阳气也,邪乃侵之。)因于寒,体若燔炭,汗出而散。(感寒邪则发热,得汗而解。)因于暑,汗,烦则喘喝,静则多言。(暑有阴、阳二证,阳证因于中热,阴证因于中寒。但感在夏至之后者,皆谓之暑耳。暑有热中之凉气,非尽热也。暑伤于阳者,汗出烦躁为喘,为大声呼喝;若其静者,亦不免于多言。盖邪伤于阴,精神内乱,故言无伦次也。故曰:"静而得之为中暑,动而得之为中热"。)因于湿,首如裹,湿热不攘,大筋緛短,小筋弛长。緛短为拘,弛长为痿,(湿之中人,有内外上下之辨。湿伤外者,雨雾阴湿之属也;湿伤内者,酒浆乳酪之属也。湿在上,则首如裹,谓若以物蒙裹然者。凡人行瘴雾之中,及酒多之后,觉胀壅头面,即其状也。湿热,湿郁成热也。攘,退也。湿热不退而下及肢体,大筋受之则血伤,故为緛短;小筋受之则柔弱,故为弛长。緛短,

故拘挛不伸;弛长,故痿弱无力。)因于气,为肿,四维相代,阳气乃竭,(气,指风气也。风胜则浮,故为肿也。四肢为诸阳之本,胃气所在,病盛而至于四维相代,即内闭九窍、外壅肌肉,卫气解散之谓也。)阴者,藏精而起亟也;阳者,卫外而为固也。(人有阴阳,阳主外而为卫,所以固气也;阴主内而藏精,所以起亟也。阴内阳外,气欲和平,不和则病矣。亟,即气也。精化为气,藏精起气之谓也。)阴不胜其阳,则脉流薄疾,并乃狂。(薄,气相迫也。疾,急数也。并者,阳邪入于阳分,谓重阳也。阴不胜阳,则阳邪盛,故当为阳脉、阳证之外见者如此。)阳不胜其阴,则五脏气争,九窍不通。(邪在阴分,则脏气不和,故有所争。上七窍,五官也;下二窍,二阴也。九窍之气,皆属于脏。阳不胜阴,则阴邪盛,故当为阴病之内见者如此。)是以圣人陈阴阳,筋脉和同,骨髓坚固,气血皆从。(陈阴阳,犹言铺设得所,不使偏胜也。故于筋脉骨髓,无不和调,气血皆从,从则顺矣。)如是,则内外调和,邪不能害,耳目聪明,气立如故。(耳目聪明,以九窍之要者言,神气之全可知也。人受天地之气以立命,故曰"气立"。阴阳和而氧立如故也。)风客淫气,精乃亡,邪伤肝也。(此下四节,皆失调和之道,所以为筋骨、气血之病也。淫气者,阴阳之乱气也。表不和则风邪客之,风木生火,淫气化热,热则伤阴,精用消亡。风气通于肝,故必先伤肝也。然气为百病之始,故凡病因于外而内连五脏者,皆由乎风也。)因而饱食,筋脉横解,肠澼为痔;(此下三节,皆兼上文"风客淫气"而言也。风气既淫于外,因而饱食,则随客阳明,必肠胃横满,横满则有损伤,故筋脉弛解,病为肠辟为痔,而下痢脓血也。)因而大饮则气逆;(酒挟风邪,则因辛走肺,故肺布叶举,而气逆上奔也。)因而强力,肾气乃伤,高骨乃坏。(高骨,腰之高骨也,凡因风强力者,其伤在骨,骨伤则肾气亦伤,肾主骨也。若强力入房,尤伤精髓。髓者,骨之充。骨者,髓之府。精髓耗伤,故高骨坏而不为用。)凡阴阳之要,阳密乃固。(阳为阴之卫,阴为阳之宅。必阳气闭密于外,无所妄耗,则邪不能害,而阴气完固于内,此培养阴阳之要也。)两者不和,若春无秋,若冬无夏,因而和之,是谓圣度。(两,阴阳也。不和,偏病也。)故阳强不能密,阴气乃绝。(强,亢也。孤阳独用,不能固密,则阴气耗而竭绝矣。)阴平阳

秘,精神乃治也。(平,即静也。秘,即固也。人生所赖,惟精与神。精以阴生,神从阳化,故阴平阳秘,则精神治矣。)阴阳离决,精气乃绝。(决,绝也。有阳无阴则精绝,有阴无阳则气绝。两相离决,非病则亡。正以见阴阳不可偏废也。)

此章论阴阳气之发病也。阳主外卫,阴主内荣。阳不固,则六淫之邪得以外袭;阴不固,则五脏之气因而内争。外袭而传舍,内争而溃乱。淫泆变化,乃至不可胜数。《经》称虚邪之中人,始于皮肤;皮肤缓则腠理开,开则邪从毛发入;入则抵深,深则毛发立,毛发立则淅然,故皮肤痛。留而不去,则传舍于络脉,在络之时,痛于肌肉。其痛之时息,大经乃代。留而不去,传舍于经,在经之时,洒淅喜惊。留而不去,传舍于输,在输之时,六经不通,四肢则肢节痛,腰脊乃强。留而不去,传舍于伏冲之脉,在伏冲之时,体重身痛。留而不去,传舍于肠胃,在肠胃之时,贲响腹胀,多寒则肠鸣飧泄,食不化;多热则溏出糜。留而不去,传舍于肠胃之外,募原之间,留著于脉,稽留而不去,息而成积。乃外邪传变之一例也。虽然,阳在外而为阴之使,阴在内而为阳之守。欲保阴阳之平,须知二气互抱之根。阴平阳秘,精神乃治;阴阳离决,精气乃绝,尤为《内经》之本旨。

六、情志发病

百病之生于气也。(气之在人,和则为正,不和则为邪,故百病皆生于气也。)怒则气上,喜则气缓,悲则气消,恐则气下,寒则气收,炅则气泄,惊则气乱,劳则气耗,思则气结,九气不同。怒则气逆,甚则呕血及飧泄,故气上矣。(怒,肝志也。怒动于肝,则气逆而上,气逼血升,故甚则呕血。肝木乘脾,故为飧泄。肝为阳中之阴,气发于下,故气上矣。下乘则飧泄,上犯则食而气逆也。)喜则气和志达,营卫通利,故气缓矣。(气脉和调,则志畅达。营卫通利,故气徐缓。然喜盛则气过于缓而渐至涣散,故喜则气下。又喜乐者,神惮散而不藏也。)悲则心系急,肺布叶举,而上焦不通,营卫不散,热气在中,故气消矣。(悲生于心则心系急,上走肺则肺叶举,故精气升于肺则悲也。心肺俱居膈上,故为上焦不通。肺主气而行表里,故为营卫不散。悲哀伤气,故气消矣。)恐则精却,却则上焦闭,闭则气还,还则下焦胀,故气不行矣。(恐惧

伤肾则伤精，故致精却。却者，退也。精却则升降不交，故上焦闭。上焦闭则气归于下，病为胀满而气不行，故曰"恐则气下"也。又曰，忧愁者，气闭塞而不行。恐惧者，神荡惮而不收。）寒则腠理闭，气不行，故气收矣；（腠，肤腠也。理，肉理也。寒束于外则玄腑闭密，阳气不能舒达，故收敛于中而不得散也。）炅则腠理开，营卫通，汗大泄，故气泄矣。（热则气通，故腠理开。阳从汗散，故气亦泄。）惊则心无所倚，神无所归，虑无所定，故气乱矣。（大惊卒恐，则神志散失，血气分离，阴阳破散，故气乱矣。）劳则喘息汗出，外内皆越，故气耗矣。（疲劳过度则阳分动于阴分，故上奔于肺而为喘，外达于表而为汗。阳动则散，故内外皆越而气耗矣。）思则心有所存，神有所归，正气留而不行，故气结矣。（思之无已则系恋不释，神留不散，故气结也。）

此章论情志之发病也。七情者，即五志也。五志之外，尚余者三，总之曰喜、怒、思、忧、恐、惊、悲、畏。其目有八，不止七也。然情虽有八，无非出于五脏。如心在志为喜，肝在志为怒，脾在志为思，肺在志为忧，肾在志为恐，此五脏五志之分属也。至若五志有互通为病者，如喜本属心，而有曰"肺喜乐无极则伤魄"，是心肺皆主于喜也。盖喜生于阳，而心肺皆为阳脏，故喜出于心而移于肺，所谓"多阳者多喜"也。又若怒本属肝，而有曰"胆为怒"者，以肝胆相为表里，肝气虽强而取决于胆也。有曰"血并于上，气并于下，心烦惋善怒者，以阳为阴胜，故病及于心也，有曰肾盛怒而不止，则伤志，有曰邪客于足少阴之络，令人无故善怒"者，以怒发于阴而侵乎肾也。是肝、胆、心、肾四脏，皆能病怒，所谓"多阴者多怒"，亦曰"阴出之阳则怒"也。又若思本属脾，而此曰"思则心有所存，神有所归，正气留而不行，故气结矣"，盖心为脾之母，母气不行则病及其子，所以心、脾皆病于思也。又若忧本属肺，而有曰"心之变动为忧"者，有曰"心小则易伤以忧"者，盖忧则神伤，故伤心也；有曰"精气并走于肝则忧"者，肝胜而侮脾也；有曰"脾忧愁而不解则伤意"者，脾主中气，中气受抑则生意不伸，故郁而为忧，是心、肺、脾、肝四藏皆能病于忧也。又若恐本属肾，而有曰"恐惧则伤心"者，神伤则恐也；有曰"血不足则恐"，有曰"肝虚则恐"者，以肝为将军之官，肝气不足则怯而恐也；有曰

"恐则脾气乘矣"，以肾虚而脾胜之也；有曰"胃为气逆，为哕为恐"者，以阳明土胜，亦伤肾也，是心、肾、肝、脾、胃五脏，皆主于恐，而恐则气下也。五志互病之辨，既详如此。尚有病悲者，曰"肝悲哀动中则伤魂"，悲伤于肝也；又曰"精气并于肺则悲"，又曰"悲则肺气乘矣"，亦金气伤肝也；有曰"心虚则悲"，有曰"神不足则悲"，有曰"悲哀太甚则胞络绝，胞络绝则阳气内动，发则心下崩，数溲血"者，皆悲伤于心也，此肝、肺、心三脏皆病于悲，而气为之消也。有病为惊者，曰"东方色青，入通于肝，其病发惊骇"，以肝应东方风木，风主震动而连乎胆也；有曰阳明所谓"甚则厥"，"闻木音则惕然而惊"者，肝邪乘胃也；有曰"惊则心无所倚，神无所归"者，心神散失也，此肝、胆、胃、心四脏皆病于惊，而气为之乱也。又有病为畏者，曰"精气并于脾则畏"，盖并于脾则伤肾，畏由恐而生也。由此言之，是情志之伤，诚五脏各有所属，然求其所由，则无不从心而发，故曰"心怵惕思虑则伤神，神伤则恐惧自失""忧愁恐惧则伤心""悲哀忧愁则心动，心动则五脏六腑皆摇"。可见心为五脏六腑之大主，而总统魂魄，兼该志、意。故忧动于心则肺应，思动于心则脾应，怒动于心则肝应，恐动于心则肾应。此所以五者，惟心所赐也。设能善养此心，而居处安静，无为惧惧，无为欣欣，婉然从物而不争，与时变化而无违，则志意和，精神定，悔怒不起，魂魄不散，五脏俱安，邪亦安从而犯我哉！

七、五味发病

五味入口，各有所走，各有所病。酸走筋，多食之，令人癃；咸走血，多食之，令人渴；辛走气，多食之，令人洞心；苦走骨，多食之，令人变呕；甘走肉，多食之，令人悗心。盖谓酸入于胃，其气涩以收，上之两焦，弗能出入也。（谓上、中二焦涩结不舒也。）不出即留于胃中，胃中和温，则下注膀胱。膀胱之胞薄以懦，得酸则缩，绻约而不通，水道不行，故癃（绻，不分也。约，束也。癃，小水不利也。味过于酸，则上之两焦弗能出入。若留于胃中，则为吞酸等疾。若胃中温和不留，则下注膀胱，膀胱得酸则缩，故为癃也。）阴者，积筋之所终也，故酸入而走筋矣。（阴者，阴器也。积筋者，宗筋之所聚也。肝主筋，其味酸，故内为膀胱之癃，而外走肝经之筋也。酸走筋，筋病无多食酸。）咸入于胃，

其气上走中焦,注于脉,则血气走之,血与咸相得则凝,凝则胃中汁注之,注之则胃中竭,竭则咽路焦,故舌本干而善渴。血脉者,中焦之道也,故咸入而走血矣。(血为水化,咸亦属水,咸与血相得,故走注血脉。若味过于咸,则血凝而结,水液注之,则津竭而渴。然血脉必作于中焦,故咸入中焦而走血。咸走血,血病毋多食咸。)辛入于胃,其气走于上焦。上焦者,受气而营诸阳者也。姜、韭之气熏之,营卫之气,不时受之,久留心下,故洞心。辛与气俱行,故辛入而与汗俱出。(洞心,透心若空也。营诸阳,营养阳分也。辛味属阳,故走上焦之气分。过于辛则开窍而散,故为洞心,为汗出。辛走气,气病无多食辛。)苦入于胃,五谷之气,皆不能胜苦。苦入下脘,三焦之道,皆闭而不通,故变呕。齿者,骨之所终也。故苦入而走骨,故入而复出,知其走骨也。(苦味,性坚而沉,故走骨。味过于苦,则抑遏胃中阳气,不能运化,故五谷之气不能胜之,三焦之道闭而不通,所以入而复出,其变为呕。又如齿,为骨之所终。苦通于骨,内不能受,其气复从口齿而出,正因其走骨也。苦走骨,骨病无多食苦。)甘入于胃,其气弱小,不能上至于上焦,而与谷留于胃中者,令人柔润者也。胃柔则缓,缓则虫动,虫动则令人悗心。其气外通于肉,故甘走肉。(甘性柔缓,故其气弱小,不能至于上焦。味过于甘,则与谷气留于胃中,令人柔润而缓。久则甘从湿化,致生诸虫,虫动于胃,甘缓于中,心当悗矣。悗,闷也。甘入脾,脾主肉,故甘走肉也。甘走肉,肉病无多食甘。)

此章论五味之发病也。夫天食人以五气,地食人以五味,本赖以营养脏腑。然得其平则和而贵,失其平则偏而胜。所谓"气增而久,夭之由也"。尝攷《内经》之论五味,曰:心欲苦,肺欲辛,肝欲酸,脾欲甘,肾欲咸者,言其所合,脏得之而遂其性也。曰:多食咸则脉凝泣而色变,多食苦则皮槁而毛拔,多食辛则筋急而爪枯,多食酸则肉胝皱而唇揭,多食甘则骨痛而发落者,言其所伤,脏得之而逆其性也。盖五脏各有其性,五味各有其用。用之适宜,以生以化。用之违道,以消以亡。故知五味之能养,应知五味之能伤,更应知五味之能救其所伤。如曰:肝欲散,急食辛以散之,用辛补之,酸泻之;心欲软,急食咸以软之,用咸补之,甘泻之;脾欲缓,急食甘以缓之,用甘补之,苦泻之;肺

欲收,急食酸以收之,用酸补之,辛泻之;肾欲坚,急食苦以坚之,用苦补之,咸泻之。以五味调养五脏,精且细矣。推此而论六淫之治,亦莫不然。如风淫于内,治以辛凉,佐以苦甘,以甘缓之,以辛散之;热淫于内,治以咸寒,佐以甘苦,以酸收之,以苦发之;湿淫于内,治以苦热,佐以酸淡,以苦燥之,以淡泄之;火淫于内,治以咸冷,佐以苦辛,以酸收之,以苦发之;燥淫于内,治以苦温,佐以甘辛,以苦下之;寒淫于内,治以甘热,佐以苦辛,以咸泻之,以辛润之,以苦坚之,皆不易之法也。故余著《药物学讲义》,教有志药物者,先辨其气味,再论其功效。

八、六经发病

二阳之病发心脾,有不得隐曲,女子不月。(二阳,阳明也,为胃与大肠二经。然大肠、小肠皆属于胃,此节所言,则独重在胃耳。盖胃与心,母子也。人之情欲,本以伤心,母伤则害及其子。胃与脾,表里也。人之劳倦,本以伤脾,脏伤则病连于腑,故凡内而伤精,外而伤形,皆能病及于胃,此二阳之病所以发于心脾也。不得隐曲,阳道病也。宗筋会于气街,而阳明为之长,既病则阳道外衰,故为"不得隐曲"。其在女子当为不月,亦其候也。)其薄为风消,其传为息贲者,死不治。(风,木气也。消,枯瘦也。贲,急迫也。阳明受病,久而传变,则木邪胜土,故肌体风消;胃病则肺失所养,故气息奔急。气竭于上,由精亏于下,败及五脏,故死不治。)三阳为病,发寒热,下为痈肿,及为痿厥腨痛。(三阳,太阳也,为膀胱、小肠二经。三阳为表,故病发寒热,及为痈肿。足太阳之脉,从头下背,贯臀入腘,循腨抵足,故其为病则足膝无力曰"痿",逆冷曰"厥",足肚酸疼曰"腨痛"也。)其传为索泽,其传为癫疝,(阳邪在表为热,则皮肤润泽之气必皆消散,是为索泽也。癫疝者,小腹控睾而痛也。)一阳发病,少气,善咳,善泄。(一阳,少阳也,为胆与三焦二经。胆属风木,三焦属相火。其为病也,壮火则食气伤肺,故为少气,为咳;木强则侮土,故善泄。)其传为心掣,其传为膈。(心为君火,而相火上炎则同气相求,邪归于心。心动不宁,若有所引,名曰"心掣"。又"其传"者,以木乘土,脾胃受伤,乃为膈证。)二阳一阴发病,主惊骇,背痛,善噫,善欠,名曰"风厥"。(二阳,胃与大肠

也。一阴,肝与心主也。肝、胃二经,皆主惊骇。背痛者,手、足阳明之筋皆夹脊也。噫,嗳气也,其主在心。欠,呵欠也。虽主于肾,又足阳明病为数欠。肝与心包风热为邪,而阳明受之,故病名"风厥"。)二阴一阳发病,善胀,心满,善气,(二阴,心与肾也。一阳,胆与三焦也。胆经邪胜则侮脾,故善胀。肾经邪胜则乘心,故心满。三焦病则上下不行,故善气也。)三阳三阴发病,为偏枯痿易,四肢不举(三阳,膀胱、小肠也。三阴,脾、肺也。膀胱之脉,自头背下行两足。小肠之脉,自两手上行肩胛。且脾主四肢,肺主诸气。四经俱病,故当为偏枯,为痿易,为四肢不举。痿易者,痿弱不支,左右相掉易也。)

此章论三阴三阳经之发病也。经病有二,一言其性,因其本性而病。如少阳之上,火气主之。是少阳之性属于热,热能耗散,故病少气。太阴之上,温气主之。是太阴之性属于阴,阴者重著,故病四肢不举是也。一言其界,因其分疆而病。如手太阴脉从肺系横出腋下,下循臑,下肘中,循臂内,则为肺胀满喘咳,缺盆中痛,交两手而瞀;手阳明脉从缺盆上颈贯颊,入下齿中,则为齿痛颈肿是也。不言太阳、阳明、少阳、太阴、少阴、厥阴,而称一阴、二阴、三阴、一阳、二阳、三阳者,自生理言,则有内外。自性质言,则有太少。若更议感症,则自外而受,必先于表,以次传舍,方及于里。故《〈伤寒论〉》之次序,反以太阳居首,厥阴殿后也。能晓乎此,则虚实寒热之来,虽不一其病,而经署分明,统辖在我,不难从经气决之。

九、十二经终

十二经脉之终。(十二经脉,即十二藏之气也。终者,气尽之谓。)太阳脉之终也,戴眼、反折、瘛疭,其色白,绝汗乃出,出则死矣。(戴者,戴于上也,谓目睛仰视而不能转也。反折,腰脊反张也。瘛者,筋之急也。疭者,筋之缓也。绝汗者,暴出如油不能收也。足太阳之脉,起于目内眦,上额交巅,入络脑,下项,挟脊,抵腰中,下至足之小趾。手太阳之脉,起于小指之端,循臂上肩。其支者,循颈上颊,至目之外眦,故其为病如此。)少阳终者,耳聋,百节皆纵,目睘绝系,绝系一日半死。其死者,色先青白,乃死矣。(手足少阳之脉,皆入于耳中,亦皆至于目锐眦,故为耳聋、目睘也。睘者,直视如惊貌。因少阳之系绝,不能旋转,故若此也。胆者,筋其应。少阳气绝,故百节皆纵也。木之色青,金之色白,金木相贼,则青白先见。此少阳之死候也。)阳明终者,口目动作,善惊,妄言,色黄,其上下经盛,不仁,则终矣。(手足阳明之脉,皆挟口入目,故为口目动作而牵引歪斜也。闻木音则惕然而惊,是阳明善惊也。骂詈不避亲疏,是阳明妄言也。黄者,土色外见也。上下经盛,谓头颈手足阳明之脉,皆躁动而盛,是胃气之败也。不知疼痛,谓之不仁,是肌肉之败也。此皆阳明气竭之候。)少阴终者,面黑,齿长而垢,腹胀闭,上下不通而终矣。(手少阴气绝则血败,足少阴气绝则色如炲,面黑故也。肾主骨,肾败则骨败,故齿根不固,长而垢也。手少阴之脉,下膈,络小肠。足少阴之脉,络膀胱,贯肝膈,故为腹胀闭,上下不通,则心肾隔绝,此少阴之终也。)太阴终者,腹胀闭,不得息,善噫善呕。呕则逆,逆则面赤;不逆则上下不通,不通则面黑,皮毛焦而终矣。(足太阴脉,入腹属脾,故为腹胀闭;手太阴脉,上膈,属肺,而主呼吸,故为不得息。胀闭则升降难,不得息则气道滞,故为噫为呕。呕则气逆于上,故为面赤;不逆则痞塞于中,故为上下不通。脾气败则无以制水,故黑色见于面;肺气败则治节不行,故皮毛焦而终矣。)厥阴终者,中热,嗌干,善溺,心烦,甚则舌卷,卵上缩而终矣。(手厥阴心主之脉,起于胸中,出属心包络,下膈,历络三焦;足厥阴肝脉,循喉咙之后,上入颃颡,其下者,循股阴,入毛中,过阴器,故为中热、嗌干、善溺、心烦等病。又舌者,心之苗也。肝者,筋之合也。筋者,聚于阴器而脉络于舌本,故甚则舌卷卵缩,而厥阴之气终矣。)

此章论十二经脉之终也。手足六经,各分表里,是为十二。十二经之终者,表里之气败也。《经》又谓:手太阴气绝,则皮毛焦。太阴者,行气温于皮毛。气不荣,则津液去皮节,爪枯毛折矣。手少阴气绝则脉不通,血不流,髦色不泽,血先死而面黑如漆柴矣。足太阴气绝,则脉不荣肌肉。唇舌者,肌肉之本。脉不荣则肌肉软,舌萎,人中满而唇反矣。足少阴气绝,则骨枯。少阴者,伏行而濡骨髓。骨不濡则肉不能著,骨肉不相亲则肉软却,齿长垢,发无泽矣。足厥阴气绝,则筋绝。肝者,筋之合。筋者,聚于阴器而脉络舌本。脉弗荣则筋急，引舌与卵，唇青舌卷卵缩矣。又谓，五阴气俱绝则目系转，转则目运，为志先死，远一日半死矣。六阳气绝，则阴与阳相离，离则腠理发泄，绝汗乃出。旦占夕死，夕占旦死。医之治病欲其生，病之从来有吉凶。可治不可治之间，实为研究病理者最后之一步，而不可忽视者也。

第七章　《内经》杂病学

上海秦伯未著述　如皋章鹤年校订

杂病者，指一切病证也。考之昔贤，李杲有《杂病方论》，张景岳有《杂证谟》，彭浩有《杂病正传》，刘纯有《杂病治例》，霍应兆有《杂症全书》，徐大椿有《杂病源》，沈金鳌有《杂病源流》，盖皆于伤寒之外别树一帜。而张机《金匮要略》一书，尤为后世治杂病之准则。《灵枢·杂病篇》一章，尤为后世称杂病之滥觞。

近贤丁仲祜曰：有传染病焉，急慢殊归。有呼吸器病焉，险夷异趋；有消化器病焉，轻重具有千变。杂病之难治，于此可见。故其原因，其病所，务须诊断精确，使无遁情。程钟龄曰：人身之病，不离乎内伤外感。风寒暑湿燥火，外感也；喜怒忧思悲恐惊，与阴虚、阳虚、伤食，内伤也。总计之，共十九字，而千变万化之病，于以出焉。实能于杂病中下提要钩玄之功夫，指示后学简捷之途径。兹将《内经》所论杂病，汇辑如下。学者能细认其症，详考其因，再读后世书，无不迎刃解矣。

一、中风

天有八风，经有五风。（经，经脉也。八风，八方之风也；五风，五脏之风也。）八风发邪，以为经风，触五脏邪气发病。（八风不得其正，则发为邪气。其中于人，则人为五经之风。特以所伤之异，故名亦异耳。风自外入，则循经而触五脏，故发病。）风之伤人也，或为寒热，或为热中，或为寒中，或为疠风，或为偏枯，或为风也，其病各异。或内至五脏六腑，其名不同。（意谓风之伤人，若惟一证，及其为变，无所不至。）

风气藏于皮肤之间，内不得通，外不得泄。（风寒袭于皮腠，则玄腑闭封，故内不得通、外不得泄，此外感之始也。）风者，善行而数变，腠理开则淅然寒，闭则热而闷。其寒也，则衰饮食；其热也，则消肌肉，故使人解㑊而不能食，名曰寒热。（寒邪伤阳，则胃气不化，故衰少饮食。热邪伤阴，则津液枯涸，故消瘦肌肉。寒热交作，真气大衰，故为解㑊不食，此明风寒之为寒热也。）风气与阳明入胃，循脉而上至目内眦。其人肥，则风气不得外泄，则为执中而目黄；人瘦则外泄而寒，则为寒中而泣出。（风寒客于阳明，则内入于胃。胃居中焦，其脉上行系于目系。人肥腠理致密，邪不得泄，留为热中，故目黄；人瘦则肌肤疏浅，风寒犯之，阳气易泄，泄则寒中，而泣出。此明风气之变，或为热中或寒中也。）风气与太阳俱入，行诸脉俞，散于分肉之间，与卫气相干，其道不利，故使肌肉愤䐜而有疡，卫气有所凝而不行，故其肉有不仁也。（风由太阳经入者，自背而下，凡五脏六腑之俞皆附焉，故邪必行诸脉俞而散于分肉也，分肉者，卫气之所行也。卫气昼行于阳，自足太阳始，风与真气相搏，俱行于分肉之间，故气疲道涩而不利，不利则风邪抟聚，故肌肉肿，愤䐜而为疮疡。或卫无不行，则体有不仁，痛养寒热，皆有所不测焉。）疠者，有营气热胕，其气不清，故使鼻柱坏而色败，皮肤溃疡，风热客于脉而不去，名曰疠风，或名曰寒热。（风寒客于血脉久留不去，则营气化热，皮肤胕溃，气血不清，败坏为疠，所谓"脉风或为疠也"。）

以春甲乙伤于风者，为肝风；以夏丙丁伤于风者，为心风；以季夏戊己伤于邪者，为脾风；以秋庚辛中于邪者，为肺风；以冬壬癸中于邪者，为肾风。（此明风邪内至于脏也）风中五脏六腑之俞，亦为脏腑之风。（风中五脏六腑之俞，即十二经脏腑之风也。）各入其门户所中，则为偏风。（其有不中俞穴，乘人身之偏虚处而中之，是偏著一隅，故曰偏风。若脑风、目风是。王冰谓，随俞左右而偏中之，则为偏风。非）风气循风府而上，则为脑风。（风府，督脉穴。自风府而上则入脑户，故为脑风。

其症项背恶寒,脑户觉冷。)风入系头,则目风眼寒。(风自脑户入系于头,则合于足之太阳。太阳之脉起于目内眦,风邪入之,故为目风,或痛,或痒,或眼寒而畏风羞涩也。)饮酒中风,则为漏风。(酒性温散,善开玄腑。酒后中风则汗漏不止,故曰漏风,亦谓之酒风。)入房汗出中风,则为内风。(内耗其精,外开腠理,风邪因乘虚入,故曰内风。)新沐中风,则为首风。(沐头而中风也)久风入中,则为肠内风。(久风不散,传入肠胃之中。热则为肠风下血,寒则水谷不化而为飧泄泻利。)外在腠理,则为泄风。(风在腠理,则汗泄不止,故曰泄风。)故风者百病之长也。至其变化,乃为他病也。无常方,然致自风气也。(无常方,言变化之多,而其致之者,则皆因风耳。)

五脏之风,形状不同。肺风之状,多汗恶风,色皏然白,时咳短气,昼日则瘥,暮则甚,诊在眉上,其色白。(多汗者,阳受风气,开泄腠理也。恶风者,伤风恶也,下文诸脏皆同。皏然,浅白貌。肺主气,在变动为咳,风邪迫之,故时咳短气也。昼则阳气充,故觉其瘥;暮则阳气虚,故为甚也。眉上,乃阙庭之间,肺之候也,故肺病则白色见于此。)心风之状,多汗恶风,焦绝,善怒吓,赤色,病甚则言不可快,诊在口,其色赤。(焦绝者,唇舌焦燥,津液干绝也。风薄于心,则神志溃乱,或为善怒,或为惊吓。心主舌,病甚则舌本强,故言不可快。口,应作舌。心和,则舌能知味,故诊之。详拙著《读内经记》)肝风之状,多汗恶风,善悲,色微苍,嗌干,善怒,时憎女子,诊在目下,其色青。("善悲"二字,疑从肺风条误录于此。足厥阴脉循喉咙之后,上入颃颡,故嗌干也。善怒,肝之志也。肝为阴中之阳,其脉环阴器,强则好色,病则妒阴,故时憎女子也。肝气通于目,故诊在目下,色当青也。)脾风之状,多汗恶风,身体怠惰,四肢不欲动,色薄微黄,不嗜食,诊在鼻,上其色黄。(身体怠惰,四肢不用者,脾主肌肉四肢也。不嗜食,脾病不能化也。鼻为面王,主应脾胃,故色诊当在于鼻上。)肾风之状,多汗恶风,而痝然浮肿,脊痛不能立正,其色炲,隐曲不利,诊在肌上,其色黑。(痝然,浮肿貌。风邪入肾,则输泌失职,故面浮肿。肾脉贯脊属肾,故令脊痛不能正立。炲,烟炲也。隐曲,阴道也。肾主水,故色黑如炲;肾开窍于二阴,故为隐曲不利。肌,当作肌,肌者,颐下也。张

景岳谓肌肉本主于脾,今其风水合邪,反侮乎土,故诊在肌上,非。详《读内经记》)胃风之状,颈多汗,恶风食不下,膈塞不通,腹善满,失衣则䐜胀,食寒则泄,诊形瘦而腹大。(胃脉从大迎前下人迎,循喉咙入缺盆,故胃风之状,颈必多汗恶风。胃主受纳水谷,风邪居之,故饮食不下,膈塞不通胃。脉循腹里,故善满。失衣,不更衣也。若腑气不行,则不特满而且加䐜胀;饮食寒冷,则不特满而且加飧泄。胃者,肉其应,胃病故形瘦。腹者,胃所居,邪实故腹大。)首风之状,头面多汗恶风,当先风一日则病甚,头痛不可以出内,至其风日,则病少愈。(首为诸阳之会。因沐中风则头面之皮腠疏,故多汗恶风。凡患首风者,止作无时,故凡于风气将发,必先风一日而病甚头痛,以阳邪居于阳分,阳性先而速也。至风胜之日,气随风散,故少愈。)漏风之状,或多汗,常不可单衣,食则汗出,甚则身汗,喘息,恶风,衣常濡,口干善渴,不能劳事。(漏风之病,因于饮酒中风也。倘若酒行风动,则多汗;酒气外充,则无汗。故著一"或"字而与别证仅云"多汗者"不同。阳胜则身热,故不可单衣,王冰所谓脾胃有风热也。《千金方》云:漏风之状,恶风,多汗,少气,口干善渴,近衣则身热如火,临食则汗流如雨,骨即懈惰,不欲自劳。可引为证。张景岳以"不可单衣"为"必须衣絮",陋甚。食入于阴,长气于阳,故食则汗出。甚则阳浮于上,故喘息。津亡于内,所以口干善渴,身不能劳也。)泄风之状,多汗,汗出泄衣上,口中干,上渍其风,不能劳事,身体尽痛则寒,(泄风者,表不固也。上渍者,身半以上汗多如渍也。口中干,津液涸也。液涸则血虚,故不耐劳而身尽痛也。汗多则亡阳,故令人寒也。)

此章论中风诸症也。《内经》言风邪所中各病,范围至广。至仲景所称之中风,即后世之伤风症。后世所称之中风,即西医之脑充血症。今将后世之所谓中风,略述如下:中风分真、类二途。凡虚风外中,轻则麻痹不仁,重则瘫痪不用。其痰火内生,轻则舌强难语,重则痰壅神昏。而入手先分闭症、脱症。如牙关紧闭,两手握固,为闭;口开脾绝,手撒心绝,眼合肝绝,遗尿肾绝,鼻鼾肺绝,以及吐沫直视摇头,面赤如妆,汗出如珠为脱。真中风虽风从外中,亦由内虚召风。其挛急偏枯,口㖞舌强,二便不爽,由风挟痰火壅塞,致营卫脉络

失和。先用通关,继则养血顺气,佐以消痰清火。风闭,用桂枝、羌活;寒凝,用姜、附、桂心;热痹,用栀、芩、石膏;湿滞,用苍、术、五苓;血瘀,用桃仁、牛膝;气滞,用木香、枳壳、青、陈;痰阻,用星、夏、浮石、牛黄。类中风本非外风,猝然昏厥,无㖞斜偏废等症,是宜辨也。李士材以类中症,条分火中、虚中、湿中、寒中、暑中、气中、食中、恶中等。《金鉴》因之。火中,即河间所谓瘫痪,多由火盛水衰,心神昏冒,筋骨不用也。虚中,即东垣所谓猝中昏聩,皆属气虚。湿中,即丹溪所谓东南湿土生痰,痰热生风,因而昏冒。寒中,体强口噤,脐腹冷痛,身寒无汗。暑中,面垢晕倒,须分阴阳,得之避暑纳凉,寒外暑内;或赤日长途,中外皆热。气中,气逆痰潮,牙关紧急,极似中风,但中风身温,中气身冷,中风脉浮,应人迎;中气脉沉,应气口。食中,醉饱后,或感寒,或恼怒,胃气不行,忽然厥逆。恶中,飞尸鬼击,卒厥客忤,肢冷口噤,此其别也。至或谓西北高寒风劲,真气空者,猝为所中,是为真中;东南卑湿酿热,真阴虚者,风自内生,虚阳上冒,亦致昏仆,是为类中,则胶柱之谈,未可深信。

二、伤寒

今夫热病者,皆伤寒之类也。或愈或死,其死皆以六七日之间,其愈皆以十日以上者,何也?(伤寒者,中阴寒杀厉之气也。世人以为寒盛于冬,中而病者,是为伤寒。实则四时皆有之,不限于冬今也。)然巨阳者,诸阳之属也。(巨,大也。太阳为六经之长,统摄阳分,故诸阳皆其所属)其脉连于风府,故为诸阳主气也。(风府,督脉穴。太阳经脉覆于巅背之表,故主诸阳之气分。)人之伤于寒也,则为病热,热虽甚不死。(病热,言发热也。《本经》云:体若燔炭,汗出而散,故不死。历来学者作热病解,大误!)其两感于寒而病者,必不免于死矣。(表里俱受,是谓两感。)伤寒一日,巨阳受之,故头项痛,腰脊强。(巨阳,足太阳也,为三阳之表。而脉连风府,故凡病伤寒者,多从太阳始。太阳之经从头项下肩膊,挟脊抵腰中,故其为病如此。人身经络,三阳为表,三阴为里。三阳之序,则太阳为三阳,阳中之阳也;阳明为二阳,居太阳之次;少阳为一阳,居阳明之次,此三阳为表也。三阴之序,则太阴为三阴,居少阳之次;少阴为二阴,居太阴之次;厥阴为一阴,居少阴之次,此三阴为里也。其次序之数,则以内而外,故各有一二三之先后者。如此邪之中人,必自外而内。邪客于皮则腠理开,开则邪入,客于络脉,络脉满则注于经脉,经脉满则入舍脏腑。此所以邪必先于皮毛,经必始于太阳,而后传舍三阴三阳,五脏六腑皆受病也。)二日,阳明受之,阳明主肉,其脉侠鼻络于目,故身热目疼而鼻干,不得卧也。(伤寒多发热,而独此言身热者,盖阳明主肌肉,身热尤甚也。邪热在胃,则烦故不得卧,余症皆本经之所及。)三日,少阳受之,少阳主胆,其脉循胁络于耳,故胸胁痛而耳聋。(邪在少阳者,三阳已盖将入太阴,故为半表半里之经。其经脉出耳前,后下循胸胁,故为胁痛耳聋等症。)三阳经络,皆受其病,而未入于脏者,故可汗而已。(三阳为表,属腑。邪在表而未入于三阴之脏者,皆可汗而散也。)四日,太阴受之,太阴脉布胃中络于嗌,故腹满而嗌干。(邪在三阳,失于汗解,则入三阴。自太阴始也。)五日,少阴受之,少阴脉贯肾络于肺,系舌本,故口燥舌干而渴。(肾经属水,而邪热涸之,故口舌为之干渴。)六日,厥阴受之,厥阴脉循阴器而络于肝,故烦满而囊缩。(六经传遍,乃至厥阴。邪热甚于阴分,故为烦满。)三阴三阳、五脏六腑皆受病,营卫不行,五脏不通,则死矣。(伤寒邪在经络,本为表证,经尽气复自当渐解。若六经传遍而邪不退,则深入于腑,腑不退,则深入于脏,故五脏六腑皆受病矣。邪盛于外则营卫不行,气竭于内则五脏不通,故六七日间致死也。善治此者,必不使其邪入内,亦必不使其脏气竭。知斯二者,近于道矣。)其不两感于寒者,七日巨阳病衰,头痛少愈。(邪气渐退则正气渐复)八日,阳明病衰,身热少愈。九日少阳病衰,耳聋微闻。十日,太阴病衰,腹减如故,则思饮食。十一日,少阴病里,渴止不满,舌干已而嚏。十二日,厥阴病衰,囊纵,少腹微下,大气皆去,病日已矣。(所谓其愈皆十日已上如此)治之之法,各通其脏脉,病日衰已矣,其未满三日者,可汗而已,其满三日者,可泄而已。(各通其脏脉,谓当随经分治也。凡传经之邪未满三日者,其邪在表,故可以汗;已满三日者,其邪传里,故可以下。然此言表里之大体耳。按脉大浮数,病为在表,可发其汗;脉实沉数,病为在里,可下之。故曰邪虽多,但有表证而脉浮大者,犹宜发汗;曰邪虽少,但有里证而脉沉实者,即当下之。此汗、下之法,但当以表里为据,有不可以执一下也。)其两感于寒者,一日,则巨阳与少阳俱病,则头痛口干而烦满。(两感者,表里同病也。足太阳与少阴为表里,故在太阳为头痛,在少阴则为口干烦满。)二日,则阳明与太阴俱病,则腹满身热,不欲食,谵言。(阳明、太阴为表里,二经同病也。谵言,妄言也。阳明病则身热谵言,太阴病则腹满不欲食。)三日,则少阳与厥阴俱病,则耳聋囊缩而厥,水将不入,不知人,六日死。(少阳、厥阴表里同病也。少阳病则为耳聋,厥阴病则为囊缩而厥。至是,则三阴三阳俱受病,故水浆不入,于六日之际当死也。)五脏已伤,六腑不通,营卫不行。如是之后,三日乃死,何也?(谓两感传遍之后,复三日而死也,盖即六日之义。)盖阳明者,十二经脉之长也,其血气盛,故不知人,三日其气乃尽,故死矣。(阳明为十二经脉之长,多气多血之经。若感于邪,邪必甚,故不知人。人凡两感于邪者,三日之后,肾气乃尽,故当死也。两感者,本表里之同病,似若皆以外邪言,而实未必有尽然者。正似内外俱伤,便是两感。今见少阴先溃于内,而太阳继之于外者,即纵情肆欲之两感也;太阴受伤于里,而阳明重感于表者,即劳倦竭力、饮食失调之两感也;厥阴气逆于脏,少阳复病于腑者,必七情不慎、疲筋败血之两感也。人知两感为伤寒,而不知伤寒之两感内外俱困,病斯剧矣。)

此章论伤寒症状也。伤寒病,传变无穷。《内经》仅言传经之常,而未及于变。自仲景而后,诸大家俱有名可法,学者所当旁考而精思之。然仲景全书,其变化之迹,亦得综要言之矣。大抵伤寒症,有表寒,有里寒,有表热,有里热,有表里皆热,有表里皆寒,有表寒里热,有表热里寒。何谓表寒?伤寒初客太阳,头痛发热而恶寒者,名曰外感。《经》所谓"体若燔炭,汗出而散"是也。阳明解肌,少阳和解,其理也。何谓里寒?凡伤寒不由阳经传入,而直入阴经者,手足厥冷,脉微细,下利清谷,名曰中寒,仲景所谓"急温之,宜四逆汤"是也。何谓表热?凡伤于寒,则为病热,表邪壅遏,不得外泄,或荣弱卫强,自汗不解,宜桂芍和荣,柴葛解肌是也。何谓里热?凡伤寒渐次传里,与春温夏热症,热邪内发,皆为里热。其在太阴则津液少,少阴则咽干口燥,厥阴则消渴,仲景所谓"急下之,而用大柴胡、三承气"是也。何谓表里皆热?

如伤寒阳明症,传于本腑,外而肌肉,内而胃腑,热气熏蒸,口渴谵语,此散漫之热邪未结聚。治用白虎汤,外透肌肤,内清脏腑,俾得两解,不比邪热结实,专在肠胃,可下而愈也,正伤寒有此,温热症更多有此。何谓表里皆寒?凡伤寒表受寒邪,更兼直中于里,此为两感寒症,仲景用麻黄附子细辛汤是也。何谓表寒里热?如两感之症,一日太阳与少阴同病,二日阳明与太阴同病,三日少阳与厥阴同病。阳为寒,阴已成热症,岂非表寒而里热乎?亦有火郁在内,更加外感于寒,亦为表寒里热之候。又有火亢已极,反兼水化,内热闭结,而外有恶寒之状者,表似寒而里实热,误投热剂,下咽即败矣。何谓表热里寒?如人体本虚寒,而外感温热之邪,此为标热本寒,清剂不宜太过。更有阴寒在下,逼其无根失守之火发扬于上,肌肤大热,欲坐卧泥水中,表似热而里实寒,误投寒剂,入胃即危矣。伤寒变症不一,总不外表里寒热;其表里寒热之变,总不外此八言以为纲领。

若夫《伤寒论》所列六经,与《内经》热病论不同。热病论依气行之脉络言,故所著症与经脉篇义合。《伤寒论》依邪入之次序言,故所著症与经脉篇义不合。经脉三阳经皆头痛,阳明始有恶寒,而仲景乃皆入之太阳,更以胃实为正阳明;经脉嗜卧属足太阴,而仲景乃谓少阴病欲寐;经脉渴而欲饮,饥不能食,属足少阴,而仲景乃谓厥阴病消渴,饮不欲食。种种皆殊,惟少阳太阴为近之,而亦有殊者,经脉目眴眴属足少阴,而仲景少阳目眩;经脉飧泄属足厥阴,而仲景三阴俱列。所以然者,经但以阴阳分表里两层,而以身之前后两侧分为三阴三阳;仲景不但分表里两层,且分表之表为太阳,表之里为少阳,里之表为太阴,里之里为少阴,里之至里为厥阴,其腑为阳明,义取递进,不取平按。故仅列热病论六经症于伤寒例,而不即引之以冠六经篇首,别自为说,以著其名同实异也。所以实异而名仍同者,以太阳等六者,古今纪阴阳之大名。《内经》六元以纪天之六气,《难经》以纪岁之六节,《脉经》以纪日之六候,而仲景以纪表里,其义一也。故欲穷伤寒六经症者,勿缠合《内经》以乱之,不可不明。

三、温热

凡病伤寒而成温者,先夏至日者为病温,后夏至日者为病暑。(寒邪中人而成温病、暑病者,其在时则以夏至前后言,在病则以热之微甚言。)**热病已愈,时有所遗者,热甚而强食之,故有所遗也。若此者皆病已衰而热有所藏,因与谷气相搏,两热相合。治之,视其虚实,调其逆从,可使必已。**(病虽衰而余热未除尚有所藏,因而强食则病气与食气相并,两热合邪,以致留连不解,故名曰遗。食滞于中者病之实,脾弱不能运者病之虚。实则泻,虚则补,虚实勿失,则逆从可调,病必已矣。)**当何禁之? 病热少愈,食肉则复,多食则遗,此其禁也。**(复者,病复作。遗,则延久也。凡病后脾胃气虚,未能消化饮食,故于肉食之类皆当从缓。但其有挟虚内馁者,又不可过于禁制,所以贵得宜也。)**有病温者,汗出辄复热,而脉躁疾,不为汗衰,狂言不能食,病名阴阳交,交者死也。**(汗者,阴阳之液。身热脉躁者,阳之邪。病温汗出之后,则当邪从汗解,热退脉静矣。今其不为汗衰者,乃阳胜之极,阴气不能复也,故为狂言,为不食。正以阳邪交入阴分,则阴气不守,故曰阴阳交,交者死也。)**人所以汗出者,皆生于谷,谷生于精。**(谷气内盛则生精,精气外达则为汗,"于"字,语辞。详《读内经记》)**今邪气交争于骨肉,而得汗者,是邪却而精胜也,精胜则当能食而不复热。**(惟精胜邪,所以能汗。)**复热者邪气也,汗者精气也,今汗出而辄复热者,是邪胜也,不能食者精无俾也。**(俾,使也。)**病而留者,其寿可立而倾也。**(病气留而不退,则元气日败。)**汗出而脉尚躁盛者死。**(凡汗后脉当迟静,而反躁盛者,阴竭而邪胜也,故病必死。)**今脉不与汗相应,此不胜其病也,其死明矣。狂言者是失志,失志者死。**(此总五志为言也,志舍于精,精不胜邪则五脏之志皆失,故致狂言者多死。)**今见三死,不见一生,虽愈必死也。**(汗后辄复热,不能食者,一死;汗后脉尚躁盛者,二死;汗后而狂言失志者,三死。有此三者,必死之候。)

肝热病者,小便先黄,腹痛,多卧,身热。(此即当与脾热病条,互易详《读内经记》)**热争则狂言及惊,胁满痛,手足躁,不得安卧。**(热入于藏,则邪正相胜,故曰争,下同。气争于肝则气乱,故狂言而惊,肝病主惊骇也。肝脉布胁肋,故胁为满痛。热极则血枯筋燥,故手足躁扰。)**庚辛甚,甲乙大汗,气逆则庚辛死,刺足厥阴、少阳。其逆则头痛员员,**(肝脉与督脉会于巅,故气逆于上则头痛员

员。员员,靡定貌。)**脉引冲头也。**(此申所以头痛之故)**心热病者,先不乐,数日乃热。**(心者神明之所出,邪不易犯,犯必先故热。邪先入于脏,则先有不乐之兆。)**热争则卒心痛,烦闷善呕,头痛面亦无汗,**(热与心气分争,故卒然心痛而烦闷。心火上炎,故善呕。头者精明之腑,手少阴之脉上出于面,故头痛面赤。汗为心液,心热则液亡,故无汗。)**壬癸甚,丙丁大汗,气逆则壬癸死,刺手少阴、太阳。脾热病者,先头重颊痛,烦心,颜青,欲呕,身热。**(此节当与肝热病者对调,详《读内经记》)**热争则腰痛不可俯仰,腹满泄,两颔痛。**(太阴之脉入腹属脾络胃,故腹满而泄。阳明脉循颐后下廉,出大迎,故两颔痛。)**甲乙甚,戊己大汗,气逆则甲乙死,刺足太阴、阳明。肺热病者,先淅然厥起毫毛,恶风寒,舌上黄,身热。**(肺主皮毛,热则畏寒,故先淅然恶风寒、起毫毛也。肺脉起于中焦,循胃口,肺热入胃则胃热上升,故舌上黄而身热。)**热争则喘咳,痛走胸膺背,不得太息,头痛不堪,汗出而寒。**(热争于肺,其变动则为喘为咳。肺者,胸中之脏;背者,胸中之腑。故痛走胸膺及背,且不得太息也。喘逆在肺,气不下行,则阳惧壅于上,故头痛不堪。热邪在肺,则皮毛不敛,故汗出而寒。)**丙丁甚,庚辛大汗气逆则丙丁死,刺手太阴、阳明,出血如大豆立已。肾热病者,先腰痛胻酸,苦渴数饮,身热。**(足少阴之络贯腰脊,故先为腰痛;其脉循内踝之后,以上腨内,故为胻酸;又其直者,循喉咙,挟舌本,邪火耗伤肾阴,故苦渴饮;肾与太阳为表里,太阳之脉从巅下背、抵腰、走足,故为身热。)**热争则项痛且强,胻寒且酸,足下热,不欲言。**(热争在表,则太阳经也。太阳之脉别下项,故项痛而强。热争在里,则少阴经也。少阴之脉斜走足心、挟腨内、上舌本,故为胻寒且酸、足热不言等病。)**其逆则头痛员员,澹澹然。**(澹澹,精神短少貌。)**戊己甚,壬癸大汗,气逆则戊己死,刺足少阴太阳。诸汗者,至其所胜日汗出也。**(所胜日,即王日也。)**诸治热病,以饮之寒水,乃刺之,必寒衣之,居止寒处,身寒而止也。**

此章论温热之症状也。考温热病,历来医家,均以伏气为主。其根据者,为《内经》"藏于精者,春不病温""冬伤于寒,春必病温"二文。且目精藏于肾,寒属水气,遂牵及少阴。其间亦有反对伏气者,乃指冬不藏精为阳气大泄。如冬无冰、桃李反

花之类,亦觉牵强。要知《内经》冬不藏精、冬伤于寒、冬不按跷三文,同属一意。"精"字作精气解,与"汗生于谷,谷生于精"之"精"同,谓因努力强用力而汗泄也。"寒"字直指病名,谓冬病伤寒,则必用辛温发汗,汗多则伤精也。而按跷尤为与汗透泄之机会。故合三者观之,无非冬令汗泄太过,津液内亏,至春不胜和暖之温气而发病,亦即"邪之所凑,其气必虚"之旨。然则纵有伏气,亦不过发病之机,而非伏邪于内也,犹之花炮之有导火线耳。自伏气之说盛,而温病之治,竟尚凉腻,皆不明《内经》原旨,更反谓创自《内经》,岂不冤乎?

至于温热病,不可作伤寒症治,而用大汗大下。初病,憎寒发热头痛,得汗则解。温邪化热伤肺,上焦气阻,用辛凉轻剂。叶氏《温热论》云:肺主气属卫,心主血属营。临症者,卫之后方气,营之后方血。邪在卫汗之,到气方可清气,入营犹可透热转气,入血乃恐耗血动血,直须凉血散血。否则前后不循缓急之法,动手便错。且温邪而面色白者,须顾其阳气,湿胜则阳微也。虽湿邪化热后,法应清凉然到十分之七,不可过用寒凉恐成功反弃,何也?湿热去,阳亦衰微也。面色苍者,须顾其津液,清凉到十分之六七,往往热减身寒,不可遽谓虚寒,而投补剂,恐炉焰虽熄,灰中有火也。凡温热病,救阴易,通阳难。救阴不在血,而在津与汗;通阳不在温,而在利小便,较杂症自不同也。如热结于腑,必舌灰黄,或老黄,乃下之。舌苔黄不厚,而带滑者,热未伤津,犹可清热透表。苔薄而干者,津伤也,宜禁苦寒,以甘寒轻剂治之。若热传营,舌色必绛,其绛色中兼黄白色者,气分之邪未尽,泄卫、透营两和可也。纯绛鲜泽者,胞络受病也,宜清心宣窍。舌心绛而黏腻,似苔非苔,湿热熏蒸为痰,将闭心包也,急加芳香逐之,以开其闭,恐昏厥为痉也。平昔心虚有痰,外热一陷,里络就闭,非郁金、菖蒲所能开,须牛黄丸、至宝丹。舌绛而干燥者,火邪劫营,凉血清火为要。舌绛而有碎点黄白者,当生疳也;大红点者,热毒乘心也,用黄连、金汁。色绛而不鲜,干枯而痿者,此肾阴涸,急以阿胶、鸡子黄、地黄、天冬等救之,缓则不及矣。舌独中心绛干者,胃热而心营受烁也,清胃方中加入清心之品,否则延及舌尖,为火盛津干也。舌尖绛独干,此心火上炎,宜利其腑。苔白而薄,外感风寒也,当疏散之。白而干薄,肺津伤也;白苔绛底者,湿遏热伏也,当先泄湿透热,防其就干也,再从里透于外,则变润矣。舌生芒刺,上焦热极也,舌苔不燥,自觉闷极者,脾湿盛也。舌苔黏腻,吐出浊沫者,口必甜味,乃湿热与谷气相搏,芳香辛散以逐之,自退。若苔如碱,胃中宿滞,挟秽浊郁伏,当急急开泄,否则闭结中焦,不能从募原达出矣。舌黑而滑者,水来克火,为阴症,宜温之;若见短缩,为肾气竭。舌黑而干者,津干火炽,急泻火补水。舌淡红无色或干而色不荣,胃津伤、气不化也,勿用寒凉。总之温病变化,至速荟繁,全在心灵手敏以驾驭之。今人拘执《伤寒论》可以统治温病,不知伤寒之法,可以通治。而温病之方,后贤殊多心得。故于温热病各书,未可废弃,所谓合之则得其叠,分之则极其偏也。

四、疟疾

夫痎疟皆生于风,蓄作有时。(痎疟发于夜者也。疟,残虐之谓。)其始发也,先起于毫毛,伸欠乃作,寒栗鼓颔,腰脊俱痛,寒去则内外皆热,头痛如破,渴欲冷饮。(起于毫毛,憎寒而毛竖也。伸者,伸其四肢,邪动于经也。欠,呵欠也,阴阳争引而然也。)阴阳上下交争,虚实更作,阴阳相移也。阳并于阴,则阴实而阳虚,阳明虚则寒栗鼓颔也。(阳并于阴,则阴邪胜,阴胜则寒也。阳明者,胃气之所出,其主肌肉,其脉循颐颊,故阳明虚则为寒栗鼓颔。鼓者,振栗之谓。)巨阳虚则腰背头项痛。(腰背头项,皆太阳经也,阳虚则寒邪居之,故为痛。)阳俱虚,则阴气胜,阴气胜,则骨寒而痛。(三阳者,兼阳明、少阳而言。阴气胜则阳气不行,血脉凝滞,故骨寒而痛。)寒生于内,故中外皆寒。(表里阴邪皆胜也)阳盛则外热,阴虚则内热,外内皆热则喘而渴,故欲冷饮也。(此邪在阴分而复并于阳分,并于阳则阳胜,阳胜则内外皆热,而喘渴喜冷。)此皆得之夏伤于暑,热气盛,藏于皮肤之内,肠胃之外,此营气之所舍也,(于皮肤之内,肠胃之外,即经脉间耳。荣行脉中,故曰荣气所舍。)令人汗孔、疏腠理开。(暑气能开肌表也)因得秋气,汗出遇风,及得之以浴,水气舍于皮肤之内,与卫气并居。卫气者,昼日行于阳,夜行于阴,此气得阳而外出,得阴而内搏,内外相搏,是以日作。(风寒自表而入,则与卫气并居,故必随卫气以为出入。卫气一日一周,是以新感之疟亦一日一作。

然则作之疟，邪在卫也，其气浅，故其治亦易。)其间日而作者，气之舍深，内薄于阴，阳气独发，阴邪内著，阴与阳争不得出，是经间日而作也。(其气之舍深，则邪居荣气之间，连乎脏矣。荣为阴，卫为阳。阳气独发者，其行本速；阴邪内著者，其行则迟。一速一迟，相拒而争，则阴邪不得与卫气俱出，故间日而作也。)其作日晏与日早者，邪气客于风府，循膂而下，(风府，督脉穴。膂，吕同。脊骨曰膂，象形也；一曰夹脊两旁之肉曰膂。下者，下行至尾骶也。)卫气一日一夜大会于风府，其明日日下一节，故其作也晏。(卫气每至明旦则出于足太阳之睛明穴，而大会于风府，此一日一夜卫气周行之常度也。若邪气客于风府，又循膂而下，其气循深，则日下一节，自阳就阴，其会渐迟，故其作渐晏也。)此先客于脊背也，每至于风府则腠理开，腠理开则邪气入，邪气入则病作，以此日作稍益晏也。其出于风府，日下一节，二十五日下至骶骨，二十六日入于脊内，注于伏膂之内。(项骨三节，脊骨二十一节，共二十四节。邪气自风府日下一节，故于二十五日下至尾骶，复自后而前，故二十六日入于脊内，以注伏膂之脉。卫脉之循背者，伏行膂之间，故曰伏膂也。)其气上行，九日出于缺盆之中，其气日高，故作日益早也。(邪在伏膂之脉，循脊而上，无关节之窒，故九日而出缺盆。其气日高，则自阴就阳；其邪日退，故作渐早也。)其间日发者，由邪气内薄于五脏，横连募原也。其道远，其气深，其行迟不能与卫气俱存，不得皆出，故间日乃作也。(此重申上文未尽之义也。诸经募原之气内连五脏，邪在阴分，故道远行迟，而间日作也。)卫气每至于风府，腠理乃发，发则邪气入，入则病作。今卫气日下一节，其气之发也，不当风府，又何所会而病日作也？此邪气客于头项，循膂而下者也，故虚实不同，邪中异所，则不得当其风府也。(凡邪气客于头项，则必循膂而下，此其常也。然邪之所中，亦但随虚实而异其处，不必尽当风府也。然则所谓日下者，惟邪气耳。卫气周流循环，岂有日下之理。但气至而会，其病乃作，则邪气、卫气均为日下节矣。)故邪中于头项者，气至头项而病；中于背者，气至背而病；中于腰脊者，气至腰脊而病；中于手足者，气至手足而病。(气至者，卫气之至也；至于邪合，然后病。故其蓄作则迟早有时。)

卫气之所在，与邪气相合则病作，故风无常府。卫气之所发，必开其腠理，邪气之所合，则其府也。(府者，所以聚物，故凡风之所居即为风府。)夫风之与疟也，相似同类，而风独常在，疟则有时而休者。风气留其处，故常在；疟气随经络，沉以内薄，故卫气应乃作。(此"风"字，指风证而言。风之与疟，皆因于风，二者本相似同类，然风则无体，疟有时止，当知所辨也。风气留其处，著而不移；疟气随经络，流变不一。沉以内薄，言其深也。即上文"薄于五脏，横连募原"之谓，故必因卫气之应而作也。)疟先寒而后热者，夏伤于大暑，其汗大出，腠理开发，因遇夏气凄沧之水寒，藏于腠理皮肤之中。秋伤于风，则病成矣。夫寒者，阴气也；风者，阳气也。先伤于寒，而后伤于风，故先寒而后热也。病以时作，名曰寒疟。先热而后寒者，此先伤于风，而后伤于寒，故先热而后寒也。亦以时作，名曰温疟。其但热而不寒者，阴气先竭，阳气独发，则少气烦冤，手足热而欲呕，名曰瘅疟。有余者泻之，不足者补之。今热为有余，寒为不足。夫疟者之寒，汤火不能温也；及其热，泳水不能寒也，此皆有余、不足之类。当此之时，良工不能止，必须其自衰乃刺之，故曰：无刺熇熇之热，(熇熇，热正盛也。)无刺浑浑之脉(浑浑之脉，阴阳虚实未定也。)无刺漉漉之汗，(漉漉，汗大出也。)故为其病逆，未可治也。凡为疟者，药法饮食皆然也。(当其时宜避其锐)夫疟之始发也，阳气并于阴。当是之时，阳虚而阴盛，外无气，故先寒栗也。(卫气并于阴分，则表虚故曰"外无气"。)阴气逆极，则复出之阳，阳与阴复并于外，则阴虚而阳实，故先热而渴。(气极于里，复出于外，阴虚阳实，故病热而渴。)夫疟气者，并于阳则阳胜，并于阴则阴胜。阴胜则寒，阳胜则热。(此疟症或寒或热之故也)疟者，风寒之不常也，病极则复出。(或阴或阳，疟本不常。有先寒后热者，阴极则得于阳也；有先热后寒者，阳极则复于阴也。)至病之发也，如火之热，如风雨之不可当也。方其盛时，必毁；因其衰也，事必大昌，此谓也。夫疟之未发也，阴未并阳，阳未并阴，因而调之，真气得安，邪气乃亡。故工不能治其已发，为其气逆也。攻之早晏如何？疟之且发也，阴阳之且移也，必从四末始也。阳已伤，阴从之，故先其时坚束其处，令邪气不得入，阴气不得出，审候见之，在孙络盛坚而血者皆取之，此真往而未得并者也。（阴阳且移，必从四末始者，以十经井、原之气皆本于四肢也，故凡疟之将发，则四肢先有寒意，此即其候。故治之者，当于先时末发之顷，坚束其处，谓四关之上也，使邪气不得流行，乃察其经络之坚盛者，皆取之，今北人多行此法。砭出其血，谓之"放寒"，其义即此。故可合真气自为往来，而邪则能无并也。）疟不发其应何如？疟气者，必更盛更虚，当气之所在也。病在阳则热而脉躁，在阴则寒而脉静。（疟不发，谓其未作时也。）极则阴阳俱衰，卫气相离，故病得休。卫气集，则复病也。时有间二日或至数日发，或渴或不渴。其间日者，邪气与卫气客于六腑，而有时相失，不能相得，休数日乃作也。（客，犹言会也。邪在六腑，则气远会希，故或间二日或休数日乃作也。此言疟之间二日及数日发者，以邪气深客于腑，时与卫气相失而然，其理甚明。丹溪谓作于子、午、卯、酉日为"少阴疟"；作于寅、申、巳、亥日为"厥阴疟"；作于辰、戌、丑、未日为"太阴疟"，此不过以六气司天之义为言。然子、午虽曰少阴，而卯、酉则阳明矣；巳、亥虽曰厥阴，而寅、申则少阳矣；丑、未虽曰太阴，而辰、戌则太阳矣。如三日作者，犹可借此为言。若四日，又将何以辨之？不可为训。）疟者，阴阳更胜也，或甚或不甚，故或渴或不渴。夏伤于暑，秋必咳疟，此应四时者也。今疟有不必应，其病异形者，反四时也。其以秋病者寒甚，（以秋盛热之后，而新凉束之，阴阳相激，故病为寒甚。）以冬病者寒不甚，（阳气伏藏于内，故冬病者虽寒不甚。）以春病者恶风，（春时阳气外泄，腠理渐疏，余寒未去，故多病恶风。）以夏病者多汗，（夏时热甚，熏蒸肌表，病此者多汗。）温疟与寒疟，而皆安舍，舍于何脏，（安舍者，言其何所居也。）温疟者，得之冬中于风寒，气藏于骨髓之中，至春则阳气大发，邪气不能自出，因遇大暑，脑髓烁，肌肉消，腠理发泄，或有所用力，邪气与汗皆出，此病藏于肾，其气先从内出之于外也。如是者，阴虚而阳盛，阳盛则热矣。衰则气复反入，入则阳虚，阳虚则寒矣。故先热而后寒，名曰温疟。又有瘅疟者，肺素有热，气盛于身，厥逆上冲，中气实而不外泄，因有所用力，腠理开，风寒舍于皮肤之内、分肉之间而发，发则阳气盛，阳气盛而不衰则病矣。其气不及于阴，故但热而不寒。（肺素有热者，阳盛气实之人也，故邪中于外，亦但在阳分

而不及于阴，则但热不寒也。）气内藏于心而外舍于分肉之间，令人消烁脱肉，故命曰瘅疟。（气藏于心，阳之脏也，热在肌肉之间，故令人消烁。然则瘅疟之所舍者，在肺心两经。）

此章论痎疟之症候也。致疟之原因，西医归之寄生虫病，谓疟虫皆原生动物类，由单一细胞而生，孳乳生息于人血之中，以赤血球为巢穴。其增殖也，一细胞分裂而为数细胞，则一虫分裂而为数虫矣。即分裂破坏其所寄之旧血球，出游血液之中，又复别选新赤血球而居之，以发育生长于其中。及时，则又分裂，又破坏血球，舍旧而新矣。此谓之无性生殖，生生不息，以繁殖丑类于人血，而戕贼吾人。以谓疟虫凡分三种：一曰恶性疟虫，此为疟虫中之最小者，其长成者之长度，约得赤血球三分之一，其分裂或每日或间日不等；二曰间日热疟虫，其分裂也，以四十八小时，凡一个原虫，能分裂至十五个至十个；三曰四日热疟虫，发育最缓，其分裂也，须阅七十二小时，原虫有分裂九个至十二个。以上三种，凡分裂之时，能使人温度上升，其率甚速。其始发也，能使末梢动脉收缩，故皮肤之血量大减，于是洒然毛发起立，而寒栗作矣；继则血管渐胀，蒸然热矣；终则末梢动脉大胀，汗出淋漓，溢热排泄，而病症乃失。

是盖以寒热之作，疟虫分裂为之也。其在《内经》，则归之于风寒暑三气。因气所中处所之不同，别为日作、间作；亦因气所感之先后，别为风疟、温疟。后人复增益之，而定温疟、痰疟、食疟等名。兹汇录于后，以资临症之参考：风疟，脉浮大，春夏为多，感风而得，恶风自汗头痛。风为阳邪，故先热后寒，宜紫苏、川芎、白芷、姜皮等。寒疟，脉紧盛，秋冬为多，乘凉浴水，感寒而成，恶寒无汗。寒为阴邪，故先寒后热，宜桂枝、生姜、厚朴、草果等。暑疟，脉虚受暑，热炽烦冤，邪伤土焦肺气，发必寒轻热重，唇燥舌绛，渴喜热饮。盛暑发者，白虎汤，虚加人参、麦冬；秋凉伏暑发者，杏仁、贝母、花粉、黄芩、半夏、知母、青蒿等。温疟，脉濡缓，面浮身痛，脘闷不饥，呕恶，邪阻中焦脾络，发必寒重肢冷，舌白苔腻，喜热饮，大便不爽，忽秘忽溏，为湿结气痹，宜半夏、厚朴、白蔻、草果、薏苡、滑石、茯苓、通草，或胃苓汤去桂、草。其湿热交蒸阻气，拽热渗湿，审其重轻，切忌柴、葛劫津，宜杏、朴、苓、夏、橘红、生姜、竹茹、麦冬、栝蒌、枳壳。瘅

疟但热不寒，由阴气先伤，阳气独发，壮热少气烦冤，手足热，欲呕。邪内藏于心，外舍肌肉，令人消烁肌肉，宜甘寒生津，生地、麦冬、知母、竹叶、丹皮、杏仁、贝母、花粉、梨汁、蔗浆；盛暑发者，白虎汤。温疟，脉如平人，但热不寒，骨节烦疼，时呕，《金匮》用桂枝白虎汤，若温邪兼湿，宜半夏、杏仁、蔻仁、滑石，俱忌柴、葛升举。牝疟多寒，《金匮》用蜀漆散，宜酌用陈汤加姜、桂枝。牝疟，邪伏于肾经气分。寒疟，邪伏于胆经营分。若但寒不热，柴胡姜桂汤。痰疟，素脾虚多痰，暑热又能蒸痰，胸闷欲呕。热痰，君贝母，佐以竹茹、橘红、栝蒌霜、茯苓皮；寒痰，君白术、佐以半夏、陈皮、姜汁、苏子。食疟，饮食生冷不节，致寒热较重，饥不思食，满闷腹疼，养胃汤减参、术。瘴疟，岭南气炎，感受山岚洞溪之毒，乍寒乍热，迷闷发狂，须祛瘴涤痰，平胃散加减。疫疟，因染时邪，寒热成疟，其症沿门阖境，达原饮。鬼疟，夜发，为邪入血分，宜升散营中之邪，内补建中汤，加升、柴、生首乌；脾虚者，补中益气汤。劳疟，病久延虚，尪羸气怯，因劳即发，寒热模糊，最难调治，补中益气汤加牛膝、鳖甲、制首乌。疟母，久病失调，邪入肝经，挟瘀血痰涎，胁下结块，宜疏通血络，鳖甲煎丸。疟疾变痢，因暑湿迫注，失于解散，由经入腑，宜表里分消，用柴胡、半夏、黄芩、枳壳、陈皮、红曲、滑石、茯苓、炙甘草，连进大剂，以痢愈为度，疟亦止。此治诸疟之大概也。此外又有似疟非疟，同一恶寒发热，或寒热往来，最宜详解脉证虚实，勿以阴阳内损之初症，误认疟邪，轻用表散，如小柴胡汤、祛疟饮之类。若脉症皆虚，即宜黄芪建中汤、补中益气汤，升、柴少用。血虚发热者，逍遥散。盖阳虚则恶寒，阴虚则发热。且伤寒后及大病后、产后劳怯等症，俱有寒热往来，或日发，俱宜作虚治，以疟之寒热有定时，杂症之寒热无定时为辨。余每见世人疏忽贻误，特及之。

五、厥逆

夫厥之寒热者，阳气衰于下，则为寒厥，阴气衰于下，则为热厥。（凡物之生气，必自下而升，故阴阳之气衰于下，则寒厥热厥由此而生也。）热厥之为热也，必起于足下者，阳气起于足五趾之表，阴脉者集于足下而聚于足心，故阳气胜则足下热也。（足趾之端曰表，三阳之所起也；足下、足心，

三阴之所聚也。若阳气胜则阴气虚，阳乘阴位，故热厥必从足下始。凡人病阴虚者，所以足心多热也。）寒厥之为寒也，必从五趾而上于膝者，阴气起于五趾之里，集于膝下而聚于膝上，故阴气胜则从五趾至膝上寒，其寒也不从外，皆从内也。（里，言内也，亦足下也。若阴气胜则阳气虚，阳不胜阴，故寒厥必起于五趾而上寒至膝。然其寒也非从外入，皆由内而生也。故凡病阳虚者，必手足多寒，皆从趾端起也。）寒厥何失而然也？（厥之将发，手足先寒者，是为寒厥。）前阴者，宗筋之所聚，太阴、阳明之所合也。（前阴者，阴器也；宗筋者，众筋之所聚也。如足之三阴、阳明、少阳及冲、任、督、跷诸脉，皆聚于此，故曰宗筋。此独言太阴、阳明之合者，重水谷之气也。盖胃为水谷气血之海，主润宗筋，又阴阳总宗筋之会，会于气街，而阳明为之长，故特言之，以发明下文之义。）春夏则阳气多而阴气少，秋冬则阴气盛而阳气衰。此人者质壮，以秋冬夺于所用，下气上争不能复，精气溢下，邪气因从之而上也。（质壮者有所恃，当秋冬阴胜之时，恒多劳欲以夺精气，精虚于下则取足于上，故下气上争也。）气因于中，（气，即上文之精气、邪气也。精气之原，本于水谷，水谷之化，出于脾胃。故凡病为寒厥、为下气上争、为精气溢下，皆气因于中也。然水在胃，命门在肾。以精气言，则肾精之化因于胃；以火土言，则土中阳气根于命门。阴阳颠倒，互有所关，故上文云"厥起于下"，此云"气因于中"，正以明上下相因之义。）阳气衰，不能渗营其经络，阳气日损，阴气独在，故手足为之寒也。热厥何如而然也？（厥之将发，手足皆热者，是为热厥。）酒入于胃，则络脉满而经脉虚，（酒为熟谷之液，其气悍而疾，故先充络脉，络满而经虚者，酒能伤阴，阳盛则阴衰也。）脾主为胃行其津液者也，阴气虚则阳气入，阳气入则胃不和，胃不和则精气竭，精气竭则不营其四肢也。（脾主为胃行其津液，故酒入胃必归于脾。湿热在脾，则脾阴虚，阳独亢，而胃不和矣。）此人必数醉，若饱以入房，气聚于脾中不得散，酒气与谷气相薄，热盛于中，故热遍于身，内热而溺赤也。夫酒气盛而慓悍，肾气日衰，阳气独胜，故手足为之热也。（数醉若饱入房者，既伤其脾，复伤其肾，皆阴虚也，故手足为热。）厥或令人腹满，或令人暴不知人，或至半日，远至一日，乃知人者。阴气盛于上则下虚，下虚则

腹胀满。（阴气盛于上，则不守于下，故下虚。阴虚于下，则脾肾之气不化，故腹为胀满。）阳气盛于上，则下气重上而邪气逆，逆则阳气乱，阳气乱则不知人也。（重，并也。阳气盛于上，则下气并而上行。并则逆，逆则乱，阳气乱则神明失守，故暴不知人也。）其六经脉之厥状病能：（能，犹形也。前言病厥之本，此明各经之状。）巨阳之厥，则肿首头重，足不能行，发为眩仆；（眩，目眩乱也；仆，猝倒也。足太阳之脉起于目内眦，上额交巅，入络脑，故为肿首头重眩仆。其下行之支者，合腘中，贯腨，故为足不能行。）阳明之厥，则癫疾，欲走呼，腹满不得卧，面赤而热，妄见而妄言；（阳明，胃脉也，为多气多血之经。气逆于胃，则阳明邪实，故为巅狂之疾，而欲走且呼也。其脉循腹里，故为腹满。胃不和则卧不安，故为不得卧。阳明之脉行于面，故为面赤而热。阳邪盛，则神明乱，故为妄见而妄言。）少阳之厥，则暴聋颊肿而热，胁痛，胻不可以运；（厥在足少阳经者，其脉入耳中，故暴聋。下加颊车，故颊肿而热。下腋循胸过季胁，故胁痛。下出膝外廉，下外辅骨之前，故胻不可以运。）太阴之厥，则腹满膜胀，后不利，不欲食，食则呕，不得卧；（足太阴之脉，入腹，属脾络胃，故厥则腹满膜胀。逆气在脾，故大便不利，且令不欲食，而食则呕。脾与胃为表里，胃不和者卧不安，脾亦然也。）少阴之厥，则口干溺赤，腹满心痛；（厥逆在足少阴者，其脉循喉咙，挟舌本，故口干。肾脉络膀胱，故溺赤。其直者，从肾上贯肝膈，其支者从肺出，络心，注胸中，故腹满心痛。）厥阴之厥，则少腹肿痛，腹胀，泾溲不利，好卧屈膝，阴缩肿，胻内热。（足厥阴之脉，抵少腹，挟胃，故厥则少腹肿痛而腹胀。其脉环阴器，故泾溲不利、阴缩而肿。肝主筋，为罢极之本，故足蜷好卧而屈膝。其下者行足胫内侧，故胻内为热。）盛则泻之，虚则补之，不盛不虚，取经调之。（不盛不虚者，惟逆气在经，而无关于虚盛也，故但取其经而调之。）人有病头痛数岁不已，当有所犯大寒，内至骨髓。髓者以脑为主，脑逆故令头痛，齿亦痛，病亦名曰"厥逆"。（髓以脑为主，诸髓皆属于脑也，故大寒至髓，则上入头脑，而为痛。其邪深，故数岁不已。髓为骨之充，故头痛齿亦痛。是因邪逆于上，故亦名曰厥逆。）有癃者一日数十溲，此不足也；身热如炭，颈膺如格，人迎躁盛，喘息，气逆，此有余也。太阴脉

细微如发者，此不足也。（癃，小水不利也。一日数十溲，数欲便而所出不多也。如炭者，热之甚也。如格者，上下不通，若有所格也。惟拙见疑"烙"字之误。人迎躁盛者，足阳明动脉在结喉两旁，所以候阳也。喘息者，呼吸急促也。气逆者，治节不行也。太阴脉微细者，即两手寸口之脉所以候阴也。）病在太阴，（脾肺二脏皆属太阴，下文颇在肺，此则专言脾脏也。太阴之脉细微者，正以气口亦太阴也。脏不足则脉见于此。又中气不足，溲便为之变。今其癃而数十溲者，亦由中气之不足耳，故病在脾。）其盛在胃，（上云身热如炭者，胃主肌肉也。颈膺如格者，胃脉循喉咙、入缺盆、下膈也。人迎躁盛者，一盛、二盛、三盛、四盛，且大且数，名曰"溢阳"也。凡三上者，皆属阳明，故曰"其盛在胃"。）颇在肺，（即喘息气逆也。）病亦名曰"厥"，死不治。（阴不入阳，故其盛在胃；阳不入阴，故太阴细微。病亦名曰"厥"者，阴阳皆逆也，故死不可治。）此所谓得"五有余"、"二不足"也。所谓"五有余"者，五病之气有余也；"二不足"者，亦病气之不足也。今外得"五有余"，内得"二不足"，此其身不表不里，亦正死明矣。（外得五有余者，一身热如炭，二颈膺如格，三人迎躁盛，四喘息，五气逆也。内得二不足者，一癃而一日数十溲，二太阴脉细微如发也。若此五病者，邪气有余也；二病者，正气不足也。欲泻其邪，则阴虚于里；欲补其虚，则阳实于外。救里不可，治表亦不可，此不表不里之病，即阳证阴脉之类，有死而已，不能为也。）有病厥者，诊右脉沉而紧，左脉浮而迟，不知病主安在。（此言厥逆而为腰痛者，其病在肾。右脉、左脉皆以两尺为言。）然冬诊之，右脉固当沉紧，此应四时；左脉浮而迟，此逆四时。（冬气伏藏，故沉紧者为应时，浮迟者为逆，逆则为厥矣。）在左当主病在肾，颇关在肺，当腰痛也。（在左者当主病在肾，此正以尺为言也。然浮者为肺脉，故云"颇关在肺"。）何以言之？少阴脉贯肾络肺，今得肺脉，肾为之病，故肾为腰痛之病也。（肾脉本络于肺，今以冬月而肺脉见于肾位，乃肾气不足，故脉不能沉，而见浮迟。此非肺病，病在肾也。腰为肾之腑，故肾气逆者，当病为腰痛。）有病膺肿颈痛，胸满腹胀，亦名厥逆。（膺肿颈痛，胸满腹胀，皆在上中二焦，此以阴并于阳，下逆于上，故亦病名"厥逆"。）灸之则瘖，石之则狂，须其气并乃可治也。

（瘖，失音也。石，总针石而言。）何以然？阳气重上，有余于上，灸之则阳气入阴，入则瘖；（阳气有余于上而后灸之，是以火济火也。阳极乘阴，则阴不能支，故失声为瘖。）石之则阳气虚，虚则狂。（阳并于上，其下必虚。以石泄之，则阳气随刺而去，气去则上下俱虚而神失其守，故为狂也。）须其气并而治之，可使全也。（气并者，谓阴阳既逆之后，必渐通也。盖上下不交，因而厥逆。当其乖离而强治之，恐致偏绝，故必须其气并也。）

此章论厥逆之病症也。厥之为义，逆也。凡一切失常悖逆之候，《内经》均谓之厥。近今都以"厥"字作"厥冷"解，遂于《内经》文字，每每格不相入，此不明训诂之弊也。今以后世所论厥证述之，有寒热、气血、食痰、尸蚘、煎薄、痿痹、风痛、瘖郁、骨痛、肾色、暴疟诸厥之分。寒厥，初病即肢冷，腹痛脉微，或表热里寒，下利清谷，厥逆干呕，咽痛，脉沉细而微。热厥，初病身热，烦躁脉滑；数日忽肢冷，乍温，乃热深发厥，烦渴躁妄，失下而手足冷，乃阳极似阴，热极似寒，不可疑作阴证，轻用热药。凡伤寒之厥，辨邪气，寒厥宜温，热厥可散可攻。若由阴阳之衰，则元气为重，寒厥宜补阳，热厥宜补阴。气厥症有二，气虚气实，皆能致厥。气虚而厥者，必形色消索，身征冷，脉微弱为气脱；气实而厥者，形色郁勃，脉沉弦而滑，胸膈喘满为气逆。血厥证亦二，血脱血逆，皆能致厥。吐衄暴崩，及产后，血大脱，则气随之，故猝仆；血逆者，暴怒伤阴，血逆于上。食厥，由醉饱过度，偶感风寒、恼怒，食气填中，脾阳不运，忽仆不省，误作中风中气治则死。痰厥，由痰热阻蔽心包，肢冷猝仆。尸厥，即中恶之候，因犯不正之气忽手足厥冷，牙紧口噤，昏不知人；或由登塚吊死，飞尸鬼击，语妄面青。蚘厥，多因胃寒，蚘虫攻胃，心腹痛不可忍，或吐涎沫，或吐蛔虫，发有休止。煎厥者，诸动属阳，烦劳则阳气暴张，劳火亢炎而精绝，迁延至夏，内外皆热，孤阳厥逆，如煎如熬。薄厥者，肝本藏血，怒则火起于肝，迫血上行而厥。痿厥，亦热厥症，厥从肝起，致四末不用，因水亏则阳浮，灼筋络热沸腾。痹厥，脚气顽麻，初发必身痛，肢筋肿。风厥，手足搐搦，身体强直，亦名痉厥。痛厥，肝风发痉，肢掣液涸。瘖厥，乃类中风症，暴瘖不语，《经》所谓"内夺而厥，则为瘖痱"。郁厥，乃血厥症，平居无疾，忽默默无知，目闭口噤，恶闻人声，移时方

寤，由热升风动，郁冒而厥，妇人多有之。痛厥，由胃阳久衰，肝木来乘，浊气攻胃。肾厥，火由背脊上升，肢逆吐沫。色厥，乃纵欲竭情，精脱于下，气脱于上。暴厥，脉至如喘，气闭肢冷，若鼻及心腹微温，目中神采不变，口无涎，卵不缩，智可救。凡诸厥，脉大浮洪有力，易醒；脉细沉数急不连贯，凶。厥仆，大指陷拳者，轻；面青、环口青、唇白、鼻孔黑、人中吊，危也。

六、肿胀

寸口脉大坚以涩者，胀也。（脉大者，邪之盛；坚者，邪之实；涩，因气血之虚而不能流利。大抵洪大之脉，阴气必衰；坚强之脉，胃气必损。故大坚以涩，病当为胀。）何以知脏腑？阴为脏，阳为腑也。（涩而坚者为阴，其胀在脏；大而坚者为阳，其胀在腑。）夫气之令人胀也，血脉之中，脏腑之内，三者皆存焉，然非胀之舍也。（舍，言留止之处也）胀之舍，在于脏腑之外，排脏腑而郭胸胁、胀皮肤，故名曰胀。脏腑之在胸胁腹里之内也，若匣匮之藏禁器也，各有次舍，异名而同处。一域之中，其气各异。盖胸腹，脏腑之郭也。（胸腹者，所以保障五内也。）膻中者，心主之宫城也。（膻中者，胸中也。肺覆于上，膈膜障于下，为清虚周密之官，心主之所居也。）胃者，太仓也。（胃为水谷之海也）咽喉、小肠者，传送也。胃之五窍者，闾里门户也。（闾，巷门也；里，邻里也；五家为比，五比为闾，盖二十五家为闾也；五家为轨，十轨为里，盖五十家为里也。胃之五窍为闾里门户者，非言胃有五窍，正以上自胃脘，下至小肠大肠，皆属于胃，故曰闾里门户。如咽门、贲门、幽门、阑门、魄门，皆胃气之所行也，故总属胃，谓之五窍。）廉泉、玉英者，津液之道也。（二穴俱属任脉。玉英，即玉堂。）故五脏六腑者，各有畔界，其病有各形状。（畔界各有所属，故病之形状可按也。）营气循脉，卫气逆为脉胀。（营在脉中，其气精专；卫行脉外，其气栗疾滑利，而行于分肉之间。故必由卫气之逆，而后病及于营，则为脉胀。是以凡病胀者，皆发于卫气也。）卫气并脉，循分肉为肤胀。（卫气逆而并于脉，复循分肉之间，故为肤胀。）三里而泻，近者一下，远者三下，无分虚实，工在疾泻。（三里，足阳明经穴。阳明为五脏六腑之海，而主肌肉。故胀在肌肤者，当以针泻之。一下、三下，谓

一次、三次也。盖邪有远近，故治有难易耳。）心胀者，烦心短气，卧不安。肺胀者，虚满而喘咳。肝胀者，胁下满而痛引少腹。脾胀者，善哕，四肢烦悗，体重不能胜衣，卧不安。肾胀者，腹满引背央央然，腰髀痛。（央央然，困苦貌。）胃胀者，腹满，胃脘痛，鼻闻焦臭，妨于食，大便难。大肠胀者，肠鸣而痛濯濯，冬日重感于寒，则飧泄不化。小肠胀者，少腹䐜胀，引腰而痛。膀胱胀者，小腹满而气癃。三焦胀者，气满于皮肤中，轻轻然而不坚。胆胀者，胁下痛胀，口中苦，善太息。凡此诸胀者，其道在一，明知逆顺，针数不失。泻虚补实，神去其室，致邪失正，真不可定，粗之所败，谓之夭命；补虚泻实，神归其室，久塞其空，谓之良工。卫气之在身也，常然并脉，循分肉。行有顺逆，阴阳相随，乃得天和；五脏更始，四时循序，五谷乃化。（此卫气之常度也）然后厥气在下，营卫留止，寒气逆上，真邪相攻，两气相搏，乃合为胀也。（此明卫气之逆。厥逆之气，自下而上，营卫失常，故真邪相攻而合为胀也。）合之于真，三合而得。（胀虽由于卫气，然有合于血脉之中者，在经络也；有合于脏者，在阴分也；有合于腑者，在阳分也。三合既明，得其真矣。）水与肤胀、鼓胀、肠覃、石瘕、石水，有以别之。（此六症者，病异而形相似，故宜有以别之。）水始起也，目窠上微肿，如新卧起之状，（目下为目窠，微肿如新卧起之状者，形如卧蚕也。）其有颈脉动，时咳，（颈脉，足阳明人迎也。阳明之脉，下至腹里，而水邪乘之，故为颈脉动。水之标在肺，故为时咳。）阴股间寒，足胫肿，腹乃大，其水已成矣。（阴邪始于阴分也）以手按其腹，随手而起，如里水之状，此其候也。（凡按水囊者，必随手而起，故病水者亦若是。以上皆水肿之候。）肤胀者，寒气客于皮肤之间，鼜鼜然不坚，腹大，身尽肿，皮厚，（鼜鼜然，鼓声也。寒气客于皮肤之间，阳气不行，病在气分，故有声若鼓。气本无形，故不坚；气无所不至，故腹大、身尽肿。若因于水，则有水处肿，无水处不肿；又有水则皮泽而薄，无水则皮厚，此为可辨。）按其腹窅而不起，腹色不变，此其候也。（寒气在肤腠之间，按散之则能猝聚，故窅然不起。腹色不变，即皮厚之意。）鼓胀者，腹胀身皆大，大与肤胀等也，色苍黄，腹筋起也。（腹胀身皆大，与上文肤胀之证同。色苍黄者，亦皮厚、腹色不变之义。但腹有筋起为稍异耳。盖此

亦肿在气分，故名鼓胀也。）肠覃者，寒气客于肠外，与卫气相搏，气不得荣，因有所系，癖而内着，恶气乃起，瘜肉乃生。（寒气与卫气阳搏，则蓄积不行，留于肠外，有所系着，故癖积起、瘜肉生，病日以成矣。瘜肉，恶肉也。）其始生也，大如鸡卵；稍以益大，至其成，如怀子之状；久者离岁，按之则坚，推之则移，月事以时下也。（离岁，越岁也。寒邪客于肠外，不在胞中，故无妨于月事，其非血病可知。盖由汁沫所聚而生，此肠覃之候也。）石瘕生于胞中，寒气客于子门。（胞，即子宫也。男女皆有之，在男谓之精室，在女谓之血海。子门，即子宫之门也。）子门闭塞，气不得通，恶血当泻不泻，衃以留止，日以益大，状如怀子，月事不以时下，皆生于女子，可导而下。（衃，凝败之血也。子门闭塞，则衃留血止，其坚如石，故曰石瘕。月事不以时，惟女子有之也，故可以导血之剂下之。）肤胀鼓胀，亦可刺。先写其胀之血络，后调其经，刺去其血络也。（先泻其胀之血络，谓无论虚实，凡有血络之外见者，必先泻之，而后因虚实以调其经也。刺去其血络，即重明先泻之义。所言者凡六证，而独云肤鼓胀者，盖兼五证而统言之也，辞虽简而意则在也。）

此章论肿胀之症状也。张景岳云：肿胀一病，五脏六腑，无不有之。然考"诸湿肿满，皆属于脾"，又其本在肾，其末在肺，皆聚水也。又肾者，胃之关也。关门不利，故聚水而从其类也。则诸经虽皆有胀，无不干于脾肺肾三脏。盖脾主运化，肺生气，肾主五液。凡五气所化之液，悉属于肾；五液所行之气，悉属于肺；转输于二脏之中，以制水生金者，悉属于脾。所以肿胀之生，无不由此者也。

凡肿在外属水，胀在内属气。肿分阳水阴水，胀别气实气虚。因湿热浊滞致水肿者，为阳水；因肺脾肾虚至水溢者，为阴水。浊气在上为实胀，中气不运为虚胀。辨其位，则脏腑、脉络、皮肤、上下、表里皆有之；辨其因，则寒热、湿痰、气血、郁滞、虫积皆致之。阳证必热，热者多实；阴证必寒，寒者多虚。溺赤便秘，脉数有之力，为实；溺清便泻，脉微无力，为虚。实者六淫外客，饮食内伤，忽然浮肿，其来必速；虚者情志操劳，酒色过度，病后气虚，其肿渐至。知此而后治法可详。治水肿必健脾导水，治鼓胀必通腑疏肝。湿在上中下者，用

分消;湿浊在里者,洁净腑。风水脉浮者,开鬼门;肺脾不运者,消皮水。肺气壅热者,用肃降。脘痞郁热者,用苦降。清阳痞结者,通腑阳。胃满浊逆者,泄肝木。胃阳虚者,用温通。脾阳虚者,用建运。脾肾阳虚者,用气化。中气陷者,用升提。木邪侮土者,和肝胃。肝经郁热者,降逆火。暴怒伤肝者,平逆气。三焦壅滞者,用疏利。湿热夹滞者,兼消利。食滞中满者,专消导。气虚中满者,兼消补。气虚兼寒者,宜温补。气血郁积夹湿热者,平肝胃。清浊混淆,气喘溺少,通身肿痛者,暖下泄浊。湿热痰积,脉实有力者,涤宿水。血沫凝涩经隧者,利搜逐。胀实坚满拒按者,急攻下。病后虚肿,及产后面浮足肿者,补元气。单腹胀症,多属腑,腑宜通,勿用滋腻守补。妇人先肿胀而后经断者,为水分;先经断而后肿胀者,为血分。先喘而后胀者,治在肺;先胀而后喘者,治在脾。水肿先起于腹,后散四肢者,可治;先起于四肢,后归于腹者,死。凡病水分,皆阴胜,与气分不同。水肿之症,其色明润,其皮光薄,其肿不速,每自下而上,按肉如泥,肿有分界。病在气分,则阳证、阴证皆有之;若病在水分,多阴证,当细辨。

七、诸痛

人之五脏卒痛者,经脉流行不止,环周不休,寒气入经而稽迟,泣而不行。("泣"字,当是"沍"字,形似之讹。详《读内经记》)客于脉中则血少,客于脉外则气不通,故卒然而痛。其痛或有卒然而止者,或痛甚不休者,或痛甚不可按者,或按之而痛止者,或按之无益者,或喘动应手者,或心与背相引而痛者,或胁肋与少腹相引而痛者,或腹痛引阴股者,或痛宿昔而成积者,或卒然痛死不知人、有少间复生者,或痛而呕者,或腹痛而后泄者,或痛而闭不通者,凡此诸痛,皆当别之。寒气客于脉外则脉寒,脉寒则缩蜷,缩蜷则脉绌急,绌急则外引小络,故卒然而痛。得炅则痛立止。(蜷,不伸也。绌,屈曲也。炅,热也。寒气客于脉外者,邪不甚深,卫气不得流通,则外引小络而卒然为痛,故但得炅热之气,其痛立止。)因重中于寒,则病久矣。(重中于寒,则不易解散也。)寒气客于经脉之中,与炅气相薄,则脉满,满则痛而不可按也。(阳气行于脉中而寒袭之,则寒热相薄,留而不行,则邪实于经,故脉满而痛不可按。)寒气稽留,炅气

从上,则脉充大而血气乱,故痛甚不可按也。(炅气从上,阳主升也。寒邪遏之,则脉充于内,而血气乱,故其痛必甚。)寒气客于肠胃之间,膜原之下,血不得散,小络急引故痛,按之则血气散,故按之痛止。(肠胃之间、膜原之下,皆有空虚之处,血不散而小络满,则急引而痛,按之则寒气可散,小络可缓,故其痛止。非若经脉之无罅隙者,按之则愈实而愈痛也。)寒气客于挟脊之脉,则深按之不能及,故按之无益也。(挟脊者,足太阳经也。其最深者则伏冲、伏脊之脉,故按之不能及其处。)寒气客于冲脉,冲脉起于关元,随腹直上,寒气客则脉不通,脉不通则气因之,故喘动应手矣。(关元,任脉穴,在脐下三寸。冲脉起于胞中,即关元也。其脉并足少阴肾经,挟脐上行,会于咽喉,而肾脉上达于肺。若寒气客之,则脉不通,脉不通则气亦逆,故喘动应手也。)寒气客于背俞之脉,则脉泣,脉泣则血虚,血虚则痛,其俞注于心,故相引而痛。按之则热气至,热气至则痛止矣。(背俞,五脏俞也,皆足太阳经穴。太阳之脉循脊,当心入散,上出于项,故寒气客之则脉涩血虚,为背与心相引而痛。因其俞注于心也。按之则热至而痛止者,正以血虚故耳。)寒气客于厥阴之脉,厥阴之脉者络阴器,系于肝,寒气客于脉中则血泣脉急,故胁肋血少、腹相引痛矣。(肝经之脉循阴股,入髦中,抵少腹,布肋也。)厥气客于阴股,寒气上及少腹,血泣在下相引,故腹痛引阴股。(厥气,寒逆之气也。少腹阴股之间,乃足少阴冲脉之所循行也。小肠为受盛之腑,化物所出,故寒气客其膜原血络之间,则血涩不行,故不得注于大经,稽留渐久,因成积也。)寒气客于五脏,厥逆上泄,阴气竭,阳气未入,故卒然痛,死不知人。气复反则生矣。(寒伤脏气,则气不得降而厥逆上泄,乃致与阴暴竭,阳气未能遽入,故卒然痛死,必待脏气复反则生矣。)寒气客于肠胃,厥逆上出,故痛而呕也。(肠胃亦言腑也。水谷之在六腑,必自上而下,乃其顺也;若寒气客之,则逆而上出,故为痛而呕。)寒气客于小肠,小肠不得成聚,故后泄腹痛矣。(小肠为寒邪所胜,则阳气不化,水谷不得停留,故病为后泄腹痛。)热气留于小肠,肠中痛,瘅热焦渴,则坚干不得出,故痛而闭不通矣。(热留小肠是阳脏阳病也,故为瘅热焦渴、坚干痛闭之疾。)

此章论诸痛之症候也。治痛之法,有曰"痛无

补法"者,有曰"通则不痛,痛则不通"者,有曰"痛随利减"者,人相传诵,皆以此为不易之法。凡是痛证,无不执而用之。不知"痛随利减","利"字训作"通"字,非下也。假令在表者实,汗而利之;在气血者实,散之、行之而利之,则得治实之法也。然痛症亦有虚实,治法亦有补泻,其辨之之法,不可不详。凡痛而胀闭者多实,不胀不闭者多虚;痛而拒按者为实,可按者为虚;喜寒者多虚;饱而甚者多实,饥而甚者多虚;脉实气粗者多实,脉虚气少者多虚;新病壮年者多实,愈攻愈剧者多虚。痛在经者脉多弦大,痛在脏者脉多沉微。必兼脉症而察之,则虚实自有明辨。实者可利,虚者亦可利乎?不当利而利之,则为害不浅!故凡治表虚而痛者,阳不足也,非温经不可;里虚而痛者,阴不足也,非养荣不可;上虚而痛者,心脾受伤也,非补中不可;下虚而痛者,脱泄亡阴也,非速救脾肾,温补命门不可。夫以温补而治痛者,古人非不多也,惟薛立斋尤得之。奈何明似丹溪,而亦曰诸痛不可补气,局人意见如此!

至于痛有局部、全部之分,兹以全部言之:凡一身尽痛,伤寒、伤暑、伤湿、霍乱、阴毒,及一切寒湿、风湿、湿热、内伤寒热、气血经脉不和诸症,皆有之。如伤寒发热,身痛拘急;中暑伤气,自汗身痛,神倦脉虚;中湿身痛,身重不能转侧,脉细缓,霍乱吐泻,身痛,口渴溺少,脉伏;阴毒身痛如被杖,面青,咽肿痛,脉沉细而疾;寒湿相搏,但头汗出,背强身痛,脉沉涩;风湿相搏,一身尽痛,脉虚浮而涩;湿热相搏,遍身烦痛,脉滑而疾;内伤身痛,劳倦神疲,脉虚软无神。凡肢节痹痛属火,身体沉重属湿,拘急属寒,肿属水,游走不定属风,痛在一处如冰冷,属痰。下体痛而溺少,宜分利。上体肿痛,脉浮自汗恶风,宜泄湿,兼实表。尤宜察其兼症而审治之。

八、痹

风寒湿气杂至,合而为痹。(痹者,闭也。一阴一阳结谓之喉痹,食痹而吐,皆闭塞之义。故风寒湿三气杂至,则壅闭经络,血气不行而病为痹,即痛风不仁之属也。)其风气胜者为行痹,(风者善行数变,故为行痹。凡走注历节疼痛之类皆是。)寒气胜者为痛痹,(阴寒之气凝结不散,为气不行,故痛不可当,即痛风也。)湿气胜者为着痹也。(著

痹者,肢体重著不移,或为疼痛,或为顽木不仁,湿性凝滞故也。)其有五者,以冬遇此者为骨痹,以春遇此者为筋痹,以夏遇此者为脉痹,以至阴遇此者为肌痹,以秋遇此者为皮痹。(遇此者,指上文之三气也。)内舍五脏六腑,五脏皆有合,病久而不去者,内舍于其合也。(皮肉筋骨脉,皆有五脏之合。病在外而久不去,则因其合而内达于脏矣。)故骨痹不已,复感于邪,内舍于肾;筋痹不已,复感于邪,内合于肝;脉痹不已,复感于邪,内舍于心;肌痹不已,复感于邪,内舍于脾;皮痹不已,复感于邪,内舍于肺。所谓痹者,各以其时,重感于风寒湿之气也。(舍者,邪入而居之也。时,谓气王之时。五脏皆有所应也,病久不去而复感于邪气,必更深故内舍其合而入于脏。)凡痹之客五脏者,肺痹者,烦满喘而呕;(肺在上焦,其脉循胃口故也。)心痹者,脉不通,烦则心下鼓,暴上气而喘,嗌干善噫,厥气上则恐;(心合脉,而痹气居之,故脉不通。心脉起于心中,其支者上挟咽,其直者却上肺,故病此诸症。气复厥逆则神怯而恐。)肝痹者,夜卧则惊,多饮,数小便,上为引如怀;(肝藏魂,肝气痹则魂不安,故主夜卧惊骇。肝脉下者,过阴器,抵小腹;上者,循喉咙之后,上入颃颡,故为病如此。)肾痹者善胀,尻以代踵,脊以代头;(肾阳失充,不助消化,则善胀满。尻以代踵者,足挛不能伸也。脊以代头者,骨萎不能直也。以肾脉入跟中,上腨内,出腘内廉,贯脊,属肾故也。)脾痹者,四肢解堕,发咳呕汁,上为大塞;(脾主四肢,故令解堕。其脉属脾络胃,上膈挟咽,今其气痹不行,故发咳呕汁,甚则上焦痞隔,为大塞不通也。)肠痹者,数饮而出不得,中气喘争,时发飧泄;(肠痹者,兼大小肠而言。肠间病痹,则下焦之气不化,故虽数饮而水不得出,水不出则上逆,而为中气喘争,或横窜而为时发飧泄。)胞痹者,少腹、膀胱按之内痛,若沃以汤,涩于小便,上为清涕。(胞,膀胱之脬也。膀胱气闭,故按之则内痛。水闭不行则蓄而为热,故若沃以汤,且涩于小便也。膀胱之脉,从巅入络脑,故上为清涕。)

阴气者,静则神藏,躁则消亡。(阴气者,脏气也。五脏者,所以藏精,神、魂、魄、志、意者也。人能安静,则邪不能干,故精神完固;而内脏若躁扰妄动,则精气耗散,神志消亡,故外邪得以乘之,五脏之痹因而生矣。)饮食自倍,肠胃乃伤。(六腑

者,所以受水谷而化物者也。若过用不节,致伤肠胃,则腑之痹因而生矣。)淫气喘息,痹聚在肺;淫气忧思,痹聚在心;淫气遗溺,痹聚在肾;淫气乏竭,痹聚在肝;淫气肌绝,痹聚在脾。(淫气,邪乱之气也。五脏之痹上文虽已详然,犹有可辨者,如此又可因之以知其聚在何脏也。)诸痹不已,亦益内也。(在表者不去,必入内而益深。)其风气胜者,其人易已也。(风易散,故易已;然则寒湿二痹愈之较难,以阴邪留滞,不易行也。)痹,其时有死者,或疼久者,或易已者。然其入脏者死,其留连筋骨间者疼久,其留皮肤间者易已。(死者,伤真阴也;疼久者,邪深也;易已者,邪浅也。)其客于六腑者,亦其食饮居处为其病本也。(水谷之寒热,感则害及六腑;居处之邪气,感则伤在六阳。故食饮居处,为六腑致病之本。)六腑亦各有俞,风、寒、湿气中其俞,而食饮应之,循俞而入,各舍其腑也。(俞,言周身之穴,凡邪可入皆谓之俞,非荣俞、背俞之谓。食伤于内,邪中于外,表里相应,故得乘虚而入舍于腑。)荣卫之气,不令人痹。盖荣者水谷之精气也。和调于五脏,洒陈于六腑,乃能入于脉也。故循脉上下,贯五脏,络六腑也。卫者,水谷之悍气也。其气栗疾滑利,不能入于脉也,故循皮肤之中、分肉之间,熏于肓膜,散于胸腹。(肓者,凡腔腹肉理之间,上下空隙之处也。膜,筋膜也。)逆其气则病,从其气则愈,不与风寒湿气合,故不为痹。(营卫之气但不可逆,故逆之则病,从之则愈。然非若皮肉、筋骨、血脉、脏腑之有形者也,无迹可著,故不与三气为合,盖无形亦无痹也。)痹,或痛或不痛,或不仁,或寒或热,或燥或湿;痛者,寒气多也,有寒故痛也。(寒多则血脉凝滞,故必为痛。)其不痛不仁者,病久入深,荣卫之行涩,经络时疏,皮肤不营,故为不仁。其寒者,阳气少,阴气多,与病相益,故寒也。(凡病寒者,不必尽由于外寒,但阳气不足,阴气有余,则寒从中生,与病相益,故为寒症。)其热者,阳气多,阴气少,病气胜,阳遭阴,故为痹热。(遭,逢也。阳盛遭阴,阴气不能胜之,故为痹热。)其多汗而濡者,此其逢湿盛也,阳气少,阴气胜,两气相感,故汗出而濡也。(上文兼燥而言,此则全从寒湿两气也。)夫痹而不痛者,痹在于骨则重,在于脉则血凝而不流,在于筋则屈不伸,在于肉则不仁,在于皮则寒,具此五者,则不痛也。(具此五者,则筋、骨、皮、

肉、血脉之间,气无不痹,故不为痛也。)凡痹之类,逢寒则急,逢热则纵。周痹之在身也,上下移徙随脉,其上下左右相应,间不容空,此痛在血脉之中,邪将在血肉之间乎?何以其痛之移也?不及下针,其恫痛之时,不及定治,而痛已止。(恫痛,动而痛也。不及下针、不及定治,言移易之速也。)此名众痹,非周痹也。各在其处,更发更止,更居更起,以右应左,以左应右,非能周也,更发更休也。(各在其处,谓随聚而发也。不能周遍上下,但或左或右,若更发更休、患无定所,故曰众痹。)必刺其处,勿令复起。(治从其本,则不复起。)周痹者,在于血脉之中,随脉上下,不能左右,各当其所。(能上能下,但随血脉而周遍于身,故曰周痹。非若众痹之左右移易也。)痛从上下者,先刺其下以过之,后刺其上以脱之;痛从下上者,先刺其上以过之,后刺其下以脱之。(过者,去之之谓;脱者,拔绝之谓。先刺以过之,去其标也;后刺以脱之,拔其本也。)此痛安生而有名?风寒湿气客于外,分肉之间,迫切而为沫,沫得寒则聚,聚则排分肉而分裂也,分裂则痛。(邪气客于肌表,渐入分肉之间,则迫切津液而为沫,得寒则聚而不散,故排裂肉理为痛。)痛则神归之,神归之则热,热则痛解,痛解则厥,厥则他痹发,发则如是。(痛则心注其处,故神归之。神归,即气归也。气归则热,热则寒散,而痛暂解。然其逆气仍在,故痛虽解而厥未除,则别有所聚,故或自上而下,或自下而上,他痹发矣。)此内不在脏,而外未发于皮,独居分肉之间,真气不能周,故命曰周痹。(真气不能周,即气闭不行也,故曰周痹者,闭也。)

　　此章论痹病之症候也。《内经》以风、寒、湿三气为病因,可知此病大都属于阴证。故《金匮》有曰:"诸痹宜针,引阳气也"。其风胜者脉必浮,寒胜者脉必涩,湿胜者脉必缓,三痹各有所胜,用药以胜者为主,而兼者佐之。治行痹宜散风,兼祛寒利湿,参以补血,血行风自灭也;治痛痹宜温寒,兼疏风渗湿,参以益火,辛温能解凝寒也;治着痹宜利湿,兼祛风逐寒,参以补脾,脾强可以胜湿也。石顽有三痹汤,通治一切痹症,则不外补助真元,宣通脉络,使气血流畅而已。至五合之痹,大抵骨痹苦痛切骨,筋痹筋脉弛缓,脉痹经隧为壅,肌痹弱而肉麻,皮痹搔如隔帛,治亦不外行湿流气,以解其郁滞。盖总由风入阴分,与寒湿互结,扰乱其

血脉,致身中之阳不通于阴也。

九、痿

五脏各有所合,皆能使人痿。(痿者,痿弱无力,举动不能也。)故肺热叶焦,则皮毛虚弱急薄,着则生痿躄也。(肺痿者,皮毛痿也。盖热乘肺金,在内则为叶焦,在外则皮毛虚弱而为急薄。若热气留著不去,而及于筋脉、骨肉,则病生痿躄。躄者,足弱不能行也。)心气热,则下脉厥而上,上则下脉虚,虚则生脉痿,枢折挈,胫纵而不任地也。(心痿者,脉痿也。心气热,则火独上炎,故三阴在下之脉,亦皆逆而上。上逆则下虚,乃生脉痿。脉痿者,凡四肢关节之处,如枢纽之折而不能提挈,足胫纵缓而不能任地也。)肝气热则胆泄口苦,筋膜干,筋膜干则筋急而挛,发为筋痿。(肝痿者,筋痿也。胆附于肝,肝气热则胆汁溢泄,故为口苦;筋膜受热则血液干燥,故拘急而挛,为筋痿也。)脾气热,则胃干而渴,肌肉不仁,发为肉痿。(脾痿者,肉痿也。脾与胃以膜相连而开窍于口,故脾气热则胃干而渴。脾主肌肉,今热蓄于内则精气耗伤,故肌肉不仁,发为肉痿。)肾气热,则腰脊不举,骨枯而髓减,发为骨痿。(肾痿者,骨痿也。腰者肾之府,其脉贯脊,其主骨髓,故肾气热则见症若此。)何以得之? 肺者,脏之长也,为心之盖也。有所失亡,所求不得,则发肺鸣,鸣则肺热叶焦,发为痿躄。(肺位最高,故谓之长;覆于心上,故谓之盖。肺志不伸,则气郁生火,故喘息有声,发为肺鸣。金脏病则失其清肃之化,故热而叶焦,五脏之阴皆为之不足,此痿躄之生于肺也。)悲哀太甚,则胞络绝,胞络绝则阳气内动,发则心下崩,数溲血也。(胞络者,子宫之络脉也。胞脉属心而络于胞中,故悲哀太甚,则心系急而胞络绝,上下不交,亢阳内动,逼血下崩,令人数为溺血也。)故大经空虚,发为肌痹,传为脉痿。(血失,则大经空虚,无以渗灌肌肉,荣养脉络,故先为肌肉顽痹,而后传为脉痿者,生于心也。)思想无穷,所愿不得,意淫于外,入房太甚,宗筋弛纵,发为筋痿,及为白淫。(思想无穷,所愿不得,欲不遂也;意淫于外,入房太甚,阴气伤也,故宗筋弛纵,发为筋痿。宗筋者,聚于前阴,精伤于内,气陷于下,故为白淫,即今之所谓带浊也。)故曰筋痿者,生于肝使内也。(肝主筋,故使内,而筋痿者生于肝也。)有渐于湿,以水

为事,若有所留,居处相湿,肌肉濡渍,痹而不仁,发为肉痿。(渐,有由来也。以水为事,从事于卑湿之所也。相,并也。脾主肌肉而恶湿,湿著于肉,则卫气不荣,故肌肉顽痹而为肉痿。)故曰肉痿者,得之湿地也。(地之湿气,感则害皮肉、筋脉,病生于脾也。)有所远行劳倦,逢大热而渴,渴则阳气内伐,内伐则热舍于肾。肾者水藏也,今水不胜火,则骨枯而髓虚,故足不任身,发为骨痿。(远行劳倦,最能生热。阳盛则内伐真阴,水不胜火,故主于肾。)故曰骨痿者,生于大热也。(热甚则精髓干涸,故骨枯而为痿病,生于肾也。)何以别之? 肺热者色白而毛败,心热者色赤而络脉溢,肝热者色苍而爪枯,脾热者色黄而肉蠕动,肾热者色黑而齿枯。(蠕,虫行微动貌。)

言治痿者,独取阳明。(此下言治痿之法也。)以阳明为五脏六腑之海,主润宗筋,束骨而利机关也。(阳明,胃脉也。主纳水谷、化气血,以资养表里,故为五脏六腑之海,而下润宗筋。宗筋者,前阴所聚之筋也,为诸筋之会。凡腰脊溪谷之筋皆属于此,故主束骨而利机关也。)冲脉者,经脉之海也,主渗灌溪谷,与阳明合于筋。(经脉之海者,冲脉为十二经之血海也,故主渗灌溪谷。冲脉起于气街,并少阴之经,夹脐上行,阳明脉亦夹脐旁,去中行二寸下行,故皆会于宗筋。)阴阳总宗筋之会,会于气街,而阳明为之长,皆属于带脉,而络于督脉。(宗筋聚于前阴。前阴者,足之三阴、阳明、少阳及冲、任、督、跷九脉之所会也。九者之中,则阳明为五脏六腑之海,冲为经脉之海,此一阴一阳总乎其间,故曰阴阳总宗筋之会也。会于气街者,气街为阳明之正脉,故阳明独为之长。带脉者,起于季胁,围身一周。督脉者,起于会阴,分三歧为任、冲,而上行腹背。故诸经者,皆联属于带脉,支络于督脉也。)故阳明虚则宗筋纵,带脉不引,故足痿不用也。(阳明虚则血气少,不能润养宗筋,故至弛纵。宗筋纵则带脉不能收引,故足痿不为用,此所以当治阳明也。)治之各补其荣,而通其俞,调其虚实,和其逆顺。筋脉骨肉,各以其时受月,则病已矣。(诸经之所溜为荣,所注为俞,补者所以致气,通者所以行气。上文云"独取阳明",此复云"各补其荣而通其俞",盖治痿者当取阳明,又必察其所受之经而兼治之可也。)

此章论痿病之证候也。痿者,肢弱无力,筋弛

不收,为热伤血脉之症,适与痹症相反。河间,主血衰不能营养百骸。子和谓,痿必火乘金,病多作于五六七月,脉多浮大。戴人,主肾水衰,骨髓枯竭,直言痿病无寒。丹溪云,泻南方,则肺金清而东方有制,土不受戕,补北方,则心火降而西方有养,金不苦燥。士材论,胃虚食减,脾虚下陷,均能成痿。石顽,主阳明湿热。各具确见。要之四末之疾,动而或劲为风,不仁或痛为痹,弱而不用为痿,逆而寒热为厥。风必兼热,痹必风、寒、湿合邪,痿必火乘金,厥则或寒或热,皆从下起,辨别极宜分清。若拘风淫末疾,以风药例治,大误大误!

十、积聚

病有少腹盛,上下左右皆有根,名曰伏梁。(伏,藏伏也。梁,疆梁,坚硬之谓。)裹大脓血,居肠胃之外,不可治。治之每切按之致死,(按,抑也。切按之者,谓过于妄攻也。)何也?此下则因阴,必下脓血;上则迫胃脘,生膈挟胃脘内痈。(此病连居三阴、冲、带之间,裹大脓血,而伏于肠胃之外。其上下左右皆有根系,故下行者能下脓血,上行者能迫胃脘,致生膈胃间痈疡也。)此久病也,难治。(此延积既久,根结日深,故不易治。)居脐上为逆,居脐下为从。(居脐上则渐通心肺,故为逆;脐下者其势犹缓,故为从。《本经》有云:心脉微缓为伏梁,在心下,上下行,时唾血;又手少阴之筋病,内急心痛,伏梁;又心之积名曰伏梁,起时上大如臂,上至心下。然此既云"脐上为逆,脐下为从",下文又云"环脐而痛,病名伏梁",是不独以心积为伏梁也。盖凡积有内伏而坚强者,皆得名之。独言伏梁者,殆总诸积为言也。)勿动呕夺。(言勿得妄攻而数夺其胃气也。)有曰,人有身体髀股胻皆肿,环脐而痛,病名伏梁。(此亦在冲脉之分,而结于脐腹者也。冲脉之在上者,出颃颡,循背里;在中者,挟脐腹;在下者,伏行股足之间,故其为病如此。)此风根也,其气溢于大肠,而着于肓。肓之原在脐下,故环脐而痛也。(风根,即寒气也。如积之始生,得寒乃生,厥乃成积,即此谓也。肓之原在脐下,即下气海也,一名下肓,谓之脖胦者即此。今病在冲脉,则与大小肠相附,而当气海之间,故其为病如此。)不可动之,动之为水溺涩之病。(不当动而妄下之,则反伤其阴,阴伤则积气愈壅于下,而水道为之不利也。)病胁下满,气逆,

二三岁不已,名曰息积。(积不在中,而在胁之下者,初起微小,久而至大,则胁满气逆,喘促息难,故名息积。今人有积在左胁之下,俗名为痞者,其即此症。惟小儿为尤多,盖以胃之大络名曰虚里,贯膈,络肺,出于左乳下,其动应衣,为阳明宗气所出之道也。若饮食过伤,脾不及化,余气留滞而结聚于此,其根正在胁间。阳明病剧,则上达于肺,此其所以为息积也。)此不妨于食,不可灸刺,积为导引、服药,药不能独治也。(积不在胃,故不妨于食。喘者忌灸,恐助火邪。羸者忌刺,恐泻胃气。故必渐次积为导引,久久行之,以开其滞,仍用药饵以和其气,二者并行斯病可愈。若专恃于药,而不积为导引,则药亦不能独治之。可见治之不易也。)

此章论积聚之症候也。诸有形而坚着不移者为积,诸无形而留止不定者为聚。积在五脏,主阴病,属血分;聚在六腑,主阳病,属气分。《难经》既以积聚分属脏腑,巢氏《病源》别立"癥瘕"之名,以不动者为癥,动者为瘕,亦犹《难经》之积聚而已。第无形之瘕聚,其散易;有形之癥积,其破难。治之者,先辨有形无形,在气在血,可略得其概矣。其生于五脏者,肺之积曰息贲,在右胁下;肝之积曰肥气,在左胁下;心之积曰伏梁,在脐上,上至心下;脾之积曰痞气,在胃脘;肾之积曰奔豚,发于少腹,上至心,上下无时。其见于腹则为癥瘕,癥瘕者按之不移,即血癥、食癥之属;瘕者假物成形,如血鳖、石瘕之类。见于胸胁为痞癖,痞乃结块,在肌肉而可见;癖由内着,结隐僻而难踪。既分其部,必原所起。初由寒气、瘀血、痰沫,交结于肓膜,久而盘踞坚牢,至元气日削,盘踞日深,攻补两难措手。惟先理其气,气行则脉络通;或先调其中,脾运则积滞化。其药性宜辛散温通,方能入阴出阳,能散凝聚。然初为气结正经,久则血伤入络,必理血分,兼通络瘀,搜逐之中,酌补元气。即邪深积痼,务今脾胃气旺,乃可消磨坚结;否则专事攻削,正气益衰,积聚何由去乎?知养正则邪可除,而后结者散之,客者除之,留者行之,坚者削之,强者夺之,咸以软之,苦以泻之,和其中外,可使必已。

十一、痢疾

肠澼便血,身热则死,寒则生。(肠澼,滞下也,利而不利之谓。便血,赤痢也。身热者阳胜阴

败,故死;寒则荣气未伤,故生。)肠澼下白沫,脉沉则生,脉浮则死。(白沫,白痢也,病在阴而见阴脉者为顺,故生;见阳脉者为逆,故死。)肠澼下脓血,脉悬绝则死,滑大则生。(下脓血者,兼白赤而言也。悬绝者,为太过则坚而搏,不足则微而脱,皆胃气去而真脏见也。邪实正虚,势相悬绝,故死。滑,因血盛大,以气充血气未伤,故生。)肠澼之属,身不热,肺不悬绝,亦得滑大者为生,悬涩者曰死,以脏期之。(以脏期之者,肝见庚辛死,心见壬癸死,肝见丙丁死,脾见甲乙死,肾见戊己死也。)

此章论痢疾之症候也。痢疾,《本经》谓之肠澼。由胃腑湿蒸热壅,致气血凝结,挟糟粕积滞,进入大小肠,倾刮脂液,化脓血下注,或痢白、痢红、痢淤紫、痢五色,腹痛呕吐,口干溺涩,里急后重,气陷肛坠。因其闭滞不利,故亦名滞下也。俗以白属寒,赤属热,不知白伤气分,赤伤血分,赤白相间,气血俱伤。伤气分则调气,伤血分则和血,调气而后重除,和血则便脓愈也。然论致痢之由,其暑湿伤胃者,郁热居多;生冷伤脾者,寒滞为甚,入手宜分。气陷则仓廪不藏,阴亡则门户不闭。由脾伤肾,势所必然。故郁热者清之,寒滞者温之,湿胜者泄之,宿食者消之,积滞者导之,腹痛者和之,气陷下者举之,虚滑者摄之,脂液涸者润之。久不愈者,补而固之。痢止,和中调之。治法尽此矣。而症之寒热虚实,宜细审焉。凡痢挟热者多实,初起外受暑热,内因停滞,绕脐痛胀,烦渴迫进,下痢鲜红,脉洪滑者,宜清火导滞;如挟虚感寒,生冷不节,脾失转输,因而呕逆,下痢白脓,脉弦弱者,宜温理脾胃,兼佐行气。盖因寒伤脏,忌用苦寒下夺也。况所痢脓垢,皆大小肠脂液所化,已非胃腑宿食,不得误认积滞,肆行攻下,剥削殆尽。但见下利血水,或如屋漏水,即须温摄。如痢纯血,鲜红成块者,多心脾伏热,其血紫黯稀淡,乃阳虚不能摄阴,宜温调其气,非炮姜不治。痢色黑有二,焦黑者极热,反兼胜之化;光如黑漆者为瘀血。纯下清血者,为肠胃风袭。五色痢乃五脏化气并伤。昔人以为肾损,盖五液不守,精室受伤,治必益火消阴,实脾防水,兼理其气。诸如此类,极宜细审。

十二、目疾

五脏六腑之精气,皆上注于目而为之精。(为

之精,为精明之用也。)精之窠为眼,(窠者,窝穴之谓。眼者,目之总称。五脏六腑之精气皆上注于目,故眼为精之窠,而五色见焉。)骨之精为瞳子,(瞳子,眸子也。骨之精主于肾,其色玄,故瞳子内明而色正黑。)筋之精为黑眼,(黑眼,黑珠也。筋之精主于肝,故色浅于瞳子。)血之精为络,(络,脉络也。血脉之精主于心,故眦络之色皆赤。)其窠气之精为白眼,(窠气者,言目窠之气也。气之精主于肺,故为白眼。)肌肉之精为约束,裹撷精、骨、血、气之精,而与脉并为系,上属于脑,后出于项中。(约束,眼胞也。能开能阖,为肌肉之精,主于脾也。脾所以藏物,故裹撷筋、骨、血、气四脏之精而并为目系,以上出于脑项之间。)故有邪中于项,因逢其身之虚,其入深,则随眼系以入于脑,入于脑则脑转,脑转则引目系急,目系急则目眩以转矣,邪其精,其精所中,不相比也。则精散,精散则视歧,视歧见两物。(前"邪"字,邪气也;后"邪"字,与"斜"同。邪气中于风府、天柱之间,乘其虚,则入脑连目,目系急则目眩精斜,故左右之脉互有缓急,视歧失正则两睛之所中于物者,不相比类而各异其见,是以视一为两也。此发邪气之中人者如此,以明下文之目见非常者,亦犹中邪之属耳。)目者五脏六腑之精也,营卫魂魄之所常营,神气之所生也。(脏腑、营卫、魂魄所至者,皆神气也。)故神劳则魂魄散,志意乱,是故瞳子、黑眼法于阴,白眼、赤脉法于阳也,故阴阳合传而精明也。(阴阳,皆精神之本,故阴阳合传而成精明之腑。)目者心使也;心者,神之舍也。故精神乱而不转,卒然见非常处,精神魂魄散而不得,故曰惑也。(精神虽统于心,而外用则在目,故目为心之使,心为神之舍。所以目见非常于外,则神魂眩惑于心也。)心有所喜,神有所恶,卒然相惑,则精气亦乱,视误故惑,神移乃复。(心所喜者,忽逢奇异,神则恶之。夫神有所恶,则志有不随,喜恶相感于卒然,故精气为乱。去之则神移,神移则复矣。)是故间者为迷,甚者为惑。(间者,言其未甚也,亦足相迷;况其甚者,能无惑乎?)

此章论目疾之证候也。《本经》以目分五部,配属五脏。后人又创"五轮八廓"之称。肝属木,为黑睛,曰风轮;心属火,为二眦,曰血轮;脾属土,为上下胞,曰肉轮;肺属金,为白仁,曰气轮;肾属水,为瞳神,曰水轮,此五轮也。胆之腑为山廓,大

肠之腑为天廓,膀胱之腑为泽廓,肝之腑为风廓,肾之腑为水廓,命门之腑为火廓,脾胃之腑为地廓,小肠之腑为雷廓,此八廓也。或蕴积风热,或郁结七情之气,各随五脏所属而见。风则散之,热则清之,气结则调之。瞳胞自痒,清泪赤痛,是谓风眼;乌轮突起,胞硬红肿,是谓热眼;眼昏而泪,胞肿而软,酸涩微赤,怒则目疼,是谓气眼;子和云:目不因火则不病。气轮赤,肺火也;肉轮赤,脾火也;水风轮翳遮,肝肾火也;赤脉贯目,火自甚也。治目者专主治火,一句可了。东垣云:目得血而能视。五脏六腑之精,皆禀受于脾,治目者,宜理脾胃、养血安神为主,二说皆有见地。

十三、杂症

人之欠者,卫气昼日行于阳,夜半则行于阴。阴者主夜,夜者卧。阳者主上,阴者主下。故阴气积于下,阳气未尽,阳引而上,阴引而下,阴阳相引,故数欠。(欠者,张口呼吸,或伸臂展腰,以阴阳相引而然也。凡人之寤寐,由于卫气。卫气者,昼行于阳,则动而为寤;夜行于阴,则静而为寐。故人于欲卧未卧之际,欠必先之者,正以阳气将入阴分。阳积于下,阴犹未静,故阳欲引而升,阴欲引而降,上下相引,而欠由生也。今人有神疲劳倦而为欠者,即阳不胜阴之义。)阳气尽,阴气盛,则目瞑;阴气尽,而阳气盛,则寤矣。(卫气不得入于阴则留于阳,留于阳则阳气满,阳气满则阳跷盛,不得入于阴,则阴气虚,而目不瞑矣。卫气留于阴,不得行于阳,留于阴则阴气盛,阴气盛则阴跷满,不得入于阳,则阳气虚,故目闭也。)泻足少阴,补足太阳,(卫气之行于阳者,自足太阳始。行于阴者,自足少阴始。阴胜阳衰,所以为欠。又曰"肾主欠",故当泻少阴之照海,阴跷所出也;补太阳之申脉,阳跷所出也。药法准此。)人之哕者,谷入于胃,胃气上注于肺,今有故寒气与新谷气俱还入于胃,新故相乱,真邪相攻,气并相迎,复出于胃故为哕。(人之水谷入胃,其精微必上注于肺,而后行于脏腑营卫。若中焦先有寒气,则新入之谷气凝聚而不行,气不行则新故真邪,还留于胃,留则逆而上出,故为哕也。又曰"肺主为哕",若盖寒气上逆也。)补手太阴,泻足少阴。(寒气自下而升逆,则为哕。故当补肺于上,以壮其气;泻肾于下,以引其寒。盖寒从水化,哕之标在胃,哕之本在肾

也。)人之唏者,此阴气盛而阳气虚,阴气疾而阳气徐,阴气胜而阳气绝,故为唏。(唏,欷同,歔欷也,悲泣气咽而抽息也。一云泣余声,一云哀而不泣曰唏,悲忧之气生于阴惨,故为阳胜阴虚之候。)补足太阳,泻足少阴。(亦是阳跷申脉,阴跷照海也。)人之振寒者,寒气客于皮肤,阴气盛,阳气虚,故为振寒寒栗,补诸阳。(振寒者,身怯寒而振栗也。补诸阳者,凡手、足三阳之原合及阳跷等穴,皆可酌而用之。)人之噫者,寒气客于胃,厥逆从下上散,复出于胃,故为噫。(噫,嗳气也,如饱食息也。此与上文之哕,皆以寒气在胃而然。但彼云"故寒气"者,以久寒在胃,言其深也;此云"寒客于胃"者,如客之寄,言其浅也。故厥逆之气从下上散,则复出于胃,而为噫也。)补足太阴、阳明,一曰补眉本也。(使脾胃气温,则客寒自散,而噫可除。眉本,即足太阳经攒竹穴,是亦补阳气也。)人之嚏者,阳气和利,满于心,出于鼻,故为嚏。(阳气和平顺利而满溢于心,必上达于肺,故出于鼻而为嚏。然人有感于风寒而为嚏者,以寒邪束于皮毛,阳气无从泄越,故喷而上出,是嚏从阳气而发,益又可知。仲景曰:欲嚏不能,此人肚中寒。正谓其阳虚也。故人病阳虚等症者,久无嚏而忽得之,则阳气渐回之佳兆也。)补足太阳眉本,一曰眉上也。(凡阳虚于下,则不能上逆而为嚏。补足太阳之荣于眉本者,其名"攒竹",又名"眉上"。盖太阳与肾为表里,所以补阴中之阳也。)人之亸者,胃不实则诸脉虚,诸脉虚则经脉懈惰,经脉懈惰则行阴用力,气不能复,故为亸。(亸,懈惰貌,不自持也。盖胃为五脏六腑之海,故胃不实则诸脉虚,而懈惰生,再行阴用力,则阴气益虚,故为亸。)因其所在,补分肉间。(四体各有分部,胃者肉其应,故当因病所在,补分肉间,以壮其胃气。)人之哀而泣涕出者,心为五脏六腑之主也,目为宗脉之所聚,上液之道也,口鼻为气之门户也,故悲哀愁忧则心动,心动则五脏六腑皆摇,摇则宗脉感,宗脉感则液道开,液道开故泣涕出焉。(宗,总也。盖心为五脏六腑之主,若悲哀忧愁动其心,则五脏六腑皆应而摇,脏腑摇则宗脉皆应而动,动则液道开,而泣涕从之出也。)液者,所以灌精濡空窍者也。故上液之道开则泣,泣不止则液竭,液竭则精不灌,精不灌则目无所见矣,故名曰夺精。(精由液而化,孔窍得液而充,故以灌精濡孔窍也。液去精伤则目

昏,以至渐无所见者,是夺其精也,世之因泣而丧目者,盖亦不少矣。)补天柱,经挟颈。(天柱,足太阳膀胱经穴,其经挟颈之后,又日头中分也。)人之太息者,忧思则心系急,心系急则气道约,约则不利,故太息以伸出之。(太息者,息长而大,即叹息也。约,犹约束也。忧愁思虑则气抑不伸,而心系急、气道约,约则溺满闷于中,此叹息不容已也。)补手少阴心主、足少阳,留之也。(助木火之脏,则阳气可舒、抑郁可解,故皆宜留针补之。)人之涎下者,饮食入胃,胃中有热则虫动,虫动则胃缓,胃缓则廉泉开,故涎下。(足阳明之脉出于口,胃中有热则虫动胃缓,故廉泉开而涎下。凡目之多泪、鼻之多涕,亦皆因热而上液之道开也,有谓肺热甚则鼻涕出者,义亦犹此。)补足少阴。(肾为胃关,而脉系于舌,故当补之,则液有所主,而涎自止也。)人之耳中鸣者,耳为宗脉之所聚也,故胃中空则宗脉虚,虚则下溜,脉有所竭者,故耳鸣。(手足三阴、三阳之脉皆入耳中,故耳亦宗脉之所聚也,阳明为诸脉之海,故胃中空则宗脉虚,宗脉虚则阳气不升而下溜,下溜则上竭。轻时为鸣,甚则为聋。然少阳太甚,壅窒为鸣者亦有之。但虚者渐而实者暴,虚者多而实者少,其辨在有邪、无邪耳。)补客主人,手大指爪甲上与肉交者也。(客主人,足少阳经穴,为手足少阳、足阳明之会。手指爪甲上者,手太阴之少商穴,为肺所出之井,故皆当补之,以助其阳气。)人之自啮者,此厥逆走上,脉气辈至也。少阴气至则啮舌,少阳气至则啮颊,阳明气至则啮唇矣。(辈者,类也。厥逆走上,则血涌气腾,至生奇疾。所至之属各有其部,如少阴之脉行舌本,少阳之脉循耳颊,阳明之脉循唇口,故或为肿胀,或为怪痒,各因其处,随而啮之,不独止于舌也。)视主病者则补之。(察主病之经以补之也)凡此十二邪者,皆奇邪之走空窍者也。(不同常疾,故曰奇疾。)故邪之所在,皆为不足。故上气不足,脑为之不满,耳为之苦鸣,头为之苦倾,目为之眩。(倾者,沉重不能支也。)中气不足,溲便为之变,肠为之苦鸣。(水由气化,故中气不足则溲便变常,而或为黄赤,或为短涩,多由情欲劳倦过伤精气而然。昧者概认为火,鲜不误矣。且中气不足则浊气居之,故肠中为之苦鸣也。)下气不足,则为痿厥、心悗。(痿,足痒弱也;厥,四肢清冷也。悗,闷也。下气不足则升降不交,故心气不舒而为悗。)

补足外踝下,留之。(此昆仑穴也,为足太阳所行之经。凡于上、中、下气虚之病,皆可留针补之。)

此章论诸杂症之症候也。其所论述,有属于病之现象,有属于生理之现象,殊不一致。盖当时料亦以其细碎,故另汇一篇,聊资佐证而已。兹以所论嗳气引伸之,嗳即噫,《本经》归寒气客胃。后人因谓脾胃气滞,起自中焦,出于上焦,凡病后及老人脾胃虚弱者多有之。顾亦有肝气逆乘,嗳酸作饱,心下痞硬,噫气不除者。仲景谓,胃虚客气上升,必假重坠以镇逆。亦有肺气失降而作嗳者,必滑利以肃降。其他,胃虚气滞而作嗳者,胃寒气滞而作嗳者,胃虚呕痰嗳气者;寒饮,食难化,时作虚饱嗳气者;脾肾虚寒,命门火衰,浊阴不降,致痞满嗳气者;胃有痰火嗳气者;脾胃阴虚,中气为阴邪格阻嗳气者;肝气厥逆上升嗳气者。各随其因,治之可也。至于弹症,有似《本经》之所谓"解㑊",亦类李东垣之所谓"脾倦",当于二法中求之,兹不备释。

十四、痈疽

肠胃受谷,上焦出气,以温分肉、养骨节、通腠理。(上焦出气,宗气也。宗气出于喉咙而行呼吸,其以温分肉、养关节、通腠理者,是卫气化于宗气也。)中焦出气如露,上注溪谷,而渗孙脉,津液和调,变化而赤为血。血和则孙脉先满,溢注于络脉皆盈,乃注于经脉。阴阳已张,因息乃行。(中焦出气,营气也。其于阴阳已张,因息乃行,是营气化于宗气也。)行有经纪,周有道理,与天合同,不得休止。切而调之,从虚去实,泻则不足,疾则气减,留则先后。(凡泻者宜疾,补者宜留,是补之与泻有疾留、先后之异也。)从虚去虚,补则有余。血气已调,形气乃持,是知气血之平与不平也。

未知痈疽之所从生?成败之时,生死之期,有远近,何以度之?然。经脉留行不止,与天同度,与地合纪。故天宿失度,日月薄蚀;地经失纪,水道流溢;草萱不成,五谷不殖;径路不通,民不往来;巷聚邑居,则别离异处。血气犹然,夫血脉营卫,周流不休,上应星宿,下应经数。寒邪客于经络之中,则血泣,血泣则不通,不通则卫气归之,不得复反,故痈肿。(言留聚不散也。)寒气化为热,热甚则腐肉,肉腐则为脓,脓不泻则烂筋,筋烂则伤骨,骨伤则髓消。不当骨空,不得泄泻。血枯空虚,则筋肌肉不相荣,经脉败漏,蒸于五脏,脏伤故死矣。(痈毒由浅至深,伤脏则死,不可治也。)

试言痈疽之形与忌曰名。发于颈名曰夭疽,其痈大以赤黑,不急治,则热气下入渊腋。前伤任脉,内熏肝肺,熏于肺,十余日而死矣。(颈,前颈。色赤黑者,其毒必甚。渊腋,足少阳经穴。其发在颈则连于肺系,下入足少阳则及乎肝脏矣,故至于死。)阳气大发,消脑留项,名曰脑烁,其色不乐,项痛而如刺以针。烦心者,死不可治。(阳气大发,邪热之甚也。色有不乐,伤乎神也。痛如刺以针,毒之锐也。烦心者,邪犯其脏也,故不可治。此二症,疑即夭疽锐毒。)发于肩及臑,名曰疵痈,其状赤黑,急治之。此今人汗出至不足,不害五脏;痈发四五日,逞焫之。(肩臑下软白肉处曰臑。此非要害之所,故不及五脏。逞,疾也;焫,艾灸也。谓宜述灸以除之也。)发于腋下,赤坚者,名曰米疽,治之以砭石,欲细而长,疏砭之,涂以豕膏,六日已,勿裹之。(砭石欲细者,恐伤肉也。欲长者,用在深也,故宜疏不宜密。)其痈坚而不溃者,为马刀挟瘿,急治之。(此即瘰疬也,迟则伤人。)发于胸,名曰井疽,其状如大豆,三四日起,不早治,下入腹,不治,七日死矣。(发于胸者,能熏心肺。若不早治,而使入腹,毒尤甚矣,故死期之速如此。)发于膺,名曰甘疽,色青,其状如谷实、苦蒌,常苦寒热,急治之,去其寒热,十岁死,死后出脓。(膺者,胸旁之高肉处也。谷实,兼五谷而言,谓痈所结聚,形如谷实之累累也。苦蒌,瓜蒌也,软而不溃中有所蓄如子也。此症延绵难愈,盖即乳痈之属。)发于股胫,名曰股胫疽,其状不甚变,而痈脓搏骨,不急治三十日死矣。(股胫,大股也。状不甚变,言外形不显也。痈脓搏骨,言脓着于骨,即今人所谓贴骨痈也。毒甚而深,能下蚀三阴、阳明之大经,故不为急治,则死矣。)发于尻,名曰锐疽,其状赤坚大,急治之。不治,三十日死矣。(尻,尾骶骨也,穴名长强,为督脉之络,一名气之阴郄,故不治则死。)发于股阴,名曰赤施,不急治,六十日死;在两股之内,不治,十日而当死。(股阴,大股内侧也,当足太阴箕门、血海及足厥阴五里、阴包之间,皆阴器所聚之处,故不治则死。若两股俱病,则伤阴之极,其死尤速。)发于膝,名曰疵痈,其状大,痈色不变,寒热如坚石,勿石,石之者死。须其柔,乃石之者生。(膝痈未成而石之者,伤其筋

府,故致于死。若柔,则脓成矣,砭之无害也。今之泛施刀针者,不特此也。)诸痈疽之发于节而相应者,不可治也。发于阳者百日死,发于阴者三十日死。(诸节者,神气之所游行出入也,皆不宜有痈毒之患。若其相应,发于上而应于下,则发于左而应于右,其害尤甚,为不可治。然发于三阳之分者,毒浅在腑,其死稍缓;发于三阴之分者,毒深在脏,不能出一月也。)发于胫,名曰兔啮,其状赤至骨,急治之;不治,害人也。(兔啮,如有所啮伤也。)发于内踝,名曰走缓,其状痈也,色不变,数石其输,而止其寒热,不死。(数石其输,砭其所肿之处也。)发于足上下,名曰四淫,其状大痈,急治之,百日死。(阳气受于四末,而大痈淫于其间,阳毒之盛极也。时气移易则真阴日败,故逾三月而死。)发于足傍,名曰厉痈,其状不大,初如小指,发急治之,去其黑者。不消辄益。不治,百日死。(不消即益,谓初如小指而不治,则日以益大也。)发于足趾,名曰脱痈,其状赤黑,死不治;不赤黑,不死不衰,急斩之,否则死矣。(六经原腧,皆在于足,痈发于足者,多为凶候。至于足趾,又皆六井所出,而痈色赤黑,其毒尤甚。若无衰退之状,则急当斩去其趾,庶得保生;否则毒气连脏,必至死也。)

痈与疽,何以别？荣卫稽留于经脉之中,则血泣而不行,不行则卫气从之而不通,塞遏而不行,故热。大热不止,热胜则肉腐,腐则为脓。然不能陷骨,髓不为焦枯,五脏不为伤,故命曰痈。(此下辨痈疽之轻重也。痈毒浮浅在表,不能陷骨,则髓不为枯,五脏不为伤,故病痈者可无虑也。)热气淳盛,下陷肌肤,筋体枯,内连五脏,血气竭,当其痈下,筋骨、良肉皆无余,故命曰疽。(痈浅疽深,毒有微甚。故内连五脏,外败筋骨、良肉者,是谓之疽,乃可畏也!)疽者,上之皮,夭以坚,上如牛领之皮;痈者,其皮上薄以泽,此其候也。(夭,以色言,黑黯不泽也。此即皮色之状,可以辨其深浅矣。)要知诸痈肿、筋挛、骨痛,此皆安生。(此言诸病痈肿,而有兼筋挛、骨痛者也。)乃寒气之肿,八风之变也。(惟风寒之变在经,所以兼筋骨之痛。今有病大头风,虾蟆瘟之属,或为头项咽喉之痛,或为肢节肌肉之肿,正此类也。)治之如何？此四时之病,以其胜治之愈也。(四时之病,即时气也,治之以胜。寒者热之,热者寒之,温者清之,清者温之,

散者收之，抑者散之，燥者润之，急者缓之，坚者软之，脆者坚之，衰者补之，强者泻之，各安其气，必清必静，则病气衰去，此之谓也。）人病胃脘痈者，何以诊之？诊此者，当候胃脉，其脉当沉细，沉细者气逆。（多气多血之腑，脉当洪大，而反见沉细，故为胃气之逆）逆者，人迎甚盛，甚盛则热。（胃气逆而人迎盛，逆在脏而热在经也，即"人迎三盛，病在阳明"之谓。）人迎者，胃脉也。逆而盛，则热聚于胃口而不行，故胃脘为痈也。（阳明气逆而盛，则热邪聚于胃脘，故留结为痈。）有病颈痈者，或石治，或针灸治之而皆已，其真安在？（其真安在，言孰为正治之法也。）此同名异治者也。（颈痈之名虽同，而症则有异，故治亦各有所宜。）夫痈气之息者，宜以针开除去之。（息，止也。痈有气结而留止不散者，治宜用针，以开除其气，气行则痈愈矣。）夫气盛血聚者，宜石而泻之，此所谓同病异治也。（欲泻其血，宜用砭石，血泄则气衰，而痈亦愈也。）

此章论痈疽之证候也。《本经》云："诸痛痒疮，皆属于心"。疮者，痈疽之总名。凡红肿焮热称痈，痈发六腑，为阳；白陷硬痛称疽，疽生五脏，为阴。痈发速而疽起迟，疽根深而痈毒浅。总因气血凝结，经络阻滞。所谓阴滞于阳则发痈，阻滞于阴则发疽。脉浮大滑数为阳，沉小涩迟为阴。亦有似阳不甚焮赤，似阴不甚木硬，漫肿微痛，此为半阴半阳证。凡寒热肿痛，如风邪内作，无头无根；时毒漫肿，无头有根；气血交搏，有头有根。血与气壅则成肿，血与毒胜则成脓，毒为寒凝则平陷，络为痰滞则结核。肿高而软者，发于血脉；陷下而坚者，发于筋骨；平漫色黯者，发于骨髓。宜分气血虚实，毒势浅深为治。疮根大而牢者深，根盘小而浮者浅。初起恶寒壮热，拘急烦躁者重；起居如常，饮食知味者轻。如粟米，如莲蓬者重；一处焮赤，肿高知痛者轻。

凡肿疡主治，初起热甚焮痛，宜清凉消散。若见表症，寒热往来，宜疏邪。无表里症，焮肿有头，宜和解兼清热。里实便闭，宜疏通。若表里不实，内热口渴，宜生津。患成未消，宜化毒。毒气内攻，呕恶、烦躁、口干，宜护膜。以指按患顶，陷而不高，起而不热者，脓未成也；按之半软半硬者，脓将成也；按之随指而起，顶已软而热盛者，脓已热也，针以泄之。无脓宜消散，有脓勿令久留。凡脓将成，而根盘散漫者，气虚不能束血紧附也。红活而润者，气血化毒外出也。外红里黑者，毒滞于内也。紫黯不明者，气血未充不能化毒成脓也。疮口久不敛者，气血两虚也。口不敛，肌不生者，脾气虚也。溃后反痛者，亦虚也。已溃，脉虚数焮痛者，营分热也。已溃作渴便秘者，胃火炽也。溃后腐肉不化者，阳虚气陷也。凡毒发阴分，平漫不硬，不甚肿痛者，乃由痰气阴寒，非阳和通腠，不能解其冰凝。营血枯衰，非温畅滋阴，何由厚其脓汁？如阳和汤，以麻黄开腠，以白芥子理痰，以热地、鹿胶和阴阳，以姜、桂解寒凝。盖毒以寒凝，温散则毒自化脓。若清凉之剂，只可施于红肿痈疖而已。

读 内 经 记

许　序

　　淞沪多名医,充塞乎闾巷,独秦子伯未,潜研《内经》。不欲以医鸣,黠者斥《内经》为废书,比之搜麕香于牛溲,而西医复备极丑诋。殊途者异议,理固然欤,伯未端静明哲,无夸毗之习,与余通缟纻之怀有年矣。读其所著《读内经记》如干卷,古思今情,考证精详,提纲挈领,美尽于是。一洗历来笺疏之陋,夫《内经》之名,始见于班志,或据阴阳五行之说,类公羊家言。指为汉人所作,或谓书出战国先秦,或以篇首多道家言,与鸿烈解相类。似淮南厉王所为,疑不能明。要其书多假借字,如卑滥之作卑监,洲渚之作州都,与汉文为近,以故子长作五帝纪略无称说。称黄帝者,以祖述言之耳,慨自梁全元起注本以来,数千年间,分合经文,各便臆说,卷目次第,漫无定本。后之学者,将何所折衷焉,呜呼! 此即《内经》所以废置,医者所以日趋简陋乎! 医固易为,稍稍涉猎药性,皆足以问世,于是淞沪间以医名者,充塞乎闾巷。其间高尚自负者,复率以轻清淡渗,托为慎重,本之则无术可知。虽举俗盲从,而去古益远,此倘伯未之所以不欲以医。呜乎! 嗟乎!《内经》乃行医之大法,为实验之定律,惜从来注家,望文生训,强作解人,致古人独到之见,不得施诸实际。狃伏气之说者,更从而谬误之。此又伯未所为踌躇审顾而不容已于撰述者,然而伯未以此鸣矣。

　　　　　　　　　　中国医历四千六百四十一年　戊辰春仲吴江许半龙序

自 序

　　《读内经记》将付刊，伯未自书其端曰：《内经》之真伪，吾不暇辨，且不必辨。古人之辞简，虞夏之书，可证也。要其综覈病原，精研治法，固自有不可磨灭者存。独惜年湮代远，传钞讹谬，注释句逗者，益复望文生训，失其原旨。遂使后之学者，终身旁皇歧路，莫知率从，可悲也已！伯未从事于斯，垂及十载，平时将私心所悟，校补卷高，更旁采俞樾胡澍诸家考订，积久得如干则，别为三纲，曰文字，曰训诂，曰句逗，而总名《读内经记》。尝以语吴丈缶庐，丈目为整理中国医学之内功，含毫署检，督促印行。然藏之箧笥，终惴惴不敢问世。今岁同道中，转相借钞，碍难周伞，不获已，检付削青，知音未稀，谨俟大觉。

戊辰二月 秦伯未

上编　文　字

一、上古天真论

人将失之邪

今时之人，年半百而动作皆衰者，时世异邪，人将失之邪。

【按】　人将失之邪，当作将人失之邪。下文曰：人年老而无子者，材力尽邪，将天数然也。《徵四失论》曰：子年少智未及耶，将言以杂合邪，与此文同一例，将犹抑也。注以将为且，失之。《楚策》曰：先生老悖乎？将以为楚国祅祥乎。《汉书·龚遂传》曰：今欲使臣胜之邪，将安之也。《楚辞·卜居》曰：吾宁悃悃款款朴以终乎，将送往劳来斯无穷乎，宁锄草茅以力耕乎，将游大人以成名乎，诸将字并训为抑。

食饮有节，起居有常，不妄作劳

上古之人，其知道者，法于阴阳，和于术数，食饮有节，起居有常，不妄作劳，故能形与神俱，而尽终其天年，度百岁乃去。按食饮有节三句，林校本引全元起注云：饮食有常节，起居有常度，不妄不作，《太素》同。全本、杨本是也，作与诈通。《月令》：毋或作为淫巧，以荡上心。郑注曰：今《月令》作为为诈伪。《荀子·大略篇》曰：蓝苴路作，似知而非，作亦诈字。法于阴阳，和于术数，相对为文，饮食有常节，起居有常度，相对为文。不妄与不作，相对为文，作古读若胙。上与数度为韵，下与俱去为韵，王氏改饮食有常节，起居有常度，为食饮有节，起居有常，则句法虚实不对，改不妄不作，为不妄作劳。是误读作为之作，而以作劳连文，殊不成义。既乖经旨，又昧古人属词之法，且使有韵之文，不能谐读，一举而三失随之。甚矣古书之不易轻改也。

醉以入房

醉以入房。

【按】　醉以疑本作以醉，以醉入房，与上文以酒为浆，以妄为常。下文以欲竭其精，以耗散其真，五以字皆冠句首，文法一律，腹中论及《灵枢·邪气藏府病形》篇，并有若醉入房语，则"醉入房"三字连文，正有可证。

以耗散其真

以欲竭其精，以耗散其真。

【按】　林校曰：《甲乙经》耗作好，以耗散其真与以欲竭其精，句义不对，则皇甫本作好是也。好读嗜好之好，好亦欲也。凡经传言嗜好即嗜欲，言好恶即欲恶。《孟子·告子篇》：所欲有甚于生者，申论《夭寿篇》作所好。《荀子·不苟篇》：欲利而不为所非。《韩诗外传》：作好利，可证也。作耗者声之误耳。王注谓乐色曰欲，轻用曰耗，乃臆说不可通。

二、四气调神大论

若有私意

若有私意。

【按】　当作若私有意，写者误倒也。若私有意，若已有得，相对为文，若如今本，则句法参差不协矣。《生气通天论》注所引，亦误。赵之谦曰：若私有意，申上若伏，若已有得，申上若匿，伏者初无所有而动于中，故曰私有意。匿者已为所有而居于内，故曰已有得。

故身无奇病

惟圣人从之，故身无奇病。

【按】　此言圣人顺乎天地四时之道，故身无病，无取于奇病也。王注训奇病为他病，亦非其义。奇当苛字形相似而误，苛亦病也。古人自有复语耳，奇本作疴，说文疴病也，或作痾病也。《至真要大论》曰：夫阴阳之气，清静则生化治，动则苛疾起。下文故阴阳四时者，万物终始也，死生之本也。逆之则灾害生，从之则苛疾不起，是谓得道。上承此文而言，则奇病之当作苛病明矣。苛疾与灾害对举，则苛亦为病明矣。

逆秋气则太阴不收,逆冬气则少阴不藏

逆秋气则太阴不收,肺气焦满;逆冬气则少阴不藏,肾气独沉。

【按】《生气通天论》曰:肝为阳中之少阳,心为阳中之太阳,肺为阴中之少阴,肾为阴中之太阴,脾胃为至阴,此五藏阴阳本体之真气也。与六经之三阴三阳,因人身左右前后之部位起义者,迥不侔矣。上文逆春气少阳不生,逆夏气太阳不长,则秋当作少阴,冬当作太阴,上下文义始贯,前人多忽略读过何耶。

肺气焦满

肺气焦满。

【按】林校曰:焦满全元起本作进满,进乃形似之讹。《甲乙》《太素》均作焦满是也。焦与《痿论》肺热叶焦之焦同义,满与《痹论》肺痹者烦满之满同义。王注以焦为上焦,肺气上焦满,颇为不辞。焦满与下文浊沉对文,若焦为上焦,则与下文不对且上焦亦不得但言焦,斯为谬矣。

肾气独沉

逆冬气则少阴不藏,肾气独沉。

【按】独当为浊字之误也,肾气言浊,犹上文肺气言焦。《新校正》云:独沉《太素》作沉浊,其文虽倒,而字正作浊,可据以订正今本独字之误。但《秋官序》:官壶涿氏。郑司农注:独读为浊又帼氏疏,独音与涿相近,书亦或为浊,则独沈浊沈,义得两通。

三、生气通天论

因于寒欲如运枢起居,如惊神气乃浮

是故阳因而上卫外者也,因于寒,欲如运枢,起居如惊,神气乃浮。

【按】欲如运枢,起居如惊,神气乃浮三句,当紧急,是故阳因而上卫外者也句下,所以申阳气当旋运而不息。因于寒句,当在下文体若燔炭,汗出而散上,所以申伤于寒,则有此症状也。历来注者,不知文字颠倒,牵强解释,宜其格格不相入也。

因于暑汗

因于暑汗,烦则喘喝。

【按】汗字拟涉下文汗出而散而衍。于鬯

日:王水汗作

一句读无此文法,不如径删汗字直捷是也。

阳气者烦劳则张

阳气者烦劳则张,精绝。

【按】张字之上夺筋字,筋张精绝,两文相对,今夺筋字,则义不明。王注曰:筋脉胀张,精气竭绝,可证其所据本未夺也。

溃溃乎若坏都

溃溃乎若坏都。

【按】都字当作睹,睹、都二字惟阝在左右之别,《说文·目部》云:睹如渚者,者邱水中高者也。字通作渚。《诗·江汜篇》毛传云:渚小洲也。盖渚者水中高地之名,坏之则水溢。故下文云:汨汨乎不可止。王注不诠发都字之义,而注文亦作都,则其本已误。更若高世栻《素问直解》云:若国都之败坏也,望文生义,坐小学之疏。

足生大丁

高粱(梁)①之变,足生大丁。

【按】王注曰:所以丁生于足者,四支为诸阳之本也。此说殊可笑,如其说则手亦可生,何必足乎?《新校正》云:丁生之处,不常于足。盖谓膏粱(梁)之变,饶生大丁,非偏著足生。是以足为饶足之足,义亦迂曲,足疑是字之误。上云乃生痤痱,此云是生大丁,语意一律,尔足是则也。盖云则生大丁也,是误为足。于是语词而释以实义,遂滋曲说矣。

俞气化薄

俞气化薄,传为善畏。

【按】传字疑即涉薄字形近而衍,为善畏与下文为惊骇偶语,着一传字,义不可解。观王注云:言若寒中于背俞之气,变化入深。而薄于藏府者,则善为恐畏,乃发为惊骇也,绝不及传字之义。可见王本无传字,而传为衍文之证,至俞穴之俞,义颇难晓。《甲乙经》谓:脉之所注日俞。《说文》:俞空中木为舟也。朱骏声谓:此乃造舟之始,俞穴之俞,即空木为舟一义引申。俞穴亦中空之义也。

阳气者一日而主外

故阳气者一日而主外。

【按】上文云:是故阳因而上,卫外者也。下

---

① 编者加,下同。

文云:阳者卫外而为固也。是阳气固主外,然云一日而主外,则义不可通,主外疑生死二字之误。下文云:平旦阳气生,日中而阳气隆,日西而阳气已虚,气门乃闭。虽言生不言死,然既有生即有死。阳气生于平旦,则是日西气虚之后,已为死气也。故云阳气者一日而生死,生与主,死与外,并形似而误。说见俞樾丛书。

春必温病

冬伤于寒,春必温病。

【按】　春必温病,于文不顺,写者误倒也。当从《阴阳应象大论》作春必病温。《金匮真言论》曰:故藏于精者,春不病温。《玉版论要》曰:病温虚甚死。《平人气象论》曰:尺热曰病温。《热病论》曰:先夏至日为病温。《评热病论》曰:有病温者汗出辄复热,皆作病温。

四、金匮真言论

俞在腰股

俞在腰股。

【按】　腰疑当作臂,故下文云:冬气者病在四肢,臂股即四支也,误为腰则不合矣。王注云:须腰为肾府,其所据已误。

五、阴阳应象大论

在变动为忧

在变动为忧。

【按】　忧字当读为嗳,心之变动为嗳,与下文言肺之志为忧者不同。忧即为肺之志,自不应复为心之变动也。五志为怒、喜、思、忧、恐,五变动为握、忧、哕、欬、栗,一忧字既列志科,又列变动科,杂乱甚矣。林校正引杨上善云:心之忧在心变动,肺之忧在肺之志,是则肺主于秋,忧为正也。心主于忧,变而生忧也。此说实曲,如其说则肝之变动,何以言握而不言思,亦岂不得曰脾主中央,思为正。肝主于春,变而生思耶,而脾之变动,当言恐,不当言哕;肺之变动,当言怒,不当言欬;肾之变动,当言喜,不当言栗矣。

至王注谓忧可以成务,尤为望文生义。《玉篇口部》引老子曰:终日号而不嗳,嗳气逆气。今《老子》五十五章作嗄,陆释亦云:嗄气逆也。《庄子·庚桑楚篇》云:儿子终日啼而嗌不嗄。陆释云:嗄

或亦作嗳,徐音忧,是嗳嗄古通用,恐嗄即嗳之别体。嗳训气逆,则与脾之变动为哕,肺之变动为欬,义正相类,是知此忧字必嗳字之借,与志科之忧,文同而实异。

水火者阴阳之徵兆也

天地者万物之上下也,阴阳者血气之男女也,左右者阴阳之道路也,水火者阴阳之徵兆也,阴阳者万物之能始也。

【按】　胡澍曰:阴阳之徵兆也,本作阴阳之兆徵也,上三句下兆路为韵,下二句徵始有韵。徵读如宫、商、角、徵、羽之徵,今作徵兆者,后人狃于习见,蔽所希闻而吧改,而不知其与韵不合也。凡古书之倒文协韵者,多经后人改易而失其读,如《大雅·皇矣篇》:同尔弟兄,与王方为韵而今本作兄弟。《月令》:度有短长,与裳量为韵,而今本作长短。《逸周书·周祝篇》:恶姑柔刚,与明阳长为韵,而今木作刚柔。《管子·内业篇》:能无卜筮而知凶吉乎,与一为韵。而今本作吉凶。文选鹏鸟赋或趋西东,与同为韵,而今本作东西,皆其类也。

阴阳者万物之能始也

阴阳者万物之能始也。

【按】　林校曰:详天地者至万物之能始,与《天元纪大论》同。彼无阴阳者血气之男女一句,又以金木者生成之终始,代阴阳者万物之能始。当从《天元纪大论》,金木者,生成之终始也为是。金木与上天地、阴阳、左右、水火文同一例。终始与上上下、男女、道路、兆徵,皆两字平列,文亦同例。若如今本,则阴阳者三字与上相复,能始二字,义复难通。注谓能为变化生成之元始,乃曲为之说,盖传写之讹也。

从欲快志于虚无之守

是以圣人为无为之事,乐恬淡之能,从欲快志于虚无之守。

【按】　守字义不相属,当作宇。《广雅》:宇,尻也,经典通作居。《大雅·绵篇》:聿、来、胥、宇,《鲁颂·閟宫篇》序:颂僖公能复周公之宇,周语使各有宁宇。《楚辞·离骚》:尔何怀乎故宇。《毛传》郑笺韦、王注并曰宇居也,虚无之宇,谓虚无之居也。从欲快志于虚无之宇,与《淮南·傲真篇》,而从徒倚乎汗漫之宇句,意相似。高诱注:亦曰

字,居也,字与守形相似,因误而为守。《荀子·礼论篇》:是君子之坛宇宫廷也。《史记·礼书坛》:字讹作性守。《墨子·经上篇》:字,弥异所也。今本字误作守,与此误正同。

地有五里

天有八纪,地有五里。

【按】　里当为理,《诗·朴樕篇》郑笺云:理之为纪。《白虎通·三纲六纪篇》:纪者理也,是纪与理同义。天言纪,地言理,其实一也。《礼记·月令篇》:无绝地之理,无乱人之纪,亦以理与纪对言。下文云:故治不法天之纪,不用地之理,则灾害至矣。以后证前,知此文本作地有五理也。王注曰:五行为生育之井里,以井里说里字,迂曲甚矣。

六、阴阳离合论

则出地者

则出地者,命曰阴中之阳。

【按】　则当为财。《荀子·劝学篇》:口耳之间,则四寸耳。杨惊注曰:则当为财,与才同,是其例也。财出地者,犹才出地者,言始出地也,与上文未出地者相对。盖既出地则纯乎阳矣,惟财出地者,乃命之曰阴中之阳也。

亦数之可数

亦数之可数。

【按】　可上拟脱何字,上文云:万之大不可胜数,此言亦数之何可数。数之何可数,亦不可胜数也。若云数之可数,则于义不协,且无此句法。王注云:天地阴阳,虽不可胜数,在于人形之用者,则数可知之,是其本已脱何字,故强解如此,或云可即当读为何,何可二字,古本通用。数之何数,亦即不可胜数之义。则不烦增字,说当备存。

七、阴阳别论

别于阳者知病忌时

别于阳者,知病忌时,别于阴者,知死生之期。

【按】　忌当为起字之误也。上文云:别于阳者,知病处也,别于阴者,知死生之期。《玉机真藏论》:作别于阳者,知病从来。别于阴者,知死生之期。此云知病起时。犹彼云知病从来也。盖别于

阳则能知所原起,别于阴则能知所终极,故云尔。忌与起隶体相似,因而致误。

一阴俱搏十日死

一阴俱搏十日死。

【按】　此俱字盖涉上下文而衍,一阴不得言俱也。顾观光校引成化本,十日下有平旦二字,则十日下有脱文,而一阴下转有衍文,一句中衍脱如此,信《内经》不易读矣。

八、灵兰秘典论

消者瞿瞿

消者瞿瞿,熟知其要。按《太素》作肖者,濯濯是也。濯与要为韵,今作瞿失其韵矣。《气交变大论》亦有此文,濯亦误作瞿,而消字正作肖,足证古本与《太素》同也。

九、六节藏象论

神之变也

心者生之本,神之变也。

【按】　全元起本并《太素》作神之处是也。下文云:魄之处,精之处。又云魂之居,营之居,并以居处言,故知变字误矣。阳中之少阳此为阳中之少阳,通于春气。

【按】　《新校正》云:全元起本并《甲乙经》、《太素》作阴中之少阳。夫此言肝藏也。《金匮真言论》曰:阴中之阳肝也,则此文宜作阴中之少阳,于义方合。王氏据误本作注,而以少阳居阳位说之,非是。

十、五藏生成篇

凝于脉者为泣

凝于脉者为泣。

【按】　王注曰:泣为血行不利,今检字书,泣字并无此义;因疑沍字之误。《玉篇水部》:沍胡故切,闭塞也。沍字右旁之互,误而为立,因改为立,而成泣字矣。上文云:是故多食盐则脉凝泣而变色,泣亦沍字之误。王氏不注于前,而注于后,或其作注时,此文沍字犹未误。故以血行不利说之,正沍字之义也。《汤液醪醴论》:荣泣卫除,《八正神明论》:人血凝泣,泣字并当作沍。

十一、异法方宜论

其民陵居而多风

其民陵居而多风。

【按】 民当作地,下文云:其民不衣而褐荐,则此不当出民字,盖即涉彼而误也。下文言北方其地高陵居,风寒水洌,此西方之陵居而多风,犹北方言陵居风寒也。彼明言其地,则此亦当作其地明矣。矧下文又云:共民华食而脂肥乎。

阳之所盛处也

南方者天地所长养,阳之所盛处也。

【按】 阳之所盛处也,当作盛阳之所处也,传写错之。

十二、移精变气论

外无伸官之形

外无伸官之形。

【按】 伸字据林校正作夬,夬即簧字也。《说文·帅部》:簧,古文作夬是也。又实即贵字所谐之声也。

《说文·贝部》云:贵、夬同,夬古文簧是也。然则夬例可读为贵,夬官者贵官也,张啸山知之,而云夬乃贵之烂文,则不如以假借说之矣。

十三、汤液醪醴论

精神不进,志意不治,故病不可愈

精神不进,志意不治,故病不可愈。

【按】 《新校正》云:全元起本云,精神进,志意定,故病可愈。《太素》云:精神越,志意散,故病不可愈。二者当以全本为长。试连上文读之,帝曰:何谓神不使。岐伯曰:针石道也。精神进,志气定,故病可愈。盖精神进,志意定,即针石之道,所谓神也。若如今本,则针石之道尚未申说,而即言病不可愈之故,失之不伦矣。又试连下文读之,精神进,志意定,故病可愈。今精坏神去,营卫不可复收,何者?嗜欲无穷而忧患不止,精气弛坏,营泣卫除,故神去之而病不愈也。病不愈句正与病可愈句,反复相明。若如今本,则上已言不可愈,又言不愈,文义复矣。且中间何必以今字作转乎,此可知王氏所据本之误,《太素》本失与王同。

去菀陈莝

去菀陈莝。

【按】 《新校正》云:《太素》垄作茎。又,王注云:去菀陈莝,谓去积久之水物,犹如草茎之不可久留于身中也。全本作草董,然则王所据本亦是茎字,故以草茎释之。而又引全本之作董者以见其异字也,今作莝则与注不合矣。高保衡等失于校正。

十四、玉版论要篇

命曰合玉机

著之玉版,命曰合玉机。

【按】 合字即命字之误而衍者,《王机真藏论》曰:著之玉版,藏之藏府。每旦读之,名曰玉机,正无合字。王氏不据以订正而曲为之说,失之。

容色见上下左右

容色见上下左右,各在其要。

【按】 《新校正》云:全元起本,容作客。又王注曰:客色者他气也,如肝木部内见赤、黄、白、黑,皆为他气也。然则王所据本,亦是客字,故以他气释之。他气谓非本部之气,所谓客也,今作容误。

十五、诊要经终论

中心者环死

中心者环死。

【按】 环下似本有正字,故王注云:正谓周十二时也,今脱正字,则注语无着矣。王训正为周十二辰者,以《刺禁论》云:刺中心一日死。《四时刺逆从论》云:刺五藏中心一日死,故以为环正死者,即一日死,一日则十二辰也。

十六、脉要精微论

浑浑革至如涌泉,病进而色弊,绵绵其去如弦绝死

浑浑革至如涌泉,病进而色弊,绵绵其去如弦绝死。

【按】 《甲乙经》及《脉经》作浑浑革革,至如涌泉,病进而色,弊弊绵绵,其去如弦绝者死。王本当有夺误,当依《甲乙经》及《脉经》订正,惟病进

而色,义不可通。色乃绝之坏字,言待其病进而后绝也。至如涌泉者,一时未即死,病进而后绝,去如弦绝则即死矣。两者不同,故分别言之。

易入肌皮肠胃之外也

溢饮者渴暴多饮,而易入肌皮肠胃之外也。

【按】《甲乙经》:易作溢,王本亦当作溢。其注云:以水饮满溢,故渗溢易而入肌皮肠胃之外也。此易字无义,盖正文误溢为易,故后人于注中妄增易字耳,非王氏之旧。

推而上之,上而不下,推而下之,下而不上

推而上之,上而不下,腰足清也。推而下之,下而不上,头项痛也。

【按】《甲乙经》上而不下,作下而不上,下而不上,作上而不下是也。上文云:推而外之,内而不外,有心腹积也,推而内之,外而不内,身有热也。是外之而不外,内之而不内,皆为有病。然则此文亦当言上之而不上,下之而不下,方与上文一例。若如今本,推而上之,上而不下,推而下之,下而不上,则固其所耳,又何病焉。且阳升阴降,推而上之而不上,则阴气太过,故腰足为之清,推而下之而不下,则阳气太过,故头项为之痛。王氏据误本作注,曲为之说,殆失之矣。又按清当作凊,《说文·冫部》:凊寒也。故王注云腰足冷。

十七、玉机真藏论

冬脉如营

冬脉如营。

【按】王冰曰:脉沉而深,如营动也。深沉与营动,义不相应。据下文其气来沈以搏,王注以沈而搏击于手释之,营动之义,或取于此。然《甲乙经》搏字为濡,濡古软字,乃冬脉之平调。若沉而搏于手,则冬脉之太过脉也。当从《甲乙经》濡字,然则经文搏字,本是误文,不得据以为说。今注营之言回绕也,《诗·齐谱正义》曰:水所营绕,故曰营丘。《汉书·吴王濞传》刘向传注:并曰营谓回绕之也,字亦通作萦。《诗·樛木篇传》曰:萦旋也,旋亦回绕之义。冬脉深沉,状若回绕,故如营。

气舍于其所生

五藏受气于其所生,传之于其所传胜,气舍于其所生,死于其所不胜。

【按】两言其所生,则无别矣。疑下句衍其字,其所生者其子也,所生者其母也。《藏气法时论》:夫邪气之客于身也,以胜相加,至其所生而愈。至其所不胜而甚,至于所生而持。王注解其所生曰:谓至己所生也。解所生曰:谓至生己之气也。一曰其所生,一曰所生,分别言之,此亦当同矣。

怒则肝气乘矣,悲则肺气乘矣,忧则心气乘矣

怒则肝气乘矣,悲则肺气乘矣,忧则心气乘矣。

【按】此论相克而令人大病,援上文因而喜大虚则肾气乘矣。恐则脾气乘矣。例当作怒则肺气乘矣,悲则心气乘矣,忧则肝气乘矣,意义方合。否则怒本肝志,悲本肺志,安有自乘之理而忧为脾志。心之所生,更无反乘之道。后人惑于传化传乘二语,不加校正,陋矣。

其形肉不脱

其形肉不脱,真藏虽不见,犹死也。

【按】不脱之不字疑衍,其形肉脱,故云真藏虽不见犹死也。若作形肉不脱,则句中亦当着虽字。云形肉虽不脱,真藏虽不见。二句为偶文,然恐非也,或云不字当作已。《三部九候论》云:形肉已脱,九候虽调犹死,九候虽调即真藏虽不见。此文正可例,形肉已脱,即形肉脱,有已字,无已字,文义一也。

十八、八正神明论

故日月生而泻

故日月生而泻,是为藏虚。

【按】上云日始生则血气始精,卫气始行。又云:月生无泻,并言月不言日,且日亦不当言生也。日疑日字古文同体之误,参看其民故日朴条。

四时者所以分春、秋、夏、冬之气所在,以时调之也,八正之虚邪而避之勿犯也。

【按】调下衍之也二字,本作四时者所以分春、秋、夏、冬之气所在。以时调八正之虚邪而避

之勿犯也,今衍之也二字,文义隔绝。

慧然在前

慧然在前,按之不得,不知其情,故曰形。

【按】 慧然在前,本作卒然在前。据注云:慧然在前,按之不得,言《三部九候》之中,卒然逢之,不可为之期准也。《离合真邪论》曰:在阴与阳,不可为度,从而察之。《三部九候》:卒然逢之,早遏其路,此其义也。注中两卒然字,正释经文卒然在前之义,因经文误作慧然,遂改注中经文亦作慧然在前,非王氏之旧也。寻经文所以改误者,盖涉下文慧然独悟,口弗能言而误。王于下文注曰:慧然谓清爽也,则知此文之不作慧然矣。何不注于前而注于后乎?

十九、离合真邪论

不可挂以发者

不可挂以发者,待邪之至时而发针泻矣。

【按】 不可挂以发者六字衍文,本作待邪之至时而发针泻矣。盖总承上文而结之,上文一则曰:其来不可逢,此之谓也。一则曰:其往不可追,此之谓也。此则总结之曰:待邪之至时而发针泻矣,正对黄帝候气奈何之间。今衍此六字,盖涉下文而误。下文云:故曰,知机道者,不可挂以发,不知机者,扣之不发,今误入此文,义不可通。

二十、通评虚实论

脉气上虚尺虚

脉气上虚尺虚。

【按】 王注言:尺寸脉俱虚。《甲乙经》作脉虚、气虚、尺虚,此少一虚字,多一上字。张啸山云:下文明列气虚、尺虚、脉虚三款,盖此文脱误。若如王注,则一脉而已。今考《甲乙经》及下文,则此上字即虚字之坏,又与气字误倒耳。盖虚字一坏而为北,北字再坏而为上也。

脉虚者不象阴也

脉虚者不象阴也。

【按】 阴下疑脱阳字,阳与上文常字恇字为韵,脱阳字则失韵矣。且脉不能有阴无阳,脉虚而第谓不象阴,亦太偏举矣。王注谓不像太阴之应气口者,脉之要会,手太阴之动脉,殊属望文,是则

不像阴阳者,谓阴阳失其所应象耳。

二十一、太阴阳明篇

身热不时卧

身热不时卧,上为喘呼。

【按】 时字疑得字之误,以既云身热,又云喘呼,病正合不得卧也。王无注,后人或解不时卧为不能以时卧,其义则近矣。而不能以时卧,不当但云不时卧。《热论》云:故身热不得卧也。《刺热篇》云:热争则不得安卧。《逆调论》云:有不得卧不能行而喘者,有不得卧,卧而喘者,皆足以证其谬。

二十二、刺热篇

肝热病者脾热病者

肝热病者,小便先黄,腹痛多卧,身热。脾热病者先头肿,颊痛烦心,颜青欲呕,身热。

【按】 肝热病者以下数句,当在脾热病者下,脾热病者下数句,当在肝热病者下,当是传写互置之误。否则其症两相牵强,细考自明。

二十三、逆调论

逢风寒如灸如火者

人有四支热,逢风寒如灸如火者,何也?

【按】 寒字当衍。下文云:逢风而如灸如火者,无寒字可证,且云四支者阳也,两阳相得,惟止言风。故四支阳,风亦阳,是为两阳。若寒则杂阴矣。《疟论》云:夫寒者阴气也,风者阳气也是也。

二十四、欬论

欬而遗失

大肠欬状,欬而遗失。

【按】 失字当从《甲乙经》作矢,矢失形近,又涉下文两失字而误也。然如张志聪集注引廉颇坐顷三遗矢为证,则又非。古人大小便皆有矢称,廉颇之三遗矢必是小便,此遗矢乃大便,观于大肠可知。且下文言膀胱欬状,欬而遗溺正是小便则遗矢为大便益明矣。余曾治一妇人,欬必遗大便少

许,不能自禁,正是此证。

二十五、风论

或为风也

或为风也。

【按】　或字当涉上文诸或为字而误,盖本作同。故下文云:其病各异,其名不同,同误为或,则句不成义,或谓此风字指五藏风言,姑存其说。

然致有风气也

然致有风气也。

【按】　有字吴昆本作自字是也。上文云无常方,故作转语云,然致自风气也,言虽无常方,然其致病则仍由风气耳。自误为有,则文不可解。林校正引全元起本及《甲乙经》:致字作故攻。奚方壶校云:林校攻字衍按今《甲乙经》:阳受病发风篇无攻字,则攻字为衍信,但作然故有风气也,仍不可解。窃疑全本及《甲乙经》亦作然故自风气也。故自风气与致自风气,惟故致文略别,要大致一也。

诊在口上

诊在口上,其色赤。

【按】　口字当是舌之烂文,舌为心之苗,心病诊舌。方与上文肺诊眉上,下文肝诊目下相合。若口字则为脾之外候,文殊不类。

诊在肌上

诊在肌上,其色黑。

【按】　肌字当是䐃字之误。《说文》:䐃,颊肉也。《集韵》义同。颊上为颧,颧正肾之外候也,至䐃之讹肌,犹饥之与饥,饥之与机,不足为异。王冰注:水侮土也,不免望文生义。

二十六、痿论

枢折挈

枢折挈。

【按】　挈上疑脱不字,故王注云:膝腕枢纽如折去而不相提挈,是王本明作不挈。若止言挈,何云不相提挈乎,且三字本不成义。

二十七、脉解篇

正月太阳寅

正月太阳寅,寅太阳也。

【按】　上太阳二字衍,正月寅,寅太阳也。太阳正申寅义,今有两太阳,则复叠无理矣。

二十八、调经论

而此成形

而此成形。

【按】　此成二字盖倒,此者此五藏也,成此形,成五藏之形也。

志意通

志意通。

【按】　吴昆于通下补调字,惟《甲乙经》明云:志意通达,则此脱达字,补调非也。

神不足则悲

神不足则悲。

【按】　此悲字作忧字为是,王注云:悲一作忧,误也,则以不误为误矣。然固有作忧之一本也,林校正引《甲乙经》及《太素》,并全元起注本,亦并作忧。盖忧字古作爱,爱与悲,形相似而误也。

大气乃屈

大气乃屈。

【按】　王注云:大气谓大邪气也。夫大邪气或止当云邪气,不可省邪字而曰大气。大气必指正气而言,疑此乃字为不字之误。

二十九、缪刺论

邪客于足阳明之经

邪客于足阳明之经。

【按】　王注云:以其脉左右交于面部,故举经脉之病,以明刺处之类。林亿校正云:全元起本与《甲乙经》作络,作络者是也。上文云:如此者必互刺之,必中其经,非络脉也。故络病者,其痛与经脉缪处,故命曰缪刺。然则缪刺必在络,若在经则互刺,非缪刺矣。王注曲。

三十、气交变大论

其主苍早

其主苍早。

【按】　早当读皂。《周礼·大司徒》:职其植物宜早物,陆释云:早音皂,本或作皂,是其证矣。彼郑注引司农云:早物柞栗之属,今此间谓柞实为早斗。早斗即卓斗也。依《说文》作草斗，艸部云：草草斗栎实也。草即卓之正字。自草字为草木之义所专，故草斗之草作为卓。苍卓者苍色之卓，即大司徒职之早物也。王注乃云苍色之物，又早凋落，其说殊谬。或说据《广雅》释器云：卓黑也。又云缁谓之卓，缁亦黑也。《说文》徐铉校云：栎实可以染帛为黑色，则因其染黑，故引申之义为黑。此卓与苍连文，宜从黑义，苍卓即苍黑，似尚可备一通。然以下文其主羚谷证之，亦殆不然也。黔谷者黔色之谷，黔色之谷与苍色之卓可丽，以苍卓作苍黑义。句法背例矣，且曰其主苍黑，而不指其物，则其所主苍黑者，果何物也。

湿性燥

复则炎暑流火，湿性燥。

【按】　王注云：火气复金，夏生大热，故万物湿性，时变为燥。据此燥字当不误。而吴昆注本，独作臊。注云：湿性之物，变生臊味。吴改字俱注中标出，此不标，则所据本与王本异，盖误本也。

三十一、五常政大论

其病摇动注恕

其病摇动注恕。

【按】　注字疑狂字形近之误，否则义不可解。

火行子槁

火行子槁。

【按】　子字无义，王无注。疑干字之误，于读为旱，或读为乾。以《戴记月令》云：大火为旱，即火行旱槁之义也。《庄子·田子方篇》陆释云：干本作乾。

欧阳询艺文类旱类，引《洪范五行传》云：旱之为言乾，万物伤而干不得水也。则读干为乾，即读干为旱矣。又或曰子乃芓字之借。《说文·艸部》云：芓麻母也，字亦作芋。《尔雅·释草》云：芓麻母，谓终枯槁，故曰芓槁。此虽不改字，然义转不逮，姑两存之。

介虫不成

介虫不成。

【按】　介虫盖本作鳞虫，上文既言介虫静，则不当复百介虫不成，此介之为误字甚明。且介虫不成上文属厥阴司天，此则阳明司天，亦末合复叠也。以上文推之，曰介虫不成，曰毛虫不成，曰羽虫不成，曰倮虫不成，所未言者鳞虫不成耳。此则介虫为鳞虫之误可知。又况凡言不成者，其在泉皆不举，如厥阴司天，介虫不成，在泉之毛虫、倮虫、羽虫而不举介虫。少阴司天，毛虫不成，在泉言羽虫、介虫而不举毛虫。太阴司天，羽虫不成，在泉言倮虫、鳞虫而不举羽虫。少阳司天，倮虫不成，在泉言羽虫、介虫毛虫而不举倮虫，则此下文在泉言介虫、毛虫、羽虫而不举鳞虫，于鳞虫不成，亦为合例。

三十二、六元正纪大论

有故无殒亦无殒也

有故无殒亦无殒也。

【按】　于鬯云：亦无殒也四字，不成义，疑下无字，本作有。盖治妇人重身，有不死，亦有死。故曰无殒，亦有殒也。王注言：故谓有大坚癥痕痛甚不堪。又谓上无殒言母必全，亦无殒言子亦不死，俱强解难信。余独谓王注为可信，惟亦字上当添一字，义始通晓。

三十三、至真要大论

欬不止而白血出者死

欬不止而白血出者死。

【按】　而字疑隶书面字之坏文，旧以白血连读，则血未有白者矣。王注云：白血谓欬出浅红色血，亦明知血无白色，故以浅红色假借之，然究勉强。

三十四、示从容论

皆失八风菀熟

皆失八风菀熟。

【按】　今江浙间本如此，别本熟字多作热，热、熟二字，义本相成。菀熟即菀热也，惟疑作熟者是。《疏五过论》云：不知俞理五脏菀熟。王注云：熟热也，彼有王注训熟为热，则明是菀熟非菀热，可见矣。

三十五、徵四失论

妄作杂术

妄作杂术。

【按】 吴昆本杂作离,离、杂二字,古多互书,《周礼·形方氏》无有乖离之地。郑注引杜子春云:离当为杂,书亦或为杂,急就篇分别部居不离厕,颜师古本:离作杂。

中编 训 诂

一、上古天真论

成而登天

成而登天。

【按】 成者圣人之道成也,登天即天位为天子也,鼎湖之言,乃秦汉诸儒附会之谈,古无是说,未可据为注释。《易·明夷传》曰:初登于天,照四国也,可证此经登天之义。故下文即云:乃问于天师,乃者天上之词,见黄帝既登为帝,亦发此问也。

不时御神

不知持满,不时御神。

【按】 林校曰:别本时作解,时字是。解字非也,时善也,不时御神。谓不善御神也,《小雅·頍弁篇》:尔殽现时。毛传曰:时善也。《广雅》同。解与时形声均不相近,无缘致误,亦无由得通。盖后人不明时字之训而妄改之,且善亦有解义。学记相观而善之谓摩,正义曰善犹解也是也,则愈不必改为解矣。

夫上古圣人之教下也皆谓之

夫上古圣人之教下也皆谓之。

【按】 林校曰:按全元起注本云,上古圣人之教也,下皆为之。《太素》《千金》同。杨上善云:上古圣人,使人行者,身先行之,为不言之教。不言之教,胜有言之教,故下百姓仿行者众,故曰下皆为之。全本、杨本、孙本及杨说是也。夫上古圣人之教也句,下皆为之句,下皆为之,言下皆化之也。书梓材厥乱为民,《论衡·效力篇》引作厥率化民,是为即化也。王本作谓者,为之借字耳。僖五年《左传》曰:一之谓甚,其可再乎。《六微旨大论》曰:升已而降,降者谓天,降已而升,升者谓地。《周语》曰:守府之谓多,胡可举也。《晋语》曰:八年之谓多矣,何以能久。以上并以谓为“为”,为与谓一声之转,故二字往往通用。《说苑·君道篇》:

则何为不具官乎?《晏子春秋间篇》:为作谓。《吕氏春秋·精输篇》:胡为不可。《淮南道应篇》:为作谓。正如《素问》下皆为之,而王氏所据本,为字作谓,假借皆主乎声。《语辞》之为通作谓,行为之为通作谓。为之为通作谓,故化为之为亦通作谓。王氏不达,误以谓为告谓之谓,乃升下字于上句也字之上。以上古圣人之教下也为句,皆谓之三字下属为句,失其旨矣。

恬惔虚无

恬惔虚无。

【按】 恬恢,元熊宗立本明道藏本,均作恬憺,考《一切经音义》十六引《苍颉篇》曰:憺恬也,是恢憺同。憺之为恢,犹澹之为愤。文选潘安仁金《谷集诗》:绿池泛淡淡。李善曰:淡与澹同,然释音作恬憺,则宋本作恬憺。《阴阳应象大论》:乐恬憺之能。《移精变气论》:此恬憺之世,亦并作恬憺。

其民故曰朴

其民故曰朴。

【按】 曰即日,顾炎武《金石文字》记云:唐人曰、日二字同一书法,惟日字左角稍缺。《石经》:日字皆作曰。宋以后始以方者为曰,长者为日。然则作其民故曰朴者,唐以前写本也。林校正引别本曰作日,宋以后写本也。其实两本无异文,民曰朴,犹《孟子·尽心篇》言民日迁善义。胡澍亦言之,而胡以为作曰者,形似之误。并引大戴曾子《天圆篇》:故火日外景,而金水内景。《淮南·天文篇》:日作曰,则犹未知曰、日二字之同体也。

太冲脉盛

太冲脉盛。

【按】 《新校正》云:全元起注及《太素》、《甲乙经》俱作伏冲,下太冲同。考汉人书太字或作伏,汉太尉公墓中画象有伏尉公,字隶续云。字书有伙字,与大同音。此碑所云伏尉公,盖是用伏为大,即大尉公也。然则全本及《太素》《甲乙经》作伏冲,即太冲也。后人不识伏字,加点作伏,遂成异字。

发始堕

五七阳明脉衰,面始焦,发始堕。

【按】 下文又曰:五八肾气衰,发堕齿槁,《长刺节论》曰:病大风,骨节重,须眉堕,王本堕字均无注。堕本作鬌,《说文》:鬌发堕也,字通作堕,堕之为言秃也。《墨子·修身篇》:华发堕颠而犹弗舍,堕颠即秃顶也,发秃谓之堕。毛羽秃谓之毻,角秃谓之随,尾秃谓之椭,声义盖并同也。

此虽有子,男不过尽八八,女不过尽七七

帝曰:有其年已老而有子者何也? 岐伯曰:此其天寿过度,气脉常通,而肾气有余也,此虽有子,男不过尽八八,女不过尽七七。而天地之精气皆竭矣。

【按】 王注此虽有子三句曰:虽老而生子,子寿亦不能过天癸之数,此谬说也。详岐伯之对,谓年老虽亦有子者,然大要生子常期。男子在八八以前,女子在七七以前,故曰此虽有子,男不过尽八八,女不过尽七七,而天地之精气皆竭矣。男不过尽八八之男,即承上文之丈夫而言,女不过尽七七之女,即承上文之女子而言,并非谓年老者所生之子,何得云子寿,亦不过天癸之数乎,且老年之子必不寿,亦无是理。

真人

余闻上古有真人者,提挈天地,把握阴阳,呼吸精气,独立守神。

【按】 王注曰:真人谓成道之人也,殊觉泛而不切,且成与全义相因,无以别于下文淳德全道之至人,今按真人谓化人也。《说文》曰:真仙人变形而登天也,是其义矣。

至人

中古之时,有至人者,淳德全道。

【按】 王注曰:全其至道,故曰至人。林校引杨上善曰:积精全神,能至于应,故称至人。杨、王二注,皆望下文生义,不思下文言淳德全道,不言至德至道,殆失之矣。夫至者大也,《尔雅》曰:旺

大也。郭璞作至。释文曰:旺本又作至。《易象传》曰:大哉乾元,至者坤元。郑注哀公问曰:至矣言至大也。高诱注《秦策》曰:至犹大也。注《吕氏春秋·求人篇》曰:至大也,是至人者大人也。乾文言曰:夫大人者与天地合其德,与此文有至人者淳德全道,意义相似。《庄子·天下篇》曰:不离于真,谓之至人。不离于真,犹下文言亦归于真人也,故居真人之次,《论语》曰:畏大人,畏圣人之言,故在圣人之上。

举不欲观于俗

举不欲观于俗。

【按】 张啸山校云,观疑当作违,行不欲离于世,举不欲违于俗,所谓和光同尘也。此说当得之矣,惟违、观二字,音既不通,形亦各异,何缘致误。窃疑观为灌字之借,灌,喧谨也,言不为惊世骇俗也。

二、四气调神大论

使气亟夺

使气亟夺。

【按】 夺即今脱字,王注以迫夺说之非是。

天气清净光明者也

天气清净光明者也,藏德不止,故不下也。天明则日月不明,邪害空窍。阳气者闭塞,地气者冒明,云雾不精,则上应白露不下交通,不表万物,命故不施,不施则名木多死。

【按】 天气以清净而成其光明者也。清静谓无云雾不精之事,四时寒暑,雨曝时若,守其常度而不失,故不下为地气所冒也。藏守也,德常度也,不止犹不改也。若天气亢于上,则日月不能明照,而邪气充塞太虚矣。天明之明,作高明说,犹亢也。旧解谓大明彰则小明隐,夫天之明,即日月之明也。岂有日月不明而天独明之事,且又何所分于大小乎? 天气闭塞,不下交通,地气上腾,蒙冒日月,如是者天地不交,阳亢阴郁,必见满天云雾,不化精微。云雾之精,即白露也,不能下而交通于地,不能旁敷于万物。表如表海之表,谓广被也,命令也。当赐不赐,当雨不雨,当寒不寒,当燠不燠。四时正令,不能顺施,有不名木多死者乎? 凡亢旱之日夜必有云,晨必无露,土燥尘起,草木苍干,此人之所共知也。盖人之身,身半以上,天

气主之；身半以下，地气主之。升降不利，清浊不分，渐成上盛下虚之病矣。是皆白露不下，正命不施之患也。以白露譬人身真阴，义最可思。

名木

名木多死。

【按】 王注曰：名谓名果珍木，实未达名字之义，名大也。名木，木之大者。《五常政大论》：则名木不荣。《气交变大论》：名木苍凋。《六元正纪大论》：名木上焦。名木皆谓大木，古或谓大为名，大山谓之名山。《中山经》曰：天下名山五千三百七十，盖其余小者，不足数云。大川谓之名川，庄子《天下篇》曰：名川三百，支川三千，小者无数，大都谓之名都。《魏策》曰：大县数百，名都数十，其义一也。

肺气焦满

逆秋气则太阴不收，肺气焦满。

【按】 王注曰：焦谓上焦也，太阴行气，主化上焦，故肺气不收，上焦满也。然经言焦，不言上，安得臆决为上焦乎？焦即焦灼之焦，《礼记·问丧篇》：于肝焦肺，是其义也。

愚者佩之

道者圣人行之，愚者佩之。

【按】 佩读为倍。《说文》：倍反也。《荀子·大略篇》：教而不称师谓之倍。杨惊注曰：倍者反逆之名也，字或作偝作背，圣人行之，愚者佩之，谓圣人行道，愚者倍道也。行与倍正相反，故下遂云：从阴阳则生，逆之则死，从之则治，逆之则乱。从与逆，亦相反。从即行逆即倍也，佩与倍古同声而通用，释名曰佩倍也。言其非一物有倍贰也，是古同声之证。《荀子·大略篇》：一佩易之。杨惊注曰：佩或为倍。昭二十六年《左传》：倍奸齐盟。《孟子·滕文公篇》：师死而遂倍之，并与背通。王注谓圣人心合于道，故勤而行之；愚者惟守于迷，故佩服而已。此不得其解而曲为之说。古人之文，恒多假借，不求诸声音而索之字画，宜其诘为病矣。

三、生气通天论篇

传精神

圣人传精神服天气，而通神明。

【按】 传字义不可通，王注谓精神可传，惟圣人得道者乃能尔，亦不解。所谓传当为抟字之误也。抟聚也，抟聚其精神。即《上古天真论》所谓精神不散也。《管子·内业篇》：抟气如神，万物备存。尹知章注：抟谓结聚也，与此文语意相近，作传者古字通用。又抟与专同，言圣人精神专一不旁鹜也。《徵四失论》曰：精神不专。《宝命全形论》曰：神无营于众物，义与此相近。古书专一字多作抟。《系辞传》：其静也专。释文曰：专陆作抟。昭二十五年《左传》：若琴瑟之专一。释文曰：专本作抟。《史记·秦始皇纪》：抟心揖志。索隐曰：抟古专字。《管子·立政篇》曰：一道路，抟出入。《幼管篇》曰：抟一纯固。《内业篇》曰：能抟乎？能一乎？皆为专一之证。惟今本抟均讹作博，则又以抟、博相似而误也。

因于湿首如裹

因于湿，首如裹。

【按】 此言病因于湿，头如蒙物，不嘹了耳。王注：蒙上文为说，谓表热为病，当汗泄之，反湿其首，若湿物裹之。则是谓病不因于湿邪之侵，而成于医工之误矣。且表热而湿其首，从古无此治法。王氏盖见下文有因而饱食，因而大饮，因而强力云云，相因为病，遂于此处之因于寒，因于暑，因于湿，因于气，亦相因作解。故有此谬说，不思彼文言因而，自是相因之病，此言因于则寒、暑、湿、热，各有所因，本不相蒙，何可比而同之乎？前后注相承为说皆误，而此注尤甚，故特辨之。

因于气为肿

因于气为肿。

【按】 此气指热气而言，上云寒、暑、湿，此若泛言气则于上文不类，故知气谓热气也。《阴阳应象大论》曰：热胜则肿，本偏下注引正理论曰：热之所过，则为痈肿，可为一证。

四维相代

四维相代，阳气乃竭。

【按】 此卫气郁滞也。血滞于藏则为积，气滞于藏则为聚，血滞于身则为痹，气滞于身则为肿，肿则四肢必有废而不用者。不用则不废者代其职矣，脊以代头，尻以代踵，代之义也。四末为诸阳之本，有所废而不用，久则阳气必偏竭矣，非气竭而死也。不曰不用，而曰相代者，痹气走刺无定,彼此互易,非四肢全废也。仲景曰:病人一臂不遂,时复转移在一臂是也。

汗出偏沮

汗出偏沮,使人偏枯。

【按】　王注曰:夫人之身常偏汗出而润湿者,久之偏枯,半身不遂。林校曰:按沮《千金》作祖,全元起本作恒,大抵王本并注是也。《一切经音义》卷十引《仓颉篇》曰:沮渐也。《广雅》曰:沮润渐如湿也。《魏风》:彼汾沮洳。《毛传》曰:沮洳其渐洳者。王制山川沮泽。何氏隐义曰:沮泽下湿地也,是沮为润湿之象,则经文本作沮字无疑。且沮与枯为韵也,孙本作祖,偏旁之讹。全本作恒,则全体俱讹矣。然考其致讹之由,意沮之左畔讹从心,《小雅·采薇正义》引郑氏《易》注:所谓古书篆作立心,与水相近者也。其右畔讹作亘,亘与且,今字亦相近,故合讹而为恒。

乃生大偻

乃生大偻。

【按】　偻即下文陷脉为瘘之瘘字,瘘正字,偻者字也。此用偻字,下文用瘘字,文异义同之例。古书多有之,王注不知偻之即瘘,而云形容偻俯,则生字何义乎?此言大瘘,下文止言瘘,不言大。则陷脉者生小瘘也,于义初不复。

因而强力

因而强力,肾气乃伤,高骨乃坏。

【按】　王注云:强力谓强力入房也。夫经止言强力,何以知强力入房,不过因言肾气高骨,而下文又接论阴阳之道,遂以强力指入房,不知入房直合云因而入房。必不可舍入房而曰强力,强力自指强力而已。高世栻直解云:因而强力,风邪未去而强用其力也,过劳伤精。故肾气乃伤,肾主骨,故高骨乃坏,不涉入房之说,此为得之。

味过于苦,脾气不濡,胃气乃厚

味过于苦,脾气不濡,胃气乃厚。

【按】　王注云:苦性坚燥,又养脾胃。故脾气不濡,胃气强厚。然既云味过,必是不善,必无过而善者。如王所说,是过而善矣。下文味过于辛,筋脉沮弛,精神乃央。王注云:沮润也,弛缓也,央久也,辛性润泽,散养于筋,故令筋缓脉润,精神长久。林校正云:此论味过所伤,难作精神长久之

解。央乃殃也,所驳甚当。然则此条注,亦必误矣。高世栻云:苦者心之味,过苦则火克肺金。肺者天也,脾者地也,天气不降,则地气不升,故脾气不濡,濡灌溉也。脾为湿土,胃为燥土,两土相济,今脾气不濡,则胃气过燥,故胃气乃厚。厚,燥实也。此说得之,愿观光校云:脾气不濡,过于燥也,脾不为胃行其津液,胃气乃积而厚矣。胃气一厚,容纳遂少,反以有余成其不足,非强厚之谓也。与高解合。

筋脉沮弛,精神乃央

味过于辛,筋脉沮弛,精神乃央。

【按】　王注曰:沮润也,弛缓也,央久也,辛性润泽,散养于筋。故令筋缓脉润,精神长久,何者辛补肝也。《藏气法时论》曰:肝欲散,急食辛以散之。用辛补之,此说亦非。沮弛之沮,与汗出偏沮之沮异义。彼读平声,此读上声,沮弛谓坏废也。《一切经音义》卷一引三苍曰:沮败坏也。《小雅·小旻篇》:何日斯沮。《楚辞》:九欢颜霉薰以沮败兮。《毛传》王注:并日沮坏也。《汉书·司马迁传》注曰:沮毁坏也。《李陵传》注曰:沮谓毁坏之,弛本作弛。《襄·二十四年谷梁传弛侯》《荀子·王制篇》:大事殆乎弛。范宁、杨惊并曰:弛废也,或作弛。文选《西京赋》:城尉不施柝。薛综曰:施废也。本篇上文曰:大筋软短,小筋弛长。软短为拘,弛长为瘘,瘘与废相近。《刺要论》:肝动则春病热而筋施。注曰:弛犹纵缓也。《皮部论》:热多则筋施骨消。注曰:弛缓也,纵缓亦与废相近。《广雅》:弛纵置也,置即废也,是沮施为坏废也。林校曰:央乃殃也,古文通用。如膏粱之作高粱,草滋之作草兹之类。按林读央为殃得之,汉无极山碑,为民来福除央。吴仲山碑而遭祸央.殃并作央,即其证。惟未解殃字之义,窃谓殃亦败坏之意。《广雅》曰:殃,败也。《月令》曰:冬藏殃败。《晋语》曰:吾主以不贿闻于诸侯,今以梗阳之贿殃之不可,是殃为败坏也。沮、施、央三字义相近,故经类举之。经意辛味太过,木受金刑,则经脉为之坏废,精神因而败坏。故曰味过于辛,筋脉弛沮,精神乃央。筋脉沮弛,与《疏五过论》形体毁沮。《汤液醪醴论》精气弛坏同意。精神乃央与上文高骨乃坏同意。王注:大与经旨相背,且此论味过所伤,而注牵涉于辛润辛散辛补之义,斯为谬证矣,

或谓央者尽也。《楚辞·离骚》：时亦犹其未央兮。王逸注曰：央尽也。《九歌》：烂昭昭兮未央。注曰：央已也，已与尽同义，精神乃央，言精神乃尽也。

四、阴阳应象大论

病之形能也

此阴阳更胜之变，病之形能也。

【按】 能读为态，病之形能也者，病之形态也。《荀子·天论篇》：耳、目、口、鼻形能各有接而不相能也，形能亦作形态。《楚辞·九章》：固庸态也。《论衡·累害篇》：态作能。《汉书·司马相如传》：君子之态。《史记·徐广本》：态作能。皆古人以能为态之证。下文曰：是以圣人为无为之事，乐恬憺之能，能亦读为态。与事为韵，恬憺之能，即恬憺之态也。《五藏别论》曰：观其志意，与其病能，能亦读为态，与意为韵，病能即病态也。《风论》曰：愿闻其诊，及其病能，即及其病态也。《厥论》曰：愿闻六经脉之厥状病能也。厥状与病能并举，即厥状病态也。第四十八篇名《病能论》，即病态论也。《方盛衰论》曰：循尺滑涩，寒温之意，视其大小，合之病能。能亦与意为韵，即合之病态也。王于诸能字，或无注，或皮传其说，均由不得其读释音发音。于本篇上文能冬不能夏，曰奴代切，下形能同，则又强不知以为知矣。

五、阴阳离合论

阴之绝阴

厥阴根起于大敦，阴之绝阳，名曰阴之绝阴。

【按】 既曰阴之绝阳，又曰阴之绝阴，义不可通。据上文太阳、阳明，并曰阴中之阳，则太阴、厥阴，应并言阴中之阴，疑此文本作厥阴根起大敦，阴之绝阳，名曰阴中之阴。盖以其两阴相合，有阴无阳，故为阴之绝阳，而名之曰阴中之阴也。两文相涉，因而致误。

六、阴阳别论

不得隐曲，女子不月

二阳之病发心脾，有不得隐曲，女子不月。

【按】 王注曰：隐曲谓隐蔽委曲之事也。夫肠胃发病，心脾受之，心受之则血不流，脾受之则味不化，血不流，故女子不月。味不化则男子少精，是以隐蔽委曲之事，不能为也。王氏此注有四失焉。本文但言女子不月，不言男子少精，增益其文，其失一也；本文先言不得隐曲，后言女子不月，乃增男子少精，而以不得隐曲，总承男女而言，使经文倒置，其失二也；女子不月，既著其文，又申以不得隐曲之言，而男子少精，必待注家补出，使经文详略失宜，其失三也；《上古天真论》曰：丈夫八岁，肾气实，发长齿更；二八肾气盛，天癸至，精气溢泻，是男子之精，与女子月事，并由肾气。少精与不月，应是同病，乃以女子不月属之心，而以男子少精属之脾，其失四也。下文云：三阴三阳俱搏，心腹满，发尽，不得隐曲，五日死。注云：隐曲为便泻也。然则不得隐曲，谓不得便泻。王注前后不照，当以后注为长，便泻谓之隐曲，盖古语如此，襄十五年《左传·师慧》：过宋朝私焉。杜注曰：私小便，便泻谓之隐曲，犹小便谓之私矣。不得隐曲为一病，女子不月为一病，二者不得并为一谈，不得隐曲从下注训为不得便泻，正与稗病相应矣。

生阳之属，不过四日而死

死阴之属，不过三日而死；生阳之属，不过四日而死。

【按】 林校正云：别本作四日而生，详上下文义，作死者非。俞曲园云：按下文云，肝之心谓之生阳，心之肺谓之死阴。故王注于死阴之属，曰火乘金也。于生阳之属，曰木乘火也，是死阴生阳，名虽有生死之分，而实则皆死徵也。故一日不过三日而死，一日不过四日而死。《新校正》云：别本作四日而生，全元起注本作四日而已，俱通。详上下文义，作死者非。此《新校》之谬说，盖全本作四日而已者，已乃亡字之误。别本作生者，浅人不察文义，以为死阴言死，生阳宜言生，故臆改之也。《新校》以死字为非，必以生字为是，大失厥旨矣，此说于经义甚得。凡言几日而死者，必是言死。若生则病本未死，未死则尚生，故无所谓几日而死也，观句法可见。又下文曰：所谓生阳死阴者，肝之心谓之生阳，心之肺谓之死阴，肺之肾谓之重阴，肾之脾谓之辟阴，死不治。死不治三字，总结上四句，则生阳、死阴、重阴、辟阴皆死疾。诚如俞说，惟引王注木乘火为说。则窃不然，王子下文肝之心谓之生阳。注云：母来亲子，故曰生阳，匪惟以木生火，亦自阳气主生尔，则王以生阳为真生，其言木乘火者，不过曰木生火而已。疑王本亦已误为生，故其说如此。

七、五藏生成论

其荣色也

心之合脉也，其荣色也。

【按】　色为赤色，王注当不误。而林校正驳之云：王以赤色为面荣美，未通。大抵发于面之色，皆心之荣也，岂专为赤哉。窃谓林说转未当，此观于下文而可知，下文言五藏所生之外荣云，生于心如以缟裹朱，朱非正赤色乎？又云：生于肺，如以缟裹红；生于肝，如以缟裹绀；生于脾，如以缟裹栝楼实；生于肾，如以缟裹紫，是赤色之外，凡发见之色，生于肝、肺、脾、肾而不生于心也，且如红浅赤也。绀青赤也，栝楼实黄赤也，紫黑赤也，则即不生于心之色。亦复不离于赤，焉有明明言心，其荣色也。以赤色为未通乎？盖心生血，血色赤，此实浅可知者。王曰：火炎上而色赤，舍血言火，却似舍近言远耳。

色见青如草兹者死

故色见青如草兹者死。

【按】　兹本作滋，草滋草汁也，以草揉汁，色成青黑，故主死。于鬯谓：兹之言荐也，草兹者草荐也，草荐者草席也，古人多谓席为兹。《周礼圉师》：职舂除蓐。郑注云：蓐马兹也。《尔雅·释器》云：蓐谓之兹。郭注云：兹者蓐席也，草既成席，青色必干槁，故色如之者死，其说殊曲。若王注谓如草初生之青色，其说尤谬，果如其色，是生色，非死色矣。

徇蒙招尤

徇蒙招尤。

【按】　王注曰：徇，疾也，蒙不明也。言目暴疾而不明，招谓掉也，摇掉不定。尤，甚也，目疾不明。首掉尤甚，谓暴疾也。王氏此说，甚为迂曲。考徇者，昫之假字，蒙者，矇之假字。《说文》：目部，昫目摇也，或作眴，矇童蒙也。一曰不明也，是眴矇并为目疾，于义甚显。注家泥徇之本义，而训为疾，斯多曲说矣。

八、五藏别论

六府者传化物而不藏

六府者传化物而不藏。

【按】　云化物而不藏，则六府即上文传化之府。上文之传化之府云：胃、大肠、小肠、三焦、膀胱，则止五府。又云魄门亦为五藏使，水谷不得久藏，则魄门亦实传化之府之一。合之成六府，然则此六府为胃、大肠、小肠、三焦、膀胱、魄门，与《金匮真言论》以胆、胃、大肠、小肠、膀胱、三焦为六府者异，胆亦见上文乃奇恒之府，非传化之府，故舍胆而取魄门为六。夫藏府之说，今世一从《金匮真言论》，而在古初无定论，故《灵兰秘典论》云：愿闻十二藏之相使贵贱何如？又《六节藏象论》云：凡十一藏取决于胆也，是合藏府而通谓之藏矣。又《诊要经终论》言：十二月人气分两月配一藏，故五藏之外，又有头，则头亦为一藏矣。又《六节藏象论》及《三部九候论》并言九野为藏，神藏五，形藏四。王注云：所谓形藏四者，一头角，二耳目，三口齿，四胸中，则头角、耳、目、口、齿胸中亦为藏矣。又《脉要精微论》云：夫五藏者身之强也，而彼下文云：头者精明之府，背者胸中之府，腰者肾之府，膝者筋之府，骨者髓之府，则是五府也。而云五藏，五藏而又为头、背、腰、膝、骨矣。上文云：余闻方士，或以脑髓为藏，或以肠胃为藏，或以为府，则当时藏府之说，有争辩矣。

九、异法方宜论

一病而治各不同

黄帝问曰：一病而治各不同，皆愈，何也？岐伯对曰：地势使然也。

【按】　下文分言五方之病与五方之治且不同，是帝所问者一病而治各不同，伯所对者，各病而治各不同也。故篇末结云：故治所以异而病皆愈，遂没法去一病二字，古人文章之疏如此。

其民嗜酸而食胕

其民嗜酸而食胕。

【按】　胕即腐字，故王注曰：言其所食不芳香。《新校正》曰：全元起云食鱼也，食鱼不得谓之食胕，全说非。

十、移精变气论

故可移精，祝由而已

故可移精，祝由而已。

【按】 《说文·示部》：福祝诵也，是字本作福。《玉篇》曰：袖耻灵切，古文福，是字又作袖，比作由者，即袖之省也。王注曰：无假毒药，祝说病由，此固望文生训。《新校正》引全注云：祝由南方神，则以由为融之假字，由融双声，证以昭五年《左传》：蹶由。《韩子说林》：作蹶融，则古字本通。然祝融而已，文不成义。若然则以本草治病，即谓之神农乎，全说亦非。

十一、汤液醪醴论

必齐毒药攻其中

当今之世，必齐毒药攻其中，镵石针艾治其外也。

【按】 齐当读为资，资用也。言必用毒药及镵石针艾以攻治其内外也。《考工记》：或四通方之珍异以资之。注曰：故书资作齐，是资、齐古字通。

形施于外

形施于外。

【按】 施为改易之义，《诗·皇矣篇》郑笺云：施犹易也。《集韵纸韵》云：施改易也。《荀子·儒效篇》杨注：读施为移，释为移易，移易亦即改易也。施与易亦通用，《诗·何人斯篇》：我心易也。陆释引《韩诗》：易作施。《史记·韩世家》：施三川。《战国策》：施作易是也，形施于外者，谓形改易于外也。上文云：形·不与衣相保，则信乎其形改易矣。下文云：以复其形，既改易其形，故复还其形，复与施义正针对。林校正谓：施字疑误非也。而如王注云：浮肿施张于身形之外，以施为施张，则必增浮肿以成其义，乃真误矣。高世栻改施为弛，犹可通，要弛亦改易之义。《尔雅·释诂》云：弛易也，字亦通驰。《水经河水郦元》注，引《竹书纪年》云，及郑驰地，谓以地相易也，皆改易之义也。

十二、诊要经终论

必以布憿著之

刺胸腹者，必以布憿著之，乃从单布上刺。

【按】 憿当读缴。《广雅·释诂》云：缴缠也，鬃即缴字，作憿者借字。林校正引别本作憿，又作憿，俱借字也。张志聪训憿为定，谬矣。憿为憿幸之义，从无定字之训，《内经》家鲜通训诂率类是。

十三、脉要精微论

夫精明五色者

夫精明五色者，气之华也。

【按】 王注曰：五气之精华，上见为五色，变化于精明之间也，殊误。精明五色本是二事，精明以目言，五色以颜色言。盖人之目与颜色，皆能以决人之生死。下文曰：赤欲如白裹朱，不欲如赭，白欲如鹅羽，不欲如盐。青欲如苍璧之泽，不欲如蓝。黄欲如罗裹雄黄，不欲如黄土。黑欲如重漆色，不欲如地仓。五色精微象见矣，其寿不久也。此承五色言之，以人颜色决生死也。又曰：夫精明者所以视万物，别白黑，审短长以长为短，以白为黑，如是则精衰矣。此承精明言之，以人之目决生死也。王氏不解此节之义。故注下文精明一节云：诚其误也，不知此文是示人决生死之法，非诚庸工之误也，失经旨甚矣。

有余为精

反四时者，有余为精，不足为消。

【按】 王注曰：诸有余，皆为邪气胜精也，邪气胜精，岂得但谓之精。王注非也，精之言甚也。《吕氏春秋·勿躬篇》：目蔽之精者也。《至患篇》：乃自伐之精者。高诱注并训精为甚，有余为精，言有余者皆为过甚耳，王注未达古语。

虚静为保

持脉之道，虚静为保。

【按】 保读为宝，《易·系传圣人之大宝》陆释引孟喜本，宝作保。《史记·周纪》：展九鼎保玉。裴解引徐广曰：保一作宝，宝保通用。《甲子经》：保作宝。王冰注：保定盈虚而不失，昧矣。此考古者所以不可不明假借也。

十四、平人气象论

前曲后居

死心脉来，前曲后居。

【按】 居者直也，言前曲而后直也。释名释衣服曰：裾倨也，倨倨然直，居与倨通。王注曰：居不动也，失之。

十五、宝命全形论

木敷者其叶发

夫盐之味咸者，其气令器津泄，弦绝者其音嘶败，木敷者其叶发，病深者其声哕。人有此三者，是为坏府。毒药无治，短针无取，此皆绝皮伤肉，血气争黑。

【按】《新校正》云：按《太素》云，夫盐之味咸者，其气令器津泄，弦绝者其音嘶败，木陈者其叶落，病深者其声哕，人有此三者，是为坏府。毒药无治，短针无取，此皆绝皮伤肉。血气争黑，三字与此经不同，而注意大异。杨上善云：言欲知病微者，须知其候，盐之在于器中，津液泄于外，见津液而知盐之有咸也。声嘶知琴瑟之弦将绝，叶落知陈木之已尽。举此三物衰坏之微，以比声哕识病深之候。人有声哕同三譬者，是为府坏之候。中府坏者病之深也，其病既深，故针药不得取。以其皮肉血气，各不相能故也，再详上善作此等注。义方与黄帝上下问答，义相贯穿，王氏解盐器津，义总渊微。至于注弦绝声嘶，木敷叶发，殊不与帝问相协，不若杨上善注。以上三句譬下一句，义为切当也。木敷叶发，亦当从彼作木陈叶落，本是喻其衰坏，自以陈落为宜也。惟人有此三者句，尚未得解。经云有此三者，不云同此三者，何得以同三譬说之，疑此皆绝皮用伤肉。血气争黑十字，当在人有此三者之上。绝皮一也，伤肉二也，血气争黑三也，所谓三者也。病深而至于声哕，此皆绝皮伤肉血气争黑，人有此三者，是谓坏府，毒药无治，短针无取，文义甚明。传写颠倒，遂失其义。又按《太素》与此经止陈落二字不同。而《新校正》云：三字者，盖其音嘶败，王本作其音嘶嘎。故注云：阴囊津泄而脉弦绝者，诊当言音嘶嘎败，易旧声尔。又曰：肺主音声，故言音嘶嘎连文，是其所据经文，必作嘶嘎，不作嘶败。与《太素》不同，故得有三字之异也。

十六、评热病论

谷生于精

谷生于精。

【按】于字但作语辞，与上句于字不同。上句云：人之所以汗出者，皆生于谷，谓谷生汗也。此言谷生于精，非谓精生谷也。故王注云：言谷气化为精，精气胜乃为汗，然则止是谷生精耳。谷生精而云谷生于精，则于字非助辞而何。此犹《灵兰秘典论》云：恍惚之数，生于毫厘，毫厘之数，起于度量，亦止是恍惚之数生毫厘，毫厘之数起度量耳。是《素问》中固有用此于字一法。顾观光校彼两于字，亦以为止是语辞。引谷梁文六年传闰月者附月之余日也，积分而成于月者也为证。又细玩王注，言谷气化为精，似以为字代于字，王引之经传释词，却有于犹为也一释。然则谷生于精者，谓谷生为精，恍惚之数，生于毫厘，毫厘之数，起于度量者，谓恍惚之数。生为毫厘，毫厘之数，起为度量，亦未始非一解。然如《逆调论》云：肾者水也，而生于骨，彼虽解作生为骨，亦可通。而《甲乙经》阴受病发痹篇作肾者水也而主骨，无于字，则于但作语辞明矣。又如《战国·燕策》云：夫制于燕者苏子也，彼于字却不可解作为。鲍彪注云：言其制燕，则又明是语辞矣。

十七、逆调论

人身非常温也，非常热也

人身非常温也，非常热也。

【按】常本裳字。《说文·巾部》云：常下裙也，或体作裳，是常裳一字，书传多以常为恒常义，而下裙之义，乃习用裳，鲜作常。致王注于此误谓异于常候，故曰非常。而不知下文云，人身非衣寒也，以彼衣寒例此常温常热，则其即裳温裳热明矣。裳犹衣也，《小戴曲·礼记》孔义云：衣谓裳也，可证。

十八、刺疟论

凡治疟先发如食顷乃可以治

凡治疟先发如食顷，乃可以治。

【按】即下文云：先其发时如食顷而刺之也。王注先发亦云：先其发时。而张志聪集注，乃云：先发如食顷者，俟其疟发如一饭之顷，而后刺之，则竟以先发为后发。其下文注引倪冲之曰：此先其发时与上节先发，文义少别，其字当着眼，是张实误于倪。要知有其字与无其字，绝无分别也。

十九、痹论

经络时疏故不通

经络时疏，故不通。

【按】　通即读为痛，痛、通并谐甬声，故得假借。《甲乙经》：阴受病发病篇作痛，正字也，此作通，假字也。不省通为假字，则既言疏，又言不通。义反背矣，而或遂以通为误字则不然，故不烦改通为痛。《素问》：假字，于此最显，注家多不明其例，盖医工能习六书者甚少也。

凡痹之类，逢寒则虫

凡痹之类，逢寒则虫。

【按】　虫当读为痋，痋谐为虫省声，故可通借。《说文·疒部》云：痋动病也，字又作疼，即上文云：其留连筋骨者疼久，释名释疾病云：疼痹痹气疼疼然烦也，然则逢寒则痋，正疼疼然烦，所谓疼痹矣。段玉裁疒部注以释疾病之疼疼，即《诗·云汉篇》之虫虫，则又虫、痋通借之一证。抑元虚成实论音义引说文动病作动痛。上文云：寒气胜者为痛痹。又云痛者寒气多也，有寒故痛也。然则逢寒则痋，解作逢寒则痛，亦一义矣。要因痛故疼疼然烦，两义初不背也。王注云：虫谓皮中如虫行，望文生义，不足为训。《甲乙经》：阴受病发痹篇作逢寒则急者，属后人所改，下句云逢热则纵，虫与纵为韵，改作急则失韵矣。

二十、脉解篇

阳未得自次也

阳未得自次也。

【按】　次当读为恣，恣谐次声，例得假借。《说文·心部》云：恣纵也，阳未得自恣者，阳未得自纵也。

则为音俳

则为音俳。

【按】　俳顾观光校及张志聪注，并读痱，义固可通。然疑王本此俳字实作腓，故注云俳废也。又云舌瘖足废，曰足废明释从足之腓字矣。不然何不如后之说曰，四支废耶。是知王本实作腓，不烦改读为痱。

二十一、病能论

其真安在

其真安在。

【按】　真或云读为瘨，《说文·疒部》云：瘨病也，或云读膜，《肉部》云：膜起也，或谓真为诊之借，似后一说较长。

二十二、调经论

泾溲不利

泾溲不利。

【按】　王注云：泾大便，溲小便也，谓大便为泾少见。林亿等《新校正》引杨上善云：泾作经，妇人月经也。吴昆注云：泾水行有常也，言常行之小便不利也。则以泾、溲二字为侧义，亦望文。似杨说最近。

二十三、气交变大论

反胁痛

反胁痛。

【按】　反亦病名也，即《至真要大论》所谓诸转反戾是也。王注云：反戾筋转也。盖筋转谓之反戾，亦单曰反。反胁痛者，反戾与胁痛，即筋转与胁痛二病也。注家多误作一病解，则反胁二字不可通。王注又倒作胁反胁反二字亦不可通。下文云：病反谵妄，谓病筋转与谵妄也。又云：反下甚谓筋转与下甚也。又云：病反暴痛，谓病筋转与暴痛也。又云：病反腹满，谓病筋转与腹满也，不知反之为病名。而连下读之，诸文悉不可通矣。

二十四、至真要大论

奇偶之制

君一臣二，奇之制也。君二臣四，偶之制也。君二臣三，奇之制也。君二臣六，偶之制也。

【按】　一、三、五、二、四、六者，品数之单骈也。奇偶者所以制缓急厚薄之体，以成远近汗下之用者也，于品数之单骈何与耶？品数之单骈，于治病之实，又何与耶？制病以气，数之单骈无气也，盖尝思之，用一物为君，复用同气之二物以辅之，是物专性一，故曰奇也。用二物一补一泻为君,复用同气者各二物以辅之,是两气并行,故曰偶也。君二而臣有多寡,则力有偏重,故亦曰奇。臣力平匀,则亦曰偶。推之品数加多,均依此例。此奇偶之义,不可易者也。王氏辈皆专指数之单骈,且曰汗不以奇,而桂枝用三,下不以偶,而承气用四,以此为神明之致也,可为喷饭。

二十五、著至数论

疑于二皇

疑于二皇。

【按】 疑当读为拟,林校正引全元起本及《太素》正作拟可证,拟于二皇,承上文上通神农,著至教而言。则二皇必更在神农之上,盖庖牺女娲也。司马贞补《史记·三皇本纪》:以庖牺、女娲、神农为三皇,是庖牺、女娲正在神农之上。去神农而言,宜不曰三皇,而曰二皇。拟者正谓以神农足三皇之数也。王注支离不可训。

二十六、方盛衰论

亡言妄期

亡言妄期。

【按】 亡当读妄,亡言即妄言也。吴昆本正作妄言妄期,然一用借字,一用正字,古书亦有此例。不必从作妄,《管子·山至数篇》,所谓不通于轻重,谓之妄言,此其义也。

二十七、解精微论

忧知于色

忧知于色。

【按】 知当训见。《吕氏春秋》:自知论云:知于颜色。高诱注云,知犹见也。《管子·心术篇》云:见于形容,知于颜色,知与见互文耳。然则忧知于色者,谓忧见于色也。

下编 句 逗

一、生气通天论

夫自古通天者生之本,本于阴阳

夫自古通天者生之本,本于阴阳。天地之间,六合之内,其气九州,九窍五藏十二节,皆通乎天气。

【按】 王冰以其气九州、九窍为句,既嫌穿凿,而吴鹤皋以自古通天者生为句,之本本于阴阳为句,无理特甚。夫自古犹从来也,言从来所谓通天者,万物生生之本,莫不本于阴阳。故天地之间,六合之内,其气充塞九州,而人在气中,其九窍五藏十二节皆通乎天气也。天气即阴阳也。

有伤于筋纵其若不容

有伤于筋纵其若不容。

【按】 张啸山校云:其字似衍。不知此读有字小逗,下八字各四字句,则其字不当衍,纵容

叶韵。

二、阴阳应象大论

而知病所生以治,则无过以诊,则不失矣

按尺寸,观浮、沉、滑、涩,而知病所生以治,则无过以诊,则不失矣。

【按】 林校正云:《甲乙经》作知病所在,以治无过。下无过二字读此为句,当依《甲乙经》为是。下文云:无过以诊则不失矣。无过上脱一则字,致王氏误断句,然无过以诊则不失矣,义实不晓。王注云:有过无过,皆以诊知,则所主治,无误失也。无过上漫添有过二字,即可见其说之未安矣。以治则无过,与以诊则不失,偶语也。至在生二字,犹各存无害。若高世栻读以治句,无过句,以诊句,则不失矣句,则上则字,不补亦可。

内经病机十九条之研究

秦伯未 述　胞弟又安 校录

　　本书凡二卷。上卷为病机十九条分析之研究;下卷为病机合并之研究。作者立足《内经》本义,参考前贤论述,并且结合临床实践,系统阐述病机原理及实际运用,对学习和研究《内经》病机者颇有参考价值。

　　今以 1932 年上海中医书局铅印本为底本,与 1936 年近代医学丛书选本(简称丛选本)对校,又与《金匮要略方论》《素问病机气宜保命集》《刘河间医学六书》《素问》《灵枢》和《医学正传》等书旁校。

上卷① 分析之研究

一、诸风掉眩，皆属于肝

诸，犹言凡也。风，风病也。掉，摇也。眩，目花也。谓凡一切风病头摇目花之症，皆关于肝脏也。张景岳谓风类不一，故曰诸风。错认风病为风邪，大非。信如其说，则下文之诸热、诸寒，亦将有数类乎？夫风病皆自外来，《内经》所举目风、首风、漏风、泄风以及五脏风症②，均可稽考，与肝脏何干！所种肝血虚而内风动者，乃后人所拟，非《内经》所有。其所以属于肝者，盖因在天为风，在地为木，在脏为肝，三者之气，互相感应，遂均归诸肝耳。

头摇之因，王肯堂主风火，谓二者皆主动，会之于巅，乃为摇也。张仲景则曰：心绝者，直视摇头。是头摇不仅由于风，中并挟火；不仅属于实，中并有虚。至《内经》太阴之复，头项③痛重，掉瘛尤甚，则湿气内逆，亦能致之。目眩有内外因。外因者，伤风则恶风自汗；伤热则口渴引饮；伤湿则鼻塞声重。内因者，眩而呕吐，头重不举，属痰饮；眩而因吐衄太甚，便血过多，及胎产后者，属血虚；眩而每早起发作，须臾自定，属肾脏阳衰，此其大要。更考刘河间曰：眩晕则呕吐，风热甚也。《医鉴》④曰：眩晕者，痰因火动也。无痰不能作眩，虽因风者，亦必有痰。《入门》⑤曰：眩晕皆称为上盛下虚，虚者气与血，实者痰涎风火。《正传》⑥曰：眩晕者，中风之渐也。据此，则目眩有因风、因热、因痰、因虚、因气、因湿之异。其原因决非一肝字足以了之。故所谓肝者，当以风气通于肝而属之，作风邪解为是。况肝祇表明病之场所，不能直指为病之原因，此理亦须明了。

二、诸寒收引，皆属于肾

寒，寒病也。收，拘也，敛也。引，相牵也。谓凡一切寒病筋脉拘牵，皆属于肾脏也。寒病之来，多属外感，如寒疟、寒痹、寒霍乱之类皆是。但亦有因五脏阳衰而起者，此伤寒、寒中之所由别也。

既有内外之分，即不当统归于肾，不当统归而曰皆属于肾者，以寒气通于肾，正犹诸风之属于肝也。

收引为筋病。筋者，束骨而利机关，全赖血气之营养，寒则血气阻冱，失其柔和，而屈伸不利，故责之寒。《内经》所谓血气者，喜温而恶寒，寒则涩而不能流，温则消而去之⑦是也。惟亦有因于燥热，气血耗涸而致者。《内经》曰：肝气热则筋膜干，筋膜干则筋急而挛⑧。此丹溪以四物汤治筋急。《本事方》以养血地黄汤治筋急之本也。若《内经》又曰：湿热不攘，大筋软短，小筋弛长，软短为拘，弛长为痿⑨。则湿热更能发病。因此，余疑收引之引字，或不作相牵解，迳作纵缓解。故《尔雅·释诂》训为长字，或收而拘，或引而长，总指屈伸不便也。惟此处以寒立论，仍以相牵之义为当。夫肝主筋，收引为筋病，今反不属肝而属肾，知肝肾为风寒之互词，益显已。

三、诸气膹郁，皆属于肺

气，气病也。膹，胀满也。郁，结而不舒也。谓凡一切气病胀满郁结，皆属肺脏也。肺主气，气失肃降，肺之病也。故气闭、气逆皆属之。然此仅就标而言，未能探本立论。《内经》曰：怒则气上⑩。此气病之由于肝者。恐则气下⑪。此气病之由于肾者。悲则心系急，肺布叶举，而上焦不通，荣卫不散，热气在中，故气消矣⑫。此气病之由于心者，似未可以肺字论定。意者以百病皆生于气，气在身本一，因七情所感，化而为七，而肺主周身之气，遂依五脏六腑咳嗽之总关于肺胃之例而专属。膹郁为胸部窒塞之候。如《内经》肺痹症，《金匮》胸痹症皆是，但推而广之，则痞气、支结、龟胸等症，何莫非膹郁之类，则其原因有因痰、因热之殊，决非专治肺脏所能收效。故《内经》对于郁症，曾立五治法，曰：木郁达之，火郁发之，土郁夺之，金郁泄之，水郁折之⑬。郁之为义，可以不待繁引而大白，而五郁之生，又无不与气有关，则肺字指气分言，又彰彰矣。

四、诸湿肿满，皆属于脾

湿，湿病也。肿，肤肉浮满也。满，充盈也。谓凡一切湿病浮肿充满，皆属脾脏也。湿病详见《金匮·痉湿暍篇》，其言曰：湿家之为病，一身尽疼，发热，身色如熏黄也。又曰：湿家身疼痛⑭，夫湿为重浊之邪。有从外感者，有从内生者。山岚瘴气，天雨湿蒸，远行涉水，久卧湿地及穿汗衣湿衫，致湿气浸入肌肤，此外感不干脾也。膏粱之人，或食生冷瓜果，甜腻之品过度，致脾阳不运而化湿者，此内生而属于脾者也。然其甚者，外感之湿，每渐入于脏腑；内生之湿，每渐传于经络，非谓与脾绝不干系也。

肿除因湿外，有风寒热气诸因。惟要以水湿为最多。故《金匮》曰：腰以上肿，当发汗；腰以下肿，当利小便⑮，张介宾谓未有不干于脾肺肾三脏者，其意以脾主运化精微，肺主气，行治节，肾主五液，行水。凡五气所化之液，悉属于肾；五液所行之气，悉属于肺；输转二脏，利水养肺，悉属于脾，论殊精当，且与经旨亦相吻合。满病，张三锡亦归于脾，谓由脾气虚及气郁不能运行，心下痞塞填满，终由中气不足也。陶节庵则曰：胸满多带表证，胁满多带半表半里，以邪自表传里，必先胸胁以至心腹入胃也。更考《内经》太阴所至为中满⑯，岁土太过，发为中满⑰，则满自属于脾为多，惟有内外湿之分耳。然此脾字，终当作湿字活看。

五、诸热瞀瘈，皆属于火

热，热病也。瞀，心中闷乱也。瘈，筋脉拘急也，谓凡一切热病昏闷筋急，皆属火邪也。《内经》曰：在天为热，在地为火⑱，热属无形，火属有形，两者相通，此为热病属于火邪之所本，考诸热病，如中消证，谓火盛。热泄证，小肠火盛也。热淋证，心肺火盛，不能滋其化源也。热霍乱证，脾胃火旺，传化失其常度也。果未有不根于火者，惟假热证在例外，不得以此为准则耳。

瞀，亦每属于火。考《尊生书》⑲烦躁，心经热火病也。有内热头痛、气短心闷乱者，宜竹茹汤。有烦热睡卧不宁者，宜远志汤。有心虚烦，宜人参竹叶汤，皆从火字着眼。即《内经》亦曰：夏脉者心也，不及则令人烦心⑳。又曰：肾虚、肝虚，皆令人体重烦冤㉑。盖阴虚则热生也。

瘈之发病，《内经》曰：心脉满大，痫瘈筋挛㉒。又曰：火郁之发，民病呕吐瘈疭㉓。又曰：少阳司天，客胜则为瘈疭㉔，皆责诸火热。惟肝脉、心脉、脾脉急者，亦主瘈疭，则以火热之病瘈，在血液受伤，而寒邪之至，能使气血凝泣，其主要在血液二字也。是则瘈病可云血液病，较为妥协矣。若《原病式》则完全责之火，其言曰：热胜风搏，并于经络，风主动而不宁，风火相乘，是以热瞀瘈生，治宜祛风涤热之剂折其火。若妄加灼艾，或饮以发表，则死不旋踵云。

六、诸痛痒疮，皆属于心

疮，外疡也。谓凡一切痛痒疮疡，皆属心脏也。夫痛病多矣。即举《内经》而论，如头痛数岁不已，当有所犯大寒，内至骨髓，髓者以脑为主，脑逆故令头痛㉕。又肝病者，两胁下痛引少腹㉖，又巨阳虚则头项腰背痛㉗，惟关于心者甚鲜，有之，惟邪在心则心痛，又手少阴之脉动则病嗌干心痛数条而已。因少数之心痛，而将一切痛病，皆属于心，疏陋实甚。意者以心属火，所谓皆属心者，指属于火而言。然考《内经》一般痛病，如寒气客于脉外则脉寒，脉寒则缩踡，缩踡则脉绌急，脉绌急则外引小络，故卒然而痛。寒气客于经脉之中，与炅气相薄则脉满，满则痛不可按也。寒气客于肠胃之间，膜原之下，血不得散，小络急引故痛㉘。若此者，几十二条。责诸热者，只小肠痛一条，但小肠痛不尽因热，如寒气客于小肠，小肠不得成聚。故泄㉙腹痛是也。于此可见痛病之属寒者多，即以心字作火字解，亦多未妥也。

痒证极鲜，惟痒风属之。由于卫气素虚，腠理不固，风邪易入，浮游于皮肤之间，故《内经》云：虚邪搏于皮肤之间，其气外发，腠理开，毫毛摇㉚气往来行，则为痒。《伤寒论》云：风气相搏，必成瘾疹，身体为痒，痒者名泄风。又脉迟为无阳，不能作汗，其身必痒㉛。是痒以风邪皮肤病为多，而不干于心，亦不干于火也。惟《周礼》云：夏时有痒疥疾。则因疥疮而作痒，以火热郁发，不能疏泄而致之。疮为疡疮之简称，一切痈疽皆属之，均由气血阻滞而起。《内经》所谓：夫血脉营卫，周流不休，上应星宿，下应经数。寒邪客于经络之中，则血泣，血泣则不通，不通则卫气归之，不得复反，故痛肿㉜。既然属于心，此复归诸寒邪，未免抵牾。总之，疡疮种类繁多，寒热杂见，决非只字所能尽，善乎？薛立斋之言曰：当别属阴属阳，或半阴半阳而治之。若泥于肿疡，禁用辛热之说，不分受证之因，变证莫能枚举。盖深有恶于属心之流毒也。

七、诸厥固泄，皆属于下

厥，手指清冷也。固，禁固，谓便结也。泄与固反，谓便不禁也。谓凡一切厥冷、大小二便闭结、遗泄，皆属下焦也。厥有寒热之分。《内经》云：阳气衰于下，则为寒厥；阴气衰于下，则为热厥[3]。但未有不根于下者，惟此下字，究指何物而言，则更考诸《内经》。足之三阳起于足五指之表，三阴起于足五指之里，故阳气胜则足下热，阴气胜则[3]五指至膝上寒。是所谓下者，乃浑指三阴三阳而言，亦即为此处皆属于下之所本。张景岳直释下为肾气亦得。至《内经》所论厥病不一，如阳气者，烦劳则张，精绝，辟积于夏，使人煎厥。又阳气者，大怒则形气绝，而血菀于上，使人薄厥[5]等皆是。惟煎厥、薄厥等，著意在煎字、薄字，厥字不过表明其病由气厥于中，与此处不可并列而言也。

固为二便不通。大便不通，有因胃实者，有因血虚者，有因热秘者，有因冷结者，有因风秘者，有因津液亡失者，原因复杂，岂一下字所能赅尽。至若小便不通，有因肾水燥热者，有因气滞不利者，有因小肠热者，有因肺气闭者，亦岂一下字所能赅。后人因念肾开窍于二阴，遂以下为肾之代名词，其理论上信有可取，而事实上则破坏不完矣。泄与固对待，谓二便不固也。但考大便不固之原因，《内经》云：春伤于风，夏生飧泄[6]。又暴注下迫，皆属于热。又诸病水液，澄澈清冷，皆属于寒[7]。又清气在下，则生飧泄。又湿胜则濡泄[8]。此可见诸邪皆能发病也。再考《难经》云：胃泄者，食不化，色黄。脾泄者，腹胀满，肢体重着，中脘有妨，面色萎黄，泄注，食即呕逆[9]。大肠泄者，食已窘迫，大便色白，肠鸣切痛。小肠泄者，泄[10]而便脓血，小腹痛。此可见诸藏府皆能发病也。小便不固，考《尊生书》云：肺虚不能为气化之主，故溺不禁。又肝肾二经病，则气血失常，莫能约束水道之窍，故遗溺不止。又小肠主传送，故其气虚亦患遗溺，又膀胱水泉所藏，虚则不能收摄而溺自遗。又老人淋漓不禁，多由于虚寒而间亦有热，妊娠尿出不知，或由胕热，或脾肺气虚。据此则诸经诸邪

亦皆能致，正与大便不固之不得统属于下可知，故疑其所谓下，乃统指下焦也。

八、诸痿喘呕，皆属于上

痿，肺痿也。喘，息促也。谓凡一切肺痿、喘息、呕吐，皆属上焦也。《金匮》云：肺痿有吐涎沫而咳者，有吐涎沫而不咳者，其人不渴，必遗尿，小便数。所以然者，以上虚不能制下故也，此为肺中冷，必眩，多吐涎，宜温之[4]。夫肺位至高，此所以曰属于上也。张景岳守《内经》肺[10]热叶焦，发为痿躄一语，而指为足痿证候。实与下文喘呕，不相连属，非也。

喘亦肺藏病。《内经》云：阴争于内，阳扰于外，魄汗未藏，四逆而起，起则熏肺，使人喘鸣[43]，可证也。但又言：夜行则喘出于肾；有所堕恐，喘出于肝；有所惊恐，喘出于肺；度水跌仆，喘出于肾与骨[44]；则五藏亦皆有之。特未有不关于肺藏者耳。呕之为病，则有数类。《内经》云：太阴所谓食则呕者，物盛满而上溢，故呕也[45]。又云：足厥阴肝所生病者，胸满呕逆[46]。《金匮》云：呕而发热者，小柴胡汤主之。又云：呕而胸满者，吴茱萸汤主之[47]。然归纳之，不外脾胃为主，肝胆为辅，故李东垣主重脾虚，而沈金鳌注意胃逆也。惟脾胃为中焦，与肺何涉，而亦曰属上，则吾人于此一点，可以证明上条皆属于下之非专指肾藏病。盖上条与此条互相对待，意谓诸厥固泄，皆中下病，故曰属下。诸痿喘呕，皆上中病，故曰属上。自后世以下归肾、上归肺，而支离牵强，经旨全失，此不善读者之过也。

九、诸禁鼓慄，如丧神守，皆属于火

禁，当作噤，牙关拘紧也。鼓，鼓颔也。慄，战慄也。如丧神守，不能自主也。谓凡一切口噤鼓颔、战慄而不能自制，皆属于火也。噤之原因，一由于风寒之袭入而筋挛脉急，一由于风热之内煽而筋脉躁急。鼓慄之原因，每由阳虚内寒。《内经》所谓阳并于阴，则阴实而阳虚，阳明虚则寒慄鼓颔也[48]。但执此而论，则皆属于火，宁非皆属于寒之误，不知此正《内经》之精细处也。盖阳虚而寒，但畏寒而不发鼓慄，纵有之，亦少数。若寒而鼓慄，往往火郁之候，火为邪郁，不得发越，则抗拒而生鼓慄。证之《内经》云：阳明所谓洒洒振寒者，

阳明者午也,五月盛阳之阴也,阳盛而阴气加之,故洒洒振寒也㊾。又曰:厥阴在泉,风淫所胜,病洒洒振寒,治以辛凉㊿。又云:阳明司天之政,清热之气,持于气交,民病振寒㉑。可以洞晓,得此旨者,惟东垣、立斋、守真数人而已。盖上焦不通,则阳气抑遏,而皮肤分肉无以温之,故寒慄。东垣升阳益胃汤用升发之剂,开上焦以伸阳气出外温之也。丹溪吐出寒痰,亦开发上焦,使阳气随吐升发出外温之也,故寒慄皆愈。而守真谓古人遇战慄之病,有以大承气汤下燥粪而愈者,主持尤力,但务须认症真切,庶不偾事。

十、诸痉项强,皆属于湿

痉,身体强直也。项强,项部不柔和也。谓凡一切身项强直,皆属于湿也。痉病之成因,莫详于《金匮》,而《内经》次之,《金匮》曰:太阳病,发汗太多,因致痉。又曰:风㊷病下之则痉,复发汗,必拘急。又曰:疮家虽身疼痛,不可发汗,汗出则痉,似痉病之成因,在血液津液受伤,而不能营养筋脉,所谓血液津液受伤者,即燥邪为患也。痉病既由于燥,则与湿邪无干,而《内经》必欲归之于湿,何耶?盖阳气者,精则养神,柔则养筋。燥固足以致筋脉拘急,湿则阳气阻遏,亦足致筋屈不伸。试更检《金匮》之文述之,如曰:病者,身热足寒,头㊼项强急,恶寒,时头热,面赤目赤,独头动摇,卒口噤,背反张者,痉病也。若发其汗者,寒湿相搏,其表益虚,即恶寒甚。发其汗已,其脉如蛇。此未发汗前宜桂枝加附子汤,发汗后宜甘草附子汤之候。如曰:暴腹胀㊽者,为欲解,脉如故,反伏㊾弦者痉。此干姜附子汤之候,是痉病亦有阳虚不能养筋而致者,未可以燥字绳之。善乎!张石顽曰:若不通篇体会,乌知先圣立言之旨,旨哉言乎?后世陈无择、张景岳辈,只知亡血筋无所营,因而成痉,盖未能窥《内经》《金匮》之堂奥者也。

项强本痉之属,有因天行时气发热,至晚腰背痛,头项强身重者,宜凉膈散之属。有因太阳中风,加以寒湿,而项强几几,脉反沉迟者,宜桂枝加瓜蒌汤之属,则亦有属燥、属湿之分,而未可一例也。

十一、诸逆冲上,皆属于火

诸逆冲上,为一般病象说法,非病之专称也。谓凡一切上逆之症,皆属于火也。但就逆字而论,

狭义言之,凡犯上皆为逆。广义言之,则凡不循轨道行者,皆曰逆。如胃宜降,升则为逆;脾宜升,降亦为逆。此在《内经》太阴阳明篇道之綦详,不难索玩。亦即《内经》逆调论中言:人之阴阳、水火、营卫、表里、上下,皆当和调,病之所由成,皆违逆调和使然之旨也。惟诸逆冲上病症之最著者,莫喘息、呕吐若。然《内经》曰:不得卧,卧而喘者,是水气之客也㊿。又咳嗽㊼烦冤,是肾气之逆也。《金匮》曰:先渴却呕者,为水停心下,此属饮家。又呕而胸满者,吴茱萸汤主之㊽,则寒湿之候,正亦不鲜。意者以火性炎上,遂以上逆之证,皆属于火,殊不免受五行之迷蒙也。

十二、诸胀腹大,皆属于热

胀,皮肉膨胀也。腹大,腹部胀满也。谓凡一切胀满皆属于热也。夫胀之为病,五藏六腑皆有之。《内经》云:心胀者,短气烦心,卧不安;肺胀者,虚,满而喘咳;肝胀者,胁下满而痛引少腹;脾胀者,善哕,四肢烦冤㊼,体重不能胜衣,卧不安;肾胀者,腹满引背央央然,腰髀痛;胃胀者,腹满,胃脘痛,鼻闻焦臭,妨于食,大便难;大肠胀者,肠鸣濯濯而痛㊼,冬日重感于寒,则飧泄不化;小肠胀者,少腹䐜胀,引腰而痛;膀胱胀者,少腹满而气癃;三焦胀者,气满于皮肤中,轻轻然而不坚;胆胀者,胁下痛胀,口中苦,善太息。皆斑斑可考,更考致胀之原因,则大都属于寒。观曰:厥气在下,营卫留止,寒气逆上,真邪相攻,两气相搏,乃合为胀㊽。又曰:肤胀者,寒气客于皮肤之间,然不坚,腹大,身尽肿,皮厚,按其腹,窅而不起,腹色不变㊽。亦斑斑可考。即其他鼓胀、单腹胀等,多由脾弱停滞,亦何尝属之于热。胀之属于热者,仅肠胃热而便结有之,非可通论也。

至于腹大,似与胀病相类,而不知大不相同。以胀病不限形体,五藏六腑皆有之。而腹胀则仅限于形体,且仅限于腹部。前人每以胀则腹大,故以腹大与胀并称,实非。名称既定,乃得考其病理,则亦以寒者为多。《内经》云:脐以下皮寒,胃中寒则腹胀,肠中寒则肠鸣飧泄。胃中寒,肠中热,则胀而且泄;胃中热,肠中寒,则疾饥,小腹痛胀㊽。两两比较,益觉彰明显著,即以《金匮》所言:腹满时减,复如故,此为寒,当与温药。腹满不减,减不足言,当须下之,宜大承气汤㊽条证之,亦

非尽属热。《内经》以腹大属热,正与诸胀同弊。

十三、诸躁狂越,皆属于火

躁,烦躁也。狂,狂妄也。越,行动越轨,即失常也。谓凡一切烦躁狂妄失常,皆属于火也。而烦与躁实不同,烦者,胸中烦,为内热也。躁者,身体手足躁扰,或裸体不欲近衣,或欲投井中,为无根之外热,宜附子理中、四逆辈热药治之。若投凉药,则顷刻喘汗外脱而死。然表证不得汗,内外皆热而躁乱不宁者,非取汗不定。又火客心包或酒客膏粱,上焦不清,令人烦躁,又非凉剂不除。又有汗下后热不止而发狂烦躁,面赤咽痛者,此热乘少阴之经,更宜葶苈苦酒汤探吐之。成无己曰:烦为扰乱而烦,躁为愤激而躁,合而言之,烦躁为热;析而言之,烦阳也,躁阴也,烦为热之轻者,躁为热之甚者。陈无择曰:内热曰烦,外热曰躁。又考《内经》云:少阴之复,懊热内作,烦躁鼽嚏。少阳之复,心热烦躁[⑯]。是躁之为病,皆属于火信矣。然《内经》又曰:岁水太过,寒气流行,邪害心火,病身热烦心躁悸[⑯]。阴厥则躁,固有不属于热者,特少数耳。

狂越与躁,为同气所化。《内经》云:有病怒狂者,生于阳也。阳气者,暴折而难决,故善怒,病名曰阳厥。何以知之?阳明者常动,巨阳、少阳不动,不动而动大疾,此其候也。治之夺其食即已。夫食入于阴,长气于阳,故夺其食即已[⑰]。又云:阳明病甚,则弃衣而走,登高而歌,或至不食数日,逾垣上屋,所上之处,皆非其素所能也,病反能者何也?四肢者,诸阳之本也。阳盛则四肢实,实则能登高也。热盛于身,故弃衣欲走。阳盛则使人妄言骂詈,不避亲疏而不欲食,不欲食故妄走也[⑱]。凡此皆足证狂越之属火,惟更有进者,则狂越为神志病,每由于七情而发。《内经》所谓悲哀动中则伤魂,魂伤则狂妄不精,又谓喜乐无极则伤魄,魄伤则狂[⑲],皆属至语也。

十四、诸暴强直,皆属于风

暴,猝然也。强直,筋失柔和也。谓凡一切猝然筋脉强直之病,皆属于风也。风为阴中之阳邪,中则气血凝泣,不能营养,遂致强直。正如《伤寒论》太阳病之头项强痛,又太阳病其证备,身体强,几几然也。夫强直之来,有因燥者,《金匮》所谓太

阳病发汗太过[⑳],因致痉是也。有因湿者,《内经》所谓诸痉项强,皆属于湿[㉑]是也。有因热者,薛新甫所谓若心肝风热,用钩藤汤是也。有因寒者,王肯堂所谓头项强急,发热恶寒,脉浮而紧,此寒客三阳经是也。有因痰者,朱丹溪所谓头项不能回顾,动则微痛,痰客太阳经,治用二陈汤加酒芩、羌活、红花是也。亦有因于内者,《本事方》所谓肾气上攻,项背不能转侧,虚寒宜椒附散是也。然则强直之病,不尽属风明矣。不尽属风而曰皆属于风者,则暴字宜注意。盖圣人避风如避矢石,以风邪之来,急切甚于他邪,其来急则其发暴,故曰属风也。今人不能注意暴字,而曲引强直之属风,更认此风为内风,失经旨远矣。至于强直,究属何病,昔人多未道出。以余观之,乃痉病耳。考《说文》云:痉,强直也。则强直为痉可知,其所以不称痉者,以痉之范围狭,而强直之范围广耳。

十五、诸病有声,鼓之如鼓,皆属于热

有声,肠鸣之类也。如鼓,腹胀之谓也。谓一切肠鸣腹胀,皆属于热也。《内经》曰:肠中寒,则肠鸣飧泄[㉒]。《金匮》曰:腹中寒气,雷鸣切痛,附子粳米汤主之[㉓]。是肠鸣之不属于热也。又曰:胃中寒,则腹胀[㉔]。《金匮》曰:腹胀[㉕]时减,复如故,此为寒。是腹胀不属于热也。今独皆责之热,未免牵强,窃谓有声之病,诚以寒邪为多,而如鼓之病,则正属于热。盖曰如鼓者,非一切腹胀之病,乃谓腹胀而坚如鼓皮之急也。腹胀而坚,惟《伤寒论》阳明腑证为最著。仲景每用大承气汤、小承气汤下之,其理不难探见。《内经》所谓泄之则胀已者是也,惟肠鸣之症,更得而申之。大抵除寒之外,更有挟虚者,《内经》云:中气不足,肠为之苦鸣[㉖]。《金匮》云:肠[㉗]鸣,马刀侠瘿者,皆为劳得之。有痰湿者,《金匮》云:呕而肠鸣,心下痞者,半夏泻心汤主之[㉘]。亦有因脏寒有水者,因胃火激动其水者。王肯堂于前者用理中汤加肉桂、茯苓、车前,后者用二陈加黄连、黄芩、山栀。是统计之,以寒气、水湿为多,而热症实不多觐耳。

十六、诸病胕肿,疼酸惊骇,皆属于火

胕,肤肿也。谓一切浮肿、酸痛、惊骇,皆属于火也。浮肿之病,以水湿为多,《内经》曰:上下溢于皮肤,故为胕肿。胕肿者,聚水而生病也。又

曰:勇而劳甚则肾汗出,肾汗出,逢于风,内不得入于藏府,外不得越于皮肤,客于玄府,行于皮里,传为胕肿㊷,皆可为证。其他寒胜则浮㊸,下㊹肿曰水,在诸湿肿满条,已论之详,可以会通。痛之发病,亦以寒邪为多,已详诸痛痒疮条。惟《内经》云:寒伤形,热伤气,气伤痛,形伤肿㊺,则颇关在火耳。酸与疫通,《内经》云:骨髓酸痛㊻。是。考《内经》《伤寒》《金匮》,疫疼二字每并用,《集韵》训疫,疫疼也,《博雅》训疫,痛也。实则经络之抽掣作酸者,曰疫。疫甚至痛者,曰疼。与寻常肤体之痛不同。此处疼疫并用,可以知所本矣。

惊骇为病,考《内经》云:脾移热于肝,则为惊㊼。又云:胃足阳明之脉,是动闻木音则惕然而惊㊽。又曰:少阳所至为惊恐㊾。是惊骇以火热为多。然《三因方》云:五饮停蓄,闭于中脘,最使人惊骇,属饮家。李东垣云:六脉俱大,按之空虚,必面赤善惊,此气盛多而亡血,以甘寒镇坠之剂。朱丹溪云:惊悸因事有所大惊而成者,是惊骇亦有因痰饮、因血虚、因外界而得者,来可一例以火字绳之。

十七、诸转反戾,水液浑浊,皆属于热

转及反戾,指转筋也。水液,指小便也。谓凡一切转筋溲浑,皆属于热也。转筋之病,《内经》云:足太阴㊿之下,血气皆少,则善㊿转筋,踵下痛。朱丹溪云:转筋皆属血寒。是转筋有属寒者,不仅热之为患。然衡心论之,寒热参半,盖寒则收引,热则筋膜干,皆使筋似转而缩短。小便浑浊之原因,则有属肝热者。《内经》云:肝热病㊿,小便先黄是也。有属胃实者,《内经》云:有㊿余于胃,则消谷善饥,溺色黄是也。有属肺虚者,《内经》云:肺气虚则少气不足以息,溺色变㊿是也。有属肾虚者,《内经》云:冬脉不及,则令人眇㊿中清,脊痛,小便变是也。惟大抵以属热为多,故《内经》又曰:少阴㊿司天,热淫所胜,溺色变。少阳之胜,溺赤善惊。阳明司天,燥气下临,暴热至,乃㊿暑。阳气郁发,小便变,俱属铁证。

十八、诸病水液,澄澈清冷,皆属于寒

本条与上文相对待,谓凡一切小便清冷,皆属于寒也。小便之浑浊,既属于热,则清冷者,自可执以为寒。试以自然界之现象证之,天寒则潭清,

天热则水浊,可三反也。小便清长之文,不见于《内经》《伤寒论》《金匮》诸书。惟于肾阳衰弱之人,每多有之,于此可知浑浊属于热而偏于实,清冷属于寒而偏于虚也。又张景岳谓水液不限于小便,上下所出,皆得言之。今姑本之,以言呕吐清水。《内经》云:太阴之复,呕而密默,唾吐清液,治以甘㊿热。《金匮》云:心胸中有停痰宿水,自吐出水后,心胸间虚,气满,不能食㊿,茯苓饮主之。《千金方》云:治痰饮水吐无时节者,因饮冷过度,遂令癖,胃气羸,不能消于饮食。饮食入胃,皆变成冷水,反吐不停,赤石脂散主之。则水液清冷之症,又皆可为属于寒之佐证也。

十九、诸呕吐酸,暴注下迫,皆属于热

暴注下迫,泄泻急迫不禁也。谓凡一切呕吐急泻,皆属于热也。夫呕病非尽热也。《千金方》云:呕家多服生姜,乃呕吐之圣药也。《金匮》云:诸呕吐,谷不得下者,小半夏汤主之㊿。又云:呕家本渴,渴者为欲解,今反不渴,心下有支饮故也,小半夏汤主之。又云:卒呕吐,心下痞,有㊿水,眩悸者,小半夏加茯苓汤主之。又云:呕而胸满者,吴茱萸汤主之。夫生姜、半夏、吴萸皆燥热之品,以燥热之品治呕,其为寒可知。《内经》本火主炎上之义,遂以呕吐概责火热之上逆,未免偏见。然呕非无属热者,其闻谷气则呕,药下亦呕,或伤寒未解,胸中有热,关脉洪者,均属热症,但不若寒证之多耳。吐酸之候,辨论之烈者,莫如东垣与丹溪。东垣主寒,其言曰:呕吐酸水者,甚则酸水浸其心,不任其苦。其次则吐出酸水,令上下牙酸涩,不能相对,以大辛热剂疗之必减。酸味者,收气也。西方肺金旺也。寒水乃金之子,子能令母实,故用大咸热之剂泻其子,以辛热为之佐,以泻肺之实,以病机之法,作热攻之者误矣。盖浊气不降,欲为中满,寒药岂能治之乎? 丹溪主热,其言曰:吞酸,《素问》明以为热,东垣以为寒,何也? 夫吐酸与吞酸不同,吐酸似吐出酸水如醋。平时随津液上升之气,郁而成积,成积既久,湿中生热,故从木化,遂作酸味,非热而何? 其有郁积之久,不能自涌而出,伏于肺胃之间,咯不得上,咽不得下,肌表得寒郁,则内热愈郁,而酸味刺心,肌表温暖,腠理开发,或得香热汤丸,津液得行,亦可暂解,非寒而何? 但东垣不言外得风寒,而作收气立说,欲

泻肺金之实,又谓寒药不可治酸,未合经旨。余尝用黄连、吴萸,酸自得安。观二家之论,有如水火,但以实际言,吐酸以寒者为多,而暴吐酸则挟火上逆,当以热多为是。此处虽不言暴,观下文之暴注下迫,不无有连带夫系。

下利亦寒症为多,《伤寒论》以四逆汤为主方是也。但下利而至暴注下迫,则属于热。张洁古所谓暴泄非阴,久泄非阳是也。其候腹痛泻水肠鸣,痛一阵,泻一阵,脉数疾,或洪大,其治益元散加芩、连、淡竹叶、灯芯之属。今人但知暴注下迫之为下利,而不知急缓之间,迥然不同,然则读古人书,正一字不可放松也。

下卷⑨　合并之研究

一、原因之统计

凡一病至少有寒热之对待,其次虚实表里,俱有分别,此寒热、虚实、表里,所以为辨病之大纲也。今《内经》率一字以判之,未免失于偏颇,兹姑以其所述归纳,而求其发病原因之种类。

甲、属于风者,二条。

诸风掉眩,皆属于肝。诸暴强直,皆属于风。

乙、属于寒者,二条。

诸寒收引,皆属于肾。诸病水液,澄澈清冷,皆属于寒。

丙、属于湿者,二条。

诸湿肿满,皆属于脾。诸痉项强,皆属于湿。

丁、属于火者,六条。

诸痛痒疮,皆属于心。诸热瞀瘛,皆属于火。诸禁鼓慄,如丧神守,皆属于火。诸逆冲上,诸属于火。诸躁狂越,皆属于火。诸病胕肿,疼酸惊骇,皆属于火。

戊、属于热者四条。

诸胀腹大,皆属于热。诸病有声,鼓之如鼓,皆属于热。诸转反戾,水液浑浊,皆属于热。诸呕吐酸,暴注下迫,皆属于热。

己、属于其他者,三条。

诸气膹郁,皆属于肺。诸痿喘呕,皆属于上。诸厥固泄,皆属于下。

综上归纳,火热二者占十条,已过总数之半。经云:在天为热,在地为火⑩,二者之气,异名同类,岂千般疢难,大半可以火热治之,而浪用寒耶。此对于本文,不能无怀疑者也。六气为风寒暑湿燥火,今仅风寒湿火热五项,而遗燥暑二项,燥为火之余气,暑为热之变态,虽可属于火热,但考发病,决不能与火热同例。其阙漏遗简,亦使对于本文不能无怀疑者也。坐此,十九条虽多可信之处,终不能使后人无异议。张景岳谓:火有虚实,实火为热,虚火即为寒。《内经》本不以一字印定,亦终勉强。

二、是非之审核

三消为热病矣,而有移寒于肺之症。厥逆为寒病矣,而有热深厥深之症。此病非单纯,不能以一方面判断,可以明已,但三消毕竟以热为多,厥逆毕竟以寒为多,则直指属热属寒,亦无不可。《内经》病机十九条之成立,殆即以此为标准乎?反言之,以其言寒而认为纯寒,言热而认为纯热,率以十九条为绝对的评判,或不免失《内经》之本旨乎?爰审核实际上所得之结果,以多数、少数两项,再为归纳如下:

甲、多数如是者,十一条。

诸风掉眩,皆属于肝。诸寒收引,皆属于肾。诸气膹郁,皆属于肺。诸湿肿满,皆属于脾。诸热瞀瘛,皆属于火。诸厥固泄,皆属于下。诸痿喘呕,皆属于上。诸躁狂越,皆属于火。诸暴⑩强直,皆属于风。诸转反戾⑩,水液浑浊,皆属于热。诸病水液,澄澈清冷,皆属于寒。

乙、少数如是者,八条。

诸痛痒疮,皆属于心。诸禁鼓慄,如丧神守,皆属于火。诸痉项强,皆属于湿。诸逆冲上,皆属于火。诸胀腹⑩大,皆属于热。诸病有声,鼓之如鼓,皆属于热。诸病胕肿,疼酸惊骇,皆属于火。诸呕吐酸,暴注下迫,皆属于热。

此种分别,自知亦不免武断,但求彻底明了计,不得不设此假定。依此假定,可靠者已属大半,其属少数者,亦非绝对不成立。是知《内经》此文,对于诊断上,殊有相当之价值。盖吾侪治学,最畏无归束,既有归束,不难本之以推阐变化。况一病之来,必有兼症可参,脉舌可鉴。假定为寒而兼症脉舌无寒之现象,自不泥寒而治,然则有以此为不可信者,未能深思者也。

三、补充之商榷

十九条中,遗阙燥字,故《原病式》增"诸涩枯涸,干劲皴^⑬揭,皆属于燥"一条,并申之曰:物湿则滑泽,干则涩滞,燥湿相反故也。如遍身中外燥滞,皆属燥金之化。或麻者,亦由于涩,水液衰少而不得通利也。枯者,不荣。涸,无水液。干,不滋润。劲,不和柔。皴揭者,皮肤启裂,以燥金主于紧敛也^⑮。今按燥为火之余气,故《易》曰:燥万物者,莫熯乎火,而燥非特为火,如呕吐、汗下太过,亦能致之。总由津液、水血不充也。是以治火可用苦寒,治燥必用甘寒;火郁可以发,燥胜必用润;火可以直折,燥必用濡养,二者截然不谋。《内经》既以六气为主,燥之病症,确有补充之必要。惟必泥秋金之气化,而不能从燥之生成立论,未免太拘,能知此理,则诸痉项强,诸暴强直,以及诸转反戾,无不含有燥字之意义也。

十九条中,更遗暑字,不知暑即是热,此意惟王潜斋言之最透。其言曰:经云:热气大来,火之胜也。阳之动,始于温,盛于暑^⑯。盖在天为热,在地为火,其性为暑,是暑即热也,并非二气。或云暑必兼湿者,亦误。暑与湿原是二气,虽易兼感,实非暑中必定有湿。譬如暑与风亦多兼感,岂可谓暑中必兼风耶? 若谓热与湿合,始名为暑,然则寒与风合,又将何称。更有妄立阴暑、阳暑之名者,亦属可笑。如果暑必兼湿,则不可冠以阳字。若知暑为热气,则不可冠以阴字,其实彼所谓阴暑,即夏月之伤于寒湿者耳。观此,则经文虽遗暑字,正复不须蛇足矣。

四、各家之学说

研究病机之最深者,亦推崇病机之最力者,当推刘守真氏,尝以十九条衍为《原病式》二卷,分五运主病、六气为病两大纲,阐发至尽。惟探其源,

则以火热为归,以完成其寒凉之一派。兹节录其《保命集》中病机论一篇于后,以见一斑,论曰:察病机之要理,施品味之性用,然后明病之本^⑯,故治病不求其本,无以去深藏之大患。掉^⑱眩、收引、膹郁、肿胀,诸痛痒疮,皆根于内也^⑲。百病之生,皆生于风寒暑湿燥火,以之化之变也。

诸风掉眩,皆属于肝者^⑩,风胜则动。肝者,罢极之本,魂之居也,其华在爪,其充在筋,以生血气,其味酸,其色苍,为将军之官,谋虑出焉,此为阴中之少阳,通于春气,其脉弦。王注曰:肝有二布叶,一小叶,如木甲折之状,故经所谓其用为动,乃木之为动。火太过之政亦为动,盖木火之主暴速,所以掉眩也、掉摇也、眩昏乱也、旋运皆生风故也。是以风火皆属阳,阳主动,其为病也,胃脘当心痛,上支两胁,隔咽不通,食饮不下,甚则耳鸣眩转、目不识人、善暴强仆、里急缩戾、胁痛呕泄,甚则掉眩巅疾、两胁下痛引小腹、令人善怒,虚则两目恍恍无所见,耳无所闻,善恐如人将捕之。凡病肝木风疾者,以热为本,以风为标,故火本不燔,遇风烈乃焰,肝本不甚热,因金衰而旺,肺金不胜心火,木来侮于金,故诸病作矣。其为治也,燥胜风。王注曰:风自木生,燥为金化,风余则制之以燥,肝胜则治以清凉。清凉之气,金之气也,木气之下,金气承之。又曰:风淫于内,治以辛凉,肝欲散,急食辛以散之,故木主生荣而主春,其性温,故风火则反凉而毁折,是兼金化,制其木也。故风病过极^⑪而反中外燥涩,是反兼金化也,故非为金制其木,是甚则如此。中风偏枯者,由心火暴甚,而水衰不能制,则火实克金,金不能平木,则肝木胜而兼于火热,则卒暴僵仆。凡治消瘅、仆击、偏枯、痿厥气满发,肥贵膏粱之疾也。故此脏气平则敷和,太过则发生,不及则委和。

诸痛痒疮,皆属于心者^⑫,热胜则肿,心者,生之本,神之变也,其华在面,其充在血脉,为阳中之太阳。通于夏气,其脉钩,其味苦,其色赤,为君主之官,神明出焉,此为阳中之阳也。王注曰:心形如未敷莲花,中有七空,以导引天真之气,神明之宇也。经所谓其用为燥,火性燥动,其明于外,热甚火赫,烁石流金,火之变也,燔爇山川,旋反屋宇,火之灾眚也。故火非同水,水智而火愚,其性暴远,其为病也,为胸中热,嗌干,右胠满,皮肤痛,寒热,咳嗽喘唾血,血泄鼽衄,嚏呕,溺色变,甚则

疮痒跗⑬肿,肩、背、臑、缺盆中痛,疡疹身热惊惑,恶寒战慄,谵妄悲妄,衄蔑语笑,疮疡血流,狂妄目赤,胸中痛,胁支满,胁下痛,背、膂、甲、肩间痛,两臂痛;虚则胸腹大,胁下与腰背相引而痛。其为治也,以寒胜热。王注曰:小热之气,凉以和之;大热之气,寒以取之;甚热之气,汗以发之,发之不尽,逆制之,制之不尽,求其属以衰之。又曰:壮⑭水之主,以制阳光。经曰:气有多少,病有盛衰,治有缓急,方有大小⑮,此之谓也。是以热淫于内,治以咸寒,佐以甘苦,以酸收之,以苦发之。心欲耎,急食咸以耎之。君火之下,阴精承之,火气之下,水气承之,是故火主暴虚,故燥⑯万物者,莫熯⑰乎火。夏月火热极甚,则天气薰和,而万物反润,以水出液,林水津流,及体热极而反汗液出,是火极而反兼水化,俗以难辨认,了⑱是作非,不治已极,反攻正气,是不明标本,但随兼化之虚象,妄为其治,反助其满,而害于生命多矣。故此脏平则升明,太过则赫曦,不及则伏明。王注曰:百端之起,皆自心生。

诸湿肿满,皆属脾土者⑲,湿胜则濡泄,脾者,仓廪之官(本)营之居也,名曰器,能化糟粕,转味而出入者也,其华在唇,其充在肌,其味甘,其色黄,故为仓廪之官,又名谏议之官,五味出焉,此至阴之类,通于土气,为阴中至阴,脾也,其脉缓。王注曰:脾形象马蹄,内包胃脘,象土形也。其用为化,兼四气聚散,复形群品,以主溉灌肝心肺肾,不主于时,寄王四季。经所谓善不可见,恶乃可见也,其变骤注,其灾霖溃。其为病也,胕肿骨痛阴痹⑳,按之不得,腰脊头颈痛,时眩,大便难,阴气不用,饮不欲食,咳唾则有血,积饮否膈中满,霍乱吐下,为善饥肉痿,足不收行,胁膶呕吐泄注下。王注曰:脾热之生,虚则腹满、肠鸣、飧泄。食不化者,有胃之寒者,有胃之热者。色白澄澈清冷,皆属于寒;色黄,水赤浑浊,皆属于热。故仲景曰:邪热不杀谷,火性疾速,此之谓也。其为治也,风胜湿,湿自土生,风为木化,土余则制之以风。脾盛治之以燥,故湿伤肉,湿胜则濡泄,甚则水闭胕肿。王注曰:湿为水,水盛则肿,水下形肉已消。又曰:湿气为淫,皆为肿满,但除其湿,肿满自衰。湿气在上,以苦吐之;湿气在下,以苦泄之,以淡渗之。治湿之法,不下小便,非其治也。故湿淫所胜,平以苦热,佐以酸辛,以苦燥之,以淡泄之。若湿上

甚而热,治以苦温,佐以甘辛,以汗为故而止。湿淫于内,治以苦热,佐以酸淡,以苦燥之,以淡泄之。脾苦湿,急食苦以燥之。又曰:土气之下,木气承之。《本草》曰:燥可去湿,桑白皮、赤小豆之属。王注曰:半身以上,湿气有余,火气复郁,所以明其热能生湿。经所谓风寒在下,燥热在上,湿气在中,火行游㉑其间,是以热之用矣。故土主湿,露㉒云雨而宏静,雨热极甚则飘骤散落,是反兼风木,制其土也。若脾热甚土自邕㉓,燥去其湿,以寒除热,脾土气衰,以甘缓之,所以溏泄积饮、痞隔肿满。湿热干瘤消渴,慎不可以温药补之。故积温成热,性之温,乃胜气之药也,故此脏喜新而恶陈,常令滋泽,无使干涸,土平则备化,太过则敦阜,不及则卑监。

诸气膹郁病痿,皆属于肺者㉔,燥胜则干,肺者,气之本,魄之处也,其华在毛,其充在皮,其味辛,其色白,而为相傅之官,治节出焉,为阳中之少阴,通于秋气,其脉毛。王注曰:肺之形象人肩,二布叶一小叶,中有二千四空行列,以布分诸脏清浊之气,经所谓其用为固,其变肃利,其眚苍落。其为病也,骨节内治㉕,左胠胁痛,寒清于中,感而痛㉖,太凉昂候㉗,咳,腹中鸣,注泄鹜溏咳逆,心胁满引小腹,善背痛,不可反侧,嗌干,面尘色恶,腰痛,丈夫癫疝,妇人小腹痛,浮虚鼽,尻阴股膝胻,是病斂揭,实则喘咳逆气,肩背痛,汗出,尻阴股膝髀痛;虚则少气不能振㉘息,耳聋嗌干。其为治也,热胜燥,燥自生金,热为火化,金余则治之以火,肺胜则治之以苦。又曰:金气之下,火气承之,燥淫于内,治以苦温,佐以苦辛,以苦下之,若肺气上逆,急食苦以泄之。王注曰:制燥之胜,必以苦温,故受干病生焉。是以金主于秋而属阴,其气凉,凉极,天气清明而万物反燥,故燥若火,是金极而反兼火化也。故病血液衰也。燥金之化极甚,则烦热气郁痿弱,而手足无力不能收持也。凡有声之痛,应金之气,故此脏平气㉙则审平,太过则坚成,不及则从革。

诸寒热㉚,皆属于肾者㉛,寒胜则浮,肾者主蛰,封藏之本,精之处也,其华在发,其充在骨,其味咸,其色黑,为作强之官,伎巧出焉,为阴中之阴,通于冬气,其脉石。王注曰:肾脏有二,形如豇㉜豆相并,而曲附于脊筋,外有脂裹,里白表黑,主藏精,故仙经曰:心为君火,肾为相火,是言在肾

属火而不属水也。经所谓膻中者,臣使之官,喜乐出焉⑬,故膻中者,在乳间之下,合在于肾,是火居水位,得升则喜乐出焉。虽君相二火之气,论其五行造化之理,同为热也。故左肾属水,男子以藏精,女子以系胞;右肾属火,游行三焦,兴衰之道由于此。故七节之傍,中有小心,是言命门相火也。经所谓其变凝冽,其眚冰雹。其为病也,寒客心痛,腰腿痛,大关节不利,屈伸不便,若厥逆痞坚,腹满寝汗;实则腹胫肿,喘咳身重,汗出憎风;虚则胸中痛,大小腹痛,清厥,意不乐。王注曰:大小腹,大小肠也。此所谓左肾水发痛也。若夫右肾命门相火之为病,少气,疮疡疥癣痈肿,胁满胸背,首面、四肢浮肿,腹胀呕逆,瘛疯,骨节痛有动,注下温疟,腹中暴痛,血溢流注精液,目赤心热,甚则瞀眛暴痛,瞀闷懊恼,嚏呕疮疡,惊燥喉痹,耳鸣呕涌,暴注瞤瘛,暴死瘤气,结核丹爆,皆相火热之胜也。其为治也,寒胜热,燥胜寒,若热淫于内,治以咸寒,火淫所胜,平以咸冷。故相火之下,水气承之,如寒淫于内,注以甘热,佐以甘辛。寒淫所胜,平以辛热。又曰:肾苦燥,急食辛以润之。肾欲坚,急食苦以坚之。故水本寒,寒急则水冰如地,而能载物,水发而雹雪,是水寒亢极,反似克水之土化,是谓兼化也。所谓寒病极者,反肾满也。左肾不足,济之以水;右肾不足,济之以火,故此脏水平则静顺,不及则涸流,太过则流衍。

诸厥固泄,皆属于下者⑬,厥谓气逆,固为禁固,气逆则肝肾失守,失守则不能禁固,出入无度,燥湿不恒,故气下则愈也。经所谓厥气上行,满脉去形⑮。

诸痿喘呕,皆属于上者,肺者,脏之长也,为心之华盖,故肺热叶焦发痿躄。是气郁不利,病喘息而呕也,呕谓呕酸水,火气炎上之象也。胃火热甚,则为呕。若衰火之炎,痿躄则愈,利肺之气,喘息自调也。道路开通,吐呕则除。凡病呕涌⑯溢食,皆属之火也。王注曰:内格呕逆,食不得入,是有火也。经所谓三阳有余则为痿易。王注曰:易有变易,常用,而痿弱无力也,故此者热之明矣。

诸热瞀⑬瘛,皆属于火者,热气甚则浊乱昏眛也,瞀视乃昏也。经所谓病筋脉相引而急,名⑬曰瘛者。故俗为之搐是也。热胜风搏并于经络,故风主动而不宁,风火相乘,是以热瞀瘛而生矣。治法祛风涤热之剂,折其火势,热瘛可立愈,若妄加

灼火,或饮以发表之药,则死不旋踵。

诸禁鼓慄,如丧神守,皆属于火者,禁慄惊惑,如丧神守,悸动忪忪,皆热之内作,故治当以制火,使其神守血荣而愈也。

诸痉项强,皆属于湿者⑬,寒湿同性,水火同居,故足太阳膀胱经属水而位下,所以湿可伤也。其脉起自内眦,上额交于巅上,其支别从巅入络于脑,还出别下项,故主项强。太阳表中风,加之以湿客于经中,内挟寒湿,则筋脉抽急,故痉项强而不柔和,此太阳伤风,当详有汗、无汗,治以流湿祛风⑭发表而愈也。

诸逆冲上,皆属于火者,冲,攻也,火气炎上,故呕涌溢食不下也。

诸胀腹大,皆属于热,肺主于气,贵乎通畅,若热甚则郁于内,故肺胀而腹大,是以火主长而高茂,形见彰显,升明舒荣,皆肿之象也,热去则见自利也。

诸躁狂越,皆属于火者,胃实则四肢实,而能登高也。故四肢者,诸阳之本。经所谓阴不胜阳,则脉流搏疾,病⑭乃狂,是以阳盛则使人妄言骂詈,不避亲疏,神明之乱也。故上善若水,下愚若火,此之谓也。治之以补阴泻阳,夺其食则病已。

诸暴强直,皆属于风者⑭,暴虐而害也,强劲有力而不能和柔也,乃厥阴风木势甚而成此。王注曰:阳郁于内,而阴行于外。《千金》曰:强直为风,治以泻火补金,木能自平也。

诸病有声,鼓之如鼓,皆属于热。腹胀大而鼓之有声如鼓者,热气甚则然也。经所谓热胜则肿⑭,此之类也。是以热气内郁,不散而聚,所以扣之如鼓也。诸腹胀大,皆为里证,何以明之?仲景曰:少阴病,腹胀不大便者,急下之,宜大承气汤,所谓土胜坚⑭水则干急,与大承气汤下之,以救肾水,故知无寒,其热明矣。

诸病胕肿,疼酸惊骇,皆属于火者,胕肿热甚,内则阴气滞故也。疼酸由火实制金,不能平木,则木旺而为酸,酸者,肝之味也。故经所谓二阳一阴发病主惊骇。王注曰:肝主惊。然肝主之,原其本也,自心火甚则善惊,所以惊则心动而不宁也。故火衰水平,治之本也。

诸转反戾,水液浑浊,皆属于热者,热气燥烁于筋,故筋转而痛,应风属于肝也。甚则吐不止,暍热之气,加之以泄,湿胜也。若三气杂,乃为霍

乱。故仲景曰:呕吐而利,名为霍乱,故有干霍乱,有湿霍乱。得其吐利,邪气得出,名湿霍乱也,十存八九。若不得吐利,挥霍撩乱,邪无所出,名曰干霍乱,十无一生。二者因冒暑中热,饮食不节,寒暑气不调,清浊相干,阴阳乖隔,则为此病。若妄言寒者,大误矣。故热则小便浑而不清,寒则洁而不浊,故井水煎沸,则自然浑浊也。

诸病水液,澄澈清冷,皆属于寒者,水液为病,寒也,故水清净,其气寒冷,水谷不化而吐利,其色白腥秽,传化失常,食已不饥,虽有邪热,不杀谷而不饥者,无倦而常好动,其便色黄而酸。王注曰:寒者上下所出,及吐出溺出也。又法曰:小寒之气,温以和之。

诸呕吐酸,暴注下迫,皆属于热者⑯,流而不腐,动而不蠹,吐呕吐酸者,胃隔⑰热甚,则郁滞于气,物不化而为酸也,酸者,肝木之味,或言吐酸为寒者,误也。暴注者,是注泄也,乃肠胃热而传化失常,经所谓清气在下,则生飧泄⑱。下迫者,后重里急,窘迫急痛也。火性急速而能造物故也。俗云虚坐努责而痛也。

诸涩枯涸,干劲皴揭,皆属于燥者⑲,枯涩⑳者,枯涩气衰少,血不荣于皮肉,气不通利,故皮肤皴揭而涩也,及甚则麻痹不仁。涸干者,水少火多。《系辞》云:燥万物者,莫熯乎火。故火极热甚,水溢干而不润于身,皮肤乃启裂,手足有如斧伤,而深㉑三二分者,冬月甚而夏月衰。故法曰:寒能收敛,收敛则燥涩皴揭,热能纵缓,则滋荣润泽,皆属燥金之化也。王注曰:物之生,滑利;物之死,枯涩。其为治也,宜开通道路,养阴退阳,凉药调之,荣血通流,麻木不仁,涩涸干劲皴揭,皆得其所,慎无服乌附之药。经所谓金木水火土,运行之数,寒暑湿燥火风,临御之化,不失其道,则民病可调。

内经病机十九条之研究终。

注　释

①卷:原无,据全集体例补。

②目风……以及五脏风症:散见于《素问·风论》。

③项:丛选本同。《素问·至真要大论》作"顶"。

④医鉴:指明代龚信撰辑、龚廷贤续编、王肯

堂订补的《古今医鉴》。

⑤入门:指明代李梴编撰的《医学入门》。

⑥正传:指明代虞抟撰写的《医学正传》。

⑦血气者……温则消而去之:文见《素问·调经论》。

⑧肝气热……则筋急而挛:文见《素问·痿论》。

⑨湿热不攘……弛长为痿:文见《素问·生气通天论》。

⑩怒则气上:文见《素问·举痛论》。

⑪恐则气下:文见《素问·举痛论》。

⑫悲则心系急……故气消矣:文见《素问·举痛论》。

⑬木郁达之……水郁折之:文见《素问·六元正纪大论》。

⑭疼痛:丛选本同。《金匮·痉湿暍病脉证治第二》作"烦疼"。

⑮腰以上肿……当利小便:文见《金匮·水气病脉证并治第十四》。

⑯太阴所至为中满:文见《素问·六元正纪大论》。

⑰岁土太过,发为中满:文见《素问·气交变大论》。

⑱在天为热,在地为火:文见《素问·阴阳应象大论》。

⑲尊生书:指清代沈金鳌著的《沈氏尊生书》。

⑳夏脉者……则令人烦心:文见《素问·玉机真脏论》。

㉑肾虚……皆令人体重烦冤:文见《素问·示从容论》。

㉒心脉满大,痫瘛筋挛:文见《素问·大奇论》。

㉓火郁之发,民病呕吐疮疡:文见《素问·六元正纪大论》。

㉔少阳司天,客胜则为疮疡:文见《素问·至真要大论》。

㉕头痛数岁不已……脑逆故令头痛:文见《素问·奇病论》。

㉖肝病者,两胁下痛引少腹:文见《素问·疟论》作"腰背头项痛"。

㉗头项腰背痛:丛选本同。《素问·疟论》作"腰背头项痛"。

㉘寒气客于脉外则脉寒……小络急引故痛。文见《素问·举痛论》。

㉙泄:此前《素问·举痛论》有"后"字。

㉚摇:原作"坚",丛选本同,依《灵枢·刺节真邪》改。

㉛风气相搏……其身必痒:《伤寒论》未见,《金匮·中风历节病脉证并治第五》有此文,但文字有所出入。

㉜夫血脉营卫……故痈肿:文见《灵枢·痈疽》。

㉝阳气衰于下……则为热厥:文见《素问·厥论》。

㉞则:此后《素问·厥论》有"从"字。

㉟阳气者,烦劳则张……使人薄厥:文见《素问·生气通天论》。

㊱春伤于风,夏生飧泄:文见《素问·阴阳应象大论》。

㊲暴注下迫……皆属于寒:文见《素问·至要大论》。

㊳泄:丛选本同。《素问·阴阳应象大论》作"泻"。

㊴肢体重着……食即呕逆:丛选本同。文见《难经·五十七难》作"泄注;食即呕吐逆"。

㊵泄:丛选本同。《难经·五十七难》作"溲"。

㊶肺痿有吐涎沫而咳者……宜温之:文见《金匮·肺痿肺痈咳嗽上气病脉证治第七》,但文字略有更动。

㊷肺:此前《素问·痿论》有"五脏因"三字。

㊸阴争于内……使人喘鸣:文见《素问·经脉别论》。

㊹夜行则喘出于肾……喘出于肾与骨:文见《素问·经脉别论》。

㊺太阴所谓食则呕者……故呕也:文见《素问·脉解篇》。

㊻足厥阴肝……胸满呕逆:文见《灵枢·经脉》。

㊼呕而发热者……吴茱萸汤主之:文见《金匮·呕吐哕下利病脉证治第十七》。

㊽阳并于阴……阳明虚则寒慄鼓颔也:文见《素问·疟论》。

㊾阳明所谓洒洒振寒者……故洒洒振寒也:文见《素问·脉解篇》。

㊿厥阴在泉……治以辛凉:文见《素问·至要大论》,但文字有所出入。

51阳明司天之政……民病振寒:文见《素问·六元正纪大论》。

52风:丛选本同。此前《金匮·痉湿暍病脉证治第二》有"夫"字。

53头:丛选本同。《金匮·痉湿暍病脉证治第二》作"颈"。

54胀:此后《金匮·痉湿暍病脉证治第二》有"大"字。

55伏:原作"复",丛选本同。今依《金匮·痉湿暍病脉证治第二》改。

56不得卧……是水气之客也:文见《素问·逆调论》。

57嗽:原作"喘",丛选本同。文见《素问·示从容论》改。

58先渴却呕者……吴茱萸汤主之:文见《金匮·呕吐哕下利病脉证治第十七》。

59宛:《灵枢·胀论》作"俛"。

60濯濯而痛:丛选本同。《灵枢·胀论》作"而痛濯濯"。

61胀:此后《素问·胀论》有"也"字。

62肤胀者……腹色不变:文见《灵枢·水胀》。

63脐以下皮寒……则疾饥,小腹痛胀:文见《灵枢·师传》。

64腹满时减……宜大承气汤:文见《金匮·腹满寒疝宿食病脉证治第十》。

65少阴之复……心热烦躁:文见《素问·至要大论》。

66岁水太过……病身热烦心躁悸:文见《素问·气交变大论》。

67有病怒狂者……故夺其食即已:文见《素问·病能论》,文字略有删节。

68阳明病甚……不欲食故妄走也:文见《素问·阳明病解篇》。

69悲哀动中则伤魂……魄伤则狂:文见《灵枢·本神》。

70过:《金匮·痉湿暍病脉证治第二》作"多"。

71诸痉项强,皆属于湿:文见《素问·至要大论》。

72肠中寒,则肠鸣飧泄:文见《灵枢·师传》。

73腹中寒气……附子粳米汤主之:文见《金

匮·腹满寒疝宿食病脉证治第十》。

⑭胃中寒,则腹胀:文见《灵枢·师传》。

⑮胀:丛选本同。《金匮·腹满寒疝宿食病脉证治第十》作"满"。

⑯中气不足,肠为之苦鸣:文见《灵枢·口问》。

⑰肠:此前《金匮·血痹虚劳病脉证治第六》有"苦"字。

⑱呕而肠鸣……半夏泻心汤主之:文见《金匮·呕吐哕下利病脉证治第十七》。

⑲上下溢于皮肤……传为胕肿:文见《素问·水热穴论》。

⑳寒胜则浮:文见《素问·阴阳应象大论》。

㉑下:《素问·平人气象论》作"足胫"。

㉒寒伤形……形伤肿:文见《素问·阴阳应象大论》。

㉓骨髓酸痛:文见《素问·长刺节论》。

㉔惊:此后《素问·气厥论》有"衄"字。

㉕胃足阳明之脉……则惕然而惊:文见《灵枢·经脉》。

㉖惊恐:丛选本同。《素问·六元正纪大论》作"惊躁瞀昧暴病"。

㉗阴:原作"阳",丛选本同,依《灵枢·阴阳二十五人》改。

㉘善:丛选本同。《灵枢·阴阳二十五人》作"喜"字。

㉙病:此后《素问·刺热论》有"者"字。

㉚有:此前《灵枢·经脉》有"其"字。

㉛肺气虚……溺色变:文见《灵枢·经脉》。

㉜眇:原作"脉",丛选本同,依《素问·玉机真脏论》改。

㉝阴:原作"阳",丛选本同,依《素问·至真要大论》改。

㉞乃:此前《素问·五常政大论》有"土"字。

㉟甘:丛选本同。《素问·至真要大论》作"苦"字。

㊱食:此后《金匮·痰饮咳嗽病脉证并治第十二》有"消痰气,令能食。"六字。

㊲诸呕吐……小半夏汤主之:文见《金匮·呕吐哕下利病脉证治第十七》。

㊳有:此前《金匮·痰饮咳嗽病脉证并治第十二》有"膈间"二字。

⑨卷:原无,据全集体例补。

⑩在天为热,在地为火:文见《素问·阴阳应象大论》。

⑪暴:原作"痛",丛选本同,依《素问·至真要大论》改。

⑫转反戾:原有"病转戾",丛选本同,依《素问·至真要大论》改。

⑬腹:原作"胀",丛选本同,依《素问·至真要大论》改。

⑭皴(音村):指肌肤坼裂。

⑮物湿则滑泽……以燥金主于紧敛也:文见《素问玄机原病式》,但文字有更动。

⑯热气大来……盛于暑:文见《素问·至真要大论》。

⑰本:此后明·怀德堂刻本(以下简称怀本)有"焉"字。

⑱掉:此前怀本有"故"字。

⑲也:丛选本同。怀本作"矣"字。

⑳者:怀本无此字。

㉑极:怀本作"急"。

㉒者:怀本作"静则神明"四个小字注文。

㉓跗:怀本作"胕"。

㉔壮:原作"用",丛选本同,依《素问·至真要大论》王冰注改。

㉕气有多少……方有大小:文见《素问·至真要大论》。

㉖燥:原作"炽",依怀本及《易·说卦》改。

㉗熯:原作"燥",依怀本及《易·说卦》改。

㉘了:怀本无"了"字,《刘河间医学六书》本作"以",当从之。

㉙者:怀本作"味和气化"四小字注文。

㉚痹:原作"淖",丛选本同。依《素问·至真要大论》改。

㉛行游:丛选本同。《素问·五运行大论》作"游行"。

㉜露:原作"黔",丛选本同,误。按露同阴。

㉝邕:原缺,据怀本补。按邕同雍。

㉞肺者:怀本及"肺之",下有"常清气利"四个小字注文。

㉟治:怀本及《素问·至真要大论》并作"变"。

㊱痛:丛选本同。《素问·至真要大论》作"疟"。

㊗太凉畀候:丛选本同。《素问·至真要大论》作"大凉革候"。

㊈振:丛选本同。《素问·脏气法时论》作"报"。

㊉气:原缺,据怀本补。

㉚热:怀本同,刘河间医学六书本作"收引"。按前后体例律之,步本为是。

㉛者:怀本作"水"字。

㉜瓸:原作"肛",依《素问·五运行大论》王冰改。

㉝膻中者……喜乐出焉:文见《素问·灵兰秘典论》。

㉞者:怀本无此字。

㉟厥气上行,满脉去形:文见《素问·阴阳应象大论》。

㊱涌:原缺,据怀本补。

㊲瞀:原作"鹜",依怀本改。

㉒名:此前《素问·玉机真脏论》有"病"字。

㉓者:怀本无此字。

㉔风:此后怀本有"缓"字。

㉕病:丛选本同。《素问·生气通天论》作"并"。

㉖者:怀本无此字。

㉗热胜则肿:文见《素问·阴阳应象大论》。

㉘胜坚:丛选本怀本同。步本作"坚胜"宜从之。

㉙者:怀本无此字。

㉚隔:怀本作"膈"字。

㉛清气在下,则生飧泄:文见《素问·阴阳应象大论》。

㉜者:怀本无此字。

㉝枯涩:怀本作"涩枯"。

㉞深:原作"燥",丛选本同,依怀本改。

第三篇

谦斋临证指南专著

目　录

中医入门

中医临证备要

金匮要略杂病浅说

治疗新律

膏方大全

中 医 入 门

前　言

　　近来学习中医的人很多,大家有一个共同的要求:怎样着手学习? 并希望在较短时期内学得更好一些。因此,很需要有一本包括中医基本理论和基础知识的浅近的参考书,以便由此入门,逐步提高,这是一件很自然的事。

　　中医治病,主要是依据理、法、方、药相结合的一套医疗方法。我个人认为从这四个方面来认识中医的面貌,从而理解中医的特点和掌握中医的治病规律,这是学习中医比较正确的方法。故本书的叙述,即分理论、法则、方剂、药物四部,在四部内再分若干项目,作比较细致的介绍。

　　我还认为学习中医理论必须与中医的临床经验相结合,这样的学习才是比较踏实的。所以本书在介绍中医基本理论时,多举常见疾病的实例来加以说明,以便一边学一边联系实际。

　　学习任何一门学问,都要下一番功夫,学中医当然不例外。无论全面学或学一科和一种病,都不能离开理法方药,但是不必看得太难,也不可估计得太简单,只要循序渐进,由入门而提高,是不难学会的。

　　在党的领导下,我愿意把一得之愚贡献出来,帮助读者们解决一些学习中的实际问题,希望通过此书,能使读者们对中医学有一个初步的概念,为进一步学习中医打下基础。但是由于我的水平有限,缺点和错误在所难免,欢迎批评指教。

编者志

1959 年 9 月

第一章　理 论 之 部

第一节　中医的特点

一、整体观念

中医治病,是从整体着眼的。首先把人体内脏和体表各组织及器官之间的关系,看作是不可分割的,同时还认为环境的变化对人体生理和病理有着重大的影响。因此,强调人体内部的统一性,也重视人体和外界环境的统一性。于是,在临床上总是从全面考虑问题,不单从有病的局部着想,并观察季节、气候和水土,注意病人的情绪和生活习惯等。这种整体观念是中医治病的基本观念,现在分几个方面来说明。

1. **人体的整体性**　中医认为人体各部都是有机的联系。首先把十二内脏看成十二种功能,称作"十二官";又分为六脏、六腑,从作用上把一脏一腑分别结合,称作"表里"。这种内脏的归纳划分,不等于各自为政,恰恰相反,而是把生理活动或病理变化,理解作相互之间有不可分割的关系。这种关系不仅表现在脏腑,同时表现在脏腑和形体的各组织各器官方面。例如:心主脉、主舌,肝主筋、主目,脾主肉、主口,肺主皮毛、主鼻,肾主骨、主耳;再如脾主四肢,肾司二便,等等,都是说明脏腑的功能和脏腑与形体的关系。更重要的,通过经络有系统的分布全身,循环往复,成为体内和体表的联络路线,这样,使人体在功能上保持内外相关的整体。正因为如此,治疗上关于内脏的病,不单治一脏甚至不医治有病的一脏,而从其他内脏进行治疗得到痊愈,如胃病兼治脾脏,肺病可从治脾胃着手,以间接增强肺脏的抵抗力。尤其显著的,形体局部的病症,往往采取治内脏的办法来治愈,如风火红眼,有清肝方法,虚火牙痛,用温肾方法;又如脱疽(能使十个足指零落),现代医学多用截除手术,中医用活血温经方法收到良好效果。此外,如皮肤病、肿疡、溃疡等外症,中医大多用内服药来消散或排脓、收口。

2. **人体和气候**　大自然的一切,特别是生物的生存和发展,直接受到客观环境的影响。中医十分重视这个关系,认为人体健康和气候不能分开,必须和自然环境相适应才能无病和长寿。因而,从一年中找出春温、夏热、秋凉、冬寒等四季的特性,以及四季里的风、寒、暑、湿、燥、火等六种不同气候的变化规律,并指出应该怎样适应客观环境的方法和违背气候变化后可能招致的疾病。还根据这些原则,分析演绎出诊断和治疗等方法。例如非其时而有其气,即春应温而反寒或热,就是不正之气,称作"虚邪贼风"。这些不正之气,必须及时回避。至于四时气候有规律的变化,这对人体是有利的,称为"正气"。因此,常常利用春、夏、秋、冬四季的气候正常转变来调养和治疗疾病。举个浅显的病例来说,老年人常见的痰饮咳喘,春夏轻减,秋冬加重,原因是脾肾阳虚,湿浊凝聚为痰,临症上常用温药调养,并且主张利用夏季阳气最旺的时期来调理预防。又如血虚肝阳旺的病人,到了春天容易发作头晕、脑胀、目眩、耳鸣、精神疲倦等症。这种症状的发生是和气候息息相关的,故在冬季给予滋补,可以防止发病的机会。从这些例子中可以理解到中医对于养生和治病,密切注意内外环境的相互适应。

3. **人体与地土方宜**　不同的水土,不同的生活习惯,可以产生不同的疾病。我国幅员广阔,西北地区气候寒冷,地高多燥,东南气候温和,地卑多湿。因而不同地区常有不同的病症。此外,对一般病的治法和用药及药量,南北方也有出入。所谓因时制宜、因人制宜、因地制宜,便是这个意思。

4. **其他**　禀赋的强弱,形体的肥瘦,性情的愉快、忧郁、急躁,以及精神刺激等,中医也是非常注意的,认为对疾病的发生和发展很有关系,在治疗时必须顾及。如强者耐受重药,体弱者不宜重剂;体丰肥者多湿多痰,瘦者多阴虚内热。这些虽然不是刻板的,但一接触具体病症,就有很现实的参考价值。

中医的理论体系，是在整体观的基础上建立起来的。从整体观念出发，中医在临症上有两个突出点就是：其一，不仅仅着眼于疾病的局部症状而忽视其他部分所受到的影响；不因重视某一发病因素而忽视因此引起的其他因素。同时，在及时治疗之外，还利用季节来进行防治。例如咳嗽是一个肺脏疾患，经久不愈可以影响到心脏而兼见心痛，喉中介介如梗状，咽肿喉痹；或影响到肝脏而兼见两胁下痛，不能转动，转动则两胁胀满，也能影响到胃而呕吐，或影响到膀胱而咳时遗尿，称作心咳、肝咳、胃咳和膀胱咳，治法就各有不同。又如一个气郁病，或引起肠胃疾患，或妇女适值月经来潮而引起腹痛，必须兼顾肠胃和调经。还有如风湿性痹痛趁伏天治疗，肺痨病趁秋凉治疗，疗效都比冬季或夏季为优，这是由于病的性质和脏气的性质适宜于炎热和秋凉的关系。其二，认识到病和病人是不可分开来看的，每一个病都应从两面着想，一面是病邪，一面是正气，即病人的抵抗力和恢复能力。因而一面要祛除病邪和改善病况；另一面要调理病人的生理机能，增强其自然的抵抗力，帮助恢复健康。这就提出了"扶正"和"祛邪"两种治法，及"邪去则正自复，正充则邪自却"的两种战术方法。不难体会，疾病的过程就是正和邪两个方面矛盾斗争的过程，当邪气退却，正气进入恢复的阶段，这一斗争才算结束。邪正的斗争，有急有缓，有长有短，虽然因病因人而异，主要是决定于疾病发展过程中正和邪双方力量的对比。正气战胜邪气，就走向痊愈，邪气战胜正气，就导致病重。所以，中医在未生病时重视避邪，既受邪时又急于祛邪，但同时不忽视扶正，在某些情况下，还把扶正作为主体。这是中医整体观念的概况，说明这一观念是贯彻在生理、病理、诊断和治疗各个方面的。要进一步明白这些道理，必须学习《内经》，它是中医理论的渊薮，一直在指导中医实践。

二、辨证论治

辨证论治为中医普遍应用的一个诊疗规律，从认识病症到给予治疗，都是依靠这个规律来完成的。辨证论治是综合理、法、方、药作为基础，离开了这个基础就无法进行。它是有理论有法则，理论和实践相结合的。

辨证论治的意义：辨，就是分析、鉴别；证，就是证据、本质；论，就是讨论、考虑；治，就是治疗的方针。证和治是现实的；辨和论是灵活的，要通过分析和思考的。前人告诉我们，有是证，用是法，用是药。究竟凭什么来认识这个证，以及凭什么用这种法和这类药，就需要下一番辨和论的功夫。疾病的发生必然有某种因素，某种因素就表现出某种症状，离开症状是无从辨别疾病的性质的。同时仅仅注意症状也还不可能全面了解病情，有时症状的表现不一定反映真相，中医称之为"假象"，这就要求必须做到细致的辨证。总的说来，辨证，就是从疾病过程中找出疾病的客观规律，务使求得症状和病因的统一。引用辨证法的词句来说，就是"本质决定现象，现象表现本质"。故中医治病有一定步骤，观察症状，决定病因，商讨治法，然后处方用药。因而，中医对任何疾病在没有辨明症状以前，是无法确定治法，更谈不到处方用药。辨证论治的重要性就在于此。

症状是病邪作用于人体所发生的反映，它反映着病邪的性质和生理机能的强弱。在症状的表现上，从细小到显露，从表面到深层，可以鉴别发病的因素和生理病理的状况，可以随着症状的消失和增添，探知病邪的进退及其发展方向。

病因以六淫和七情为主，也就是外感和内伤两大病类的主要因素。比如《内经》里指出，风邪使人眩晕、抽搐，热邪使人痈肿，燥邪使人口渴、皮肤枯裂，寒邪使人浮肿，湿邪使人腹泻，又指出恼怒使人气上逆，喜乐使人气舒缓，悲哀使人气消索，恐惧使人气下沉，惊吓使人气混乱，思虑使人气结聚。这些都是从症状来观察六淫、七情的变化的。任何一个病没有无原因的，病因是发病的根源，能直接伤害人体引发各种症状。中医所说的病因，主要包括人体正气和病邪两方面，即从病体全面来观察，病邪固然是病因，但本身机能衰弱或亢奋，也是病因。

症状是辨证的主要对象，如何辨认对象，就需要确切的诊断。中医诊断分望色、闻声、切脉和询问，目的是在观察和分析症候，也就是把症状联系起来，分出主症、主脉，这样，才能正确地掌握病情，不被或有的假象所蒙混。所以诊断的要点，除了听取病人的主诉症状以外，还应客观地从多方面来观察其他有关症状，以推索病因。因为症状是病因的反映，但是不能单看肤浅的现象，必须看到它隐藏的一面，还要看到下一阶段的发展趋向。总之，必须看到真实的一面，不能为假象所迷惑。这就不能单靠主诉的自觉症状来决定诊断，需要进一步的辨证，如有些疾病依据一般症状已能作出初步的印象，但经过深入分析后，又往往能否定初步印象。比如病人嚷着内热口燥，并有发热、头痛等症状，一般可以认作温热病，但如果仔细地诊察一下，发现病人虽渴不欲饮，饮后觉胀，并且喜喝热水，便可断定口渴是假象，不是真正内热。于此可见辨证在确诊上的重要性。一个病的症状有简单的，也有复杂的，复杂并不等于杂乱无章，只要明白症状的相互关系，加以分析归纳，就能发现它的前因后果，来龙去脉，从而达到全面的正确的认识。

中医辨证，客观地从疾病发生和发展情况来肯定体内的矛盾，它包括正面和反面，指出了矛盾在每一疾病所呈现的普遍性和特殊性，成为具有实在内容的认识方法。至于治疗，就是针对辨证的结果定出方针，根据方针来处方用药。

论治，应该掌握三个方面，即：病因、病症和病的部位。例如辨证上明确了病因是停食，它的病症是脘腹胀满，病的部位是在肠胃，在论治上就以宽中、消食为方针，选用催吐、消运或通大便的药物来治疗。又如经过辨证确认病因是血虚，它的病症又是头晕、心悸、惊惕不安，病的部位是在心肝两经，那么论治就以滋补心营肝血为主，结合潜阳、安神等镇静方法。在这里可以看到"辨证"和"论治"是连贯的，基本的要求在于根据具体情况，灵活运用。

以上所谈的是辨证论治的意义和方法。至于辨证的法则，有依据六经来辨的，有的依据三焦来辨的，最重要的是根据阴、阳、表、里、虚、实、寒、热八纲。八纲的意义是先把阴阳分为正反两方面，再以表里来测定病的部位，虚实来测定病的强弱，寒热来测定病的性质。把各方面测定的结果联系起来，就有表寒实证、里热虚证等不同病型，也就是包括了上面所说的病因、病症和病的部位在内。临床辨证是极其细致的工作，症状的出入，就是病情在变化，有时看来似乎极微的变化，而病的趋势却已改变。比如发热是一个常见症状，但是在临床上必须弄清楚以下一系列的问题：有否怕冷？有否汗出？热到什么程度？汗出后是否怕冷消失、热势下降？热势下降的同时是否脉象也跟着平静？有没有汗出后怕冷消失而热势反增，或热渐下降而汗出不止，或急寒急热一天中反复往来等情况？还必须观察有没有神识不清？有没有口渴，真渴还是假渴？有没有大便闭结或腹泻？有没有头痛、身体疼痛、咳嗽等症状？以及一天中热势升降的时间、脉象、舌苔如何？对于一个发热症状所以要了解得这样仔细，是因为在发热的同时，如有其他不同的症状加入，诊断就不同，治疗也不同；另一方面，通过如上的鉴别，就可以求得表里、虚实、寒热的病情，借以定出治疗的方针。比如发热而怕冷，头痛，身体疼痛，无汗，此为伤寒病初期，用辛温发散法；倘咳嗽，有汗或无汗，是伤风证，用宣肺祛邪法；倘有汗，口渴，是风温病初期，用辛凉清解法；倘不怕冷，高热稽留，是阳明热证，用辛寒清热法；倘日晡热势更剧，大便闭结，为胃家实证，用苦寒泻下法；倘大便泄泻，为协热利证，用表里清解法；倘寒热往来，一日数次，为少阳病，用和解退热法；倘舌红、神识不清，为热入心包证，用清心凉营法。其他如热降而汗出不止，须防亡阳虚脱等。这些说明了辨证是要分辨疾病的性质，明确疾病的性质才能论治，否则失之毫厘，谬之千里。然而辨证并非到此为止，因为邪正相搏往往是一个很复杂的病理过程，在这过程里由于邪正消长和体内各部分互相影响的关系，会使证情随时转变，形成疾病在发展过程中的阶段性。这样不仅在初病时要辨证，在发展的每一阶段也要辨证，概括地说，论治先要辨证，不辨证就无从论治。所以有人问治咳嗽用什么药？虽然明知是肺脏疾患，但如果不了解具体症状，便无法答复；再如有人问口干能不能用石斛？明知石斛可治口干，在未辨清属于哪一种口干以前，同样不能回答。因此，辨证论治是中医诊疗的基本法则，它的精神实质是理法方药相结合的一套治疗体系。

第二节　基本学说

一、阴阳

阴阳学说，是古人在观察自然现象中归纳出来，用以解释自然现象的一种思想方法。前人发现万物万象都有正反两种属性,这种属性是对立而又统一的,普遍存在于一切事物中,就创立了阴阳学说,用阴阳这个名词来代表一切事物中所存在着的对立统一的关系。如天为阳,地为阴;日为阳,月为阴;昼为阳,夜为阴;火为阳,水为阴等,并用相反相成、对立统一的道理去解释宇宙间一切事物的变化。中医用阴阳学说来说明医学上的基本问题,从而成为中医理论的思想体系,它贯穿在中医学中的生理、病理、诊断、治疗和药物等各个方面,构成了一整套合乎客观实际的医疗方法,灵活地指导着中医的临床实践。

1. **在生理方面** 中医认为人体的生理也能用阴阳学说来加以解释。一般地说,阳的性质属于动,阴的性质属于静;阳有保卫体表的能力,阴有保守内部精气的作用。故在生理上,以阳代表体表皮毛、肌肉、筋骨等,以阴代表体内脏腑;并以五脏主藏精气为阴,六腑主司消化传导为阳。又从位置上分:上焦为阳,下焦为阴;外侧为阳,内侧为阴。从物质和功能上分:血为阴,气为阳;体为阴,用为阳。每一处都存在着阴阳的属性,用以说明生理的特有的性质和特殊的功能。

2. **在病理方面** 根据发病的部位和性质,区别表证属阳,里证属阴;热证属阳,寒证属阴。凡是机能衰弱,如少气、懒言、怕冷、疲倦、不耐劳动等多为阳的不足;物质的损失,如贫血、萎黄、遗精、消瘦等多为阴的不足。因而把一般症状分作四个类型,即阳虚、阴虚、阳盛、阴盛。指出阳虚的外面应有寒的现象,阴虚的里面应有热的现象;相反地阳盛的外面应该热,阴盛的里面应该寒。比如阳盛的症状为发热、口干、呼吸粗促、胸中烦闷;阴盛的症状为怕冷、四肢不温,甚至战栗;但有时阴虚的也能发生脉数、狂妄等类似热证;阳虚的也会有腹内胀满等类似寒证。概括地说,一切亢进的、兴奋的、有热性倾向的都归阳证,衰弱的、潜伏的、有寒性倾向的都归阴证。推而至于外科,阳证多是红肿发热,阴证多是白陷不发热。

3. **在诊断上** 如以脉诊来说,分有六个纲要,即在至数上分迟和数,体状上分浮和沉,动态上分滑和涩。数、浮、滑属于阳,迟、沉、涩属于阴;阴脉多见于阴证,阳脉多见于阳证。以舌诊来说,舌质的变化属于血液的病变,色见红、绛,乃是血热属阳,色淡或青,乃是血虚或血寒属阴;舌苔的

变化多系肠胃的病变,燥的黄的属阳,潮的白的属阴。所以《内经》上说:"善诊者,察色按脉,先别阴阳。"

4. **在治疗上** 表证用汗法,里证用下法,寒证用温法,热证用凉法,都含有阴阳的意义。主要是阳胜则阴病,阴胜则阳病;阳胜则热,阴胜则寒,重寒能现热象,重热能现寒象。所以,《内经》提出了"阳病治阴,阴病治阳;从阴引阳,从阳引阴"等大法。

5. **在用药方面** 中药的药性主要是分别气味。一般以气为阳,味为阴。气又分四种,寒、凉属阴,温、热属阳;味分五种,辛、甘属阳,酸、苦、咸属阴。故附子、肉桂、干姜等具有辛热性的称作阳药,能升能散;黄连、银花、龙胆草等具有苦寒性的称作阴药,能降能泻。此外,有芳香健胃作用的如砂仁、豆蔻等,也叫阳药,有滋养肝肾作用的如首乌、地黄等,也叫作阴药。

这里顺便提一下,因为中药的药理,就是中医基本理论在中药学上的运用,所以,要深明中药的气味,必须首先了解中医的阴阳学说,然后才能结合辨证恰当地用药。

《内经》说:"阴阳者,数之可十,推之可百;数之可千,推之可万……然其要一也。"这是说明不论事物的巨细,只要有对立统一的关系存在,均可运用阴阳来解释。故在中医学中就有阴中之阳、阴中之阴、阳中之阳、阳中之阴的进一步分析,也就是在阴和阳的里面再分出阴阳来,例如一天之内,白昼是阳,夜间是阴;白昼又分上半天是阳中之阳,下半天是阳中之阴,上半夜是阴中之阴,下半夜是阴中之阳。又如以脏腑来说,则六腑是阳,五脏是阴;五脏中间则心、肺为阳,肝、脾、肾为阴;再分心为阳中之阳,肺为阳中之阴,肝为阴中之阳,肾为阴中之阴,脾为阴中之至阴。在药物气味方面同样如此:气为阳,味为阴;味厚的为阴中之阴,味薄的为阴中之阳;气厚的为阳中之阳,气薄的为阳中之阴。这样的分析是从客观实际中总结出来,又回到客观实践中证实了的。举个虚汗的例子来说,白天是阳盛的时间,假如白天自汗,就认作阳虚,因为白昼属阳,用黄芪、附子一类补气补阳药去制止它;在夜间自汗就认作阴虚,因为夜间属阴,用地黄、山萸一类补血养阴药去制止它。又如找不到原因的发热,而发热又有一定时间的,

在夜间发作的多用补阴药,称为养阴退热法;白天发作的多用补阳药,称为甘温除热法。由此可见,阴阳学说在中医学中是深入浅出的一种分类方法,也是由博返约的一种归纳法则。

阴阳既是事物对立统一的概括性代名词,故不论物质的、机能的、部位的对立,都可以包括。不过应该明确中医广泛地把阴阳应用于各个方面,都是实有所指的,因此要彻底理解中医运用阴阳的道理,必须通过临证,只有通过临证才能明白阴阳所起的实际作用。例如热是属于阳,但热有表里、虚实的不同,故伤风感冒引起的发热,当用发汗法,叫作疏散解表;化脓性肿疡引起的发热,当用内消法,叫作消散清解;肝火引起的发热,当用清降法,叫作平肝清热;虚劳引起的发热,又当用滋补法,叫作养阴退蒸。所以,热属于阳这是一般情况,而热的属于表、属于里、属于虚、属于实则是机动的。还有,临证上常分阴盛阳虚、阳盛阴虚、阳虚阴盛、阴虚阳盛,意思是说同样的阴证和阳证,有因阴盛而引起的阳虚,有因阳盛而引起的阴虚,有因阳虚而引起的阴盛,也有因阴虚而引起的阳盛,这就和一般的阳虚、阴虚、阳盛、阴盛证有所差别。如果是单纯的阴虚、阳虚,则治疗法就比较简单;如果阴虚、阳虚是由阳盛、阴盛引起的,则就需要标本兼顾了,像腹水证用温运逐化法,温运是扶阳,逐化是排出阳虚而产生的水湿;口渴证用清胃生津法,清胃是制热,生津是补充因阳盛而消耗的津液。这里的阴阳或指机能,或指物质,在部位方面也不相同,但均有所指这是实在的。

最后还应指出,阴阳在中医理论中是一个突出的重点,中医对于阴阳的运用上,有两个最重要的概念:第一,是阳生阴长,阳杀阴藏。生长和杀藏,即互相依存、互相约制的意思。阴阳在作用上与表现上都是彼此相反,但又是彼此相容,彼此促进,绝对不能分离的,所以《内经》上说:"阴在内,阳之守也;阳在外,阴之使也。"又说:"两者不和,若春无秋,若冬无夏。"第二,是阴阳和调。阴阳必须和调,即矛盾必须求得统一。不仅人体内部存在的阴阳偏盛偏衰的对立要统一,就是体内外环境也要统一,使内外调和以维持身体的健康。故《内经》上说:"阴阳和调,则血气淖泽滑利。"又说:"阴平阳秘,精神乃治。"

二、五行

中医除用阴阳学说来说明人体内部的对立统一以外,还引用了五行学说来说明人体内部的联系。

五行,即木、火、土、金、水。这五者的关系,主要有两个方面,即"相生"与"相克"。

相生,就是相互资生和助长的关系。五行中的相生关系是这样的:木生火,火生土,土生金,金生水,水生木。从五行相生的关系中,可以看出,任何一行都有生我和我生两个方面,如以木为例,生我者为水,我生者为火,故借母子关系来说,水为木之母,火为木之子。其他四行以此类推。

相克,就是相互约制和克服的关系。五行中的相克关系是"金克木,木克土,土克水,水克火,火克金"在这五行相克的关系中,也可看出任何一行都有克我和我克两个方面,再以木为例,克我者为金,我克者为土,也就是金为木所"不胜"者,土为木所"胜"者。

上述五行相生和相克两个方面,它们之间的关系,不是并行不悖,而是相互为用的,也就是生克之间有密切的联系,即生中有克,克中有生。这种相互为用的关系,称作"制化"关系,如:木克土,土生金,金克木。

制化关系,是维持平衡的必要条件,否则有生无克,必使盛者更盛;有克无生,必使弱者更弱。

在生克中还有一种反常现象,即我克者有时反来克我,克我者也有时反为我克。比如:水本克火,在某种情况下,火亦能反过来克水,这就称作"相作"。

凡是相生、相克、相侮均有一个条件,就是本身之气充实则相生,否则不能生;本身之气有余则能克所胜和侮所不胜,不及则不但不能克所胜而反为所不胜乘侮,故《内经》上说:"气有余则制己所胜而侮所不胜,其不及则己所不胜侮而乘之,己所胜轻而侮之。"

五行在中医学上的运用,主要是按五行的属性,将自然界和人体组织在一定的情况下归纳起来,同时以生克的关系说明脏腑之间的相互关系。就自然界来说,如方位的东、南、中、西、北,季节的春、夏、长夏、秋、冬,气候的风、暑、湿、燥、寒,生化过程的生、长、化、收、藏,以及五色的青、赤、黄、白、黑，五味的酸、苦、甘、辛、咸，均可依木、火、土、金、水的次序来从属。在人体方面，以肝、心、脾、肺、肾为中心，联系到目、舌、口、鼻、耳的七窍，筋、脉、肉、皮毛、骨的五体和怒、喜、思、忧、恐的五志

等等。明白了这一归类方法后，当接触到属于某一行性质的事物时，便可从直接或间接的关系把它们结合起来加以分析，以便理解这一事物的性质。附表如下：

五行	方位	季节	气候	动物	植物	气	味	色	音	数	内脏	七窍	形体	志	声	病所	病态
木	东	春	风	鸡	麦	臊	酸	青	角	八	肝	目	筋	怒	呼	颈项	握
火	南	夏	热	羊	黍	焦	苦	赤	徵	七	心	舌	脉	喜	笑	胸胁	忧
土	中央	长夏	湿	牛	稷	香	甘	黄	宫	五	脾	口	肉	思	歌	脊	哕
金	西	秋	燥	马	谷	腥	辛	白	商	九	肺	鼻	皮毛	忧	哭	肩背	咳
水	北	冬	寒	彘	豆	腐	咸	黑	羽	六	肾	耳	骨	恐	叫	腰股	慄

中医的五行学说和阴阳学说一样，同样是指导中医临床工作的。举例来说，如木性条畅，肝气也应舒畅，郁则为病，治以疏肝理气；木能克土，肝病可以犯脾，未犯前，就应当预先防止，已发现脾病时，则宜疏肝健脾；水能生木，所以肝虚的病症，可用滋肾的方法来柔肝；金能克木，则肝旺的症候，可用佐金平肝法。其他脏病，如肺劳用培土生金法，脾泻用益火培土法，都是按照五行相生、相克的道理处理的。从这些治法的运用上，也可说明一个问题，即中医非但不把内脏孤立起来，而且极其重视内脏之间的密切联系，常常在甲脏有病时，从乙脏或丙脏来进行治疗，因而有"隔一"、"隔二"和"虚则补其母，实则泻其子"等方法。

再从五行与人体脏腑、体表器官的联系来说，如目属于肝，因内热而引发的目赤羞明，多用清肝法；肌肉属于脾，形体消瘦羸弱，多用补脾法。又如肝主风，凡有头晕目眩等肝风上旋的症状，多用柔肝熄风法；脾主湿，凡有胸腹胀满、小溲短少等阻滞症状，多用健脾理湿法。这些都是用五行来分析归纳的。当然，不是说所有治法不能离开五行，而且也不容许任何病症都机械地搬用五行，而是应该根据具体情况加以灵活应用。

中医的五行学说虽以五种物质作基础，配合内脏加以演绎的，但并非表示该脏器就由那种元素所构成，只是用来说明其性质。前人指出五行的性质是：木气正直，其性柔和，其用曲直，其化生荣；火气升发，其性急速，其用燔灼，其化蕃茂；土气平厚，其性和顺，其用高下，其化丰满；金气莹明，其性刚劲，其用散落，其化坚敛；水气内明，其性流下，其用流溢，其化坚凝。这里所说的气意思

就是本能，性是性情，用是作用，化是变化，每一行的性情、作用和变化都是根据本能的。例如木的本能是正直的，所以它的性情也柔和顺物，它的作用在曲中求直，它的变化为生气荣茂。因而结合到五脏，在病变方面就主张木郁达之、火郁发之、土郁夺之、金郁泄之、水郁折之。无非根据五种不同性质，使其畅达、发扬、疏利、肃降和疏通，以恢复它的本能。

阴阳要平衡，五行也必须求其平衡。所以《内经》又指出了五行的平气和太过、不及现象，如说："平气如何？木曰敷和，火曰升明，土曰备化，金曰审平，水曰静顺；太过，木曰发生，火曰赫曦，土曰敦阜，金曰坚成，水曰流衍；不及，木曰委和，火曰伏明，土曰卑监，金曰从革，水曰涸流。"这些名词，都是用来形容五行的正常和不正常的现象。比如木得其平，便敷布和气，故曰敷和；木气不及则阳和委屈，称为委和；如果有余，则生发无制，故称发生。在研究五行的时候，对这方面能够细细体会，便易掌握其运用规律。

三、经络

经络学说也是中医理论体系中重要的组成部分，《内经》上说："经脉者，所以决死生，处百病，调虚实，不可不通。"又说："十二经脉者，人之所以生，病之所以成，人之所以治，病之所以起，学之所始，工之所止也，粗之所易，上之所难也。"郑重地指出了经络的重要性，为医者必修的一门课程。它和阴阳、五行学说一样，贯穿在中医的生理、病理、诊断、治法、药物等各个方面，并起有重大的作用。

经络,直者为经,横者为络,网罗全身,错综联系。它的作用是内属脏腑,外络形体,行气血,营阴阳,濡筋骨,利关节。全身经络,主要的为十二经脉、十二经别、十二经筋和奇经八脉。其中十二经脉分为六支阳经、六支阴经,逐经相传,循行脏腑、头面、四肢;经别是十二经脉的别出,在阳经和阴经之间构成表里配合,着重于深部的联系;经筋是起于肢末,行于体表,着重于浅部的联系;奇经八脉则为调节十二经脉的。所以经脉是气血运行必由的通路,贯穿在人体内外、上下、左右、前后,从而将人体各部分包括五脏、六腑、头面、躯干、四肢、九窍等,联系成为有机的统一整体。并由于经络互相衔接,由阴入阳,由阳入阴,从里走表,从表走里,自上而下,自下而上,气血流行,循环不息,所谓阴阳相随,内外相贯,如环无端。

人体生理功能,是以五脏六腑为主,但使人体内外、上下保持着平衡的协调,进行有机的整体活动,则经络起着重要的作用。经络学说,是前人在长时期的临症实践中根据无数病例治疗效果的分析研究而形成的。故用经络来分析证候,也能作为辨证论治的准则之一。一般外邪的传变,大多通过经络由表入里,由浅入深。如以真中风病来说,轻者中络,症见肌肤麻木、口眼歪斜;稍重中经,症见左瘫右痪,身重不胜;再重则中腑、中脏,症见口噤、舌强、神昏不醒、便溺或阻或遗。又如自内脏发生的疾病,同样会在所属经络反映出来,如肺、心有邪,其气留于两肘,肝有邪其气留于两胁,脾有邪其气留于两髀,肾有邪其气留于两腘。气留则痛,临症上常可遇到。

在临症治疗上,经络也是重要依据之一。大家熟悉的针刺手上合谷穴,能治龈肿齿痛;刺足三里穴,能治胃病,这些都是通过经络所起的作用。此外,经络与处方用药也有关系,如中药学上将药物的主治功能分属十二经,见哪一经病用哪一类药。像麻黄入太阳经,葛根入阳明经,柴胡入少阳经。以上三药均能治疗风寒头痛,如痛在后脑及项者,属太阳经,用麻黄;痛在前额及眉棱骨者,属阳明经,用葛根;痛在头之两侧或一侧者,属少阳经,用柴胡。其他尚有一些药常用于某种病症,成为某种病的主药,如辛夷用于鼻塞,荔枝核用于疝气,姜黄用于手臂痛,狗脊用于背脊疼痛等,都是从分经上来的。

一般认为经络学说专门指导针灸治疗的理论根据,这是不全面的。中医无论内科、外科以及妇、幼、推拿、正骨各科,从来没有脱离以经络学说为指导的范畴。经络学说的重要性,在长期实践中已经证明其实际价值,近来通过中西医密切合作,在实验研究中也初步证实了好些问题。如针刺委中、内庭、足三里等穴后,胃的蠕动、波速、波幅、胃张力及排空时间均有显明变化;针刺合谷、三阴交等穴,可使子宫收缩加强和间隔缩短;针刺膻中、天突、合谷、巨阙等穴,在 X 线下观察到食管壁蠕动增强,食管腔增大,能缓解吞咽困难的痛苦等。这些不仅说明了针刺对内脏活动的影响,也说明了经络与脏器的关系,值得注意。

四、预防

预防的目的,为消灭疾病,保障健康。《内经》里很早就提到了:"圣人不治已病治未病。病已成而后药之,譬犹渴而穿井,斗而铸兵,不亦晚乎。"在《内经》的预防思想指导下,历来有关个人卫生和公共卫生的知识,如在千金方等书内早有记载。现在重点谈谈中医预防的基本精神。

第一,前人认为疾病的发生,除日常饮食起居不节外,与自然界气候变化有密切关系,而本身的体力强弱尤为主要因素。故保持健康,首先要充实精力,其次应避免外邪的侵袭。《内经》上曾说:"邪之所凑,其气(指人身精气)必虚。"又说:"虚邪贼风,避之有时,恬憺虚无,真气从之,精神内守,病安从来。"还指示了适应四季正常气候来锻炼身体的方法,如春夏宜保养阳气,秋冬宜保养阴气,以及春气养生,夏气养长,秋气养收,冬气养藏之道。务使内外环境互相适应,达到预防疾病,从而健康长寿,这是中医预防的基本理论。

第二,早期治疗,认识到有病即治,事半而功倍。如《内经》指出:"邪风之至,疾如风雨,故善治者治皮毛,其次治肌肤,其次治筋脉,其次治六腑,其次治五脏。治五脏者半死半生。"这是说外邪侵害人体,多从表入里,病在皮毛即当急治,拖延下去便逐步深入,等到传入脏腑,病就严重而难治了。所以,预先给予医疗,防止疾病恶化,对于临症工作来说,是十分重要的。

第三,疾病的发生、发展均有它的规律,掌握病情,必须有预见性。例如《金匮要略》上说:"见肝之病,知肝传脾,当先实脾。"因为肝病往往影响到脾,如果治肝病的时候照顾到脾,使脾不受到损害,那么就可不让肝病传变,容易痊愈。中医在临症工作上十分重视病邪的发展,并强调要及时控制其变化。在《伤寒论》和温病学方面有很多地方讨论这些问题。此外,在切脉、望舌等诊断方面也经常指出病邪传变的预兆,足供参考。

于此可见,中医的预防,分未病预防和已病防止两个方面,预防疾病的发生是主要的,如果已经得病那就要将预防精神贯彻到治疗方面去,也就是在治疗时努力防止疾病向坏的方面发展。这种寓预防于治疗之中的医疗方法,也是中医特点之一,并在这方面积有丰富的经验。

第三节 生 理

一、五脏六腑(包括奇恒之府)

中医重视内脏的生理功能,并重视内脏病理变化的反映,还重视内脏之间和内脏与形体各组织的联系。根据内脏的性质和作用分为五个脏、六个腑,又把另外的一部分称为奇恒之府和传化之府。

五脏是心、肝、脾、肺、肾,六腑是胆、胃、小肠、大肠、膀胱和三焦,五脏中还有心包络,为心的外卫,也有把它独立起来,与五脏并列,称为六脏,惟心包络的功能和病变总是与心脏相一致的。脏和腑俱为内脏,其区别是:五脏藏精气而不泻,六腑传化物而不藏。凡具有出纳转输、传化水谷功能的脏器,归属于腑;没有直接传化水谷而具有贮藏精气功能的脏器,归属于脏。

1. **心** 心生血,主藏神。为人体生命活动的主宰。心脏本身不健全,或受情志的刺激,或因病邪的侵犯,就会出现心悸、惊惕、失眠,或善忘、喜笑失常,或谵语、神识昏迷等症。心脏有了病变,不仅本身无以自主,并能影响其他脏腑的活动,使之发生紊乱。

2. **肝** 肝藏血,主谋虑。肝性刚强,故又有将军的称号,当受到精神刺激时,往往影响其正常功能而发生恼怒、头胀等症,甚至火气上逆而发生吐血。肝又为女子的"先天"(即有生殖机能在内的意思),故调经、种子必须重视对肝脏的治疗。

3. **脾** 脾统血,主运化。维持生命的力量主要是营养,脾能消化水谷,把食物的精华运输到全身,故被称为"后天"之本。倘脾的运化能力不足,则食后作胀,因而引起肌肉消瘦,精神疲乏。脾又主运化水湿,水湿停滞的症状,如胸闷呕恶,大便泄泻,肌肤浮肿,大多由于脾弱所致,因此利湿常用健脾方法。

4. **肺** 肺主气,司清肃。肺气不降,最易引起咳嗽、气喘,在虚证的情况下,又常见少气、言语低怯无力。肺对于心脏所主的血液循行,有调节作用,前人为了形容两者间的密切关系,曾把心脏称作君主,肺脏称作相傅。

5. **肾** 肾藏精,主作强。肾脏对于人的精力充沛起有积极作用,肾虚则脑转、耳鸣,目无所见,腰痛、腿酸,懈怠思卧等症均起。肾为男子的"先天",与女子以肝为先天的意义相同,即指生死功能而言。故性欲衰退及滑精、精寒、早泄等症,都从肾脏治疗。肾与其他内脏有一不同的特点,即肾有两枚,左者为肾,右者为命门,肾主阴,命门主阳,故肾又有"水火之脏"之称。临症上一般所称的真阴、真阳亦即指此。

6. **胆** 胆为清净之腑,主决断。胆与肝为表里,肝气虽强,非胆不断,肝胆相济,勇敢乃成。人身心为"君火",胆与命门为"相火",胆火偏亢,则出现急躁易怒,头胀、胸闷、胁痛、口苦、呕吐苦水等症。

7. **胃** 胃为水谷之海,主受纳。胃与脾为表里,前人虽分胃司受纳,脾司消化,但胃的基本功能既能受纳,亦能消化,故脾胃往往相提并论。并认为不能受纳,也就谈不到消化,因而又说"纳谷者昌,绝谷者亡;有胃气则生,无胃气则死",把胃的功能看得非常重要。

8. **小肠** 小肠为受盛之腑,主化物。小肠承受胃中腐熟的水谷,进一步分别清浊,使精华归于五脏贮藏,糟粕归于六腑排泄,并将糟粕中的水液归于膀胱,渣滓归于大肠。这些都是小肠化物的工作。

9. **大肠** 大肠为传导之府,主排泄。大肠接受小肠糟粕,负责输送排泄,为整个消化过程的最后阶段。由于大肠的功能是传导糟粕,职司大便,故凡大便闭结,或泄泻,以及痢疾和便血等,都从大肠着手,而有通导、润泽、固涩等不同的疗法。

10. **膀胱** 膀胱为州都之官,司气化。膀胱为水液潴汇之处，气化不利，则小便癃闭；气化不约，则遗溺、小便不禁。但膀胱的气化与肾有关系，肾气足则能化，肾气虚则不能化，故治小便不利或不禁，有时应用温肾之法。

11. 三焦 三焦为决渎之官，主行水。三焦由上焦、中焦、下焦三部分组成。它的主要作用为疏通水道，例如治停水胀满，常用利气来帮助行水，所谓利气，多用疏畅三焦的药物。

每一个脏或每一个腑都有它的主要功能，并在相互协作中进行的。故脏与脏之间有"相主"关系，如肾为心之主，心为肺之主，肺为肝之主，肝为脾之主。主是主持的意思，即相互约制，以维平衡的作用。脏与腑之间也有"相合"关系，如肺合大肠，心合小肠，肝合胆，脾合胃，肾合膀胱。合是配合的意思，说明以脏为体，以腑为用，配合起来以完成二者的综合功能。脏为阴属里，腑为阳属表，因而这种配合也叫"表里"。

脏腑虽然处于体内，但与形体的各组织和器官有密切联系，所以观察形体各组织和器官的表现，可以测知脏腑的情况，这在诊断上具有重要意义。内脏与形体各组织、器官的关系，在临症上比较常用，如：肝开窍于目，其充在筋，其华在爪；心开窍于舌，其充在脉，其华在面；脾开窍于口，其充在肉，其华在唇；肺开窍于鼻，其充在皮，其华在毛；肾开窍于耳，其充在骨，其华在发。又脾主四肢，并以关节处两肘属心、肺，两腋属肝，两髀属脾，两腘属肾，等等。

脏腑之外尚有奇恒之府，即脑、髓、骨、脉、胆、女子胞。奇恒的意义是似脏非脏，似腑非腑，形虽似腑而作用似脏；是异乎寻常的一种内脏。它们在人体中也是极其重要的部分。这些奇恒之府并不是孤立的，和脏腑都有联系，比如脑和心、肝有关系，又因脑和髓有关，髓又和骨有关，骨属于肾，脑又和肾有关；女子胞即子宫属肝，由于行经、养胎等与血有关，故又和心、脾有关了。与奇恒之府对称的还有传化之府，即胃、大肠、小肠、三焦、膀胱，这五个腑，在六腑中都是属于消化系统。如上所述，全身组织都是有机的联系，是完整的不可分离的。

熟悉五脏功能之外，还须明白五脏的性质，这种性质好像一个人的性格，根据它的性质来调整其失去平衡所产生的病变，可以证明是完全正确

的。例如：肝的性质喜条达，心的性质喜宣明，脾的性质喜健运，肺的性质喜清肃，肾的性质喜润下。在治疗上就有一个规律：肝欲散，宜食辛以散之，肝苦急，宜食甘以缓之；心欲软，宜食咸以软之，心苦缓，宜食酸以收之；脾欲缓，宜食甘以缓之，脾苦湿，宜食苦以燥之；肺欲收，宜食酸以收之，肺苦气上逆，宜食苦以泄之；肾欲坚，宜食苦以坚之，肾苦燥，宜食辛以润之。

根据五脏生理的正常活动现象和某种反常情况结合起来，可以探测内脏的病理变化，前人对这方面曾有很多的经验。如上所说，心藏神，多笑知其神有余，悲哭知其神不足；肺主气，咳嗽气喘知其气有余，少气呼吸不利知其气不足；肝主血，易怒知其血有余，恐怯知其血不足；脾主形，腹胀、小便不利知其表有余，四肢不用知其形不足；肾主志，腹泻胀满知其志有余，厥逆知其志不足。又如：胸腹胀满，语声重浊不清，知其中焦积湿；语言低微，不能接续，知其气分极虚；言语不避亲疏，衣被不自盖复，知其神识已乱；大便泄泻无度，知其大肠不固；小便不禁，知其膀胱不能约束。还有如：头为精明之府，头垂不举，目陷无光，知其精神极疲；背为胸中之府，背部佝偻，两肩下垂，知其脏气无力；腰为肾之府，腰痛不能转侧，知其肾脏已虚；膝为筋之府，关节屈伸不利，行走俯伏，知其筋腱无力；骨为髓之府，不能久立，行立振掉，知其骨弱不强。诸如此类，所谓有诸内者形乎外，故可从外部来探知其内情，在临症上有很大帮助。

二、十二经脉（包括奇经八脉）

与脏腑有密切联系，脏腑也需要它来和各个组织取得密切联系，这就是经络。经络是经脉和络脉的简称，经脉上下直行，络脉左右横行，用粗浅的比喻来理解，经似地上的长江大河，络似江河之间的溪流沟渎，上下衔接，左右贯通，好像一个圆环，周流不息，循行无端。

经络相当复杂，主要的有十二支，称作正经，即手太阴肺经，手少阴心经，手厥阴心包络经，是为手三阴经；手太阳小肠经，手少阳三焦经，手阳明大肠经，是为手三阳经；足太阴脾经，足少阴肾经，足厥阴肝经，是为足三阴经；足太阳膀胱经，足少阳胆经，足阳明胃经，是为足三阳经。这十二经的循行路线，有一个简单的口诀："手之三阴，从脏

走手,手之三阳,从手走头;足之三阳,从头走足,足之三阴,从足走脏。"就是手阴经从胸走手而交于手阳经,再由手阳经从手走头而交于足阳经,再由足阳经从头走足而交于足阴经,再由足阴经从足走内脏而交于手阴经,成为一个循环。把十二经分开来说,由手太阴而手阳明,而足阳明,而足太阴,而手少阴,而手太阳,而足太阳,而足少阴,而手厥阴,而手少阳,而足少阳,而足厥阴,而手太阴。这样,循环不息地由阴入阳,由阳入阴,从表走里,从里走表,自上而下,自下而上。

一般以为经络适用于针灸,殊不知经络由于循行全身,很自然地把全身划分为若干区域,并建立起体表和内脏的表里关系,因而可从某一区域内所发生的症状,测知发病的经、脏,并能根据这一经、脏来进行治疗,所以在内科临症上也占重要地位。例如十二经的发病:肺手太阴经发病常见喘咳,缺盆中痛,臑臂内侧前缘痛厥,掌心发热;大肠手阳明经发病常见齿痛喉痹,肩前臑内作痛,食指痛不能动;胃足阳明经发病常见鼻衄,口蜗,唇内生疮,膝髌肿痛,沿膺乳股经外侧足背皆痛,足中指不能屈伸;脾足太阴经发病常见舌本强硬,胃脘痛,股膝内侧发肿厥冷,足大趾不能运用;心手少阴经发病常见心痛,胁痛,臑臂内侧后缘痛厥,掌心发热;小肠手太阳经发病常见咽痛,颊肿,肩臑、肘臂外侧后缘疼痛;膀胱足太阳经发病常见头痛,项强,腰脊痛,尻腘腨足等部均痛,足小趾不用;肾足少阴经发病常见咽肿,烦心,脊股内侧后缘疼痛痿厥,足心热痛;心包手厥阴经发病常见手心热,肘臂拘挛,腋下肿,胸胁胀满;三焦手少阳经发病常见耳聋,喉痹,颊痛,耳后、肩臑、肘臂外侧均痛,无名指不用;胆足少阳经发病常见头痛,眼外角痛,腋下肿,胸胁髀膝外侧直至胫骨外踝前皆痛;肝足厥阴经发病常见喉干,胸满,疝气,遗尿,或小便不利。以上十二经病症,均可就其何处痛,何处热肿,分别治疗所属的各经、脏,了若指掌。

十二经有别行的一部分,出入阴经和阳经之间,作为中途联系的通路,比较络脉为深长,称作"经别"。经别之外,又有循行体表不入内脏,起于四肢末梢,行于四肢腕、肘、腋、踝、膝、股之间,与经别走入深部恰恰相反的,称作"经筋"。还有十五络为经脉传注的纽带,络和孙络错综分布于诸经之间。

十二经称为正经,与它相对的有"奇经",包括督脉、任脉、冲脉、带脉、阳跷脉、阴跷脉、阳维脉、阴维脉,称作奇经八脉,可补正经的不足。八脉中督脉沿脊内行于身后,主一身之阳;任脉沿腹内行于身前,主一身之阴;冲脉走腹内散于胸中,为十二经的冲要,皆起于会阴部,所谓一源而三歧;带脉则环绕季胁下,犹如束带,总约诸经;跷有跷捷的意义,其脉行于肢体外侧称阳跷,行于内侧的称阴跷;维有维系的意义,维系诸阳经的为阳维,维系诸阴经为阴维。八脉中督脉、任脉和十二经组合,称为十四经,最为重要。

十四经各有穴位,穴有孔隙的含义,故也称"孔穴"。这些穴位联属在一定的经脉上,为脏气输出而聚集于体表的部位,故又称"腧穴"和"经穴",腧即转输的意思,因而或作"输穴",并简写为"俞穴"。十四经共有三百六十多穴,各有专名,兹简单地介绍各经起止穴位和总穴数如下。

1. **手太阴经** 起于中焦中府穴,止于拇指少商穴,共11穴。

2. **手阳明经** 起于食指商阳穴,止于鼻旁迎香穴,共20穴。

3. **足阳明经** 起于目下承泣穴中,止于次趾厉兑穴,共45穴。

4. **足太阴经** 起于大趾隐白穴,止于胸胁大包穴,共21穴。

5. **手少阴经** 起于胸中极泉穴,止于小指少冲穴,共9穴。

6. **手太阳经** 起于小指少泽穴,止于耳前听宫穴,共19穴。

7. **足太阳经** 起于眼内角睛明穴,止于小趾至阴穴,共67穴。

8. **足少阴经** 起于足底涌泉穴,止于巨骨下俞府穴,共27穴。

9. **手厥阴经** 起于胸中天池穴,止于无名指中冲穴,共9穴。

10. **手少阳经** 起于无名指关冲穴,止于眼外角丝竹空穴,共23穴。

11. **足少阳经** 起于眼外角瞳子髎穴,止于小趾、次趾窍阴穴,共44穴。

12. **足厥阴经** 起于大趾大敦穴,止于胸中期门穴,共14穴。

13. **督脉** 起于尾骶端长强穴,止于唇内上龈龈交穴,共 28 穴。

14. 任脉　起于两阴间会阴穴,止于唇下承浆穴,共 24 穴。

脏腑与经络,在生理方面有不可分割的关系,喻嘉言曾说:"治病不明脏腑经络,开口动手便错。"但明白脏腑经络以后,又究竟如何来应用于临症呢?现在举肝作例子来说明。从脏腑和经络的生理和病理方面,对于肝病的认识可分如下数项。

(1)依据"肝藏血",又"其化为荣"。认识到贫血与肝有密切关系。

(2)依据"肝者罢极之本,魂之居也",又"谋虑出焉"。认识到肝病与疲劳和情绪极有关系。

(3)依据"肝者将军之官",又"在志为怒"。认识到肝气善于横逆冲激。

(4)依据"其性为喧"又"此为阴中之少阳"。认识到肝病能发生"火"的症状。

(5)依据"风气通于肝",又"其用为动"。认识到肝病又能发生"风"的症状。

(6)依据"春三月此为发陈,逆之则伤肝",又"其令宣发"。认识到肝病会有气血不能条达和郁结的现象。

(7)依据"肝开窍于目",又"其华在爪,其充在筋"。认识到肝病能影响眼目和筋膜。

(8)依据"肝足厥阴之脉,循阴股,入毛中,过阴器,抵小腹,上贯膈,布胁肋,循喉咙之后,上出颃颡,连目系,上出额,与督脉会于巅"。认识到肝病又可影响到头面、巅顶、胁肋、小腹、前阴和下肢等部。

此外,依据五行生克规律,"水生木、木克土"。认识到肾阴亏乏能生肝病,肝病易使脾胃受害,因而有阴虚肝旺,肝胃不和等名称。这样,根据肝脏和肝经的生理功能及病理变化去认识肝病,就成为治疗肝病的一套理论。以此作为依据,从而分析症状,考虑治法,就可头头是道了。

三、气血

气和血并重,更把气作为血的统帅,这是中医生理上的一种认识方法。气的名称相当多,有元气、真气、精气,这些都是指整个人体内气血和其他物质及能力,名虽异而实为一种。另有阳气、阴气之称,这是从元气内分别两大作用,说明一种能保卫体表,另一种能保持精力不使亏耗,故也叫真阳、真阴。还有宗气、中气,是指元气中有一部分属于上焦肺,另一部分属于中焦脾胃,所以亦叫肺气、胃气。概括地说,均为元气。

气血的气,有些地方代表能力,有些地方代表物质,因而有气属无形、血为有形的说法。我们的体会,前人把气和血对等提出,血是物质,气也应该是物质,气所发生的作用就是"能力"。血液循行脉内全身受其营养,气能改善血液的功能和帮助血液的正常运行,二者是构成人体正常生理活动的重要因素,《内经》说:"血主濡之,气主煦之。"这就说明二者是绝对不能分离的。假使气受到心理上、环境上的刺激,无论情志方面的喜、怒、哀、乐,气候方面的冷、热,以及工作方面的劳逸,都会影响到血。因此,前人特别重视气,称作"气为血帅",又说"百病皆生于气"。

一般地说,血分病虽当用血分药治疗,但还有理气和血、行气逐瘀、血脱益气等治法,这是因为气行则血行,气滞则血滞,要使血液循行正常,先使气机舒畅;要使瘀血排出,先使气分通利。在出血不止的症候,还能用补气药来帮助收摄;严重的贫血,根据阳生则阴长的道理,同样需要用补气药来加速恢复。这些方法,在临症上都是很有效的。

中医临症时所称的气,多数是指脏腑机能的障碍,或消化不良等产生的气体。常见的如胸膈痞闷,胁胀脘塞,筋脉不舒,腹内攻冲响鸣,用气滞、气壅、气郁、气积、气聚、气闭等名词,作为病理的解释。发生这些症状的病症,也就多用气字为病名,如气厥、气膈、气胀、气臌、气呃、气淋、气秘、气瘿、气疝和肝气、胃气痛等等。举例来说,临症所见的厥证、膈证、臌胀病等,它们的成因有多种,其中属于气分酿成的,只要调畅气机,症状就能消失,因而又有舒气、疏气、调气、理气、行气、散气、顺气、降气、破气等多种治法。所以生理上所说的气和病理所说的气意义不同,应予区别。

血液的作用,《内经》上指出:"目受血而能视,足受血而能步,掌受血而能握,指受血而能摄。"说明全身都靠血液营养,所以又说:"以奉生身,莫贵于此。"在生理方面,特别指出:"心生血,肝藏血,脾统血。"凡是心脏衰弱或血亏,循行失调,会出现心悸、惊惕、脉来歇止;当精神过度刺激影响"肝藏血"的职守,容易引起吐衄;在脾脏功能发生病变,也会失其统摄作用,产生大便出血和妇女月经过多及崩漏等症。治疗上常用的和血、养血和引血归经方法,大多是针对心、肝、脾三脏而用的。对于虚损症采用治疗心、肝、脾的方法不能收到效果时,又把目标移转到肾,着重"先天",如《圣济总录》所说:"嗜欲不节,劳伤肾气,精血耗竭,脏腑虚损,血气不能充养。"

血液得寒则凝滞,得热则妄行,这寒和热包括外界的寒邪和热邪,饮食的寒凉和辛热,以及体质的偏寒、偏热和肝火偏旺等。故血病主要分为瘀血和出血,当然与气也有密切关系。血虚多起于疲劳过度、创伤出血过多和病后及妇人产后,当已经成为血虚证时,就须从心、肝、脾三脏治疗,必要时并应进一步从肾脏治疗。

四、精气神

精、气、神,中医称为三宝,就是说明这三者对于人体极为重要。气在上面已经说过,现在先谈精,精是人体生长、发育以及生殖能力的物质基础。中医把精归于肾脏,《内经》说:"肾者主水,受五脏六腑之精而藏之。"又说:"肾者主蛰,封藏之本,精之处也。"又因"两精相搏,合而成形"和"人始生,先成精",然后脑、髓、骨、筋、脉、皮肉、毛发等形体组织逐渐生成,精为生命的基础,所以称肾为"先天"。待到出生以后,便靠饮食来给养,这是脾胃的作用,故称脾胃为"后天",并在临症上认为先天不足,可用后天来调养。

精,对于体力有密切影响,故患有遗精的人,多呈腰酸、背痛、足软、腿弱;严重的神疲力乏、气短、肌肤不润泽、耳鸣、目无精光、不能久立,称作"精极"。由于肾主藏精,一般对上述症状称之为肾亏,以补肾为主。

必须指出,中医书上有很多地方是指广义的精,就是指人体的精气。如《内经》说:"精气夺则虚。"又说:"精气竭绝,形体毁沮。"在疾病方面,如说"冬不藏精,春必病温。"及"尝富后贫,名曰失精"等等。也有单指一种物质的,如说:"热者邪气也,汗者精气也。"这些都不能和狭义的精混为一谈。

次谈神,前人认为人体的各组织都是有形的,还有一个高级的、无形的一种能力在主持活动,称它为"神"。假使神能充旺,内脏和形体就活泼,神

一涣散,一切不起作用了。神在内脏方面的活动,《难经》上曾指出:"脏者人之神气所舍藏也,肝藏魂,肺藏魄,心藏神,脾藏意与智,肾藏精与志也。"可知中医所说的魂、魄、意、志等是用来区别各脏的活动现象的,名称虽有不同,总的说来只是一个神。由于心脏统率内脏,故一般以心脏的神来概括其他四脏的神,而且彼此之间有密切关系。《内经》说:"生之来谓之精,两精相搏谓之神,随神往来者谓之魂,并精而出入者谓之魄。所以任物者谓之心,心有所忆谓之意,意之所存谓之志,因志而存变谓之思,因思而远慕谓之虑,因虑而处物谓之智。"这一系列的思想意识活动,都是神的作用。

神发生病变,便会产生胸膈烦闷,两胁不舒,精神不能自主,手足无力,狂妄不识人,记忆力衰退,前阴萎缩,腰脊酸痛不能俯仰转侧等一系列的症状。成方中如朱砂安神丸、琥珀定志丸等,均是治疗这种病的。但是,神不是空洞的,需要物质来营养,《内经》所说:"五味入口,藏于肠胃,味有所藏,以养五气,气和而生,津液相成,神乃自生。"这就在治疗神病时候,不能单靠安神定志,必须结合养血、补气等方法了。

精、气、神三者有着连锁性的关系。气生于精,精化为气,精气充盛,神自活跃,反之,神不充旺,定然精气不足。同时神如活动过度,也能影响精气,从而使形体衰弱。所以在养生和治疗方面,又须互相照顾。

五、津液

津和液是两种不同性质的液质,但不等于一般所说的水分。《内经》指出:"三焦出气,以温肌肉、充皮肤为津,其留而不行者为液。"故津液亡脱,在津为腠理开、汗大泄,在液为身体萎枯,毛发憔悴,耳鸣,胫酸,骨属屈伸不利。

津液可以转化为血,故《内经》说:"夺血者无汗,夺汗者无血。"因而中医有津血同源的说法,理由是亡血有吐、衄、便、溺四大症,亡津亦有呕、吐、消、汗四大症。吐血出于贲门,与呕吐同;鼻衄名为红汗,与汗同;便血出于大肠,与下利同;溺血出于胞中,与下消同。两者相比,性质相似。故保津即所以保血,养血亦可以生津,临症上常把亡血和亡津液并提,在《伤寒论》上主张亡血家不可发

汗,在温病学方面主张留得一分津液便有一分生机,两者的见解是一致的。

津液也能化为汗、涕、泪、涎、唾,主要是属于肾脏,故称肾主五液。脾阳虚弱的人,津液不化,还能凝聚成痰饮,痰饮内阻,津液无以上升,口干不欲饮,当用温药和之。

临症上常见的津液缺少症状为口渴,多由热性病引起,常用的生津药,为石斛、麦冬、玉竹、天花粉一类。但轻浅的口渴不一定用生津药,清热则津自回转,生津药性多黏腻,用时应考虑有无流弊。口渴严重的非生津能治,又当进一步与养血、养阴同用。

第四节 病 因

一、外因

病因就是致病因素,分为内因、外因、不内外因三种。凡病从外来者为外因,病从内起者为内因,不属以上范围内的如意外创伤和虫兽伤害等为不内外因。

外因方面以六淫为主,即风、寒、暑、湿、燥、火。寒、暑、燥、湿、风本为一年四季的常气,春主风、夏主暑、长夏主湿、秋主燥、冬主寒,在正常的情况下称为五气。又因暑即是热,热极能化火,其余风、湿、燥、寒在一定条件下亦能化火,因而又将"火"加入,一般称作"六气"。六气本为正常气候,亦称"正气",如果非其时而有其气,便是反常气候,就叫"邪气",如风邪、暑邪、湿邪之类,又因这种现象都是越出常轨,故又叫"六淫"。

六淫是外感的主要因素,当人体内外环境失调时,感受六淫后即能发病。其中除暑和燥二气在夏秋季节外,风、寒、湿、火四季均能发现,故外感病因又以这四气为最多。

1. **风** 风性多动善变,流行最广,常因季节不同,跟着气候转化,而有风温、风热、风寒之异。又常与其他邪气结合为风暑、风湿、风燥、风火等,故前人称风为百病之长。

感染风邪发病,轻者在上焦气分为伤风,出现恶风、发热、头痛、鼻塞、流涕、咳嗽、声重。重者在经络脏腑为"中风",出现口眼歪斜,语言謇涩,半身不遂,猝然倒仆,轻微的移时即能苏醒,严重的不省人事。但这种"中风"(中医称之为"真中风")

与由于内因引起者不同,必有"发热或不发热、有汗或无汗"等表证可辨。

风从内生的,多由阴血亏损或痰火热甚所造成,使人昏厥、惊搐、晕眩、麻木、角弓反张等,虽似风的症状,但与外风截然不同,称作"内风"。

2. **寒** 寒为阴邪,性主收引。伤于体表者为伤寒,呈现恶寒、发热、头痛、身体疼痛、脉象浮紧、舌苔白腻等症状。直接伤于里者为"中寒",呈现呕吐清水、腹痛、肠鸣、大便泄泻,并有严重的肢冷、脉伏。

祛散寒邪,只有辛温一法,但伤寒以解表为主,中寒则宜温中回阳。伤寒传变可以化热,不能固执温散,中寒很少化热,且常使阳气日渐衰退。

寒邪最易伤阳,而阳气衰弱的亦能产生寒象,如呕吐、腹痛、泄泻、肢冷等症,这是寒从内生,故称作"内寒"。由于这种寒根本上由于阳虚引起,故治以扶阳为主,与中寒的温法有所区别。

3. **暑** 暑是夏令的主气。根据《内经》说:"在天为热,在地为火,其性为暑。"又说:"先夏至日为病温,后夏至日为病暑。"可知暑病就是热病,仅是季节上的分别而已。故感受暑热,多见壮热、口渴、心烦、自汗等的热症,由于暑热伤气,影响心脏,又常兼见喘喝、脉洪而虚。

暑热挟风伤表,影响上焦,类似风温初起,有恶风、身热、口渴、自汗等症。倘在烈日下长途奔走,或在田野劳动,感受暑热,则身热口渴,头痛、气粗、体重肢软,精神倦怠,小便短赤,这就称为中暑,也叫中暍。体质素虚,过度劳累,汗多心弱,亦能头晕,心烦,倒地不省人事,冷汗不止。

中暑是热证,多因动(如烈日下劳动奔走)而得之,阳主动,故也称阳暑;相反地,暑令有静而得病的,即避暑于凉亭水榭,或贪凉露宿,迎风裸卧,因而发生恶寒、发热、头痛、无汗等症,或因恣啖生冷,再加上腹痛、泄泻的,就称作阴暑。阴暑实际上是一个寒邪证。

暑热之气最易伤气伤阴,稽留不解,能使阴液耗伤,精神疲倦,有如虚痨,称为暑痨。

暑热往往挟有湿气,这是由于天热地湿郁蒸的结果,或多啖瓜果,内先积湿,再感暑邪,则暑湿愈盛。故暑证常兼胸闷、呕恶等症,前人有治暑必兼治湿的说法。

4. **湿** 湿为重浊之邪,黏滞难化。在外因中多指雾露或天雨潮湿,感受者发为寒热,鼻塞,头胀如裹,骨节酸疼。也有因坐卧湿地,居处潮湿,或水中作业,汗出沾衣,湿邪由皮肤流入肌肉、经络,则发生浮肿和关节疼痛重着等症。

嗜食膏粱厚味,或过食生冷瓜果、甜腻食品,能使脾阳不运,湿自内生,称作内湿。内湿在上则为胸闷、气分不畅、痰多;在中则为脘痞、呕吐、饮食呆减、消化不良;在下则为腹满、溲少、大便泄泻;也能上至头为面浮,下至足为脚肿,流窜肌肉经络为四肢酸痛。

湿属阴性,与风邪结合为风湿,与寒邪结合为寒湿,比较易治,若与热邪结合为湿热,则如油入面,急切难解。湿和热性质不相同,湿热病的症状亦多矛盾,例如湿温身热,足冷,口渴喜热饮,舌苔厚腻面黄,治疗时必须双方兼顾。

5. 燥　燥为秋季主气,亦称秋燥。外感秋燥之邪多在上焦,类似伤风,表现为微寒微热,头痛,口干,唇干,鼻干,咽喉干,干咳无痰,或痰少黏滞挟血,大便燥结等。

燥亦为火之余气,热病之后往往发现干燥现象。燥与津血又有密切关系,津血内亏,燥证易起。凡此皆属内伤,不同秋燥时气外乘,故秋燥当于甘凉剂中佐入微辛清泄,此则但宜甘凉清润。内伤燥证范围较广,在外则皮肤干糙,口唇燥裂,目涩,鼻孔觉热;在内则渴饮、善饥、咽干噎膈,便闭,尿黄短涩等。

过服温热之品,或用汗、吐、下法克伐太过,均能伤津亡液,出现燥象,并能酿成痿躄、痉病、劳嗽等重症。

6. 火　从外因方面来说,火是一种热邪,由风、寒、暑、燥、湿五气所化。及其燔灼则充斥三焦,表现为口臭,喉痛红肿,舌生芒刺,胸闷烦躁,口渴引冷,腹满溲赤,甚至发斑发疹,神昏狂乱,迫血妄行,有如燎原之势。

五脏亦能化火,称作五志之火。以肝胆之火(又称"相火")最为多见,症现目赤,口苦,头昏胀痛,面红耳鸣,睡眠不安,乱梦颠倒,胸闷,胁胀,以及梦遗、淋浊等。不论五气化火或五志之火,多为实火,当用苦寒直折,不是一般清热剂所能治疗。

阴虚内热,出现潮热盗汗,面颊泛红,虚烦不眠,舌红光剥。或阳虚于下,火浮于上,出现牙痛、心烦、头汗、耳鸣等症,称为"虚火"。虚火是与实火相对而言,实火可泻,虚火当补,实火可降,虚火当引之归元。实火和虚火均有水亏现象,但实火多先火旺而后水亏,其热急;虚火则先水亏而后火旺,其热缓。

外感症由六淫引起,是指风、寒、暑、湿、燥、火之邪侵袭肌表的症候。另有直接侵害内脏的如中寒等,虽属外邪不能认作外感病。同时如内风、内寒、内湿,以及津血内亏之燥,五志内郁之火,虽与六淫的名称相同,但性质不同,应加严格区别。特别是对于外因和内因错杂并见的症候,如外寒和内湿兼病及外寒和外湿兼病,同属寒湿二邪,治法各异,必须分辨清楚。

疫疠之邪,亦为外来致病因素之一。疫是互相染易,不问大小,病状相似,即传染的意思;疠是指自然界一种毒戾之气,危害健康最大,不同于普通的六淫之邪。疠气的发生,多由淫雨、亢旱,或家畜瘟死,秽物腐败等酝酿所成。从性质上分为寒疫和瘟疫两项,多由口鼻吸受,直入肠胃,发病极速。

感染六淫之邪不即发病,经过一个相当时期方才出现病症,例如,冬天受了寒邪,到夏天才生温病;夏天受了暑邪,到秋天才出现暑病。这就称作"伏邪"。伏邪和新感相对,主要是从症状的表里、轻重和传变的迟速来鉴别。以温病为例:新感温病初起多表证,来势较轻,逐渐化热,由表入里,传变也比较慢。伏邪温病初起无表证,一发作后就显出内热甚重,有伤阴耗液的趋势,即使由于新感触动伏邪引发,初起虽有表证,但它的传变也特别迅速。

二、内因

内因以七情为主,还有痰、瘀、寄生虫等,同为重要因素。

1. 七情　七情即忧、思、喜、怒、悲、恐、惊,《内经》上指出:"怒则气上,喜则气缓,悲则气消,恐则气下,惊则气乱,思则气结。"又指出:"喜伤心,怒伤肝,思伤脾,忧伤肺,恐伤肾。"据此,七情发病是一种情志病,是因于外界事物的刺激,使精神上发生变化。由于外界刺激的不同,精神的变化也有不同的反映。常见的症状,如抑郁不乐,喜怒无常,心烦意乱,惊惕善疑,失眠多梦,悲哀哭泣,不饥不食,胸闷太息,严重的神志恍惚,语言错乱,如癫如痴。

七情引起的病变,主要是气的变化,《内经》提出了气上、气缓、气消、气下、气乱、气结,后人根据这些理论又有气滞、气壅、气郁、气闭等名称。总的说来,七情的影响最先是气,气与血是不可分离的,故七情进一步是影响到血。气血受七情影响为病有虚有实,但在初期实多虚少,故以调达气血,使其舒畅和平,实为重要步骤。

七情变化既由外界刺激引起,似可作为外因,但是与一般的外因发病毕竟不一样。外因引起的只要去其外因其病即愈,七情已经在精神上起到变化,并使内在的生活情况改变,即使刺激不再存在时也不能立即恢复。

同样的七情病,由于刺激有强弱,在病症上就有显著的差别。同时,病人的体质和敏感性,对受病亦有极大关系,需要仔细观察。

2. **痰** 脾阳衰弱,水湿不化,凝聚成痰;肺热煎熬津液,亦能成痰。痰与内脏的关系,以肺和脾最为密切。

痰的主要症状为咳嗽,阻碍气机肃降则为喘息;亦能流窜经络,出现手足麻木、舌强謇涩、瘰疬瘿瘤等症。若和其他因素结合,有寒痰、热痰、燥痰、湿痰、风痰等,则症状更为复杂了。

痰在病因中占有重要地位,除了因痰生病之外,很多病症均能引起痰浊,既有痰浊必须兼顾。显而易见的如伤风、伤寒,多有咳痰,疏散风寒剂中往往佐入化痰药。中风尤以涤痰开窍为治疗要着。

3. **饮食** 饮食为营养的源泉,但恣贪口腹,没有节制,运化不及,亦能致病。如胸膈痞闷,脘腹胀痛,吐逆吞酸,或引起寒热、头痛、泄泻的,称作伤食。

伤食,多成肠胃病。即《内经》所说的"饮食自倍,肠胃乃伤"。也有本身消化薄弱,不能多食,食后饱胀,稍进油腻,大便溏薄,中医称为脾虚。并以能食不消化为胃强脾弱,知饥不能食为脾强胃弱。

4. **虫** 以蛔虫、蛲虫、寸白虫等肠寄生虫为常见。多由湿热素重、饮食不洁、杂进生菜瓜果和香燥肥甘等而成。

患有肠寄生虫病的症状,呈现面黄肌瘦,眼眶、鼻下黑色,鼻孔或肛门作痒,唇内生白点如粟粒,食欲减退或异常亢进,有的还嗜食生米、茶叶,腹内阵痛,面部变色。在小儿尤易酿成疳积,腹大坚满,俗呼疳膨食积。

痨瘵即传尸痨,由痨虫传染,病在于肺。症见咳嗽咯血,失音气促,骨蒸盗汗,面色㿠白,颧红如妆,伤人最甚。

病因虽分外因和内因,但不能把它们孤立起来看。中医分疾病为外感和内伤两大类,就以六淫和七情作为两者的主因,其实,外因不通过内因不容易侵害人体,同样地内因也往往由外因而引发。同时,除了发病的主因之外,还应当注意其他因素,如生活、营养、居住条件等,均有极大关系。

三、不内外因

疾病的发生,有意外损害,既不属于内因,又不属于外因,称为不内外因。

1. **房室伤** 指色欲过度,精气受伤。不仅身体虚弱,还易招致病邪。其症状多为面色憔悴,神情忧郁,腰背酸痛,四肢清冷,梦遗滑精,阳痿早泄,因而引起心悸、盗汗、潮热等。

2. **金刃伤** 指刀剑创伤或跌打损伤一类。主要是体表肿痛、出血,或筋伤、骨折、皮烂,或瘀血凝滞等。

3. **汤火伤** 指汤水烫伤或火灼烧伤。

4. **虫兽伤** 指毒蛇猛兽等咬伤,除了体表受到直接伤害外,还能引起不同程度的中毒。

5. **中毒** 一般多指食物中毒或药物中毒,如《内经》所说:"诊病不问其始,忧患饮食之失节,起居之过度,或伤于毒,不先言此,猝持寸口,何病能中。"

不内外因和内因、外因也有关系,譬如刀伤后外邪再从创口侵入,能发生严重的破伤风。所以三因中任何一因,都不能把它孤立起来。

三因之说,最早见于《金匮要略》:"千般疢难,不越三条:一者,经络受邪入脏腑,为内所因也;二者,四肢、九窍、血脉相传,壅塞不通,为外皮肤所中也;三者,房室、金刃、虫兽所伤,以此详之,病由都尽。"后来陈无择作《三因极一病证方论》(简称三因方),指出:"一曰内因,为七情,发自脏腑,形于肢体;二曰外因,为六淫,起于经络,舍于脏腑;三曰不内外因,为饮食、饥饱、叫呼伤气,以及虎狼毒虫、金疮、压溺之类。"以上二说虽然同样分为三因,意义并不一样。《金匮要略》以外邪为主,认为伤于皮肤和血脉为浅,即为外因;由经络入脏腑为深,即为内因。是以病症的部位浅深分内外,不是从病因上分内外。三因方则以天人表里立论,以六淫侵害、病从外来者为外因;七情所伤、病从内生者为内因;而以饮食饥饱等与六淫七情无关者为不内外因。从病因来说,当以三因方的分类较为明确,他在每类之后,还有论有方剂,可以采作参考资料。

四、三因括约

病之来,必有因,一个原因可以生出多种不同的病,而同一病症也可由各种不同的原因造成。所以中医有"异病同治,同病异治"的特点,一个药方能治几种不同的病,有时在一种病上又必须用几个药方来治疗。例如同一热邪,有的表现为发热,有的咳嗽,有的失血,只要求得是热邪,病症虽异都能用清凉剂;又如同一发热,有因热邪、因寒邪、因血症而起的,发热虽同而所以引起发热的原因不同,就不能专用清凉剂退热了。这是说明病因对于治疗的重要性,故治疗任何一种病,首先要把原因弄清楚。

为了便于初步掌握病因,我想把内因、外因和不内外因加以合并和补充,提出十三个纲要,即:风、寒、暑、湿、燥、火、疫、痰、食、虫、气、血、虚,并综合地结合一般治法,加以说明如下。这当然是不够成熟的,而且必须在了解三因以后才能应用,但对临症上尚有一定的帮助。

1. **风**　轻者伤于表,症见鼻塞声重,时流清涕,咳嗽;稍重则身热头痛,自汗或无汗。重者中于里,在经络为口眼歪斜,手臂麻木,肌肉不仁,身体重着;在脏腑为口流痰涎,舌强语謇,昏不知人。

风邪从外来,必须驱之外出,治法不离辛散。在表宜宣肺疏风,在里宜追风达邪。至于治中风而用滋阴息风、涤痰或降火诸法的,乃属类中风的疗法,当于因虚、因痰、因火各因中求之。

2. **寒**　伤于表,症见恶寒身热、头项强痛、体疼、无汗;中于里为呕吐、泄泻、腹痛、四肢厥冷。

寒邪亦为外邪,但性寒易伤阳气,故在表用辛温疏解,在里当温中,倘表里同病,则温中散表并用。

3. **暑**　轻者,症见身热汗多,烦渴,倦怠少气;重则为昏倒,壮热,身软,汗出、气粗。

暑虽外邪,性热耗气,不当发汗。轻症宜宣热却暑,重症宜清心涤暑。暑与热的差别在于暑挟湿气,故常佐芳香之品。倘由于贪凉、饮冷而招致的阴暑病,根本上是一种寒证,可参照寒邪治疗。

4. **湿**　表湿,症见寒热、头胀如裹、胸闷、体重;内湿,在中焦为胸闷、舌腻、脾胃不和;在下焦为泄泻、足肿,小便不利。积湿成水,则腹部肿胀,或流溢皮肤为上下浮肿。

湿系重浊有形之邪,用芳香可以化湿,苦温可以燥湿,风药可以胜湿,利尿可以导湿,通便可以逐湿。故在表宜发汗祛湿;在中焦轻者宜芳香化湿,重者宜温燥湿浊;在下焦宜渗利膀胱或攻逐积水。湿与热合,成为湿热证,治法不离清热化湿,就须衡量湿重热轻或热重湿轻而随症使用。

5. **燥**　秋燥伤表,症见微热、干咳、鼻燥、口干。津液枯燥,伤于内,则为口干、消渴、唇燥皲裂、大便闭结。

在表宜辛甘微凉,轻宣上焦;在内宜甘凉清润,滋养肺胃。倘阴血枯燥而现动风症状,则应列入虚证范围论治。

6. **火**　邪热燔灼,症见壮热,口臭,腹满便结;邪火郁结不发,则症见烦闷、头胀、喉肿、牙痛;君火上亢,则症见烦躁不寐,舌尖红绛;相火不静,则症见头胀耳鸣,梦遗;虚火内燔,则症见潮热盗汗,面部泛红等。

火性炎上,其用为热,治法以清降为主。实火宜承制,郁火宜宣发,君火宜宁静,相火宜苦泄,虚火宜潜养。因火而热,因热而燥,明了火和燥,热已包括在内。

7. **疫**　寒疫,症见背寒头胀、胸闷、手麻;瘟疫,症见壮热神昏、咽痛、发斑。

疫症不循经络传变,虽有表时之分,大多邪伏中焦,治宜辟秽温化,或清瘟败毒。

8. **痰**　风痰,多见咳嗽恶风;痰热,多见咳嗽口干;湿痰,多见咳嗽呕恶;痰饮,多见咳嗽气短;痰水停积,多见咳嗽胸胁作痛;痰气凝结,多发瘰疬等。

痰的生成,不外湿聚、热炼而成。湿宜健脾化痰,热宜清肺化痰。然后再依具体情况,加以分别治疗:外感用宣散,痰饮用温化,痰水停积用泻下,痰核瘰疬用消磨软坚。痰的症状在外感和内伤症中经常出现,或作主症治,或作兼症治,随症斟酌。

9. 食 伤食在胃,症见胸满吞酸,嗳出腐气;在肠则为腹痛泄泻。

食滞内阻,以消导为主,在胃宜消运,在肠宜导滞。因伤食而引起的其他病症,如痢疾等治法均不例外。

10. 虫 虫症多见心嘈,腹痛阵作,面色萎黄,甚则腹部膨胀如鼓。

有虫当予杀虫,一般多用杀虫剂治疗,亦有用辛酸苦降合剂,使虫萎靡致死。

11. 气 气滞,症见忧郁、恼怒、胸胁不畅、脘腹胀满;气逆,则症见胸闷堵塞、呼吸短促;气浮,则症见心悸、惊惕、神思不安;气陷,则症见萎顿困倦、四肢无力、腹内常有下坠感。

中医对于气分病是极为重视的,《内经》说:"百病皆生于气。"气滞宜疏利,气逆宜肃降,气浮宜镇静,气陷宜升提。一切血病往往由气分引起,或虽不因气分引起而须从气分治疗的,均宜密切注意。

12. 血 血热,见妄行溢出之症;血寒,多见凝滞之症;血瘀多见癥积、月经闭阻。血不固摄,多见吐衄、崩漏不止。

血宜循行通畅,血病则不是流溢妄行,即是凝滞不行。行者当止,宜清凉,宜固涩;不行者当通,宜温和,宜散瘀。其有气虚不摄或气滞瘀阻者,宜参用益气摄血或理气去瘀法。

13. 虚 精虚,症见脑鸣,脊背痛,腰酸,脚软,阳痿早泄;神虚,为心悸,失眠,恍惚,健忘,不能思考;气虚,为音低,呼吸短促,常感胸闷、疲劳,自汗,消化迟钝;血虚,为头晕,脱发,爪甲不华,面色㿠白,形瘦,肤燥,月经量少色淡,或经闭不潮。

虚证当补,精虚补肾,神虚补心,血虚补肝,气虚补肺与脾。也可简分为阳虚和阴虚,阳虚则怕冷,少气,自汗,食减,大便溏;阴虚为骨蒸,怔忡,盗汗,遗精,经闭等。补阳宜甘温益火,补阴宜以甘凉滋水为主。

十三个纲要里,我们把七情分散在各方面,加入了气、血两项。气和血虽然不是病因,而且气和血的病变常由多种原因引起,但已经引起了气或血的病变,往往成为一个重要病因。比如因七情引起气郁,可以影响其他内脏产生一系列的病症,治疗上也以调气为主。所以《内经》对外感病指出风为百病之长,对内伤症又指出百病皆生于气。很明显,气在病理上也是病因之一。此外,又补充了虚作为原因,虚是其他因素所致的后果,然既成为虚也能产生其他病变,例如伤风发汗太多,造成阳虚,症见汗出不止,即当从虚治;久泻不止,造成脾肾两虚,此时,可以抛弃发病原因不管,而从虚治;其他疲劳过度、房室过度造成的虚弱,一般病后、妇女产后的虚弱症,同样要从虚治。总之,因病可以致虚,因虚亦能致病,一到虚的地步,就成为一个病因了。

每个病因所引起的症状相当复杂,而且有的时候,病因和病症还有互为因果的情况。临症上变化虽多,能够抓住几个主要的纲,依据表里、虚实、寒热的辨证方法,将主因、主症分别清楚,从而按照主治加减,便不至茫无头绪。

第二章 法 则 之 部

第一节 辨 证

一、表里寒热虚实

每一个病,都有错综复杂的症状,要找到它的关键,掌握它的主要方面,必须懂得运用八纲。八纲就是阴阳、表里、寒热、虚实,为辨证的纲领,其中阴阳尤为纲领的纲领。表里、寒热、虚实,实际上是阴阳的演绎,亦称六变,它指示了病变所在的部位,病情的征象和邪正消长的变化。所以根据八纲来观察证候的全部情况,加以分析归纳,不难得出诊断结论。关于阴阳方面已在第一章叙述,兹再就六变的意义,说明如下。

1. 表里 表是外,里是内。从人体的内外来说,表是体表,包括皮肤、肌肉等组织;里是指内脏,包括脏、腑和脑等器官。因此病邪侵犯人体所出现的症状,如恶寒、发热、头痛、项强、身疼、四肢酸软,以及有汗、无汗等,症属于体表者均为表证;神昏烦躁、口渴胸闷、呕吐泄泻、腹痛腹胀等,症属于体内者均为里证。

风、寒等六淫之邪侵犯人体,首先伤于皮毛、经络,概称表证。因喜怒七情或饮食劳倦所引起的病,多自内生,故概称里证。这是辨别表里的概况。但表邪可以内传进入脏腑,则其所现的症状又为里证了。也有表邪虽已内传而尚未到里,称为半表半里证。表邪内传而表证仍在,称为表里同病。病邪由表入里,便是从外到内,在病为重为逆,例如伤寒病初起,寒热,头项强痛,都是邪在于表的症状;如果发热不退,症见口苦呕恶,或心胸满闷,或小溲短赤等,便知邪有入里的趋势;如见壮热口渴、烦躁谵语,或腹痛便闭,或大便泄泻,则明显地表示邪已入里。相对的,里证也有从里出表,在病为轻为顺,例如麻疹、斑疹,初起身热烦躁、咳嗽胸闷,等到皮肤出现红疹,症情便逐渐松弛了。因此,临症上分辨表里证,更重要的是注意其传变倾向。

2. **寒热** 寒的症状为口不作渴,喜饮热汤,手足厥冷,恶风恶寒,小便清长,大便溏薄,面色苍白,舌苔白滑,脉迟。热的症状为口渴饮凉,潮热,烦躁,小便短黄,大便闭结,面红目赤,舌苔黄糙,脉数等。这里可以看出病情的表现有寒和热两种不同的现象,辨别寒、热,就是决定用药或温或凉的一个关键。

寒证和热证有时不完全是全身症状,如发热是全身的,小溲黄赤可以与发热有关,也有仅属于膀胱有热。所以辨寒证和热证除一般者外,需要进一步分别上下。大概寒在上者,多为吞酸、泛清水、饮食不化,或心胸一片觉冷;热在上者,多为头胀目赤,咽喉肿痛,齿龈胀痛,口干喜凉。寒在下者,多为腹痛喜按,大便溏薄或泄泻,胫寒足冷;热在下者,多为大便困难闭结,小便浑黄,或短涩刺痛。这些症状有的只见于上,或只见于下,有的上下俱热,或上下俱寒,有的上热下寒,或上寒下热。也有一个肠胃病中,能出现胃热肠寒,或胃寒肠热的现象,必须分析清楚。

3. **虚实** 虚实是指正气和邪气两方面来说的。从人体说,指正气的强弱;从病情说,指邪气的盛衰。但在一般临症上,虚多指正气,实多指邪气,因正气充旺无所谓实,邪气退却无所谓虚,故《内经》上说:"邪气盛则实,精气夺则虚。"虚证的表现,为神疲乏力,声音低怯,呼吸气短,自汗盗汗,头晕心悸,脉细微弱。实证的表现,为痰多气壅,胸闷腹胀,便闭可溏薄臭秽,脉洪滑大等。凡体壮新病,证多属实,体弱久病,证多属虚。患者体质和病理机转表现为有余、结实、强盛的,称为实证;反之,表现为不足、衰退、松弛的,称为虚证。

辨别虚实是攻邪和补正的根据。病有纯虚纯实者,辨别较易,治疗亦简单;有虚实错杂者,如正强邪实虽重能挽救,正虚邪实虽轻亦危殆。在每一个病的过程中,经常出现邪正消长现象,必须注意虚中有实、实中有虚,虚多实少、虚少实多等变化情况。例如外感风寒、恶寒发热,脉象浮紧,这是一个表实证;如果发汗后汗出不止,身热骤降,反而畏冷更剧,这是转为虚证的征象;或者恶寒退却,身热增加,口渴引饮,这是转为里证的征象。如果热病而现舌苔干糙,知其津液已虚,或者舌光红绛,知其阴分亦为邪热伤耗,不是单纯退热法所能治疗了。

表里、寒热、虚实,是一种症状的归纳方法,单看一个症状是没有意思的。因为每一个症状都能在两方面出现,譬如表证有怕冷,里证也有怕冷,虚证有怕冷,实证也有怕冷,寒证有怕冷,热证同样有怕冷。究竟属于哪一类型呢?必须结合多种症状来决定。所以把许多症状加以分析,就其性质上的类同联系起来,成为一个证候群,才能诊断它是表是里,是虚是实,是寒是热。症状是属于表面的,症状里有很多是隐藏的、虚伪的,称作假象。如以寒热来说:真寒应当脉沉细或迟弱,症见肢冷呕吐,腹痛泄泻,小溲清频,即有发热也不欲去衣被,这是浮热在外而沉寒在内的证象;真热应当脉数有力,滑大而实,症见烦躁喘粗,胸闷口渴,腹胀,大便闭结,小溲短赤,发热不欲盖被。假寒证是外虽寒而内却热,脉呈数象,身上怕冷而不欲衣被,或大便臭秽,或烦渴引饮,这种怕冷,就非寒象,而是热证,此即所谓热极反兼寒化,叫作阳盛格阴;假热证是外虽热而内却寒,脉呈微弱,或为虚数浮大无根,身上发热而神态安静,言语谵妄而声音低微,或似狂妄但禁之即止,或皮肤有假斑而浅红细碎,或喜冷饮而所用不多,或小溲多利,或大便不闭结,这种热象并非真热,而是寒证,即所谓寒极反兼热化,叫作阴盛格阳。至于虚实方面,极虚也能有实象,便是假实;大实也能有虚象,便是假虚。故张景岳说:"外症似实而脉弱无神者,皆虚证之当补;外症似虚而脉来盛者,皆实证之当攻。虚实之间,最多疑似,不可不辨其真。"这就说明了辨证的目的是在求得病的本质,要掌握真相,必须从多方面观察。

六变用阴阳来归纳,表为阳;里为阴,热为阳,寒为阴;实为阳,虚为阴。故有时候也把病态的动静和病情的进退,说成阴证和阳证,或说病在阳和病在阴,所以说阴阳为八纲的纲领。但在临症上常说的真阳虚和真阴虚及亡阳和亡阴,这就不是广义的名词,前人解释真阳、真阴皆属于肾,真阳即真火,真火虚者,右尺必弱,宜大补元阳,不可伤其阴气,忌凉润,恐助阴邪,尤忌辛散,恐伤阴气,只有甘温益火,补阳以配阴;真阴即真水,真水虚者,脉必细数,宜大补真阴,不可伐其阳气,忌辛燥,恐助阳邪,尤忌苦寒,恐伐元阳,只有纯甘壮水,补阴以配阳。至于亡阳和亡阴的辨法,也须仔细观察症象,如汗出身反恶寒,手足凉,肌凉汗冷而味淡微黏,气微,脉浮数而空,此为亡阳;身畏热,手足温,肌热,汗亦热而味咸,气粗,脉洪大无根,此为亡阴。亡阳和亡阴是严重证候,大多在高热熏蒸、发汗过多,或吐泻过度、失血不止等情况下出现,多属危象。

八纲辨证的内容,包括了体表和体内的关系,指出了病症的性质和发展情况。辨证的最后阶段是为了治疗,分辨表里可以定出或汗或下,分辨寒热可以定出或温或凉,分辨虚实可以定出或补或泻。但是汗法有辛温发汗,有辛凉发汗;下法也有凉下、温下,其他温法、凉法、补法、泻法,也都有不同的用法。如何来确定具体的治疗方针,非把表里、寒热、虚实结合不可。比如表证和寒证、实证结合,便是一个表寒实证,就是体表感受寒邪的实证,可以针对着用辛温发汗法;或者里证和寒证、虚证结合,便是一个虚寒里证,就是由于体内阳气衰微而造成的寒证,可以采用温补的方法。诸如此类,表里、寒热、虚实的结合,在临证上有八个基本类型:即表寒实证、表寒虚证、表热实证、表热虚证、里寒实证,里寒虚证,里热实证,里热虚证。在

这基础上还能化出八个错杂的类型:即表寒里热证、表热里寒证、表虚里实证、表实里虚证、表里俱寒证、表里俱热证、表里俱虚证、表里俱实证。在里证范围内还有几个复杂类型,即上热下寒证、上寒下热证、上虚下实证、上实下虚证、真寒假热证、真热假寒证、真虚假实证、真实假虚证,以及半表半里证、寒热错杂证、虚中挟实证等。病症的变化尽管多,但不外表里、寒热、虚实已甚明显,所以只要能掌握这八个纲领,便可以弄清楚。

上述变化,有的是常见的,有的比较少见,有的彼此之间没有很大区别,有的虽类似但必须分别。由于辨证是一项复杂而细致的工作,因此不厌繁琐,再作说明,以便触类旁通,灵活运用。

(1)表寒实证:风寒侵犯体表。主症为恶寒、头痛、体痛,脉象浮紧,发热或未发热。

(2)表寒虚证:卫气不充。主症为恶风畏寒,易出汗,汗出更冷。

(3)表热实证:外感温病初起。主症为恶风或不恶风,发热头痛,自汗或无汗。

(4)表热虚证:即阴虚潮热一类。主症为午后肌热,掌心热,自汗出。

(5)里寒实证:寒邪直中内脏。主症为腹痛泄泻,严重的四肢逆冷,脉象沉伏。

(6)里寒虚证:多由脾肾阳虚引起。主症为气怯疲倦,四肢不温,大便不实,脉象微弱,舌质胖嫩而不红润。

(7)里热实证:外邪化热传里。主症为壮热,口渴烦躁,便闭溲赤,严重的神昏谵语。

(8)里热虚证:多由肝肾阴虚引起。主症为掌心热,头晕,口渴,心烦不眠。如果出现潮热,参看表热虚证。

(9)表寒里热证:外感寒邪,内有郁热。主症为寒热无汗、烦躁。又假寒证怕冷、不欲衣被、烦渴引饮,亦属此类。

(10)表热里寒证:寒积于内,热越于外,其热为假热,其寒为真寒。主症为身热不欲去衣被,畏风,泄泻,小溲清长。

(11)表虚里实证:多由发汗伤表,邪传于里。主症为汗出恶风,胸痞硬满,噫气,呕恶。

(12)表实里虚证:内伤之体,再感外邪;或表证误下,虽伤于里,表邪尚未内陷。主症为寒热,身体疼痛,气怯,脉象沉弱。

（13）表里俱寒证：寒邪伤表，复中于里，主症为寒热，腹痛，泄泻。

（14）表里俱热证：表邪化热传里，发热不退，反而增剧，参看里热实证。

（15）表里俱虚证：阴阳两亏。主症为多汗，畏寒，气怯，心悸，脉象结代。

（16）表里俱实证：外感寒邪，内停痰饮，或有宿食。主症为寒热，咳喘，或嗳腐，腹胀。又寒邪或热邪酿成的表里俱寒或表里俱热证，均属此类。

（17）上热下寒证：下焦有寒，上焦有热。主症为腹满足冷，口干，胸中烦热。又火不归元，浮越于上，症见足冷面赤，口干咽燥，亦属此类。

（18）上寒下热证：丹田有热，膈上有寒饮。主症为小溲短赤，痰多，胸中觉冷。

（19）上虚下实证：浊阴在下，清阳不升。主症为腹满泄泻，头晕目眩。

（20）上实下虚证：阳虚于下，痰饮阻上。主症为形寒足冷，尿频，咳痰，喘促。

（21）真寒假热证：参看表热里寒证。

（22）真热假寒证：参看表寒里热证。

（23）半表半里证：表邪传里而未成里证。主症为寒热往来，口苦，咽干。

（24）寒热错杂证：湿热内阻，或内有痰饮，表热内陷。主症为胸闷，口干不欲饮，小溲短黄，或烦热痞满，呕恶。

（25）虚中挟实证：体虚有邪，或邪恋正气渐衰，均属此类。参看表虚里实、表实里虚、上虚下实、上实下虚等证。

对于任何急性热病，或内伤杂证在其发展过程中，均可用上面这些方法来诊断。在急性热病方面，例如伤寒初起便是表寒实证；若汗出过多而损及阳气，便是表寒虚证；若寒邪化热传里，便是里热实证；若传入半表半里之间，便是半表半里证；及至体力不支，而有泄泻肢冷，烦躁等证，则为里寒虚证或表热里寒证。又如肾泄（即五更泄泻）是里寒虚证；肺劳是里热虚证；痰饮咳嗽是上实下虚证。以上是八纲的综合运用，临症时就可根据这些来辨证论治，获得疗效。

二、六经

六经的意义，是把人体分作六个区域，在这六个区域内出现的证候作为六个类型。这方法最早见于《内经》，到《伤寒论》更细致地作出了有系统的分析和归纳。六经的名称为太阳、阳明、少阳，称作三阳；太阴，少阴，厥阴，称作三阴。分析归纳症状时，就根据其不同性质，凡呈亢奋现象的列于三阳，呈衰退现象的列入三阴。六经辨证，不但广泛地被用于外感病，而且内伤杂症也有很多地方可以引用。

1. **太阳脉证**　病见发热恶寒，头项强痛，身疼腰酸，无汗，脉象浮紧。此为寒邪侵表的初期，概称太阳病。太阳病中有自汗、脉浮缓的称中风（即伤风）；伴有口渴而不恶寒，或恶寒轻微的则属温病。

2. **阳明脉证**　外邪在太阳经不能及时解除，病邪向里发展。病见壮热，汗多，不恶寒，反恶热，口渴，脉象滑大。此时无形热邪弥漫肠胃，但肠内糟粕尚未成为燥屎，热而未实，称作阳明经证。若肠有燥屎，更见便秘、腹满、腹痛、烦躁谵语，甚至神志模糊，热而兼实，称作阳明腑证。这是外感的第二期，邪已化火，具有一派热象，故称阳明病。

3. **少阳脉证**　病邪从外传内，既不属于太阳表证，又不属于阳明里证，而在太阳阳明的中间阶段。症见寒热往来，一天反复数次，口苦咽干，目眩心烦，呕吐不欲食，脉象弦数。因其处于半表半里之间，故称半表半里证。

4. **太阴脉证**　三阴病以虚证为主，一般没有发热，相反地多呈寒象。太阴病的症状为：腹满自利，或腹痛喜按，口不渴，手足温，呕吐，食不下，脉缓而弱。

5. **少阴脉证**　症见恶寒，四肢厥冷，下利清谷，神疲欲寐，脉象微细。这是阳气虚弱所呈现的全身虚寒证。故少阴病比太阴病更严重一步。但少阴主水火，阳虚则从寒化，阴虚又从火化，因而除上虚寒证外，也有心烦、不得卧及热利、咽痛等内热症出现。

6. **厥阴脉证**　厥阴病是外感病的末期，邪正抗争的最后阶段。症状多阴阳错杂，寒证和热证混同呈现，如口渴不止，气上冲胸，心中疼痛觉热，饥不欲食。特别是以厥、热交替为特征。厥热交替，即四肢厥冷能自温暖，温暖后又厥冷，厥冷后又温暖。假使厥的时间多于热，或厥逆不复，预后不良；若热多于厥，厥去热回，是正气恢复，可望转机。

六经病状的出现，由于病邪的传变，这种由一经传变到另一经的现象，称作"传经"。传经与否的重要关键。决定于病邪和体力的对比。比如邪气盛，正气弱，传变的机会就多；正气盛，邪气微，传变的机会就少；还有体力强的传变多在三阳，体力衰弱的就容易传到三阴。所以传经不是六经皆传遍，有在太阳不传的，有仅传及阳明，也有传完三阳就痊愈的。

传经有一定的程序，即按照六经次序由太阳而阳明而少阳而太阴而少阴，终于厥阴，叫作"循经传"。也有不按次序，隔一经或两经相传，如太阳不传阳明而传少阳，或不传少阳而直传阴经，叫作"越经传"。越经传的原因，多由邪盛正虚，病邪乘虚窜入。此外，三阴病有不从阳经传入，一起即见太阴或少阴症状者，称作"直中"。直中的意思是病邪直接侵入，三阴都有直中的病变，但以太阴和少阴为多见。

六经各有主症主脉，临症上又往往错综出现，例如既有太阳表证，又有阳明里证；或太阳表证还没有完全解除，又出现了阳明里证。前者称作"合病"，后者称作"并病"。它的区别是，合病为两经或三经同时受邪，不是传变所致，遇到这类情况，就称为太阳阳明合病、三阳合病等；并病为一经未退又传一经，必须前一经症状还在，而又具备后一经症状，遇到这类情况，就称为太阳阳明并病、阳明少阳并病等。

用六经来辨证的基本精神已如上述，它不仅说明了外感病发展过程中的一般情况，也说明了六经之间是一个互相影响的整体。这样，可以从全面来观察外感病的发生和变化，从而掌握治疗规律，成为辨证中的一个基本方法。要学习六经辨证，必须对《伤寒论》下一番功夫。《伤寒论》的注解有百数十家，各有特长，比较简明而又能提纲挈领的可阅读尤在泾注的《伤寒贯珠集》，此外，柯韵伯的《伤寒来苏集》将方证分类，加减变化，眉目朗然，也可作为参考。

三、三焦（包括卫气营血）

三焦辨证是六经辨证的发展，《温病条辨》一书就是运用这方法编写的。它的主要精神，是在热性病整个发展过程中辨别轻、重、浅、深。比如外感温病初起在上焦，病浅而轻，顺次传到中焦和下焦，就逐渐深入严重了。所以三焦这名词虽与脏腑中三焦的名称相同，但其意义和作用是有差别的。

1. **上焦症状** 上焦指手太阴肺和手厥阴心包两个经、脏。肺司气而主皮毛，心包主血而通神明。温邪首先犯肺，症见微恶风寒，身热，自汗，头痛，口渴或不渴，咳嗽，脉浮滑数。假使热传心包，则见烦躁，口渴，神昏谵语，夜寐不安，舌色绛赤。一般温邪由肺传胃，即从上焦传入中焦，称作"顺传"，若迅速由肺传心包，即由气传血，称作"逆传"。

2. **中焦症状** 中焦指足阳明胃和足太阴脾两个经、脏。阳明主燥，太阴主湿。上焦温邪传入阳明，症见壮热，多汗，日晡更炽，面目俱赤，呼吸气粗，大便闭结，小溲短赤，口干引饮，舌苔黄糙，或黑有芒刺。若传入太阴，则见身热不甚，午后较重，头胀、身重，胸闷不饥，泛恶欲呕，小便不利，舌苔白腻或微黄。在这时期，热甚或湿热熏蒸，皮肤出现斑疹或白痦，并狂妄谵语或神识似明似昧。

3. **下焦症状** 下焦指足少阴肾和足厥阴肝两个经、脏。肾主阴，肝主血。温邪传到这阶段，往往从津枯液涸而进一步伤血耗阴。在肾为昼日较静，夜间烦躁，口干不欲多饮，咽喉痛，或生疮不能言语，下利，小溲短赤。在肝为厥热交替，心中疼热，懊憹烦闷，时作干呕，或头痛吐沫，嘈杂不能食。在上则口干糜烂，在下则泄利后重。或风动痉厥，囊缩、腹痛等。

把三焦辨证和六经辨证作一对比，不难体会三焦自上而下，是一个纵的关系，六经从表走里，是一个横的关系。假如把这两种方式联在一起，则纵横的交点，在三焦为中焦，在六经为阳明和太阴，原是一处。故温病的阳明证与伤寒的阳明证，温病的太阴证与伤寒的太阴证，本质上没有什么差别，尤其是寒邪化热后的阳明证与温病根本相同，仅温病的太阴证属于湿热，伤寒的太阳证属于寒湿，病邪有所不同而已。再从六经中的太阳来看，也不能离开上焦肺；同样，六经中的少阴和厥阴也就是下焦肝、肾。正因为此，三焦和六经虽然是两种辨证方法，各有突出地方，也有共同之点，在临症上经常结合使用。

在运用三焦来辨证的同时，辨别卫、气营、血也是极其重要的一环。卫、气、营、血是跟三焦来的,表示病变浅深的四个层次,所以习惯上称为卫分、气分、营分和血分。最浅是卫分,其次是气分,从此深入为营分,最深为血分。病邪的出入于卫、气、营、血,和三焦的传变有密切关系。

1. **卫分症状**　皮毛受邪,内合于肺,症见发热,微恶风寒,鼻塞,咳嗽,舌苔薄白等。上焦病初期皆属卫分,也就是表证。

2. **气分症状**　表邪入里,症见壮热,口渴,脉象滑数或洪大,舌苔由白转黄。中焦阳明症状皆属气分,也就是里证。

3. **营分症状**　邪在上焦而逆传心包,症见烦躁,神昏谵语,或邪在中焦而出现斑疹和神昏谵语等。这些症状,也就是表示传营分。此时诊断上最可靠的症象,为舌质红绛。

4. **血分症状**　热邪入血,症见狂妄、神昏谵语,痉挛抽搐,外有斑疹,内有吐、衄、便血,脉象细数或弦数,舌质深绛少液。这些症状,在三焦分症时,是属于下焦病。

三焦和卫、气、营、血的辨证方法,始于叶天士,他明白地指出:"温邪上受,首先犯肺。"又说:"卫之后方言气,营之后方言血。"在治疗方面更扼要地指出:"邪在卫汗之可也,到气方可清气,入营尤可透热转气,入血乃恐耗血动血,直须清血散血。"由此可以理解三焦和卫、气、营、血有密切联系,都是中医的一套诊治方法。为了更明确它的意义,便于掌握运用,再作综合的解释如下。

在整个外感温病过程中,可分四个时期:

第一,恶寒期:这是温病的最早阶段,先觉形寒怕风,微有身热或午后较高,兼见头痛、咳嗽、四肢酸痛,自汗或无汗,口干或不干,舌苔薄白。由于邪在上焦,上焦属肺,肺又主卫,故称上焦病,也即邪在卫分,与一般所称的表证同。既然邪在表分,应当疏散表邪,所以有一分形寒怕风,就有一分表证;即使形寒怕风已减,身热稽留而没有其他病变,还是属于上焦卫分。

第二,化热期:主要病状是形寒怕风消失后,身热增高,随着口燥、烦闷、小溲黄赤,或者咳嗽加剧,这是化热的开始,一般来说,热邪仍在上焦卫分。接着身热转炽,恶热,多汗,渴欲饮冷饮,脉象滑大,舌苔变黄,则热邪已从上焦转入中焦、已从卫分转入气分。中焦属胃,胃为阳明,治疗当用清热透邪为主。便闭的可用泻下法。

第三,入营期:热郁中焦,由气入营,开始舌质红绛,夜不安寐。有三种特征,即神昏谵语,斑疹或口鼻出血。此时温邪虽然仍以中焦为根据地,但已波及心包,心包属血,故称营分。温病至此,渐向恶化,实为病势进退重要关头,治宜清热之中加入凉血药,犹可望其回转气分。

第四,伤阴期:温邪较久,无不伤津伤阴,伤津多在中焦比较轻,伤阴多在下焦最重。肾阴肝血受损,舌光干绛,从而虚阳妄动,引起痉厥、四肢抽搐等症。此时也称作邪入血分。血分不是单指血液,包括真阴在内,故必须大剂滋阴潜阳。温病的死亡,以这一时期为最多。

如上所述,可以体会到:三焦是指发病的部位,卫、气、营、血是指病变的轻重浅深。论三焦不能与卫、气、营、血分开,论卫、气、营、血也不能与三焦分开;但是对上、中、下三焦部位和卫、气、营、血四个阶段的本身,应当划分清楚,在治疗上才不致模糊。

关于三焦辨证,可阅读叶天士的外感温热篇(载《温热经纬》内)以及吴鞠通的《温病条辨》。

四、病机

"病机"这名词见于《内经》,是一种症状分类法。《内经》在重视色脉等诊法的同时,也极其重视症状。病机是从复杂的症状中提出纲领,作为辨证求因的依据。所以说:"谨守病机,各司其属,有者求之,无者求之。"

《内经》提出的病机只有十九条,都是指的一般症状,不是固定的一种病。它所指出的病因虽以六淫为主,但也可以应用于其他杂症。如说:一般风证震颤晕眩,都属肝经。一般湿证浮肿胀满,都属脾经。一般痛痒疮疡,都属心经。一般气证喘逆痞闷,和一般肺痿、气喘、呕吐等症,都属于上焦肺经。一般寒证收缩拘急和一般四肢厥冷,二便或闭或不禁等症,都属下焦肾经。一般急性筋脉强直等症,都属风邪。一般小便清利,无热感及无沉淀等症,都属寒邪。一般痉病颈项强直等症,都属湿邪。一般腹内有声,中空如鼓等症;一般腹大胀急和一般吐酸、泻利迫急等症;都属热邪。一般热证昏闷抽搐;一般口噤,鼓颌战栗,不能自主等症;一般逆行上冲等症;一般躁乱狂妄,精神失常等症;一般浮肿、酸疼、惊惕等症和一般转筋、反张、小便浑浊等症；都属火邪。后来刘完素又补上一条：一般枯涸不润，筋脉干劲，皮肤皲裂等症，都属燥邪。

十九条当然不够全面，但在临症上起着很大启发和指导作用。主要是有了这样一个概念，可以在这范围内反复推求发病原因。比如遇到以头晕、目眩、手臂抖颤为主诉的病人，初步印象是一个肝经病，从而以四诊法来诊断其是否符合于肝经病，然后进一步分析其虚实寒热，并观察有无其他因素夹杂。所以《内经》说："有者求之，无者求之。"又说："盛者责之，虚者责之。"必须体会《内经》的精神，对每一个病症从正、反两个方面来考虑。如果认为所有疾病的病机只有那么几条，又是片面地作出肯定，那就成为毫无意义的教条了。

通过八纲、六经、三焦以至病机的学习后，我们以为还应该学一学中医对证候的比类。中医诊断着重于辨证，但是单凭一个症状是没有意义的，必须把几种类似的症状加以比较和区别。比如发热，有恶寒发热，有发热不恶寒，有往来寒热，有潮热，有骨蒸，有烦热，有白天发热，有夜间发热，有发热自汗，有发热无汗。又如汗出，有自汗，有盗汗，有只有头部出汗，有手足心出汗，有汗出恶寒，有汗出味咸，有汗出不止。分析这些症状的性质，就有表虚证、表实证、寒证、热证、阳证、阴证等，不加仔细分辨，无从作出诊断。证候是建筑在症状之上，只有分析症状，才能定出证候。徐灵胎曾说过：症之总称为病，一病必有转症，如太阳伤风是病，其恶风、身热、自汗、头痛是症，这些都是太阳病的本症，合之而成为太阳病。如果太阳病而又兼泄泻、不寐、心烦、痞闷，则又为太阳病的兼症。又如疟疾是病，往来寒热、呕吐、口苦是症，合之成为疟，倘疟而兼头痛、胀满、咳逆、便闭，则又为疟的兼症；如果疟而又兼下痢一日数十次，则又不是兼症而是兼病，因为疟是一病，痢下又是一病，二病各有本症。以此类推，不可胜举，病之与症，不可不求其端而分其绪云云。这说明了要认识一个病、一种症候，必须先把类似的症状辨清，并将每一个病和每一种证候的症状联系起来。有关这些方面的资料，可参考成无己所著《伤寒明理论》，他就伤寒症状进行了分辨，并与六经辨证互相结合。

第二节　诊　法

一、望诊

中医的诊断方法分为望、闻、问、切，称作四诊。

望诊是凭医生的视觉，观察病人的精神、气色、舌苔，及形态和全身各部分情况。

1. 精神　精神的强弱，基于正气的盛衰，正气充实则精神不疲，目光精彩，言语明朗，神思不乱，呼吸平静，虽有临时急症，预后多良。反之，正气衰弱则精神萎靡，目光黯淡，言语低怯，神思不定，呼吸气促，虽然临时病势不重，但须防生变端。

精神充实的病人，信心高，自主力强，少忧虑，耐痛苦，对疾病能作坚强的斗争，这对治疗是一个有利的条件。

2. 气色　察色包括面部和全身皮肤，分为青、赤、黄、白、黑五种，依据五行学说分属五脏，并将内脏分配在面部各部。比如赤为火之色，主热，就认为肝热病者左颊先赤，肺热病者右颊先赤，心热病者颜先赤，肾热病者颧先赤，脾热病者鼻先赤。这些有其准确的一面，但不能执此一端论定。

临症上常见的：面部色青，为小儿急惊，为痰喘重症；青黑为寒痛；色白为气虚，为亡血；色黄为湿气，兼目黄为黄疸；色赤为肝火上逆，为阳明实热，色赤独见两颧者为阴虚火亢；色黑为水气，为女劳疸，妇女眼眶四角色黑者为带下病。

在察色的同时必须察气，气分浮沉、清浊、微甚、散搏、泽夭五类。其色现于皮肤间的为浮，主病在表；隐于皮肤内的为沉，主病在里；明朗的为清，主病在阳，重滞的为浊，主病在阴；浅淡的为微，主病轻，深浓的为甚，主病重；疏散的为散，为病将愈，凝聚的为搏，主病未已；鲜明的为泽，主病吉，枯槁的为夭，主病凶。通过气的观察，对于色的诊断将会有更深入地认识，例如风温病的面色多清朗，出现红色亦浮泛在表；湿温病则面色晦浊，黄而带黑。又如黄疸病，黄而鲜明如橘子色的为阳黄，黄而象烟熏的为阴黄。

察色不仅于诊断病邪有用，与正气亦极有关系。凡是营养缺乏的病人面上不会有华色，疲劳过度的、久病体弱的也不会容光焕发。所以气色相合，可以鉴别疾病，也可测知病人体力的强弱。

除了气色相合以鉴别疾病外,还可以与症候结合起来以验气色的顺逆,例如胁肋胀痛,或小儿惊痫抽搦,均为肝病,色以青黄而泽为顺,纯白为逆。咳嗽气喘,或盗汗遗精,或骨蒸痨热,均为肺肾虚证,色以黄白为顺,纯赤为逆。

3. **舌苔** 察舌是望诊中重要的一环。舌和苔的定义:舌是舌质,苔是舌质上的一层薄垢,有如地上所长的莓苔,故称舌苔。看舌质是辨别脏气的虚实,看舌苔可以辨别胃气的清浊和外感时邪的性质,总的说来,观察舌质和舌苔的变化,能知疾病的性质及正气和邪气的消长情况。

其次,当知舌苔的分部。以五脏来分,舌尖属心,舌根属肾,中心属肺胃,两旁属肝胆。以三焦来分,舌尖属上焦,舌中属中焦,舌根属下焦。

在谈病理的舌苔之前,应首先谈一下正常的舌苔。正常人的舌苔,除了个别人的舌苔因体质及嗜好等不同不尽一致外,一般以舌地红润,上罩薄白苔,不干不湿为标准。但多痰多湿的人,舌苔往往较厚;阴虚内热体质的人,舌苔多带微黄;嗜酒吸烟的人,舌苔比较黄腻,或带灰黑;吃奶的婴儿又多白腻带滑。还有属于先天性的舌光无苔,或舌苔花剥,或舌多裂纹,必须一一问明,只要平常如此,也无病征,都属正常范围。

察舌是相当细致的,舌与苔须分看,又须合看。兹为便于说明,分述如下。

舌质:分淡、红、绛、紫、蓝五色。质地淡白为虚寒证,或为大失血后极度贫血的现象。鲜红为温热证,或为阴虚火旺,舌尖红为上焦热盛,或心火上炎;舌边红为肝热。红甚为绛,即深红色,多为邪热入营。紫红为三焦俱热极,紫而晦暗为瘀血蓄积,淡紫而青,并较湿润者为寒邪直中肝肾的阴证。蓝舌亦称青舌,蓝而滑者为阴寒证,干燥者为瘀热证,均为凶险之候。

舌苔:分白、黄、灰黑色。①白苔:薄白而滑,为感冒初起;白滑黏腻,为内有痰湿;白而厚腻,为湿浊极重;白如积粉,为瘟疫秽浊重;白腻如碱,为食滞挟湿浊郁伏。白苔在外感上多为表证。②黄苔:淡黄而不干者,为邪初传里;黄腻为湿热;黄而垢腻,为湿盛于热;老黄焦裂,为热盛于湿。③灰黑苔:但灰而薄腻滑润,为停饮或直中阴寒;灰之甚为黑,黑苔干燥,为热炽伤津,火极似水,滑润者则为阳虚寒盛,水来克火。

饮食能使舌苔变色,如初进豆浆、牛奶多见白腻;饮橘子汁多变淡黄;食青果、酱菜等多变灰黑。这种变色,大多浮在舌苔上,不关舌质,称为"染舌",于诊断上不足为据。

除了观察舌质和舌苔的颜色外,还要辨别老嫩、干润、软硬、战痿、厚薄、松腻、荣枯、胀瘪。舌坚敛苍老属实,浮胖娇嫩属虚;干为津枯,润为津液未伤;软属气液自滋,硬属脉络失养;战为颤动,属虚属风,痿为软不能动,属正气虚弱;苔薄属表邪初感,厚属里邪已深;松者无质,属正足化邪,腻为有地,属秽浊盘踞;荣为有光彩,病见皆吉,枯为无神,病见多凶;胀为胖肿,属水湿,瘪为瘦缩,属心虚或内热消烁。

舌上全部无苔,称作光舌,多为阴虚,光如去膜猪腰,为肝肾阴分极伤。舌苔中间缺乏一块,称作剥苔,赤为阴虚有热,剥蚀斑烂的,称作花剥,多为瘟疫湿热伤阴。舌光有裂纹,或舌苔燥裂,均为津液损伤,舌生红刺或红点,均为内热极重。舌起白点如泡,饮食刺痛,称作疳,为胃热;生白衣如霉腐,逐渐蔓延,称作糜,多见于热恋阴伤之症。

当分别观察舌质和舌苔变化以后,两者必须结合考虑,才能全面,例如舌绛是邪热入营,倘兼黄白苔者,为气分之邪未尽;白苔红底,为湿遏热伏,不可一味清营。又如舌腻是湿,黄是入胃化热,倘然厚腻而黄,舌质不红,仍以化湿为要;相反地,舌腻不润,舌质已露娇红,便须防止化热伤津,虽厚不可用辛燥化湿。诸如此类,变化极多,不能专顾一面。

4. **形态** 观察病人的形体姿态动作,对于诊断上也有很大的帮助。如肥人多痰湿,瘦人多内热;一臂不举为痹,半身不遂为中风;膝部屈伸不便,行时偻俯,为筋病;不能久立,行时振掉为骨病;卧时身轻能转侧的为阳病,身重不能转侧的为阴病;常屈一足或蜷曲而卧的多为腹痛证;循衣摸床,撮空理线,为神气散乱;四肢拘急,角弓反张,为痉病及小儿惊风等。

5. **其他部分** 目赤为热,目黄为黄疸,目斜视者多为肝风。鼻塞流涕为感冒,鼻孔干燥,黑如烟熏为阳毒热深,鼻孔煽张为肺风或肺绝。口噤不语为痉,口角歪斜为中风。

凡是目力所能观察到的地方,都属望诊范围,望法是诊断的第一步。

二、闻诊

闻诊分两方面,一方面用听觉来听取病人的语言、呼吸、咳嗽和其他声音的高低、清浊等;另一方面用嗅觉来辨别口气、病气和二便等气味。

1. **声音** 语气低微为内伤虚证;细语反复为神思不足;妄言谵语为热盛神昏;高声骂詈,不避亲疏,为癫狂证。

呼吸微弱为正虚;气粗为肺胃有热;呼多吸少为痰阻;喉间如拉锯声为痰喘;吸气困难,似欲断绝,但得引长一息为快者,为肾虚不能纳气;时作叹息,多为情怀不畅;胸膈痞闷,常见于因悲郁忧思引起的气郁证。

咳嗽病中暴咳声嗄的为肺实;久咳声瘖的为肺虚;咳时费力无痰的为肺热;一咳有痰,气息短促的为痰饮;咳嗽顿作,连声不绝,面红呕恶,为顿嗽。

呃逆连声为胃中受凉;声响亮而有力为实热;低微而不能上达于咽喉为虚寒;断续不继、半天方呃一声,多为久病或时病后期胃气将败。

病人有一种特殊声音,常从鼻内发出,嗯嗯不绝,称作呻吟,多为疼痛的表现,兼见攒眉的为头痛;以手按心的为胸脘痛;两手叉腰而转侧不便的为腰痛。

2. **气味** 口内出气秽臭的为胃有湿热;嗳气带酸腐气的为胃有宿食;痰有腥秽气的为肺热;臭甚而咯出脓样者为肺痈。

大便酸臭溏薄为肠有积热食滞,小便腥臭浑浊为膀胱湿热;矢气奇臭,多为消化不良。

病气,就是病人所特有的一种酸臭的秽气,常见于时病热证及瘟疫病。体弱者闻之极易感染。如温病得汗,身热不解,先有汗酸臭;当发疹发斑时期,其气更重。瘟疫病则一开始即有病气触鼻。

三、问诊

诊病必须了解病人的生活习惯、精神状态以及发病、转变的情况,必要时还得了解其家族史及个人的已往病史。一般在临症上都以发病过程和自觉症状为主要的问诊内容,问诊时有一定的程序,张景岳曾作十问歌:"一问寒热二问汗,三问头身四问便,五问饮食六问胸,七聋八渴俱当辨,九因脉色察阴阳,十从气味章神见。"十问里包括了外感和内伤的辨别,解释如下。

1. **寒热** 有寒热的多为表证、外感证,无寒热的多为里证,内伤杂证;发热恶寒的为病在阳,无热恶寒的为病在阴。进一步还可结合其他症状加以分析,如发热恶寒兼头身疼痛的为太阳病;发热不恶寒兼口渴的为阳明病;寒热往来兼口苦、咽干、目眩的为少阳病。亦有不发热而但恶寒、手足常冷的为虚寒证;潮热或一阵烘热、手足心灼热的为虚热证;此外,对发热的时间也应加分辨,早减暮盛为时邪;早退暮起或早起暮退为虚劳;起伏定时,一日一发、二日一发、三日一发的为疟疾。

2. **汗** 汗与寒热有密切关系,如外感发热无汗是伤寒,有汗是伤风,汗出热减是病渐衰,汗后热反增高是邪渐入里。虚证中的阴虚盗汗,汗后感觉疲乏;阳虚自汗,汗后感觉身冷。更有表证发汗,汗出不止,热骤降而恶寒转甚,称为亡阳,有虚脱危险;也有发汗战栗,汗出类似虚脱而安卧脉静,称为战汗,是疾病转机之征,不必惊惶。若汗出如珠如油,四肢厥冷,脉伏,为垂亡之象,称作绝汗。

3. **头** 头痛无休止、有寒热的多为外感,头项痛属太阳,前额痛属阳明,两侧痛属少阳,巅顶痛属厥阴。痛有间歇,兼有眩晕重胀的多为内伤杂症,痛胀觉热的属肝火;眩晕畏光的属肝阳;痛剧面青的属肝寒;头重昏沉响鸣的属脑虚。痰湿内阻,清阳不升,亦能使人晕眩,但多兼舌腻恶心。

4. **身** 一身酸痛,有表证的多为外感,汗出即减,不兼寒热,痛在关节,或游走四肢,为风寒湿痹,常与气候有关;手足麻木,或身体一处麻木的为气虚;仅有手大指或食指觉麻木,延及肘臂的为中风先兆。多卧身痛不舒,活动后轻减的为气血不和;身痛而重,举动不便的为湿阻经络。

5. **大便** 便闭能食者为阳结,不能食者为阴结;腹满胀痛的为实证,不满不胀的为虚证;久病或老人、产妇经常大便困难,为血枯津燥;先干后溏为中气不足;大便常稀为脾虚;每逢五更天明泄泻的为肾虚;泄泻腹痛,泻下臭秽的为伤食;痛一阵泻一阵,泻下粘秽赤白,里急后重的为痢疾;骤然呕吐,水泻不止,肢麻头汗的为霍乱。

6. **小便** 小便清白为寒,黄赤为热,浑浊而不爽利为湿热。频数不禁为虚证;溲频而口渴多饮为消渴;溲时淋沥,茎中刺痛为淋证;小便不通,腹内胀急为癃闭。凡泄泻病人小便必少,小便渐长则泄泻将愈。

7. 饮食 胃主受纳,脾主消化。能食易饥为胃强,食入难消为脾弱,饮食喜冷为胃热,喜温为胃寒;食入即吐为热证,朝食暮吐为寒证。小儿恣食,腹痛,形瘦,多为虫积;孕妇见食恶心,为恶阻,此乃生理现象。口苦为肝胆有火,口甘为脾有湿热,口酸为肝胃不和,口咸为肾虚水泛,口淡多清水为胃寒。

8. 胸 胸膈满闷多为气滞;懊恼嘈杂多为热郁;胸满痛为结胸;不痛而胀连心下为痞气;胸痛彻背,背痛彻心,为胸痹证。询问胸部症状必须联系脘腹两胁,如脘痛属胃,得食胀痛为实,食后痛缓为虚。腹痛属肠,痛而拒按为实,痛时喜按属虚。胁痛属肝,暴痛在气,久痛入络。

9. 耳聋 暴聋多实,为肝胆之火上逆;久聋属虚,为肝肾阴分内亏。耳聋初起往往先有耳鸣,如潮声风声的为风热;如蝉声联唱的为阴虚;也有流脓作胀,似鸣似聋的为肝经湿热。

10. 口渴 口干能饮为真渴,胃中有火;不能饮,饮亦不多,为假渴,胃中有湿。渴喜凉饮者为胃热,反喜热饮者为内寒。

在问诊中,睡眠好坏,也应注意。如失眠多为虚证;眠短易醒为神不安;睡中多梦为相火旺;梦中惊呼为胆气虚;胸膈气闷,寐不得安为湿痰内阻。

此外,记忆力是否衰退、性欲是否正常、有无遗精等,只要与病症有牵涉,都应问及,不厌求详。

对于女病人,在问诊时,当问其月经调与不调,如经期超前,色鲜红者多属热;经期落后,色瘀紫者多属实;经行量少色淡者多属虚;经前腹痛,涩少挟瘀者多属气滞。倘经行感冒发热,或发热中经水来潮,神识不清,为热入血室。在一般情况下月经停止,已婚者须考虑是否受孕。

小儿科古称哑科,这是因为一般不能直接听到病孩主诉的缘故。但也不能放松问诊,必须详询病孩的保姆。除了询问发病时间、病情经过等外,对于是否种过牛痘、患过麻疹,也应注意。

四、切诊

切诊以按脉为主,并包括其他触诊在内。

1. 切脉 切脉采取两手寸口即掌后桡骨动脉的部位,用食指、中指和无名指轻按、重按,或单按、总按,以寻求脉象。每手分三部,以掌后高骨作标志,定名为"关",关之前名"寸",关之后名"尺",两手寸关尺共六部,称为左寸、左关、左尺,右寸、右关、右尺。这六部分都是候测内脏之气的。左寸候心和心包络,左关候肝和胆,左尺候肾和膀胱、小肠;右寸候肺,右关候脾和胃,右尺候肾和命门、大肠。

一般来说,脉象分二十八种,它的名称是:浮、沉、迟、数、滑、涩、虚、实、长、短、洪、微、紧、缓、芤、弦、革、牢、濡、弱、细、散、伏、动、促、结、代、疾。这些脉象,大多是相对的,如以浮和沉分表里,迟和数分寒热,涩和滑分虚实,其他均从这六脉化出。例如:浮而极有力,如按鼓皮为革;浮而极无力,如绵在水为濡。沉而按之着骨始得为伏;沉而坚实为牢;沉而无力,细按乃得为弱。浮中沉均有力,应指幅幅然为实;浮中沉均无力,应指豁豁然为虚;浮取大、按之中空,如慈葱为芤。迟而细短,往来涩滞为涩;一息四至,往来和匀为缓;缓而时止为结;数而在关、无头无尾为动;数而时一止为促;每一息七至八至为疾;迟数不定、止有常数为代;至数不齐、按之浮乱为散。滑而如按琴弦为弦;来往有力如转索为紧;不小不大,如循长竿为长;来盛去衰、来大去长为洪;涩而极细软、按之欲绝为微;如微而细为细;如豆形应指即回为短。因此,浮沉、迟数、涩滑是二十八脉的纲领,学习切脉应当先从这六个纲领入手,比较容易体会和理解。兹列表如下:

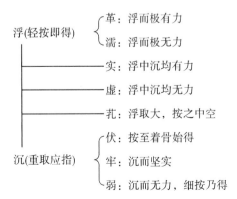

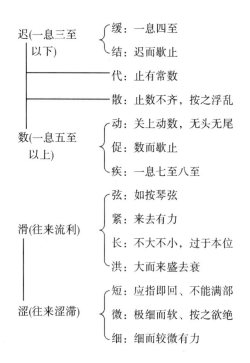

迟(一息三至以下)
- 缓：一息四至
- 结：迟而歇止

代：止有常数

散：止数不齐，按之浮乱

数(一息五至以上)
- 动：关上动数，无头无尾
- 促：数而歇止
- 疾：一息七至八至

滑(往来流利)
- 弦：如按琴弦
- 紧：来去有力
- 长：不大不小，过于本位
- 洪：大而来盛去衰

涩(往来涩滞)
- 短：应指即回、不能满部
- 微：极细而软、按之欲绝
- 细：细而较微有力

　　二十八脉极少单独出现，常见的兼脉有如下几种：浮紧、浮缓、浮滑、浮数、浮迟、浮大。沉紧、沉滑、沉弦、沉细、沉数、沉迟、沉微。迟缓、迟涩。滑数、弦数、洪数、细数。濡数、濡细、濡滑、濡涩、濡缓。虚细、虚数、虚弦。微细、微弱。弦紧、弦细。细紧、细迟。以及三种脉同时出现的如浮紧数、浮滑数、沉细而微，等等。

　　根据脉象来诊断病症，主要如下：
　　浮脉主表证，有力为表实，无力为表虚。
　　沉脉主里证，有力为里实，无力为里虚。
　　迟脉主寒证，有力为积寒，无力为虚寒。
　　数脉主热证，有力为实热，无力为虚热。
　　滑脉主痰证、热证。
　　涩脉主血少、血寒。
　　虚脉主虚证、伤暑。
　　实脉主实证、火邪。
　　短脉主元气虚少。
　　洪脉主热证、阳盛阴衰。
　　微脉主亡阳、气血两虚。
　　紧脉主寒证、痛证。
　　缓脉主无病、湿气。
　　芤脉主大失血。
　　弦脉主肝气、痰饮。
　　革脉主表寒、中虚。

　　牢脉主坚积。
　　濡脉主阳虚、湿病。
　　弱脉主阴虚。
　　细脉主血少、气衰。
　　散脉主肾气衰败。
　　伏脉主病邪深伏。
　　动脉主惊证、痛证。
　　促脉主火亢。
　　结脉主寒积。
　　代脉主脏气衰败。
　　疾脉主阳邪亢盛、真阴欲竭。
　　诸脉各有形象，各有主症，因多错综出现，必须进一步探求，才能应用于临症。如：浮紧为伤寒，浮缓为中风，浮虚为伤暑，浮芤为失血，浮数为风热。沉细为虚寒，沉数为内热，沉紧为冷痛，沉弦为伏饮，沉迟为痼冷。浮迟为表寒，沉迟为里寒，迟涩为血少，迟缓为寒湿。滑数为实热，弦滑为肝火，细滑为阴虚内热，浮滑为风痰，沉滑为宿食，滑大为胃热。细缓为湿痹，缓弱为气虚。这都是显示邪正的盛衰、病邪的性质和发病的部位，故必须与症候密切结合，观察其是否脉症符合为要。
　　辨别二十八脉不是简单的事，必须通过临症慢慢体会。兹录前人二十八脉总括以便记诵："浮行皮肤，沉行肉骨。浮沉既谙，迟数当觉，三至为迟，六至为数。浮沉迟数，各有虚实，无力为虚，有力为实。迟数既明，部位须识，濡浮无力，弱沉无力，（即浮而无力为濡，沉而无力为弱）沉极为牢，浮极为革，三部皆小，微脉可考，三部皆大，散脉可会，其名曰伏，不见于浮，惟中无力，其名曰芤。部位既明，至数宜晰，四至为缓，七至为疾，数止曰促，缓止曰结。至数既识，形状当别，紧粗而弹，弦细而直，长则迢迢，短则缩缩，谓之洪者，来盛去衰，谓之动者，动摇不移，谓之滑者，流利往来，谓之涩者，进退艰哉，谓之细者，状如丝然，谓之代者，如数止焉，代非细类，至数无时，大附于洪，小与细同。
　　二十八脉之外，倘有七怪脉：一曰雀啄，连连凑指，顿有顿无，如雀啄食之状；二曰屋漏，如残溜之下，良久一滴，溅起无力；三曰弹石，来坚而促，来迟去速，如指弹石；四曰解索，脉来动数，随即散乱无序；五曰鱼翔，脉来头定而尾摇，浮浮泛泛；六曰虾游，脉在皮肤，如虾游水面，杳然不见，须臾复来;七曰釜沸,有出无入,如汤涌沸,息数俱无。这些脉象均为心脏极度衰竭,表示生机已绝,多属死候,在《内经》称作"真脏脉",言其毫无冲和之象,表示胃气已绝。

2. **触诊**　一般是触按胸腹和手足,如心下满症,按之坚实疼痛的为结胸,按之濡耎不痛的为痞气。又如腹满拒按,按之作痛的为实为热;喜按,按之不痛的为虚为寒;腹胀叩之如鼓者为气胀,皮肤薄,按之如糟囊者为水胀。

手背热为外感,手心热为阴虚;手足温者病轻,手足冷者病重;足肿按之窅然不起者为水;趺阳脉按之微细者为后天生气衰弱。

切脉之道,比较精微,非深入体会,不易辨别。开始临症切脉,有两点应当注意。首先,心神安定,切忌浮躁,先举、后按、再寻,举是轻手取脉,按是重手取脉,决定其浮沉,然后不轻不重寻求其形象。其次,从症候来结合脉象,是否相符,比如阳证应见阳脉,阴证应见阴脉,是为脉症符合;如果外感症而脉见细弱,或虚弱症而脉见滑大,脉症不符,预后一般不良,临症时切宜注意。

四诊必须联系,四诊与症候也须密切结合,前人有舍脉从症,也有舍症从脉,作为治疗的紧急措施。实际上这种措施,是根据四诊的结果,通盘考虑后所作出的决定。四诊中又以切脉和望舌最重要,如欲进一步学习,一般可阅《四诊抉微》《濒湖脉诀》和《伤寒舌鉴》诸书。

第三节　治　法

一、正治和反治

中医治病从整体出发,十分重视病人的体力—正气和发病的原因—邪气,把疾病看成是一个邪正相搏的过程。当邪气退却,正气进入恢复的阶段,这一斗争才算结束。也就是,正气战胜了,疾病便痊愈;邪气战胜了,就会导致病重和死亡。所以《内经》提出了一个纲领:"虚则补之,实则泻之。"补是扶持正气的不足,泻是驱除邪气的侵害;补泻之中又有各种方法,但目的只有一个,恢复健康而已。

针对着虚就用补,实就用泻,虚实同时存在,就考虑先补后泻,先泻后补,或补泻兼施。凡是从正面进行治疗,使用与病情相反性质的一种治法,

不论补或泻,都叫"正治"。相反地,使用与病情性质相一致的治法,则称为"反治"。

具体说,正治法就是寒证用热药,热证用寒药;又如证现干燥的用滋润法,拘急的用舒缓法,耗散的用收敛法。反治的用处比较少。其实反治并非真正顺从病情来治疗,表面上治法的目的似与病情同一方向,细究之,与病因仍然是相反的。例如虚性胀满之属于消化机能迟钝的,给予补剂,而不予理气消导药,这是因为病由虚引起,不加强其机能无从改善其症状。又如下痢之属于积滞内阻的,给予泻剂,不予固涩止泻药,也是因为由积滞引起,不予清除无法制止,即使暂时制止,日后仍然复发。还有疾病严重时往往出现假象,如寒盛的格阳于外,发现烦躁不安的现象,倘以凉药治其烦躁是增加其病根,但直接用大热之药又将格阻不受,此时可以用热药凉饮方法,或在热药内加上少许凉药。这些都属反治范围,但实质上仍是正治。

于此可见,正治和反治性质是一致的,只是战术上有所不同。运用这两种不同的战术之前,了解病因和症状是最为重要的关键性问题。后人所立的许多治疗法则,多以《内经》为根据加以推广应用的。至于正治和反治的具体应用,即《内经》中也已有较详细的指示:关于病因方面的,如"寒者热之;热者寒之;客者除之;劳者温之;其实者散而泻之",此皆为正治法;又如"寒之而热者取之阴;热之而寒者取之阳",此皆为反治法。关于症状方面的,如"坚者削之;结者散之;留者攻之;燥者濡之;急者缓之;散者收之;惊者平之;剽悍者按而收之",此皆为正治法;又如"塞因塞用;通因通用",此皆为反治法。关于这类治法,《内经知要》的治则篇内均有采入,可参阅。

二、治本和治标

治本和治标也是一般常用的治疗法则,必须明白标本,才能在治疗上决定轻重、缓急、先后等措施。

标本的意义有两项:①从人体与疾病来说,人体是本,疾病是标。治病的目的为了病人恢复健康,如果只顾疾病,不考虑人体,势必病去而元气大伤,或元气伤而病仍留存,或带来后遗症成为残废,甚至病除而人亦随亡,这是首先应该注意的。

②从疾病的原因和症状来说,原因是本,症状是标。症状的发生必有一个因素,能把因素去掉,症状自然消失,中医常说"治病必求于本",即是指此。

本就是根本、根源,治病必须重视根本,找寻根源,了解其所以然。也就是治病必须抓住主要的,主要的解决了,次要的自然迎刃而解。因而有祛邪扶正和扶正祛邪两种说法,认为扶正则邪自却,邪却则正自复。这两种说法表面上似有矛盾,其实都是从根本上出发,因虚而致病自以扶正为主,因邪而致病自以祛邪为先。王应震曾经写过一首治病求本的诗:"见痰休治痰,见血休治血,无汗不发汗,有热莫清热,喘生休耗气,精遗休涩泄,明得个中趣,方是医中杰。"意思是吐痰、失血、无汗、发热、气喘、遗精等均属表面的现象,酿成这类病症各有主要的原因,不探本寻源想办法,仅用化痰、止血、发汗、清热、平喘、固精等常法是不起作用的。

虽然,治病必须求本,但也不能忽视其标。我们体会求因当然是必要的,辨证也同样重要,辨证就是为了求因。但在另一方面,求得主因之外还要求得主症,因为迅速的缓和症状,也是解除病人痛苦的重要一环。例如感冒风寒,发热头痛,浑身酸楚,手足无措。风寒是主因,其他都是由风寒引起的症状,但在症状中发热是一个主症,热度的高低能使其他症状加剧和轻减。所以用发汗法来疏散风寒是主要治法,但加入一些清解药来帮助退热,以减轻其他症状,也是合理的。前人治病有单从原因用药的,也有兼顾症状的。前人方剂中往往注明口渴加什么药,咳嗽加什么药,可以看到在治本的同时没有放弃治标。但也应该回过来说,治本是主要的,治标是次要的。

倘然主次不分,看到那一个症就加上那一种药,便会杂乱无章,违反组方法则。

临症上如果认为标症已占重要位置时,应当采取先治其标的方法。例如:因肝病引起的腹水,肝病是本,腹水是标。但已到腹部胀满,呼吸困难,二便不利的地步,如同洪水泛滥,不予疏浚,无法救其危急。此时再不能用疏肝和肝,只有峻剂泻水,俟水退后再商治本。又如:小便不利能很快促使病情恶化,任何疾病发现小便不利时,即当以通利小便为急。此外,如痰喘病人气塞欲绝,可以

暂用沉香破气;喉风症咽喉肿闭,汤水不下,可以先用刺法砭出恶血,然后分别给药。前人说"急则治标",治标原是一种权宜之计,达到目的以后,就不宜继续使用,这是不同于治本的最大的出入处。

一个人同时患两种病时,也须分别标本,一般对先病为本,后病为标。先病多指顽固性慢性疾病,后病则以感冒等时症为多,在这种情况下应当先治感冒,后治慢性病。因为慢性病不是旦夕能除,而感冒等时症容易解除,且亦能发展成为严重症候,促使慢性病的恶化。也有本来是感冒症,忽然并发胃肠病,下利清谷,脉浮转沉,则恐外邪乘虚内陷,又须急治其里,再解其表。这些又说明了治疗上以治本为原则,在这原则下还应掌握先后缓急,灵活运用,《内经》上指出:"先寒而后生病者治其本,先病而后生寒者治其本;先热而后生病者治其本,先热而后生中满者治其标;先病而后泄者治其本,先泄而后生它病者治其本;先病而后生中满者治其标,先中满而后烦心者治其本;小大不利治其标,小大利治其本,先小大不利而后生病者治其本。病发而有余,本而标之,先治其本,后治其标;病发而不足,标而本之,先治其标,后治其本"。以上对于标本治法,说得非常具体,因此《内经》又曾总结地说:"知标本者,万举万当,不知标本,是为妄行。"

三、八法

确定病症后,紧接的便是选择治疗方法。治法分发汗、催吐、攻下、和解、清凉、温热、消导和滋补等,简称为汗、吐、下、和、清、温、消、补八法。这八法针对病因、症状和发病的部位,指出了治疗的方向,在临症上灵活运用,还能产生更多的法则。

1. **汗法** 以疏散风寒为目的,常用于外邪侵犯肌表,即《内经》所说"在皮者汗而发之",故亦称解表、解肌、疏解。比如外感初起,恶寒发热,头痛,骨节痛,得汗后便热退身凉,诸症消失。

汗法可分两类,一为辛温发汗,适用于外感风寒的表寒证;一为辛凉发汗,适用于外感风温、风热的表热证,也有寒和热不甚明显的,可用辛平发汗法。

汗法的主要目的是在发汗,倘然病人有表证而自汗出或已经用过发汗剂,是否能再予汗法?这必须根据具体情况来决定。一般表证以恶寒、

发热为主症,汗出后热不退仍有恶寒的,此为表邪未除,仍宜汗解;如果不恶寒而热不退,或热势反增,病邪有向里传变的趋势,不可再汗。

发汗能祛散外邪,也能劫津耗液,血虚或心脏衰弱以及有溃疡一类的患者,用时当谨慎,以免发生痉厥等病变。一般发汗太过,汗出不止,也能引起虚脱的危险。

汗法包括宣肺法在内,如伤风咳嗽、鼻塞、音嗄,用轻扬上焦的药,目的不在发汗,但使肺气宣通。

2. **吐法**　常用于咽喉、胸膈痰食堵塞。如喉症中的缠喉症、锁喉症皆为风痰郁火壅塞,胀闭难忍;又如积食停滞,胸膈饱满疼痛,只要上涌倾出,便可松快,故亦称涌吐,也即《内经》所说的"其高者因而越之"。

吐法都用催吐药,但亦有因症用药,服药后用鸡毛或手指探喉使其恶出,所以又有探吐之称。

吐法多用在胃上部有形的实邪,一般多是一吐为快,不须反复使用。某些病人先有呕吐的,不但不可再吐,还要防其伤胃,给予和中方法。其他,凡虚弱的病体或新产后以及四肢厥冷的,均不宜用吐。

急性病用吐法,含有发散的意思,同样可以解表退热。在杂病或妇女病用吐法,又可替代升提法,如小便不利或妊娠胞阻,前人亦有用吐法治疗的。

3. **下法**　一般多指通大便,用来排除肠内宿粪积滞,故也称攻下、泻下,也即《内经》所说的"其下者引而竭之"。

攻下剂分为两类,一种是峻下,用猛烈泻下药,大多用于实热证有津涸阴亡的趋势时,即所谓"急下以存阴"时用之。一种是缓下,又分两类,一类是用较为缓和的泻药,一类是用油润之剂帮助下达。但不论峻下或缓下,都宜于是实证,这是一致的。

由于里实的原因不同,又分凉下和温下二种,凉下是指苦寒性质的泻剂,温下是指辛热性质的泻剂。一般应用以苦寒为多,因多数便闭或下痢,由于热结或湿热引起。

下法除用于通大便外,也用于痰饮不化、瘀血凝结和腹水鼓胀等,其所用药物则与通便药不同。

使用下法,须考虑病人体质,并要懂得禁忌。

大概有表证而没有里证的不可用,病虽在里而不是实证的不可用,病后和产后津液不足而便闭的不可用。在虚弱证上误用下法,很容易败坏后天,引起呃逆甚至虚脱。

4. **和法**　和是和解的意思,病邪在表可汗,在里可下,倘在半表半里既不可汗又不可下,病情又正在发展,就需要一种较为和缓的方法来驱除病邪,故和解法用在外感方面,其主要目的仍在驱邪外出。

在杂病方面使用和法,意义稍异。例如血虚劳热,纳食减少,妇女月经不调,可用调和肝脾的方法。又如胸满不痛,嘈杂呕恶,痰热交阻,可用辛开苦降和胃的方法。还有感受暑湿,内伤饮食,寒热不扬,头胀胸闷,腹部结滞不舒,可用芳香泄化和中。诸如此类,均属和法范围。

因此和法的应用相当广泛,包括和解少阳,安内攘外,调理气血,舒畅气机,芳化和中,等等。目的虽同,方法不一。

5. **清法**　凡用清凉剂来治疗温热病症,都称清法,即《内经》所说"热者寒之"的意思,亦称清解法。

温热症候有表热、里热、虚热、实热、气分热、血分热,用清凉剂时必须分辨热的性质及在哪一部分。比如表热证应取辛凉,里热中虚证采用甘寒,实证采用苦寒。在气分清气,在血分清血。

清法里包括镇静和解毒,例如肝阳或肝火上扰,头晕头胀,用清肝方剂能够息风镇痛;还有温毒用清热凉营,具有解毒作用。

临症上用清解法比较多,但亦不宜多用久用,尤其是苦寒一类的药,能损害脾胃,影响消化。体质素虚,脏腑本寒,食欲不强,大便溏薄,以及产后病后,均宜慎用。

6. **温法**　常用于寒性病,即《内经》所说"寒者热之"。

寒性病有表寒、里寒等区别,但从温法来说,一般都指里寒,故以温中为主要治法。例如呕吐清水,大便溏薄泄泻,腹痛喜按,手足厥冷,脉象沉伏迟微,均为温法的对象。

寒性病有寒邪直中内脏引起的,也有因阳虚而逐渐形成的,所以温法的使用,或以逐寒为主,或以扶阳为主。但逐寒的目的为了防止伤阳,也叫回阳,扶阳也为了祛除沉寒痼冷,两者之间是互有关系的。

温法包括兴奋作用,有些因阳虚而自汗形寒,消化不好,气短声微,肢软体怠,小便不禁,性欲衰退等症候,都需要温法调养。

温法在使用时多与其他方法配合,例如汗法分辛温、辛凉,下法分温下、凉下,补法分温补、凉补。

7. 消法　主要是消导,用来消除肠胃壅滞,例如食积内阻,脘腹胀满,治以消化导下。其次是消坚,多用于凝结成形的病症,如癥瘕积聚和瘰疬等,因为这类病症多由气血痰瘀停滞,其来也渐,其去也缓,不是攻逐所能荡尽,须用磨运消散,缓以图功。再次是消痰,痰浊的原因不一,有寒痰、湿痰、痰热以及顽痰等,故须分别用温化、清化、涤痰、豁痰等方法,总称消痰。

还有利水亦在消法之内。水湿以走小便为顺,如果水湿内停,小便不利,或走大便而成泄泻,应予利导,使之从小便排出,一般称为利尿,亦叫淡渗。使用这一方法因能分散和消除水湿之势,故也叫分利或分消。

消法在有些地方接近和法和下法,但和法重在和解,消法则有克伐的性质;下法重在攻泻,消法则具有帮助运行的意思。故消法不宜于极虚的人,也不用于急症,是介乎两者之间的一种祛邪磨积的方法。

8. 补法　就是补充体力不足,从而消除一切衰弱症候,故《内经》说"虚者补之"。所用药物大多含有滋养性质,故亦称滋补、补养。

补法在临症上分补气、补血、益精,安神、生津液、填骨髓等,总之,以强壮为目的。

补剂的性质可分三种,一为温补,用于阳虚证;一为清补,用于阴虚证;另一种为平补,用于一般虚弱证。

由于病情的轻重不同,又分为峻补和缓补。峻补常用于积弱极虚之体,或以急救为目的挽回虚脱;缓补则用于体质虽虚不胜重补,或虚而别无大寒大热症状,只宜平和之剂缓缓调养。

用补法必须照顾脾胃,因补剂大多壅滞难化。脾胃虚弱者一方面不能很好运行药力,另一方面还会影响消化而不能吸收。

补法中包括固涩法。例如大汗不止,大吐血不止,男子遗精、滑精久不愈,妇人血崩、白带过多等,用止涩药时大多依靠补法协助。

见虚不补,势必日久成损,更难医治;然而不需要补而补,也能造成病变,尤其余邪未尽,早用补法,有闭门留盗之弊。

上面介绍了八法的概要,可以看到八法各有它独特的作用,但在使用上不是孤立的,而是互相关联的。所以明白了八法的意义以后,必须进一步懂得法与法之间的联系,如何来综合运用,才能灵活地适应病情变化,发挥更好的疗效。

首先指出,八法中大部分方法是相对的。如汗法用于表证,下法用于里证,表里是相对的,汗下法当然也是相对的;又如下法是攻逐病邪,补法是扶助正气;清能去热,含有镇静作用,温能去寒,含有兴奋作用。下和补,清和温,也是相对的。但是汗下、攻补、清温都能配合应用,即临症上所说的"表里双解""攻补兼施""寒温并用"等等。总之,一病可以有多种原因,也可以发生在几个部分,特别是一个病在发展过程中,往往情况复杂,就必须灵活地随机应变,用多种方法来治疗。兹举例说明如下。

(1)汗下同用:既有表证,又有里证,以先解其表、后攻其里为常法。但表里俱急时,不能拘守常规,而可以汗下同用,双管齐下。例如桂枝汤是解表的,可以加入大黄攻里,治疗寒热、头痛兼有腹满作痛的表里证。

(2)攻补并用:体质素虚,感受实邪,或病邪不解,正气渐衰,造成正虚邪实的局面时,祛邪则虑其正气不支,补正则又恐邪气固结,惟有攻补并用,双方兼顾。如黄龙汤用大黄、芒硝通大便,又用人参、当归培养气血。

(3)寒温并用:病有上热下寒,或上寒下热的,不能单顾一面,例如黄连汤用黄连、干姜以治胸中有热,胃中有邪气,腹中痛,就是寒温并用之意。这类例子很多,临症上经常可以遇到的如湿邪和热邪凝聚,水饮和热邪胶结,大多采用三仁汤和泻心汤来治疗,前者厚朴和滑石同用,后者半夏和黄连同用,都是寒温并用的方法。

此外,一消一补也可同用,例如脾胃薄弱,消化不良,食积停滞,一面用白术补中健脾,一面用枳实消痞宽膈,合成枳术丸。还有和法,是为不能汗下而设的,它的代表方剂是小柴胡汤,但亦须随着症候的不同,结合其他方法予以变化,如偏于寒去黄芩,偏于热加重黄芩;偏于虚重用人参,偏于实减去人参;偏于燥加天花粉,偏于湿重用生姜、半夏;偏于表加桂枝,偏于里加芒硝。这样,同一和法,也包含着清、温、汗、下、补诸法在内了。

因此,进一步说明八法的运用,实际上很少一个方法单独使用的,原因是八法是根据三因、四诊、八纲等订出的,每一个病都有它的原因和部位,八法就是应付这几方面而立的。然而八法中的汗、吐、下、和只指出了发病的部位而没有说明原因,温、清、消、补只指出了原因而没有说明部位;同时,同一原因加在不同部位上可以出现不同的症状。所以明了八法以后,不懂得结合的方法,还是不够的。如上所说,汗法有辛温发汗、辛凉发汗、辛平发汗,下法有温下、凉下、润下等等,都是从原因、部位和症状等作出的具体措施。再说得明白一点,譬如补,必须问虚在哪一方面?缺少了哪些成分?它的性质怎样?它所反映的症状又怎样?假定答案是:虚在肝脏,血分不足,发现内热和头晕等现象。那就可以采用滋阴养血,佐以镇静的方法。否则目标不明,一味滋补,虽然有些用对了,效果是不会显著的。

适当运用八法的同时,还要懂得八法的禁忌。《伤寒论》里有可汗不可汗、可吐不可吐、可下不可下病脉症提出,后来程钟龄作八法论(《医学心悟》),更为详尽。他对每一治法说明了当用症,又指出了当用不用、不当用而用、不当用而又不可不用、当用而用时知发不知收等种种流弊,均用具体例子来证实,对临症上极有帮助,可以参考。

四、常用治法

处方上常用的治法相当多,并且相当细致。这些方法都是根据八法结合病因症候,在具体问题上灵活运用的成果,实为进一步研究的良好楷模。兹录若干例,附加说明如后。

1. **辛温发汗法**　用于外感风寒表证,无汗,脉象浮紧。药如麻黄、桂枝、紫苏、葱白。

2. **辛凉解表法**　用于风温初起。药如豆豉、防风、薄荷、桑叶、菊花。

3. **轻宣肺气法**　用于冒风音嗄,金实不鸣。药如麻黄、蝉衣、桔梗,倘鼻塞流涕,用辛夷、苍耳子。

4. **清疏暑风法**　用于暑令感冒。药如香薷、藿香、青蒿、佩兰。

5. **疏化表湿法**　用于雾露雨湿外乘。药如苍术、白芷、防风。

6. **清气润燥法**　用于感受秋燥,清窍不利。药如薄荷、焦山栀、连翘、桑叶、杏仁。

7. **两解太阳法**　用于风湿,疏风以解太阳之经,利湿以渗太阳之府(即膀胱)。药如羌活、防风、泽泻、茯苓。

8. **蠲除痹痛法**　用于风寒湿痹,关节疼痛。药如桂枝、羌活、独活、川草乌、海风藤。

9. **调和荣卫法**　用于伤风,以调和气血来解肌散邪,不同于直接疏表。药如桂枝、白芍、生姜、红枣。

10. **固表祛邪法**　用于体虚容易感冒,或感冒后纠缠不解。药如黄芪、白术、防风。

11. **清凉透邪法**　用于外感汗出不解,邪有化热内传之势。药如葛根、银花、连翘、薄荷、芦根。

12. **辛寒清胃法**　用于胃热证,脉象滑大而数。药如石膏、知母、滑石,竹茹。

13. **苦寒泻火法**　用于温邪化火,燔灼三焦。药如黄连、黄芩、大黄、焦山栀。

14. **清化湿热法**　用于温邪挟湿,或脾湿胃热交阻。药如黄芩、厚朴、滑石、半夏、通草。

15. **却暑调元法**　用于暑热伤气。药如人参、麦冬、五味子、竹叶。

16. **清瘟败毒法**　用于温毒证。药如大青叶、板蓝根、玄参、马勃。

17. **清营透斑法**　用于温热发斑发疹。药如生地、豆卷、石膏、赤芍、丹皮。

18. **清泄心包法**　用于温邪内陷心包,神昏谵语。药如紫雪丹、牛黄清心丸,挟湿者用神犀丹。

19. **泻下实热法**　用于肠胃热结、便闭。药如大黄、枳实、玄明粉。

20. **清化荡积法**　用于湿热食滞,腹痛下痢。药如木香、枳实、黄连、青皮、槟榔。

21. **清降相火法**　用于肝胆火旺。药如龙胆草、赤芍、黄芩、焦山栀、木通。

22. **辛热逐寒法**　用于寒邪直中三阴证。药如附子、干姜、肉桂。

23. **甘温扶阳法**　用于肾阳虚。药如鹿茸、枸杞子、巴戟天等。

24. **温运脾阳法**　用于脾脏虚寒。药如白术、炮姜、肉果。

25. **温胃散寒法**　用于胃寒泛酸,呕吐清水。药如吴萸、生姜,呃逆者用丁香、刀豆子。

26. **辛滑通阳法**　用于胸痹,阳为寒遏。药如薤白、桂枝、瓜蒌。

27. **益火培土法**　用于命门火衰,脾虚久泻。药如补骨脂、益智仁、炮姜。

28. **引火归元法**　用于浮阳上越,上热下寒。药如熟地、附子、肉桂、五味子。

29. **平肝理气法**　用于肝气横逆,胸腹胀痛。药如青皮、枳壳、金铃子、延胡。

30. **舒肝和络法**　用于胁痛久痛入络。药如丹参、桃仁、郁金、橘络。

31. **疏气宽中法**　用于胸闷嗳气,频转矢气。药如香附、陈皮、枳壳、佛手。

32. **降气平逆法**　用于气喘实证。药如沉香、檀香、乌药、枳实。

33. **重镇降逆法**　用于胃虚呃逆,冲气上逆。药如代赭石、磁石。

34. **调理肝脾法**　用于肝脾气滞。药如当归、白芍、柴胡、白术、茯苓。

35. **行气祛瘀法**　用于妇女痛经病,量少挟瘀。药如川芎、红花、益母草、香附。

36. **温经和营法**　用于血分有寒,月经后期。药如当归、艾绒、肉桂。

37. **清热凉血法**　用于血热吐衄,或月经先期。药如生地、丹皮、侧柏叶、藕节、黄芩。

38. **温通肝经法**　用于少腹冷痛,或疝气胀堕。药如乌药、小茴香、荔枝核、延胡索。

39. **活血镇痛法**　用于瘀血停留,跌打损伤。药如红花、参三七、地鳖虫、落得打、乳香、没药。

40. **化癥消积法**　用于癥瘕积聚,肝脾肿大。药如三棱、蓬莪术、穿山甲。

41. **宣肺化痰法**　用于伤风咳嗽。药如牛蒡、桔梗、杏仁、象贝。

42. **温化湿痰法**　用于咳嗽痰多薄白。药如半夏、陈皮、茯苓。

43. **清化痰热法**　用于咳嗽痰黏,肺有伏热。药如天竺黄、川贝、海蜇、荸荠。

44. **肃肺涤痰法**　用于痰多咳喘,药如苏子、旋覆花、白果。

45. **温化痰饮法**　用于痰饮咳嗽症,药如桂枝、白术、半夏、五味子、干姜。

46. **开窍涤痰法**　用于中风昏仆,痰涎涌塞。药如远志、菖蒲、竹沥、皂角炭。

47. **消磨痰核法**　用于瘰疬。药如昆布、海藻、山慈菇、僵蚕。

48. **芳化湿浊法**　用于湿阻中焦。药如苍术、厚朴、陈皮。

49. **辛香健胃法**　用于气阻湿滞,食欲不振。药如豆蔻、砂仁、佛手。

50. **渗利水湿法**　用于停湿小便不利。药如泽泻、车前子、茯苓,黄疸小便短赤,用茵陈蒿。

51. **通利淋浊法**　用于淋浊,小便不利刺痛。药如瞿麦、石韦、海金沙、萹蓄。

52. **攻逐水饮法**　用于腹水或水停胸胁。药如葶苈、大戟、甘遂、牵牛子、商陆。

53. **分消水肿法**　用于全身浮肿,在上宜汗,在下宜利,所谓开鬼门(指毛孔),洁净府(指膀胱)。药如浮萍、防风、冬瓜皮、生姜皮、防己。

54. **消导和中法**　用于伤食证。药如神曲、山楂、莱菔子。

55. **驱除虫积法**　用于虫积腹膨形瘦。药如使君子、雷丸、槟榔、五谷虫。

56. **养血滋肝法**　用于血虚证。药如何首乌、当归身、白芍、潼沙苑、驴皮胶。

57. **滋补肾阴法**　用于阴虚证。药如生地、萸肉、女贞子。

58. **柔肝潜阳法**　用于肝阳上扰。药如白芍、菊花、天麻、钩藤。

59. **育阴定风法**　用于阴虚引动内风。药如龟板、牡蛎、鳖甲、玳瑁。

60. **养心宁神法**　用于怔忡、失眠。药如驴皮胶、枣仁、夜交藤、柏子仁。

61. **养阴退蒸法**　用于阴虚潮热。药如鳖甲、地骨皮、银柴胡、丹皮。

62. **清养肺阴法**　用于肺热气阴不足。药如沙参、麦冬、玉竹。

63. **甘凉生津法**　用于胃阴耗伤。药如石斛、天花粉、芦根。

64. **补益中气法**　用于脾胃气虚。药如黄芪、党参、白术、山药。中气下陷者,用升麻、柴胡。

65. 固摄精关法　用于遗精滑泄。药如金樱子、莲须、莲肉、煅龙骨。

66. 厚肠收脱法　用于久泻不止。药如扁豆、诃子、赤石脂、米壳。

67. 润肠通便法　用于大肠枯燥，便坚困难。药如麻仁、郁李仁、瓜蒌仁。

68. 升清降浊法　用于清阳下陷，浊气中阻。药如葛根、山药、扁豆、陈皮。

69. 交通心肾法　用于水火不济，失眠难寐。药如黄连、肉桂。

70. 金水相生法　用于肺肾两虚，潮热颧红。药如生地、天冬、麦冬、百合。

71. 培土生金法　用于肺虚脾弱，清补两难。药如山药、芡实、扁豆、谷芽。

72. 扶土抑木法　用于肝旺脾弱，腹痛泄泻。药如白术、防风、白芍、陈皮、甘草。

上述治法，从 1～10 多用于外感证，11～28 多用于寒证和热证，29～40 多用于气分和血分病，41～55 多用于痰、食、水湿证，56 以下多用于虚弱证候。就八法说来，已经化出不少法则，但是还不够全面，接触到具体证候还有更多更细致的治法。在这些方法里，可以看到八法是一种治疗原则，应用时必须根据病因、病症和发病部位等具体情况，反复研究后选用。同时也能看到有好几种药物的功效相近，而用法却有区别，也应加以适当的选择。

第三章　方剂之部

第一节　方　制

一、君臣佐使

多种药物配成的处方，称作方剂。方剂的组成有一定的法度，称作方制。所以，方剂是用单味药物治疗的进一步发展。它的特点是：具有综合作用，治疗范围较广，并能调和药物的毒性，减少或避免不良反应。

方剂的组成，分君、臣、佐、使四项。一般处方用药多在四种以上，均按这四项配伍，即使少于四种药或多至几十种，也不能离此法则。否则漫无纪律，方向不明，前人所谓有药无方。

1. 君　君是一方的主药，针对一病的主因、主症能起主要作用的药物，即《内经》所说："主病之谓君。"君药不一定一方只有一个，也不一定猛烈的药才能当君药，主要是看具体情况和需要来决定的。李东垣曾说："假如治风则用防风为君，治寒则用附子为君，治湿则用防己为君，清上焦则用黄连为君，清中焦则用黄芩为君。"依此类推，即使是比较性味薄弱的药物如桑叶、菊花、陈皮、竹茹等，都有作为君药的资格。

2. 臣　《内经》上说："佐君之谓臣。"臣是指协助和加强君药效能的药物，如麻黄汤中的桂枝就是帮助麻黄发汗解表的，所以它在麻黄汤中是臣药。臣药在一个方剂内，不限定只有一味，一种君药可以有几种臣药；如果一方中有两个君药，还能用较多的臣药来配伍。

3. 佐　臣之下称作佐，佐药就是接近于臣药的一种配伍药。除了与臣药一样协助君药的作用，还能协助君药解除某些次要症状。例如麻黄汤用杏仁为佐，其作用就是宣肺、平咳，帮助君药解除麻黄汤证的次要症状。另一方面，假使君药有毒性或者药性太偏，也可利用佐药来调和。

4. 使　从使字的意义来看，使药是一方内比较最次要的药物。《内经》说："应臣之为使。"可知使药是臣药的一种辅助药。在临症上一般把使药理解为引经药，引经药的意思是将药力引到发病场所，所以也叫引药，俗称药引子。

君臣佐使等字面虽含有封建意味，但实质上是用来代表主要药和协助药，以说明方剂的组织形式。几千年来中医在方剂的配合方面积累了十分丰富的经验，无论经方和时方都是遵守这个原则制定的。

在这里顺便谈一谈"经方"和"时方"的问题。中医从单味药的使用发展到方剂，这是很早以前的事,《内经》里就有乌贼骨、茹藘和雀卵组成的血枯方,制半夏和秫米组成的失眠方,泽泻、白术和麋衔组成的酒风方等。到张仲景博采众方撰述《伤寒论》和《金匮要略》,方剂更为完备。后人重视其著作尊为经典,并称其方为经方,把后来方剂叫作时方。我们认为经方的疗效是肯定了的,但时方的价值也是不可否认的。时方的形成,也是中医学术不断发展的例证之一。同样的理由,上面说过的六经辨证法是以《伤寒论》为主,三焦辨证法是以《温病条辨》为主,一在汉朝,一在清代,不仅没有抵触,而且相得益彰。《温病条辨》的方剂在《伤寒论》的基础上还有不少的发挥和补充。所以,在古为今用的目标下,我们应重视经方,也应重视时方,还要重视现代的有效方剂。

二、七方

方剂在应用上,由于所用药物的种类多少和产生疗效的快慢不同,又分为七类,简称七方,即大方、小方、缓方、急方、奇方、偶方和复方。

1. 大方　病邪强盛,非大力不能克制,须用大方,如下法中的大承气汤便是。用大方的时候,应先考虑正气能否胜任,因为大下可以伤阴,大汗可使亡阳,邪虽去而正气随伤,这就失却用大方的意义了。

2. 小方　小方和大方是相对的。邪气轻浅的,只要用较轻的方剂,或者根据大方减小其制,这就叫作小方,如下法中的小承气汤便是。

3. 缓方　一般慢性、虚弱性病症,不能急切求效,宜用药力缓和的方剂来长期调养,如补法中的四君子汤,即是缓方一类。

4. 急方　急方和缓方是相对的。是在病势危急时用来急救的,例如腹泻不止,手足逆冷,脉微欲绝,用四逆汤回阳。急症用急方,不仅药力要专,药量也宜重,故常与大方结合应用。

5. 奇方　奇是单数,奇方即专一的意思。如病因只有一个,就用一种君药来治疗主症,以求其药力专一,故叫奇方。但奇方并不等于单味药,亦有臣药、佐药等配合。

6. 偶方　偶是双数,含有双方兼顾的意思。如同时有两个病因,需要用两种君药来治疗的,就叫偶方。临症上所说的汗下兼施,或攻补并用,都属偶方一类。

7. 复方　复是复杂、重复的意思。凡是病因较多或病情较复杂的就需用复方治疗,如五积散是由麻黄汤、桂枝汤、平胃散和二陈汤等方剂组成,用一方来祛除风、寒、痰、湿以及消痞去积。另一种是指用此法不效,再用它法,它法不效,更用另一方法,如《内经》所说:"奇之不去则偶之,偶之不去则反佐以去之。"所以,在某些情况下,复方也叫重方,不同于一般与单味药相对而言的复方。

七方是方剂组成的法则之一。除此以外,还有从治疗作用来分的。如张景岳曾把方剂分为"八阵",即补阵、和阵、攻阵、散阵、寒阵、热阵、固阵、因阵。补阵的方剂是用于元气亏损,体质虚弱的病症;和阵的方剂是用来调和病邪的偏胜;攻阵的方剂是用于内实证的;散阵的方剂是用于外感证的;寒阵的方剂是用于热证的;热阵的方剂是用于寒证的;固阵的方剂是用于滑泄不禁证的;因阵的方剂都是因症立方的。目前一般方剂的分类多照汪昂《医方集解》所分,计分 22 类。

(1)补养剂:滋补人体阴阳气血不足,消除一切衰弱病症,如六味地黄丸、四君子汤等。

(2)发表剂:疏散外邪,解除表证,如麻黄汤、桂枝汤等。

(3)涌吐剂:引邪上越,使其呕吐,如瓜蒂散、参芦散等。

(4)攻里剂:以通便导滞,清除肠胃实邪为主,如大承气汤、大陷胸汤等。

(5)表里剂:既疏表邪,又除里邪,表里双解法,如大柴胡汤、桂枝加大黄汤等。

(6)和解剂:用和解方法来达到祛除病邪为目的,如小柴胡汤、逍遥散等。

(7)理气剂:疏理气机,解郁降逆,如四七汤、旋覆代赭汤等。

(8)理血剂:和血祛瘀,养营止血,如四物汤、胶艾汤等。

(9)祛风剂:通阳散风、滋阴息风,如小续命汤、地黄饮子等。

(10)祛寒剂:扶阳温中,祛逐内寒,如真武汤、四逆汤等。

(11)清暑剂:清解暑邪,如香薷饮、六一散等。

(12)利湿剂:排泄水湿,如五苓散、五皮饮等。

(13)润燥剂:滋润津血枯燥,如琼玉膏、消渴方等。

（14）泻火剂：清热解毒，如白虎汤、黄连解毒汤等。

（15）除痰剂：化痰涤痰，如二陈汤、礞石滚痰丸等。

（16）消导剂：消积行气，健运脾胃，如枳术丸、保和丸等。

（17）收涩剂：收敛精气，固涩滑脱，如真人养脏汤、金锁固精丸等。

（18）杀虫剂：驱除肠寄生虫，如集效丸、化虫丸等。

（19）明目剂：专治目疾，如羊肝丸、拨云退翳丸等。

（20）痈疡剂：专治外科肿疡、溃疡，如真人活命饮、散肿溃坚汤等。

（21）经产剂：专治妇科月经及胎前、产后疾病，如六合汤、达生饮等。

（22）救急方：包括急救冻死、溺死及毒虫咬伤等方。

中医的方剂，一般很难分类，原因是一个方剂往往包含多种效能，因而不能把它固定在一个门类内，即使几个方剂的治疗目的一致，但使用上又有很大出入。例如补养剂，不仅用于虚弱证，也能用于其他症候；而且补养一类的方剂也不是任何虚弱证都能适应的。此外，方剂中药物的加减，用量的多少，都能使其性质和作用改变。例如麻黄汤由麻黄、桂枝、杏仁、甘草组成，为发汗解表剂，倘把桂枝改为石膏，便为麻杏石甘汤，治肺热气喘，或把桂枝除去不用，便为三拗汤，治伤风感冒、鼻塞、咳嗽等症。又如小承气汤和厚朴三物汤，同样由大黄、枳实、厚朴组成，但小承气汤以大黄为君，厚朴为佐，厚朴的用量比大黄减半；厚朴三物汤以厚朴为君，大黄为佐，厚朴的用量就比大黄加一倍。这样，小承气汤适用于泻热通大便，而厚朴三物汤则是行气除满的方剂了。这说明根据治疗作用的分类，是指其主要作用而言，运用时必须考虑。

三、剂型

方剂有多种剂型，各具不同的性质和不同的效用，常用的有丸、散、膏、丹、酒、汤等几类。

1. **丸剂**　丸剂俗称丸药或药丸。将药物研成细粉后，加冷开水或蜜，或米糊、面糊等黏合物作成的圆形体。根据治疗上的要求，丸剂的大小和重量是不一致的，有小如芥子的，有大如弹丸的，也有如绿豆或梧桐子大的。大约大丸每粒重3克、6克或9克；小丸每30克200～400粒；细小丸每30克600～1500粒；极小丸每30克5000～10 000粒。

丸药入胃，吸收较慢，多用于慢性疾病之须长期服食者，故前人所说"丸者缓也"，就是这个意思。又病在下焦亦多用丸，取其吸收慢到达肠内才发生作用；也有急症、重症采用丸剂的，因可先期制成，取其便捷。

2. **散剂**　即粉剂，将药物研成细粉。有分研、合研、陆续配研等程序。一般多用合研，但带黏性的药物如乳香、没药、血竭、孩儿茶等，或挥发性强烈的药物如麝香、冰片、樟脑等；或较贵重的药物如犀角、羚羊角、珍珠、熊胆、蟾酥等，均用分研。陆续配研是因处方中含有少量贵重药或有其他必须分研的药物时用之，法将需要配研的药物分研后，置一种于乳钵内，然后加入等量的其他药粉，研习以后，再加等量的其他药粉同研，陆续倍量，增加至全部混合均匀为止。

散剂用于内服，药力较丸剂为速；亦用于嗜鼻，或作外敷用。

3. **膏剂**　将药物用水煎汁，浓缩成稠厚半固体状，挑取适量，用开水冲服。一般制法，药物水浸一夜，煎2～4次，取汁分次过滤，合并再熬，至不渗纸为度。另外有用植物油熬炼的，则为外贴用膏药。

膏剂多为滋补类，用于慢性虚弱证，冬季服用的膏滋药亦属这一类。

4. **丹剂**　丹是用升华或熔合等方法制成的，主要为矿物类药物。也有用一般药物混合制成的，则取"赤心无伪曰丹"的意思。丹的剂型不一，有丸有散和锭剂等。

用法与丸、散剂相同。

5. **酒剂**　为药物用白酒作溶剂浸取所得的浸出液，故俗呼药酒。制法分冷浸和热浸两种，冷浸将药物泡在酒内，过一个时期即可服用；热浸是药物和酒密封坛内，隔水用文火缓缓加热，保持低温，经过3～7天，去火放冷。

药酒多用于风湿痹痛，借酒的力量来帮助流通气血，加强舒筋活络的效能。

6. **汤剂**　即水煎剂,用适当的水煎取药汁,倾出后加水再煎,第一次为头煎,第二次为二煎。一般每剂均煎2次,服法有头、二煎分开服的,也有将头、二煎药汁合并后,再分2次服的。

临症上,汤剂应用最广,不仅吸取快,作用强,而且便于随症加减。

丸、散、膏、丹和酒剂,多数属于成药,亦可视病症需要,处方配合。一部分丸散膏丹除单独使用外,也能放在汤剂内包煎,或用药汁冲服。

第二节　基本方剂和处方

一、基本方剂

徐灵胎说:"欲治病者必先识病之名,能识病名而后求其病之所由生。知其所由生,又当辨其生之因各不同而症状所由异,然后考其治之之法。一病必有主方,一方必有主药,或病名同而病因异,或病因同而病症异,则又各有主方、各有主药,千变万化之中,实有一定不移之法,即或有加减出入而纪律井然。"的确,治疗每一种病必须辨证求因,才能确定治疗方针。同时,一病有一病的主治法,也必然有主方和主药,这是治病的基本法则。在这基础上,再根据具体病情加减出入,灵活运用,才能收到良好效果。

前人留传下来的成方,都是通过实践得来的,必须加以重视,特别是几个基本方剂,必须熟悉。现在择要说明,以见一斑。

1. **四君子汤**　人参、白术、茯苓、甘草。为补气主方,用于脾胃薄弱、食少、泄泻等症。气不运者,可以加陈皮,名异功散;胃寒者,可以加木香、砂仁,名香砂六君子汤。

2. **四物汤**　生地、当归、白芍、川芎。为养血主方,用于肝血虚滞,妇人经水不调。气血俱虚,可与四君子汤同用,名八珍汤;除去生地、白芍名佛手散,能行血活血。

3. **六味地黄丸**　熟地、山萸、山药、茯苓、丹皮、泽泻。为养阴主方,用于肾水亏乏、腰痛、遗精等症。虚寒者可以加附子、肉桂,名桂附八味丸;内热者,可加黄柏、知母,名知柏八味丸;单加肉桂,名七味地黄丸,能引火归元;加五味子名七味都气丸,能治劳嗽。

4. **四逆汤**　附子、干姜、炙甘草。为回阳主方,用于寒盛阳微,四肢厥冷,水泻不止。寒伤血分,脉细欲绝,可加当归、木通,名当归四逆汤;风湿相搏,身体烦疼,可加白术、大枣,名术附汤。

5. **桂枝汤**　桂枝、白芍、炙甘草、生姜、大枣。为调和荣卫主方,亦治伤风。汗不止者可加附子,名桂枝加附子汤;精关不固,可加龙骨、牡蛎,名桂枝加龙骨牡蛎汤;倍白芍、加饴糖,名小建中汤;再加黄芪,名黄芪建中汤,治中气虚寒腹痛。

6. **麻黄汤**　麻黄、桂枝、杏仁、炙甘草。为发散风寒主方,用于寒热,无汗,脉象浮紧。挟外湿者,可加白术,名麻黄加术汤;去桂枝,加石膏,名麻杏石甘汤,治表邪内陷,肺热气喘。

7. **银翘散**　银花、连翘、豆豉、荆芥、薄荷、牛蒡、桔梗、甘草、竹叶、芦根。为风温初起主方,用于发热、口渴、脉象浮数。咳嗽者可加杏仁、象贝,宣肺化痰;热重者,可加山栀、黄芩清气。

8. **六一散**　滑石、甘草。为清暑主方,用于身热烦渴,小便短赤。清心可加辰砂,名益元散;散风可加薄荷,名鸡苏散。

9. **平胃散**　苍术、厚朴、陈皮、炙甘草、生姜、大枣。为化湿主方,用于满闷、呕恶、舌苔白腻。痰多者可与二陈汤同用,名平陈汤;泄泻溲少,可与五苓散同用,名胃苓汤。

10. **五苓散**　茯苓、泽泻、猪苓、白术、桂枝。为利湿主方,用于小便不利,饮水吐逆。无寒但渴者,可除去桂枝,名四苓散。

11. **十枣汤**　芫花、甘遂、大戟、大枣。为泻水主方,用于水饮内停,胸胁满痛。

12. **琼玉膏**　生地、人参、茯苓、白蜜。为润燥主方,用于津液枯涸,气虚干咳者。

13. **五仁丸**　桃仁、杏仁、柏子仁、松子仁、郁李仁、陈皮。为润肠主方,用于津枯大便困难者。

14. **白虎汤**　石膏、知母、甘草、粳米。为清热主方,用于壮热、口渴、汗出、脉象洪大。气阴虚者,可加人参,名人参白虎汤;挟湿者,可加苍术,名苍术白虎汤。

15. **黄连解毒汤**　黄连、黄芩、黄柏、山栀,为泻火主方,用于三焦积热,狂躁烦心,迫血妄行等症。

16. **普济消毒饮**　玄参、黄连、黄芩、连翘、板蓝根、马勃、牛蒡、薄荷、僵蚕、升麻、柴胡、桔梗、甘草、陈皮。为清温毒主方,用于大头瘟、咽痛、口渴等症。

17. **清骨散** 银柴胡、胡黄连、秦艽、鳖甲、地骨皮、青蒿、知母、甘草。为清虚热主方,用于骨蒸劳热,阴虚,午后潮热或夜间发热。

18. **三仁汤** 杏仁、蔻仁、苡仁、厚朴、半夏、通草、滑石、竹叶。为清化湿热主方,用于湿温身热、胸闷,渴不欲饮。

19. **达原饮** 厚朴、常山、草果、槟榔、黄芩、知母、菖蒲、青皮、甘草。为治湿热瘟疟主方,用于湿浊挟热阻滞中焦,寒热胸闷,舌苔厚腻等症。

20. **二陈汤** 姜半夏、陈皮、茯苓、甘草、生姜。为除痰主方,兼能理气、去湿、和中。如顽痰胶固,可加胆星、枳实,名导痰汤;胆虚不眠,可加竹茹、枳实,名温胆汤。

21. **清气化痰丸** 姜半夏、胆星、橘红、枳实、杏仁、瓜蒌仁、黄芩、茯苓。为清痰热主方,用于气火有余,炼液成痰。

22. **三子养亲汤** 苏子、白芥子、莱菔子。为平痰喘主方,用于气实痰多,喘满胸闷。

23. **保和丸** 山楂、神曲、茯苓、半夏、陈皮、莱菔子、连翘、麦芽。为消食主方,用于嗳腐吞酸,腹痛泄泻等症。气分郁滞,可与越鞠丸同用,名越鞠保和丸。

24. **小活络丹** 川乌、草乌、川芎、地龙、胆星、乳香、没药。为活络主方,用于痰湿入络,手足麻木等症。

25. **天王补心丹** 枣仁、当归、生地、柏子仁、天冬、麦冬、远志、五味子、人参、丹参、玄参、桔梗。为安神主方,用于健忘、怔忡、失眠,虚火上炎等症。

26. **牛黄清心丸** 犀黄、黄连、黄芩、山栀、郁金、辰砂。为开窍主方,用于邪陷心包,神识昏迷。

27. **金锁固精丸** 潼沙苑、芡实、莲须、龙骨、牡蛎。为固精主方,用于精关不固,滑泄不禁。

28. **牡蛎散** 煅牡蛎、黄芪、麻黄根、浮小麦。为固表主方,用于阳虚自汗。

29. **诃子散** 御米壳、诃子、炮姜、橘红。为涩肠主方,用于泄泻不止,脱肛。

30. **补中益气汤** 黄芪、人参、甘草、白术、陈皮、当归、升麻、柴胡、姜、枣。为升提主方,用于中气下陷,或气虚不能摄血。

31. **七气汤** 厚朴、半夏、茯苓、紫苏、姜、枣。为行气主方,用于气分郁滞,胸满喘促。

32. **越鞠丸** 香附、苍术、川芎、神曲、山栀。为舒郁主方,用于胸膈痞闷、吞酸呕吐,饮食不消等症。

33. **十灰散** 大蓟、小蓟、侧柏叶、荷叶、茅根、茜草、大黄、山栀、棕榈皮、丹皮。为止血主方,用于劳伤吐血。

34. **桃仁承气汤** 桃仁、大黄、桂枝、甘草、元明粉。为祛瘀主方,用于蓄血及妇人经闭。

35. **小柴胡汤** 柴胡、黄芩、人参、半夏、炙甘草、姜、枣。为和解主方,用于寒热往来、胸胁苦满、口苦目眩等症。

36. **逍遥散** 柴胡、当归、白芍、白术、茯苓、甘草、薄荷、生姜。为疏肝主方,用于头痛目眩、抑郁不乐,及妇人月经不调。火旺者可加丹皮、山栀,名加味逍遥散。

37. **瓜蒂散** 瓜蒂、赤小豆、豆豉。为催吐主方,用于痰涎壅积上脘。

38. **大承气汤** 大黄、厚朴、枳实、元明粉。为泻下主方,用于实热便闭、腹痛拒按;津液不充者可去元明粉,加麻仁、杏仁、芍药,名脾约麻仁丸。

39. **木香槟榔丸** 木香、槟榔、青皮、陈皮、蓬莪术、黄连、黄柏、大黄、香附、牵牛子。为导滞主方,用于胸痞、腹胀、便闭,或下痢、里急后重等症。

40. **化虫丸** 使君子、鹤虱、槟榔、苦楝子、芜荑、胡粉、枯矾。为杀虫主方,用于因肠寄生虫引起的腹痛阵作。

以上方剂,仅从病因和症候等方面提出一些通治的例子。雷福亭曾说:"尝考丹溪治病,凡遇气亏者以四君子汤,血亏者以四物汤,痰饮者以二陈汤,湿食者以平胃散,都以四方为主,更参解郁治之,药品不繁,每多中病。"可见掌握通治方剂就是临症上必需的,但是通用方也当切合病情,不等于笼统施用,大凡每一个病都有主方,一病有几种症候又各有主方,这里所说的通治方是一方能治多种病的,这就在了解通治之后,还应进一步钻研各病的主方和各种症候的主方,才能更细致的随症化裁。关于这方面的参考书可采用《兰台轨范》,一般检查则《医方集解》最为通用。

二、处方举例

中医的处方,实际上包括理、法、方、药一套知识在内,也就是理论和实践结合的具体表现。中医处方有一个特点,就是有案有方。案即脉案,处方时先将脉案写好,然后立方。脉案的内容包括症、因、脉、治四项,脉又包括四诊。一般先叙症状,次叙病因,次叙脉、舌、气色,最后指出治疗方针。当然,这也并不刻板,可以先叙症、脉,再叙因、治,或先把原因提出,再叙脉、症,只是大体上不越出这范围。例如叶天士治咳嗽的脉案:"脉右浮数,风温干肺化燥,喉间痒,咳不爽,用辛甘凉润法。"又:"积劳更受风温,咽干,热咳,形脉不充,与甘缓柔方。"又:"舌白、咳嗽、耳胀、口干,此燥热上郁,肺气不宣使然。当用辛凉,宜薄滋味。"又:"脉来虚弱,久嗽,形瘦,食减,汗出,气短。久虚不复谓之损,宗《内经》,形不足温养其气。"以上所举各案,在叙法上对症、因、脉、治虽有先后之不同,但老实写出,活泼地,不受拘束,而仍不离症、因、脉、治的范围。

对病症有了全面的认识之后,然后写方。写方时,那些是主药,那些是协助的,胸中要有成竹。大概主药写在前,助药写在后,助药中又有主要和次要,同样依次书写,这就包含着君、臣、佐、使的意义在内。过去药方都直行写,习惯上分为三排,也有两排或四排的,视药味多少而定。先写第一排,再写第二、第三排。所以中药方应当一排一排看,如果一行一行看是分不出主次的。现在多数改用横写,比较以前更要清楚了。

兹为便于理解,附录近案数则,包括汤剂、丸剂、散剂和膏方的处理,并非示范,聊供参考而已。

案1 自诉肝脏肿大已近一年,右胁掣痛以季胁处最为明显,有时牵及后背及少腹,易感疲劳,食欲不振,本有痛经宿恙,经期内尤觉精神困乏。脉象细弦,舌净,二便正常。胁为肝之分野,前人谓久痛入络,即拟舒气和血法。

当归须6g　生白芍6g　软柴胡炒3g　丹参6g　桃仁泥5g(包)　广郁金5g　金铃子5g　路路通5g　橘络3g　沉香曲5g　佛手2g

案2 胃痛每发于空腹时,得食即定,微有泛酸,不能茹冷,大便或黄或黑,形体消瘦。证属中气虚寒,拟黄芪建中汤加减。

炙黄芪9g　炒桂枝2g　炒白芍5g　炙甘草3g　驴皮胶5g　炮姜炭2g　红枣四个　饴糖30g(分两次药汁冲服)

案3 半年中常有齿龈出血,并觉肢软乏力,渐增头晕、眼花、耳鸣、心悸、心慌,经医院检查血象全细胞减少,诊断为再生不良性贫血。现诊面色萎黄,手足多汗,舌质淡白,脉象浮大而数。劳损之根,治拟温养肝肾,着重于命门。

熟地12g　熟附片6g　生黄芪9g　鹿角胶6g　山萸肉6g　枸杞子9g　炒白芍9g　潼沙苑9g　煅牡蛎15g　龙眼肉15g　红枣10个

案4 自秋至冬,泄泻未止,一日2～3次,肠鸣腹不痛,但腹部不耐风寒,稍觉凉意,大便次数即加,肠鸣亦甚。脉沉无力,尚能纳食。病在下焦,当温肾厚肠,略参升清,为拟丸方久饵。

熟附片60g　炮姜炭30g　炒白术60g　煨益智60g　煨肉果60g　诃子皮45g　云茯苓90g　炒山药90g　煨葛根30g

共研细末,水泛为丸如绿豆大,每服3克,一日两次,早上、睡前用温开水送下。

案5 患肺吸虫病已近两年,咯痰挟血,稍带腥味,近来心慌失眠,体力不如从前。中医无此病名,姑据千金、外台所载肺虫症及尸疰症拟方。

麦冬45g　麝香0.5g　黄连30g　朱砂6g　雄黄3g　川椒30g　桃仁60g　獭肝60g

上药配研细粉,每服4.5g,一日三次,早、午、晚饭后,用温开水送下。

案6 遗精多年,或有梦,或无梦,服药亦时效时无效。近增阳痿,肢软腰酸,体重减轻,心中忧恐,无法自释。脉象沉细,入冬四末清冷,小溲频数窘迫。阴虚及阳,下元极亏,但心气怯弱不能下交于肾,亦为原因之一。乘兹冬令闭藏,为拟膏方调养。

炙黄芪90g　野台参90g　山药90g　熟地120g　山萸肉45g　制黄精90g　当归身45g　炒白芍45g　制首乌90g　潼沙苑90g　菟丝饼90g　枸杞子90g　仙灵脾90g　补骨脂90g　蛇床子45g　韭菜子60g　覆盆子60g　金樱子90g　炙狗脊60g　炒杜仲90g　北五味30g　节菖蒲15g　炙远志45g　云茯神90g　煅龙牡各90g　湘莲肉240克　红枣240克

宽水浸一夜,浓煎3次,滤取清汁,加入:龟鹿二仙胶 240 克先用陈酒烊化,黄狗肾两条先炖烊,冰糖 500 克,搅和收膏。每天上下午空腹时,各用开水冲服一食匙,倘有伤风感冒,暂停数天。

研究处方,必须多看医案,医案是中医的临症记录,如《临证指南》就是叶天士的医案,也就是他平日治病的方案。由于中医处方不只记录用药,更全面地记录下有关病人的得病原因、症状、四诊、治法、处方,和详细的分析、诊断。是理论与实践相结合的产物,对学习具有很大的帮助和启发作用。同时一个人的见解和经验毕竟有限,还必须广泛地多看各家医案,虽然不一定都有好处,但必然有其特长的地方,我们认为只有像蜜蜂酿蜜般地吸取百花精华,才能更丰富自己的知识和经验。因此,也能说各家医案是医生终身的良师。

第四章　药物之部

第一节　采集和炮制

一、采集

中药品种,据李时珍《本草纲目》记载有 1892 种,后来,赵学敏《本草纲目拾遗》又增加了 760 种之多,以后,各地陆续有民间应用药草出现,一般估计当在 3000 种左右。这些中药包括动物、植物、矿物 3 部,而以植物占大多数。因此,中医药物书籍称作"本草"。

药物的产地和采集时期,对于疗效有着密切关系。故李东垣曾说:"凡诸草木昆虫,产之有地,根叶花实,采之有时。失其地则性味少异,失其时则气味不全。"举例来说,如贝母产于四川的和浙江的效用不同;羌活和独活,草红花和藏红花,也不相同。因而,中药有很多名字是根据产地而起的,如党参因产上党得名,川芎因产四川得名。在一般处方上还特地写明产地如川贝母、浙贝母,以及川桂枝、川黄柏、广木香、秦当归、杭菊花、云茯苓、建泽泻等,目前有些已不需要,有些还是应当写明。

由于植物的生长成熟各有一定时期,入药部分又有根、茎、花、叶之分,所以药物气味的保全和消失,全靠采集季节的是否适当,及时采集不仅提高功效还能保证丰收。兹简介如下:

1. **根**　药物用根部,取其上升之气,如升麻、葛根等,应在尚未萌芽或已枯萎时采取,精华蕴蓄于下,药力较胜。

2. **茎**　能升能降,取其调气,如苏梗、藿梗等,应在生长最盛时采取。

3. **叶**　取其宣散,如桑叶、荷叶等,亦以生长茂盛时采取为良,但不宜于下雨后采摘,防止霉烂变质。

4. **枝**　取其横行走四肢,如桑枝等,采集方法同茎、叶。

5. **花**　取其芳香宣散,如菊花、辛夷花等,应在含苞待放或初放时采取,其气最浓。

6. **实**　取其下降之气,如枳实、青皮等。应于初熟或未老熟时采取。

7. **子**　取其降下之气,如苏子、车前子等,应在老熟后采取。

8. **仁**　取其润下,如杏仁、柏子仁等,宜老熟后采取。

9. **节**　取其利关节,如松节等,以坚实为佳。

10. **芽**　取其发泄,如谷芽、麦芽等,可随时用人工发芽。

11. **刺**　取其攻破,如皂角刺等。

12. **皮**　以皮行皮,取其达皮肤之意,如生姜皮、茯苓皮等。

13. **心**　取其行内脏之意,如竹叶心、莲子心等。

14. **络**　取其能入经络之意,如橘络、丝瓜络等,应在成熟后采取。

15. **藤**　取其能走经络四肢,如络石藤、海风藤等,应在茂盛时采取。

以上指一般而言,在具体应用上又有分别,如葛根根实,升津而不升气;升麻根空,升气而不升津;牛膝其根坚实而形不空,味苦而气不发,则无升发之力。故具体确定药物的作用应从形、色、气味全面考虑，不能仅从某一点来下结论。即如采集时期，也因节气有迟早，气候有变化，对药物的生长成熟都有影响，故必须根据实际情况而定。

二、炮制

生药中有些具有毒性，或性质猛烈，不能直接服用；有些气味恶劣，不利于服用；有些必须除去不适用部分；也有些生和熟的作用有差别。因此，中药里有很多是经过加工的。对药物加工的意义，不外消除或减低药物的毒性，以及适当地改善药物性能。前者如半夏，用生的，会刺激咽喉，使人音哑或中毒，须用姜汁制过；后者如地黄，用生的，性寒，能凉血，蒸制成为熟地，其性就变为温而补血；或将生地炒炭则止血，熟地炒松则可减少黏腻的流弊。中药加工，称作炮制，也叫修治。

1. 煅　将药物直接放在火里烧红，或放于耐火的器皿内将其烧透。这种方法，大多用于矿物类和贝类药物，如龙骨、牡蛎等。

2. 炮　将药物放于高温的铁锅内急炒，以四面焦黄爆裂为度，如炮姜等。

3. 煨　将药物裹上湿纸或面糊，埋于适当的火灰内，或放在弱火内烘烤，以纸或面糊的表面焦黑为度，如煨姜、煨木香等。

4. 炒　将药物放在锅内拌炒，或炒黄，或炒焦，或炒成为炭，如炒白术、炒谷芽、焦山栀、焦楂炭等。

5. 炙　在药物拌炒时，和入蜂蜜、酥油等，以炒黄为度，如炙黄芪、炙甘草等。

6. 焙　将药物用微火使其干燥，如制水蛭、虻虫等。

7. 烘　即将药物用微火焙干，但火力较焙更弱，如制菊花、金银花等。

8. 洗　将药物用水洗去泥土杂质。

9. 漂　将药物浸在水内，除去咸味或腥味，时间较洗为长，并须经常换水，如制苁蓉、昆布等。

10. 泡　将药物放在清水或沸水内，以便捻去外皮，如制杏仁、桃仁等。

11. 渍　将药物用水渐渐渗透，使其柔软，以便切片。

12. 飞　将药物粉末和水同研，使其更加细净，如制滑石、朱砂等。

13. 蒸　将药物放在桶内隔水蒸熟，如制大黄、首乌等。

14. 煮　将药物放在水内或其他液汁内煎煮，如制芫花等。

15. 淬　将药物放在火内烧红，取出投入水或醋内，如制磁石、自然铜等。

概括地说，炮制不离水火，上述各种方法中，1～7 是火制法，8～12 是水制法，13～15 是水火合制法。

炮制时有用酒、醋、盐水等配合者，这是根据治疗的需要。如酒制取其升提，姜汁制取发散，盐水制取其入肾而软坚，醋制取其走肝而收敛，童便制取其清火下降，米泔制取其润燥和中，乳汁制取其润枯生血，蜂蜜制取其甘缓补脾。还有用土炒取其走中焦，麸炒取其健肠胃，用黑豆、甘草汤浸泡取其解毒，用羊酥、猪油涂烧取其易于渗骨。这些都是前人的经验，现在仍旧沿用。

中药铺里对有些应当炮制的药物，大多预先加工，即使处方上不写明，配方时也是制过的。但是各地情况稍有出入，而且有很多药是生熟两用的，炮制的方法也有不同，故在处方时以写明为是。比如生苡仁、炒苡仁，鲜首乌、干首乌、制首乌，及姜半夏、法半夏，水炙远志、蜜炙远志等。

第二节　药　　性

一、气味

研究药物当以功效为主，然而，更重要的一面，是必须研究其药理作用。中医对于药理的研究，采用阴阳、五行学说来区别药物的性能，分为气和味两大类。疾病的产生，不论外因或内因引起，均使体内脏气偏盛偏衰，因药物的气味也各有偏胜，故可借药物的偏胜之气来纠正病体的偏盛偏衰。比如热病用寒性药来治，寒病用热性药来治，体虚用补药，病实用泻药，都是利用药物的偏胜来调整病体的偏盛偏衰，也就是以偏救偏，使归于平，此即《内经》所说"寒者热之，热者寒之，调其气使其平也"的意思。

1. 气　药性的气分为四种，即寒、热、温、凉。四种之外，还有平气。所谓平气，实际上仍然偏温或偏凉，不过性质比较和平不太显著而已，故一般称为四气。

寒、热、温、凉四种不同的药性,可以分作两面来看,热性和寒性是两个极端,温次于热,凉次于寒,故细致地说,有寒性药、凉性药和热性药、温性药,也可简单地说成寒凉药和温热药。把药物分为四气,是就药物作用于人体所引起的各种反应中归纳出来的,也是药物性能的概括。例如石膏、知母等能治疗热病,便知其有寒凉性质;附子、肉桂等能治疗寒病,便知其有温热性质。也就是寒性和凉性药,具有清热、泻火作用;热性药和温性药具有祛寒、回阳作用。

使用药物必须先明四气。所说的寒凉和温热,如果用阴阳来归纳,寒凉药便是阴药,温热药便是阳药。我们知道阴阳是辨证的纲领,阳胜则阴病,阴胜则阳病,阳胜则热,阴胜则寒,阴虚则生内热,阳虚则生外寒,这一系列的症候,治疗的大法就是阴病以阳药治之,阳病以阴药治之,疗热以寒药,疗寒以热药,阴虚滋其阴,阳虚扶其阳。倘然只顾功效,忽视四气,治热以热,不啻火上添油;治寒以寒,无异雪上加霜。前人会说:"桂枝下咽,阳胜则毙;承气入胃,阴盛必亡。"这不是桂枝汤、承气汤的过失,而是不明两方的药性所造成的不良后果。

2.味　味分五味,就是酸、苦、甘、辛、咸。前人通过亲自尝试的办法辨认药味,在长期实践中逐渐认识到药物具有各种味道,因而具有各种不同的性质,《内经》所说的辛散、酸收、甘缓、苦坚、咸软,便是把五味的作用进行了归纳。在这基础上,前人又补充为:辛味能散能行,酸味能收能涩,甘味能补能和,苦味能燥能泻,咸味能软能下。具体地说,凡是辛味药如紫苏、麻黄等均能发散表邪,香附、豆蔻等均能行气宽胸;酸味药物如石榴皮、五倍子等均能收敛固肠,山萸肉、五味子等均能止脱涩精;甘味药如黄芪、熟地等均能补益气阴。甘草、红枣能均能补虚缓中;苦味药如黄连、黄柏等均能泻火燥湿,大黄、芦荟等均能泻热通便;咸味药如海藻、昆布等均能消痰软坚,玄明粉等均能润肠泻下。此外,另有淡味药如茯苓、通草等有渗湿利尿作用,合而为六,但由于淡非显著味道,一般仍称五味。

五味与五行的配合是:酸属木、苦属火、甘属土、辛属金、咸属水。因而五味与五脏的关系是:酸入肝,苦入心,甘入脾,辛入肺,咸入肾。然而,

五味和上面所说的四气一样,其性皆偏,它能调整脏气的不平,也能伤害脏气而造成疾病。例如辛走气,气病不能多用辛味,咸走血,血病不能多用咸味,苦走骨,骨病不能多用苦味;甘走肉,肉病不能多用甘味;酸走筋,筋病不能多用酸味。又如:多用咸味,血脉凝涩变色;多用苦味,皮毛枯槁;多用辛味,筋急爪枯;多用酸味,肌肉胝䐃;多用甘味,骨痛发落。这是五味对于五脏生理的影响,不但药治如此,即饮食调养,亦依此为准则。

五味与四气一样,亦可归纳为阴阳两大类,即辛、甘、淡属于阳,酸、苦、咸属于阴。更重要的是药物的性能系气和味的综合,每一种药物都有气和味,有的气同而味异,有的气异而味同。如同一温性,有生姜的辛温,厚朴的苦温,黄芪的甘温,木瓜的酸温,蛤蚧的咸温。又如同一辛味,有石膏的辛寒,薄荷的辛凉,附子的辛热,半夏的辛温。也有一气而兼数味,如麻黄的辛苦温,桂枝的辛甘温,升麻的甘辛微苦微寒等。这种错综复杂的气味,正所以说明药性是多种多样的。

药物中有很多气味相同,而效用截然不同,原因是气味有厚薄,气厚者浮,味厚者沉,味薄者升,气薄者降,升、降、浮、沉是药物作用的趋向,趋向不一致,效能便生差别。升是上升、降是下降、浮是发散、沉是泄利的意思,升浮药多上升而走表,有升阳、发汗、上清头目等作用,沉降药多下行而走里,有潜阳、降逆、通利二便作用。不难理解,疾病的发生有在表、在里、在上、在下之分别,病势也有上逆和下陷之不同,故欲求药物使用得恰切,除了讲求气味之外,还要明白升降浮沉,并要懂得升降浮沉可以通过炮制来转化。例如酒炒则升,姜汁炒则散,醋炒则收,盐水炒则降,故李时珍说:"升者引之以咸寒,则沉而直达下焦;沉者引之以酒,则浮而上至巅顶。"

研究药物的气味和升降浮沉,总的说来是为了了解药物的性能。我们认为研究中药必须重视这一点,倘然只注意功效而忽视性能,还是不能真正地掌握药物的功效。例如半夏、川贝、海藻同样能祛痰,但半夏辛温能化湿痰,川贝甘苦微寒能化热痰,海藻苦咸寒能消痰核;又如黄芪、山药、沙参同样是补药,黄芪甘温用补气虚,山药甘平用补脾虚,沙参甘微苦微寒用补肺阴不足。这些药物功效相似,但效果不同,主要因为性能有异的缘故。

如不从这方面考虑,很可能遇到痰证便杂投祛痰药;遇到虚证便杂投补虚药,这是显然不合乎治病求本的用药法则的。

在这里补充说明一个问题,方剂的组成同样重视气味,《温病条辨》一书对所用的方剂大多指明气味。例如银翘散是辛凉平剂,桑菊饮是辛凉轻剂,白虎汤是辛凉重剂;还指出清络饮是辛凉芳香法,清营汤是咸寒苦甘法,新加香薷饮是辛温辛凉复法,清暑益气汤是辛甘化阳和酸甘化阴复法,等等。学习方剂必须注意及此,不仅可以明确治疗的方针,还能理解药物组成方剂后的效用变化。

二、效能

北齐徐之才曾把药物的效能,分为十种,他说:"药有宣、通、补、泄、轻、重、滑、涩、燥、湿十种,是药之大体。"内容是:宣可去壅,生姜、橘皮之属,即理气和胃药;通可去滞,通草、防己之属,即利尿药;补可去弱,人参、羊肉之属,即强壮营养药;泄可去闭,葶苈、大黄之属,即泻水通大便药;轻可去实,麻黄、葛根之属,即解肌发汗药;重可去怯,磁石、铁粉之属,即安神镇静药;滑可去着,冬葵子、榆白皮之属,即利尿润肠药;涩可去脱,牡蛎、龙骨之属,即收敛固涩药;燥可去湿,桑皮、赤小豆之属,即理湿化痰药;湿可去燥,白石英、紫石英之属,即滋润药。宋朝寇宗奭补充两种:寒可去热,即清凉药;热可去寒,即温热药。清朝贾九如又提出:雄可表散,锐可下行,和可安中,缓可制急,平可主养,静可制动等,各有见地,可供参考。

现在一般分法,比较明朗,大致如下。

(1)解表药:具有发散作用,包括疏解风寒、风热、风湿、暑气等外邪犯表。辛温解表如麻黄、桂枝、紫苏、羌活、独活、荆芥、防风、细辛、香薷、白芷、秦艽;辛凉解表如葛根、柴胡、薄荷、豆豉、豆卷、桑叶、菊花、浮萍、升麻;驱风湿如威灵仙、白芷、络石藤、五加皮、海风藤等。

(2)泻下药:具有通大便作用(包括泻水)。寒下如大黄、玄明粉;热下如巴豆;润下如麻仁、瓜蒌仁、郁李仁;泻水如大戟、芫花、甘遂、牵牛子、商陆、葶苈等。

(3)理湿药:具有除湿渗利作用。芳香化湿如藿香、佩兰、佛手、苍术、厚朴、草果;淡渗如茯苓、通草、苡仁;利尿如车前、泽泻、木通、防己、瞿麦、猪苓、草薢、萹蓄等。

(4)祛寒药:具有温中作用(包括回阳)。温中散寒如吴萸、丁香、干姜、茴香、乌头;扶阳壮火如附子、肉桂、益智仁、肉果、巴戟天等。

(5)清热药:具有清解内热作用(包括解毒)。苦寒清热如黄连、黄芩、黄柏、知母、山栀、龙胆草、连翘、青蒿、夏枯草、丹皮、银花;甘寒清热如鲜生地、石膏、竹叶、竹茹、天花粉、地骨皮、芦根、茅根;清热解毒如玄参、犀角、青黛、大青叶、马勃、射干、山豆根、地丁草、板蓝根等。

(6)涌吐药:具有催吐作用。如瓜蒂、藜芦、胆矾等。

(7)消化药:具有消食健胃作用。如神曲、山楂、麦芽、砂仁、蔻仁、莱菔子、鸡内金等。

(8)止咳药:具有肃肺作用(包括化痰平喘)。清肺止咳如前胡、牛蒡、杏仁、贝母、桔梗、桑白皮、枇杷叶、马兜铃、百合、百部、胖大海;温肺止咳如白前、旋覆花、紫菀、款冬花;消痰平喘如胆星、半夏、白芥子、苏子、天竺黄、海浮石、鹅管石、竹沥、海藻、昆布、海蜇等。

(9)理气药:具有舒畅气机作用。行气如陈皮、乌药、木香、香附、郁金、金铃子、香橼;破气如枳实、青皮、沉香、厚朴等。

(10)理血药:具有和血作用,包括破瘀、止血。活血如当归、川芎、红花、鸡血藤、五灵脂、延胡、乳香、没药;破瘀如桃仁、败酱草、益母草、姜黄、刘寄奴、地鳖虫、水蛭、虻虫;止血如仙鹤草、参三七、蒲黄、白及、槐花、地榆、侧柏叶、茜草、血余炭、大小蓟、棕榈、藕节等。

(11)滋补药:具有营养强壮作用(包括补气、补血、温补、清补)。补气如人参、党参、黄芪、白术、山药、甘草;补血如熟地、首乌、驴皮胶、龙眼肉、当归身、白芍;温补如鹿茸、苁蓉、菟丝子、蛤蚧、五味子、补骨脂、狗脊、杜仲、续断、海狗肾、鹿角胶、虎骨胶;清补如沙参、麦冬、石斛、女贞子、龟甲、鳖甲、枸杞子、女贞子、天冬等。

(12)开窍药:具有醒脑辟秽作用。如麝香、牛黄、蟾酥、冰片、苏合香、安息香、菖蒲等。

(13)镇静药:具有重镇作用,包括息风、安神。重镇如磁石、代赭石;息风潜阳如天麻、钩藤、石决明、牡蛎、羚羊角、玳瑁、蜈蚣、全蝎;安神如远志、枣仁、柏子仁、龙齿、朱砂、茯神、珠粉等。

(14)固涩药：具有收敛作用(包括止汗、固精、制泻)。止汗如麻黄根、浮小麦、糯稻根、五味子；固精如金樱子、芡实、莲须、莲肉、龙骨；制泻如御米壳、赤石脂、石榴皮、诃子等。

(15)驱虫药：具有杀虫作用。如使君子、芜荑、雷丸、鹤虱、榧子、槟榔、雄黄、苦楝根等。

从上面可以看到中药的丰富，并在治疗上具有多种多样的功能。我们体会到药物作用于人体，主要是两个方面，一为恢复和加强体力，一为驱除病邪，简单地说，就是扶正和祛邪，也即《内经》所说"虚则补之，实则泻之"的原则。现在为了便于学习和临症应用，将最繁用的药物结合常见症候，再作如下分述，有应生用或炮制用的亦加注明。

1. 扶正类

(1)属于肺者：分肺气虚、肺阴虚。

补肺气——生晒人参、生黄芪、冬虫草、山药。

补肺阴——北沙参、麦冬、川百合。

(2)属于心者：分心血虚、神不安。

补心血——细生地、麦冬、酸枣仁、柏子仁、龙眼肉、红枣、五味子、浮小麦。

安神——龙齿、云茯神(用朱砂拌者为朱茯神)、珍珠粉。

(3)属于肝者：分肝血虚、肝阳上升。

补肝血——当归身、白芍、制首乌、驴皮胶、潼沙苑。

潜阳息风——生牡蛎、生石决、钩藤、天麻、杭菊花、羚羊尖、炙全蝎。

(4)属于脾者：分中气虚、中气下陷。

补中气——党参、白术、山药、炙甘草、扁豆、饴糖。

升提中气——炙升麻、软柴胡、煨葛根。

(5)属于肾者：分阴虚、阳虚、精关不固、筋骨无力。

补阴——熟地、山萸肉、天冬、菟丝饼、桑椹子、熟女贞、炙鳖甲、龟甲、制黄精、紫河车、核桃肉。

补阳——枸杞子、鹿茸、海狗肾、益智仁、鹿角胶、肉桂、熟附片、巴戟肉、锁阳、胡芦巴。

固精——金樱子、煅龙骨、煅牡蛎、莲须、芡实、桑螵蛸。

壮筋骨——炒杜仲、续断、炙虎骨、怀牛膝、炙狗脊、补骨脂、木瓜。

(6)属于肠胃者：分津液虚、消化弱、滑肠、便闭。

养津液——金石斛(用鲜者为鲜石斛)、天花粉、玉竹。

助消化——鸡内金、春砂仁、白蔻仁、炒谷芽。

涩大肠——诃子、御米壳、赤石脂、煨肉果。

通大便——生大黄(赤可用炒大黄)、玄明粉、芦荟、枳实。

润肠——麻仁、瓜蒌仁、郁李仁、淡苁蓉、蜂蜜。

(7)属于膀胱者：分小便短涩、遗尿不禁。

利尿——云茯苓、猪苓、赤苓、车前子、泽泻、冬瓜皮、通草、木通、大腹皮。

通淋——石韦、瞿麦穗、萹蓄草、海金沙、土茯苓。

止遗溺——覆盆子、五味子、蚕茧。

2. 祛邪类

(1)属于外邪者：分风热、风寒、暑邪、中寒、风湿痛。

散风热——桑叶、杭菊花、薄荷、清豆卷、淡豆豉、荆芥、防风、葛根、软柴胡、蝉衣、蔓荆子、桔梗。

散风寒——生麻黄(亦可用炙麻黄)、桂枝、紫苏、羌活、独活、葱白、生姜、白芷、细辛、藁本、辛夷花。

清暑邪——香薷、藿香、佩兰、荷叶(端午节后中秋节前，一般都用鲜藿香、鲜佩兰、鲜荷叶)、青蒿。

温中祛寒——吴萸、肉桂、干姜、煨姜、炮姜、丁香、川椒、小茴香、乌头。

祛风湿痛——威灵仙、海风藤、络石藤、川乌、草乌、秦艽、桑枝、丝瓜络。

(2)属于热者：分热邪、火邪、血热。

清热——金银花、连翘、生石膏、飞滑石、知母、茅根、芦根(亦可用鲜茅根、鲜芦根)、黑山栀、黄芩、淡竹叶、炒竹茹(亦可用鲜竹叶、鲜竹茹)。

泻火——黄连、黄柏、龙胆草、山豆根、生甘草。

清血热——鲜生地、丹皮、白薇、地骨皮、玄参、犀角、大青叶、板蓝根。

(3)属于湿者：分湿浊、湿热。

化湿——制苍术、厚朴、菖蒲、煨草果、白蔻仁、炒苡仁。

清湿热——萆薢、苦参、茵陈、白鲜皮、防己。

（4）属于痰者：分热痰、风痰、寒痰、水饮、痰核。

化热痰——炙兜铃、淡竹沥、川贝母、天竺黄、炙桑皮、甜杏仁、枇杷叶（亦可用清炙枇杷叶）胆星、射干、荸荠、海蜇。

化风痰——炒牛蒡、前胡、苦杏仁、象贝母、苦桔梗、胖大海。

化寒痰——姜半夏、陈皮、炙苏子、煅鹅管石、炙百部、炙紫菀、炙款冬。

逐水饮——葶苈子、制甘遂、黑丑、商陆、蝼蛄、蟋蟀。

消痰核——淡昆布、淡海藻、山慈菇、炙僵蚕、蒲公英。

（5）属于气者：分气郁、气逆。

舒气郁——广郁金、制香附、白蒺藜、路路通、娑罗子、金铃子、香橼、佛手、枳壳、玫瑰花、青皮、煨木香、乌药、制乳药、炙没药、檀香。

平气逆——沉香、旋覆花、代赭石、煅磁石、蛤蚧尾。

（6）属于血者：分血滞、瘀血、出血。

活血——全当归、川芎、红花、鸡血藤、苏木、五灵脂、丹参。

破瘀血——泽兰、益母草、荆三棱、蓬莪术、王不留行、败酱草、桃仁泥、地鳖虫。

止血——参三七、茜草、仙鹤草、侧柏叶、墨旱莲、槐花炭、地榆炭、血余炭、棕榈炭、蒲黄炭、藕节。

（7）属于积者：分虫积、食积。

杀虫——使君肉、芜荑、鹤虱、雷丸、炙百部、槟榔、苦楝根。

消食——六神曲、山楂炭、焦麦芽、炒莱菔子。

依据药物的功能来分类，主要是便于临症。但必须郑重说明，一种药有多种作用，如果因此而忽视其他方面，将会减低药物的全面效能。因此，对于每一种药应当全面了解其气味和效能，再抓住其主治重点，这样，在使用的时候便可左右逢源。

关于药物的分类，最早见于《神农本草经》一书，分为上品、中品和下品。上品是指多服久服有益的补养药，认为无毒；中品为有毒或无毒，能治病又能养身，随使用的适当与否而决定的药物；下品则大多有毒，用来治疗寒、热积滞等病。这种根据疗效的大体分类，除了有一些应予纠正外，基本上是正确的。汉唐以后的本草书，大多按药物本身的属性分类，最精细的如李时珍著的《本草纲目》，分为 16 部，62 类。16 部是水、火、土、金石、草、谷、菜、果、木、服器、虫、鳞、介、禽、兽、人，62 类就是在每部中分出细目，例如草部分为山草、芳草、隰草、毒草、蔓草、水草、石草、苔、杂草等九类，其他各部也一样。这对后世研究药学提供了一定的有利条件。

前人也为了便于学习本草，先有药性赋，后有药赋新编（载医家四要）。这两种写作有一共同长处，即以寒热温凉四气分类，简要地提出主治，这就把气味和效能结合在一起。我们认为可以任择一种先把它熟读，然后再阅其他本草书如《本草从新》等，便可逐步提高。

三、归经

每一种药物对于某一脏腑经络都有它的特殊作用，前人就将某一药物归入某一脏腑经络。例如麻黄入肺与膀胱二经，说明麻黄的作用主要在于肺与膀胱二经，凡是肺和膀胱感受寒邪，用麻黄的辛温来祛散最为合适。故麻黄善于治太阳病表寒，亦能止咳平喘，这种方法，叫作"归经"。

归经，在实际应用上具有重要意义。如前所说，寒药能治热病，热药能治寒病，清热药多是寒凉性的，祛寒药多是温热性的，这是一个原则。但同一热证或寒证，产生的部位不同，有在表，有在里，有在脏，有在腑。比如某种寒凉药，能清表热，不一定能清里热，能清肺脏的热，不一定能清胃腑的热；同样，一种温热药能祛表寒不一定能祛里寒，能祛肺脏的寒不一定能祛胃腑的寒。于此可见，药物在人体上发挥作用，各有其适应范围，归经便是指出药物的适应范围。

归经的经是指言经络而言。经络分布全身，看到哪一经的症候就用哪一经的药。如同一头痛，痛在前额属阳明经，用葛根；痛在后项属太阳经，用麻黄；痛在两侧属少阳经，用柴胡。这是因为葛根是阳明经药，麻黄是太阳经药，柴胡是少阳经药。但是，经络和内脏有着密切的联系，因此，某种药物都可以对某一经、脏发生它的特殊作用。

这种特殊作用,并与气味性质有关。例如膀胱属寒水,其经为太阳,麻黄茎细丛生,中空直上,气味轻清,故能通下焦的阳气,出于皮毛而发汗,为伤寒太阳表证要药。或用羌活来代麻黄,也因根深茎直,能引膀胱之阳以达经脉,但味较辛烈,兼能去湿,不似麻黄的轻清。因而麻黄兼能宣肺利小便,羌活兼能治风湿身痛,便是同中有异了。

总之,归经是用药的一个规律,了解药物性能和功效后,再明晓其归经,用药才能丝丝入扣。

第三节　使　　用

一、配合(包括禁忌)

一药有一药的作用,通过药与药的配合,能促使作用加强,或减少不良反应,发挥更好的效能,这是中药配合应用的重要意义。从单味药的应用到配合应用,再发展到方剂,毫无疑问是一个进步的过程。

前人在实践中认识到药与药配合的反应,不仅指出了有利的一面,还指出了不良的一面。共分六类:

1. **相须**　即两种功效相同的药物经过配合使用,可以互相促进加强效果。如知母配合黄柏,滋阴降火的作用更强,成方中知柏八味丸、大补阴丸就是知母与黄柏配合使用的。

2. **相使**　两种不同功效的药物,配合后能使直达病所,发挥更好的疗效。如附子以茯苓为使,成方中真武汤、附子汤均用茯苓为附子之使。

3. **相畏**　一种药物能受到另一种药物的克制,因而减低或消除其烈性的,叫作相畏。如半夏畏生姜,故炮制时即以生姜制半夏毒,中半夏毒者亦以生姜解救。

4. **相恶**　两药合用时,因牵制而减低其效能,叫作相恶,恶是不喜欢的意思。如生姜恶黄芩,因黄芩性寒,能降低生姜的温性。

5. **相杀**　指一种药物能消除另一种药物的毒性,如防风杀砒毒,绿豆杀巴豆毒。

6. **相反**　合用后能发生剧烈的副作用,如乌头反半夏,甘草反甘遂。

相反和相畏的药必须慎用,所以前人编有十八反歌和十九畏歌。

十八反歌:本草明言十八反,半、蒌、贝、蔹、及攻乌,藻、戟、遂、芫俱战草,诸参、辛、芍反藜芦。

歌中所提十八种药,即表示相反比较显著如半夏、瓜蒌、贝母、白蔹、白及与乌头相反,海藻、大戟、甘遂、芫花与甘草相反,人参、沙参、细辛、芍药与藜芦相反。

十九畏歌:硫黄原是火中精,朴硝一见便相争;水银莫与砒霜见,狼毒最怕密陀僧;巴豆性烈最为上,偏与牵牛不顺情;丁香莫与郁金见,牙硝难合荆三棱;川乌、草乌不顺犀,人参最怕五灵脂;官桂善能调冷气,若逢石脂便相欺。大凡修合看顺逆,炮爁炙煿莫相依。

歌中所提十九种药,即表示相畏比较显著,如硫黄畏朴硝,水银畏砒霜,狼毒畏密陀僧,巴豆畏牵牛,丁香畏郁金,牙硝畏荆三棱,川乌、草乌畏犀角,人参畏五灵脂,肉桂畏赤石脂。

此外,妊娠禁忌药也称堕胎药,本草书上很早就有记载,到《本草纲目》增为87种。其中有些药现在已根本不用,兹择使用者录下,处方时应尽量避去,以免引起事故。植物药如大戟、巴豆、藜芦、丹皮、牛膝、桂心、皂荚、薏仁、瞿麦、附子、乌头、牵牛、半夏、南星、桃仁、芫花、槐实、茜根、红花、茅根、大麦蘖、三棱、干姜、厚朴、通草、苏木、葵子、常山、生姜;动物药如牛黄、蜈蚣、斑蝥、水蛭、虻虫、䗪虫、蝼蛄、猬皮、蜥蜴、蛇蜕、麝香;矿物药如雄黄、芒硝、代赭、硇砂、砒石等。妊娠禁用的药物,主要是防止流产,但亦不尽禁忌,如《济阴纲目》是流行最广的妇科专书,他在安胎及治胎前诸疾中,都用了附子、肉桂、半夏、牛膝、丹皮、厚朴、茅根、通草、桃仁、芒硝等药。《内经》上也说过:"妇人重身,毒之何如? 有故无损,亦无损也。大积大聚,其可犯也,衰其大半而止。"然而,某些药物对妊娠禁忌的,还是应该谨慎,不能草率从事。

经验告诉我们,前人对于药物的配合十分细致,因为配合适当,能取得更高的疗效。

现在略举数则,供作处方参考。

(1)肉桂配合黄连:名交泰丸,能治心肾不交。

(2)吴萸配合黄连:名左金丸,能平肝制酸。

(3)干姜配合黄连:能除胸中寒热邪结。

(4)半夏配合黄连:能化痰浊湿热郁结,宽胸止呕。

(5)厚朴配合黄芩:能化脾胃湿热。

(6)桂枝配合白芍:能调和营卫。

（7）当归配合白芍：能养血。

（8）当归配合川芎：名佛手散，能行血活血。

（9）蒲黄配合五灵脂：名失笑散，能祛瘀止痛。

（10）桃仁配合红花：能行血通经。

（11）柴胡配合黄芩：能清肝胆热。

（12）柴胡配合白芍：能疏肝和肝。

（13）桑叶配合菊花：能清头目风热。

（14）高良姜配合香附：名良附丸，能止胃痛。

（15）延胡索配合金铃子：名金铃子散，能治腹痛。

（16）附子配合肉桂：能温下元。

（17）黄柏配合知母：能清下焦湿热。

（18）苍术配合黄柏：能治湿热成痿。

（19）杏仁配合贝母：能化痰止咳。

（20）半夏配合陈皮：能化湿痰。

（21）神曲配合山楂：能消肉食积滞。

（22）豆蔻配合砂仁：能健脾胃。

（23）常山配合草果：能止疟疾。

（24）龙骨配合牡蛎：能涩精气。

（25）杜仲配合续断：能治腰膝酸疼。

（26）天冬配合麦冬：能清养肺肾。

（27）半夏配合硫黄：名半硫丸，治虚冷便闭。

（28）女贞子配合旱莲草：名二至丸，能补肾阴。

（29）桑叶配合黑芝麻：名桑麻丸，能治肝阳头晕。

（30）山药配合扁豆：能补脾止泻。

（31）升麻配合柴胡：能升提中气下陷。

（32）鳖甲配合青蒿：能滋阴退蒸。

（33）乌梅配合甘草：能生津止渴。

（34）苍术配合厚朴：能逐湿浊。

（35）豆豉配合葱白：名葱豉汤，能通阳发汗。

（36）皂角配合白矾：名稀涎散，能吐风痰。

（37）木香配合槟榔：能疏肠止痛。

（38）三棱配合蓬莪术：能消坚化痞。

（39）枳实配合竹茹：能和胃止呕。

（40）丹皮配合山栀：能清血热。

（41）旋覆花配合代赭石：能平噫气。

（42）丁香配合柿蒂：能止呃逆。

（43）补骨脂配合肉果：名二神丸，能止脾肾泄泻。

（44）桑皮配合地骨皮：能泻肺火。

（45）知母配合贝母：名二母散，能清肺热。

（46）木香配合黄连：名香连丸，能止赤白痢。

（47）白矾配合郁金：名白金丸，能治癫狂。

（48）枳实配合白术：名枳术丸，能健脾消痞。

（49）赤石脂配合禹余粮：名赤石脂禹余粮汤，能涩大肠。

（50）金樱子配合芡实：名水陆二仙丹，能止遗精。

（51）枸杞子配合菊花：能明目。

（52）生姜配合红枣：能和气血。

这类两种药味配合应用的例子很多，只要留意前人著作和成方的组成，可以获得更多的资料。这些资料都是用药的方法，或寒热结合，或补泻结合，或上下、表里、气血相结合等，十分丰富，而又非常灵活。

二、用量

中药的用量，根据以下几个情况决定。

1. 药物的性质　药物气味雄厚峻烈的用量小，平淡的比较重，前者如乌头、肉桂、干姜等，后者如山药、茯苓、扁豆等。质重的用量大，轻松的用量小，前者如鳖甲、牡蛎、磁石等，后者如桑叶、蝉衣、通草等。

2. 方剂的组成　主药的用量重，协助药比较轻，如白虎汤中的石膏宜重用，知母、甘草的用量较少。在配伍方面，如左金丸中的吴萸的用量应轻于黄连。从整个方剂的组成来说，药数多，量较轻，药数少，量较重。

3. 病情　病情严重、需要急救的用量重，病轻的或宜于长期调养的用量较轻。前者如四逆汤、大承气汤等，后者如桑菊饮、人参养营汤等。

4. 体质　病人体质坚实的用量可重，娇弱的用量宜轻。一般西北地区用量大于东南地区，主要原因便是体质有强弱的关系。

5. 年龄　成年人用量可重，小儿宜轻。一般小儿用量是大人的减半。

用药量的轻重，虽视具体情况决定，但应该指出，一般用量是有一定标准的，在这标准上衡量出入，不是随便决定的。必须掌握标准用量，然后或增或减，才能中肯。

药量对于处方的疗效有极大影响，很好的一个处方，往往用量不适当失却效果，甚至产生不良反应。所说适当与不适当,主要是两个方面,一方面根据病情和体质的情况,用药是否轻重恰当;一方面依据药的配合关系,用药是否轻重恰当。凡是病重体实,用量当重,病重体虚,便当酌减;病轻体实,不需要重量,病轻体虚,更不容许用重量。又药物的作用及配合后的作用随着用量的轻重而转变,如西藏红花少用和血,多用则破血;桂枝和白芍等量,能调和营卫,桂枝加重偏于卫,白芍加重偏于营。这在临症上是一番细致的功夫了。

关于古代度量衡制度和现代不同,古制都比今制为小。据近人考证,大概汉朝一两合市称四钱八分强,一升约今二合左右,提供参考,用以说明古方的分量不能作为现在处方用量的标准。

中医临证备要

秦伯未
李　岩　张田仁　魏执真　合著

　　本书主要是帮助读者在掌握中医基本理论之后，在临床上如何运用辨证论治的方法来诊治疾病的。为了便于临床参考，本书就形体部位，分为：全身症状、头面症状、目症状、耳症状等 20 类，分别介绍临床常见症状 400 多种。每个症状，各就病因、病机，结合四诊和其他兼证，分析其不同性质，从而详列相适应的治法。篇后附有"辨证论治浅说"，结合实际病例，说明在临证时，如何抓住主证，探讨病因，确定证候，进行治疗。因此，本书虽从辨析症状着手，但是仍以体现理、法、方、药相结合的辨证论治的特点为主。

　　本书所包括的病证，以内科为主，兼及妇科、儿科、外科和眼、喉等科，由于内容比较切合实际，具有临床手册的作用，可供中西医临床参考之用。

前　言

　　本书主要是供中医临证方面的参考,具有临床手册的作用,但与一般临床手册按疾病分类的介绍方法有所不同。本书是从症状着手,根据不同证候,进行辨证论治。因为辨证论治着重症状的分析,从复杂错综的症状中探求病因、病位,然后确定治法。例如咳嗽是一个症状,如何来区别外感咳嗽或内伤咳嗽,以及如何进一步来确定外感咳嗽的属于风寒或风热,就需要结合其他症状作全面的分析;又如已经根据病因和脏腑定名为伤寒和胃痛等,治疗时仍然还要根据不同症状,区别为太阳病、阳明病和胃寒痛、胃气痛等来进行治疗。同时,辨证论治亦是处理疾病的程序和方法,必须与四诊密切结合。而四诊所包含的许多内容,如面色、舌苔、痰、血、大小便等的变化,实际上亦是病变所反映的种种症状。于此可见,辨证论治不能与四诊分割,而四诊本身亦以症状为依据。症状的复杂错综出现便是辨证论治的重要根据。如果离开了症状,或者忽视了主要症状,以及不熟悉其间的相互结合,就无法正确地运用辨证论治。要善于运用辨证论治的方法,有必要从症状上深入一步地分析,了解各个症状的发生、变化及与脏腑的联系,进一步研究同一疾病的共同症状和特殊症状,并在整个病程中注意症状的增减对于病情转变的关系,从而做到诊断明确,处方用药细腻熨贴。

　　症状是客观存在的,假如允许把症状说成是指标,那么中医用辨证论治来诊治疾病,是有一定的客观指标的。这些指标,是中医实践经验的总结,是在辨析症状与证候中摸索出来的一套规律,亦是指导临床实践的理论。关于这些例子,凡是学习了中医基本学说和临床各科的,都会理解,这里不再说明。问题在于一个病里包含着许多症状,临证上如何进行分析,又如何使分散的症状把它综合起来。也就是对于某一病证如何根据不同症状分析归纳,得出明确的结论,以求得确诊和正确的治疗。

　　以上是我个人的看法,也是我的主观想法。曾经和李岩、张田仁、魏执真三位大夫谈及,他们具有同样感想。经过商讨体例,决定在前人的理论和经验知识的基础上,结合自己的一些心得体会,从理论联系实际共同编写本书。以症状为主,依照症状的部位分类,再从症状结合疾病,贯彻理、法、方、药治疗法则。当然,这是不够成熟的,也可以说是一种尝试,盼望读者提出宝贵意见,以便今后修订,逐步提高。

秦伯未
1963 年 3 月

凡　例

　　本书编写的目的,是帮助读者在掌握中医基本理论之后,在临床上如何运用辨证论治的方法,来诊治疾病。本书以内科为基础,择要地结合了妇科、儿科、外科和眼、喉等科,并以方药为主要疗法,斟酌附入了针灸和推拿等一些治法,仅备临证上一般参考,因名《中医临证备要》。

　　中医辨证,主要是根据症状,结合四诊。故本书以常见症状为主,就各个症状的病因、病机来说明错综复杂的病证,从而指出治法,联系方药。为了便于检查,就形体部位分为:全身症状、头面症状、目症状、耳症状、鼻症状、口唇症状、舌症状、牙症状、咽喉症状、颈项症状、肩背症状、胸胁腋乳症状、腰症状、腹脐症状、四肢症状、手足症状、前阴症状、后阴症状、内脏症状和妇科症状,共二十类,四百十七症状。例如恶寒、发热、寒战、潮热、寒热往来、外热内寒、外寒内热、身热足寒、半身寒冷等,均列入全身症状;如背部冷、头面热、四肢冷、手足心热等局部症状,则分别列入肩背、头面、四肢、手足等部门。其中除妇女的经、带、胎、产另立妇科症状外,其他均不分科。

　　症状名称,古今不统一,各地不一致,近来遇到西医诊断的病症又很难强求结合。本书暂以通俗为主,将专门名词附入文内。例如:风水、皮水、正水、石水、阴水、阳水等,均附于"浮肿"条;又如:麻疹、风痧及西医诊断为血小板减少的皮肤出血点等,均列入"红疹"条。

　　本书从临床出发,以理论与实际密切结合为原则,在前人成就的基础上,结合近年来各地研究的成果和个人的一些经验,加以简要的论述,对于每一类症状,先作概括性的介绍,然后就每一症状,分别说明其原因、病理和治法,尽量达到既全面又简明的要求。对于某些症状的疑似地方和治法宜忌、成方加减等,有关关键性的问题,则详加说明,以求明了。此外,属于专科方面或者需要手术治疗的病证,以及有些目前多归医院处理的病证,除作一般说明外,均分别指出应由专家或其他部门处理。

　　中医方剂相当丰富,有通治方,亦有主治方。本书选择的以针对病证常用有效者为标准,也酌收了一些验方和单方。为了临证上检查便利,并对同一病证的不同治法有所比较,将方剂分列每一症状之后。同时每一疾病和证候包含几个症状,不可能依据一个症状作出诊断和治疗,故有些症状不出方剂,如"目黄"注明参阅"发黄"条。至于方剂用量,因古今度量衡制度不同,各地区的传统习惯也有出入,特别是病情有轻重,体质有强弱,年龄有老少,很难强求一致,故附方一概不注用量。有些丸、散、膏、丹之类已有成药,及有些丸散膏丹不能随便制造或改为汤剂的,均在方后注明"成药"二字。特殊的方剂则仍附药量和治法、用法,以免影响疗效。

　　本书主要是为了辨证论治提供材料,如何恰当地运用这一方法,因就作者的经验,附著"辨证论治浅说"一文于后,聊供讨论。

一、全身症状

全身症状，是指全身出现或不限于某一部位，或从局部能蔓延到全身的一类症状。包括恶寒、发热、疼痛、瘙痒、汗出、发斑、发疹、浮肿、消瘦、疲乏、肌肉跳动麻木、皮肤枯燥甲错变色，以及冻伤、汤火伤和蛇虫咬伤等。这类症状的原因，相当复杂，疑似证候也比较多，在一般症状中占据重要位置。虽然呈现在体表，必须分别表、里、虚、实、寒、热，特别是如外寒内热、外热内寒之类，极易为假象所蒙蔽。为此，临床上不能单看表面的现象，必须探求发病的主要原因，从根本上来进行治疗。有些严重的皮肤病和汤火伤等，也能影响到内脏，应由内、外科会诊。

1. 恶寒

恶寒即怕冷，一般外感证初期均有怕冷现象，接着便是发热。有的一边发热，一边仍然恶寒，有的发热后，恶寒轻减，概称为"表证"。凡是外感证，无论伤寒或温病，日期有多少，寒热有轻重，有一分恶寒即有一分表证。外感证的恶寒有一特征，就是见风后怕冷更剧，即使在暖室内没有寒气侵袭，总是全身觉冷，也有已经发热仍然不欲除去衣被。但由于外感的证候较为复杂，恶寒又是一个早期症状，初起很难确诊为某种疾病，大多观察数日后才能做出决定。同时，应与其他症状结合，如兼见头胀、鼻塞的，可以诊断为"伤风"。也正如《伤寒论》上说："太阳病或已发热，或未发热，必恶寒、体痛、呕逆、脉阴阳俱紧者，名为'伤寒'。"治法以发汗疏邪为主，参阅本门"发热"条。

经常怕风寒，得暖即消失，甚至虽在夏季也不愿打开窗户，多为阳虚证，常见于脾肾两虚的久泻和痰饮咳喘等患者。这种因本身阳气不足而出现的恶寒以及阳虚形成的其他证候，概称虚寒证，都属于里证。治法须从根本上扶阳，与外感治疗完全不同。

恶风与恶寒相似，文献上虽有区分，所谓伤寒证恶寒、伤风证恶风。但一般恶寒的多恶风，恶风的也多恶寒，在临床上极难划分。总之，须结合其他症状而定，不可拘泥。

2. 恶寒战栗

恶寒时战栗，简称"寒战"，常见于"疟疾"。参阅本门"寒热往来"条。

伤寒和温病过程中，有突然寒战，神情极疲，汗出后逐渐平静好转，称为"战汗"。这是患者正气虽然虚弱，在遇到有恢复的机会，正气奋起，便与邪气交争的现象，正气胜则汗出而邪解。所以战后得汗则生，汗不得出则死，实为重要关头。如无虚脱现象，可听其自然，不必慌张，必要时用复脉汤加减，以扶助元气。

"振寒"与寒战相似，同样是发抖，其区别是，从内发出者为寒战，仅是形体耸动者为振寒。振寒多由阳虚不能卫外，常伴腹痛泄泻，四肢沉重，小便不利等证。病在少阴，治宜扶阳，用真武汤。

复脉汤　人参　地黄　桂枝　麦冬　阿胶　炙草　麻仁　姜　枣

真武汤　附子　白芍　白术　茯苓　姜

3. 发热

即"身热"，在外感证最为多见。一般的鉴别是：兼有恶风、头痛、鼻塞、咳嗽的为"伤风"；兼有恶寒、头痛、项背身体疼痛的为"伤寒"；与伤风相似而口内干燥的为"风温"；得于淋受冷雨或在雾露中行走、头胀如裹的为感受外湿。凡是外感初期发热，病邪均在体表，脉象多见浮数，治宜发汗。《内经》说："其在皮者汗而发之。"就是这个意思。又因病邪的性质不同，分为辛凉发汗和辛温发汗两类，风寒宜用辛温，如葱豉汤、麻黄汤，外湿用神术散，风温宜用辛凉，如银翘散。但是，外感发热有自汗和无汗的不同，无汗的应予发汗，自汗出的不宜再汗，所以还有桂枝汤调和营卫来解肌的方法。外感发热的脉象多浮数，但也因病证不同，有兼紧、兼滑、兼濡等差别。如果脉不浮而沉，或见细弱无力，便是脉证不符，不可贸然发汗，以防恶化。

外感证初期发热，大多有恶风、恶寒现象，倘然汗出后不恶风寒，发热稽留或逐渐增高，便是表邪化热传里。一般多在中焦阳明，出现口渴欲引凉饮，舌苔黄腻，脉象滑大，当用甘寒微辛法，如白虎汤。

内伤杂证，也有发热，但热型不同。李东垣曾作《内外伤辨惑论》，如说"外感则寒热齐作而无间，内伤则寒热间作而不齐；外感手背热，手心不热，内伤手心热、手背不热"等。参阅本门"发热定时""寒热往来"各条。

葱豉汤　豆豉　葱白

麻黄汤 麻黄 桂枝 杏仁 甘草

神术散 苍术 防风 甘草 葱白 姜

银翘散 荆芥 豆豉 薄荷 银花 连翘 桔梗 甘草 竹叶 牛蒡 芦根

桂枝汤 桂枝 白芍 甘草 姜 枣

白虎汤 石膏 知母 甘草 粳米

4. 发热定时

不恶寒，只发热，盛衰起伏有定时，如潮水之有汛，称为"潮热"。本证有虚有实，都属里证。区别是：虚证由气血亏损引起，大多数热能退清；实证由外邪传里，热不退清，至一定时间上升。

实证潮热，多由外感开始，身热汗出蒸蒸，大便秘结，腹内胀痛拒按，每至午后四时左右热势增高，故又称"日晡发热"，属阳明胃家实，严重的能使神昏谵语。治宜攻下，用大承气汤。这是《伤寒论》的治法，必须证实体实，正气能够支持，方可使用。后来《温病条辨》提到热邪最易伤阴和下后正虚邪气复聚，出立护胃承气汤、增液承气汤等，亦可斟酌采用。吴又可说："正气日虚一日，阴津日耗一日，须加意防护其阴，不可稍有鲁莽。"其意义也在于此。

虚证的潮热，以血虚和阴虚为多，常在午后或夜间发热，伴有心悸、汗出、神疲力乏、脉象细数等虚损证状。多由大失血、大泻后和久病等形成，水竭火炎，真阴消烁，形体日瘦，热自肌骨之间蒸蒸而出，日久则阴愈耗伤，气亦虚弱，故也称"骨蒸劳热"。宜在养血滋阴方内，采用清骨散法。也有上午潮热，下午热退，或饥饱劳倦，中气损伤，营血亦虚，身热心烦，懒言体困，脉大无力，属气虚范围。李东垣有甘温除热法，用补中益气汤，方内升麻柴胡本有退热作用，勿作单纯升提药看。

暑天小儿发热，或早热暮凉，或暮热早凉，兼有渴饮，尿多，烦躁，睡眠不宁，往往纠缠不解，至秋凉则自然消退。每见于东南和中南地区，尚无确当病名，暂称为"夏季热"，可用王孟英的清暑益气汤加减。

大承气汤 大黄 厚朴 枳实 玄明粉

护胃承气汤 大黄 玄参 生地 丹皮 知母 麦冬

增液承气汤 生地 玄参 麦冬 大黄 玄明粉

清骨散 银柴胡 胡黄连 鳖甲 青蒿 秦 艽 地骨皮 知母 甘草

补中益气汤 黄芪 人参 白术 当归 炙草 升麻 柴胡 陈皮 姜 枣

清暑益气汤 沙参 麦冬 知母 甘草 竹叶 黄连 石斛 西瓜皮 荷叶 粳米

5. 寒热往来

忽寒忽热，一天一次或一天有数次发作，称为"寒热往来"。这种发热，有时能够退清，有时不能退清。凡是从外感传变而来的，都为少阳经证，常伴口苦、咽干、目眩、胸胁胀满、脉象弦数等证，用小柴胡汤和解，不可发汗、吐、下。

妇人月经不调，经前常有忽寒忽热，头胀，胸胁胀闷等现象，系肝气或肝火郁结所致，可用调经汤，即小柴胡加入四物汤。也有妇女月经适来或月经刚净，外感风寒发热，或在发热期内月经来潮，邪热乘虚袭入子宫，瘀热互结，亦使寒热往来，《金匮要略》称为"热入血室"，同样可用小柴胡汤泄热。但已经热入血室，应佐清营祛瘀，可在方内酌加丹参、赤芍、泽兰、焦山栀，热甚的宜去人参加生地。

"疟疾"的主证，也是寒热反复发作，有一天一次，有两天一次，也有三天一次的，但与寒热往来的病情不大相同。一般疟疾的发作，先为背部觉冷，肌肤粟起，呵欠频频，接着战栗鼓颔，肢体酸楚，再接着高热如烧，头痛如裂，口渴喜冷，最后遍体汗出，热退身和，前后过程约为六至八小时。其特征是：寒热有一定时间，每次的症状相同，脉象在寒战时多沉弦，发热时转为洪大而数，汗出后脉渐平静。常用方有清脾饮、截疟七宝散等。服药宜在发作前二小时左右，如果已经发作后服药，反会增加病势。本病用针灸治疗亦有良效，取穴以大椎、陶道、间使、后溪为主，但亦须在发前进行为要。所以《内经》上说："无刺熇熇之热，无刺浑浑之脉，无刺漉漉之汗，为其病逆，未可治也。凡为疟者，药法饮食皆然也。"

疟疾中有寒多热少的"牝疟"，先热后寒的"风疟"，但热不寒的"温疟"和"瘅疟"，以及从原因上分的"暑疟""湿疟""痰疟""食疟""瘴疟"等。足见前人对于疟疾有过细致的观察，但有些是类疟而不是正疟。其中瘴疟在岭南烟瘴之地比较多见，属于热瘴者，发时热甚寒轻，面赤目赤，烦渴饮冷，胸闷呕吐，头痛，肢节烦疼，溲赤便秘，甚至神昏谵妄,治宜清热辟秽,用清瘴汤。属于冷瘴者,发时恶寒战栗,热微头痛,腰痛脚软,甚则神迷不语,治宜芳香化浊,用加味不换金正气散。当神昏时期,可兼用开窍急救,参阅内脏症状"昏迷"条。

疟疾经久不愈,最能耗伤气血,呈现面色萎黄,肌肉消瘦,劳动力衰退,即使寒热止住,劳动后仍会复发,成为"劳疟"。此时不宜再用常法,应予调补气血,用何人饮。也有久疟胁下结块,劳动寒热,称为"疟母",治法参阅胸胁腋乳症状"胁下硬块"条。

湿热痰浊郁于中焦,出现寒热如疟,汗出不清,胸闷呕恶,口干饮少,小溲黄赤,大便或秘或溏而臭,用达原饮治之。此方本治疫邪蕴伏募原,故以槟榔、草果、厚朴泄化肠胃,佐以苓、芍、知母、姜、枣清理和解。但临床上并不限于疫证,凡寒热往来,舌苔垢腻,用之均效,并可酌加柴胡开表,大黄攻里,分解寒热湿浊胶结之邪。

小柴胡汤　柴胡　黄芩　半夏　人参　甘草　姜　枣

四物汤　地黄　当归　白芍　川芎

清脾饮　青皮　厚朴　黄芩　半夏　柴胡　白术　草果　茯苓　甘草

截疟七宝饮　常山　草果　厚朴　青陈皮　槟榔　甘草

清瘴汤　青蒿　柴胡　知母　半夏　陈皮　茯苓　黄连　枳实　黄芩　常山　竹茹　益元散

加味不换金正气散　厚朴　苍术　陈皮　藿香　佩兰　草果　半夏　槟榔　菖蒲　荷叶　甘草

何人饮　首乌　人参　当归　陈皮　煨姜　枣

达原饮　厚朴　草果　槟榔　知母　白芍　黄芩　甘草　姜　枣

6. 外热内寒

多属假热真寒证,即本属寒证,外表反见热象。假热证的鉴别法,张景岳曾指出:"假热者,外虽热而内则寒,脉微而弱,或数而虚,或浮大无根,或弦芤断续,身虽炽热而神则静,语言谵妄而声则微,或虚狂起倒而禁之则止,或蚊迹假斑而浅红细碎,或喜冷饮而所用不多,或舌苔虽赤而衣被不敛,或小水多利,或大便不结,此则恶热非热,明是寒症,所谓寒极反兼热化,阴盛隔阳也。"这类证

候,都是病情严重的表现,必须治本,如果误作外感发热治疗,往往汗出虚脱。

7. 外寒内热

系假寒真热症。张景岳说:"假寒者外虽寒而内则热,脉数有加,或沉而鼓击,或身寒恶衣,或便热秘结,或烦渴引饮,或肠垢臭秽,此则恶寒非寒,明是热证,所谓热极反兼寒化,阳盛隔阴也。"清热则寒自退,切戒辛温发表。

8. 上热下寒

足胫寒冷,面反微红似醉,兼见形寒,脉象沉细,或伴大便泄泻,系下元虚寒,阳气上越,称为"戴阳",为虚脱证候之一。急用白通汤回阳,可加猪胆汁或黄连少许反佐,以防寒热格拒。服药后头汗出,脉忽浮大者难治。

肾阴亏而虚火上炎,也能呈现足冷头热,但多兼见咽干、目红,当用引火归元法,治宜七味地黄丸。胸中烦热者,加黄连少许以反佐。

白通汤　葱白　干姜　附子

七味地黄丸　熟地　山萸　山药　茯苓　丹皮　泽泻　肉桂

9. 身热足寒

身热、足部独凉,常见于"湿温"证。多因湿浊偏重,阳气被郁,治宜清化淡渗,使邪去则阳自通,叶天士所谓"通阳不在辛热而在利小便",切勿误认为阳虚。

10. 半侧寒冷

本证较为少见,患者自头至足左半或右半身不温,汗出时亦一侧独无,当风则一侧先觉冷气砭骨,关节运动自如,酸软乏力,脉象沉细。用右归饮加当归、细辛,温运阳气,通其血脉。

右归饮　附子　肉桂　熟地　山萸　山药　杜仲　杞子　炙草

11. 身痛

一身尽痛,在伤寒、伤湿等外感证中经常出现,均由经络阻滞,气血不和,治以祛邪为主。汗出后外邪已去,身仍疼痛,脉象沉迟,便当调和营卫。此证必须审察有邪无邪,有外邪的重在解表,没有外邪的应和气血。身痛,是指全身肌肉都痛,如只有四肢酸疼,属于痹证一类,参阅四肢症状"四肢疼痛"条。

跌打损伤,身体疼痛,皮肤有青紫块,系气滞瘀凝,用复元活血汤加减。

身痛如被打伤,皮肤青紫,面青,咽喉痛,《金匮要略》称为"阴毒",如果面赤斑斑如锦纹,咽喉痛,吐脓血,则为"阳毒"。阳毒用升麻鳖甲汤,阴毒于方内去雄黄、蜀椒。关于阴阳毒,历来注解有不同意见,考查《巢氏病源》有伤寒阴阳毒候和时气阴阳毒候等篇,似与时病中的"发斑"相近。发斑可以出现两种不同的外候,习惯上分为"阳斑"和"阴斑",参阅本门"发红斑"条。

复元活血汤 当归 桃仁 红花 穿山甲 大黄 柴胡 天花粉 甘草

升麻鳖甲汤 升麻 鳖甲 当归 川椒 雄黄 甘草

12. 身重

常见于湿证。湿浊内阻,气机不畅,清阳不升,起卧沉重,行动懒惰,用平胃散温化和中。

久病、虚弱证出现体重不能转侧,扶持亦觉费力,为体力极虚,预后多不良。

平胃散 苍术 厚朴 陈皮 甘草

13. 身痒

风寒客于肌表,得不到微汗透达,又不化热传里,感觉全身发痒,好像虫行,皮肤无异征,用桂枝麻黄各半汤。

身痒抓破出现细小血点,为风热郁于孙络,用四物消风散。如搔后多白屑,为血虚生燥,用滋燥养荣汤。

外科皮肤病中的"浸淫疮",初起细㾦如粟米,搔痒流出脂水,因脂水蔓延成片,兼有痛感,宜祛风胜湿,凉血清热,用升麻消毒饮加苍术、黄连,并以青蛤散外搽。又有"粟疮",形如粟粒,色红瘙痒,久不愈,能消耗血液,肤如蛇皮,用消风散。

"癣疮"奇痒难忍,多发于局部,由湿热、血燥及风毒形成,有干、湿两种。"干癣"干燥无脂水,搔后起白屑;"湿癣"潮湿,搔痒则多黏液。本证极为顽固,故有"顽癣"之称,内服药难于见效,多用外治法,干癣用癣药水,湿癣用青黛散。

接触漆毒或对漆气过敏者,先由面部作痒浮肿,抓之像"瘾疹",渐传肢体,痒痛难忍,皮破后,溃烂流水,称作"漆疮"。漆气辛热有毒,用化斑解毒汤加荆芥、蝉衣、浮萍、生甘草清解,亦可外搽青黛散,不宜洗浴。

"风疹"和"痱子"亦作痒,参阅本门"风疹""痱子"各条。

桂枝麻黄各半汤 桂枝 白芍 麻黄 杏仁 炙草 姜 枣

四物消风散 生地 当归 荆芥 防风 赤芍 川芎 白鲜皮 蝉衣 薄荷 独活 柴胡 枣

滋燥养荣汤 生地 熟地 当归 白芍 黄芩 秦艽 防风 甘草

升麻消毒饮 升麻 归尾 赤芍 银花 连翘 牛蒡 山栀 羌活 白芷 红花 防风 桔梗 甘草

青蛤散 蛤粉一两 青黛三钱 石膏一两 轻粉五钱 黄柏五钱 研末,麻油调制块状,用时凉水化涂患处。

消风散 荆芥 防风 当归 生地 苦参 苍术 蝉衣 胡麻 牛蒡 知母 石膏 甘草 木通

癣药水 百部八两 蛇床子八两 土槿皮十两 硫黄八两 白砒二钱 斑蝥二钱 樟脑一两二钱 轻粉一两二钱 用米醋二十斤浸。

青黛散 青黛二两 石膏四两 滑石二两 黄柏四两 研末,麻油调涂。

化斑解毒汤 升麻 石膏 连翘 牛蒡 人中黄 黄连 知母 玄参 竹叶

14. 自汗

自汗是不用发汗药和其他刺激因素而自然出汗,如"伤风""风温"证均有自汗出证状。但一般所说的自汗,多指内伤杂证,主要由于卫气不固,津液外泄,所以汗出后有形寒、疲乏等现象。轻者用牡蛎散,重者用补阳汤,并可用龙骨、牡蛎、糯米等分研细末外扑。

局部汗出的原因不同,以头和手足为多见,参阅头面症状"头汗"和手足症状"手足心热"各条。

牡蛎散 牡蛎 黄芪 麻黄根 浮小麦
补阳汤 人参 黄芪 白术 甘草 五味子

15. 盗汗

亦称"寝汗",睡时汗液窃出,醒后即收,收后不恶寒,反觉烦热。多因阴虚热扰,心液不能敛藏,《内经》所谓"阳加于阴谓之汗"。故治盗汗以养阴清热为主,不同于自汗的偏重益气固表,用益阴汤。内热重或五志之火易动者,可与当归六黄汤结合应用。

益阴汤 生地 山萸 丹皮 白芍 麦冬

山药　泽泻　地骨皮　莲子　灯芯　五味子

当归六黄汤　当归　黄芪　生熟地　黄芩　黄连　黄柏

16. 汗出不止

一般汗出过多,消耗元气和津液,并因汗为心液,心脏亦易虚弱,宜用生脉散治之。外感证发汗,汗出不止,热退而反恶寒,小便困难,四肢拘急,屈伸不利,为卫气不固,称作"亡阳",有虚脱危险,用芍药甘草附子汤或桂枝加附子汤扶阳为要。必须注意,此证名为亡阳,阴液亦亡,故白芍亦为主药。

汗出如珠,凝滞不流,或汗出如油,着手黏腻,常伴气喘声微,为元气耗散,绝证之一,称作"绝汗。"

芍药甘草附子汤　白芍　炙草　附子

桂枝加附子汤　桂枝　白芍　附子　炙草　姜　枣

17. 半身汗出

偏左或偏右半身汗出,多因气血不周,不是止汗所能收效,用十全大补汤加减,益气养营,助阳固卫。凡半侧汗出后,皮肤空疏,最易感受风邪,形成半身不遂,《内经》所谓"汗出偏沮,使人偏枯",应早为防止。

下肢瘫痪证,汗出多在胸部以上,患处无汗,病情逐渐好转,汗亦逐渐及下。倘因外感发汗,也不能全身得汗,不可强劫。

十全大补汤　黄芪　肉桂　党参　白术　熟地　白芍　当归　川芎　茯苓　甘草

18. 汗斑

夏季用刚晒过的巾布擦汗,往往留有斑痕。单方用密陀僧、铅粉等分研匀,生姜蘸擦。一方用硼砂研细擦之。

"紫癜风"和"白癜风",亦属汗斑一类,由风湿侵入毛孔,毛窍闭塞而成。紫因血滞,白因气滞,初无痛痒,久则微痒,均宜内服胡麻丸,外用密陀僧散搽擦。

胡麻丸　胡麻　防风　苦参　菖蒲　威灵仙　白附子　独活　甘草

密陀僧散　雄黄二钱　硫黄二钱　蛇床子二钱　密陀僧一钱　石黄一钱　轻粉五分　研末,醋调搽患处。

19. 发红斑

温病和伤寒病化热,邪入营分,身热不退,皮肤出现红斑,圆形或椭圆形不等;或互相连接如云片。初见于胸膺部,迅速发展至背、腹及四肢等处,颜色亦逐渐加深。患者口渴引饮,烦躁不能安寐,舌质红,苔干糙少液,严重的神昏谵语。此系病邪由气入营,自内达外,属于肌肉之病。治法,因胃主肌肉,而邪热已盛,不宜辛透,故多在清胃的基础上加入清血,用化斑汤。但发斑虽由胃热,与诸经之火也有关系,必要时还须助其透泄,所以常用消斑青黛饮加减。神昏谵语者,兼与紫雪丹开窍清神。一般发斑在七天后渐退,身热随着减轻,也有纠缠至较长时期。

发斑是一个严重证候,治不得当,可致死亡。如已发不透,或受寒凉,斑色变成暗紫,为血瘀凝滞,当考虑佐用赤芍、红花、穿山甲等药消散,切忌一派寒凉。

化斑汤　石膏　知母　玄参　犀角　甘草　粳米

消斑青黛饮　青黛　黄连　山栀　玄参　知母　生地　犀角　石膏　柴胡　人参　甘草　姜　枣

紫雪丹　滑石　石膏　寒水石　磁石　羚羊角　犀角　木香　沉香　丁香　升麻　玄参　甘草　朴硝　硝石　朱砂　麝香

20. 发红疹

温热病身热不退,发出红色小点,称为"红疹",与发斑原因相同。但斑最重,疹稍轻,斑属肌肉为深,疹在血络较浅,虽然也能同时出现,不可混为一种。大概温热病治疗适当,可以不发斑疹,斑疹的发生均由热郁营分不得外泄,所以一经发现,便当佐以清营,大忌辛温升散,亦禁凉腻遏伏,以免吐衄、神昏等变证迭出。又斑疹当使逐渐轻减,热退身凉,如果突然退尽,多属病邪内陷,预后不良。治红疹宜银翘散去豆豉加生地、丹皮、大青叶、玄参,热盛神志不朗,参用清宫汤。

附: 西医诊断的血小板减少症,主要表现为出血倾向,皮肤出血点尤为多见。这种出血点,极似红疹,往往伴有午后低热。但与温热病的红疹显然不同,治宜养阴清血为主,如生地、鳖甲、阿胶、白芍、升麻、紫草根等。

银翘散　连翘　银花　豆豉　荆芥　薄荷　桔梗　竹叶　牛蒡　甘草　芦根

清宫汤　玄参心　莲子心　竹叶心　连翘心

带心麦冬　犀角

21. 发白痦

湿温病寒热盛衰不解，心烦胸闷，泛漾作恶，舌苔黄腻，最易出现白痦。白痦是皮肤上发出细白水泡，因其晶莹饱绽，也称"晶痦"，亦与红疹并称为"红白疹"。由于湿热之邪郁于肌表，不能透泄，故随着汗液发出，发出后反觉病情稍松。先见颈、胸，渐及腹、背，也有布及四肢，先少后密，伴有一种酸腐气为其特征。大概一天涌出一次至两次，经过三、四天后渐少，身热亦渐低，七天后即可出清，逐渐脱皮。严重的能纠缠至半月以上，有的发到后来，色不明亮，形如虱壳，称为"枯痦"，说明气阴两虚，预后不良。白痦属于气分，如果热重而营分亦病，常与红疹一齐出现，证情亦比较严重。白痦是病邪的出路，发一阵轻一阵，不能一阵发清，所以前人譬作剥茧抽蕉。宜在退热的基础上清化宣透，用氤氲汤加减，气阴两伤的可加入人参须、沙参、石斛，红疹并发的加丹皮、赤芍、紫草等，善后方剂用薏苡竹叶散。

氤氲汤　清豆卷　藿香　佩兰　青蒿　焦栀皮　连翘　滑石　通草　郁金　菖蒲

薏苡竹叶散　苡仁　竹叶　滑石　蔻仁　连翘　茯苓　通草

22. 麻疹

俗称"痧子"、"瘄子"，华北地区也称"糠疹"。小儿多难幸免，大人间或有之，由于先天胎毒感染时邪而发，发过后不再感染。流行季节多在冬、春两季，初起类似伤风，微有寒热。其特征为两目泪水汪汪，耳边不温，多喷嚏，咳嗽不爽。将发之前，面浮颊赤，口内两颊有白点，指纹浮露而红赤。发时躁乱不安，先在耳背、发际、颈项等处出现，继而额部颜面，再进而肩背、胸、腹，皮肤下隐隐有小粒匀净如沙，渐渐浮起，扪之触手。透发后身热和其他症状逐渐减退，疹点亦隐没，皮肤上有糠状落屑。全部病程可分为发热、见点和收没三个时期，每个时期平均为三天，前后共九天。麻疹宜出齐出透，一般以头、足俱有，面部多者为顺，但必须看其鼻上和手足心均有红点密布为出齐，摸其皮肤上尖耸有手糙感为出透。同时应观察见点不透，或一出即收；疹点淡而不红，或赤紫滞暗，均为逆证。治疗麻疹以清透肺胃为主，用防风解毒汤或竹叶柳蒡汤加减，收点后只须清解血分余热。主

要是防止恶化和后遗症，忌用辛热药、苦寒药和补涩药，误用后往往引起喘促鼻扇，昏乱痉厥，腹胀下利等逆证。后遗症中比较常见的为骨蒸羸瘦，发焦肤槁，俗呼"痧痨"；或咳嗽不止，气喘，痰中带血等，往往经久不愈。

小儿身热不高，皮肤微红，发出疹点，形如麻疹而无麻疹特征。疹点亦细小稀疏，分布较速，一二天内发齐，三四天后即退净。退后亦不脱屑。系风热所致，不关胎毒，称为"风痧"，用加味消毒饮。

防风解毒汤　防风　荆芥　薄荷　牛蒡　桔梗　甘草　竹叶　连翘　石膏　知母　木通　枳壳

竹叶柳蒡汤　竹叶　西河柳　葛根　牛蒡　知母　蝉衣　荆芥　薄荷　石膏　玄参　麦冬　甘草　粳米

加味消毒饮　荆芥　防风　牛蒡　升麻　甘草　赤芍　连翘　山楂

23. 风疹

古称"瘖瘟"、"瘾疹"，皮肤出现疙瘩，初起如蚕豆瓣，渐渐成片成块，色白不红，如被臭虫所咬，故俗称"风疹块"。此症愈搔愈痒愈多，满布全身，发内、耳内、手足心均奇痒难忍。时隐时现，反复发作。多因汗出受风，风热逆于肌表，亦与血热有关，宜消风散，酌加鲜首乌、紫背浮萍效果尤好。外用香樟木煎汤洗擦，可获暂时缓解。此症搔痒太过，皮肤破碎，亦能成疮，用茵陈、苦参各一两煎汤，或用蚕沙三两煎汤，乘热拭洗。

消风散　荆芥　防风　蝉衣　牛蒡　苍术　石膏　知母　生地　麻仁　木通　甘草

24. 痱子

暑天出汗时，小儿和肥胖人多在皮肤发生密集的尖状红色小粒，剧痒刺痛，称为"痱子"。很快变成小脓疱，几天后就干燥，成细小鳞屑。由于暑热阻遏汗孔，宜内服六一散，外扑痱子粉。

六一散　滑石　甘草

25. 天花

古称"痘疮"，在儿科中与"麻疹"同属重病，并称痧痘。病因亦与麻疹相同，由先天胎毒感受外邪而发，但流行季节多在春夏。其整个病程，自发热、见点、起胀、灌浆、收靥至结痂，大约十五天。起病急骤，开始有寒战高热，

三天后见点，一般顶尖根圆，红白分明，由面部渐及胸、背、四肢，全身满布，很快起胀，顶白根红，继即灌浆成脓疱，四围红晕紧束，接着逐渐收靥，疮色由蜡黄渐转为栗壳色，结成厚痂脱落。这是痘疮的正常情况，近年来用牛痘预防，此症已基本上消灭。

与天花相似的"水痘"，初起亦有寒热，头面出现红点，渐及躯干，四肢较少，继变水疱，顶色白亮，根脚有红晕，并且和天花一样两两对生。但痘形皮薄色娇，根窠不圆净紧束，自见点至起胀，结成干痂脱落，只有五、六天。另一特点，为见点程序先后不一，故皮肤上红点、水疱和干痂同时并见，不像天花的按程序一齐透发。水痘一般变证甚少，预后多佳。多由感染风热郁于肌表而发，治宜大连翘饮加减。

大连翘饮 连翘　当归　赤芍　防风　牛蒡
蝉衣　木通　滑石　瞿麦　荆芥　柴胡　黄芩
山栀　石膏　车前子　灯心

26. 皮肤发黄

一身皮肤发黄，为"黄疸"病的特征，同时出现目黄，小便深黄。可分为两类：黄色鲜明如橘子色，伴有身热，口渴，胸闷懊憹，腹满，大便秘结，舌苔黄腻的为"阳黄"，属于胃有湿热；黄色晦如烟熏，畏寒，食欲不振，大便溏薄，舌苔白腻的为"阴黄"，属于脾有寒湿。前者用茵陈蒿汤，后者茵陈五苓散或茵陈术附汤。无论阳黄或阴黄，发病的主要原因不离乎湿，所以黄疸多小便不利，利尿为主要治法。茵陈为黄疸主药，实际上就是因其能透发陈腐兼有利湿作用，故一般湿热证虽不发黄，亦多使用。

小便利而肤色黄，黄色淡白不泽，目不发黄，系营养缺乏的脾虚血少症，常伴困倦、眩晕、心悸，俗呼"脱力黄"，用小建中汤。

久病肤黄，枯燥如黄土，多属脾败之征，即《内经》所谓"色夭"，难治。

茵陈蒿汤 茵陈　山栀　大黄

茵陈五苓散 茵陈　白术　桂枝　泽泻　茯苓　猪苓

茵陈术附汤 茵陈　白术　附子　干姜　甘草

小建中汤 桂枝　白芍　甘草　饴糖　姜　枣

27. 皮肤发黑

肤色黑晦，称为"黑疸"，因其由女色伤肾所致，也叫"女劳疸"。系黄疸中的一种，多从黄疸转变而来，故都是黄中显黑，轻者仅额上微黑，目黄，小便亦黄。严重的形瘦，腹满，手足心热，大便溏薄微黑，脉象虚弦。到后期食呆呕恶，二便癃闭，神志昏迷，不易挽救。当于黄疸治法中参用硝石矾石散和黑疸汤。参阅本门"皮肤发黄"条。

附： 西医诊断的阿狄森病，面部显著黧黑，手臂肤色亦黑，口唇、齿龈灰褐。结合其他症状如精神萎靡，食欲减退，小便频数，男子阳痿，尤其喜食咸味，脉象沉细等，均属肾阳不足，水气外露。可用熟地、附子、破故纸、淫羊藿、当归、鹿角胶、砂仁等温养肾命。

硝石矾石散 硝石　矾石

黑疸汤 茵陈　天花粉

28. 皮肤发赤

皮肤变红，如染脂涂丹，病名"丹毒"。因发生的部位不同，原因、名称和具体症状以及治法略有出入。发于全身的名"赤游丹毒"，初起有红色云片，往往游行无定，或浮肿作痛，伴有寒热头痛。轻者七日即消，重者红肿向四周扩大，并有胸闷呕吐，或神昏谵语。多因心火偏旺，再加风热乘袭，在小儿则与胎毒有关，用化斑解毒汤。发于局部的以"流火"为多见，参阅四肢症状"下肢红肿"条。

化斑解毒汤 升麻　石膏　连翘　牛蒡　人中黄　黄连　知母　玄参　竹叶

29. 浮肿

皮肤浮肿有"水肿"和"气肿"两种，以水肿为常见。水肿证皮肤鲜泽而薄，按之陷下有坑如糟囊不起，其肿或自上及下，或自下及上，也有从腹部开始渐及四肢全身。其原因以风邪和水湿为多，其病变以肺、脾、肾为主，但与三焦、膀胱亦有关系。一般分为"阳水"和"阴水"。阳水指在上在外，偏于热证实证，发作较急；阴水指在下在内，偏于寒证虚证，发作较缓。《证治要诀》上说："遍身肿，烦渴，小便赤涩，大便多闭，此属阳水；遍身肿，不烦渴，大便自调或溏泻，小便虽少而不赤涩，此属阴水。"但是水肿的表里虚实往往错杂互见，在临床上必须根据症状的特点加以区别，前人分为"风水"、"皮水"、"正水"和"石水"四种。浮肿先见于面目，目窠如卧蚕，颈脉跳动，恶风，身热，咳嗽，骨节疼痛,脉浮为风水;肿起于四肢腹部,腹大而不满,四肢沉重,脉浮,不恶风为皮水;肿而呼吸喘促,不能平卧,脉象沉迟为正水;肿以腹部明显,或引胁下胀满,脉沉,不喘为石水。所以区别水肿,应注意其头面重还是四肢重,下肢重还是腰腹重。其次,水肿证小便短少,须注意其黄赤还是不黄赤,并须注意大便秘结还是溏薄。同时,肿的程度亦很重要,如见掌中无纹,腰平脐突,阴囊阴茎俱肿,膝部如斗,都属严重,预后不良。根据原因、症状和病变的脏腑进行治疗,有发汗、利水、温化、理气、健运、攻逐等方法。这些方法又须适当地配合使用。常用方剂有麻杏薏草汤、越婢加术汤、五皮饮、导水茯苓汤、防己茯苓汤、真武汤、实脾饮、胃苓汤、防己黄芪汤、疏凿饮子、舟车丸、禹功散等。病后调理,多用香砂六君汤和参苓白术散。水肿病忌食盐,否则肿不易消,《得效方》上说:"凡水肿惟忌盐,虽毫末许不得入口。"并强调"不能忌盐勿服药,果欲去病,切须忌盐"。

"气肿"以腹部和四肢为明显,皮色不变,按之即起,腹虽大叩之如空鼓,亦称"肤胀"。由于脾、胃、三焦气机不运,常伴胸闷食胀。治宜行气消滞,用宽中汤加木香、香附、青皮。气不行则水不化,也能逐渐积水,须随时注意小便多少,腹内坚实与否。既已积水,即从水肿治疗。

浮肿兼见皮肤色黄,汗出染衣上如黄柏汁,足胫不温,小便不利,脉沉,名为"黄汗"。由汗出时入凉水洗浴,脾热水湿酝酿所成,用黄芪芍桂苦酒汤,肿甚者加防风、防己。

妇女妊娠浮肿称为"子肿",与胎气有关,参阅妇科症状"怀孕浮肿"条。

麻杏薏草汤　麻黄　杏仁　薏仁　甘草

越婢加术汤　麻黄　石膏　甘草　白术　姜　枣

五皮饮　茯苓皮　生姜皮　陈皮　桑皮　大腹皮

导水茯苓汤　赤苓　泽泻　白术　大腹皮　木香　砂仁　槟榔　紫苏　麦冬　桑皮　灯心　陈皮　木瓜

防己茯苓汤　防己　茯苓　黄芪　桂枝　甘草

真武汤　附子　白术　白芍　茯苓　姜

实脾饮　附子　炮姜　白术　茯苓　甘草

草果　厚朴　木香　木瓜　大腹皮　姜　枣

胃苓汤　苍术　白术　桂枝　茯苓　猪苓　泽泻　厚朴　陈皮　甘草

防己黄芪汤　防己　黄芪　白术　甘草

疏凿饮子　槟榔　商陆　茯苓皮　大腹皮　椒目　赤豆　秦艽　羌活　泽泻　木通　姜皮

舟车丸　黑丑　大黄　甘遂　大戟　芫花　青皮　橘红　木香　轻粉

禹功散　黑丑　茴香

香砂六君汤　人参　白术　茯苓　甘草　木香　砂仁

参苓白术散　人参　白术　茯苓　山药　扁豆　砂仁　苡仁　陈皮　莲子　甘草　桔梗

宽中汤　白术　枳壳　厚朴　陈皮　茯苓　半夏　山楂　神曲　莱菔子　姜

黄芪芍桂苦酒汤　黄芪　白芍　桂枝　米醋

30. 消瘦

形体日渐消瘦,常见于虚损病证,因脾主肌肉,应结合主证培养中焦气血。如最显著者为"肺痨",当用培土生金法。

肌肉消瘦,以四肢大肉尽脱最为严重,参阅四肢症状"四肢消瘦"条。

妇女无病而形销骨立,《东医宝鉴》曾经特别提出,认为亦由气血不充,用人参煎汤送服谷灵丸。

凡能食而身体日瘦,当防"消渴";体胖人逐渐瘦弱,兼见痰多咳嗽,肠间辘辘有声,多为水饮证。参阅内脏症状"善食易饥"和腹脐症状"腹鸣"各条。

谷灵丸　黄芪　牛膝　当归　附子　熟地　茯苓　杜仲　苍术　白术　肉桂　枸杞子

31. 疲乏

浑身疲困,行动乏力,多属虚证,宜气血两补,用八珍汤。但行动呼吸短促,偏重在气;动时觉热,心悸汗出,偏重在血。用药应有侧重。

湿能滞气,暑能伤气,夏季暑湿内阻,往往身无大病,疲乏不堪,俗称"疰夏",轻者用藿香、佩兰泡饮,重者用清暑益气汤加减。

清暑益气汤　人参　黄芪　甘草　当归　麦冬　五味子　葛根　升麻　苍术　白术　青皮　陈皮　黄柏　神曲　泽泻　姜　枣

32. 肌肉跳动

常见于血虚证,因筋脉失养所致。《伤寒论》

称为"筋惕肉瞤",不作主证治疗。

33. 肌肤麻木

麻木指知觉消失,亦称"不仁",常见于中风的中络证,如《金匮要略》上说:"邪在于络,肌肤不仁。"参阅头面症状"颜面麻木"条。

"麻风"古称"疠风",初起皮肤麻木,次起白屑红肿,蔓延成癣,形如蛇皮,成片落下,甚则破烂,厚肿无脓。如果病毒入里,产生眉落、鼻崩塌、唇翻、眼弦断裂等症,均属难治。一般治法宜祛风、化湿、杀虫,佐以调养气血,初用万灵丹洗浴发汗,次服神应养真丹,皮破的先用必胜散,次服万灵丹,其他如蝮蛇酒,何首乌酒均可酌用。

万灵丹　苍术　羌活　荆芥　防风　细辛　川芎　乌药　当归　川乌　石斛　麻黄　天麻　雄黄　甘草　首乌　全蝎(成药)

神应养真丹　羌活　木瓜　天麻　白芍　当归　菟丝子　熟地　川芎

必胜散　大黄　槟榔　白牵牛各一钱　粉霜一钱二分　研末,年壮者分五服,中年久虚者作七服。

蝮蛇酒　蝮蛇一条,用白酒二斤醉死,加入人参五钱。

何首乌酒　首乌四两　归身　穿山甲　生熟地　虾蟆各一两　侧柏叶　松针　五加皮　川草乌各四钱　黄酒二十斤浸。

34. 肌肤枯糙

肌肤干枯粗糙,多由血虚生燥。《内经》称为"索泽",刘河间所谓"诸涩枯涸,干劲皴揭,皆属于燥。"用生血润肤饮,方内少佐桃仁、红花取其润燥和血,不同于祛瘀。

瘀血内阻,新血不生,肌肤失其营养,常如鳞甲干错,称为"肌肤甲错",伴见两目眩黑,腹满不能饮食。治宜缓中补虚,用大黄䗪虫丸,但破瘀力峻,非审证正确,不宜轻用。

生血润肤饮　生地　熟地　天冬　麦冬　当归　黄芪　黄芩　桃仁　红花　瓜蒌　五味子

大黄䗪虫丸　大黄　黄芩　甘草　桃仁　杏仁　白芍　地黄　干漆　虻虫　水蛭　蛴螬　䗪虫(成药)

35. 小儿五迟

系"立迟""行迟""发迟""齿迟""语迟"。在一般发育时期,表现为肢体软弱,筋骨不固,四肢无力,站立不稳,行步困难,牙齿迟迟不出,头发稀疏萎黄,二、三岁仍不能言语,神情呆钝。此证由于先天不足或后天失养,使小儿发育成长受到障碍所致。治宜补益五脏,培养气血。立迟、行迟、齿迟以补肾为主,用补肾地黄丸,发迟养血为主,用胡麻丹,语迟养心为主,用菖蒲丸。

补肾地黄丸　熟地　山萸　山药　鹿茸　牛膝　泽泻　丹皮　茯苓

胡麻丹　胡麻　地黄　首乌　当归　白芍　牡蛎

菖蒲丸　人参　菖蒲　麦冬　远志　川芎　当归　乳香　朱砂

36. 小儿五软

系"头软""项软""四肢软""肌肉软""口软"。表现为头项软弱倾斜,不能抬举,口软唇弛,咀嚼无力,手软下垂,不能握举,足软不能站立,肌肉松软不坚,皮宽肉削,同时智力也迟钝。此证主要由于脾肾脏气虚弱,不能滋养骨肉所致,用扶元散加鹿角胶。

扶元散　人参　白术　茯苓　茯神　黄芪　熟地　山药　炙草　当归　白芍　川芎　菖蒲　姜　枣

37. 小儿五硬

系"仰头""哽气""手足心坚""口紧""肉硬"。由于风寒凝滞,阳气不得宣通,以致头项、肌肉、手足等处缺乏濡养,表现为头项强直,不能俯视,难以转动,面青气冷,胸膈壅滞,肚大青筋隐现,肌肉紧张,四肢板硬。多发于一、二周岁小儿,治宜祛风散寒,兼调气血,用乌药顺气散。凡小儿五迟、五软都由先后天不足形成。五硬虽由外邪引起,亦因气血不营,故治疗必须注意调养,否则往往成为痼疾。

乌药顺气散　麻黄　白芷　川芎　桔梗　枳壳　僵蚕　乌药　炮姜　甘草　橘红　葱白

38. 冻伤

冬季野外工作,受严寒侵袭,引起局部气血凝滞。初起皮肤苍白无感觉,缓解后呈紫红色,微肿微痒,逐渐结成硬块,肌肤坼裂,痒痛难忍,有时亦麻木。多生于手足和耳部,称为"冻疮",也叫"冻瘃"。严重的创面周围现青紫,高肿刺痛,或流血脓,也有肌肉色黑,造成肉死形损,骨脱筋连,转化为"坏疽"。轻者在未溃前用红灵酒或生姜频擦,已溃者按溃疡处理。气血衰弱的可用人参养荣汤和黄酒内服。

红灵酒 当归 肉桂各二两 红花 花椒 干姜各一两 樟脑 细辛各五钱 用酒精二斤浸,棉花蘸擦患处。

人参养荣汤 人参 当归 白芍 熟地 白术 黄芪 肉桂 甘草 五味 茯苓 远志 陈皮

39. 汤火伤

受沸水烫伤或烈火灼伤,轻的浅在皮表,只有皮肤潮红疼痛,或渐起水疱,若脱去表皮,露出红肉渐干而愈。重的深在肌肉或筋骨,伤后立刻起发水疱。若脱去表皮露出灰白或暗红肉色,表示肌肉已经受伤。更重的水烫则皮塌肉烂,火灼则皮焦肉卷,继而流脂溢脓,疼痛剧烈。尤其火毒之气能伤内脏,出现烦躁、气喘、神昏现象。所以必须注意两个方面,一方面看伤面的大小和深浅,一方面看有无内证发现。治疗方面,轻证可用外治收功,重证须兼服药。一般外治法,分为:①洗涤创面,用黄连水或黄柏水或银花、甘草水淋洗;②水疱处理,大者用针刺破,去其毒水,小者不必刺;③创面处理,用清凉膏等外搽。内服药以清火解毒养阴为主,用黄连解毒汤加减。如后遗瘢痕疙瘩,可用黑布膏搽涂。

清凉膏 风化石灰一升 用水四碗澄清,取水一分加麻油一分调和,用鸡翎蘸涂患处。

黄连解毒汤 黄连 黄芩 黄柏 山栀

黑布膏 五倍子二两八钱 蜈蚣一条 研末,用蜂蜜六钱,黑醋半斤调和。

40. 咬伤

常见者为毒虫、蛇、犬咬伤,轻则肿痛腐烂,重则危及生命。毒虫如蜈蚣咬伤,伤处微肿,其痛切骨,或浑身麻木,用雄鸡口内涎沫抹搽,或甘草、雄黄细末,菜油调敷,或新鲜桑叶捣烂外敷。蝎子蜇伤痒痛肿胀,甚则痛引全身,用大蜗牛捣涂,或胆矾、米醋和敷。蜂叮伤,有刺入肉,必须挑去,即用口唾涂抹。树间毛虫刺伤,有毛散入肌肤,初痒后痛,势如火燎,用豆豉、豆油捣敷。其他虫类咬伤,虽肿不痛,或作微痒,一般能自消。

蛇咬,须辨毒蛇咬和无毒蛇咬。无毒蛇咬,所遗留的齿痕多为六列,即一边四列,一边二列;毒蛇咬,则为四列。被蛇咬伤的疮口附近有明显水肿,初为灼痛,继则麻木,大多伤在手足部,肿胀逐渐向上蔓延。一般咬后当天即肿,第二天肿更甚,第三天保持原状,第四天开始消退,七天左右全部消失。当蛇咬后的当夜,眼睑下垂,视力模糊,对面看不见人,呼吸困难,呕吐,脉象细数,身热随肿势上升,但肿退热亦退,热势比肿退较快。应当注意,毒蛇咬伤在数小时或十数小时内可致死亡。应即内服季德胜蛇药片五片,并将此药用温开水溶化,敷在距离伤口约半寸的周围,伤口不可涂药,以使毒液排出。

犬咬须分家犬和疯犬。疯犬的形态失常,舌伸流涎,头低耳垂,眼红尾拖,急走无定。家犬咬伤只局部有齿痕,甚则腐烂,无生命危险。疯犬咬伤,初期和家犬伤相同,无特别症状,日后开始精神萎靡,伴有恐惧、失眠、烦躁、口渴、小便涩痛,久则对色和光都很敏感,见火就怕,闻锣声则惊,轻微刺激即可引起搐搦。如见二便俱闭,烦乱腹胀,口吐白沫,发狂吠人,其声如犬,眼神露白,则属病危。初起服扶危散,继服玉真散,并常啖杏仁预防其毒攻心。

扶危散 斑蝥按犬咬日数用,一天一个,糯米炒 飞滑石一两 雄黄一钱 麝香二分 研末,每服一钱,用黄酒或米汤送下。

玉真散 南星 防风 白芷 天麻 羌活 白附子各一两 研末,每服三钱,热酒一杯调服。

41. 跌打损伤

一般所说跌打损伤,包括刀枪、跌仆、殴打、擦伤和运动、练武等受伤,有破损、疼痛、伤筋、折骨、脱臼、出血、皮肤青紫等多种外伤现象,也有吐血和呼吸时内部刺痛等内伤证候。范围相当广泛,应由伤科急救和手术治疗。在内服药方面,以止血、散瘀、行气、止痛、舒筋、坚骨为主,方剂如七厘散、参黄散、紫金散、复元活血汤、壮筋养血汤、正骨丹等,均可适当使用。

七厘散 乳香 没药 当归 儿茶 红花 血竭 朱砂 麝香 冰片(成药)

参黄散 参三七 大黄 厚朴 枳实 桃仁 归尾 赤芍 红花 穿山甲 郁金 延胡 肉桂 柴胡 甘草 青皮

紫金散 紫荆皮 骨碎补 蒲黄 丹皮 归尾 红花 川芎 续断 地鳖虫 桃仁 乳香 没药 热黄酒冲服。

复元活血汤 当归 桃仁 红花 大黄 穿山甲 花粉 柴胡 甘草

壮筋养血汤 当归 熟地 白芍 丹皮 红花 川芎 续断 杜仲 牛膝

正骨丹 归尾 大黄 没药 乳香 五加皮 青皮 川芎 香附 自然铜 硼砂

二、头面症状

头居人体最高部位。脏腑清阳之气上于头，手足三阳经脉均会于头，主一身之阳的督脉亦达巅顶，所以称为诸阳之会。因其位高而属阳，在内因、外因里以风邪和火气最易引起头部病证，所谓火性炎上，巅顶之上惟风可到。另一方面，又因内脏虚弱，清气不升，或风冷侵袭，阳气郁滞，同样能出现虚和寒的证候。此外，脑为髓海，有余不足，都能影响全身精力，面色亦能反映内脏病变。本门包括头痛、头胀、头晕、脑鸣、脑胀、面肿、面色异常及囟门、眉发症状，并适当地采入了一些外科疾患。临床上必须分辨内、外原因，寒热虚实，结合脏腑经络，进行治疗。

42. 头痛

头痛在外感和内伤杂病中均能出现，为常见症状之一，有时还作为主证。由于痛的原因甚多和程度不同，诊治也相当复杂。外感中由风寒、风热和雾露外湿引起的最为多见，其鉴别是："风寒头痛"，初起感觉形寒头胀，逐渐疼痛，牵及后脑板滞，遇风胀痛更剧，并伴浑身关节不舒畅，精神困倦。治宜疏散风寒，用川芎茶调散。"风热头痛"，痛时亦有胀感，见风更剧，伴见口干、目赤、面部潮红，宜疏风散热，用桑菊饮加减。本方原治风温病初期，故适用于风热头痛的轻症，如果胀痛剧烈，兼有小便短赤，大便秘结及唇鼻生疮等内热症，应用黄连上清丸苦寒降火，偏重治里。"湿邪头痛"，痛时昏胀沉重，如有布帛裹扎，四肢酸困，舌苔白腻。这种头痛虽以湿邪为主，也与风寒有关，宜疏表胜湿，用羌活胜湿汤，目的在于使风湿从汗而解。外感头痛，由外邪引起，基本治法相同于外感病初期的治法，但如果以头痛为主证，当在辛散轻扬的治则上佐以缓痛兼清头目。一般用荆芥、防风、薄荷、菊花为基本药。偏于寒的加羌活、葱白；偏于热的加桑叶、焦山栀；偏于湿的加苍术、生姜。至于白芷、藁本、细辛等，虽有止痛作用，一般用作

头痛要药，但因气味辛温，香燥走窜，用不得当反易引起晕眩，非必要时可以不用，用亦不宜量大。针灸治疗须按痛的部位，参阅本门"偏头痛"条。

外感头痛经久不愈，或素有痰火，复因当风取凉，邪从风府入脑，成为"头风"痛。时作时休，一触即发，往往在刮风天的前一日痛甚，至刮风天痛反轻减。此外，恼怒、烦劳和情志抑郁亦能引发。发时一般剧烈，痛连眉梢，常如牵引状，目不能开，头不能抬举，头皮麻木，宜消风散茶调内服，并用透顶散搐鼻。又有"雷头风"证，名相同而实际不同，参阅本门"脑鸣"条。

内伤头痛的原因，常见者有血虚、气虚、肝火、痰浊和寒厥几种。"血虚头痛"，痛时目眩，自眉梢上攻，伴见面色㿠白，手心觉热，脉象细弱，多由失血后、大病后及产后等引起，宜补肝养营汤。血液不充，最易产生虚阳上扰，头痛偏重两侧，眩晕亦更明显，目眶痛，眼皮酸重，怕见阳光，喜静恶烦，泛恶欲吐，睡眠不安，严重的巅顶如有物重压，兼有麻木感，称为"肝阳头痛"。此证由于基本上是血虚，宜养血治本，潜阳治标，用驯龙汤加减。"肝火头痛"的特征，痛而头胀，"寒厥头痛"，痛而脑冷，气虚和痰浊头痛，痛而昏重有空洞感，治法参阅本门"头胀""头重""脑冷"各条。

头痛剧烈难忍，连脑户尽痛，手足青至肘、膝关节，名为"真头痛"。前人认为脑为髓海，真气所聚，受邪后不超过十二小时必死，急灸百会穴，并进大剂参附，可望十中一生，但兼见天柱骨仰折的，终难抢救。

川芎茶调散 川芎 薄荷 荆芥 防风 白芷 羌活 细辛 甘草

桑菊饮 桑叶 菊花 薄荷 桔梗 连翘 杏仁 甘草 芦根

黄连上清丸 黄连 黄芩 黄柏 山栀 菊花 薄荷 葛根 桔梗 连翘 花粉 玄参 大黄 羌活 当归 川芎（成药）

羌活胜湿汤 羌活 独活 防风 藁本 蔓荆子 川芎 甘草

消风散 羌活 荆芥 防风 藿香 厚朴 僵蚕 蝉衣 人参 茯苓 陈皮 甘草

透顶散 细辛两茎 瓜蒂七个 丁香三粒 冰片 麝香各分半 糯米七粒 先研药，后入冰、麝研匀，每用豆许搐鼻。

补肝养营汤　生地　当归　白芍　川芎　菊花　陈皮　甘草

驯龙汤　生地　当归　白芍　羚羊角　珍珠母　龙齿　菊花　薄荷　桑寄生　钩藤　独活　沉香

43. 偏头痛

一般多指痛在左右而言,从广义来说,很多头痛偏在局部,皆属偏头痛范围。所以有三阳经头痛分治法,即痛偏后脑为"太阳头痛",用羌活、麻黄为引,针后顶、风池、大杼、昆仑穴;痛偏前额为"阳明头痛",用葛根、升麻为引,针上星、印堂、头维、阳白、攒竹穴;痛偏两侧为"少阳头痛",用柴胡、黄芩为引,针太阳、头维、率谷、列缺、中渚、侠溪穴。参阅本门"头痛"条。

44. 两太阳痛

属少阳经,参阅本门"偏头痛"条。单方用生姜切薄片贴两太阳穴,能缓解。

45. 巅顶痛

痛在巅顶,正当百会穴,为相火偏旺,循督脉上扰。不可辛散,用三才汤加牡蛎、龟板,并针百会、通天、昆仑、至阴、太冲等穴。

三才汤　天冬　熟地　人参

46. 眉棱骨痛

常与阳明头痛或少阳头痛伴见。若单独出现者,多为风热外束,痛时目不能开,用选奇汤。

选奇汤　防风　羌活　黄芩　甘草

47. 头胀

多因恼怒引起肝火上逆,头胀且痛,昏沉觉热,头筋突起,口苦口干,严重的两耳暴聋,脉象弦紧,用龙胆泻肝汤。

感受外湿头胀,如布裹扎,参阅本门"头痛"条。

醉酒后湿热内阻,亦使头胀不清,用葛花解醒汤。

龙胆泻肝汤　龙胆草　生地　当归　黄芩　山栀　木通　车前　柴胡　甘草

葛花解醒汤　葛花　砂仁　蔻仁　木香　青皮　陈皮　人参　白术　干姜　茯苓　猪苓　泽泻　神曲

48. 头重

久病或疲劳过度,中气不足,清阳不升,头痛沉重,悠悠忽忽,有空洞感,系属"气虚头痛",用补

中益气汤。

痰湿浊邪阻滞中焦,亦使头重胀痛,多伴胸膈满闷,呕恶,痰涎,舌白厚腻或黏腻,用半夏天麻白术汤。这种头重头痛,虽然亦为清阳不升,但与气虚的头重头痛不同,彼因中气不足而清阳不升,此则为痰湿阻遏而清阳被抑,故彼用升补,此用健中、化痰、利湿为主。

补中益气汤　黄芪　党参　白术　当归　升麻　柴胡　陈皮　甘草　姜　枣

半夏天麻白术汤　半夏　陈皮　茯苓　干姜　泽泻　天麻　党参　黄芪　苍术　白术　神曲　麦芽　黄柏

49. 头晕

视物旋转欲倒,严重的不能张目,目开即觉天翻地覆,胸中泛漾欲吐。多由肝肾阴亏,虚阳化风上扰,亦称肝风、内风,不可误用辛散,宜河车大造丸。他如滋阴息风的鳖甲、阿胶、玳瑁、黑芝麻、羚羊角等均可酌加,常食淡菜(即贡干)亦有帮助。一般地说,头晕虚多实少,中虚的患者更易引起呕恶,可用枳壳、竹茹、陈皮等和胃,不需降逆。又肥胖人经常头晕,须防猝然仆倒,成为"中风"。

从高坠下,头部受猛烈撞击,往往昏迷不省人事,《医宗金鉴》所谓"伤重内连脑髓",急由伤科治疗。但大多遗留头晕,重胀畏光,喜静怕烦,类似内风,不易根治。

坐舟车时头晕呕吐,称为"晕车""晕船",可服人丹等防止。

河车大造丸　紫河车　熟地　天冬　麦冬　龟甲　党参　杜仲　牛膝　黄柏　茯苓

50. 头摇

猝然头部摇摆不能自制,多由风火煽动,用小柴胡汤去参加防风。长期头摇,多由内风形成,难治。

小柴胡汤　柴胡　黄芩　人参　半夏　甘草　姜　枣

51. 头目仰视

头后仰,目上视,常见于小儿"天钓"证。天钓为急惊的证候之一,发时以头目仰视最为突出,两目翻腾,泪出不流,壮热,手足抽搐。因邪热痰涎壅滞胸膈,不得宣通,先用苏合香丸,继服钩藤饮。

苏合香丸　苏合香　安息香　犀角　冰片　香附　木香　熏陆香　白术　沉香　丁香　麝香

朱砂（成药）

钩藤饮　钩藤　犀角　天麻　全蝎　木香　甘草　姜

52. 脑鸣

脑内如有虫鸣，常伴耳鸣、目眩，为脑髓空虚所致。脑为髓之海，髓生于骨，骨属于肾，宜补肾阴，用左归饮。

"雷头风"证，脑内震动如雷鸣，头皮和面部肿起疙瘩，恶寒壮热，多由风、湿、热邪郁结三阳经，宜清宜升散，用清震汤。

左归饮　熟地　山萸　龟板　枸杞子　麦冬　山药　杜仲　炙草

清震汤　升麻　苍术　荷叶

53. 脑冷

风邪从风府穴上入于脑，头痛脑户觉冷，项背恶寒，名为"脑风"，用神圣散。

"寒厥头痛"由肝经寒气上逆，也称"厥阴头痛"。痛时脑内觉冷，畏风常欲蒙被而睡，面容惨淡忧郁，微带青晦，呕吐清涎粘沫，四肢不温，脉象沉弦或沉紧。治宜温肝和胃，用当归四逆汤或吴茱萸汤加当归、肉桂。

头痛从巅顶连及前额，特别怕冷，见风如直入脑户，痛亦偏在巅顶和前额，但并不剧烈，得温轻减，脉象虚细。由于督脉虚寒，阳明脉亦衰，用鹿角胶、熟地、熟附片、白芷、川芎、升麻、煨姜温养。

神圣散　葛根　麻黄　细辛　藿香

当归四逆汤　当归　桂枝　白芍　细辛　木通　甘草　枣

吴茱萸汤　吴萸　人参　姜　枣

54. 头汗

汗出只在头部，以阳明热证和湿热证为多见，因热郁于内，不得四散，循经上越，内热退则汗自止。肺热亦多头汗，用桑叶、桑皮清之。

病后及老人气喘等往往头部多汗，均属虚证。

小儿睡时惯常头汗，无其他症状，不属病象，俗称"蒸笼头"。

55. 面浮

为浮肿症状之一，常见于"风水"，《内经》所谓："面肿曰风，足胫肿曰水。"参阅全身症状"浮肿"条。

56. 头面红肿

头面红肿如斗，两眼如线，甚则咽痛、耳聋，系感受温毒时邪，称为"大头瘟"，也叫"虾蟆瘟"。治宜清热解毒，用普济消毒饮。

"面游风"，初起亦面目红肿，但痒如虫行，皮肤干燥，时起白屑，抓破出血，疼痛难忍，用消风散。

误食野菜中毒，寒热，面肿色赤，口干恶心，大便秘结，亦可用普济消毒饮加减。

普济消毒饮　黄连　黄芩　玄参　板蓝根　僵蚕　桔梗　甘草　牛蒡　柴胡　升麻　马勃　陈皮　连翘　薄荷

消风散　荆芥　防风　当归　生地　苦参　苍术　蝉衣　胡麻　牛蒡　知母　石膏　甘草　木通

57. 头面轰热

头面一阵一阵觉热，颊红耳赤，或伴汗出，俗称"上火"，系阴虚证候之一。如无其他症状，宜常服六味地黄丸。

六味地黄丸　地黄　山萸　丹皮　山药　茯苓　泽泻

58. 颧红

两颧属肾，颧骨泛红，均属水亏虚火上浮，常见于痨瘵证，尤其是"肺痨"证。肺痨出现颧红，亦由金不生水，阴虚阳浮于上，不是肺脏本病，故多肺肾同治，用八仙长寿丸。

八仙长寿丸　麦冬　五味子　生地　山萸　山药　丹皮　茯苓　泽泻

59. 颜面麻木

"中风"病内的中络证。其特征为半边颜面突然失去知觉，口眼㖞斜，病在左，歪向右，病在右，歪向左。多由汗出当风，风邪袭络，用牵正散内服，兼用外熏法。

牵正散　白附子　僵蚕　全蝎

外熏法　川芎　防风　菊花　薄荷　煎汤，用布蒙头熏，一日二三次。

60. 头缝不合

小儿头颅骨缝分裂，前囟扩大不能闭合，称为"解颅"。因先天不足，脑髓不充，常伴头现青筋，面色㿠白，神情呆滞。甚至颅骨扩大，颈骨细弱，不能支持，并见眼珠下垂，白睛异常显露，目光无神。治宜内服和外敷并用，内服扶元散，外敷封锁散。

扶元散　人参　白术　茯苓　茯神　黄芪

熟地　山药　炙草　当归　白芍　川芎　菖蒲　姜　枣

封锁散 柏子仁　防风　南星　等分研末，每用一钱，以猪胆汁调匀。涂敷囟门，一日一换，时时用水湿润，勿使干燥。

61. 囟门下陷

小儿囟门显著下陷，甚则如坑，伴见面色萎黄，神气惨淡，四肢不温，指纹淡滞，称为"囟陷"。系先天亏损，用固真汤。在六个月以内的乳儿，头部微陷，不作病态论。

固真汤 人参　白术　茯苓　炙草　黄连　附子　肉桂　山药

62. 囟门凸起

小儿囟部突起如堆，称为"囟填"。有属于火气上炎的，按之浮软，伴有面赤唇红，指纹色紫，内服化毒丹，外用青黛凉水调敷。也有属于寒气凝滞的，按之较硬而无热，手足指冷，用理中汤。

化毒丹 犀角　黄连　桔梗　玄参　薄荷　青黛　甘草　大黄

理中汤 人参　白术　炮姜　甘草

63. 面色㿠白

面白缺少华色，同时口唇、指甲亦不红润，为血虚症状之一。倘骤然惨白，多为受寒和痛证的表现。面白如纸，则为心气垂绝。

64. 面色萎黄

面色黄而憔悴，为脾虚症状之一，多见于久泻、食少等症。

65. 面色晦滞

面上如蒙灰尘，暗晦不泽，为"湿温"病的特征，亦见于瘀血证。

66. 脱发

发为血之余，一般脱发属于血虚，伤寒等大病后多脱发，也是气血亏损所致，可用二仙丸或固本酒调养。

"油风"证，俗称"鬼剃头"，头发干枯，成片脱落，系血虚受风，风盛生燥，不能营养肌肤。内服神应养真丹，外用毛姜搽擦，或用川乌粉醋调外搽。

二仙丸 侧柏叶　归身

固本酒 生地　熟地　天冬　麦冬　茯苓各二两　人参一两　黄酒浸。

神应养真丹 羌活　天麻　白芍　当归　菟

丝子　木瓜　熟地　川芎

67. 发白

除老年白发等外，一般因疾病引起的白发，以肾阴肝血不足为主要原因。用首乌延寿丹，或一味生首乌粉常服。

首乌延寿丹 首乌　豨莶草　菟丝子　杜仲　牛膝　女贞子　桑叶　银花　生地　桑椹子　金樱子　旱莲草　黑芝麻

68. 发黄

头发枯黄不泽，多因火炎血燥，用草还丹内服，菊花散外洗。

草还丹 生地　地骨皮　菖蒲　牛膝　远志　菟丝子

菊花散 菊花　蔓荆子　侧柏叶　川芎　白芷　细辛　桑皮　旱莲草

69. 眉毛脱落

"麻风"症状之一，由于病毒攻肺，参阅全身症状"肌肤麻木"条。

70. 头皮痒

头皮燥痒，搔落白屑，属风热，用消风散。

消风散 荆芥　甘草　僵蚕　防风　川芎　藿香　蝉衣　人参　茯苓　羌活　陈皮　厚朴

71. 头皮起块

"雷头风"症状之一，参阅本门"脑鸣"条。

72. 眉心辛辣

眉心有辛辣感，《内经》称为"辛頞""鼻渊"症状之一，参阅鼻症状"鼻流浊涕"条。

73. 粉刺

面部起碎疙瘩，形如粟米，色赤肿痛，挤破流出白粉汁，名为"粉刺"，由肺经血热形成。偶发者可勿治，多发者服枇杷清肺饮。

枇杷清肺饮 人参　枇杷汁　甘草　黄连　黄柏　桑皮

74. 雀斑

生于面部，色淡黄，碎点无数，由热郁孙络，风邪外束，逐渐形成，外用时珍正容散。

时珍正容散 猪牙皂　浮萍　白梅肉　樱桃枝各一两　鹰粪白三钱　焙干研末，早晚用少许水调搽面。稍久以温水洗去。

75. 黑痣

生面部，小者如黍，大者如豆，比皮肤高起一线，有启幼生的，也有中年生，由孙络之血凝滞而成,无甚痛苦。如欲治疗,可试用水晶膏点之。

水晶膏　石灰用水化开,取末五钱,再用碱水浸石灰末,以水高二指为度,再取糯米五十粒撒于灰上,如水渐减少,陆续添注,泡一日一夜,将米取出捣烂成膏。用时将痣挑破,取少许点上,结痂后其痣自落。

76. 腮肿

两腮肌肉不着骨处,或左或右,漫肿焮热,寒热往来,病名"痄腮",也称"含腮疮"。由于阳明风热,用柴胡葛根汤清解,兼有口渴、便秘者,用四顺清凉饮,并可外敷金黄散助其消退,切忌开刀。

"发颐"与痄腮相似,初起在下颌角处疼痛兼有紧张感,开口较难,肿胀逐渐延向耳前耳后,亦有寒热。但初肿如结核,渐大如桃如李,常因伤寒、温病汗出不畅,邪郁于少阳、阳明之络,故也称"汗毒",与痄腮的属于原发不同。开始用荆防败毒散,不可过投寒凉,致使毒气内隐,肿及咽喉。破溃后依照一般溃疡处理。

柴胡葛根汤　柴胡　葛根　石膏　天花粉　黄芩　甘草　牛蒡　连翘　桔梗　升麻

四顺清凉饮　防风　山栀　连翘　甘草　当归　赤芍　羌活　大黄　灯心

金黄散　南星　陈皮　苍术　黄柏　姜黄　甘草　白芷　天花粉　厚朴　大黄(成药)

荆防败毒散　荆芥　防风　柴胡　前胡　羌活　枳壳　桔梗　茯苓　川芎　甘草　人参　姜

77. 热疖

多发于头面,并以夏季及小儿患此为多。主要由于感受暑热,不能外泄,阻于肌肤之间而成,故也叫"暑疖"。初起局部皮肤潮红,次日肿痛,但无根脚,范围有限,随见脓头,自溃流脓即愈。开始可用千槌膏俗称红膏药外贴,内服金银花露或六神丸清热解毒。疖子虽属小病,但此伏彼起,少则数个,多至数十个,往往使小儿卧不能安,烦躁啼哭,形体消瘦,可在夏季内服西黄粉二分至三分预防。

千槌膏　松香　蓖麻子　铜绿　杏仁　儿茶　乳香　没药　血竭　轻粉　珍珠(成药)

六神丸　略(成药)

78. 瘌痢头

初起头生白痂,瘙痒难忍,日久蔓延成片,发焦脱落,亦名"秃疮"。多因湿热生虫所致,治法用

葱汤洗净,擦润肌膏。验方用活虾洗净,捣烂涂患处,取布包扎,涂后奇痒,必须忍耐,一天后洗去,明日再涂,两三次能见效。

润肌膏　当归五钱　紫草一两　用麻油四两熬枯滤清,将油再熬,入黄蜡五钱溶化,待冷后,以生姜蘸擦患处。

三、目症状

目为五官之一,与脏腑有密切联系,所以《内经》上说:"五脏六腑之精气皆上注于目而为之精。"在眼科的诊断上,惯常将眼部分为五轮,即黑晴为风轮属肝,目眦为血轮属心,目胞为肉轮属脾,白晴为气轮属肺,瞳神为水轮属肾。又分为八廓,即瞳神为水廓属膀胱,黑晴为风廓属胆,白晴为天廓属大肠,目胞为地廓属胃,内眦上方为火廓属小肠,下方为雷廓属命门,外眦上方为山廓属心包,下廓为泽廓属三焦。可见眼病虽然是局部疾患,多由于内脏病变所引起,根据这些不同部位,可以探知发病的根源。因此,除外治的点药、敷药和熏洗法以及利用器械和手法的技术操作外,一般均用内服药着重于整体治疗。从内科来说,目为肝之窍,所以目症状侧重于肝,同与目有关经脉——足太阳、阳明、少阳诸经论治。本门以内科为主,兼录部分眼科疾患,包括目眩、目痛、目肿、目赤、目黄、流泪、畏光、干涩、生翳、生星、瞳神散大、睫毛倒入等症。遇到特殊情况,应由眼科诊治。

79. 目眩

眩是视物昏花迷乱的意思,比如蹲后起立,忽觉眼前一片乌黑,或黑花黑点闪烁,或如飞蝇散乱,俗称"眼花"。习惯上眩晕并称,临床上也经常同时出现,但眩为昏暗,晕为旋转,两者是有区别的。本证轻者属肝,沈金鳌所谓"血气衰而肝叶薄,胆汁减";重者属肾,朱丹溪所谓"目疾所因,不过虚实,虚者昏花,由肾经真水之亏"。由于阴血不足,厥阳化风上扰,故《内经》说:"诸风掉眩,皆属于肝。"并因肝阳上扰,往往影响胃气和降,极易引起呕恶。治宜结合主证加入杞子、菊花、潼白蒺藜、牡蛎、天麻之类,呕甚者,酌加枳壳、竹茹。老年人可常服驻景丸。

驻景丸　熟地　菟丝子　车前子

80. 视力减退

多因肝肾阴亏,精血不足,一般瞳神无变形或

变色的征象。除老年自然衰退外,严重的可以渐成"青盲",以致失明。青盲初起并无障翳,外观和正常一样,只觉视力不断减退,宜服芎归明目丸、石斛夜光丸,切忌急躁恼怒,时宜闭目养神。

因视力减退而成为"远视"或"近视",前人多从水火偏盛偏衰立论,认为不能远视乃气虚血盛,用定志丸;不能近视乃血虚气盛,用地芝丸。

芎归明目丸　地黄　当归　川芎　天冬　枸杞子　白芍　菊花　牛膝　甘草

石斛夜光丸　石斛　人参　天冬　麦冬　熟地　生地　苁蓉　菟丝子　茯苓　菊花　山药　青葙子　枸杞子　羚羊角　草决明　杏仁　五味子　白蒺藜　川芎　甘草　黄连　防风　枳壳　犀角　牛膝(成药)

定志丸　菖蒲　远志　茯神　人参

地芝丸　熟地　天冬　枳壳　菊花

81. 目视无神

患者自觉视物无力,多看酸困,均为阴虚之征。如果目内陷,光彩不足,见于虚证久病,预后不良。

82. 目赤

目红怕光,流泪多眵,沙涩难开,或先患一目传及两目,或两目同时红赤,俗称"赤眼""火眼"。多因内热引起,为一种急性传染性眼病,内服驱风散热饮,外用菊花泡水洗涤,或用鸡子清加黄连水打至泡起,取浮沫点眦内,并可预防。严重的因肺有伏热再感风邪,猝然发作,来势剧烈,兼有头痛、鼻塞、怕冷发热,用酒调散。如见胞肿如桃,白睛浮壅,风轮凹陷,眼珠剧痛,坐卧不宁,当服泻肺饮。一般眼科用药,散风多用防风、菊花,和血用赤芍、丹皮,清热用黄连、黄芩,热重用大黄泻之。

驱风散热饮　连翘　牛蒡　羌活　薄荷　大黄　赤芍　防风　归尾　甘草　川芎　山栀

酒调散　归尾　麻黄　苍术　赤芍　菊花　甘草　羌活　大黄　茺蔚子　桑螵蛸　研末,温黄酒调服。

泻肺饮　石膏　赤芍　黄芩　桑皮　枳壳　木通　连翘　荆芥　防风　山栀　白芷　羌活　甘草

83. 目黄

"黄疸"症状之一,参阅全身症状"皮肤发黄"条。

84. 目上视

黑眼向上,形成白多黑少,称为"瞳子高",亦称"戴眼",系太阳经精气竭绝。常在"痉病"和小儿"惊风""脐风"等证出现,均属凶险。

85. 目直视

目睛不转动。因邪气壅盛,脏腑精气不能上荣于目,多为难治。也有与上视同见,称为"反目直视",不治。

86. 目歧视

视一物为两物。有因肝肾虚的,用地芝丸,有因目系受邪,用驱风一字散。

地芝丸　熟地　天冬　枳壳　菊花

驱风一字散　川芎　荆芥　川乌　羌活　薄荷　防风

87. 眼珠突出

风毒痰热蕴积脏腑,上冲于目,致令眼珠突出痒痛,名为"睛胀",用泻肝散。倘然只在黑珠上突出如豆,周围有薄膜,疼痛难忍,系肝经积热上冲,使睛内神膏从破处绽出黑睛,称作"蟹睛"。经久虚软不痛,视物昏暗,损及瞳神,能使失明。初用羚羊角散,后用镇肾决明丸。睛胀和蟹睛有因外伤引起的,须照外伤急救。

泻肝散　大黄　甘草　郁李仁　荆芥

羚羊角散　菊花　防风　川芎　羌活　车前　川乌　细辛　半夏曲　羚羊角　薄荷

镇肾决明丸　石决明　菟丝子　五味子　细辛　山药　生地　知母

88. 眼珠生翳

风轮部位产生白翳,呈片状如浮云,称为"云翳",属"外障"之一。大概色白而嫩,不掩蔽瞳孔者,证轻易治。翳厚色白或黄,尚能辨别明暗者亦可治。如果整片云影,不辨明暗者难治,或翳厚而呈焦黄色,且有血络缠绕,虽不波及整个风轮,亦属难治。多因风热肝火,赤肿疼痛引起,常用方有石决明散、连翘散。

石决明散　石决明　草决明　羌活　山栀　木贼草　青葙子　赤芍　大黄　荆芥

连翘散　连翘　黄芩　羌活　菊花　草决明　白蒺藜　密蒙花　龙胆草　甘草

89. 眼珠生星

风轮上出现或大或小的圆点,称作"星翳"。因为星翳发展成为云翳,而云翳初起多带白色点子,实际上不能划分。所以初起只有稀疏的一两点,不见扩大的属轻证;数颗连缀而生,或团聚,或散在,迅速出现凹陷如碎米状者,最易损伤风轮,变为云翳失明。治法参阅本门"眼珠生翳"条。

90. 睛生胬肉

内眦生瘀肉,色黄赤如脂,或似膏而韧,微辛微涩,日久渐厚,贯过黑睛,掩及瞳神失明。多因饮啖辛热食物,脾肺积热,或心肺两经风热壅盛,经络瘀滞而发,治宜钩割手术,内服栀子胜奇散。

栀子胜奇散 白蒺藜 蝉衣 谷精草 木贼草 黄芩 草决明 菊花 山栀 川芎 荆芥 羌活 密蒙花 防风 蔓荆子

91. 睑生粟粒

上下胞睑之间生粟粒起尖,微痒微肿,继则红痛,生脓液,溃后自行消散,名为"针眼"。多因过食辛辣,胃经热毒上攻,初起用热敷法,脓成用针挑破,内服清脾散。

"眼丹"生胞睑上下部,焮热红肿疼痛,较针眼为剧,常伴寒热、头痛、口渴等证,但病因大致相似,只在程度上有轻重之别。

清脾散 黄芩 薄荷 升麻 石膏 赤芍 山栀 藿香 枳壳 陈皮 甘草 防风

92. 睫毛倒入

病名"倒睫拳毛",简称"倒睫",为一种继发的病变。例如"砂眼"失治,初觉胞睑作痒,频频揉擦,致上下胞皮渐收,睫毛拳曲,内刺睛珠,涩痛流泪难张,倚头侧视,不能正看。日久能生云翳失明,一般多用手术治疗。

93. 眼生眵

多因肺脏内热所致,眵多硬结为实热,多而不结为虚热。不仅目疾中常出现,在内科风热证和小儿麻疹等亦经常伴见。

94. 眼出血

肺有郁火,血溢络外,显于白睛表面。或一点,或一片,色鲜红,渐变紫暗。一般十日左右自能消退,不痛不肿,也不羞明流泪,并无其他病变。治宜清肺散血,用治金煎。

治金煎 玄参 桑皮 枳壳 黄连 杏仁 旋覆花 防风 黄芩 菊花 葶苈子

95. 畏光

常见于实热证和阴虚内热证,如阳明病畏光与火,肝阳头痛喜居阴处。畏光出现在风火赤眼,

称为"羞明",各随主证治疗。但阳虚证亦多合目而睡,乃属神情疲困,不同于畏光。

96. 流泪

目流泪水,或见风更多。由于风热外乘及肝火外风交郁,常伴红肿、焮痛、羞明等证,称作"热泪"。宜清肝祛风,用桑菊驱风汤,此方可内服亦可熏洗。

肝肾两虚,或悲伤哭泣过久,泪下无时,迎风更甚,眼部不红不痛,称为"冷泪"。治宜补养,用菊花丸,并可兼灸迎香、肝俞、睛明、临泣等穴。

泪为人身五液之一,虚证久流不止,能使昏暗难辨物色,以致失明。《内经》上说:"液者所以灌精濡空窍者也,故上液之道开则泣,泣不止则液竭,竭则精不灌,精不灌则目无所见矣,命曰夺精。"

桑菊驱风汤 桑叶 菊花 银花 防风 当归 赤芍 黄连

菊花丸 菊花 枸杞子 巴戟 苁蓉

97. 目干涩

劳神、失眠和阅览书报较久,即觉两目干涩,睑皮沉重,闭目静养稍愈。多属血虚阴亏,宜结合主证滋养肝肾,常用药如生地、石斛、菊花、杞子等。

98. 目痒痛

初起微痒,逐渐涩痛多眵泪,羞明难睁,视物昏糊,胞睑内满布红色细粒,名为"椒疮",一般叫作"沙眼"。病情较长,蔓延性亦大,能使眼生翳障,危害视力。治宜清化脾经湿火,用除风清脾饮,为了防止发展,应局部点药和眼科手术治疗。

除风清脾饮 防风 荆芥 连翘 知母 陈皮 黄芩 黄连 玄参 生地 桔梗 大黄 玄明粉

99. 眼眶痛

眼眶酸痛,眼皮沉重畏光,常见于肝阳头痛,参阅头面症状"头痛"条。

100. 眼皮重

眼皮重多属上胞下垂,一般因气血虚、精神不振而致。假如常有头晕,兼觉眼皮麻木,为风邪乘虚袭入脉络,用黄芪丸。

黄芪丸 黄芪 白蒺藜 独活 柴胡 生地 甘草 山栀 苦参 白术 白花蛇 地骨皮 菊花 防风 山萸 茯神 秦艽 天冬 枳壳

槟榔

101. 眼皮跳

眼皮振跳牵及眉际,俗称"眼眉跳"。多因病后肝脾失调,或偶为风邪乘袭,不作主证治疗。但日夜振跳过频,兼觉视力昏暗,须防转成"内障",用当归活血汤。

当归活血汤 当归 川芎 熟地 黄芪 苍术 防风 羌活 薄荷 甘草 白芍

102. 眼皮肿

为"水肿"症状之一,《内经》上说:"目窠微肿,如卧蚕起之状,曰水。"参阅全身症状"浮肿"条。

先有目赤,继则胞肿如桃李,眼珠疼痛,名为"蚌合"。由于肺脾壅热上攻,热愈壅而肿愈甚,肿愈甚而脾愈实。宜清火散风解毒,用散热消毒饮。

上胞浮泛,虚肿如球,拭之稍平,少顷复起,属脾虚兼有湿火。初起目内并无异样,日久微现赤丝,胞现微红。宜补脾为主略佐行湿清火,用神效黄芪汤加泽泻、黄柏。

散热消毒饮 牛蒡 羌活 黄连 黄芩 薄荷 防风 连翘

神效黄芪汤 黄芪 人参 白芍 蔓荆子 甘草 陈皮

103. 瞳神散大

久病、虚弱证或出汗过多,发现瞳孔放大,均为元气耗散之征,病属严重。眼科以瞳神变色、变形以及神光耗散、视物昏花等,列入"内障"范围,分为"青风""黑风""乌风""绿风""黄风"五个演变过程。其中绿风内障较为多见,其瞳神气色混浊不清,呈浅绿淡白色,而瞳神散大为其主要特征,且散大宽度几与风轮相等。原因方面,有因风热上攻,有因郁怒伤肝,也有因阴虚火旺,心肾不交。一般在急性发作后往往有一个相当长的静止时期,再行复发,每发一次视力锐减一次,及至瞳神变为金黄色即黄风阶段,为本病末期,不易治愈。

104. 夜盲

入暮不能见物,到天明即恢复正常,又称"雀目"。分"高风雀目内障"和"肝虚雀目内障"两种,前者由于元阳不足,后者由于肝虚血少。两者的辨别是,前者只能视上方之物,两旁看不清楚,后者只能视直下之物,且多痒多涩。雀目证瞳神均无翳障。肝虚者以小儿较为常见,预后多良好,用羊肝丸;阳虚者成人较多,如果年深月久不愈,容

易变为"青盲",用菊花丸。

羊肝丸 夜明砂 当归 木贼草 蝉衣 羊肝

菊花丸 菊花 巴戟 苁蓉 枸杞子

105. 暴盲

平素眼目无病,外不伤于轮廓,内不损及瞳神,忽然目盲不见,都属暴盲。此证与"青盲"不同之处,主要是病程上的差别,青盲致盲的时间缓慢,此证的时间迅速。正因为来势急骤,必须争取早期诊治,迟则气定,不易医愈。大概伴见情绪紧张者为怒气伤肝,用生铁落饮;伴见精神萎靡者为怒伤元阴元阳,用柴胡参术汤。倘在大失血和妇科崩漏、产后出现,宜急救固脱,用大剂人参煎服。

生铁落饮 铁落 石膏 龙齿 茯苓 防风 玄参 秦艽 竹沥

柴胡参术汤 人参 白术 熟地 白芍 甘草 川芎 归身 青皮 柴胡

106. 异物入目

眼内吹入尘沙、游丝,即觉沙涩泪出难睁。可将眼胞翻转,用淡盐水冲洗,倘冲洗不去,用棉花蘸淡盐水轻轻拨去。弹入铁屑等每致珠痛,严重的珠破睛损,须由眼科诊治。

四、耳症状

耳为肾之窍,手足少阳经俱会于耳中,故耳病以与肾、胆、三焦的关系最为密切。《冯氏锦囊》里说:"耳病所致之由有七,有实热、有阴虚、有因痰、有因火、有气闭、有肝风、有胎元所发而为病,症有五,为鸣、痛、肿、聋、聤是也。"大概新病多实,偏属于经,久病多虚,偏属于脏。但个别证候与心、肺有关,应从整体出发,不可拘泥。

107. 耳鸣

耳鸣或如蝉噪,或如水激,或如钟鼓之声,均系自觉症状。分为虚实两类,实证由于肝胆火气上逆,《内经》所谓"一阳独啸,少阳厥也。"多伴有头痛头胀,心烦易怒,脉象弦滑,用柴胡清肝散,大便干结者加芦荟以下降。虚证由于肾亏阴火上炎,或用脑过度,《内经》所谓"髓海不足则脑转耳鸣。"多伴有头晕目眩,心悸腰酸,脉象细弱。脑为髓海,髓属于肾,治疗皆主滋补,用补肾丸,亦可加磁石镇静。民间单方用黑芝麻和核桃肉同捣常食,对便秘者兼有润肠作用。

"怔忡"患者,耳内轰轰作声,其声与心脏跳动相应,入夜更为清晰,妨碍睡眠。多与心脏有关,《内经》说:"南方赤色,入通于心,开窍于耳。"宜在养血安神方内加入菖蒲、远志以通心气。

柴胡清肝散　柴胡　生地　赤芍　牛蒡　当归　连翘　川芎　黄芩　山栀　天花粉　防风　甘草

补肾丸　熟地　菟丝子　当归　苁蓉　山萸　黄柏　知母　破故纸

108. 耳聋

耳聋多由耳鸣而来,除气闭暴聋无耳鸣外,其他都是先耳鸣而后渐失听觉,因此前人虽分"风聋""湿聋""虚聋""劳聋""厥聋""猝聋"等,但临床上多从耳鸣治疗,参阅本门"耳鸣"条。

耳聋和肺气有密切关系,特别是风聋、猝聋,由外感风邪引起,必须调气开郁,用桂香散加减,不可误作肾和肝胆疾患。

耳聋乃音声闭隔,一无所闻,也有不至无声,但听不真切,称为"重听",多因下元衰弱,精气不足,以老年为多,宜常服河车大造丸。

听力消失,同时不能发言,称为"聋哑"。有先天性的,也有属于后遗症的,均不易治。近来用针灸疗法尚有效果,一般先治其聋,取翳风、听会穴为主,俟聋有好转,配合哑门、廉泉穴兼治其哑。但针刺二十次不效,亦难治愈。

桂香散　麻黄　桂枝　川芎　白芷　当归　细辛　菖蒲　木香　南星　木通　甘草　白蒺藜

河车大造丸　紫河车　党参　熟地　天冬　麦冬　龟甲　黄柏　茯苓　杜仲　牛膝

109. 耳痒

耳内潮湿作痒,因肝经湿热,用清肝汤。也有耳痒抓出血略愈,过后又痒,系肾虚风热,用玄参贝母汤。

清肝汤　青蒿　菊叶　薄荷　连翘　苦丁茶　荷叶

玄参贝母汤　玄参　防风　贝母　天花粉　黄柏　茯苓　白芷　蔓荆子　天麻　半夏　甘草　姜

110. 耳痛

轻者多因风热上壅,或津液凝结成垢,壅塞胀痛,用栀子清肝汤。痛剧者常为"耳聤"等证,参阅本门"耳内流脓"条。

栀子清肝汤　山栀　菖蒲　柴胡　当归　黄芩　黄连　丹皮　甘草　牛蒡

111. 耳内流脓

称为"脓耳",外科分黄脓为"聤耳",白脓为"缠耳"。一般由风湿热外因所致,或因浴水灌窍诱发,先肿后痛,继化脓水,伴有寒热,脉象弦滑而数。宜内服抑肝消毒散,痛甚者加羚羊角。外用金丝荷叶捣汁,加冰片少许滴入。如脓不畅出,围绕耳根红肿者,用麻油调敷玉露散。

因虚火或病后诱发的,初起亦肿痛寒热,脉来细数,往往溃出黑臭青白稀脓。尤以小儿麻疹后每易经常脓水不干,甚至耳后溃脓,腐烂损骨,极难收口。内服知柏八味丸少佐肉桂引火归元,外用吹耳散。

凡脓耳必须用棉花将脓卷净,以免塞耳成聋和发生其他变化,严重的应由外科治疗。

抑肝消毒散　山栀　柴胡　黄芩　连翘　防风　荆芥　甘草　赤芍　归尾　灯芯　银花

玉露散　芙蓉叶　研末

知柏八味丸　黄柏　知母　生地　山萸　丹皮　山药　泽泻

吹耳散　乌贼骨　枯矾　龙骨　赤石脂　胭脂　密陀僧　胆矾　青黛　硼砂　黄连各一钱　冰片二分　麝香一分　研细末

112. 耳内长肉

耳内长出小肉,有形如樱桃和羊奶头者,称为"耳痔",头大蒂小如麻菇者为"耳蕈",或如枣核细长窬出耳外、触之疼痛者为"耳挺"。这三者因形态上的不同而名称各异,都由肝经怒火、肾经相火和胃经积火郁结形成。内服栀子清肝汤,外用硇砂散。亦可用单方枯矾三钱,乌梅二钱,冰片少许,研末,掺患处;又一单方用鸦胆子仁油九份,甘油一份,合成滴剂,每日滴一、二次。

栀子清肝汤　山栀　川芎　当归　柴胡　白芍　丹皮　甘草　石膏　牛蒡　黄芩　黄连

硇砂散　硇砂一钱　轻粉　雄黄各三钱　冰片五厘　研末,水调点患处。

113. 诸虫入耳

蚁、虱虫类钻入耳内,多取单方外治,如用麻油滴入,或用韭汁、葱汁和生姜汁等滴入。

五、鼻症状

鼻为肺窍,职司呼吸,又因阳明之脉交于颊,循鼻旁,故鼻病以肺胃两经为主。属于外因的以吸受风寒、风热之邪,属于内因的以湿热积火上熏,比较常见。临床上并将鼻色作为望诊之一,如微黑者有水气,色黄者胸上有寒,色白者为失血,必须仔细观察。

114. 鼻塞

鼻塞不利常为感冒的前驱证状,或因鼻内生有息肉,不闻香臭。参阅本门"鼻流清涕"和"鼻生息肉"各条。

115. 鼻流清涕

感冒风寒、风热之邪,鼻流清涕,多兼鼻塞、喷嚏,称为"鼻鼽"。有寒热者,以寒热为主,有咳嗽者,以咳嗽为主,均于方内酌加开窍药如辛夷、苍耳子等。如果单独鼻塞流涕久不愈,妨碍吸气,可用菖蒲散纳入鼻中。并能转变青黄浊涕,延成"脑漏"。

老年人经常多涕,系真元不足,《内经》所谓"年六十阴萎,气大衰,九窍不利,下虚上实,涕泣俱出矣。"

菖蒲散 菖蒲 皂角等分 研末,棉花裹塞鼻内。

116. 鼻流浊涕

鼻内常流青黄浊涕,挟有腥味,病名"鼻渊",俗称"脑漏"。内因胆经之热上移,外因风寒凝郁而成,用苍耳子汤送服奇授藿香丸,或用辛夷荆芥散。本证日久,亦能致虚,当斟酌补气,不可一味辛散。又导引法,用中指尖于掌心搓令极热,熨搓迎香二穴。

苍耳子汤 苍耳子 辛夷 白芷 薄荷

奇授藿香丸 藿香 猪胆汁

辛夷荆芥散 辛夷 荆芥 黄芩 南星 半夏曲 神曲 白芷 苍术

117. 鼻出血

鼻内流血,称为"鼻衄",以热证为多。见于风温等外感证者,即在辛凉清解方内加丹皮、茅根、茅花。肺素有热,迫血上溢者,用鸡苏散。饮酒过度或食辛辣等味引起者,热在阳明,用玉女煎加芦根、茅根。因肝火偏旺者,多伴烦躁、头胀,用清衄汤。也有阴虚虚火上炎者,稍有劳动,即出鼻血,或在洗脸时容易出血,久久不愈,用玉女煎去石膏加玄参、阿胶、天冬、藕节等。

鼻衄,血出不止,能出现昏晕严重现象,称为"鼻洪",宜用犀角地黄汤凉血止血。急救法用百草霜二钱,糯米汤调服,或用生藕汁、生地黄汁、大蓟汁加入蜂蜜调服。外治用湿毛巾或冰袋凉罨额上,或用线紧扎手中指中节,左鼻出血扎右手,右鼻出血扎左手,两鼻出血则两手同扎。

伤寒证当汗不汗,热盛迫血为衄,往往热随衄解,称为"红汗"。但也有得衄不解,或血出不止,不可大意。

鸡苏散 薄荷 黄芪 生地 阿胶 茅根 麦冬 蒲黄 贝母 桑皮 甘草 桔梗

玉女煎 生地 石膏 麦冬 知母 牛膝

清衄汤 生地 赤芍 当归 香附 黄芩 山栀 侧柏叶 黄连 赤苓 桔梗 甘草 藕节

犀角地黄汤 犀角 生地 白芍 丹皮

118. 鼻干

鼻内干燥,为阴虚内热或肺胃郁热症状之一。"鼻疮"亦初觉干燥,继生粟粒疼痛,甚者鼻外色红微肿,由于肺经壅热上攻,用黄芩汤,干燥甚者可涂黄连膏。

黄芩汤 黄芩 甘草 麦冬 桑皮 赤芍 桔梗 薄荷 荆芥 山栀

黄连膏 黄连 黄柏 姜黄 当归 生地 麻油 黄蜡(成药)

119. 鼻痒

多见于伤风感冒,引起喷嚏。

小儿鼻内作痒,时用手挖,多哭形瘦,或兼身热,连唇生疮,为"鼻疳"证。由于乳食不调,上焦壅滞,内服五福化毒丹。若仅在鼻下两旁作痒,色红有脂水,由于风热客肺引起的,也叫"鼻䘌疮",内服泽泻散,外用青黛散搽敷。

五福化毒丹 生地 熟地 天冬 麦冬 玄参 甘草 风化硝 青黛

泽泻散 泽泻 郁金 山栀 甘草

青黛散 青黛 黄柏各二两 石膏 滑石各四两 研末。用麻油调敷。

120. 鼻痛

鼻内作痛,多因风邪内郁。如见肿塞胀痛,连及脑门,为肺经火毒酿成"鼻疔"。严重的腮唇俱肿,急服蟾酥丸,再用蟾酥丸研末,放入鼻内,鼻外肿硬的用离宫锭子搽涂。

蟾酥丸　蟾酥　轻粉　铜绿　枯矾　胆矾　寒水石　乳香　没药　麝香　朱砂　雄黄　蜗牛（成药）

离宫锭子　血竭　朱砂　胆矾　京墨　蟾酥　麝香（成药）

121. 鼻肿

鼻部漫肿，由肺经火盛所致，轻者用皂角末吹入，连打喷嚏即愈。重者疼痛难忍，用解郁汤。倘系肿有根脚者，须防"鼻疽"等外证。

解郁汤　桔梗　天冬　麦冬　黄芩　甘草　天花粉　紫菀　紫苏　百部

122. 鼻扇

鼻孔开阖扇动，伴有呼吸短促，多见于小儿"麻疹"正出忽没，为肺气闭塞严重证候。参阅全身症状"麻疹"条。

小儿感受风寒或热邪郁于肺脏，寒热，咳嗽气促，严重的出现鼻扇，同时涕泪俱无，面色苍白。因肺开窍于鼻，邪郁于肺，肺气闭结，则清窍不通，病名"肺风"。治宜开肺为急，不可肃降，以麻黄为主药。审其属于风寒者用华盖散，属于热邪者用麻杏石甘汤。

华盖散　麻黄　杏仁　陈皮　桑皮　甘草　赤苓

麻杏石甘汤　麻黄　杏仁　石膏　甘草

123. 鼻赤

鼻部准头及两边红赤，甚者带紫，常见于酒客。由胃火熏肺，血瘀凝结，称作"酒皶鼻"，缠绵难愈。内服凉血四物汤，外敷颠倒散，验方用山栀仁、凌霄花二味，等分研末，每服二钱，清茶送下，忌辛辣食物。

病中鼻上呈现赤色，多为温邪传入脾经，《内经》上说："脾热病者鼻先赤。"

凉血四物汤　当归　赤芍　生地　川芎　赤苓　陈皮　红花　甘草　生姜

颠倒散　大黄　硫黄等分　研末，凉水调敷。

124. 鼻青

阴寒证严重症状之一，为中焦阳气竭绝。《金匮要略》上说："鼻头色青，腹中痛，苦冷者死。"

125. 鼻冷

常见于脾阳虚弱证，面色或黄或白，宜大剂人参、白术、干姜之类温补。如果大病中鼻冷或鼻中出气冷者属死证。

126. 鼻如烟煤

鼻孔色黑如涂烟煤，为阳毒热极症状之一，宜主方加入黄连、生地等泻火清营解毒。

127. 鼻梁崩塌

鼻部腐烂凹陷，在"杨梅结毒"为多见。杨梅结毒系"梅毒"证候之一，毒向外攻，随处结肿，溃后腐烂，外形多被破坏。如发于关节处者，损筋损骨，愈后多强直；发于头部巅顶者，引起头痛眼胀，渐渐脑顶塌陷，发于口鼻者，多成鼻塌唇缺，发于咽喉两目者，甚则喉破眼盲，声音嘶哑；发于手足四肢者，终成拘挛僵硬。所以杨梅结毒在人体各部都能出现，但以鼻塌最为显著。1949年后积极防治，并消灭了旧社会的娼妓制度，根绝了梅毒的主要传染途径，这类病证目前已经极少。

"麻风"病毒亦使鼻梁崩塌，参阅全身症状"肌肤麻木"条。

128. 鼻生息肉

鼻内生息肉如石榴子，渐大下垂，色紫微硬，撑塞鼻孔，使人气息难通，称为"鼻痔"。多由肺经风湿热邪凝滞而成。内服辛夷清肺饮，外用硇砂散点之，或用瓜丁散棉裹如豆大，塞鼻孔内。

辛夷清肺饮　辛夷　石膏　知母　山栀　黄芩　枇杷叶　升麻　百合　麦冬　甘草

硇砂散　硇砂一钱　轻粉　雄黄各三分　冰片五厘　研末，水调点患处。

瓜丁散　瓜蒂　细辛等分　为末。

六、口唇症状

口唇属脾，脾与胃为表里，故口唇症状多数为脾湿胃热熏蒸所致，极小部分由外邪和小儿胎毒引起。大概实证多于虚证，热证多于寒证，里证多于表证。又因口内津液，通于五脏，故脏气偏胜，便有不同味觉反映于口，成为诊断的依据。

129. 口淡

口淡无味，饮食不香。有见于外感风寒的，以祛邪为主；也有见于病后胃虚的，用六君子汤调理。一般病中出现口淡，多为胃有湿浊，淡而且腻，舌苔亦腻，甚则恶心泛漾，均不作主证治疗，于主方内加入藿香、蔻仁、陈皮等芳化和中。

六君子汤　人参　白术　半夏　陈皮　茯苓　甘草

130. 口苦

胆热或肝热证，多见口苦，故《内经》称为"胆瘅"。如说："此人数谋虑不决，故胆虚气上溢而口为之苦。"又说："肝气热则胆泄口苦，筋膜干。"治宜龙胆泻肝汤加减。但热病中常见口苦口干，不作为主证，热清则苦味自除。

龙胆泻肝汤 龙胆草　黄芩　木通　车前子　当归　生地　柴胡　甘草

131. 口甘

口内常觉甜味，饮白水也甜，系脾蕴湿热，《内经》称为"脾瘅"，并谓"治之以兰"。兰草即佩兰，取其芳香清化，亦可用泻黄散加减。

泻黄散 藿香　山栀　石膏　甘草　防风

132. 口咸

系肾液上乘，属虚火者，用滋肾丸引火下行，属虚寒者，用附桂八味丸加五味子。

滋肾丸 黄柏　知母　肉桂

附桂八味丸 附子　肉桂　熟地　山萸　山药　茯苓　丹皮　泽泻

133. 口酸

肝热乘脾，用左金丸加神曲。

左金丸 黄连　吴萸

134. 口辣

口内有辛辣味，伴见舌上麻辣感，或挟有腥气，皆为肺热，用加减泻白散。

加减泻白散 桑皮　桔梗　地骨皮　甘草　黄芩　麦冬　五味子　知母

135. 口腻

口腻不爽，常伴舌苔厚腻，为湿浊极重，脾胃不化，用平胃散加藿香。

平胃散 苍术　厚朴　陈皮　甘草

136. 口臭

口内出气臭秽，多属胃火偏盛，常在温热病及"口疮""牙宣"等证中出现，用加减甘露饮。如若臭如馊腐，则为消化不良，不可作纯热证治疗。

经常口有秽气，用藿香煎汤时时含漱。食韭蒜后口臭，清茶送服连翘末二钱，或嚼黑刺枣数枚，能减。

加减甘露饮 地黄　天冬　黄芩　枇杷叶　茵陈　枳壳　石斛　犀角　甘草

137. 口渴

口渴为常见症状，在诊断上有重大意义。口渴与否表现在饮水不饮水。渴欲饮水者，多为里证热证。例如外感身热，初起不渴，渴亦饮水不多，病为在表，如果身热不退，渴而多饮喜凉饮，便是化热入里。一般口渴不作主证治疗，轻者在处方内酌加芦根、瓜蒌皮。重者须分火盛和津伤，火盛者用黄连、黄芩等苦寒泻热，热退则渴自止；津液损伤的须用石斛、玉竹、天花粉等清热生津。如果热恋伤阴，口渴不止，可用连梅汤法，酸苦泄热，甘酸化阴。也有肠胃热盛，大便秘结，口渴咽干，舌苔黄糙，当用泻下法来清热存津，称为"急下存阴"，亦叫"釜底抽薪"法。

一般口渴多为气分有热，若口渴而烦躁，舌质红绛，或舌尖红刺，为营分郁热，宜用清燥汤。但热邪刚入营分，往往口反不渴，吴鞠通所谓"舌绛而干，法当渴，今反不渴者，热在营分也。"这是邪热入营，蒸腾营气上升的缘故，病情比气分更深一步。

以口渴为主症的有"消渴"中的上消证。上消的特征是：频渴频饮，饮水即消。一般由于肺热津伤，用天花粉散；也有心火偏旺，消烁肺脏气阴，用黄芪竹叶汤和生津饮。假如肺寒气不化水，饮一溲二，难治。

口渴多欲饮水，如果渴不思饮，饮亦不多，或喜热汤，为湿浊水饮内阻，津不上承所致，称为假渴。不可清热生津，相反地宜芳香温化，水湿除去，口自不渴。同时水湿证本不应渴，若服药后口反作渴，为水湿已解之征，亦不可当作渴证治疗。为此，口渴证须辨欲饮不欲饮，饮多饮少，喜凉喜温，气分营分，并结合其他症状，不可一见干渴即认为热证。

连梅汤 黄连　乌梅　麦冬　生地　驴皮胶

清燥汤 麦冬　知母　人中黄　生地　玄参

天花粉散 天花粉　生地　麦冬　葛根　五味子　甘草　粳米

黄芪竹叶汤 人参　黄芪　当归　白芍　生地　麦冬　川芎　黄芩　甘草　石膏　竹叶

生津饮 天冬　麦冬　生地　熟地　当归　五味子　甘草　天花粉　瓜蒌仁　麻仁

138. 口多清水

常见于胃寒和泛酸证，用丁香粉二分开水送服。

139. 口角流涎

为"中风"症状之一，因舌强口歪不能收摄口涩所致。参阅本门"口歪"条。

小儿流涎，分寒、热两种，均由脾不能摄所致。脾寒用白术、青皮、炮姜、半夏、木香、丁香，脾热用白术、滑石、扁豆、茯苓、石斛、黄连、葛根之类。

140. 口歪

亦称"口喝""口僻"，常见于"中风"证，与眼斜同时呈现，称为"口眼喝斜"。《内经》上说："足阳明与手太阳之经急，则口目为僻，而眦急不能正视。"先宜润燥祛风，用大秦艽汤，接与养血。配合针灸，取颊车、地仓穴，左取右，右取左，并刺合谷、太冲等。

大秦艽汤　秦艽　川芎　羌活　独活　生地　白芍　归身　细辛　白术　茯苓　白芷　石膏　黄芩　防风　甘草　姜

141. 口噤

阳明之脉上挟口唇，风寒乘袭则挛急口噤，但主要在于牙关紧闭。故一般采取局部治疗，用乌梅、冰片、生南星研末擦牙，或用藜芦、郁金为末，吹鼻取嚏，或用皂荚、乳香、黄芪、防风煎汤熏洗，或针人中、颊车穴。

142. 口内糜腐

口腔内局部糜腐，色白，形如苔藓，名曰："口糜"。用青布蘸水或薄荷水拭去，则色红刺痛。多由阳旺阴虚和脾经湿热内郁，久则化为纯热，热气熏蒸胃口，《内经》所谓"膈肠不便，上为口糜。"严重的蔓延满口，连及咽喉，不能饮食。轻者用导赤散，重者用少阴甘桔汤，外用姜柏散吹患处，温水漱口。本证亦有胃热脾虚夹湿者，兼见口臭、泄泻，用加味连理汤。在温病后出现，多为阴虚火炎，如伴神昏、抽搐等，则更为危险。

初生婴儿口舌上生满白屑，状如凝固的牛奶块膜，称为"鹅口疮"，俗呼"雪口"。系胎中伏热，蕴积心脾。严重的伴见身热，烦躁，啼哭不休。或因白屑延及咽喉，喉间痰鸣，面青唇紫，导致死亡。及早内服清热泻脾散，外用黄连、甘草煎汤拭口，再用冰硼散搽敷，三、四天即可向愈。

导赤散　木通　生地　竹叶　甘草

少阴甘桔汤　桔梗　甘草　川芎　黄芩　陈皮　玄参　柴胡　羌活　升麻

姜柏散　干姜　黄柏等分　研末

加味连理汤　白术　人参　茯苓　黄连　干姜　甘草

清热泻脾散　山栀　石膏　黄连　生地　黄芩　赤苓　灯芯

冰硼散　冰片五分　硼砂　玄明粉各五钱　朱砂六分　研细末

143. 口疮

口颊或唇舌边发生白色溃烂小泡，红肿疼痛，间有微热，亦称"口疳""口破"。由于心脾二经积热上熏，须分虚实。实火色鲜红，烂斑密布，甚者腮舌俱肿，溲赤，便秘，宜内服凉膈散，外搽赴筵散。虚火色淡红，有白斑而无其他热证，内服四物汤加黄柏、知母、丹皮，少佐肉桂从治，外搽柳花散。

凉膈散　黄芩　薄荷　山栀　连翘　石膏　甘草　玄明粉　大黄

赴筵散　黄芩　黄连　山栀　干姜　黄柏　细辛等分　研细末

四物汤　生地　白芍　川芎　当归

柳花散　黄柏一两　青黛三钱　肉桂一钱　冰片二分　研细末

144. 唇绛

口唇四缘红绛，为内热症状之一。以心脾积热为多，亦见于肺痨后期。

145. 唇淡白

血虚症状之一，亦见于脾虚吐涎、呕逆等证。

146. 唇青紫

唇青为沉寒在里，血脉凝滞，不荣于外，故常与指甲青暗同见。也有热郁而见青者，青中必带深紫。

孕妇以舌青验子死腹中，唇青验母死。

147. 唇生白点

翻检唇内有细白点者，为虫积的特征。

148. 唇燥裂

多因天气干燥或脾热所致，甚则干裂出血。用桃仁研烂，猪油调涂，内服清凉饮。

清凉饮　黄芩　黄连　薄荷　玄参　当归　赤芍　甘草　蜂蜜

149. 唇颤动

口唇颤动不能自禁，有因血虚风燥引起的，用四物消风饮。如在虚弱证中出现，多为脾虚不能收摄，应予补中为主。

四物消风饮　生地　归身　赤芍　荆芥　薄荷　川芎　蝉衣　柴胡　黄芩　甘草

150. 口唇紧缩

称为"唇反"，系脾败现象，《内经》所谓"唇反者肉先死。"

唇口窄小，不能开合，不能饮食，名为"紧唇"。多由风痰入络所致，用五倍子、诃子肉等分为末，麻油调敷，或用黄柏散外贴。

小儿唇口收缩，不能吃乳，名为"撮口"，为"脐风"的严重证状。由初生时断脐不慎，外邪水湿等感染引起，与成人的"破伤风"同一病源。一般在生后四至七天发病，俗称"四六风"和"七日风"。发作前啼哭不休，吮乳口松，不时喷嚏，很快出现口撮，啼声不出，颈项强直，四肢抽搐等危象，检视脐肿腹胀即可确诊。如见脐边青黑，面青唇紫，爪甲变黑，多致死亡。内服撮风散，大便不通的加服黑白散，外用脐风锁口方吹鼻，或用《幼科铁镜》灯火灸法：取灯草如米粒大，蘸麻油燃灸囟门、眉心、人中、承浆、两少商穴各一燋，脐轮六燋，脐带未落者于带口一燋，既落者于落处一燋，共十三燋。

黄柏散 五倍子 密陀僧各二钱 甘草二分 研末 另用黄柏二钱，将药末用水调涂，火上烘干，再将黄柏冷透，制成薄片贴唇。

撮风散 蜈蚣 钩藤 蝎尾 麝香 僵蚕

黑白散 黑丑 白丑 大黄 槟榔 陈皮 甘草 玄明粉

脐风锁口方 蜈蚣一条 蝎尾五个 僵蚕七个 瞿麦五分 研细末，每用一分，吹鼻内。有反应而啼哭的，可用薄荷三分煎汤，调服药末二分。

151. 唇肿痒痛

口唇发痒，色红且肿，日久破裂流水，痛如火灼，为"唇风"。初起如豆粒，渐大如蚕茧，坚硬疼痛，妨碍饮食，为"茧唇"。色紫有头，时觉木痛，甚则寒热交作，名"唇疽"。还有在上下唇二嘴角处，初起形如粟米，色紫坚硬，肿甚麻痒木痛，寒热交作，为"反唇疔"和"锁口疔"，能使唇向外翻和口不能开，均须外科速治。

一般唇肿而红，为胃中积热，用薏苡仁汤。

薏苡仁汤 苡仁 防己 赤小豆 甘草

七、舌症状

心为火脏，开窍于舌，一般舌证多属心火偏盛。又因心的本脉系于舌根，肝脉络于舌本，脾脉络于舌旁，肾之津液又出于舌下，故感受外邪和情绪激动所引起的病变，亦能通过经络影响于舌。正如《得效方》所说："四气所中则舌卷不能言，七情气郁则舌肿不能语，心热则舌破生疮，肝壅则出血如涌，脾闭则白苔如雪，此舌之为病也。"察舌又为望诊中重要部分，分辨舌质和舌苔的荣枯、软硬、战萎、胀瘪、干润、老嫩、厚薄、松腻等，也包括舌的症状在内，本门酌量附入。

152. 舌肿

舌肿满口疼痛，由于七情郁结，心经火盛血壅，称作"紫舌胀"。舌肿且胀，坚硬如甲，寒热交作，称为"木舌"。均能堵塞咽喉致死，宜针刺出血，内服加减凉膈散。肿胀露出口外者，用冬青叶浓煎浸之。

加减凉膈散 荆芥 山栀 牛蒡 薄荷 黄芩 连翘 石膏 甘草

153. 舌胖

舌质浮胖，色淡而嫩，为虚寒和水湿较重证候，治宜温化下焦为主。

154. 舌长

舌伸长吐出口外不收，名为"舌纵"，由内火炽盛所致，用冰片五分掺舌上。

伤寒证见舌出者，多死。

小儿舌出，称为"吐舌"，多因心脾积热。用人中白、冰片，或冰片、硼砂、雄黄研末搽舌上，另用黄连一味煎服。

155. 舌短

舌短卷缩萎软，不能伸出，名为"舌萎"，亦称"舌卷"。多见于气分极虚或寒邪凝滞胸腹，如果久病与阴囊收缩同时出现，则为厥阴经气绝，不治。

156. 舌歪

舌头伸出不正，或向左歪，或向右歪，为"中风"症状之一，常与颜面麻痹并见。参阅口唇症状"口眼歪斜"条。

157. 舌颤

伸舌时颤动不禁，为虚证及"类中风"症状之一。

158. 舌强

多因风痰阻于舌本，故其表现为不能转运，言语謇涩，为"中风"症状之一。初起用涤痰汤，久不愈用资寿解语汤。

涤痰汤 半夏 胆星 橘红 人参 菖蒲

茯苓　竹茹　枳实　甘草　姜

资寿解语汤　羌活　防风　附子　羚羊角　枣仁　天麻　肉桂　甘草　竹沥　生姜汁

159. 舌麻

舌上麻辣或麻木，称为"舌痹"。由于心绪烦扰，忧思暴怒，气凝痰火而成。用荆芥、雄黄各五分，研末，木通煎汤送服，或用皂角末掺舌上。

160. 舌痛

饮食时舌部刺痛，除舌上生疮外，一般多由舌苔光剥、碎裂和舌尖红刺等所致，属于阴虚及内热证候。

161. 弄舌

小儿时时伸舌，上下左右，有如蛇舐，多因心胃蕴热，挟有肝风。内服清胃散，外用牛黄少许涂舌。

清胃散　升麻　生地　当归　黄连　丹皮

162. 啮舌

自咬舌头，为"内风"症状之一。《内经》上说："人之自啮舌者，此厥逆走上，脉气皆至也。少阴气至则啮舌，少阳气至则啮颊，阳明气至则啮唇。"用神圣复元汤加减。

神圣复元汤　黄连　黄柏　生地　枳壳　细辛　川芎　蔓荆子　羌活　柴胡　藁本　甘草　半夏　当归　防风　人参　郁李仁　干姜　附子　白葵花　黄芪　豆蔻　橘红

163. 舌裂

舌上有裂纹，少者一、二条，多者纵横交错，也有极深如沟。一般有苔者属内热，无苔者属阴虚。

个别属于先天性者，不作为病征。

164. 舌剥

舌苔中剥去一块如钱，或剥去数块，或满舌花剥如地图，均属阴虚、津液不足，俗称"脱液"。即使热象不明显，慎用香燥。

165. 舌干

舌光而干，为阴虚重证，常见于温病后期，宜滋血增液。苔腻而干，为胃津耗伤，在湿温病中、后期为多见，有厚腻粗糙，扪之如沙皮的。治宜先生津液，等待津回舌润再化其湿。滋血增液用生地、麦冬、阿胶、白芍，生津用石斛、花粉、芦茅根等。

166. 舌腻

舌苔比正常为厚，称为"舌腻"，多因胃有湿浊。有稍厚者，有极厚者，由此可以观察湿浊的轻重。一般以白腻为寒湿，黄腻为湿热，但须分辨干润和黄色浅深。特别是腻而灰黑、干燥者，为火极似水，滑润者为水来克火，治疗上有很大差别。

吃奶的婴儿舌常白腻带滑，常人刚吃牛奶或豆浆后舌亦白腻，但都是腻而较浮，不难区别。

167. 舌光

舌光无苔为阴虚证的特征，光如去膜猪腰者，为肝肾阴分极伤，难治。

168. 舌淡

舌质浅淡为血虚，血愈虚，色愈淡，甚至淡白全无血色，为气血大虚。

169. 舌绛

舌质红绛为血分有热。仅在舌尖绛者，为温邪初入营分或阴虚火炎，病在上焦为多。

170. 舌青紫

舌尖或舌边有青紫小块或一片青紫色，多见于阴寒证和瘀血证，有纯青如水牛舌者不治。

孕妇见舌青为胎死腹中。

171. 舌边锯痕

舌边缘凹凸不齐如锯齿状，为肝脏气血郁滞。

172. 舌尖红点

舌尖生红点、红刺，或延及两侧舌边，均为血分有热或心肝火旺。若红而紫暗者为瘀血。

173. 舌上出血

舌上出血名为"舌衄"。初起舌上出现小孔如针眼，血自孔内渗出。由于心火上炎，血热妄行。孔色紫者为热甚，黑者防腐烂。宜服升麻汤，兼搽必胜散。单方用大、小蓟捣法和黄酒少许内服，或先用蒲黄煎汤漱口，次用槐花炒研掺之。

升麻汤　升麻　小蓟　茜草　艾叶　寒水石　生地黄汁

必胜散　青黛　炒蒲黄各一钱　研末

174. 舌上血疱

舌上生紫色血疱，大如绿豆，往往自破出血即平，平后别处又起，多因心脾郁热。初起用蟾酥丸三、四粒含化咽下，破后搽紫雪散，亦徐徐咽下。火毒炽甚的，坚硬疼痛，伴有寒热，称为"舌疔"，亦用前法，并内服黄连解毒汤。

蟾酥丸　蟾酥　轻粉　铜绿　枯矾　胆矾　寒水石　乳香　没药　麝香　朱砂　雄黄　蜗牛（成药）

紫雪散 犀角 羚羊角 石膏 寒水石 升麻 玄参 甘草 沉香 木香 朴硝 朱砂 冰片 金箔(成药)

黄连解毒汤 黄连 黄柏 黄芩 山栀

175. 舌上白疱

舌生白泡,大小不一,在舌上者,名"舌上珠",属心脾积热,用三黄汤加石膏、草河车、地丁草。在舌下者名"舌下珠",属脾肾两虚,用知柏八味丸加玄参、木通。

三黄汤 黄连 黄芩 大黄

知柏八味丸 生地 山萸 山药 知母 黄柏 丹皮 茯苓 泽泻

176. 舌上疮毒

舌上初起如豆,逐渐长大如菌,头大蒂小,疼痛红烂无皮,朝轻暮重,名为"舌岩",又称"舌菌"。往往肿突如鸡冠,舌本短缩,触之痛不可忍,津涎臭秽逼人。此证多由心脾郁火形成,因舌难转动,饮食不能充足,致令胃中空虚,日渐衰败。初起用导赤散加黄连,热盛者用清凉甘露饮,外用北庭丹点之。

导赤散 生地 竹叶 木通 甘草

清凉甘露饮 犀角 石斛 银柴胡 茵陈 麦冬 枳壳 生地 黄芩 知母 甘草 枇杷叶

北庭丹 硇砂 人中白 瓦松 瓦上青苔 青鸡矢 麝香 冰片(成药)

177. 舌下肿块

舌下肿起一块,形如小舌,妨碍饮食言语,称为"重舌"。由于心脾热盛,循经上冲,血脉胀起。用黄连一味煎汤内服,外搽青黛散。

舌下结肿如匏,光软如棉,由积火痰涎流注而成,名为"痰包"。须用针刺破,流出黏稠液汁,搽涂冰硼散,内服加味二陈汤。

青黛散 黄连 黄柏各三钱 青黛 马牙硝 朱砂各六分 雄黄 牛黄 硼砂各三分 冰片一分 研末

冰硼散 冰片五分 硼砂 玄明粉各五钱 朱砂六分 研细末

加味二陈汤 陈皮 半夏 茯苓 黄芩 黄连 薄荷 甘草 姜

八、牙症状

齿为骨之余,属于肾,足阳明经络于上龈,手阳明经络于下龈,故牙症状多从这三经治疗。引起牙症状的原因不一,以肾阴不足,虚火上炎,及风火、湿热为多见。本门包括牙齿、牙龈和牙关方面症状,其中不少是属于外科范围,并须进行手术治疗,但多数仍可用汤药内治。

178. 牙痛

牙痛与牙龈肿胀有密切关系。倘然单纯牙痛,有吸受冷气即痛者为寒痛,用温风散;有受热或食辛辣即痛者为热痛,用清胃散;也有不论冷热刺激皆痛者为寒热痛,用当归龙胆散。

蛀牙作痛,称为"齿蠠"和"齿蠹",用定痛散含咽,或用一笑散外治。

温风散 当归 川芎 细辛 白芷 蓽茇 藁本 露蜂房各一钱 水煎,含漱吐去。

清胃散 升麻 丹皮 当归 生地 黄连

当归龙胆散 麻黄 升麻 龙胆草 黄连 豆蔻各一钱 生地 当归 白芷 羊胫骨灰各五分 研末,搽痛处。

定痛散 当归 生地 细辛 干姜 白芷 连翘 苦参 川椒 黄连 桔梗 乌梅 甘草

一笑散 川椒 研末 巴豆一粒 捣烂,饭和为丸,棉裹置蛀孔内。

179. 牙齿浮动

老年牙齿浮动,无肿胀现象,多为肾气不足,是牙齿脱落的先兆。长服还少丹,动摇兼疼痛者,用牢牙散擦之。

还少丹 熟地 枸杞子 山药 牛膝 远志 山萸 巴戟 茯苓 五味子 菖蒲 苁蓉 楮实 杜仲 茴香 枣

牢牙散 龙胆草一两五钱 羌活 地骨皮各一两 升麻四分 研细末。

180. 牙齿焦黑

为温热病热盛伤阴证状之一,预后不良,《难经》所谓"病人唇肿、齿黑者死,脾肾绝也。"

181. 牙齿酸弱

恣食酸味,牙齿酸弱无力,称为"齿齼",取核桃肉细嚼能解。

182. 咬牙

病中咬牙,称为"齘齿",也叫"戛齿",多见于热证。常人和小儿睡中上下齿磨切有声,亦属胃火偏旺,用芦根泡饮。

183. 牙龈肿痛

牙龈肿痛多属"牙痛"一类,初起龈肉一块坚硬觉胀,逐渐高肿,焮红作痛,往往连及腮颊肿胀,齿浮不能咀嚼,但牙关仍可开合,伴见寒热、口渴,约三、四日成脓,刺破即渐消退。均由胃火酿成,用竹叶石膏汤清解,初起有寒热者,酌加荆芥、防风、焦山栀,不论未溃已溃均搽冰硼散。此证比较常见,痊愈亦速,不必因牙痛而拔去。溃后久不收口,能成"牙漏",经常有脓流出,看其有无软骨,有骨者俟骨尖刺出,取去方能收敛。

竹叶石膏汤　竹叶　石膏　桔梗　薄荷　木通　甘草　姜

冰硼散　冰片五分　硼砂　玄明粉各五钱　朱砂六分　研细末。

184. 牙龈腐烂

本证以"牙疳"最为显著,分"走马牙疳"和"风热牙疳"两种。走马牙疳是形容腐烂迅速,势如走马。此证多由痧毒和伤寒、疟、痢后内热炽盛引起,系一种严重的急性疾病。初起先从牙龈边缘腐烂,色灰白,随即变成黑腐,流出紫色血水,气味特别臭恶。毒火重的,腮唇红肿,黑腐蔓延,数天之内,鼻和鼻翼两旁或腮和口唇周围出现青褐色,为内部溃烂已深的标志。更严重的唇腐齿落,腮穿腭破,鼻梁塌陷,可从鼻旁烂洞望见咽喉。腐烂处大多发痒而少痛感,并伴有寒热,饮食不进、泄泻、气喘和神志昏沉等,每因邪盛正虚而致不救。如果黑腐易去,内见红肉,流出鲜血,身热渐退的,虽齿落腮穿,亦有治愈的可能。初用芦荟消疳饮消其火毒,脾胃虚弱的兼服人参茯苓粥,外用人中白散、芦荟散搽涂。

风热牙疳由胃经蕴热与外感风邪相搏而成。病起迅速,寒热二、三天后,即有牙龈腐烂,出血口臭。与走马牙疳的区别是,疼痛剧烈,不致腮颊腐烂,一般都能在半个月内渐次痊愈。仅有少数经久不愈,以致牙龈宣露,时流脓水。初用清胃汤,日久不已再加二参汤,外以梧桐泪散或人中白散搽患处。

芦荟消疳饮　芦荟　胡黄连　石膏　羚羊角　山栀　牛蒡　银柴胡　桔梗　大黄　玄参　薄荷　甘草　竹叶

人参茯苓粥　人参一钱　茯苓六钱　研末,同粳米一茶盅煮成稀粥。

人中白散　人中白　孩儿茶　黄柏　薄荷　青黛　冰片(成药)

芦荟散　芦荟一钱　黄柏五钱　白矾五分　研细末。

清胃散　石膏　黄连　黄芩　生地　丹皮　升麻

二参汤　人参　玄参

梧桐泪散　梧桐泪　细辛　川芎　白芷各一钱五分　生地一钱　寒水石二钱　青盐二分　研细末。

185. 牙龈萎缩

老年肾气渐衰,龈缩齿长,不作为病征,但容易动摇脱落。《医学入门》所谓"齿龈宣露动摇者,肾元虚也。"假如牙龈先肿,日渐腐缩,以致牙根宣露,称作"牙宣"。喜凉饮而恶热者,口臭,牙龈渗血,用清胃汤。喜热饮而恶凉者,遇风痛剧,用独活散。如牙龈腐臭,齿根动摇,属肾亏而胃有虚火,用三因安肾丸。

清胃汤　石膏　黄连　黄芩　生地　丹皮　升麻

独活散　羌活　独活　防风　荆芥　薄荷　川芎　生地　细辛

三因安肾丸　补骨脂　胡芦巴　茴香　川楝子　续断　山药　杏仁　茯苓　桃仁

186. 牙龈胬肉

龈间长出胬肉,大小不一,名为"齿壅",用生地黄汁一杯,取皂角数片,火上炙热淬汁内,再炙再淬,以汁尽为度,晒干研末敷之,或取朴硝研细末敷之。

187. 牙龈出血

多在牙缝内渗出,称为"齿衄",有胃经实热和肾经虚火上炎之分。前者血比较多,口气臭秽,但牙龈不腐烂,用加减玉女煎,或用酒制大黄三钱,枳壳五钱煎汤,少加童便调服。后者点滴流出,牙微痛,甚则动摇或脱落,用六味地黄汤少加肉桂引火下行。外治均用食盐汤漱口,搽小蓟散。

加减玉女煎　生地　石膏　知母　麦冬　牛膝　丹皮

六味地黄汤　地黄　山萸　山药　丹皮　泽泻　茯苓

小蓟散　小蓟　百草霜　炒蒲黄　香附各五钱　研细末。

188. 牙关肿痛

盘牙尽处,腮颊与开龈之间肿痛,牙关不能开合,汤水难进,伴见恶寒发热,多为"牙咬痛"证。由于阳明湿火熏蒸,内服升麻石膏汤,外吹冰硼散。一般多易消散或出脓即愈,如果溃不收口,致生腐骨,可传变为"骨槽风"。

"骨槽风"生于耳前连及腮颊之间,经久不愈,往往骨槽缺损,成为一种顽固疾患。多因膏粱厚味蕴于肠胃和风火郁结少阳、阳明之络而发。来势迅速,起病即牙关肿痛不利,腮颊红肿热痛,憎寒壮热,经过三、五日,在盘牙尽处出脓,外肿渐消,而颊车肿硬不退。十余日后腮颊部腐溃,流脓臭秽,牙齿动摇,久而不愈,内生腐骨,甚至齿与牙床俱落。初起治法,内服升麻石膏汤,吹冰硼散,外敷冲和膏。牙关拘紧不开,可用隔姜灸颊车穴二十七壮,或针刺合谷穴。生腐骨者,用推车散吹入疮孔。此证亦有因风寒痰湿乘虚深入,以致气血凝滞而成,发病较慢,初觉隐隐酸痛,或先起小核,逐渐漫肿坚硬,色白不热,经久不溃。溃后腮颊内坚肿仍然不消,不能收口,《外科全生集》上说:"骨槽风不仁不肿,痛连脸骨。"便是指此。初用升阳散火汤,痰湿重者加半夏、陈皮,日久不消,可与阳和汤,溃后用中和汤,外贴阳和解凝膏掺桂麝散。

升麻石膏汤　升麻　石膏　防风　荆芥　归尾　赤芍　连翘　桔梗　甘草　薄荷　黄芩　灯芯

冰硼散　冰片五分　硼砂　玄明粉各五钱　朱砂六分　研细末。

冲和膏　紫荆皮五两　独活三两　赤芍二两　白芷一两　菖蒲一两五钱　研末,葱汤、黄酒调敷。

推车散　炙蜣螂一个　干姜五分　研细末。

升阳散火汤　川芎　蔓荆子　白芍　防风　羌活　独活　甘草　人参　柴胡　香附　葛根　升麻　僵蚕　姜　枣

阳和汤　麻黄　熟地　白芥子　炮姜　甘草　肉桂　鹿角胶

中和汤　白芷　桔梗　人参　黄芪　藿香　肉桂　甘草　白术　川芎　当归　白芍　麦冬　姜　枣

阳和解凝膏　牛蒡子根叶梗　白凤仙梗　川芎　附子　桂枝　大黄　当归　肉桂　川草乌　地龙　僵蚕　赤芍　白芷　白蔹　白及　乳香

没药　续断　防风　荆芥　五灵脂　木香　香橼　陈皮　苏合香　麝香　黄丹　菜油熬成膏摊用(成药)

桂麝散　麻黄　细辛各五钱　肉桂　丁香各一两　生半夏　生南星各八钱　牙皂三钱　麝香六分　冰片四分　研细末。

189. 牙齿不生

小儿发育至一定时期,牙齿不生,属五迟之一。参阅全身症状"小儿五迟"条。

九、咽喉症状

喉司呼吸属于肺,咽为食道属于胃,咽和喉的部位相接近而作用各别。又因肝、肾等内脏的关联和经络循行所过,也能引起咽喉疾患。本证来势一般比较急,外因以风热为多,内因则以痰火、阴虚阳亢为主。在辨证上一般注意有无突起肿块,肿块的部位和形态,表面是否光滑或高低不平,颜色深红或淡红,肿块有无溃烂,有无白色、灰白色、黄白色的小点和小块,牙关开合有无障碍,颈项前后和两侧有无漫肿等。其中以局部红肿、疼痛的情况,腐烂的程度,为更为诊断的重要一环。中医向来有咽喉专科,必要时应由专科诊治。此外,《内经》上说:"会厌者,音声之户也;口唇者,音声之扇也;舌者,音声之机也;悬雍者,音声之关也。"故将失音、嘶哑等症状,亦列于本门之内。

190. 咽喉肿痛

一般所说的咽喉痛,均有红肿疼痛症状,来势较速。其中突然咽喉部一侧或两侧肿胀作痛,吞咽不利,同时,出现全身乏力,恶寒发热,数小时内肿痛更剧,可波及咽喉全部,蒂丁亦肿胀下垂,伴见痰涎壅盛,二便秘涩,脉象洪数或滑数。都因肺胃积热,感受风邪,以致火动痰生而发,多为"喉风"。内服清咽利膈汤,外吹金锁匙,并刺少商、商阳穴出血,泄其热毒。本证属热,多发于壮年人,能在二、三天毒气内陷,呼吸困难而导致死亡。不即消退,也能在肿处发生白点,初虽分散,继即混合成片,腐烂如黄豆或蚕豆大小,甚至延及小舌,称作"烂喉风",可于吹药内配合五宝丹。倘兼牙关紧闭,口噤难言,名"锁喉风",先用通关散吹入鼻中取嚏,或针颊车穴,使牙关放松,再照喉风治疗。又有"缠喉风",症状与喉风相似,治法亦同,惟颈项前后同时漫肿,色红按之凹陷,如蛇缠绕,严重的肿连胸前,用玉露散以金银花露调敷。

初起时咽喉部一侧或两侧干燥灼热,微红、微肿、微痛,或起红色小点如痱子样,隐现于黏膜,妨碍咽饮,或发寒热。以后红肿逐渐变重,或红带紫,疼痛亦增剧,喉间如有物堵塞,痰多稠黏,颈部或有结块,按之疼痛。系因外感风邪,引动肺胃积热,上蒸咽喉而成,称为"风热喉痹"。外吹冰麝散,内服清咽双和饮,如有便秘等里证,可酌加大黄轻泻。有因阴亏水不制火、虚火上炎者,称为"虚火喉痹",证见咽喉微痛,微有红肿,咽饮觉梗,早晨痛轻,下午较重,夜间更甚,往往伴有口干舌燥,手足心热,脉象细数,内服知柏八味丸。假如咽喉微痛,不红不肿,手足不温,脉象微弱,亦属虚火喉痹,由于阳虚而无根之火上扰,宜用附桂八味丸引火归元。

"喉痈"生于蒂丁之旁,常患一侧,初起即鲜红高肿疼痛,纳食困难,黏痰增多,寒热交作。严重的痛连耳窍,蒂丁肿胀倾斜,颈部结块肿硬,牙关拘紧,此时身热更高,喉如闭塞,汤水难下。五日至七日内可以成脓,脓成熟时肿势局限一处,并可出现顶高中空,疼痛反轻,寒热低减等现象。治法,先刺少商穴出血,用漱口方漱涤,并吹冰硼散,内服清咽利膈汤及六神丸;脓已成熟,可用刀或喉枪刺破排脓,溃后用清咽双和饮加减,吹朱黄散。

清咽利膈汤　连翘　山栀　黄芩　薄荷　防风　荆芥　玄明粉　桔梗　银花　玄参　大黄　甘草　黄连

金锁匙　火硝一两五钱　僵蚕　雄黄各二钱　硼砂五钱　冰片四分　研细末。

五宝丹　熟石膏　硼砂各五钱　腰黄一钱　胆矾五分　冰片四分　研细末。

通关散　牙皂一两　川芎五钱　研细末。

玉露散　芙蓉叶　研末。

冰麝散　黄柏　黄连　玄明粉各一钱　鹿角霜五钱　胆矾　甘草各五分　硼砂二钱五分　冰片四分　麝香一分　研细末。

清咽双和饮　桔梗　银花　当归　赤芍　生地　玄参　赤苓　荆芥　丹皮　川贝　甘草　葛根　前胡

知柏八味丸　知母　黄柏　熟地　山萸　山药　丹皮　泽泻　茯苓

附桂八味丸　熟地　山萸　山药　丹皮　泽

泻　茯苓　附子　肉桂

漱口方　防风　甘草　银花　薄荷　荆芥　盐梅　栗蒲壳各一钱　煎汤。

冰硼散　冰片四分　硼砂　玄明粉各五钱　朱砂六分　研细末。

六神丸　略(成药)

朱黄散　熟石膏　硼砂各五钱　腰黄二钱　人中白三钱　冰片四分　研细末。

191. 喉起肿块

咽部两侧突起肿块,状如乳头,亦如蚕蛾,称为"乳蛾",也叫"喉蛾",发于一侧者为"单乳蛾",两侧俱发者为"双乳蛾"。多因肺胃积热,再受风邪凝结而成。初起红肿疼痛,妨碍咽饮,伴有寒热,较重的痛连耳窍,颈部结核,旋转不利。治宜外吹冰硼散,内服疏风清热汤,并可用贴喉异功散少许置于普通膏药上,贴在颈部对咽痛处,痛在哪一侧贴在哪一侧,两侧俱痛则两侧均贴,隔半天揭去有疱,用针挑破出水。本证四、五日至六、七日不消,肿块上出现细白星点,或黄白色脓样膜状物,这是腐烂现象,俗呼"烂乳蛾",仍用前方去风药加重玄参,变辛凉清解为育阴清解,并改金不换吹喉去腐。

咽部两旁或左或右,突起硬块如乳头,不红不痛,遇疲劳时略有肿痛,饮食不利,极少全身症状,经休息后肿痛亦能自愈,但不能使硬块消失。名为"石蛾",极易与乳蛾混淆。其特点是未发时并无自觉证,如能经常少吃辛辣和不使过度疲劳,可使少发或不发,即使发作也不像乳蛾严重,不会腐烂。发作时可吹冰硼散,内服清咽利膈汤加减。

凡乳蛾和石蛾均难使蛾体全部平复,并且容易复发,可以考虑专科使用割法和烙法,但必须在肿痛已经消失的情况下进行。

冰硼散　冰片四分　硼砂　玄明粉各五钱　朱砂六分　研细末。

疏风清热汤　荆芥　防风　牛蒡　甘草　银花　连翘　桑皮　赤芍　桔梗　归尾　天花粉　玄参　川芎　白芷

贴喉异功散　斑蝥四钱　乳香　没药　全蝎　玄参　血竭各六分　麝香　冰片各三分　研细末。

金不换散　西瓜霜　月石各五钱　朱砂六分　僵蚕　冰片各五分　人中白一钱　青黛　犀黄

珠粉各三分 研细末。

清咽利膈汤 连翘 山栀 黄芩 薄荷 荆芥 防风 玄明粉 桔梗 银花 玄参 大黄 黄连 甘草

192. 咽喉白腐

一般咽喉肿痛,如"喉风""乳蛾"等,均可能出现白腐,突出而且严重的为"白喉"证。初起微有发热或不发热,精神疲倦、喉间红肿,或痛或微痛,继则咽头两侧出现白点,亦有二、三天始见者,白点可变成条状或块状的膜,其色灰白或带微黄,白膜逐渐扩大,蔓延至喉关内外或蒂丁等处。白膜表面光滑,边缘境界分明,不易剥脱,若强加剥去则引起出血,露出一层红肿肉面,但在很短时间内又为新生的白膜盖住。病情严重的,身热增高,面色苍白,神气呆滞,口有臭气,白膜扩大较快,兼有声嘎、痰喘、饮食作呛等兼证。如果白膜扩展至气管,往往阻碍呼吸,引起窒息。与"喉风"等白腐的区别是:喉风等多在肿块上面有黄白色脓痰样物盖罩,白点分散而不呈坚韧的片状,容易拭去,也不易出血。前人认为本证的原因和时行疫毒有关,所以也称"疫喉"。偏于风热者多兼寒热头痛,脉象浮数,治先疏表清热解毒,用桑葛汤兼服啜药散,表证解除后,接用养阴清肺汤加土牛膝。偏于阴虚者,初起无表证,脉数无力,即宜养阴清热解毒,用养阴清肺汤加土牛膝,兼服啜药散,均用清凉散吹喉。服药后如见遍身斑疹,系病邪外出,不可误作寻常斑疹治疗,不敢滋阴,反致贻误。

"喉疳"亦为喉间表皮发生腐烂,多生于关外近蒂丁两旁,喉底极少发现。由于外风内热相搏,上攻咽喉。初起先有潮红疼痛,或生水疱,继即腐烂,白点呈分散状,多少不等,可多至十余处,大小也不一致,在白点周围必有红晕,为其特征。一般兼有寒热等全身症状,小儿患者尤多,且有并发"口疳"的。内服加减普济消毒饮,外吹锡类散。

"烂喉痧"又名"喉痧"或"烂喉丹痧",初起恶寒发热,头痛、呕吐,咽喉红肿疼痛,三、四日后发现溃烂。同时颈项出现猩红色痧点,渐及胸背、腹部或四肢,一日之间能蔓延全身,但口唇周围则呈现苍白色而无痧点。本证由疫毒蒸腾肺胃,厥少之火乘势上亢,极为严重。治疗可分三期:初期寒热、烦躁、呕恶,咽喉肿痛腐烂,舌苔薄腻而黄或白如积粉,为疫邪郁于气分,应予辛凉表散使邪外达,用加减荆防败毒散,兼见口臭、便秘里热亦重者,用清咽利膈汤。中期壮热、口渴、烦躁,咽喉肿痛腐烂,舌质红绛,中有黄苔,丹痧密布,神识不朗,系疫邪化火,由气入营,即宜清营解毒佐以疏透,用加减黑膏汤或加减犀豉汤。后期丹痧已收,热轻、咽痛亦轻,宜滋液养阴,用清咽养营汤。外治方面,咽喉肿痛吹玉钥匙散,溃烂吹锡类散,同时可针少商或委中穴出血,减轻病势。

桑葛汤 桑叶 葛根 薄荷 川贝 甘草 木通 竹叶 银花 瓜蒌皮

啜药散 川贝 土牛膝 黄柏各三钱 甘草一钱 西瓜霜 人中白各五分 竹蜂十只 研细末,加入牛黄一钱,冰片五分,每用一分,开水一汤匙冲调,慢慢啜服。

养阴清肺汤 生地 玄参 大黄 麦冬 川贝 丹皮 白芍 甘草 薄荷

清凉散 硼砂三钱 人中黄二钱 黄连一钱 薄荷六分 青黛四分 冰片五分 研细末。

加减普济消毒饮 连翘 薄荷 马勃 牛蒡 荆芥 僵蚕 玄参 银花 板蓝根 桔梗 人中黄

锡类散 象牙屑 珍珠 青黛 冰片 壁钱 犀黄 人指甲(成药)

加减荆防败毒散 荆芥 牛蒡 银花 连翘 薄荷 竹叶 桔梗 豆豉 马勃 蝉衣 僵蚕 射干

清咽利膈汤 连翘 山栀 黄芩 薄荷 防风 荆芥 玄明粉 桔梗 银花 玄参 大黄 甘草 黄连

加减黑膏汤 鲜生地 豆豉 薄荷 连翘 僵蚕 石膏 赤芍 蝉衣 石斛 甘草 象贝母 浮萍 竹叶

加减犀豉汤 犀角 石斛 山栀 丹皮 生地 薄荷 黄连 赤芍 玄参 石膏 甘草 连翘 竹叶 芦根 茅根 金汁

清咽养营汤 生地 西洋参 玄参 天冬 麦冬 天花粉 白芍 茯神 桔梗 甘草 知母

玉钥匙散 西瓜霜 月石各五钱 朱砂六分 僵蚕 冰片各五分 研细末。

193. 喉痒

喉头发痒作咳,为外感咳嗽证状之一,参阅内脏症状"咳嗽"条。

咽喉干燥,痒多痛少,淡红微肿,逐渐喉间出现赤瘰,多者成杨梅刺状,称为"喉癣"。由于胃火熏肺,用广笔鼠粘汤,外吹清凉散。经久失治,能生霉烂,迭起腐衣,旁生小孔如蚁蛀蚀,多致不救。故俗称"天白蚁"。

广笔鼠粘汤　生地　象贝　玄参　甘草　牛蒡　天花粉　射干　连翘　僵蚕　竹叶

清凉散　硼砂三钱　人中黄二钱　黄连一钱　薄荷六分　青黛四分　冰片五分　研细末。

194. 咽干

一般口干为肺胃热伤津液,白天作干。咽干则多肾阴不足,卧后觉燥,故常为阴虚症状之一。《内经》所谓"嗌干、口中热如胶,取足少阴。"

195. 声嘎

声音嘶嘎而不能成音,称为"喑",甚至完全不能出声,俗呼"失音"。骤起者多为外邪乘肺,久病转成者多为肺脏气阴受损,都与肺经有关,前人譬作"金实不鸣,金破亦不鸣"。风寒用三拗汤,寒包火用麻杏甘石汤,肺虚用清音汤,肺虚有热用养金汤。

孕妇失音与胎气有关,称作"子喑",参阅妇科症状"怀孕音哑"条。

三拗汤　麻黄　杏仁　甘草

麻杏甘石汤　麻黄　杏仁　石膏　甘草

清音汤　人参　茯苓　当归　生地　天麦冬　乌梅　诃子　阿胶　人乳　牛乳　梨汁　蜂蜜

养金汤　生地　桑皮　杏仁　阿胶　知母　沙参　麦冬　蜂蜜

196. 作呛

常因饮食而致气逆咳呛,除一般偶然出现外,在"喑痱"证上比较多见。由于会厌不能掩闭喉腔,饮食误入气管所致,属严重症状。患此者大多舌强言语不利,可用菖蒲、远志等宣通心气,非肃肺顺气所能奏效。

197. 喉如曳锯

气为痰阻,呼吸有声,喉间作响,好像拉锯之声,为痰喘症状之一,参阅内脏症状"喘促"条。

198. 喉如水鸡声

为哮喘的特征,喘时喉间发出一种尖锐的水鸡声音,参阅内脏症状"喘促"条。

199. 喉中梗阻

咽喉不红不肿,亦不疼痛,饮食可以顺利下咽,但觉喉中如食炙肉,或如梅核梗塞,吐之不出,吞之不下,病名"梅核气"。由于七情郁结,痰滞气阻喉中,故心情舒畅能自减轻,治用加味四七汤。

加味四七汤　茯苓　厚朴　苏梗　半夏　橘红　青皮　枳实　砂仁　南星　六神曲　蔻仁　槟榔　生姜

200. 小舌肿痛

小舌即蒂丁,亦叫悬雍,一般小舌肿痛称作"悬雍垂"。因食辛热食物或感受风热所致,用冰麝散吹之,民间疗法以筷头蘸醋再蘸细盐少许点上,轻者即愈。

小舌下端尖头处生血疱,色紫如樱桃,疼痛妨碍饮食,叫作"悬旗痈",除吹冰麝散外,内服加味甘桔汤,必要时可刺血疱放出紫血。

冰麝散　黄柏　黄连　玄明粉各一钱　鹿角霜五钱　胆矾　甘草各五分　硼砂二钱五分　冰片四分　麝香一分　研细末。

加味甘桔汤　生地　玄参　桔梗　枳壳　牛蒡　防风　银花　连翘　丹皮　炙甲片　蒲公英　甘草

201. 骨鲠

骨鲠在喉,以鱼刺为多。单方用米醋徐徐咽下,或用威灵仙煎汤徐饮,《三因方》有玉屑无忧散,但只能治细柔的鱼骨鲠痛,如果硬骨和较粗之骨,能使伤处红肿,应施手术取去。

玉屑无忧散　寒水石　硼砂各三钱　玄参　贯众　滑石　砂仁　山豆根　黄连　甘草　赤苓　荆芥各五钱　研末,每用一钱,用水送下。

十、颈项症状

前为颈,后为项,任脉行于前,督脉行于后,手足三阳经并行两侧。因部位较小,临床症状不太多,且多与其他症状同时出现。但作为主证出现时,也有极其严重和顽固的,尤以外科为常见。本门包括项强、项软、痉病、气毒、瘰疬、瘿瘤、锁喉痈、对口疽等。

202. 项强

后项强直,不能前俯及左右转动,逐渐牵连背部强急,角弓反张,为"痉病"主要症状。痉病的形成,由于津血耗损,筋脉失其濡养,往往在失血之后或大汗及高热伤阴后出现,脉细弦数,舌光干绛,宜养阴息风,用大定风珠。有因外邪引起的,必兼恶寒发热和头痛等症,有汗者为"柔痉",用栝蒌桂枝汤,无汗者为"刚痉",用葛根汤。此证必须照顾津液,故瓜蒌、葛根成为主药,化热便秘者还当凉下以存阴。少数由外湿壅滞经络所致,《内经》所谓"诸痉项强,皆属于湿。"伴见头胀沉重,颈筋酸痛,用羌活胜湿汤。

刀刃损伤,在破伤处感染风邪,亦易引起项背强直,四肢频频抽搐,《巢氏病源》称为"金疮痉",俗称"破伤风"。初起伴见寒热,面现苦笑,宜疏邪解毒,用玉真散。严重的邪毒内陷,增加恶心呕吐,伤处不甚红肿,创口起白痂,流出污黑水,用五虎追风散。痉挛停止,病有转机时,以养血调理为主。

小儿身热不退,出现项强,须防"惊风",参阅内脏症状"昏迷"条。

睡时头部位置不适或受凉引起项强不活,转侧酸胀,名为"落枕"。宜取风池、风府、肩井穴等推拿治疗,或针大杼、京骨、肩外俞、后溪等穴。

大定风珠 白芍 阿胶 龟板 地黄 麦冬 麻仁 五味子 牡蛎 鳖甲 甘草 鸡子黄

栝蒌桂枝汤 栝蒌根 桂枝 白芍 甘草 姜 枣

葛根汤 葛根 麻黄 桂枝 白芍 甘草 姜 枣

羌活胜湿汤 羌活 独活 防风 藁本 川芎 蔓荆子 甘草

玉真散 防风 南星 白芷 天麻 羌活 白附子 蝉衣

五虎追风散 蝉衣 南星 天麻 全蝎 僵蚕

203. 项软

小儿大病后颈项软弱,为气血大虚,由于后项为督脉所循行,应在补剂中佐以扶阳,用斑龙丸。倘因先天不足者,为五软证之一,参阅全身症状"小儿五软"条。

一般久病见项软,多为阳气衰惫,督脉之病,称作"天柱骨倒",难治。《内经》上说:"头者精明之府,头倾视深,精明夺矣。"这里所说头倾便是颈项痿软。

斑龙丸 鹿角胶 鹿角霜 茯苓 柏子仁 菟丝子 补骨脂 熟地

204. 颈粗

颈粗不红肿、疼痛,伴有寒热头眩,称为"气毒",用加味藿香散。也有偏在颈前粗大,呈现食欲增进,心烦心悸,夜睡不安,呼吸困难,性情急躁、忧郁等肝火肝气交郁现象,用达郁汤法加夏枯草、青黛、丹皮、海藻。

加味藿香散 藿香 桔梗 甘草 青皮 陈皮 柴胡 紫苏 白术 白芷 茯苓 厚朴 川芎 香附 夏枯草

达郁汤 升麻 柴胡 川芎 香附 桑皮 橘叶 白蒺藜

205. 颈脉跳动

结喉两旁的足阳明经动脉,称为人迎,在"水肿""哮喘"和"怔忡"等证往往搏动明显,作为诊断之一。

206. 颈侧结核

颈侧皮里膜外发现结核,或左或右,或两侧均有,少者一、二枚,多至四、五枚以上,一般称为"痰核",亦叫"瘰疬",文献上还有"痰疬""串疬""重迭疬"和"马刀侠瘿"等多种名称。一般来说,此证可分急性及慢性两类:急性者由于外感风热,挟痰凝于少阳、阳明之络,结核形如鸽卵,根盘散漫,色白坚肿,伴见寒热,颈项强痛,宜散风清热化痰,用牛蒡解肌汤,外用金黄散茶汁调敷。如果四五天后发热不退,肿痛增剧,顶尖皮色渐转淡红,须防化脓破溃。但破溃后脓泄邪退,容易收口,可照一般溃疡处理。慢性的多因忧思郁怒,性情不畅,肝气挟痰火凝滞于肝胆两经。初起结核如豆,一枚或三、五枚不等,渐渐窜生,皮色不变,按之坚硬,推之能动,不作寒热,亦不觉痛,日久则微有痛感,其核推之不动。治宜疏肝养血解郁化痰,用逍遥散加半夏、陈皮;肝火偏盛者,用柴胡清肝散,并配服内消瘰疬丸、小金丹和芋奶丸等。其中小金丹能防止流窜,芋奶丸对已溃者还能化脓生肌,故比较常用。本证不易破溃,将溃时皮肤先发绀色,溃后脓汁清稀,挟有败絮状物,很难在短时内排尽收口。处理得当约需二三个月,部分患者有历久不愈或此愈彼溃而成瘘管;也有收口之后因体虚复发。近来有用狼毒粉外敷,对去腐生新有效。

慢性瘰疬系一种顽固疾患,不仅发于颈项,亦能延及颔下、缺盆、胸、腋等处,并且经久不愈,能出现潮热盗汗,形瘦神疲,渐成虚劳。故不论未溃已溃,气血亏弱的均宜先扶正气,次治其标,用香贝养荣汤;如坚硬不消或已成不溃,亦可用攻溃法：以细针一枚烧红，用手指将核捏起，当顶刺入四、五分，核大者可针数孔，核内或痰或血随即流出，待流尽，用太乙膏盖之，次日针孔渐作脓，插入白降丹条腐蚀，仍用太乙膏盖贴，使核脱落。但采用攻溃法不免痛楚，所用药条又多刺激性，须严格掌握，忌深忌大，并对老年体弱者忌用。此外，也可配合艾灸治疗，朱丹溪曾说：取肩尖、肘尖骨缝交接处各一穴，灸七壮，病左灸左，病右灸右，左右俱病，即左右均灸，常用有效。顾世澄也认为取肩井、肺俞、膻中、风池、百劳、曲池等穴，各灸三壮，再加内治，收效较速。

牛蒡解肌汤　牛蒡　薄荷　荆芥　连翘　山栀　丹皮　石斛　玄参　夏枯草

金黄散　南星　陈皮　苍术　黄柏　姜黄　甘草　白芷　天花粉　厚朴　大黄（成药）

逍遥散　当归　白芍　柴胡　白术　茯苓　甘草　薄荷　姜

柴胡清肝散　生地　当归　白芍　川芎　柴胡　黄芩　山栀　天花粉　防风　牛蒡　连翘　甘草

内消瘰疬丸　夏枯草　玄参　海藻　贝母　青盐　薄荷　天花粉　蛤粉　白蔹　连翘　熟大黄　甘草　生地　桔梗　枳壳　当归　硝石（成药）

小金丹　白胶香　草乌　五灵脂　地龙　木鳖　乳香　没药　当归　麝香　墨炭（成药）

芋奶丸　香梗芋奶不拘多少，切片晒干，研细开，用陈海蜇漂淡和荸荠煎汤泛丸。

香贝养荣汤　香附　贝母　人参　茯苓　陈皮　熟地　川芎　当归　白芍　白术　桔梗　甘草　姜　枣

太乙膏　玄参　白芷　当归　肉桂　赤芍　大黄　生地　土木鳖　阿魏　轻粉　柳枝　槐枝　血余　东丹　乳香　没药　麻油（成药）

207. 颈间生瘤

颈间生瘤，多因气血留滞，故名。逐渐长大，又如缨络之状，也称"瘿瘤"。瘤的形状并不一致，有或消或长，软而不坚，皮色如常的；有软如棉，硬若馒，不紧不宽，形如覆碗的；有坚而色紫，青筋盘曲，形如蚯蚓的；有色现紫红，脉络露见，软硬相兼，时有牵痛，触破流血不止的；有形色紫黑，坚硬如石，推之不移，紧贴于骨的；也有皮色淡红，软而不硬的。从总的说来，瘿瘤的原因，多数由于内伤七情、忧恚怒气和痰湿瘀壅而成。质地柔软，溃后出脓或如脂粉样脓，肿势渐消的易愈，坚硬而溃破出血，肿势更增，痛势不减的难治。内服方可分三类，化痰软坚用海藻玉壶汤，调气破结用通气散坚丸，清肝解郁用清肝芦荟丸，外治用太乙膏掺红灵丹敷贴。

瘿瘤的疗效不甚显著，除皮色淡红，软而不硬可用手术切开外，其他不可轻易用刀针刺破。个别地区因受山岚水气而成者，皮色不变，不痛不痒，《沈氏尊生书》曾拟瘿囊丸治之。

海藻玉壶汤　海藻　陈皮　贝母　连翘　昆布　半夏　青皮　独活　川芎　当归　甘草　海带

通气散坚丸　人参　桔梗　川芎　当归　花粉　黄芩　枳实　陈皮　半夏　茯苓　胆星　贝母　海藻　香附　菖蒲　甘草

清肝芦荟丸　当归　生地　白芍　川芎　黄连　青皮　海蛤粉　牙皂　甘草　昆布　芦荟

太乙膏　玄参　白芷　归身　肉桂　赤芍　大黄　生地　土木鳖　阿魏　轻粉　柳枝　槐枝　血余　东丹　乳香　没药　麻油（成药）

红灵丹　雄黄　乳香　没药　火硝各六钱　煅月石一两　礞石　冰片各三钱　朱砂二两　麝香一钱　研细末。

瘿囊丸　雄黄　青木香　槟榔　昆布　海蛤　白蔹　半夏曲　肉桂　白芥子

208. 颈项疮毒

颈项疮毒以生在前后正中处者，最为严重。生于结喉外的名"锁喉痈"，《内经》称为"猛疽"，说明病情的凶险。初起红肿绕喉，壮热口渴，来势猛烈，甚至堵塞咽喉，汤水难下。如果根盘松活，容易溃脓为顺；坚硬难于溃脓为重；脓成不外溃而向内穿溃的，也是危证。此证多因肺胃风火痰热上壅，初用牛蒡解肌汤，有化脓趋向的，可加山甲、皂角刺以透脓，外用玉露散以金银花露调敷，中留小孔，并时时潮润，使药力易于透达，切勿用膏药外贴。溃后可照一般痈证处理。

生于后项正中者为"对口疽"，多因过食膏粱厚味，火毒湿热内盛，复因外感风邪，以致气血淤阻经络。初起硬块上有一粟粒样疮头，发痒作痛，肿块扩大，疮头也增多，色红焮热，疼痛加剧。

疮内化脓,疮头开始腐烂,形如蜂窠。必待脓液畅泄,腐肉逐渐脱落,新肉开始生长。此证一起即有恶寒发热、头痛、食呆等,当病情进展时这些症状也加重,严重的因毒邪内陷,可以兼见神昏痉厥。腐烂面积大小不一,最大的能上至枕骨,下至大椎,旁及耳后。虚弱之体,难于收口生肌。故须依据患者气血盛衰、毒邪轻重来诊断病程的快慢和预后的逆顺。一般实证初起宜清热散风,行瘀活血,用仙方活命饮。脓不易透的用透脓散。气血两亏的用托里消毒散扶正托毒,外贴冲和膏。溃脓期加掺九一丹,收口期用生肌玉红膏掺生肌散。

凡生在颈部两旁的,概称"颈痈",治法与锁喉痈大致相同,惟锁喉痈由于肺胃积热,此则由于三焦郁火上攻,气血凝滞。

牛蒡解肌汤 牛蒡 薄荷 荆芥 连翘 山栀 丹皮 石斛 玄参 夏枯草

玉露散 芙蓉叶 研末

仙方活命饮 当归尾 赤芍 防风 银花 花粉 陈皮 白芷 穿山甲 皂角刺 贝母 甘草 乳香 没药

透脓散 当归 黄芪 穿山甲 川芎 皂角刺

托里消毒散 人参 黄芪 当归 川芎 白芍 白术 银花 茯苓 白芷 桔梗 皂角刺 甘草

冲和膏 紫荆芥 独活 赤芍 白芷 菖蒲 (成药)

九一丹 熟石膏九钱 升丹一钱 研细末

生肌玉红膏 当归 白芷 白蜡 轻粉 甘草 紫草 血竭 麻油(成药)

生肌散 寒水石、滑石、乌贼骨、龙骨各一两 定粉、密陀僧、白矾灰、干胭脂各五钱 研细末。

十一、肩背症状

肩为手足三阳经交会之所,亦为肺之分域。肩部发病,多因外邪直接侵害或肺脏受邪而影响经络。在背部督脉贯脊行于中,足太阳经分左右四行循行于脊旁,故外邪引起的背部疾患,多属太阳经,内伤证以督脉为主,并往往出现脊骨变形。又因背为胸中之府,胸为肺脏所在,胸肺有病,也

能牵及。此外,肩背部常因负重致使扭挫损伤,本门也附入了一些伤科症状。

209. 肩痛

肩痛偏在后者,常与背痛并见,此为足太阳经感受风湿,用羌活胜湿汤。偏于前者,多连手臂,为肺受风热,用羌活散。并宜采取肩井、肩髃等穴配合针灸治疗。

负重过量,或强力提携重物,最易引起肩部周围肌肉扭伤疼痛,首先表现为痛处手臂前屈后伸受到限制,并不能上举,严重的痛牵颈项,日久变为酸痛无力,应由伤科手术治疗。

羌活胜湿汤 羌活 独活 川芎 藁本 防风 蔓荆子 甘草

羌活散 羌活 防风 细辛 川芎 菊花 黄芩 石膏 蔓荆子 前胡 枳壳 茯苓 甘草 姜

210. 抬肩

为气喘症状之一。肺气上逆,呼吸困难,口张、目突,同时,肩抬起落,称为"肩息"。《金匮要略》上说:"上气,面浮肿,肩息,其脉浮大,不治。"但一般多在严重时出现,尤其在"哮喘"剧作时为多见。

211. 垂肩

两肩下垂,耸起无力,为气虚不能升举,亦称"肩随"。《内经》所谓:"背者胸中之府,背曲、肩随,府将坏矣。"

212. 背痛

背痛板滞,牵连后项、肩胛不舒,兼有恶寒,为风冷乘袭足太阳经,经脉涩滞,通用姜黄散。治背痛须用羌活、防风引经。并因肺主皮毛,背为胸中府,治疗时可结合使用宣肺之法,使外邪易散。用三合汤,即香苏散、二陈汤和乌药顺气散复方。

睡后背部酸痛,起床活动后,即渐轻减,属气血凝滞,络脉不和。用舒筋汤,配合按摩疗法。

弯腰负重,背伤疼痛,多伴颈项牵强,手指发麻,臂不能动。应用伤科治疗。

姜黄散 姜黄 羌活 白术 甘草

三合汤 麻黄 紫苏 桔梗 苍术 陈皮 乌药 川芎 僵蚕 白芷 枳壳 甘草 干姜 茯苓 半夏 香附

舒筋汤 当归 白芍 白术 甘草 羌活 姜黄 海桐皮

213. 背痛彻心

背痛牵连心胸亦痛，病名"胸痹"。系胃痛证候之一，故《内经》上说："背与心相控而痛，所治天突与十椎及上纪。上纪者，胃脘也。"参阅胸胁腋乳症状"胸痛"条。

214. 背冷

阳气虚弱的人，常觉背冷，用圣愈汤加桂枝，《古今医鉴》有御寒膏外贴法。

"痰饮"病严重的常觉背心一片冰冷，乃脾肾阳虚现象，参阅内脏症状"咳嗽"条。

圣愈汤 黄芪 人参 生地 熟地 当归 川芎

御寒膏 生姜半片捣汁，入明胶三两，乳香、没药各一钱半，煎化搅成膏，再入川椒末少许和匀，摊在皮纸上贴患处，五日至七日取下。如起小疱，不妨。

215. 脊骨痛

脊痛多起于腰部，牵连及背，不能挺直，偶尔挺直较舒，亦不能久持。严重的脊中一线觉冷，腰部亦冷，常如风寒侵入，脉象微弱，或伴见小便频数清长，下肢酸软。肾阳不足，宜温补下元，用右归丸加鹿角胶、狗脊，或温肾散，并灸肾俞。

脊痛兼见腰似折，项似拔，冲头痛的，为太阳经气不行，用羌活胜湿汤。

右归丸 附子 肉桂 山萸 山药 熟地 杞子 炙草 杜仲

温肾散 熟地 牛膝 巴戟 苁蓉 麦冬 炙草 五味子 茯神 干姜 杜仲

羌活胜湿汤 羌活 独活 川芎 藁本 防风 蔓荆子 甘草

216. 脊柱突出

部分脊椎突出，按之高耸，多属督脉病变。由于阳气大虚，骨髓不充实，以致不相联络，形成背俯，胸部变宽，行路异常，称为"伛偻"，亦称"大偻"，俗称"曲背"。《内经》上说："阳气者，精则养神，柔则养筋，开合不得，寒气从之，乃生大偻。"即是此证。也有因于湿热的，因大筋受热则缩而短，小筋得湿则引而长，渐使背曲而骨节突出。但临床遇见的以虚证为多，小儿患此者多由先天不足，治宜血肉有情之品填补肾命，用斑龙丸，或龟鹿二仙胶常服。

初生小儿背受风寒，入于膂骨，背部弯曲，称为"龟背"，多成痼疾，用松蕊丹。《东医宝鉴》指出："小儿坐太早，亦致伛偻背高如龟。"应注意护养。

斑龙丸 鹿角胶 鹿角霜 菟丝子 柏子仁 熟地

龟鹿二仙胶 鹿角 龟甲 人参 枸杞子（成药）

松蕊丹 松花 枳壳 防风 独活 麻黄 大黄 前胡 肉桂

217. 背部反折

背部向后弯曲反折，经脉不柔，称为"角弓反张"。常由项强逐渐发展，多见于"痉病"和"破伤风"等。参阅颈项症状"项强"条。

218. 尾骶骨痛

尾骶骨在脊骨下端，为督脉和足少阴经所过，痛时常连腰部，背难挺直，喜温并喜用手抚摩。一般由于肾虚引起，故治疗以补肾为主，但血瘀、气滞、寒湿乘袭，亦能致痛。《沈氏尊生书》载有补肾汤加减法，有风加制草乌、天麻；有寒加桂枝、附子；有湿加苍白术、桃仁；有热去破故纸，加羌活、黑豆；有痰减知母、黄柏，加南星、半夏、茯苓；有气滞减知母、黄柏，加蔻仁、檀香、乌药、青皮；有瘀去知母、黄柏，当归改归尾，加肉桂、柴胡、桃仁，甚者加五灵脂；如跌仆闪挫，去知母、黄柏，加羌活、独活、乳香、没药、桃仁，或加肉桂、赤芍。外治灸八髎等穴，或贴保珍膏。

补肾汤 破故纸 小茴香 延胡索 牛膝 当归 杜仲 知母 黄柏 姜

保珍膏 当归 黄芪 川芎 生地 肉桂 川乌 草乌 山柰 豆豉 大黄 白芷 苍术 红花 升麻 吴萸 麻黄 细辛 高良姜 丹皮 赤芍 首乌 防风 羌活 独活 蓖麻子 广丹 葱 姜 麻油（成药）

219. 背部疮毒

背部疮毒，以"发背"为大证，分上、中、下三发背，俱属督脉部位，由火毒凝滞而成。上发背生天柱骨下，其伤在肺，一名"肺后发"；中发背生于背心，其伤在肝，一名"对心发"；下发背生于腰中，其伤在肾，一名"对脐发"。初起皆形如粟米，焮痛麻痒，周身拘急，寒热往来，数日后突然大肿。即宜隔蒜艾灸，灸之不应，则就患顶当肉灸之，至知痛为效。灸后，用针当疮顶点破一孔，随用药筒拔去脓血,使毒气向外疏通,不致内攻。如有表证发热恶寒无汗者,用荆防败毒散汗之,表里证发热恶热大便干燥者,用内疏黄连汤下之,表里证兼有者,用神授卫生汤双解之。脓将成必须托里,余同一般肿疡、溃疡治法。此证无论老少,总以高肿红活焮痛为顺,温肿塌陷焦枯紫黑为逆。热毒易治,阴虚难治,形气俱不足者,更为棘手,应请专科治疗。

荆防败毒散 荆芥 防风 羌活 独活 前胡 柴胡 桔梗 川芎 枳壳 茯苓 人参 甘草

内疏黄连汤 黄连 黄芩 山栀 连翘 薄荷 甘草 桔梗 大黄 当归 白芍 木香 槟榔

神授卫生汤 皂角刺 防风 羌活 白芷 穿山甲 连翘 归尾 乳香 沉香 银花 石决明 天花粉 甘草 红花 大黄

十二、胸胁腋乳症状

膈以上为胸,胸中为心肺所居。心和肺为两阳脏,因清阳所聚,也称清旷之区。喻嘉言曾说:"胸中阳气如离照当空,设地气一上,则窒塞有加。"故胸中阳气不振,能使寒浊之邪上犯;同样地寒浊之邪上逆,也能使阳气不宣,产生痞结、疼痛等症。就心、肺的功能来说,因心神不宁和肺气不肃,又会出现烦热、闷满等症状。两胁系肝、脾部位,足厥阴、少阳经脉也循行两胁和腋下,故胁腋症状,不论胀痛或按之有形及外生疮疡,均从肝脾治疗,尤其偏重于肝胆。必须指出,肝位于右,其气行于左,滑伯仁所谓:"肝之为脏,其治在左,其藏在右胁右肾之前。"因而左胁病证中,也有从肝论治的。至于乳部疾患,多生于妇女,因乳头属肝,乳房属胃,一般治疗侧重肝、胃两经。

220. 胸痛

胸为阳位,阳气不足或寒邪乘袭,均能使气机痹阻,所以《金匮要略》上称为"胸痹"。这里所说的寒邪,包括中焦积冷、饮食生冷和痰浊在内,与胃有密切关系。故除了喘息、咳唾、气塞、气短等上焦证外,还出现引背掣痛、脘痞嗳噫和呕恶等中焦证。《金匮要略》用栝蒌薤白白酒汤辛温通阳为主,还用桂枝、半夏、枳实、生姜、茯苓之类,随症加减,其意义也便是为此。胸痹既为阳虚寒阻,通阳散寒,则疼痛自止;亦有寒湿留着,痛无休止,阳胜

暂缓,阴胜转急的,称为"胸痹缓急",当用薏苡附子散。又有久发不愈,多因气滞而致血瘀,其特征为痛时如刺,固定不移,宜栝蒌薤白白酒汤加郁金、枳壳、归尾、桃仁等行气活血。

胸痛偏左,骤然发作如针刺,伴有气闷窒塞,或牵及左肩与左臂亦痛,每次时间极暂,在受寒、劳动和精神刺激后,最易出现,脉象细数或呈结代,属于心痛一类。凡"真心痛"乃猝然受寒,大痛不止,不能言语,面青呼吸气冷,手足青至节,多致死亡,用肉桂、细辛、附子、干姜等急救,或得一生。此则由于心气不足,影响营卫流行,病情缓而暂,痛时牵及肩臂。依据《内经》手少阴、太阴经的"臂厥"证,宜用人参、丹参、生地、桂枝、三七、藏红花、乳香等,调心气而和血脉。

胸痛常欲蹈压,或用手捶击较轻,在将痛前思饮热水,饮后亦较舒适,病名"肝着",用旋覆花汤加红花、郁金。

胸痛连脐腹痛硬,手不可按,日晡潮热,大便秘结,病名"结胸",用大陷胸汤,轻者只心下结痛气喘,用小陷胸汤。还有胸腹痛连腰胁背脊上下攻痛如刺,痛不可忍,甚至抽搐,为"血结胸"证,多因患伤寒等外感病而月经适来,凝滞于内,或月经将净,尚有余血未尽所致,用延胡索散。

咳嗽经久,胸部掣痛,为血滞络痛,应于方内酌加桃仁、红花。跌仆撞击,损伤胸部,呼吸作痛,或咳嗽吐血,用七厘散黄酒冲服。

栝蒌薤白白酒汤 栝蒌 薤白 白酒
薏苡附子散 薏苡 附子
旋覆花汤 旋覆花 新绛 葱
大陷胸汤 大黄 芒硝 甘遂
小陷胸汤 黄连 半夏 栝蒌
延胡索散 延胡 当归 蒲黄 赤芍 肉桂 姜黄 乳香 没药 木香 炙草 姜
七厘散 乳香 没药 当归 儿茶 红花 血竭 朱砂 麝香 冰片(成药)

221. 胸闷

胸部堵塞,呼吸不畅,称作"胸痞",俗称"胸闷"。胸痞与胸痛不同之点,为胸痞满而不痛,胸痛则满而且痛;但与胀满亦不同,胀满内胀而外有形,胸痞则内觉满闷而外无胀急之形。李东垣曾说:"太阴湿土主壅塞,乃土来心下而为痞也。"故常见于湿阻气滞的证候,多用芳香舒气如藿梗、佛

手、郁金、枳壳，由肝胃气滞引起者，亦常用郁金、枳壳及青陈皮、香附等。如在伤风咳痰证，胸膈痞闷，前人以桔梗与枳壳同用，取其一升一降，调畅气机。

心气不足和中气不足，患者常因呼吸困难，胸膈觉闷，应从主证治疗，勿用一般理气法。

《伤寒论》里有"心下痞"证，系表邪传里，属于中脘满闷，参阅腹脐症状"腹满"条。

222. 胸中烦热

胸中烦闷觉热，多为内热证。外感病见心烦懊憹不安，系外邪传入尚浅，用栀子豉汤吐之（栀子豉汤用生山栀苦以涌泄，香豉化浊开郁解表，成为吐剂，如将山栀炒黑，便不涌吐，变为疏表清热法）。身热退后，胸中烦热，或兼呕恶咳逆，为余热内恋，用竹叶石膏汤。

杂证为胸中烦热，多为心火偏旺，用导赤散。血虚火炎而致失眠艰寐者，用黄连阿胶汤或天王补心丹。但失眠不能入睡，亦易引起烦热，伴见口干、汗出，当从失眠的不同原因治疗，不以烦热为主。

胸中烦热，兼手足心亦热，称为"五心烦热"，也有与潮热同时出现，均属阴虚内热证候，用生料六味丸加减。

妊娠烦闷，名为"子烦"，参阅妇科症状"怀孕烦躁"条。

栀子豉汤　山栀　豆豉

竹叶石膏汤　竹叶　石膏　半夏　麦冬　人参　炙草　粳米

导赤散　生地　木通　竹叶　甘草

黄连阿胶汤　黄连　阿胶　黄芩　白芍　鸡子黄

天王补心丹　生地　玄参　人参　丹参　茯苓　桔梗　远志　枣仁　柏子仁　天冬　麦冬　当归　五味子

生料六味丸　生地　山萸　丹皮　山药　茯苓　泽泻

223. 胸部汗出

别处无汗，只有胸部多汗，名为"心汗"，常见于心气衰弱证，《证治准绳》有参归猪心方，或用生脉散加浮小麦、炙甘草。

参归猪心方　人参　当归各一两　入猪心内，煮熟去药食心。

生脉散　人参　麦冬　五味子

224. 胸骨突出

小儿胸廓外突，变成畸形，名为"鸡胸"。多因先后二天不足，风邪痰热壅滞肺气所致。临床症状，伴有形体羸瘦，咳嗽喘急。治宜宽气饮先除痰涎，热重的用百合丹，然后缓缓调养。

宽气饮　杏仁　桑皮　橘红　苏子　枳壳　枇杷叶　麦冬　甘草　葶苈

百合丹　百合　杏仁　天冬　桑皮　木通　大黄　芒硝

225. 胸痛彻背

胸痛牵连背部亦痛，为"胸痹"症状之一。参阅本门"胸痛"条。

226. 心下硬块

腹中有块如臂，起自脐上，上至心下，经久不愈，伴见心烦、口干、腹热、甚则吐血，病名"伏梁"。为五脏积聚之一，属于心经。治宜大七气汤加菖蒲、半夏，并服伏梁丸（方内巴豆霜系峻利药，用时必须郑重考虑，掌握适当剂量）。

大七气汤　三棱　莪术　青皮　陈皮　藿香　桔梗　肉桂　益智仁　香附　甘草

伏梁丸　黄连　人参　厚朴　黄芩　肉桂　茯神　丹参　川乌　干姜　红花　菖蒲　巴豆霜

227. 胁痛

胁肋为肝之分野，恼怒气逆和忧郁气结，均能引起胀满作痛，故临床上多属于肝气发病。痛时或偏一侧，或有休止，经久则隐隐不辍，劳累则更剧，并能影响胸背、少腹，脉象细弦或弦滑。治宜疏肝理气，用柴胡疏肝散；气郁化火者，兼见口干及痛处热感，用清肝汤加黄芩；肝血不足者，兼见耳目眩眩，心怯惊恐，用四物汤加柴胡、青皮。针灸治疗，取肝俞、胆俞、日月、期门、章门、支沟、阳陵泉等穴。凡肝气胁痛，初时在气，久则入络，当加丹参、红花和血。如犯胃克脾，出现腹胀，食呆，嗳气，矢气，大便不调，当加厚朴、豆蔻、大腹皮等。也有肝脾两虚的，用逍遥散调养。虚甚者，胁下一点痛不止，《医学入门》称为"干胁痛"，用八物汤加木香、青皮、肉桂，有热者去肉桂加山栀、黄连。

胁痛如刺，痛处不移，按之更剧，脉象弦涩或沉涩，多由跌仆殴斗损伤，瘀积胁下，痛处皮肤有青紫伤痕，宜逐瘀为主，用复元活血汤，方内柴胡系引经药，不以疏肝为目的。或用加味三七散，三七为伤科要药,亦可一味研粉吞服。

外感证传变中出现胁痛,兼见寒热往来、口苦、咽干、目眩等,为伤寒少阳证,用小柴胡汤。一般感冒亦能伴见胸胁隐痛,当考虑有无其他原因,并注意变化。

痰饮内停,胁痛牵及缺盆,咳嗽更剧,属于"留饮",用葶苈大枣泻肺汤酌加枳壳、香附、青陈皮等。

附:近来流行的"肝炎",一般亦以胁痛为主诉,治疗多取和肝、疏肝,用白芍、丹参、柴胡、青皮、郁金、枳壳、金铃子等,内部有热感者,加大小蓟;胀气者,加香附;湿重者加苍术;恶心食减者,加神曲;疲乏或消瘦者,加黄芪或阿胶。一般来说,此证治法不能离开理气,但必须照顾肝阴,在治肝的同时也必须顾及脾胃。正因为此,饮食不节则伤胃,劳倦过度则伤脾,忧思不解则伤肝,应当注意饮食、休养,尤其不可忧郁悲观。

当期门穴处隐痛微肿,继而右胁部胀满作痛,侧卧惊惕,二便艰难,须防"肝痈"。多因愤郁气逆形成,先用复元通气散,继用柴胡清肝汤,化脓后难治。

柴胡疏肝散 柴胡 白芍 香附 川芎 枳壳 陈皮 甘草

清肝汤 白芍 当归 川芎 丹皮 山栀 柴胡

四物汤 生地 当归 白芍 川芎

逍遥散 当归 白芍 柴胡 白术 茯苓 甘草 薄荷 姜

八物汤 人参 白术 茯苓 甘草 熟地 白芍 川芎 当归

复元活血汤 当归 红花 桃仁 大黄 穿山甲 花粉 柴胡 甘草

加味三七散 三七 香附 乳香 没药 甘草

小柴胡汤 柴胡 黄芩 人参 半夏 甘草 姜 枣

葶苈大枣泻肺汤 葶苈 枣

复元通气散 青皮 陈皮 瓜蒌仁 穿山甲 银花 连翘 甘草

柴胡清肝汤 柴胡 生地 当归 赤芍 川芎 防风 连翘 牛蒡 黄芩 山栀 天花粉 甘草

228. 胁胀

胁肋胀满不舒,属肝气郁滞,久则作痛,并常影响到胸脘部,发生痞闷,在妇女乳房觉胀,用枳壳散加青皮、橘叶、郁金等。

枳壳散 枳壳 甘草

229. 胁下硬块

为五脏积聚之一,在左胁下者名曰"肥气",大如覆杯,久不愈,使人呕逆,或痛引少腹,足冷转筋,用大七气汤兼服肥气丸。在右胁下者名曰"痞气",痞塞不舒,影响胸背亦痛,久则腹满呕恶,出现黄疸,宜大七气汤,兼服痞气丸。肥气丸和痞气丸内均用巴豆霜峻利,用时须郑重考虑掌握剂量。

疟疾经久,左胁下结成癥块,按之有形,脘腹不舒,食少力乏,形体消瘦,面色萎黄,脉象濡细,稍有劳累,寒热复发,名为"疟母"。治宜软坚消痞,祛瘀化痰,用鳖甲煎丸。此丸比较猛峻,此证气血多虚,用时应与益气养血之剂配合为宜。至于寒热发作时,又当与治疟之剂同用,参阅全身症状"寒热往来"条。

大七气汤 三棱 莪术 青皮 陈皮 藿香 桔梗 肉桂 益智仁 香附 甘草

肥气丸 柴胡 黄连 厚朴 川椒 莪术 昆布 人参 皂角 茯苓 川乌 干姜 巴豆霜

痞气丸 厚朴 黄连 吴萸 黄芩 白术 茵陈 砂仁 干姜 茯苓 人参 泽泻 川乌 川椒 肉桂 巴豆霜

鳖甲煎丸 鳖甲 黄芩 柴胡 干姜 白芍 桂枝 大黄 乌扇 鼠妇 葶苈 石韦 厚朴 丹皮 瞿麦 紫葳 半夏 人参 阿胶 䗪虫 蜂房 赤硝 蜣螂 桃仁(成药)

230. 腋下结核

腋下结核如卵,皮色不变,多因肝气痰浊凝滞而成,俗称"痰核",实即瘰疬一类,故常与颈间结核同时出现,治用消核丸。参阅颈项症状"颈侧结核"条。

消核丸 橘红 赤苓 大黄 连翘 黄芩 山栀 半夏曲 玄参 牡蛎 花粉 桔梗 瓜蒌仁 僵蚕 甘草

231. 腋下潮湿

腋下潮湿如汗出,称为"漏腋",用六物散涂敷,亦治阴股间潮湿。

六物散 干枸杞根 干蔷薇根 甘草各二两

铅粉 商陆根 滑石各一两 研末,用醋调涂。

232. 腋臭

腋下散气,臭如野狐,俗称"狐臭"。用密陀僧散加枯矾少许搽敷。朱丹溪曾有一法治此证:大田螺一个水中养之,候靥开,以巴豆肉一粒,针挑放在螺内,仰置盏中,自然成水,取搽腋下。

密陀僧散 雄黄 硫黄 蛇床子各二钱 密陀僧 石黄各一钱 轻粉五分 研细末

233. 乳房胀

乳房作胀,常见于肝气证。由肝气郁滞引起的"痛经",每于经前先觉乳胀,甚则隐痛,尤为明显。治法参阅本门"胁胀"和妇科症状"经行腹痛"各条。

234. 乳房结核

乳房结核,大小不一,大多表面光滑,与皮肤不相连着,按之移动,皮色不变,亦不发热,不痛或稍有痛感。有"乳疬""乳癖""乳痨"(亦称"乳痰")等名,都因肝脾不和,气滞痰郁而成。其中乳疬多发于女子青春期,乳癖以中年、老年为多,乳痨则不限年龄,常生于乳房稍偏上部。由于乳房属胃,乳头属肝,治疗以疏肝和胃、理气解郁为主,用清肝解郁汤、连翘饮子加减。

男子肾虚肝燥,忧思怒火郁结,乳部亦能生核,久则隐痛,用一味青皮或橘叶煎服。

清肝解郁汤 当归 白芍 熟地 柴胡 人参 白术 贝母 半夏 茯苓 川芎 丹皮 陈皮 赤苓 甘草 山栀 姜

连翘饮子 连翘 川芎 瓜蒌 橘叶 青皮 桃仁 甘草 皂角刺

235. 乳头破碎

乳头或乳颈部破碎,多因小儿生牙时吮乳咬破,或乳头内缩,被小儿强吸,或乳汁过多流溢,浸润湿烂,但与肝火湿热蕴结亦有关系。患此者痛如刀刺,揩之出血,或流脂水,或结黄色痂盖,愈后容易复发,并因疼痛,常使乳汁不能吸尽,继发乳痈。宜外搽三石散,必要时内服龙胆泻肝汤。

三石散 炉甘石 熟石膏 赤石脂 等分,研细末,麻油调敷

龙胆泻肝汤 龙胆草 黄芩 山栀 泽泻 木通 车前子 当归 生地 柴胡 甘草

236. 乳房疮毒

妇女哺乳期内,乳房硬块,肿胀疼痛,乳汁不畅,寒热头痛。多因婴儿吮乳吹气,乳络壅滞,或乳多婴儿少吃,乳汁积滞,称为"外吹乳痈"。内服用栝蒌牛蒡汤加蒲公英,或加木通通乳,红肿者外敷玉露散。经过二、三天后,热退痛减,为消散现象,假使热不退,肿块增大,焮红疼痛加剧,势将化脓,方内加当归、赤芍、山甲。持续十日左右,硬块中央渐软,按之应指者,已到脓熟阶段,宜切开排出。切开时,必须采取放射形,以免过多地破伤乳络,用九一丹提脓,药线引流,按一般溃疡处理。在怀孕六、七月时,胎气旺盛,胃热壅滞,亦能结脓成痈,称为"内吹乳痈"。初起皮色不变,逐渐转红破溃,用橘叶散内服,并宜照顾胎元。此证比外吹乳痈难消,酿脓亦慢,已溃后往往须待产后才能收口。

乳房结块,坚硬木痛,皮色不变或稍带红热,寒热亦微,名为"乳疽"。系肝气胃热蕴结而成,与哺乳、怀孕无关,偏于阴证一类,成脓比乳痈缓慢,大约乳痈在十四天脓成,此则须一个月后方可溃脓。初起亦用栝蒌牛蒡汤,寒热退尽,肿不消退者,接用复元通气散加当归、赤芍、红花,并以冲和膏加红灵丹外贴,溃后照一般溃疡治疗。

乳房部初起如桂圆或核桃大结块,高低不平,质地坚硬,皮核相连,推之不移,不痛不痒,不红不热。逐渐长大,经年累月之后,才觉疼痛,痛又无休止。此时肿如堆粟,或似覆碗,顶透紫色,网布血丝,先腐后溃。溃烂后根肿愈坚,时流污水,臭气难闻,疮口下整齐,中间凹陷很深,甚至烂断血管,或因急怒出血不止而死。多因忧郁思虑过度,肝脾气逆,以致经络痞塞而成,名为"乳岩",在乳部外疡中最为棘手。另有一种乳岩,生在乳晕部,起初好像湿疹,表面腐烂而出血水,以后乳头渐渐向内凹陷,四周坚硬,皮色紫褐。再有一种在乳房起一肿块,肿块中央有弹性,未溃前乳窍流血。"乳岩"一般难治,并忌开刀,忌艾灸,针刺和涂腐蚀药。常用内服方,初用神效栝蒌散,次用清肝解郁汤,疮势已成用香贝养荣汤。

栝蒌牛蒡汤 栝蒌仁 牛蒡 天花粉 黄芩 陈皮 山栀 连翘 皂角刺 银花 甘草 青皮 柴胡

玉露散 芙蓉叶 研开

九一丹 熟石膏九钱 升丹一钱 研细末

橘叶散 橘叶 柴胡 青皮 陈皮 川芎

山栀　石膏　黄芩　连翘　甘草

复元通气散　青皮　陈皮　瓜蒌仁　穿山甲　银花　连翘　甘草

冲和膏　紫荆皮　独活　赤芍　白芷　菖蒲（成药）

红灵丹　雄黄　乳香　月石　青礞石　没药　冰片　火硝　朱砂　麝香（成药）

神效栝蒌汤　栝蒌　当归　甘草　乳香　没药

清肝解郁汤　熟地　当归　白芍　白术　茯苓　贝母　山栀　人参　半夏　柴胡　丹皮　陈皮　川芎　香附　甘草　姜

香贝养荣汤　香附　贝母　人参　茯苓　陈皮　熟地　川芎　当归　白芍　白术　桔梗　甘草　姜　枣

十三、腰症状

腰为肾之府，全身经络自上而下，自下而上，都要通过腰部，特别是带脉围绕腰际如带。所以腰部的症状虽不复杂，但在发病机制方面却是比较广的。一般来说，腰的症状，在内脏以肾为主，在经络以与足少阴、太阳和带脉的关系为密切；在脏多虚，在经络多寒湿和扭伤。由于肾脏精气不足，可使外邪乘虚而入，外邪侵入，也能影响肾气，临床上不能把二者截然分开，尤其应将肾脏功能放在重要地位。

237. 腰痛

腰为肾的外候，凡因房事过度，遗精滑泄，妇女崩漏带下，以及老年精气虚弱引起的腰痛，都属肾虚腰痛范围。这种腰痛逐渐形成，初起只觉酸软无力，痛时绵绵隐隐并不剧烈，常伴脊骨腿足酸痿，行立不支，坐卧稍减，劳动加甚，脉象细弱或虚微。由于肾为水火之脏，治疗须分别阴虚和阳虚。阴虚腰痛，兼见内热心烦，头晕耳鸣，宜滋阴补肾法，用杜仲丸。阳虚腰痛，兼见神疲气短，畏寒小便频数，宜扶阳补肾法，用煨肾丸。如果腰痛经久，不时发作，往往肾阴肾阳两虚，宜大补精气，用无比山药丸。前人治肾虚腰痛的方剂，还有青娥丸、补髓丹、壮本丸和羊肾丸等，这些方剂的配合都很周密，除主要目的是补肾外，结合到主证和标证。临床上一般用熟地、山萸、苁蓉、枸杞、补骨脂、杜仲、小茴香、怀牛膝作为基本药，偏于寒的加

附子、巴戟，偏于热的加龟甲、炒黄柏。此外，猪腰、羊腰也可适当采用。民间单方用猪腰一对，洗净不切碎，加杜仲一两，生姜两片，煮至极烂，汤和猪腰同食，有效。

风寒侵犯经络引起的腰痛，痛时腰背拘急，转侧不便，腰间觉冷，得温轻减，脉象沉紧，用姜附汤加肉桂、杜仲。沈金鳌曾说：一味杜仲，姜汁炒为末，酒下一钱，专治肾气腰痛，兼治风冷痛，或用牛膝酒炒亦可。坐卧湿地，或受雨露，腰痛一片觉冷，如坐水中，身重腰际如带重物，脉象沉缓，为寒湿腰痛，《金匮要略》称为"肾着"，用甘姜苓术汤。凡风寒湿邪伤腰作痛，都在后腰或牵连两侧，假如环跳均痛或牵引股膝，须作"痛痹"治，参阅四肢症状"四肢疼痛"条。

强力举重、闪挫受伤引起的腰痛，概称扭伤腰痛，突然痛不能动，呼吸咳嗽难忍，常喜俯卧，均由气血凝滞，先用乳香趁痛散，瘀血停留者用调荣活络汤。本证在体力劳动者最易发生，用舒筋散加牛膝、桃仁、乳香、没药，等分研末，黄酒炖温，送服二钱，并由伤科施行提端和按摩整复手术，勿使久延。

杜仲丸　杜仲　龟甲　黄柏　知母　枸杞子　五倍子　当归　白芍　黄芪　破故纸　猪脊髓

煨肾丸　苁蓉　补骨脂　菟丝子　沙苑子　杜仲　牛膝　肉桂　胡芦巴　萆薢　猪腰

无比山药丸　山药　熟地　山萸　苁蓉　鹿角胶　巴戟天　补骨脂　菟丝子　杜仲　续断　牛膝　骨碎补　木瓜　萆薢　肉桂　茯苓　泽泻　青盐

青娥丸　杜仲　补骨脂　核桃肉

补髓丹　鹿茸　杜仲　补骨脂　没药　核桃肉

壮本丸　杜仲　补骨脂　苁蓉　巴戟　小茴香　猪腰

羊肾丸　鹿茸　小茴香　菟丝子　羊腰

姜附汤　附子　炮姜

甘姜苓术汤　干姜　白术　茯苓　甘草

乳香趁痛散　乳香　没药　当归　赤芍　防风　血竭　肉桂　白芷　龟甲　牛膝　天麻　羌活　槟榔　虎骨　自然铜　白附子　苍耳子　骨碎补　五加皮

调荣活络汤　大黄　牛膝　赤芍　当归　杏

仁　羌活　生地　红花　川芎　桔梗

舒筋散　延胡索　肉桂　当归

238. 腰酸

病后或劳累后,腰酸不能支持,多属肾阴不足现象,在一般腰痛症亦常伴有酸软,治法参见本门"腰痛"条。

妇科病中常见于经带,尤其是"白带"病由于带脉不固,腰酸更为明显,参阅妇科症状"经行腰痛"及"赤白带下"各条。

239. 腰重

腰痛有沉重感,《金匮要略》所谓"如带五千钱",属"肾着"证,参阅本门"腰痛"条。

240. 腰冷

腰部觉凉,如有冷风吹入,为阳虚症状之一,亦为风冷腰痛之征。治宜温补肾命,外用王海藏代灸膏贴腰眼。

代灸膏　附子　蛇床子　吴萸　肉桂　马蔺子　木香等分,为末,以白面一匙,姜汁调成膏,摊纸上敷贴,自晚至晓,其力可代灸百壮。

241. 腰如绳束

腰部周围如绳紧束,多属带脉为病,宜辛散其结,甘缓其急,用调肝散。

下肢截瘫证中,常见腰部拘急,感觉消失,随着病情的发展而逐渐向上,胸部亦有压迫感,无疼痛现象,治以温肾为主。参阅四肢症状"下肢瘫痪"条。

调肝散　肉桂　当归　川芎　牛膝　细辛　菖蒲　枣仁　炙草　半夏　姜　枣

242. 腰部疮毒

生于腰骨两旁陷肉处者名"肾俞发",在腰胯之间者名"中石疽",内外治法,同一般痈疽。突出的为"缠腰火丹",俗名"蛇串疮",生腰际累累如珠,有干湿两种。干者色红赤,形如云片,上起风粟,作痒发热,属心肝二经风火,治用龙胆泻肝汤;湿者色黄白,水疱大小不等,破烂流水,较干者多痛,属脾肺二经湿热,治用除湿胃苓汤。此证不速治,蔓延遍腰,毒气入脐,使人膨胀闷呕。

龙胆泻肝汤　龙胆草　生地　连翘　车前　泽泻　木通　黄芩　黄连　当归　山栀　大黄　甘草

除湿胃苓汤　苍术　白术　厚朴　陈皮　猪苓　泽泻　赤苓　滑石　防风　山栀　木通　肉

桂　甘草　灯芯

十四、腹脐症状

腹部属阴,肝、脾、肾三阴脏均在腹内。它的分区是:上腹部即中脘属太阴,脐腹属少阴,左右为少腹属厥阴,脐下为小腹属冲任奇经,并以胃属中脘,肠属脐腹范围。临床上多依据部位结合病因和症状进行诊治。病因方面有寒有热,有虚有实,有气滞、瘀阻、虫积等,证候相当复杂。本门以疼痛、胀满为主,也附入了腹露青筋、腹皮冷热等外表症状。脐当腹之中央,亦居一身之中,下为丹田,系生气之源。最易受凉,引起腹痛、腹泻等,尤其婴儿断脐不慎能引起脐风重证。本门列入的则为脐肿、脐突、脐湿、脐内出血、出脓等局部疾患。

243. 胃脘痛

上腹部疼痛,一般称为"胃脘痛",简称"胃痛"。原因甚多,有寒痛、热痛、虚痛、气痛、瘀痛、食痛、虫痛等,其中以胃气素寒,因饮食生冷和吸受冷气直接引发的胃寒作痛最为常见。此证大多突然作痛,喜手按及饮热汤,伴见呕恶清水黏涎,畏寒,手足不温,脉象沉迟或沉弦,舌苔白腻。胃寒则气滞湿阻,所谓不通则痛,治宜温中散寒,佐以理气化湿,用厚朴温中汤、良附丸。如果经常受寒便痛,用肉桂一味研粉,开水送服二、三分即止。挟有油腻食滞者,俗称寒食交阻,疼痛更剧,应结合保和丸消运。

"胃气痛"亦为常见证候,多因消化不良,胃气阻滞引起,当脘胀痛攻冲,胸闷痞塞,得嗳气稍舒,伴见腹内作胀,大便困难,脉象弦滑。由于胃不和降,气机障碍,治宜行气散滞,用香砂枳术丸,重者结合沉香降气散。也有很多因肝气引起,伴有胁满胀痛、郁闷太息等肝气症状,所谓肝木犯胃,故又称"肝胃气痛"。但多发于精神受刺激之后,或有情志不遂病史,治用柴胡疏肝散、调气汤。由肝气引起的胃痛,经久不愈,往往化火,出现口苦口干,吞酸嘈杂,烦躁易怒,脉象弦数,宜辛泄苦降,用化肝煎,或加左金丸。病久伤阴,舌红少液,用一贯煎,滋养中佐以泄肝,切忌香燥疏气,愈疏愈痛。

中气虚弱引起的胃痛,其特征为痛时多在空腹,得食或温罨缓解,伴见畏冷喜暖,舌质淡,苔薄白,脉象沉细无力或虚弦。时轻时重,数年不愈,严重的还能出现呕血和大便下血。此证不仅在胃，与脾亦有密切关系，因为胃主纳，脾主运，胃宜降脾宜升，胃喜凉，脾喜温，胃当通，脾当守，两者的作用虽不同，但又是相互为用的。胃虚痛，其病机倾向于脾脏虚寒，当用黄芪建中汤温养中气，在出血时生姜改炮姜，并加阿胶。应当注意的是，本证常因受寒、气恼等因素反复发作，并因运化能力薄弱出现食滞等症状，须分别标本适当处理，不能当作单纯的寒痛、气痛和食痛。针灸治疗以中脘、内关、足三里为主，脾俞、胃俞、上下巨虚等穴均可采用。一般实痛宜针，虚痛针后加灸。

瘀血痛，痛如针刺，且有定处，或有积块或大便色黑，脉涩，重按有力，宜和血定痛，用手拈散，非必要时勿予攻逐。

热痛，痛时不喜按，大多舌苔黄腻，脉象数大，兼有口渴、溲赤、便秘等肠胃实证，宜清热中佐以调气，用清中饮加金铃子、枳实。

"胃痈"证，亦中脘作痛，久则破溃咯吐大量脓血。初起用芍药汤，痛成用托里散，已溃用排脓散。本证在早期不易诊断，大概脘痛开始，舌苔先见灰黑垢腻，隐痛不剧，口甜气秽，结喉旁人迎脉大；痛已成，则寒热如疟，脉象洪数，或见皮肤甲错。

虫痛不限中脘，参阅本门"脐腹痛"条。

杂病中"结胸""胸痹"等均与胃痛有关，参阅胸胁腋乳症状"胸痛"条。

厚朴温中汤 厚朴 豆蔻 陈皮 木香 干姜 茯苓 甘草

良附丸 高良姜 香附

保和丸 神曲 山楂 麦芽 莱菔子 半夏 陈皮 茯苓 连翘

香砂枳术丸 木香 砂仁 枳实 白术

沉香降气散 沉香 香附 砂仁 甘草

柴胡疏肝散 柴胡 白芍 川芎 香附 陈皮 枳壳 甘草

调气汤 香附 青皮 陈皮 藿香 木香 乌药 砂仁 甘草

化肝煎 白芍 丹皮 山栀 青皮 陈皮 贝母 泽泻

左金丸 黄连 吴萸

一贯煎 生地 当归 枸杞子 沙参 麦冬 川楝子

黄芪建中汤 黄芪 桂枝 白芍 炙草 姜 枣

手拈散 延胡 五灵脂 豆蔻 没药

清中饮 黄连 山栀 陈皮 茯苓 半夏 甘草 豆蔻

芍药汤 赤芍 犀角 石膏 玄参 升麻 甘草 朴硝 木通 麦冬 桔梗

托里散 当归 赤芍 大黄 黄芩 朴硝 皂角刺 天花粉 连翘 银花 牡蛎

排脓散 党参 黄芪 白芷 五味子

244. 少腹痛

腹痛偏在少腹，或左或右，或两侧均痛，痛时兼有胀感。多属肝经症状，用金铃子散，并可加柴胡、青皮疏之，有寒者加肉桂、乌药温之。亦可针刺关元、归来、行间、三阴交等穴。

少腹痛偏着右侧，按之更剧，常欲蜷足而卧，寒热，恶心，大便欲解不利，为"肠痈"证。《金匮要略》上说："肠痈者，少腹肿痞，按之即痛，如淋，小便自利，时时发热，自汗出，复恶寒，其脉迟紧者脓未成，可下之，当有血……大黄牡丹皮汤主之。"此证由于湿热瘀滞壅遏于肠，初起宜清化逐瘀。病势缓和者亦可用清肠饮。张景岳治肠痈单方：先用红藤一两，好酒两碗煎成一碗，午前服，午后用紫花地丁一两，如前煎服，服后痛渐止为效。但已经化脓，下法在所当禁，防止肠破产生其他变化，所以《金匮要略》又有"脓已成不可下也"之戒。肠痈证也有时愈时作，痛不剧烈，身不发热或热极轻微，属于慢性的一种，用活血散瘀汤和利之。病后体弱，兼下脓血不清者，用牡丹皮散补虚解毒。此证用针灸治疗，取阑尾穴为主，配合足三里、内庭、公孙、天枢、腹结、大肠俞、内关、气海等穴。

少腹痛按之有长形结块，名为"疝瘕"。参阅本门"腹内硬块"条。

金铃子散 金铃子 延胡索

大黄牡丹皮汤 大黄 丹皮 桃仁 芒硝 冬瓜子

清肠饮 当归 银花 地榆 麦冬 玄参 甘草 苡仁 黄芩

活血散瘀汤 当归尾 川芎 赤芍 苏木 丹皮 枳壳 瓜蒌仁 桃仁 槟榔 大黄

牡丹皮散 人参 黄芪 丹皮 白芍 茯苓 苡仁 桃仁 白芷 当归 川芎 甘草 肉桂

木香

245. 脐腹痛

脐腹属少阴,痛时绕脐,喜用手按,伴见肠鸣,饮食少味,大便不实,舌苔白腻,大多属于寒证,兼有脾和大、小肠症状。其中暴痛由受寒和啖生冷引起,痛不休止;久痛为脾肾虚寒,时轻时重,绵绵不休。前者用天台乌药散去巴豆,寒重加肉桂、干姜;后者用理中汤,阳虚甚者加附子。

脐腹痛,由于气滞者,多兼胀满,并与肠胃消化不良有关,治用五磨饮。理气不应,痛时如刺,或当脐疞痛,脉象沉涩,宜从血郁治疗,用手拈散。

腹痛热证较少,一般见于伤寒、温病邪传中焦,主要由于大便秘结,多用下法。

伤食亦能引起腹痛,初在上腹部,伴见胀闷,嗳腐,继传脐腹,大便不调,治宜消导去滞。

腹内绞痛,欲吐不吐,欲泻不泻,烦躁闷乱,严重的面色青惨,四肢逆冷,头汗出,脉象沉伏,名为"干霍乱"。由于暑热湿邪阻滞中焦,气机窒塞不通所致。先于十宣、曲泽、委中穴刺出血,以烧盐泡汤探吐,继用厚朴汤,能得吐泻,病势即定。

时痛时止,痛时剧烈难忍,痛止又饮食如常,为"虫积痛",多见于小儿。虫积因饮食不洁引起,平时能食形瘦,或嗜生米、泥土等,面色萎黄,眼眶及鼻头发青,唇色娇红,或唇内生疮如粟,睡中磨牙,鼻痒喜挖,严重的腹部胀满坚大,脉象细弦或乍大乍数。治疗有直接杀虫法,用化虫丸或集效丸;又有安蛔法,用乌梅丸。如果脾胃薄弱,宜侧重消运,用肥儿丸。一般所说虫痛均指蛔虫,腹痛亦以蛔虫为明显。此外,还有蛲虫病,其特征为肛门发痒,参阅后阴症状"肛门痒"条。

腹痛绕脐,按之如山峦高下不平,名为"寒疝"。其因多由小肠受寒。《金匮要略》上说:"寒疝腹中寒,上冲皮起出现有头足,上下痛而不可触近,大建中汤主之。"严重的兼见呕吐,大汗出,手足逆冷,用赤丸治之。

腹痛痛一阵,泻一次,泻下不爽,为"痢疾"。参阅内脏症状"便下粘冻"条。

天台乌药散 乌药 高良姜 小茴香 木香 青皮 槟榔 金铃子 巴豆

理中汤 党参 白术 炮姜 炙草

五磨饮 沉香 乌药 槟榔 枳实 木香

手拈散 延胡 五灵脂 豆蔻 没药

厚朴汤 厚朴 枳实 高良姜 朴硝 大黄 槟榔

化虫丸 鹤虱 苦楝根 槟榔 芜荑 枯矾 使君子

集效丸 鹤虱 芜荑 槟榔 附子 干姜 熟大黄 诃子 木香

乌梅丸 乌梅 细辛 桂枝 人参 附子 黄连 黄柏 干姜 川椒 当归

肥儿丸 白术 云苓 扁豆 青皮 陈皮 厚朴 鸡内金 五谷虫 砂仁 胡黄连 山楂 神曲 槟榔 干蟾皮

大建中汤 干姜 川椒 人参

赤丸 乌头 细辛 半夏 茯苓

246. 小腹痛

小腹痛偏在脐下,痛时拘急结聚硬满,小便自利。严重的有发狂现象,为"蓄血"证,用桃仁承气汤。

热结膀胱,小便不利,亦见小腹阵阵急痛,用五苓散。

妇科月经病常见小腹痛,参阅妇科症状"经行腹痛"条。

桃仁承气汤 桃仁 大黄 玄明粉 桂枝 甘草

五苓散 白术 茯苓 猪苓 泽泻 桂枝

247. 腹满

腹满,系自觉满闷而外无胀急形象,多因脾胃消化不良,湿阻气滞,故常兼食欲不振,食后饱闷,恶心嗳气,大便不调,四肢沉困,舌苔厚腻,用排气饮理气化浊。

腹满与胸膈痞闷很难划分,有的由胸膈痞闷而影响腹部,有的由腹胀而影响胸膈,所以一般也称痞满,痞是闭而不开,满是闷而不舒,《保命集》所说"脾不行气于肺胃",便是包括胸腹两部分而言的。《伤寒论》有"心下痞"证,系指中脘满闷,因表邪入里,须苦寒以泻,辛甘以散,用半夏泻心汤,或加生姜为生姜泻心汤,或去人参加重甘草为甘草泻心汤,是为辛开苦降法。内伤杂证则理气化浊为主,《内经》所谓"中满者泻之于内"。如果单纯由于中虚生满者,宜塞因塞用法,用异功散,或用人参粉加少量鸡内金粉。

排气饮 藿香 木香 乌药 厚朴 枳壳 香附 陈皮 泽泻

半夏泻心汤 半夏 黄连 黄芩 人参 甘草 干姜 枣

异功散 人参 白术 茯苓 甘草 陈皮

248. 腹胀

腹胀常见于一般病证，多属湿热气滞，偏于实证，有时轻减，有时加剧，食后较甚，得矢气稍松。故徐洄溪说："胀满证即使正虚，终属邪实，古人慎用补法。又胀必有湿热，倘胀满或有有形之物，宜缓下之。"大概胀在肠胃的食入胀加，治宜疏腑；如果二便通调的，胀在脏，治宜健脾，用宽中汤、中满分消丸和加味枳术丸等加减。

腹胀中最严重的证候，为"臌胀"，又称"单腹胀"和"蜘蛛臌"。再因发病的原因不一，有"气臌""血臌""食臌""虫臌""水臌"等名目。但大多为气、水、血三种。这三种又每互为因果，故内脏以肝、脾为主，病情都是由实转虚，而致虚实相兼。初起常因肝气郁滞，脾胃湿热壅结，出现腹部胀满，面色晦黄，手心热，午后神疲，食后胀气更剧，舌腻，脉象弦滑。既而瘀凝水聚，腹大日增，形体渐瘦，小便短少，脉转沉细弦数，表现本虚标实。最后腹大筋露，面色苍黄或黧黑，二便不利，口干饮水更胀，足肿目黄，齿龈渗出，舌质红绛或起刺，苔腻黄糙，脉象细数或浮大无力，表现为气滞血瘀，水湿挟热壅结，标实加重，而真阴大伤。传变至此，预后不良，大多死于呕血、便血及昏迷等证。治法须分虚实的程度，适当地运用疏肝、健脾、消积、逐水、清热、去瘀、养血、滋阴等法，方如加味逍遥散、中满分消丸、鸡金散、禹功散、当归活血汤、猪苓汤、大补阴丸等均可选择。治疗本病必须考虑后果，不可操之太急，初起不宜疏利太过，腹水亦慎用攻逐和辛热温化，防止气虚阴伤，更为棘手。《格致余论》上说："此病之起，或三五年，或十余年，根深矣，势笃矣，欲求速效，自取祸耳，知王道者能治此病也。"又说："医不察病起于虚，急于作效，炫能希赏，病者苦于胀急，喜行利药以求一时之快，不如宽得一日半日，其肿愈甚，病邪甚矣。"

"血吸虫病"流行在长江流域一带，危害劳动人民健康最大。初起不甚明显，时有腹痛腹泻，面色不华，青少年患此，能使发育迟缓。到严重时期都呈腹部臌胀，青筋暴露，全身消瘦，小便短少。治宜斟酌邪正盛衰，依照臌胀处理。

小儿"疳积"，亦以腹胀为主证，多因肥甘乳食不节，积热耗伤气血，故俗称"疳臌食积"。前人分五脏疳证，临床上以"脾疳"为常见，且其余四脏之疳多由脾疳进一步传变而成。脾疳又称"肥疳""食疳"，其证候为肚大坚硬，腹痛下蛔，面黄肌瘦，头大颈细，发稀作穗，乳食难进，口干烦渴，嗜食泥土，时发潮热，困倦喜睡，大便腥黏，尿如米泔。"肝疳"又称"筋疳""风疳"，证见头发竖立，眼多眵泪，摇头揉目，腹大筋青，身体羸瘦，粪青如苔。"心疳"又称"惊疳"，证见惊悸不安，颊赤唇红，口舌生疮，五心烦热，咬牙弄舌，睡喜伏卧。"肺疳"又称"气疳""疳蟹"，证见肌肤干燥，毛发枯焦，面色㿠白，咳嗽气喘，鼻孔生疮。"肾疳"又称"骨疳""急疳"，证见齿龈出血，口中气臭，足冷如冰，腹痛泄泻，啼哭不已。在疳证整个发展过程中，前人又根据某些突出的兼证，称为"疳热""疳泻""疳痢""疳胀"和"疳痨"。比较特殊的名称，还有以腹大颈细而黄瘦为特征的"丁奚"；以烦渴呕哕吐虫为特征的"哺露"。实际上，均不出五疳范围。治疗脾疳宜先去其积，用消疳理脾汤，兼因积热腹泻的，用清热和中汤，肿胀的，用御苑匀气散。肝疳用芦荟肥儿丸，心疳用泻心导赤汤，肺疳用生地清肺饮，肾疳用金蟾丸。疳证善后均宜调养脾胃，注意饮食。

宽中汤 厚朴 陈皮 白术 茯苓 半夏 枳实 山楂 神曲 莱菔子 姜

中满分消丸 厚朴 枳实 黄连 黄芩 知母 半夏 陈皮 茯苓 泽泻 猪苓 砂仁 干姜 姜黄 人参 白术 甘草

加味枳术丸 枳实 白术 陈皮 半夏 茯苓 紫苏 桔梗 甘草 桂枝 五灵脂 槟榔

加味逍遥散 当归 白芍 柴胡 白术 茯苓 甘草 薄荷 丹皮 山栀 姜

鸡金散 鸡内金 沉香 砂仁 香橼

禹功散 黑丑 小茴香

当归活血汤 归尾 赤芍 生地 桃仁 红花 香附 川芎 丹皮 延胡 青皮 莪术 三棱

猪苓汤 阿胶 猪苓 滑石 茯苓 泽泻

大补阴丸 熟地 龟甲 黄柏 知母 猪脊髓

消疳理脾汤 芜荑 槟榔 使君子 黄连

胡黄连 三棱 莪术 青皮 陈皮 甘草 麦芽 神曲 芦荟

清热和中汤 黄连 厚朴 白术 泽泻 茯苓 甘草 使君子 神曲 麦芽 灯芯

御苑匀气散 桑皮 桔梗 赤苓 甘草 藿香 陈皮 木通 灯芯 姜皮

芦荟肥儿丸 芦荟 胡黄连 黄连 银柴胡 扁豆 山药 五谷虫 山楂 蟾蜍 肉果 槟榔 使君子 神曲 麦芽 鹤虱 芜荑 朱砂 麝香

泻心导赤汤 木通 生地 黄连 甘草 灯芯

生地清肺饮 桑皮 生地 天冬 前胡 桔梗 苏叶 防风 黄芩 甘草 当归 连翘 赤苓

金蟾丸 干蟾蜍 胡黄连 黄连 鹤虱 肉果 雷丸 芦荟 芜荑 苦楝根皮

249. 腹鸣

亦称"肠鸣",多见于肠有寒湿的胀气及泄泻证,以木香、乌药为主药。

水饮病,水饮流入肠间,辘辘有声,称为"留饮",用甘遂半夏汤。

甘遂半夏汤 甘遂 半夏 芍药 甘草

250. 腹内硬块

腹内按之有硬块,多为"癥瘕"一类。原因甚多,主要由于气血积滞结聚逐渐形成,故也称"积聚",并有七癥、八瘕和五积、六聚之分。一般以血积而坚着不移的为癥,属于脏病;气聚而移动不定的为瘕,属于腑病。但在临床上不能绝对划分,有先因气聚,日久成积的,也有积块坚固,治后能移动的。大概初起结块不坚,或痛或不痛,起居饮食如常,继则逐渐增大,痛处不移,时有寒势,体倦无力,饮食减少,最后则坚满作痛,肌肉瘦削,面色萎黄。所以程钟龄认为治疗积聚,当按初、中、末三期,他说:"邪气初客,积聚未坚,宜直消之而后和之。若积聚日久,邪盛正虚,法从中治,须以补泻相兼为用。若块消及半,便从末治,即住攻击之药,但和中养胃,导达经脉,俾荣卫流通而块自消矣。"又说:"虚人患积者,必先补其虚,理其脾,增其饮食,然后用药攻其积,斯为善治,此先补后攻之法也。"这是治疗积聚的大法,常用方有散积的五积散,行气的木香顺气散,攻瘀的血癥丸,调中的健脾资生丸等,外治用阿魏膏敷贴。

少腹近脐左右有块疼痛,按之大者如臂如黄瓜,小者如指,劲如弓弦,往往牵及胁下,名为"痃癖"。由肝气郁结,遇冷则痛剧,用木香顺气散加延胡、小茴香。

妇女小腹有块,为冲任受寒,血脉凝滞,名为"疝瘕"。用当归丸。又有"石瘕"证,为胞中伤损,瘀血结成,久则坚硬如石,堵塞子门,腹大如怀孕,月经不至,用石英散。"肠覃"证,为寒气客于大肠,结而为瘕,日久生成息肉,始如鸡卵,久如怀孕,按之坚,推之移动,月经仍下,或多或少,用大七气汤。

五积散 当归 川芎 白芍 苍术 厚朴 茯苓 枳壳 半夏 干姜 肉桂 白芷 麻黄 陈皮 桔梗 甘草 葱 姜

木香顺气散 木香 青皮 陈皮 枳壳 厚朴 乌药 香附 苍术 砂仁 肉桂 甘香

血癥丸 五灵脂 大黄 桃仁 生地 牛膝 肉桂 延胡 当归 赤芍 三棱 莪术 乳香 没药 琥珀 川芎 甘草

健脾资生丸 白术 人参 茯苓 苡仁 山楂 橘红 黄连 豆蔻 桔梗 藿香 扁豆 莲肉 甘草 神曲

阿魏膏 阿魏 肉桂 羌活 独活 玄参 生地 赤芍 穿山甲 猴鼠矢 大黄 白芷 天麻 红花 土木鳖 黄丹 芒硝 乳香 没药 苏合香 麝香(成药)

当归丸 当归 赤芍 川芎 熟地 三棱 莪术 神曲 百草霜

石英散 紫石英 当归 马鞭草 红花 乌梅 莪术 苏木 没药 琥珀 甘草

大七气汤 三棱 莪术 青皮 陈皮 桔梗 藿香 益智仁 香附 肉桂 甘草 姜 枣

251. 鼠鼷部结块

腹股沟处生块,形长如蛤,坚硬疼痛,都由"梅毒"引起,在左边叫"鱼口",右边叫"便毒",也有生近小腹毛际旁的,左为"横痃",右为"阴疝"。患此者多在一至两个月后破溃,溃后不易收口。1949年后梅毒已基本消灭,本证也很少见。

体虚劳累,或有足疾而勉强行走,也能引起鼠鼷部结块疼痛,轻者休养即愈,重者宜和营消坚,用舒肝溃坚汤加减。

舒肝溃坚汤 当归 白芍 香附 僵蚕 柴

胡 夏枯草 川芎 穿山甲 红花 姜黄 石决明 甘草 陈皮

252. 腹皮热

诊断指征之一,《内经》上说:"脐以上皮热,肠中热则出黄如糜。"热性病邪在胃肠,大多腹皮特热,扪之灼手。

253. 腹皮寒

诊断指征之一,《内经》上说:"脐以下皮寒,胃中寒则腹胀,肠中寒则肠鸣飧泄。"大多见于脾肾阳虚证候,不仅腹皮不温,并且不耐寒冷侵袭,妇科冲任虚寒证亦多出现。

254. 腹露青筋

"臌胀"和小儿"疳积"症状之一,参阅本门"腹胀"条。

255. 脐突

婴儿多哭,或断脐后束缚不紧,常见脐突,无红肿及其他病征者不必治。

肿胀发现脐突,为危证之一。《外台秘要》指出:"唇黑伤肝,缺盆平伤心,脐突伤脾,足下平满伤肾,背平伤肺。"《得效方》上亦说:"脐心突起,利后复腹急,久病羸乏,喘息不得安,名曰脾肾俱败,不治。"

256. 脐肿

婴儿脐肿如栗,疼痛而软,用竹沥涂之,一日数次渐消。如果红肿疼痛,甚至糜烂流脓水,则为"脐疮"。多因断脐后浴水侵入脐中,或尿布浸润,或脐痂为衣物摩擦脱落过早所致。用防风煎汤洗涤,拭干后敷胡粉散,兼有寒热者内服犀角消毒饮。

胡粉散 黄连二钱半 胡粉 煅龙骨各一钱研细末。

犀角消毒饮 牛蒡 甘草 犀角 荆芥 防风 银花

257. 脐湿

婴儿脐带脱落后,脐中潮湿不干,微有红肿,用松花粉扑之,久不愈用渗脐散撒脐中。

渗脐散 枯矾 煅龙骨各二钱 麝香五厘研细末。

258. 脐内出水

脐内出水,用龙骨醋泡,焙枯研细外敷。如果流出臭水,称为"脐漏疮",多因房劳过度或气恼无常,宜内服补中益气汤,外用艾灸,灸后用生肌散,以膏药或纱布封固。

补中益气汤 黄芪 党参 当归 白术 甘草 柴胡 升麻 陈皮 姜 枣

生肌散 儿茶 乳香 没药 冰片 麝香 血竭 三七(成药)

259. 脐内出血

多因肾火外越,用六味地黄汤加骨碎补。

六味地黄汤 生地 山萸 山药 丹皮 茯苓 泽泻

260. 脐内出脓

李东垣说:"肠痈为病,绕脐生疮,或脓从脐出,"系内痈化脓破溃,极为凶险。

261. 脐边青黑

为"脐风"险症之一,参阅内脏症状"昏迷"条。

262. 脐下跳动

脐下筑筑跳动,称为"脐下悸"。因素有水气停聚下焦,由于发汗过多,心阳受伤,水气乘机欲逆,治宜助阳行水,用茯苓桂枝甘草大枣汤。"奔豚"证亦为水气上冲,先见脐下跳动,王海藏说:"脐下筑者,肾气动也,理中汤去术加桂。肾恶燥,故去术,恐作奔豚,故加桂,若悸者加茯苓一两。"

冲脉为血海,亦能使脐下动而气上逆,从小腹直冲胸咽,窒闷欲绝,《难经》所谓"冲脉为病,逆气里急"。用沉香磨服二、三分治标,内服茯苓五味子汤。

茯苓桂枝甘草大枣汤 茯苓 桂枝 甘草 枣

茯苓五味子汤 茯苓 五味子 肉桂 甘草

十五、四肢症状

上肢为手六经所循行,下肢为足六经所循行,一般的四肢肌肉、关节疼痛和运动障碍,多属风、寒、湿邪侵袭经络所致。如沉困乏力,懒于举动,肌肉萎缩,浮肿作胀等,则因脾主四肢,与内脏有关。又《内经》指出:"肺心有邪,其气流于两肘;肝受邪,其气流于两腋;脾受邪,其气流于两髀;肾受邪,其气流于两腘。"说明了内脏与四肢关节的关系。至于其他杂病如中风等,亦出现半身不遂、下肢瘫痪等四肢症状,均不能当作单纯的经络发病。

263. 四肢疼痛

上肢或下肢疼痛多属"痹病"一类。由于营卫先虚,腠理不密,风寒夹湿侵袭,经络凝滞,气血不能宣通。所以《内经》指出"风寒湿三气杂至合而为痹",并分别风气胜者为"行痹",寒气胜者为"痛痹",湿气胜者为"着痹"。即痹病常由风、寒、湿三邪混合发病,但在程度上有轻重,诊断时须辨疼痛剧烈而固定的偏重于寒,痛而沉重麻木的偏重于湿,痛而有游走不定的偏重于风。由于风寒湿三邪结合,其性属阴,故在寒冷季节和阴湿气候易于加剧或复发,《内经》所谓"逢寒则急,逢热则纵"。治疗上除区别三邪的轻重用药外,因经络气血凝滞,必须兼顾和营活血而通阳气,不宜一派辛散通络。又痹病大多偏在一臂一腿,故《金匮》上说:"但臂不遂者为痹"。在用药时对于上下肢应有区别,针灸同样如此。

偏在上肢手臂疼痛,常因感受寒凉引起,一般多偏重于外侧手三阳经部位。且肩胛处最易受凉,痛时多从肩部向肘下移,不能抬举,也不能向后弯曲。初起以疏散活络,用防风汤,经久不愈,宜以和血为主,用舒筋汤。凡治上肢痛的药物,桂枝长于祛风和血,秦艽祛风湿,羌活散风寒,姜黄理血中之气,威灵仙散寒行气,善走经络,所以常作为引经药。针灸取肩井、肩髃、曲池、外关、后溪、合谷和手三里等穴。

偏在下肢股胫疼痛的,因股胫为足六经循行部位,尤其与足三阴经关系较密。发病的原因,常由坐卧阴冷潮湿之地引起,因此,多偏于寒湿。疼痛的部位和情况,以髋关节和膝部为重,或牵引腰部亦痛,并伴有畏冷喜温及沉重感觉。治法以三痹汤为主,寒重者结合千金乌头汤,湿重者结合薏苡仁汤。大概下肢痛多用肉桂、独活、川草乌、木瓜、续断、牛膝,也有上下肢通用的如海风藤、络石藤、丝瓜络及小活络丹等。验方用庵闾子一两浸白酒一斤,每次饮少许,能暂时镇痛。针灸取环跳、风市、足三里、梁丘、膝眼、悬钟、昆仑等穴。

"历节风",亦有四肢疼痛,痛时历节走注,如同虎啮,故又称"白虎历节",实即行痹一类。但关节处能出现红肿,或伴有寒热,脉象浮滑带数,或身发瘾癥,手指挛曲,痛不能屈伸。多由饮酒当风,汗出浴水所致,用桂枝芍药知母汤,败毒散加减。

痛痹久不愈,又称"痛风",李东垣认为多属血虚,主用当归、川芎佐以桃仁、红花、肉桂、威灵仙。朱丹溪认为先由血热,主用当归、川芎、生地、白

芍、黄芩,在上加羌活、桂枝、威灵仙,在下加牛膝、防己、黄柏。张石顽则以湿热挟痰挟瘀入络痹痛,证重日久,须用乌附驱逐痰湿,壮气行经,便秘者可用大黄以除燥热结滞。凡痛痹经久,往往化热,暗耗气血,当审证处理。

四肢关节疼痛,逐渐肿胀变粗,运动障碍,肌肉萎缩。多发于山岳和丘陵地带,在儿童和青年患此者,能影响骨骼生长而成畸形,称为"大骨节病",俗呼"柳拐子病"和"算盘子病"。初起照痹证治疗,祛风逐寒,活血止痛,配合针灸及拔火罐法。

防风汤　防风　羌活　桂枝　秦艽　葛根　当归　杏仁　黄芩　赤苓　甘草　姜

舒筋汤　姜黄　当归　赤芍　白术　海桐皮　羌活　甘草

三痹汤　人参　黄芪　当归　熟地　川芎　白芍　肉桂　细辛　独活　防风　秦艽　杜仲　续断　牛膝　茯苓　甘草　姜　枣

千金乌头汤　乌头　附子　肉桂　川椒　细辛　独活　防风　干姜　秦艽　当归　白芍　茯苓　甘草　枣

薏苡仁汤　苡仁　苍术　麻黄　桂枝　当归　白芍　甘草　姜

小活络丹　川乌　草乌　地龙　胆星　乳香　没药

桂枝芍药知母汤　桂枝　芍药　知母　麻黄　防风　白术　附子　甘草　姜

败毒散　羌活　独活　柴胡　川芎　桔梗　枳壳　前胡　茯苓　甘草

264. 四肢软弱

四肢软弱或仅下肢软弱不用,一般无疼痛、麻木等感觉,属"痿证"。常因肺热熏灼,津液被伤,和心脾亏损,肝肾阴虚,不能营养经脉,因而弛缓无力。严重的手不能握物,足不能任身,肘、腕、膝、踝等关节如觉脱失,肌肉瘦削,以致不治。但以下肢为多见,故亦称"痿躄"。辨证方面,属于肺热者,多生于热病中或热病之后,伴见心烦口渴,咳呛咽干,小便短赤热痛,脉象细数,用门冬清肺饮合益胃汤。属于心脾者,多由易怒善悲等情志因素引起,伴见心悸惊惕,失眠头晕,手足心热,饮食少进,脉象虚弱,用五痿汤。属于肝肾者,多因房劳过度或久患遗精引起,伴见头晕目眩,腰脊酸软。亦有因阴虚兼见内热或渐至阴阳两虚,用虎

潜丸、鹿角胶丸。此外，湿热内蕴亦能成痿，证见身重胸闷，小便赤涩，两足觉热，得凉则舒，舌苔黄腻。但湿热亦能伤阴，出现舌尖红或舌苔中剥，用加味二妙散。《内经》上说："治痿独取阳明"，主要是指补益后天以生化津液精血、滋养经脉筋骨。总之，必须结合具体病情适当处理。

一般病后四肢软弱，行动无力，多为气血衰弱，不同于痿证，亦不作主证治疗。

门冬清肺饮 麦冬 人参 黄芪 当归 五味子 白芍 紫菀 甘草

益胃汤 沙参 麦冬 生地 玉竹 冰糖

五痿汤 人参 白术 茯苓 麦冬 当归 黄柏 知母 木香 甘草 苡仁 姜 枣

虎潜丸 龟甲 熟地 白芍 虎骨 锁阳 黄柏 知母 陈皮

鹿角胶丸 鹿角胶 鹿角霜 熟地 人参 当归 菟丝子 杜仲 虎骨 龟甲 白术 茯苓 牛膝

加味二妙丸 黄柏 苍术 当归 牛膝 龟板 防己 草薢

265. 四肢麻木

四肢麻木，不知痛痒，多属气虚风痰入络，障碍营卫流行。《内经》上说："营气虚则不仁，卫气虚则不用，营卫俱虚则不仁且不用。"李东垣、朱丹溪都主气虚不行，湿痰内阻。治宜补气行气为主，兼化风痰湿浊而和经络，用神效黄芪汤、指迷茯苓丸。大概此证用药，以党参、黄芪补气，当归、白芍和血，枳壳开气，半夏化痰，羌活、防风散风，威灵仙、僵蚕通络。在手臂用桑枝，足腿用牛膝，均以生姜为引。

一处麻木，遇阴寒更剧，为痰瘀内阻，用白芥子研末，葱姜汁调敷。

神效黄芪汤 黄芪 人参 陈皮 白芍 甘草 蔓荆子

指迷茯苓丸 半夏 茯苓 枳壳 风化硝 姜汁

266. 四肢拘挛

四肢拘急挛曲，不能伸直，系筋脉为病，称为"筋挛"。多因失血过多，内热伤阴，大汗耗津，或因溃疡血随脓化等而引起，致使血液枯燥，筋失所养。用养血地黄丸去天雄、蛴螬、干漆，酌加首乌、白芍、羚羊角之类。《内经》曾说："湿热不攘，大筋

软短，小筋弛长，软短为拘，弛长为痿。"这里所说的湿热，主要亦是热伤血不养筋，当于养血方内加入苡仁、忍冬藤等，不宜专予清化。寒邪侵袭经络，因寒主收引，发为拘急，用千金薏苡仁汤温之。

拘挛多属于肝，以肝主筋，筋膜干则收缩。但心主血脉，亦有关系。心脏虚弱者往往先觉心慌气短，胸闷窒塞，既而两臂拘急，必俟心气渐畅，始渐舒展，故阿胶、当归、桂枝亦为常用药。

扭伤挛痛，宜活血舒筋，用活化散。

养血地黄丸 熟地 山萸 白术 狗脊 蔓荆子 地肤子 天雄 蛴螬 干漆 车前子 草薢 山药 泽泻 牛膝

千金薏苡仁汤 白菝 苡仁 白芍 肉桂 枣仁 干姜 牛膝 甘草 附子 酒

活化散 苏木 红花 没药 自然铜 乳血 血竭 木鳖子 丁香

267. 四肢抽搐

四肢经脉拘急张纵不宁，古称"瘈疭"，俗呼"抽风"。常见于热病伤阴、妇女产后和小儿发热不退。多因阴血耗伤，风火妄动而起，为严重的症状之一。《原病式》上说："热胜风搏，并于经络，风主动而不宁，风火相乘，是以瘈疭生矣。"主张用祛风涤热之剂。此证属于心肝两经，一般多伴神识昏迷，故用紫雪丹、安宫牛黄丸急救为主，神识能清，抽搐亦定。

小儿吐泻后，出现四肢抽搐，多为脾阳脱陷虚证，伴见肢冷、脉细微者为真相，烦热、脉浮大者为假象，名为"慢惊"。如果抽搐显得无力，戴眼反折，汗出如珠者难治，急当固本，用固真汤。并灸大椎、脾俞、天枢、关元、足三里等穴。

紫雪丹 滑石 石膏 寒水石 磁石 羚羊角 木香 犀角 沉香 丁香 升麻 玄参 甘草 朴硝 硝石 朱砂 麝香（成药）

安宫牛黄丸 牛黄 郁金 犀角 黄连 朱砂 冰片 麝香 珍珠 山栀 雄黄 黄芩 金箔（成药）

固真汤 人参 白术 茯苓 炙草 附子 肉桂 山药 黄连

268. 四肢冷

手足冷，称作"清"，冷过腕、踝，称作"厥"，冷过肘、膝，称作"逆"，所以轻者称"厥冷"。重者称"厥逆"。一般四肢冷，多为寒证，称为"寒厥"或

"阴厥"，伴见形寒、面青、蜷卧、大便泄泻，脉象微迟，用四逆汤。同时在伤寒、腹泻以及一切虚弱证在严重阶段见到肢冷，均为阳气虚弱和垂绝现象，用附子理中汤、参附汤扶阳。

内热郁结，出现四肢冷，称为"热厥"或"阳厥"，伴见身热、面赤、烦热、便秘、小溲短赤，脉象滑数。也有肢冷转温，温后又冷，反复发作，叫作"热深厥深"。凡热深厥亦深，热微厥亦微，不可误作阴寒，应用四逆散、火郁汤治疗。

血虚患者，手足亦多冷，甚至睡后下肢不易温暖，必须全面分辨。

痛证如胃脘痛、腹痛等，当痛势剧烈时，往往手足发凉，痛缓自温，不须回阳。

四逆汤　附子　干姜　甘草

附子理中汤　附子　人参　白术　炮姜　甘草

参附汤　人参　附子

四逆散　白芍　柴胡　枳实　甘草

火郁汤　羌活　升麻　白芍　防风　葛根　银柴胡　甘草　葱白

269. 四肢消瘦

四肢局部肌肉消瘦，常见于"痿证"和"鹤膝风"等，参阅本门"四肢软弱"和"膝部肿痛"各条。

凡重病久病，发现臂部、胫部大肉瘦削，古称"䐃肉脱"，为不治证候之一。

270. 四肢红丝走窜

手指或足趾生疮，毒流经脉，在前臂或小腿内侧，出现红丝一条，向上走窜，在上肢的，多停于肘部或腋部，在下肢的，多停于腘窝或胯间。轻者红丝较细，无全身症状；重者较粗，伴有寒热，以"疗疮"及"流火"等最为多见，治疗时，除按疗疮、流火等施治外，亦可用刀针沿红丝路径寸寸挑断，紧捏针孔皮肤周围，微使出血。

271. 半身不遂

上下肢偏左或偏右不能运动，称为"半身不遂"，亦称"偏枯"，为"中风"症状之一。多数由于猝然仆倒，昏不知人，同时偏半手足不用，清醒后成为后遗症。也有但觉手足麻木，逐渐形成的。中风原因有风、火、痰、气等，因而又分"火中""痰中""气中"，并据证候的轻重、深浅分为中络、中经、中腑、中脏。从半身不遂来说，它的原因有多种，但皆属于经络为病，故常伴见口眼㖞斜，语言

謇涩。宜养血祛风，通经活络，用大秦艽汤和大、小活络丹，久不愈可用人参再造丸，日服一颗。针灸治疗，取曲池、阳陵泉为主，配合肩髃、天井、外关、环跳、风市及手、足三里等穴。

大秦艽汤　秦艽　羌活　独活　防风　白芷　当归　白芍　川芎　生地　细辛　白术　茯苓　黄芩　石膏　甘草

大活络丹　白花蛇　乌梢蛇　威灵仙　两头尖　草乌　天麻　全蝎　麻黄　首乌　龟甲　贯众　炙草　羌活　肉桂　藿香　乌药　黄连　熟地　大黄　木香　沉香　细辛　赤芍　丁香　僵蚕　乳香　没药　南星　青皮　骨碎补　安息香　豆蔻　附子　黄芩　茯苓　香附　玄参　白术　人参　防风　葛根　虎骨　当归　地龙　犀角　麝香　松脂　血竭　牛黄　冰片（成药）

小活络丹　川乌　草乌　胆星　地龙　乳香　没药（成药）

人参再造丸　人参　当归　川芎　黄连　羌活　防风　玄参　藿香　白芷　茯苓　麻黄　天麻　草薢　姜黄　炙草　肉桂　白蔻　草蔻　首乌　琥珀　黄芪　大黄　熟地　雄鼠粪　穿山甲　安息香　蕲蛇　全蝎　威灵仙　葛根　桑寄生　细辛　赤芍　青皮　白术　僵蚕　没药　乳香　朱砂　骨碎补　香附　天竺黄　白附子　龟甲　沉香　丁香　胆星　红花　犀角　厚朴　地龙　松香　木香　冰片　牛黄　血竭　虎骨（成药）

272. 肩肘脱臼

肩肘关节脱臼不能举动，多因举重不慎所致，在小儿常由攀登、跌仆及大人携拉不当发生。患处肿痛，不能抬举，初期失治，易成残废，急宜伤科治疗。

273. 膝部肿痛

一膝或两膝肿痛，皮色不变，亦无热感，逐渐腿胫消瘦，形如鹤膝，名为"鹤膝风"。多因足三阴经亏损，风湿乘袭，治宜活血养筋，兼理风湿，用大防风汤或十全大补汤加牛膝、羌活、独活。本病不易速愈，喻嘉言曾说："鹤膝风即风寒湿之痹于膝者也。如膝骨日大，上下肌肉日枯，且未可先治其膝，宜治气血，使肌肉渐荣，再治其膝可也。此与治偏枯之证大同小异，急溉其未枯者，使气血流行而复荣。倘不知此，但用麻黄、防风等散风之药，鲜有不全枯者。故治鹤膝而急攻其痹，必并其足

痿而不用矣。"

小儿患鹤膝风，为先天衰弱，阴寒凝聚于膝，用六味地黄丸补肾，加鹿茸补命火，以牛膝引至骨节而壮里，前人认为治本良法。

一膝引痛，上下不甚肿而微红者，为"膝游风"，用换骨丹治之；膝部两侧肿痛，恶寒壮热，肿处手不可近者，为"膝眼毒"，用仙方活命饮加牛膝；如仅膝盖肿痛，亦发寒热，则为"膝痈"，按一般痈疡治疗。

大防风汤　黄芪　熟地　当归　白芍　杜仲　防风　附子　川芎　羌活　人参　牛膝　炙草　白术　姜　枣

十全大补汤　当归　熟地　白芍　川芎　人参　白术　茯苓　甘草　黄芪　肉桂

六味地黄汤　熟地　山萸　山药　丹皮　茯苓　泽泻

换骨丹　当归　虎骨　羌活　独活　防风　草薜　牛膝　秦艽　蚕沙　杞子　松节　白茄根　苍术　龟甲　白酒

仙方活命饮　穿山甲　白芷　防风　赤芍　皂角刺　甘草　归尾　贝母　花粉　银花　陈皮　乳香　没药　黄酒

274. 股阴痛

股阴痛，很少单独发现，如果一侧出现，痛如锥刺，不能转动，外形一无变化，按之皮肤不热，重压有固定痛点，兼有寒热往来的，须防"咬骨疽"，用万灵丹内服。日久化脓内蚀，外形仍难观察，可用长针探刺。也有生在大股外侧的，不红不热，名"附骨疽"，有漫肿现象，比较容易诊断。

万灵丹　苍术　麻黄　羌活　荆芥　防风　细辛　川乌　草乌　川乌　当归　首乌　石斛　全蝎　甘草　雄黄（成药）

275. 足胫肿

两胫肿大，步履沉重，为"脚气"证。此证初起无显著不适，但觉两脚软弱顽痹，行动不便，足背微肿，以后两胫特别肿胀。逐渐发展，能上及少腹以至大腹均现胀满，但很少影响到周身。严重的出现气逆喘急，呕吐不食，烦渴，心胸动悸，甚至神志恍惚，语言错乱，面色晦暗，鼻扇唇紫，称为"脚气冲心"，死亡甚速。主要原因由于脾阳不振，水湿之邪袭入经络，壅遏气血，不得疏通，故也称"壅疾"。《脚气概论》上说："此病虽自足发而病根在腹，故心下解豁者，纵令诸证重者多易愈，心下硬满则难治。故欲治此证者，不问足须问腹如何，虽肿消麻解，而腹里病不除必再发。"所以脚气大多肿不过膝，过膝便难治。脉象宜缓不宜急。治法当以疏通为主，用鸡鸣散加入苍术、防己之类，此方宜在五更时冷服（冬月可微温服），至天明时大便当下黑粪水，并宜稍迟进餐。民间单方用花生和赤豆煮烂连饮服食，可作辅助治疗。又作客他乡，不服水土引起的，返乡休养即渐复原。

276. 足胫枯燥

足胫枯燥，皮肤粗糙，伴见挛痛麻木，食减，便秘，小溲黄赤，烦躁不安，时作干呕，为"干脚气"的证候。干脚气与一般"脚气"不同之点，在于前者不肿，后者多肿。脚气，由于湿浊壅滞；干脚气，则由风热偏盛，损伤津血。故干脚气出现脉弦数、舌红绛者多难治，用加味四物汤。

加味四物汤　生地　白芍　川芎　当归　牛膝　木瓜　黄柏

277. 下肢瘫痪

两下肢重着无力，难于行动，或兼麻木、窜痛，但上肢一般正常，称为"截瘫"，属于"风痱"一类。风痱为"中风"里的一个证候，本属四肢不能自主地随意调节，而主要是下肢不能活动，故张景岳说："风痱四肢不收，痿废麻木，行走及掌握不利，甚至不能步履。"用地黄饮子温养下焦水火。

附：西医诊断的"脊髓炎"和"脊髓痨"其主要症状亦在下肢，表现为瘫痪软弱，轻者行立不正，如踩棉花，重则根本不能活动，肌肉麻木不知痛痒，或有蚁行感，筋骨窜痛，寒冷不温。伴见大小便癃闭或小便淋沥，大便滑泄，不能自禁，阳痿、性欲冷淡，腰腹紧束，腰背酸痛，头晕耳鸣，舌质淡或尖红生刺，舌苔白腻，脉象弦紧或沉细无力等。皆属肝肾精血亏损，尤其肾阴肾阳俱虚，因而筋骨失其濡养，兼见气化不及、虚风上扰等一系列的虚象，也用地黄饮子加减。正因为本元不足，所以用通经活络和利尿涩肠之品，不起作用。

地黄饮子　熟地　山萸　石斛　麦冬　苁蓉　五味子　菖蒲　远志　茯苓　附子　肉桂　巴戟

278. 下肢红肿

下肢红色成片，微肿作痛，按之灼热。称为"流火"，属"丹毒"一类。轻者七日始退，重者伴见寒热头痛,胸闷呕恶,便秘溲赤。其原因不外是肾火内蕴,湿热下注,用草薢化毒汤为主,酌加银花、黄柏、地丁草、大黄、荆芥、防风,外用金黄散以菊花露调涂,民间单方将海蜇皮漂净包扎,亦可用砭法刺放紫血。

草薢化毒汤 草薢 归尾 丹皮 牛膝 防己 木瓜 苡仁 秦艽

金黄散 南星 陈皮 苍术 黄柏 姜黄 甘草 白芷 天花粉 厚朴 大黄(成药)

279. 下肢青筋突起

足胫经脉突起色青,形如蚯蚓,多立行走则胀痛,常见于站立工作的劳动人民。系气血不和,络脉凝滞,治宜调畅营卫,行气和血,用当归、白芍、生地、黄芪、桂枝、血竭、红花、木瓜、牛膝之属,日久者酌加蕲蛇肉、威灵仙。

十六、手足症状

手足属于四肢,为人体的末梢,称为四末。但三阴三阳经都交会于手足指端,所以出现手足局部的症状,往往表现内脏气血的不和,如指麻、手颤、握拳、撒手、手足出汗和手足心热等证。

280. 手指麻

手指觉麻,为"中风"病的先兆。先由无名指麻起,其次为中指,再次传及其他三指,也有食指先麻的。开始只在指头第一节,逐渐向上放射至臂部。宜服豨莶膏或桑枝膏丸预防。

血虚证因气血不和,手指发麻,常与其他血虚证出现。

豨莶膏 鲜豨莶草捣汁,以生地、甘草煎汤同熬,加炼蜜收成膏。

桑枝膏丸 首乌 杞子 归身 黑芝麻 菊花炭 杞子仁 白蒺藜 桑枝膏为丸。

281. 手指胀

为"浮肿"症状之一,晨起手指觉胀,屈伸不利,活动后即渐轻减,不作主证治疗。亦有因"中风"等其他病证气血不和引起者,一般用片姜黄、豨莶草、丝瓜络之类和之。

282. 手指挛急

手指挛急不能伸直,腕部以上活动如常,俗呼"鸡爪风"。血不养筋,复受风寒收引,用加味姜黄散。

手臂或连下肢俱挛急者为拘挛证,参阅四肢症状"四肢拘挛"条。

加味姜黄散 姜黄 羌活 白术 当归 白芍 甘草

283. 手丫生疮

手丫生小粒如芥子,瘙痒难忍,逢热更剧,搔破后出血或流黄水,结成干痂,久之化脓,痒痛并作,名为"疥疮"。有"干疥""湿疥"和"脓疥"等分别,总由风湿蕴毒化生。初起发于手丫,渐渐遍染全身,但头面很少有。以外治为主,先用花椒三钱,枯矾五钱,地肤子一两煎汤泡洗,搽擦一扫光,每日早晚各一次。内服药可用消风散清血散风解毒。

一扫光 苦参 黄柏 烟胶 枯矾 明矾 木鳖 大风子 蛇床子 红椒 樟脑 硫黄 水银 轻粉 白砒 熟猪油(成药)

消风散 荆芥 防风 当归 生地 苦参 苍术 蝉衣 牛蒡 胡麻 知母 石膏 甘草 木通

284. 手颤

两手颤动,常与头摇并见,皆由筋脉不能约束,属于风象。《证治准绳》所谓:"头及诸阳之会,木气上冲,故头独动而手足不动,散于四末,则手足动而头不动也。"并认为:"此病壮年少见,中年以后始有之,老年尤多。"主要是阴血不足,不能制止风火,故在任何证候上出现,均为难治。一般养血除风气,用定振丸加减。

常饮冷酒的人,多患手颤,亦难治愈。

定振丸 生地 熟地 当归 白芍 川芎 黄芪 防风 细辛 天麻 秦艽 全蝎 荆芥 白术 威灵仙

285. 撒手

两手撒开,连臂不能动弹,为"中风"病脱证之一,参阅内脏症状"昏迷"条。

286. 握拳

两手握固成拳,为"中风"闭证之一,参阅内脏症状"昏迷"条。

287. 撮空

两手向空提物,为神昏症状之一,多见于温热病邪入心包,伴有谵语妄言。《医学纲目》上说:"伤寒热病之极,手循衣、撮空、摸床者凶。"大概撮空、引线、循衣、摸床等症状,同属一类,亦多同时出现,主要是神识不朗,目视昏糊所致进一步即为昏迷和痉厥。

288. 引线

两手相引，如拈丝线，为神昏症状之一。

289. 循衣

手抚衣被，如有所见，为神昏症状之一。以肝热为多，《医学纲目》所谓："病人手寻衣领及乱撮物者，肝热也。"

290. 摸床

手常摸床，似欲取物，为神昏症状之一。

291. 指甲淡白

指甲淡白不荣，常与口唇、舌质淡白同见，为严重血虚症状。

292. 指甲发绀

指甲青紫，常见于严重的热证或虚寒证，均由气血凝滞所致。

293. 指甲枯厚

指甲枯厚堆迭，俗呼"灰指甲"，因血虚不能荣养形成，较难治愈。

"鹅掌风"经久不愈，亦能使指甲枯厚，民间单方以猪胆套指上。参阅本门"手掌脱皮"条。

294. 指头肿痛

指头焮热肿痛，后在指甲边结脓破溃，严重的指甲俱脱，名为"代指"，亦称"天蛇头疮"。用蒲公英、苍耳草等分为末，好醋浓煎浸洗；又：蒲公英捣碎，水和去滓，服之，并将药滓敷患处。

指头红肿疼痛，并带麻木作痒，很快肿势扩大，疼痛连心，且有搏动感觉，兼发寒热者，多为"疔毒"。根据所生部位不同，有不同的名称，如生在指头顶端的称"蛇头疔"，生在指甲旁的称"蛇眼疔"，在指甲后的称"蛇背疔"，在指腹部的称"蛇腹疔"，生在指甲内的称"沿爪疔"，也有生在手指骨节间的称"蛇节疔"，总称为"指疔"。因火毒内蕴或被外物刺伤形成，治宜清热解毒，初用五味消毒饮加半枝莲、草河车等，重者可加蟾酥丸。化脓时期用五味消毒饮合黄连解毒汤，亦可加石膏、连翘、竹叶，便秘者加大黄、玄明粉。等到溃破出脓，肿消热退，可停止内服药。外治方面，初贴千槌膏，溃脓期用二宝丹掺疮口，仍用千槌膏盖贴，至脓尽新生，换生肌散，贴太乙膏。以上是指疔的一般治法，必须注意本证发展迅速，痛苦亦剧，治不得当，还能肿势扩散，出现神识昏迷，发痉发厥等严重的"走黄"现象。同时，化脓日期并不一致，生

在指尖顶端，螺纹和骨节处者容易伤筋损骨。如指骨破坏，必须取出朽骨，才能收口，应由外科处理。

五味消毒饮　银花　野菊花　紫花地丁　天葵子　蒲公英

蟾酥丸　蟾酥　轻粉　枯矾　寒水石　乳香　没药　铜绿　胆矾　麝香　雄黄　蜗牛　朱砂（成药）

黄连解毒汤　黄连　黄柏　栀子　黄芩

千槌膏　松香　蓖麻子　铜绿　杏仁　儿茶　乳香　没药　血竭　轻粉　珍珠　麻油（成药）

二宝丹　煅石膏八两　升丹二两　研细末。

生肌散　寒水石、滑石、龙骨、乌贼骨各一两　定粉、密陀僧、白矾灰、干胭脂各五钱　研细末

太乙膏　玄参　白芷　归身　肉桂　赤芍　大黄　生地　土木鳖　阿魏　轻粉　柳枝　槐枝　血余　东丹　乳香　没药　麻油（成药）

295. 指头螺瘪

简称"瘪螺"，常见于"霍乱"水分暴脱，俗呼"瘪螺痧"，为严重症状之一，参阅内脏症状"上吐下泻"条。

296. 手掌脱皮

掌心燥痒，继起白皮，皮肤枯槁燥裂，能自掌心延及遍手，但不犯手背，名为"鹅掌风"。由于血燥生风，能使指甲枯厚。内服祛风地黄丸，外搽红油或润肌膏。本症天热减轻，天冷加重，极为顽固。在热天时可用癣药水浸之。

体弱者或一般人在秋季手上皮起剥脱，系血虚和秋燥之气所致，不作治疗。

祛风地黄丸　生地　熟地　白蒺藜　川牛膝　知母　黄柏　杞子　菟丝子　独活

红油　红砒一钱　麻油一两　煎至砒枯烟绝为度，去砒留油。

润肌膏　当归五钱　紫草一两　用麻油四两熬至药枯，滤清将油再熬，加入黄蜡五钱化尽。

癣药水　百部、蛇床子、硫黄各八两　白砒二钱　斑蝥二两　樟脑、轻粉各一两二钱　土槿皮十两　用米醋二十斤浸。

297. 足背肿

为脾虚水湿下注，亦为"浮肿"病的初期。往往在活动后增加，休息后轻减。久居潮湿地方，引起足背浮肿，行走觉重，也能发展为"脚气"肿胀。

轻者用生熟苡仁各三钱泡代茶饮，不退，用桂苓草枣汤。

桂苓草枣汤 桂枝 茯苓 甘草 枣

298. 足跟痛

足跟疼痛，不肿不红，不能多立、多走，属肝肾阴血不足。虽系小病，治宜峻补，用鹿角胶丸和立安丸。

鹿角胶丸 鹿角胶 鹿角霜 熟地 人参 牛膝 茯苓 菟丝子 白术 杜仲 龟甲 当归 虎骨

立安丸 牛膝 杜仲 故纸 黄柏 小茴香

299. 足趾紫黑

足趾周围皮肤由紫变黑，逐步蔓延，渐至腐烂，流出败水。溃处肉色不鲜，气味剧臭，疼痛异常，夜间更甚。腐烂延开，可使五指相传，渐见罹病关节坏死，自行脱落，疮面久久不敛。多因寒湿风蕴和阴火燔灼，病名"脱疽"，为一种险恶外证。《内经》上很早就提出："发于足者名曰脱疽，其状赤黑，死不治。不赤黑不死，不衰急斩之，否则死矣。"《外科正宗》上也详辨了吉凶顺逆，认为初起形如麻子，焮热作痛，一指皆肿，根脚收束，已成后头便作腐，肉不紫黑，疼痛有时，脓出肿消，气不腥秽者皆吉。如若初起肉便紫色，不肿刺痛，黑气延散，已成后疮形枯瘪，肉黑皮焦，痛如刀割，毒传好指，溃后血水臭污，肉枯筋烂，疼苦应心者皆逆，所以治疗本病须内外并重，内服方如阳和汤、四妙勇安汤、阴阳两气丹等随证使用。外治用红灵丹敷贴，腐烂后改用玉红膏，兼用红灵酒擦患处周围皮肤，助其活血止痛。倘然效果不显，应乘其尚未延散，施行手术。

阳和汤 熟地 白芥子 炮姜 甘草 肉桂 鹿角胶 麻黄

四妙勇安汤 玄参 当归 银花 甘草

阴阳两气丹 天冬 麦冬 玄参 五味子 人中白 黄柏 甘草 泽泻 枯矾 青黛 冰片

红灵丹 雄黄 乳香 月石 礞石 没药 冰片 火硝 朱砂 麝香（成药）

玉红膏 当归 白芷 白蜡 轻粉 甘草 紫草 血竭 麻油（成药）

红灵酒 当归 肉桂各二两 红花 花椒 干姜各一两 樟脑 细辛各五钱 酒精二斤浸七天

300. 足丫湿气

湿热下注，水液浸渍，引起脚丫潮湿，作痒难忍，往往搓至皮烂疼痛，流出水血，其痒方止，但至次日又痒，经年不愈，俗呼"湿气"。严重的腐烂疼痛，足趾浮肿，流脓淌水，臭味难闻，行走不便，称为"臭田螺"，又叫"烂脚丫"。每晚洗足时用明矾少许泡入水内，洗后拭干，轻者涂黄连膏，破烂甚者搽三石散。

黄连膏 黄连 当归 黄柏 生地 姜黄 黄蜡 麻油（成药）

三石散 炉甘石 熟石膏 赤石脂各三两 研末

301. 足生鸡眼

因穿窄鞋远行，或走崎岖道路，伤及血脉，足生老茧，根陷肉里，顶起硬凸，疼痛，妨碍步履，病名"肉刺"，俗呼"鸡眼"。外治法用千金散腐蚀，但不如手术除去为简捷。

擦伤在足跟旁的，形如枣栗，肿起色亮，可以化脓，称为"土栗"，按一般外疡汤治疗。

千金散 乳香 没药 轻粉 朱砂 赤石脂 五倍子 雄黄 蛇含石各五钱 白砒二钱 研细末。

302. 爪甲入肉

足趾甲嵌入肉内，甲旁肿胀，行走疼痛，能引起破烂，胬肉高突，甚则脓液侵入甲下，须待爪甲脱落，才能痊愈。病名"甲疽"，俗呼"嵌爪"。先用平胬丹腐蚀平胬，再用生肌散收口。

平胬丹 乌梅 月石各钱半 轻粉五分 冰片三分 研细末

生肌散 寒水石 滑石 龙骨 乌贼骨各一两 淀粉 密陀僧 白矾灰 干胭脂各五钱 研细末

303. 皮肤燥裂

手掌和足底皮肤枯燥裂开疼痛，名为"皲裂疮"。多见于撑船、推车、打鱼、染色工人，因摩擦、压力、破伤和浸渍所形成。用地骨皮、明矾煎汤洗之至软，再用腊羊油炼热搽涂，如无羊油亦可用猪油代替。

304. 手足冷

有血虚和阳虚的区别，亦为厥逆的先期，参阅四肢症状"四肢冷"条。

平素手中不温，冬季尤冷，甚至睡后不易转

暖,虽属体质关系,在一般病证上不能作为诊断的依据。

305. 手足心热

两手两足心发热,常思手握冷物和睡时手足伸在被外,也有单独两手心或两足心热的,皆为阴血不足、内热烦扰现象,如再伴胸中烦热,称为"五心烦热"。宜于养阴养血方内加地骨皮、白薇等。

肾虚湿热下注,足心热,足胫亦热,小便黄赤,用知柏八味丸加秦艽。

手足心发热的同时,往往手足心潮润多汗。参阅本门"手足出汗"条。

知柏八味丸 生地 山萸 山药 丹皮 茯苓 泽泻 黄柏 知母

306. 手足出汗

手足汗出而手足心热者属血虚,手足不温者属气虚,均不作主证治疗。于主方内酌加枣仁、浮小麦、麻黄根、煅牡蛎、碧梅干之类。

经常多脚汗者,用白矾、葛根各五钱研末,水煎十数沸,每日浸洗。

十七、前阴症状

由于男女生理上的特点,前阴症状各不相同。本门包括阳痿、阴缩、阴冷、阴痒、疝气、子宫脱垂及阴部腐蚀等。在病因方面,多为阳虚、气陷和肝火、湿热。一般以肾为男子的先天,肝为女子的先天,又因肝经和任、督二脉均循阴器。所以,前阴症状与肝、肾、任、督关系较为密切。

307. 阳痿

男子未到性欲衰退时期,阴茎不举,或举而不坚不久,称为"阳痿"。多因少年斫伤,命门火衰,精气虚寒,张景岳所谓"火衰者十居七八"。但与多用脑力,思虑过度,心脾受损,亦有密切关系。大概肾气不足者,兼见腰足酸软、畏寒等阳虚症状,心脾亏损者,多伴神疲、心悸、失眠等血虚证状。通治方多补精血,并结合血肉温润之品,如斑龙丸、二至百补丸、赞化血余丹、大补元煎、强阳壮精丹等,皆可选用。本病多偏阳虚,故一般治疗侧重温热之品,但必须对证,且必须在补水之中加入补火,否则暂时生效,真阴暗伤,后果不良。同时,本证患者大多恐惧不释,精神苦闷,对于疗效亦受影响,应加劝慰。

斑龙丸 鹿角胶 鹿角霜 菟丝子 柏子仁 熟地

二至百补丸 鹿角胶 黄精 杞子 熟地 菟丝子 金樱子 天冬 麦冬 牛膝 楮实 龙眼肉 鹿角霜 人参 黄芪 茯苓 生地 山萸 五味子 芡实 山药 知母

赞化血余丹 血余炭 熟地 杞子 当归 鹿角胶 菟丝子 杜仲 巴戟 小茴香 茯苓 苁蓉 核桃 首乌 人参

大补元煎 人参 山药 熟地 杜仲 当归 山萸 枸杞 炙草

强阳壮精丹 熟地 黄芪 当归 白芍 巴戟 麦冬 枸杞 柏子仁 覆盆子 虎胫骨 鹿茸 附子 肉桂 蜜丸

308. 阴茎易举

平时阳事易举,多因相火偏旺,用龙胆泻肝汤。阴虚患者在病中亦易举阳,则属水不济火,虚火妄动,不宜苦寒直折,用大补阴丸。

龙胆泻肝汤 龙胆草 山栀 黄芩 生地 当归 车前 木通 柴胡 甘草 泽泻

大补阴丸 熟地 龟甲 黄柏 知母 猪脊髓

309. 阴长不收

《医学纲目》称为"阴纵",系肝经蕴热,用小柴胡汤加黄连、黄柏,外用丝瓜汁调五倍子末涂之。

小柴胡汤 柴胡 黄芩 半夏 人参 甘草 姜 枣

310. 阴冷

包括阴茎或阴囊冷而不温,多因命门火衰或寒气凝滞于肾,用十补丸。

妇人阴中冷,伴见腹内觉冷,因下元虚寒,往往影响生育。亦用温养法,并可用蛇床子、吴萸为末,加麝香蜜丸,绵裹纳阴中。

十补丸 附子 胡芦巴 木香 巴戟 肉桂 川楝子 延胡 荜澄茄 小茴香 破故纸

311. 阴肿

阴囊肿或连阴茎包皮通明,不痛不痒,多因坐地受湿,以小儿患者为多,用蝉衣五钱煎汤洗涤,一日三次,内服三疝汤。

妇人阴户忽然肿而作痛,由劳伤血分所致,内服秦艽汤,外用艾叶、防风、大戟煎汤熏洗。

"水肿"病严重的,全身浮肿,阴部亦肿,从主证治疗。

三疝汤　车前子　小茴香　砂仁　葱白

秦艽汤　秦艽　当归　石菖蒲　葱白

312. 阴缩

阴茎或阴囊收缩,在寒证和热证均能出现,临床上常见的都为阴阳虚极危证之一。

妇女亦有阴缩,即阴户引入小腹,亦属危证。

313. 睾丸胀痛

睾丸胀痛偏坠,或连少腹作痛,为"疝气"证候之一。疝气种类甚多,张子和曾综合为"寒疝""水疝""狐疝""筋疝""血疝""癫疝"和"气疝"七种,总称七疝,均属阴囊和睾丸或肿或痛之病。其特征为寒疝坚硬如石,痛控睾丸;癫疝囊肿如斗,不痒不痛;水疝囊肿皮泽,阴汗时出;狐疝睾丸痛胀,行立下坠,卧则收入;血疝和筋疝则系外科疾患。在临床上以气疝为多见,亦即一般所说的疝气,俗称"小肠气"。因肝气失于疏泄,或久立远行气滞于下,治宜疏肝理气为主,用济生橘核丸、荔香散,久不愈用三层茴香丸。但有劳累即发,由于气虚不能提挈,应加黄芪、当归、升麻,不宜一派行气散滞。

小儿多哭,亦能引起睾丸偏坠疼痛,俗称"偏疝",治法相同。

济生橘核丸　橘核　金铃子　厚朴　肉桂　延胡　枳实　木香　木通　桃仁　海藻　昆布　海带

荔香散　荔枝核　小茴香

三层茴香丸　大茴香　金铃子　沙参　木香各一两　研末米糊为丸,每服三钱,一日三次,此为第一层;服完的前方加入荜茇一两,槟榔五钱,制法、服法如前,此为第二层;再不愈加入茯苓四两,附子一两,即为第三层。均在空腹时用温酒或淡盐汤送下。

314. 阴囊作痒

有干、湿两种。湿者,潮湿作痒,或生疮皮脱,也能传至足部生疮癣,由于风湿毒气因虚下注,内服活血驱风散,外用椒粉散扑之。干者,搔时有皮屑,抓破出脂水,热痛如火燎,由于血虚生燥,兼挟肝经湿热,名"肾囊风",俗称"绣球风",外用蛇床子汤熏洗,涂敷狼毒膏。

活血驱血散　白蒺藜　当归　川芎　白芷　细辛　桃仁　半夏　白芍　五灵脂　生草　苍术　杜仲　肉桂　苡仁　天麻　橘红　槟榔　厚朴　枳壳

椒粉散　麻黄根　贯众　蛇床子　川椒　当归　猪苓　斑蝥　轻粉　红花

蛇床子汤　威灵仙　蛇床子　当归尾　砂仁壳　大黄　苦参　葱白

狼毒膏　狼毒　川椒　硫黄　槟榔　文蛤　蛇床子　大风子　枯矾各三钱　研末,用香油一盏,煎滚,加猪胆汁一枚和匀。

315. 前阴腐蚀

男女前阴初起小疱,逐渐增大,破后开始腐烂,血水淋漓,四围凸起,中间腐蚀成窝,流出脓水。都因"梅毒"引起,称为"疳疮"。在男子分为:生在龟头下者名"下疳",在阴茎上者名"蛀疳",又外皮包裹者为"袖口疳",久而遍溃者为"蜡烛疳"。在妇女多生阴户两侧,亦称"妒精疮"和"耻疮"。

"杨梅疮"亦起阴部,形如赤豆,嵌入肉内的叫"杨梅豆",形如风疹作痒的叫"杨梅疹",先起红晕,后发斑点的叫"杨梅斑"。严重的筋骨疼痛,小便淋涩,手足多疮。1949 年后,梅毒已基本消灭,这类证候在临床上已难见到。

316. 阴毛生虱

男女阴毛生八脚虱,瘙痒难忍,抓破后色红,均由互相传染而来,名为"阴虱疮"。虱头攒入皮内,应用针挑破去虱,随搽银杏无忧散。

银杏无忧散　水银　轻粉　杏仁　芦荟　雄黄　狼毒各一钱　麝香一分　研末。

317. 妇人阴痒

妇人阴中作痒,多为肝脾气虚,湿热下注,伴见胸膈烦闷,小便短赤,用加味逍遥散加木通、黄柏。痒痛难忍,不时出水,坐卧不安者,外用蛇床子方或滆痒汤熏洗。

阴户外生疙瘩作痒,系有小虫,名"阴蚀",亦称"阴蟨",内服芦荟丸,外用滆痒汤熏洗。

加味逍遥散　当归　白芍　柴胡　白术　茯苓　甘草　薄荷　山栀　丹皮　姜

蛇床子方　蛇床子　花椒　白矾

滆痒汤　鹤虱　苦参　威灵仙　归尾　蛇床子　狼牙

芦荟丸　芦荟　青皮　黄连　胡黄连　雷丸　芜荑　鹤虱　木香　麝香

318. 阴中矢气

妇女阴中矢气,与转矢气相似,称为"阴吹"。

因大肠津液枯少,谷气结而不行,用猪膏发煎。但也有大便不实者,可用《医宗金鉴》诃黎勒散。

猪膏发煎　猪油　头发

诃黎勒散　诃子　陈皮　厚朴

319. 子宫脱垂

子宫下垂或脱出阴外,常觉小腹下坠,称为"阴癥"。因产后失于休养,或月经期内劳作过度,虽有程度上的不同,皆为气血虚弱不能固摄,用补中益气汤加重升麻治之。

补中益气汤　黄芪　党参　白术　甘草　当归　柴胡　升麻　陈皮　姜　枣

十八、后阴症状

后阴即肛门,本门症状都属痒痛、下坠、破裂、腐蚀和疮毒等局部疾患。但在原因方面,有中气下陷,湿热下注,与内脏有密切关系。为此,有些病证须用外治,在外治的同时仍然需要内服药,必须很好配合。

320. 肛门痒

肛门作痒,常见于小儿"蛲虫病",痒时多在夜间,有细虫爬出。用使君子八钱,生大黄一钱,研开,每岁服一分,最多不超过一钱二分,连服六天,并每晚用百部一至二两,煎汤作保留灌肠。

321. 肛门下坠

肛门突出,称为"脱肛",多见于老人中气不足,往往因大便困难,便后下坠,用参芦一钱煎服。久泻久痢,气虚下陷,亦能出现。前人曾谓"热则肛闭,虚则肛脱",故此证一般治法,均取人参、白术、升麻、葛根等升补,或用当归、白芍、五倍子、赤石脂等养血收涩,忌行气破气。

痔疮患者,大便后肛门脱下出血,用五倍子五钱煎汤,入火硝、荆芥各一钱,乘热熏洗,另以五倍子粉掺之。

322. 肛门裂痛

简称"肛裂",大便时疼痛流血,或便后持续疼痛。此证易与"内痔"混淆。但内痔一般大便不痛,出血最多,不难鉴别。宜内服润肠汤,外用生肌散。

肛裂初起,裂口色红,经久不愈,则变灰白色,四边如缸口,并在裂口附近赘生小粒如绿豆,或大如指头,便成外痔。参阅本门"肛门生痔"条。

润肠汤　当归　生地　甘草　麻仁　桃仁

生肌散　寒水石　滑石　龙骨　乌贼骨各一两　淀粉　密陀僧　白矾灰　干胭脂各五钱　研细末

323. 肛门腐蚀

《金匮要略》上在"狐惑"病里指出:"蚀于喉为惑,蚀于阴为狐。"其兼证为状如伤寒,默默欲眠,目不得闭,起卧不安,不欲饮食,恶闻食臭,面目乍赤乍黑乍白,内服甘草泻心汤,外用苦参煎汤洗涤和雄黄烧熏肛门的局部疗法。

附:西医诊断的"白血病"中,有肛门腐烂,同时咽喉亦白腐,兼见寒热、脉象细数。阴虚火炎,湿热下注的现象较为明显,内服方可考虑养阴清肺汤和断下渗湿汤,外用锡类散吹喉,三黄二香散敷肛门。

甘草泻心汤　甘草　黄芩　干姜　黄连　半夏　枣

养阴清肺汤　生地　玄参　麦冬　川贝　丹皮　白芍　甘草　薄荷

断下渗湿汤　黄柏　苍术　樗根皮　地榆　山楂　银花　赤苓　猪苓

锡类散　象牙屑　珍珠　青黛　冰片　壁钱　牛黄　人指甲(成药)

三黄二香散　黄连　黄柏　大黄各一两　乳香　没药各五钱　研末,用香油调敷

324. 肛门生痔

肛门内外有小肉突出如峙,统称"痔疮"。多因过食肥腻辛辣,久坐久立,负重远行,以及经常便秘,体质衰弱,风燥湿热之邪乘虚结积而成。生于肛内者为"内痔",初期很小,质柔软,痔面鲜红或带青紫色,常因大便擦破出血,并不疼痛。以后逐渐增大,大便时可脱出肛外,在便后自行恢复。后期则不仅大便脱出,咳嗽和行立较久亦会脱出,不易复位。此时其质稍硬,表面微带白色,形状长、圆、大、小不一。肛门因痔疮嵌住不能回缩,往往发生肿痛溃烂,继发"肛瘘"。生在肛门外的称"外痔",按之质较硬,呈光滑状,一般无疼痛,又不出血。也有肛门内外俱生的,称为"内外痔",往往内痔和外痔相连,多发于肛门左中、右前、右后部位,尤为右前方为多见。治疗痔疮有许多有效方法,如内治法、针刺法、灸法、熨法、熏洗法、外敷法、结扎法、枯痔法等。其中枯痔法和结扎法为根治疗法,但须手术熟练,应请专家施行。一般内治

法,适用于痔疮初起及老年体弱患者,一、疼痛,不论风湿燥热,用止痛如神汤;二、出血,不论便前便后,凡属风热实证,用凉血地黄汤,因饮酒有湿毒者,用苦参地黄丸;三、脱出,用补中益气汤。

止痛如神汤 秦艽 桃仁 皂角子 苍术 防风 黄柏 当归尾 泽泻 槟榔 大黄

凉血地黄汤 生地 当归尾 赤芍 黄连 枳壳 黄芩 槐角 地榆 荆芥 升麻 天花粉 甘草

苦参地黄丸 苦参 生地

补中益气汤 黄芪 人参 白术 甘草 归身 陈皮 升麻 柴胡

325. 肛门疮毒

肛门生痈,多在肛门一侧或周围高起红肿疼痛,形如桃李,寒热交作,大便秘结,小便短赤,严重的肛门坠重紧闭,下气不通,刺痛难忍,脉象滑数,约三至五天成脓破溃。其中绕肛成脓者最重,称为"脏毒",或左或右成脓者轻,名"偷粪鼠",若在两边出脓者,比较复杂,名"肛门痈"。这些外证多因醇酒厚味,湿热下注而成,治法宜清热利湿,凉血去瘀。用三妙丸合凉血地黄汤去升麻、荆芥,便秘加大黄、玄明粉,小溲短赤加赤苓、车前,势将成脓加山甲、皂角刺,体弱者用滋阴除湿汤,外敷金黄散。溃后可停内服药,按一般溃疡处理。

三妙丸 苍术 黄柏 知母

凉血地黄汤 生地 当归尾 赤芍 黄连 枳壳 黄芩 槐角 地榆 荆芥 升麻 天花粉 甘草

滋阴除湿汤 熟地 当归 白芍 川芎 柴胡 黄芩 陈皮 知母 贝母 泽泻 地骨皮 甘草 姜

金黄散 南星 陈皮 苍术 黄柏 姜黄 甘草 白芷 天花粉 厚朴 大黄(成药)

326. 肛门流脓

痔疮和肛门生痈破溃后,脓水淋漓不止,或收口后反复漏脓,疼痛瘙痒,称为"肛漏"。除流出脓水外,有时看到粪从孔出,血从窍流,往往消耗气血,使患者形体消瘦,转为劳损。本证流脓不止的原因,由于疮内生管,故欲根治,应由外科施行切开和挂线等方法。但对于虚弱者,当先与内服药调养,用以改善症状,增强体力,为施行手术做好准备。

十九、内脏症状

所有症状都与内脏有关,即使局部病证,也多通过内脏治疗,这是中医从整体出发的治病方法的精神。本门叙述的内脏症状,均系与内脏直接有关的症状,例如肺气上逆引起的咳嗽,心神不安引起的心悸怔忡,以及胃肠和膀胱等引起的大小便异常等。由于一种症状的出现,并不限于一个脏,而一个脏的病变,并不限于一种病因,所以观察内脏症状,必须注意内脏的体用、性质及与各方面的联系,也必须注意症状和病因的关系。同时,内脏分为五脏六腑,脏腑均有相合。虽然脏病可以传腑,腑病也能传脏,在重病久病,多数重视五脏。所以中医基本理论以脏腑为核心,而五脏尤为核心的核心,有很多认为难治、不治之症,都是根据五脏本身的衰弱和受邪的深浅作为判断。

327. 咳嗽

咳嗽一证,主要发生在肺。肺为娇脏,职司清肃,气逆则咳。但因咳嗽多挟痰浊,痰由湿化,而湿由脾胃运化不及所致。《内经》上说:"聚于胃,关于肺。"后人也有"脾为生痰之源,肺为贮痰之器"的说法。引起本病的原因有二:一为外感,因肺主皮毛,最易感受外邪,以从其合;二为内伤,多属于母脏气影响,如土不生金,木火刑金,金水不能相生等。

外感咳嗽以风寒和内热为常见,"风寒咳嗽",痰多稀薄;"风热咳嗽",痰黏不爽,或干咳无痰。二者均有喉痒、鼻塞,较重的有寒热、头痛等证。治宜宣化上焦,前者用杏苏散、止嗽散,后者用银翘散。也能以三拗汤为主方,酌加牛蒡、蝉衣、象贝、清半夏、陈皮、胖大海等。感受秋燥时邪,多干咳,鼻燥,口干,咽痛,舌质微红,用清燥救肺汤加减。凡治外感咳嗽,初起不宜降气镇咳,以免邪郁滋变。又因上焦如羽,非轻不举,用药以轻灵为贵。

内伤咳嗽中常见者,有"湿痰咳嗽",痰多易出,胸闷,食少,呕恶,舌苔白腻,用二陈汤。有"肝火咳嗽",咯吐黄痰,胸胁满闷掣痛,口苦咽干,用清气化痰丸加青黛。又有"肾虚咳嗽",由于阴亏虚火上炎的,痰中带血,内热咽干,脉象细数,用百合固金汤;由于阳虚水泛为痰的,痰带咸味,形寒气短,脉沉细弱,用金匮肾气丸。凡外感咳嗽重在祛邪,但也有体虚邪实,应当兼顾。内伤咳嗽同样有虚有实,不可一派滋补。同时,前人曾分"肺咳""心咳""脾咳""肝咳""肾咳"和"胃咳""膀胱咳"等五脏六腑之咳,乃指咳嗽引起的脏腑兼证,主要仍在于肺。在其他疾病如"水肿"等亦能引起咳嗽,则为病邪影响及肺,均以本病为主。

咳嗽咯吐涎沫,行动气短,形体消瘦,脉虚而数,乃热伤津液,肺失濡润,名为"肺痿"。治宜清养,略佐化痰,用麦门冬汤。久不愈,能使气阴俱伤,皮毛干枯,潮热失音,有如痨瘵,难治。也有吐涎沫而不咳不渴,小便频数或遗尿,为肺痿中的虚寒证。由于肺气萧索,不能制下,亦属难治,宜甘温调养,用甘草干姜汤。

咳嗽咯吐腥臭脓痰,伴有明显的胸痛,或身热,脉浮滑数,为"肺痈"初期。溃脓后则吐出脓血,或如米粥,胸痛烦满,舌苔黄腻。本证多属实热现象,热搏血结成痈,宜清热化浊,用千金苇茎汤,并可酌加桔梗排脓、葶苈泻肺。倘若病邪渐退,或脓未尽而正气已虚,宜清热养阴,用桔梗杏仁煎或济生桔梗汤。

咳嗽中有痰多稀薄色白,兼挟泡沫,患者以老年人为多,每发于秋季骤凉,随着冬季严寒加剧,至春夏逐渐平静。发时气喘,喜高枕而卧,咯痰爽利则觉轻快,名为"痰饮咳嗽"。轻者由于脾阳虚弱,重者肾阳亦虚,因而水湿不化,凝聚成饮,上渍于肺,则为咳喘。与一般咳嗽根本不同。治法宜温药和之,轻则治脾,用苓桂术甘汤,重者治肾,用金匮肾气丸;痰多和咳喘繁剧时,也可结合苓桂五味姜辛汤、三子养亲汤等。痰饮咳嗽的形成,主要由于本身阳虚,故不易根治,而且必须分别标本缓急。比如风寒引发者,可用小青龙汤散寒化饮。或喘逆头汗,有浮阳外越现象,可用黑锡丹破沉寒回阳气,但均不宜常用久服。

杏苏散　杏仁　紫苏　桔梗　前胡　半夏　陈皮　茯苓　枳壳　甘草　姜　枣

止嗽散　荆芥　紫菀　桔梗　百部　白前　陈皮　甘草

银翘散　银花　连翘　荆芥　豆豉　薄荷　牛蒡　桔梗　竹叶　甘草

三拗汤　麻黄　杏仁　甘草

清燥救肺汤　桑叶　石膏　杏仁　麦冬　人参　甘草　阿胶　枇杷叶　黑芝麻

二陈汤　半夏　陈皮　茯苓　甘草

清气化痰丸　胆星　半夏　橘红　杏仁　枳实　瓜蒌　黄芩　茯苓　姜汁

百合固金汤　百合　生地　熟地　玄参　麦冬　贝母　桔梗　白芍　当归　甘草

金匮肾气丸　附子　肉桂　熟地　山萸　山药　丹皮　泽泻　茯苓

麦门冬汤　麦冬　半夏　人参　甘草　粳米　枣

甘草干姜汤　甘草　干姜

千金苇茎汤　芦根　苡仁　桃仁　冬瓜子

桔梗杏仁煎　桔梗　杏仁　甘草　阿胶　麦冬　银花　百合　贝母　连翘　枳壳　夏枯草　红藤

济生桔梗汤　桑皮　桔梗　贝母　当归　瓜蒌皮　黄芪　百合　五味子　枳壳　甘草　苡仁　防己　地骨皮　知母　杏仁　葶苈

苓桂术甘汤　茯苓　桂枝　白术　甘草

苓桂五味姜辛汤　茯苓　桂枝　五味子　干姜　细辛

三子养亲汤　苏子　白芥子　莱菔子

小青龙汤　麻黄　桂枝　细辛　白芍　干姜　五味子　半夏　甘草

黑锡丹　青铅　硫黄　胡芦巴　沉香　附子　肉桂　茴香　补骨脂　肉果　金铃子　阳起石　木香(成药)

328. 喘促

呼吸急促,称为"气喘"。肺为气之主,肾为气之根。肺主出气,肾主纳气。一脏有病或两脏俱病,便升降失常,呼吸不利。一般以胸满声粗,邪在于肺者为实喘;呼长吸短,气不归肾者为虚喘。叶天士曾说:"在肺为实,在肾为虚。"并指出:"出气不爽为肺病,入气有音为肾病。"但本病多出现于咳嗽、水肿及虚劳证,临床辨证,应该把病因与病证结合起来考虑。大概实喘以痰为主,常由风寒和燥热引发。因风寒者,伴见咳嗽胸满,恶寒或发热,舌苔白腻,脉象浮滑,用华盖散;因燥热者,伴见身热,烦满,咽痛,口渴,用定喘汤。虚喘以气为主,在肺虚多兼咳嗽,言事无力,或津液亏耗,微热,口渴,舌红苔剥,用生脉散。在肾虚多见浮肿、恶寒、肢冷等阳虚现象,用金匮肾气丸。临床上遇到喘促,比较严重而且可以发生危险,必要时应当采取急救措施。一般消痰用猴枣粉，降气用沉香粉，纳气用人参、蛤蚧粉，降逆回阳用二味黑锡丹，开水送服。

小儿"肺风"和"麻疹"正出忽没，出现气促，为肺气闭塞严重证候。参阅鼻症状"鼻扇"和全身症状"麻疹"各条。

"哮喘"为气喘中一种突出证候。凡呼吸急促甚至张口抬肩谓之喘，喘气出入喉间有声谓之哮，哮喘则二证兼具，《医学正传》所谓"喘以气息言，哮以声响鸣。"本病多见于儿童，俗有"盐哮""糖哮"等分，但主要为"冷哮"和"热哮"，尤以冷哮为常见。冷哮由受寒和当风饮食引起，故受冷即发，发时胸膈满闷，呼吸急促，喉中痰声上下如水鸡音，脉象沉紧，舌苔白滑。用射干麻黄汤或冷哮丸。热哮因痰热素盛，肺气郁滞不宣，发时喉亦有声，伴见烦闷不安，脉象滑数，用玉涎丹或定喘汤。本证不易根治，必须注意饮食起居，寒温适宜，防止复发。《张氏医通》对于冷哮有白芥子涂法：夏月三伏中，用白芥子末一两，甘遂、细辛各五钱，共为细末，入麝香五分，捣匀姜汁调涂肺俞、膏肓、百劳穴，涂后麻瞀疼痛，切勿便去，隔两小时方可去之，十日后涂一次，如此三次。针灸科对吟哮用灸，热哮用针，取肺俞、膏肓、天突、膻中、列缺、足三里、丰隆等穴。外科割治法，亦有效果。

华盖散 麻黄 紫苏 杏仁 桑皮 赤苓 桔梗 甘草

定喘汤 麻黄 桑皮 白果 苏子 杏仁 黄芩 款冬 半夏 甘草

生脉散 人参 麦冬 五味子

金匮肾气丸 附子 肉桂 熟地 山萸 山药 丹皮 泽泻 茯苓

二味黑锡丹 青铅 硫黄（成药）

射干麻黄汤 射干 麻黄 细辛 半夏 紫菀 款冬 五味子 姜 枣

冷哮丸 麻黄 杏仁 细辛 甘草 胆星 半夏 川乌 川椒 白矾 牙皂 紫菀 款冬 神曲

玉涎丹 蛞蝓 大贝母

329. 气少

自觉吸吸气短，言事无力，系气力虚弱，《内经》所谓"言而微，终日乃复言者，此夺气也。"常见于久病衰弱证，当补肺脾，用四君子汤加黄芪，咽干者再加麦冬。

四君子汤 人参 白术 茯苓 甘草

330. 太息

俗称叹长气，自觉呼吸窒塞，嘘气较畅，多见于肝胃气证。参阅胸胁腋乳症状"胸闷"条。

心气不畅，亦多太息。《内经》上说："思忧则心系急，心系急则气道约，约则不利，故太息以伸出之。"治宜补养。

331. 喷嚏

为感冒初起症状之一，小儿"麻疹"初期亦频作喷嚏。

阳虚久病，突然发现喷嚏，为阳气回复，有好转趋势，即《内经》所谓"阳出于阴则嚏。"

332. 呵欠

疟疾将作或精神疲乏时期，常有呵欠连连。《内经》曾说："阳入于阴则欠。"故虚弱久病见呵欠，为阳气渐衰之征。

333. 吐血

凡血液从口而出，概称吐血。其中来自肺脏，每随咳嗽，咯吐盈口，或痰中挟有血点、血丝的，称为"咳血"；来自胃中，血随呕吐而出，盈盆盈盏的，称为"呕血"；来自喉头，不咳而一咯即出小血块的，称为"咯血"。

咳血由于咳嗽损伤肺络，常见者为风热犯肺，兼见鼻干口燥，脉象浮数，用桑杏汤。如木火刑金，兼见胁痛易怒，脉象弦数，用黛蛤散。阴虚内热，兼见潮热气短，脉象虚数者，用百合固金汤。

呕血因胃有积热，吐出之血，鲜瘀相杂，兼见胸闷作痛，嘈杂便秘，舌苔黄腻，脉象滑数，用大黄黄连泻心汤合四生丸。此证往往大便紫黑，乃瘀血下行，不用止涩。

咯血多因肾虚火炎，兼有膈热颊红，咽喉干燥，舌质绛，脉象细数，先用清咽太平丸，接用七味都气丸加麦冬、牛膝。

妇女每逢月经期吐血，名为"倒经"，参阅妇科症状"经行吐血"条。

吐血常见于外感、内伤杂证，原因极为复杂。《类证治裁》曾将吐血的用药法则作了扼要的说明：客邪在肺卫，宜甘凉肃降，如沙参、麦冬、贝母、花粉；在心营，宜轻清滋养，如生地、玄参、丹参、连翘、竹叶；火灼甚者，则加入苦寒，如山栀、黄芩、知母、地骨皮。风温,参以甘凉,如桑叶、芦根、蔗汁;暑瘵,参以清润,如杏仁、银花、生地、犀角;燥咳,佐以纯甘,如天冬、阿胶、梨汁。另有内热外寒者,宜麻黄参芍汤。内损吐血,怒动肝火,宜苦辛降气,如苏子、郁金、降香、丹皮、山栀、瓜蒌;郁损肝阴,宜甘酸息风,如阿胶、白芍、生地、金橘;思伤心脾,宜甘温益营,如人参、黄芪、白术、当归、陈皮;夺精亡血,宜填补真元,如人参、海参、熟地、杞子、紫河车;肾虚失纳,宜壮水潜阳,如熟地、山萸、五味子、牛膝、青铅;阳虚不摄,宜导火归窟,如肉桂七味丸加童便。不内外因引起的吐血,坠跌损伤,先须导下,如生地、归尾、桃仁、大黄、穿山甲,再予通补,如当归、郁金、白芍、三七、牛膝;努力伤络,宜和营理虚,如旋覆花、新绛、当归、白芍、葱管;烟酒伤肺,宜甘凉清润,如丹皮、麦冬、犀角、藕汁、葛花等。

以止血为急救目的的方药,有十灰丸、花蕊石散,以及仙鹤草、血余炭、紫草珠等。但前人有"见血休止血"之戒,缪仲淳更明确地指出:"吐血有三诀,宜行血不宜止血,血不循经络者,气逆上壅也,行血令循经络,不止自止,止之则血凝,血凝必发热,胸胁痛,病日痼矣;宜补肝不宜伐肝,肝主藏血,吐血者,肝失其职也,养肝则肝气平而血有所归,伐肝则肝虚不能藏,血愈不止矣;宜降气不宜降火,气有余便是火,气降则火降,火降则气不上升,血随气行,无溢出上窍之患。且降火必寒凉之剂,反伤胃气,胃气伤则脾不能统血,血愈不能归经矣。"吴鞠通以气为血帅而主张调治无形之气,临床上常用固脱益气之法,更证明血证治气的重要性。

桑杏汤　桑叶　杏仁　沙参　象贝　香豉　山栀　梨皮

黛蛤散　青黛　海蛤粉

百合固金汤　生地　熟地　百合　麦冬　玄参　当归　白芍　贝母　甘草　桔梗

大黄黄连泻心汤　大黄　黄连

四生丸　侧柏叶　艾叶　荷叶　生地

清咽太平丸　薄荷　川芎　防风　犀角　柿霜　甘草　桔梗

七味都气丸　五味子　熟地　山萸　山药　丹皮　泽泻　茯苓

麻黄参芍汤　麻黄　桂枝　人参　黄芪　当归　白芍　麦冬　五味子

肉桂七味丸　肉桂　熟地　山萸　山药　丹皮　泽泻　茯苓

十灰丸　大蓟　小蓟　侧柏叶　薄荷　茜草　茅根　山栀　大黄　丹皮　棕榈皮

花蕊石散　花蕊石

334. 心跳

自觉心脏跳动,称为"心悸",严重的称作"怔忡",均属心神不安之证。有属于外因的,多由耳闻大声,目见异物,或遇险临危,惊慌不定,亦叫"惊悸"。属于内因的,以心血不足为主,心失所养,神不宁舍,常有心慌内怯现象。故外因发病为暂为浅,内因则其来也渐,其证较深,但惊可生悸,悸亦易惊,二者常是相关联的。一般受惊心悸,神定便止,不作治疗。如果多日不愈,心中烦乱,坐卧不安,睡眠梦扰,饮食少味,多与心肝火旺或肝胆气虚有关,可用朱砂安神丸、温胆汤和蕊珠丸治疗。心血虚者,宜养血安神,用枣仁汤、养心汤。脉来结代者,佐以辛润,用炙甘草汤。

水气上逆,亦使心悸,称为水气凌心。证见头眩胸闷,口渴不饮,小便短少,脉象沉紧。此证主要由于心阳不振,宜通阳利水,不须安神,用茯苓甘草汤。

本证常与头晕、目花、失眠、健忘、耳鸣、自汗、疲劳等症同时出现,成为虚弱证候,用镇心丹去肉桂治之。

朱砂安神丸　生地　当归　黄连　朱砂　甘草

温胆汤　半夏　橘红　茯苓　甘草　枳实　竹茹

蕊珠丸　朱砂　靛青　猪心血

枣仁汤　人参　黄芪　当归　茯苓　茯神　枣仁　远志　陈皮　甘草　莲肉　姜　枣

养心汤　黄芪　当归　茯苓　茯神　川芎　半夏　柏子仁　枣仁　远志　五味子　人参　肉桂　炙草

炙甘草汤　炙草　人参　桂枝　阿胶　生地　麻仁　姜　枣

茯苓甘草汤　茯苓　桂枝　甘草　姜

镇心丹　枣仁　麦冬　天冬　五味子　茯苓　茯神　龙齿　人参　熟地　山药　肉桂　车前子

远志　朱砂

335. 不寐

不易入睡，或整夜转侧难睡，概称不寐，即一般所谓"失眠"。多因思虑忧郁，劳倦过度，心脾血虚，或病后，妇人产后气血虚弱。伴见面色不华，体倦神疲，头眩目重，舌淡，脉象细弱，宜滋养心脾为主，用归脾汤。血虚不寐，往往引起心火偏旺，烦躁，多汗，口舌干燥，用天王补心丹、朱砂安神丸。或引起肝阳偏亢，头晕头胀，惊悸，用琥珀多寐丸。如果肾阴亏损，心火独亢，引起不寐，称为心肾不交，用黄连阿胶汤、交泰丸。用针灸治疗，心血虚者，取神门、三阴交，心肾不交加心俞、肾俞、照海、涌泉，肝火旺加肝俞、胆俞、太冲，宜在睡前二小时施术，效果较好。

饮食积滞和痰火中阻，也能引起失眠，即《内经》所谓"胃不和则卧不安"。伴见痰多胸闷，二便不畅，舌腻，脉滑等证，用温胆汤和半夏秫米汤。张景岳说："寐本乎阴，神其主也，神安则寐，神不安则不寐。其所以不安者，一由邪气之扰，一由营气之不足。"这所说营气不足，概括血虚而言，邪气之扰，系指痰火饮食等因素，故治疗失眠不是单纯地滋补和安神所能收效。

归脾汤　人参　白术　茯神　枣仁　黄芪　归身　远志　木香　炙草　龙眼　姜枣

天王补心丹　生地　人参　玄参　丹参　天冬　麦冬　当归　五味子　茯苓　桔梗　远志　枣仁　柏子仁

朱砂安神丸　生地　当归　黄连　甘草　朱砂

琥珀多寐丸　琥珀　党参　茯苓　远志　羚羊角　甘草

黄连阿胶汤　黄连　黄芩　白芍　阿胶　鸡子黄

交泰丸　黄连　肉桂

温胆汤　半夏　陈皮　茯苓　甘草　枳实　竹茹

半夏秫米汤　半夏　秫米

336. 易醒

睡眠易醒，多因感受惊吓，或心胆素怯，故睡中恍惚，易为惊醒，宜从肝经治疗，用酸枣仁汤加白芍、牡蛎。

酸枣仁汤　枣仁　知母　川芎　茯苓　甘草

337. 嗜睡

嗜睡以痰湿证为多。痰湿内阻，则中气困顿，精神疲乏，伴见胸闷食少，舌苔白腻，用平胃散加菖蒲。在南方梅雨季节，更多此证，俗称"湿困"，藿香、半夏、蔻仁、苡仁等均可加入。

食后困倦思睡，为脾弱运化不及，大多脉舌正常，用六君子汤。

阳虚证见神疲欲寐，畏寒蜷卧，宜温补少阴，用附子理中汤。

病后往往酣睡，醒后清爽，不属病征，并且不易惊扰。

平胃散　苍术　厚朴　陈皮　甘草

六君子汤　人参　白术　茯苓　甘草　半夏　陈皮

附子理中汤　附子　人参　白术　炮姜　甘草

338. 小儿夜啼

小儿夜间惊哭，称为"夜啼"。以心肝两经蕴热为多。用朱灯芯、竹叶、钩藤煎服，重者用安神镇惊丸。

安神镇惊丸　天竺黄　茯神　胆星　枣仁　麦冬　赤芍　当归　薄荷　黄连　朱砂　牛黄　山栀　木通　龙骨　青黛

339. 多梦

睡眠不熟，梦扰纷纭，且多可惊可怖可怪之事，常见于血虚证，以心神不安为主。《金匮要略》上说："血气少者属于心，心虚者其人多畏，合目欲眠，梦远行而精神离散，魂魄妄行。"用益气安神汤。

益气安神汤　当归　茯神　生地　麦冬　枣仁　远志　人参　黄芪　胆星　竹叶　黄连　甘草

340. 烦躁

胸中热而不安为"烦"，手足热而不宁为"躁"，虽然烦躁并称，实系两种证候。《类证治裁》上说："内热为烦，外热为躁。烦出于肺，躁出于肾。热传肺肾，则烦躁俱作。"又说："烦为阳，属有根之火，故但烦不躁及先烦后躁者，皆易治；躁为阴，系无根之火，故但躁不烦及先躁后烦者，皆难治。"本证出现在热性病中，治烦用栀子豉汤，治躁用四逆汤。若烦而足冷，脉象沉微，亦属阴证，用参附汤。病后余热，虚烦不安，用竹茹汤。

内伤杂证,烦多于躁,常见于阴虚火动,夜间较甚,用生脉散加生地、枣仁、茯神。也有烦而呕者,用橘皮汤,烦而溺涩者,用猪苓汤。

栀子豉汤　山栀　豆豉

四逆汤　附子　干姜　甘草

参附汤　人参　附子

竹茹汤　人参　麦冬　竹茹　半夏　茯苓　甘草　浮小麦

生脉散　人参　麦冬　五味子

橘皮汤　陈皮　生姜

猪苓汤　猪苓　茯苓　阿胶　滑石　泽泻

341. 健忘

健忘亦称"善忘"和"喜忘"。由于思虑过度,脑力衰竭,治宜滋养心肾。林羲桐说:"人之神,宅于心,心之精,依于肾,而脑为元神之府,精髓之海,实记性所凭也。"汪讱庵亦说:"治健忘者必交其心肾,使心之神明下通于肾,肾之精华上升于脑,精能生气,气能生神,神定气清,自鲜遗忘之失。"药方如孔圣枕中丹、朱雀丸、安神定志丸等,可适当选用。

孔圣枕中丹　龟甲　龙骨　远志　菖蒲

朱雀丸　沉香　茯神　人参

安神定志丸　人参　白术　茯苓　茯神　菖蒲　远志　麦冬　枣仁　牛黄　朱砂　龙眼

342. 昏迷

昏迷即不省人事或神识迷糊。多由邪阻清窍、神明被蒙而起,外感和内伤疾病均能出现,为严重症状之一。大概外感证多从传变而来,内伤杂病则能突然发作,治疗采取急救措施,以开窍为主,如苏合香丸、至宝丹、紫雪丹、安宫牛黄丸、牛黄清心丸和玉枢丹等,均为常用成药,并用通关散吹鼻取嚏,开关散擦牙以开牙关紧闭,促使苏醒,便于灌药。

外感证出现昏迷,多在伤寒或温病化热,邪传心包,先见狂妄谵语,舌尖红绛,渐至撮空引线,循衣摸床,宜开窍清热,用安宫牛黄丸、紫雪丹、至宝丹等急救。这三种成药的使用,牛黄最凉,紫雪次之,至宝又次之,主治略同而各有所长。大便秘结者可结合釜底抽薪法,用大承气汤或增液承气汤。在外感证传变至昏迷阶段,大多高热不退,日晡更剧,烦躁不安,时有谵语,即当先用清宫汤。湿温证湿热熏蒸胸中,在透发白㾦时期亦常有昏迷,但多似明似昧,轻者用甘露消毒丹,重者神犀丹。

感受暑温,夜寐不安,烦渴口绛,时有谵语,目开不闭,或喜闭不开,为昏迷先兆,用清营汤。已入昏迷者,用安宫牛黄丸。如在烈日下工作或行走,猝然昏倒,称为"中暑",急用苏合香丸,或以葱蒜捣汁调水灌服。

杂证出现昏迷,以"中风"最为危急,猝然仆倒,昏不知人,伴见鼾睡,口眼㖞斜,半身不遂,须辨阴阳、闭脱施治。凡两手握固,牙关紧闭,声如曳锯,面赤气粗,脉数弦劲,舌苔黄腻,为闭证中的阳证,用局方牛黄清心丸。静而不烦,鼻起鼾声,脉象沉缓,舌腻白滑,为闭证中的阴证,用苏合香丸,取十二井或十宣刺血,针百会、水沟穴。目合、口开、鼻鼾、手撒、遗溺,甚则面赤如妆,汗出如油,手足逆冷,脉象微细欲绝者,则为脱证,用参附汤加龙骨、牡蛎,并灸神阙、气海、关元,以苏醒为度。也有既见脱证,又见痰涎壅盛,内窍不通,称为"内闭外脱",用三生饮加人参固脱开闭。

"厥证"乃一时昏迷,不省人事,四肢逆冷,但无手足偏废见证,不难与中风鉴别。其发于暴怒气逆,昏倒时,口噤握拳者,为"气厥",用五磨饮。素多痰浊,忽然上壅气闭,喉有痰声者,为"痰厥",用导痰汤。如因饱食不化,脘腹胀满,因而昏厥者为"食厥",用保和丸。这类厥证初起,均可用苏合香丸或玉枢丹急救,并用通关和开关方法。

突然头晕仆倒,面色㿠白,自汗出,不省人事,称为"晕厥"。由于肝血肾阴两亏,风阳上扰,轻者数分钟内自然苏醒,醒后用羚羊角汤调养。重者汗出不止,肢冷脉伏,能致虚脱,重用人参浓煎灌服。

"痫病"有发作历史,发则突然昏倒,伴见四肢抽搐,牙关紧闭,口流涎沫,并有异常声音如猪羊鸣叫。少顷即苏醒,醒后有短时间的头晕头痛,精神疲倦。本病发无定时,有一日数发,或数日一发,数月一发,以至数年一发的。多因惊恐伤及肝肾,火灼津液,酿成痰涎,内乱神明,外闭经络。宜安神化痰,用定痫丸、痫证镇心丹,针风池、心俞、肝俞、腰奇、鸠尾、中脘、间使、神门等穴。

小儿"急惊风",发病迅速,其症状为眼睛直视,牙关紧闭,颈项强直,角弓反张,脉象浮紧弦数,指纹青紫。在出现这些症状之前,先有壮热,三至数天后惊搐抽掣,啼哭无泪,继而转入昏迷状态。原因有惊、风、痰、热四种,其特征为:由于惊者,先见惊慌厥冷,恐惧不安,神识不清;由于风者,先见手足抽搐,身体颤动,牙关紧闭,眼目窜视;由于痰者,先见咳嗽痰壅气促,喉间辘辘有声;由于热者,先见神昏谵妄,眼红唇红,便秘尿赤。但四者不能截然划分,往往相互并见,主要是外邪化热,热盛又生风、生痰,痰热壅闭,再因偶触异物或闻异声,猝然惊厥。治法以涤痰通窍、清热镇惊为先,用牛黄清心丸或回春丹化服,再用清热化痰汤或钩藤饮。急惊风系危险证候,必须先用成药急救,紫雪丹、至宝丹、琥珀抱龙丸等均可选择,亦可先以通关散吹鼻取嚏,并针刺十宣出血,以及人中、印堂、大椎、合谷、涌泉、行间等穴。如见手撒、眼闭、口张、囟填、遗尿等证,预后不良,虽不死亡亦往往发生瘫痪、痴呆等后遗症。

"瘒疟"极易昏迷,热瘒用紫雪丹,冷瘒用苏合香丸,配合汤药急救。

"臌胀"后期,二便不通,或呕血、口鼻出血,同时神志昏迷,为不治之征。

苏合香丸　丁香　安息香　木香　檀香　苏合香　麝香　熏陆香　沉香　荜茇　诃子　犀角　朱砂　冰片　白术　附子(成药)

至宝丹　犀角　琥珀　朱砂　牛黄　玳瑁　麝香(成药)

紫雪丹　滑石　石膏　寒水石　磁石　羚羊角　木香　犀角　沉香　丁香　升麻　玄参　炙草　朴硝　硝石　朱砂　麝香(成药)

安宫牛黄丸　牛黄　郁金　犀角　黄连　朱砂　冰片　麝香　珠粉　山栀　雄黄　黄芩　金箔(成药)

牛黄清心丸　牛黄　麝香　冰片　白芍　麦冬　黄芩　当归　防风　白术　柴胡　桔梗　川芎　茯苓　杏仁　神曲　蒲黄　人参　犀角　羚羊角　肉桂　豆卷　阿胶　白蔹　干姜　雄黄　山药　甘草　金箔　枣　(成药)

玉枢丹　略(成药)

通关散　南星　皂角　麝香　蜈蚣　僵蚕(成药)

开关散　南星　冰片　乌梅(成药)

大承气汤　大黄　玄明粉　厚朴　枳实

增液承气汤　生地　玄参　麦冬　大黄　玄明粉

清宫汤　玄参　莲子心　卷心竹叶　连翘心　犀角

甘露消毒丹　滑石　茵陈　黄芩　菖蒲　川贝　木通　藿香　射干　连翘　薄荷　豆蔻　神曲

神犀丹　犀角　菖蒲　黄芩　生地　银花　金汁　连翘　板蓝根　豆豉　玄参　天花粉　紫草(成药)

清营汤　犀角　生地　玄参　竹叶心　麦冬　丹参　黄连　银花　连翘

参附汤　人参　附子

三生饮　乌头　附子　南星　木香

五磨饮　槟榔　木香　沉香　乌药　枳壳

导痰汤　半夏　茯苓　陈皮　甘草　南星　枳实

保和丸　山楂　神曲　莱菔子　茯苓　半夏　陈皮　连翘

羚羊角汤　羚羊角　龟甲　生地　丹皮　白芍　柴胡　薄荷　蝉衣　菊花　夏枯草　石决明

定痫丸　天麻　川贝　胆星　半夏　陈皮　茯苓　茯神　丹参　麦冬　菖蒲　远志　全蝎　僵蚕　琥珀　朱砂　竹沥　姜汁　甘草

痫证镇心丹　牛黄　犀角　珠粉　朱砂　远志　甘草　胆星　麦冬　黄连　茯神　菖蒲　枣仁　金箔

回春丹　川贝　天竺黄　胆星　白附子　防风　天麻　羌活　朱砂　牛黄　雄黄　蛇含石　僵蚕　全蝎　麝香　冰片(成药)

清热化痰汤　川贝　天花粉　枳实　黄芩　黄连　玄参　升麻　甘草

钩藤饮　羚羊角　钩藤　天麻　全蝎　人参　甘草

琥珀抱龙丸　琥珀　朱砂　茯神　檀香　天竺黄　胆星　枳壳　枳实　人参　山药　甘草　金箔(成药)

343. 痴呆

精神错乱,哭笑无常,语无伦次,或默默不言,或痛苦呻吟,称为"癫证",俗呼"文痴"。得病前多因精神刺激,不能发泄,表现为情绪苦闷,神志呆滞,喜静喜睡,不饮不食,脉象细弦。治宜调气舒郁,用逍遥散,有痰者佐以白金丸。本病经久不愈,因阴血暗耗,气郁化火,亦能传变狂妄现象，预后不良，《内经》所谓："癫疾，疾发如狂者死不治。"

也有目光不活，言语迟钝，四肢举动亦不灵便，脉象迟缓，兼见头晕、多汗、心悸、难寐，乃内风症状之一。宜养肝息风，用珍珠母丸加全蝎，忌活血通络之品。

逍遥散 当归 白芍 柴胡 白术 茯苓 甘草 薄荷

白金丸 白矾 郁金

珍珠母丸 珍珠母 生地 熟地 党参 当归 柏子仁 枣仁 茯神 龙齿 沉香

344. 发狂

发狂多为热证，《内经》所谓"诸躁狂越，皆属于热"。在热性病中发现的，常因高热不退，大便秘结，邪入心包，用清心或通腑法治疗，参阅本门"昏迷"条。

先有忿郁易怒，少睡少食，继而骂詈叫号，不避亲疏，甚至持刀执杖，弃衣裸体，越墙上屋，力大倍于平常，面色红赤，目光炯炯，脉象弦滑而数。称为"狂疾"，俗呼"武痴"，系肝胆气逆，化火上蒙清窍，用加味生铁落饮或虎睛丸。

癫狂多由情志怫郁所引起，从一般来说，情志引起的疾患相当复杂。朱丹溪说："血气冲和，万病不生，一有怫郁，诸病生焉。"并认为先由气郁，而后湿、痰、热、血、食等随之郁滞，创立六郁之说，以越鞠丸为主方。但在临床上又因气郁化火，火盛生风，往往出现肝气、肝火、肝风等一系列证候。《类证治裁》指出："凡上升之气，自肝而出，肝性升散，不受遏郁，郁则经气逆，为嗳、为胀、为呕吐、为暴怒胁痛、为胸满不食、为飧泄、为癞疝，皆肝气横决也。相火木郁则化火，为吞酸、为胁痛、为狂、为痿、为厥、为痞、为呃噎、为失血，皆肝火冲激也。风依于木、木郁则化风，为眩、为晕、为舌麻、为耳鸣、为痉、为痹、为类中，皆肝火震动也。"故在初起时期，概称"郁证"，以疏肝、泄肝、平肝为主，用化肝煎、解肝煎、逍遥散等。等到化火、化风，则以清肝、泻肝、柔肝为主，用火郁汤、泻青丸、一贯煎、三甲复脉汤等。

加味生铁落饮 生铁落 玄参 丹参 麦冬 朱砂 钩藤 天花粉 贝母 胆星 连翘 远志 菖蒲 茯苓 茯神

虎睛丸 犀角 大黄各一两 生山栀 生远

志各五钱 虎睛一对 研末，白蜜为丸，朱砂为衣。

越鞠丸 香附 苍术 川芎 山栀 神曲

化肝煎 白芍 青皮 陈皮 贝母 丹皮 山栀 泽泻

解肝煎 苏叶 白芍 陈皮 半夏 茯苓 厚朴 砂仁

逍遥散 当归 白芍 柴胡 白术 茯苓 甘草 薄荷 姜

火郁汤 黄芩 连翘 郁金 麦冬 薄荷 瓜蒌 桃仁 竹叶 甘草

泻青丸 龙胆草 山栀 大黄 当归 川芎 羌活 防风

一贯煎 沙参 麦冬 生地 归身 枸杞子 金铃子

三甲复脉汤 牡蛎 鳖甲 龟甲 生地 白芍 阿胶 麦冬 麻仁 甘草

345. 呃逆

呃呃连声，声短而频，称为"呃逆"。偶然发作者，常因饮冷或吸受凉气引起，用刺鼻取嚏，或闭息不令出入，或集中思想，转移注意力，均能停止。如果持续不已，可用生姜少许嚼烂，开水送服。但在病中出现，尤其是老年和虚弱久病，往往成为严重证候。因此本证应分虚实，实证呃声响亮，脉象滑大；虚证呃声低微，形气怯弱。一般治法用和胃降逆，以丁香柿蒂汤为主方，并以丁香、柿蒂为本证主药。但丁香、柿蒂性味不同，因呃逆皆是寒热错杂，二气相搏，故治之亦多寒热相兼。凡实证当去人参，寒重可用肉桂，痰湿重者加半夏、陈皮、厚朴，挟热者酌去丁香，加竹茹、枇杷叶，虚证可结合旋覆代赭石汤。

丁香柿蒂汤 丁香 柿蒂 人参 姜

旋覆代赭石汤 旋覆花 代赭石 人参 甘草 半夏 姜 枣

346. 噎膈

饮食吞咽困难，常觉喉头、胸膈有物堵塞，尤其对于干燥之品，更难顺下，称作"噎膈"。前人根据病因分为"气膈""血膈""痰膈""火膈""食膈"五种。但主要原因不外忧思气结，酒色伤阴。张景岳所谓："噎膈一证，必忧愁思虑，积劳积郁，或酒色过度伤阴，阴伤则精血枯涸，气不行则噎膈病于上，精血枯涸则燥结病于下。"故本病初起偏于气结，先觉食道梗塞，然后发生气噎，常随精神抑郁加甚，心情舒畅减轻。逐渐增重，出现血结现象，水饮可入，谷食难下，下亦转出，胸脘时痛，或吐血便血，或吐出如赤豆汁，或大便艰难坚如羊矢。此时津液枯槁已极，形体消瘦，终至水饮点滴不下，胃气告竭。此病预后多不良，特别见于老年体弱，更不易治。初起宜解郁润燥，用启膈散，日久血结用通幽汤去升麻加郁金，并用五汁安中饮调养。按风、痨、臌、膈，称为四大证，总的治法，有理气、化痰、祛瘀、生津、健脾、润肠等。但香燥消克之剂，必须防止损伤气阴，柔润滋阴之剂，又当注意影响健运。

启膈散　沙参　丹参　茯苓　川贝　郁金　砂仁壳　荷蒂　米糠

通幽汤　生地　熟地　桃仁　红花　当归　甘草　升麻

五汁安中饮　韭菜汁　牛乳　生姜汁　梨汁　藕汁

347. 嗳气

嗳气常见于胃病及脾胃薄弱的患者，中焦气滞，胸膈胀满，嗳出始舒。一般不作主证治疗，可于处方内酌加厚朴、陈皮、丁香、檀香、砂仁、藿香之类。如因脾阳虚弱，消化不良，食后嗳气频作，用健脾散。

嗳气多与矢气并见，大概气滞于胃则多上出，气滞于肠则多下泄，用药当加分别。

健脾散　人参　白术　丁香　藿香　砂仁　肉果　神曲　炙草　姜　枣

348. 吞酸

胃中泛酸，嘈杂有烧灼感，多因肝气犯胃。一般用左金丸，亦可用乌贼骨、煅瓦楞制止。左金丸以黄连为主，与吴萸的比例为六与一。但吞酸有偏热偏寒之分，偏热者可于本方加竹茹、焦山栀；偏寒者可将黄连、吴萸用量适当调整，并加丁香、生姜。

左金丸　黄连　吴萸

349. 恶心

为痰湿症状之一。胸中泛漾，欲吐不吐，可于处方内酌加半夏、茯苓、生姜及枳壳、竹茹之类。

肝阳眩晕亦能引起恶心，不作为主证，肝阳潜降，则胃气自和，亦可于方内加枳壳、竹茹治标。

妇人怀孕，见物厌恶作恶，称为"恶阻"。参阅妇科症状"怀孕呕恶"条。

350. 呕吐

呕吐由于胃失和降，反而上逆。前人以有声无物为呕，有声有物为吐，实际上往往同时出现，很难区分，一般从兼证和吐出物作为诊断和治疗的依据。吐时先觉酸味，清水较多，喜热恶寒，舌苔白腻，吐后口内多涎，仍欲泛吐，属胃寒，用半夏干姜汤、吴茱萸汤。吐出酸苦夹杂，口有秽气，喜寒恶热，常在食后即吐，舌苔黄腻，属胃热，用竹茹汤。吐前胸脘胀满，嗳气吞酸，吐下多酸腐宿食。吐后即觉舒畅，为胃有积滞，用生姜橘皮汤加神曲、谷麦芽。素多痰浊，胸闷、头眩、心悸，吐出黏痰，为胃有痰饮，用小半夏汤加茯苓。也有寒热夹杂，胸膈痞满，时呕时止，脉滑，舌苔黄腻，用半夏泻心汤，此法辛开苦降，在呕吐证比较常用，但方内人参、红枣可以斟酌。又有湿热痰浊极重，舌苔厚腻，呕恶频作，饮水即吐，一时难以制止，可用玉枢丹二、三分开水送服。

饮食入胃，经过一天半日后吐出，吐出物又多不消化，由于胃寒脾弱，称为"反胃"。《金匮要略》上说："脾伤则不磨，朝食暮吐，暮食朝吐，名曰胃反"，王冰亦说："食入反出，是无火也。"治宜温中健中，用丁香透膈散。日久营血衰弱，神疲脉细，大便秘结，用大半夏汤。

小儿吃奶后，乳汁随溢吐，称为"呃乳"，俗称"转奶"。多因哺乳过多，偶发者不必治，常发而带有酸腐乳汁，或大便亦酸臭者，用消乳丸。

半夏干姜汤　半夏　干姜

吴茱萸汤　吴萸　人参　姜　枣

竹茹汤　竹茹　甘草　半夏　陈皮　山栀　枇杷叶　姜　枣

生姜橘皮汤　生姜　陈皮

小半夏汤　半夏　生姜

半夏泻心汤　半夏　黄芩　干姜　人参　炙草　黄连　枣

玉枢丹　略（成药）

丁香透膈散　丁香　人参　白术　香附　砂仁　蔻仁　麦芽　木香　沉香　青皮　陈皮　厚朴　藿香　半夏　炙草

大半夏汤　半夏　人参　白蜜

消乳丸　香附　神曲　麦芽　陈皮　砂仁　炙草

351. 上吐下泻

胸脘痞闷,腹痛,先吐后泻,气带臭秽,继发寒热,舌腻,脉象滑数。多因食滞伤中或兼感外邪,治宜疏化导滞,用藿香正气散。此证在小儿较为多见,来势虽急,痊愈亦速。

突然腹内雷鸣或疼痛如绞,吐泻交作不止,泻下稀水,随即形脱、目陷、螺瘪、两腿转筋,脉微沉伏。为严重的"霍乱"证,俗呼"发痧"或"痧气",数小时内能致死亡,故又有"瘪螺痧""吊脚痧"和"子午痧"等俗称。本病常发于夏秋季节,能互相传染,主要由于饮食不洁,感受寒凉,肠胃不和,清浊不分,《内经》所谓:"清浊相干,乱于肠胃,则为霍乱。"因病势危急,迫使阳气、津液暴亡,必须及时治疗。先用蟾酥丸吞服,以食盐填满脐内艾灸,并针灸中脘、天枢、关元、足三里等穴,内服四逆汤、大顺散等回阳。

吐泻交作,吐下物有腐臭,伴见发热烦躁,四肢疼痛,口渴引饮,小便短赤,舌苔黄腻,脉象濡滑或濡数。系暑湿内蕴肠胃,与霍乱相似而性质各异,因此前人以霍乱分为真假,称真霍乱为"寒霍乱",假霍乱为"热霍乱"。治宜苦寒清化,用燃照汤或蚕矢汤,针刺曲泽、委中、曲池、内关、承山等穴。

民间对于霍乱有刮痧方法,用铜钱或磁质汤匙蘸香油或菜油,在肩胛、颈项、背脊、胸胁和臂弯、膝弯等处,自上向下顺刮,以皮肤出现红紫色为度。张景岳曾说:"毒深者非刮背不可。"认为这种方法能使气血和畅,证状因而好转,是良好的急救方法之一。

藿香正气散 藿香 紫苏 厚朴 陈皮 白芷 大腹皮 白术 茯苓 半夏曲 桔梗 甘草 姜 枣

蟾酥丸 蟾酥 朱砂 雄黄 苍术 丁香 牙皂 麝香(成药)

四逆汤 附子 干姜 甘草

大顺散 附子 肉桂 杏仁 甘草

燃照汤 滑石 山栀 香豉 黄芩 佩兰 厚朴 半夏 豆蔻

蚕矢汤 蚕沙 木瓜 苡仁 豆卷 黄连 半夏 黄芩 吴萸 山栀 通草

352. 上逆下闭

上为吐逆,食不得入,下为溺闭,或二便不通,称为"关格"。《伤寒论》上说:"寸口脉浮而大,浮为虚,大为实,在尺为关,在寸为格,关则不得小便,格则吐逆。"先用辛香通窍下降以治其上,如沉香、丁香、藿香、苏合香、蔻仁、生姜,次用苦寒利气下泄以通其下,如大黄、黄柏、木通、滑石、车前子等。也有寒在上热在下者,用黄连汤,桂枝改肉桂。

黄连汤 黄连 干姜 桂枝 人参 甘草 半夏 枣

353. 食欲差

胃主受纳,脾司健运,同为后天生化之本,中气之源。故食欲差包括不思饮食,饥不能食,食易饱,食后难化,以及纳食无味,厌恶油腻等,皆属脾胃不和的反映。大概病在胃而不在脾,则知饥不能食,食亦易饱,无味,并恶油腻;病在脾而不在胃,则不知饥饿,食后难化;脾胃俱病,则不饥不思饮食。致成本病的主要因素,一为湿浊,二为中气虚。湿浊内阻则运化机能障碍,伴见舌苔白腻、厚腻,治宜芳香和中,用和胃二陈煎、大和中饮。中气虚则消化能力薄弱,舌苔多净,治宜补气健中,用异功散、参苓白术散。也有因停湿而中气受困,或因中气不足而湿浊不化,当双方兼顾。此外,因气因寒因痰因食和湿热内蕴等,均能影响食欲不振,各随证治之。本证在一般疾病中都能出现,很少作为主证治疗,但因脾胃为后天,临床上应极其注意,并在处方中经常照顾到这一点。

大病或久病饮食减少,渐至不思饮食,为后天生气败坏,即《内经》所谓"纳谷者昌,绝谷者亡",预后多不良。

和胃二陈煎 半夏 陈皮 茯苓 甘草 砂仁 姜 枣

大和中饮 木香 厚朴 枳壳 半夏 陈皮 干姜 泽泻 山楂 麦芽 砂仁

异功散 人参 白术 茯苓 陈皮 甘草

参苓白术散 人参 白术 茯苓 山药 扁豆 苡仁 砂仁 陈皮 莲肉 桔梗

354. 善食易饥

能食善饥作渴,不生肌肉,大便坚实,为胃中燥热,消渴证内"中消"的特征。宜清热生津,用太清饮,消渴方。消渴的主症为多饮、多食、多尿,即口渴引饮,善食而瘦,小便频数量多,在表现上常有轻重的不同。或有明显的多饮而其他二者不甚显著,或以多食为主而另二者为次,或以多尿为重而另二者为轻。前人根据这三者的出入,分为上、中、下三消,但在治疗上不宜绝对划分。

热性病中忽然思食能食,未必是正常状态,须防"除中"。《伤寒论》上说:"凡厥利者当不能食,今反能食者,恐为除中,食以索饼,不发热者知胃气尚在,必愈。"又说:"腹中应冷,当不能食,今反能食,此名除中,必死。"除中是中气消除的意思,可以理解为胃气败坏,故主不治。

小儿善饥,并喜食茶叶、泥土等物,为"虫积"证,参阅腹脐症状"腹痛"条。

太清饮 知母 石斛 麦冬 木通 石膏

消渴方 黄连 天花粉 生地 藕汁 牛乳

355.大便溏薄

大便不实,泻下溏薄如酱,或如鸭屎,称为"溏泄",亦称"鹜泄"。多因脾虚不能运化,《金匮翼》上说:"脾主为胃行其津液者也,脾气衰弱,不能分布,则津液糟粕并趋一窍而下。"《金匮要略》所谓"脾气衰则鹜溏也。"泻时肠鸣腹内隐痛,往往食后即欲大便,经久不止,中气愈虚,神疲倦怠,饮食减少,面色萎黄,脉象濡弱,用香砂六君子汤加肉果。凡患者平常大便偏溏,或饮食不慎即大便不成形,均属脾虚之征。

湿热下注,亦使大便溏薄,泻时腹痛不畅,肛门觉热,粪色深黄,小便短赤,舌苔黄腻,多见于夏秋之间,初起伴有寒热,用薷苓汤。

肝火偏旺,脾虚积湿,腹内胀痛不舒,大便溏薄,并多矢气,性情急躁,脉象弦滑,舌苔黄腻,舌质较红,用痛泻要方。方内防风与白术结合,入脾胃二经,祛风除湿,消散滞气,不同于疏表。

大便溏而色黑,属出血现象,参阅本门"便血"条。

香砂六君子汤 木香 砂仁 党参 白术 茯苓 甘草

薷苓汤 香薷 猪苓 赤苓 泽泻 白术 黄连 扁豆 厚朴 甘草

痛泻要方 白术 防风 白芍 陈皮

356.大便水泻

泻下稀水,完谷不化,称为"水泻",也称"濡泄""飧泄"。多因感寒停湿引起,来势甚急,腹痛肠鸣,难于忍耐,且能引起寒热,兼见头痛身疼,舌苔白滑,用藿香正气散。单由寒邪伤里致泻者,宜温中祛寒,用苓姜术桂汤,或湿胜作泻者,宜化湿分利,用胃苓汤。

饮食不慎,亦易腹泻,其特征为腹痛即泻,秽气极重,泻后痛减,兼见胸闷、嗳腐、厌食等,用枳实导滞丸去大黄加莱菔子。

腹痛肠鸣,痛一阵,泻一阵,肛门觉热,小便赤涩,似痢疾而无里急后重现象,称为"火泻",用大分清饮。

内伤引起的水泻,以脾肾阳虚为常见。饮食入胃,即欲下注,完谷不化,腹痛绵绵隐隐,轻者属脾,重者属肾,统称"虚泻"。也有仅在天明时作泻一次,称为"晨泻",俗呼"五更泻",亦为肾阳不足使然。治脾泻用理中汤,参苓白术散,治肾泻用四神丸、椒附丸等。

腹泻证比较复杂,须分虚实、寒热和轻重,并宜分辨病邪和内脏。《医宗必读》里曾经提出九个大法:①淡渗,使湿从小便而去,如四苓散;②升提,鼓舞胃气上腾,如升阳除湿汤;③清凉,用苦寒涤热,如葛根芩连汤;④疏利,祛除痰凝、气滞、食积、水停,如藿香正气散;⑤甘缓,用于泻利不止,如参苓白术散;⑥酸收,治久泻气散,如乌梅丸;⑦燥脾,脾虚水谷不分,如理中汤;⑧温肾,火虚不能生土,如四神丸;⑨固涩,大肠滑脱,如赤石脂禹余粮汤。《类证治裁》里也提出泄泻通治方,用白术、茯苓、陈皮、甘草、泽泻、砂仁、神曲、麦芽,寒加木香、煨姜,热加黄芩、白芍,湿加苍术、半夏,滑泄不禁加肉果、诃子,久不止加人参、黄芪、升麻。

藿香正气散 藿香 紫苏 厚朴 陈皮 大腹皮 白芷 茯苓 白术 半夏曲 桔梗 甘草 姜 枣

苓姜术桂汤 茯苓 生姜 白术 桂枝

胃苓汤 苍术 白术 厚朴 陈皮 泽泻 猪苓 茯苓 甘草

枳实导滞丸 枳实 白术 茯苓 黄芩 黄连 大黄 泽泻 神曲

大分清饮 茯苓 猪苓 泽泻 木通 山栀 枳壳 车前子

理中汤 人参 白术 茯苓 炮姜

参苓白术散 人参 茯苓 白术 陈皮 山药 甘草 扁豆 莲肉 砂仁 苡仁 桔梗

四神丸 肉豆蔻 补骨脂 五味子 吴萸

椒附丸 川椒 附子 山萸 桑螵蛸 鹿茸

龙骨

四苓散 白术 泽泻 赤苓 猪苓

升阳除湿汤 苍术 羌活 防风 升麻 柴胡 甘草 神曲 猪苓 泽泻 陈皮 麦芽

葛根芩连汤 葛根 黄芩 黄连 甘草

乌梅丸 乌梅 细辛 桂枝 附子 人参 黄连 干姜 黄柏 川椒 当归

赤石脂禹余粮汤 赤石脂 禹余粮

357. 大便频

大便一天两次或三次,便下正常,亦无不适感觉,为中气不足的表现。如果习惯如此,不作病征。

358. 大便不禁

常见于久泻不愈,大肠滑脱,应予固涩,参阅本门"大便水泻"条。

肾阳虚不能约束二便,大便失禁和遗尿并见,均不自觉,即有感觉亦难控制。治宜温养肾命,非固涩所能见效。相反地肾虚气化不及,能使大小便不通,亦以温养肾命为主,不用通利法。所以一般治法,二便不利用通,二便不禁用止,同时应根据《内经》上"中气不足,溲便为之变",考虑到脾,进一步根据"肾司二便",考虑到气化方面。

359. 大便秘结

简称"便秘"。在伤寒、温热病等过程中出现者,多为热证,由于内热肠燥,大便不能润下。同时因大便秘结而邪热不得下达,在下则腹满胀痛,在上则烦躁不安,甚至神昏谵语。伴见壮热、自汗、口渴,脉象滑数,舌苔黄腻或干燥少液,治法采取急下,用大、小承气汤。凡热盛便秘最易伤阴,引起咽喉肿痛等证,故亦称急下存阴。但在津液素虚或已经伤阴之后,不宜单用下法,可选脾约麻仁丸和增液承气汤,有时只用增液汤,吴鞠通所谓"以补药之体,作泻药之用。"热证便秘用泻剂是一种常法,但不必要时并不以攻下为主治,仅在处方内加入麻仁、蒌仁、郁李仁等润肠药即可。表里证并见的,还可用凉膈散表里双解。比较复杂的,《温病条辨》指出:"应下失下,正气不能运药,不运药者死,新加黄龙汤主之;喘促不宁,痰涎壅滞,右寸实大,肺气不降者,宣白承气汤主之,左尺牢坚,小便赤痛,时烦渴甚,导赤承气汤主之。"说明治疗热性病便秘,应与具体病情结合,才能收到更好效果。

杂证上出现或单纯的经常性便秘,有"热秘""气秘""虚秘""冷秘"四种。一般均三、四日或五、六日大便一次,排出困难,并因原因的不同,可以伴现不同的兼证。如:热秘为口臭溲赤;气秘为胸胁满闷;虚秘为头晕咽干,便后乏力,气短汗出;冷秘则多见于老人,伴有轻微腹痛,得温轻减,脉象沉迟。治法:热秘宜清润苦泄,用脾约麻仁丸、更衣丸;气秘宜顺气行滞,用六磨汤;虚秘宜养阴润燥或益气润肠,用五仁丸、黄芪汤;冷秘宜温通破阴,用半硫丸、苁蓉润肠丸。

患有经常性便秘者,常因粪便燥结,引起痔核和肛门燥裂,便时挟血,当与"便血"区别。

产后多大便难,参阅妇科症状"产后便秘"条。

初生婴儿大便不通,伴见面赤腹胀,不乳多啼,多因热毒蕴结,用三黄丸三、四分蜜糖调服。

大承气汤 大黄 枳实 厚朴 玄明粉

小承气汤 大黄 枳实 厚朴

脾约麻仁丸 麻仁 杏仁 白芍 大黄 枳实 厚朴

增液承气汤 玄参 麦冬 生地 大黄 玄明粉

增液汤 玄参 麦冬 生地

凉膈散 大黄 玄明粉 山栀 连翘 黄芩 薄荷 竹叶 甘草

新加黄龙汤 生地 甘草 人参 玄参 当归 麦冬 海参 大黄 玄明粉 姜

宣白承气汤 石膏 大黄 杏仁 蒌皮

导赤承气汤 生地 赤芍 黄连 黄柏 大黄 玄明粉

更衣丸 芦荟 朱砂

六磨汤 沉香 木香 槟榔 乌药 枳实 大黄

五仁丸 桃仁 杏仁 松子仁 柏子仁 郁李仁

黄芪汤 黄芪 陈皮 麻仁

半硫丸 半夏 硫黄(成药)

苁蓉润肠丸 苁蓉 沉香 麻仁

三黄丸 大黄 黄连 黄芩

360. 便下成粒

便下颗粒,如栗如枣,由于肠内燥热,称为"燥矢"。辨燥矢之法,《伤寒论》曾指出:"病人不大便五、六日,绕脐痛,烦躁,发作有时者,此有燥矢也,故使不大便。"又说："大下后,六、七日不大便,烦不解,腹满痛者,此有燥矢也,所以然者,本有宿食故也。"大概腹有燥矢当下,已下燥矢不宜再下。

"噎膈"后期,口吐白沫,粪下如羊矢,成粒,系胃肠枯槁,难治,前人曾用益智仁、韭子、半夏煎汤,冲服姜汁、杏酪、白蜜、牛乳。

361. 排气

肛门排气,称为"矢气",俗呼"虚恭"。多因消化不良,或肝胃气胀滞,气出后反觉松快,不必治疗。但频频排气或欲排不出,腹胀不舒,应以木香、香附、青皮等疏利。此证常与嗳气同见,但此在于肠,彼在于胃,参阅本门"嗳气"条。

《伤寒论》指出:"若不大便六、七日,恐有燥矢,欲知之法,少与小承气汤,汤入腹中转矢气者,此有燥矢也,乃可攻之;若不转矢气者,此但初头硬,后必溏,不可攻之。"则以矢气作为诊断的一法。

362. 便下粘冻

便下粘冻,或赤或白,或赤白相杂,伴见腹痛,里急后重,一日七、八次,以至数十次,为"痢疾"的主要症状。因为所下粘冻,下时不爽,亦称"肠澼"和"滞下",并以粘冻颜色分为"白痢"和"赤痢"。本病的发生,多在夏秋之间,由外受暑湿,内伤生冷饮食,积滞内蕴,传化失职;也有兼挟时行疫毒的,证情更为严重。一般分湿热痢和寒湿痢两种。寒湿痢初起挟有粪便,后来均下白冻白沫,腹内绵痛,舌苔白腻,脉象濡缓,用不换金正气散,重者加木香、肉桂之类。湿热痢多为赤白脓冻,兼恶寒身热,舌苔黄腻,脉象滑数,用木香槟榔丸、枳实导滞丸、芍药汤。痢下渐爽,宜和中泄热,用香连丸;腹痛不止者用戊己丸。治痢不宜止涩太早,亦忌大下、分利,除清化湿热,消导积滞外,必须佐以调气和血,易老所谓"调气而后重除,和血则便脓愈也。"

痢疾兼见干呕欲吐,饮食不纳,称为"噤口痢"。症见舌质转红,舌苔黄糙,脉象细数,用开噤散。时发时止,经久不愈,为"休息痢",用大断下汤。便下黄赤黑白相杂,为"五色痢",用真人养脏汤。也有偏于热重,便下脓血,身热不解,用白头翁汤;或痢久气血虚寒,滑脱不禁,用桃花汤。均属严重证候。

倪涵初有痢疾三方,治一般下痢。①初起方:黄连、黄芩、白芍、山楂各一钱五分,枳壳、厚朴、槟榔、青皮各八分,当归、地榆、炙草各五分,红花三分,木香二分,桃仁一钱。如痢纯白,去地榆、桃仁,加橘红四分,木香三分;如滞涩甚者,加酒炒大黄二钱,年幼减半。煎汤空腹服,治赤白痢里急后重,身热腹痛皆宜。在三、五日内最效,旬日亦效,半月后的则用加减方。②加减方:酒炒黄连、酒炒黄芩、酒炒白芍、桃仁各六分,山楂一钱,橘红、青皮、槟榔、地榆各四分,炙甘草、红花各三分,当归五分,木香二分,煎服。延至月余,脾胃虚弱滑泄,当补理。③补理方:酒炒黄连、当归、人参、白术、炙草各五分,酒炒黄芩、橘红各六分,酒炒白芍四分,煎服。以上三方,如妇人有孕,去桃仁、红花、槟榔。此外,民间验方用新鲜马齿苋一两,赤白砂糖煎服;又鸦胆子去壳十五粒,龙眼肉包,开水送服,一日三次。

不换金正气散 藿香 厚朴 陈皮 半夏 苍术 甘草 姜 枣

木香槟榔丸 木香 槟榔 青皮 陈皮 香附 枳壳 黑丑 黄连 黄柏 三棱 莪术 木黄 玄明粉

枳实导滞丸 枳实 大黄 白术 茯苓 黄连 黄芩 泽泻 神曲

芍药汤 白芍 黄芩 黄连 当归 肉桂 甘草 槟榔 木香 大黄

香连丸 木香 黄连

戊己丸 白芍 吴萸 黄连

开噤散 人参 黄连 菖蒲 丹参 石莲子 茯苓 陈皮 冬瓜皮 陈米 荷蒂

大断下汤 炮姜 细辛 高良姜 附子 龙骨 牡蛎 枯矾 肉果 诃子 赤石脂 石榴皮

真人养脏汤 诃子 肉果 当归 白术 白芍 人参 木香 肉桂 罂粟壳 甘草

白头翁汤 白头翁 秦皮 黄连 黄柏

桃花汤 赤石脂 干姜 粳米

363. 便血

大便下血,须分血色鲜、黯及血在便前、便后。先血后便,《金匮要略》称为"近血",张景岳谓"或在广肠或在肛门",血色鲜红,也有血下如溅者,名为"肠风",皆属湿热下迫,用赤小豆当归散、槐花散,湿重的用苍术地榆汤。先便后血,《金匮要略》称为"远血",张景岳谓"或在小肠,或在于胃",血色紫黯,兼见神疲,面色萎黄,舌质淡,用黄土汤。

便血往往与"痔漏"有关,须问肛门有无不适感,参阅后阴症状"肛门生痔"条。

虚寒胃痛见大便色黑,为出血现象。参阅腹脐症状"胃脘痛"条。

赤小豆当归散 赤豆 当归

槐花散 槐花 侧柏叶 炒荆芥 枳壳

苍术地榆汤 苍术 地榆

黄土汤 白术 附子 甘草 地黄 阿胶 黄芩 灶心黄土

364. 小便短黄

在一般病证上出现,均属内热和湿热内蕴,《内经》所谓:"小便黄者,小腹中有热也。"不作主证治疗,可于处方内酌加滑石、苡仁、赤苓、通草之类。

小便黄色深浓,沾染衣裤,为"黄疸"症状之一,参阅全身症状"皮肤发黄"条。

365. 小便清长

在一般病证出现,表示内无热象;在虚弱证中出现,为下元虚寒之征,《内经》所谓"诸病水液,澄澈清冷,皆属于寒。"

366. 小便频数

小便频数,伴见口干舌燥,饮不解渴,大便如常者为"上消"证;饮一溲一,甚至小便无度,尿量多于饮量,或溲下如膏油者,为"下消"证,统称"消渴"。前人分消渴为上、中、下三消,上消属肺热,用天花粉散,下消属肾阴虚,用加减地黄丸。但在本病燥热与阴虚往往互为因果,阴愈虚则热愈盛,热愈盛则阴愈虚,故《临证指南》上说:"三消一证,虽有上中下之分,其实不越阴亏阳亢、津涸热淫而已。"这里说明消渴热象多生于燥,不宜苦寒直折以戕生气。同时,上消也有寒证,由于水不化气,《内经》所谓:"心移寒于肺为肺消,饮一溲二,死不治。"在下消证也有因阳虚而不能滋其化源,故《金匮要略》上说:"男子消渴,小便反多,饮一斗,小便一斗,肾气丸主之。"上消和下消能转变为"肺痿""手足偏废"和痈疽等,因而成方较多,如黄芪竹叶汤、生津饮、藕汁膏饮、元菟丸、双补丸等,可按具体病情加减选用。

一般病证和老年人出现小便频数,为肾虚证之一。

小儿夏季小溲频数,或低热不退,为感受暑气,热蕴膀胱,用鸡苏散泡代茶饮。

妇人小溲频数,量少窘急,腹部觉胀,多因肝气郁结,不能疏泄,宜舒气微利,不可止涩,用逍遥散加车前子。

天花粉散 天花粉 生地 麦冬 葛根 五味子 甘草 粳米

加减地黄丸 熟地 山药 山萸 丹皮 五味子 百药煎

肾气丸 熟地 山萸 山药 附子 肉桂 泽泻 茯苓 丹皮

黄芪竹叶汤 人参 黄芪 当归 白芍 生地 麦冬 川芎 茯苓 甘草 石膏 竹叶

生津饮 天冬 麦冬 生地 熟地 当归 五味子 瓜蒌 天花粉 甘草 麻仁

藕汁膏饮 人乳 生地汁 藕汁各一盏 黄连五钱 天花粉一两 研末同熬,再加姜汁、白蜜为膏。

元菟丸 菟丝子 五味子 茯苓 莲肉 山药

双补丸 鹿角胶 人参 茯苓 苡仁 熟地 苁蓉 当归 石斛 黄芪 木瓜 五味子 菟丝子 覆盆子 沉香 泽泻 麝香

鸡苏散 滑石 甘草 薄荷

逍遥散 当归 白芍 柴胡 白术 茯苓 甘草 薄荷 姜

367. 小便余沥

排尿困难,小便后又滴沥不禁,常见于老年肾气虚弱,气化不及,膀胱不约,用大菟丝子丸。

大菟丝子丸 菟丝子 鹿茸 肉桂 附子 石斛 熟地 石龙芮 茯苓 泽泻 牛膝 山萸 川断 苁蓉 杜仲 防风 补骨脂 荜澄茄 沉香 巴戟 小茴香 川芎 五味子 桑螵蛸 覆盆子

368. 小便刺痛

小便刺痛不利,称为"淋证",多由肾与膀胱湿热引起。《巢氏病源》上说:"肾虚则小便数,膀胱热则水下涩,数而且涩,则淋沥不宣,故谓之淋。"尿色多黄,小腹胀急,或兼腰痛,也能引起身热。治宜清利,用八正散。

淋证挟血者为"血淋",初起血色红紫,脉数有力者属实热,宜清热凉血,用小蓟饮子。延久血色淡红,疼痛不甚,脉虚带数者,宜养阴止血,用茜根散。

小便困难,痛不可忍,尿色黄赤浑浊,挟有沙石,尿后稍松,称为"沙淋",也叫"石淋"。用二神散,并可用金钱草二两至四两煎汤常服。凡淋证忌用补法,因气得补而愈胀,血得补而愈涩,热得补而愈盛,亦忌发汗,恐其动血。

一般外感发热和阴虚内热证中,也有尿时灼热微痛感觉,量少色黄,不作淋证看待。如高热时出现,可在处方内酌加滑石、通草,湿温证加茵陈、车前,阴虚证加生地、知母。

八正散 萹蓄 木通 瞿麦 山栀 甘草 车前 大黄 滑石

小蓟饮子 小蓟 炒蒲黄 藕节 滑石 木通 生地 当归 甘草 山栀 竹叶

茜根散 茜草 黄芩 阿胶 侧柏叶 生地 甘草

二神散 海金沙 滑石 木通 麦冬 车前

369. 小便不利

小便涩滞,仅下点滴,小腹胀坠不舒,称为"小便不利"。有因上焦之气不化的,伴见咽干烦躁,呼吸短促等肺热证,用黄芩清肺饮加竹叶、通草;水源枯燥者,加天麦冬、杏仁。有因中焦之气不化的,伴见体困身倦,气短神疲等脾虚证,用春泽汤;虚甚而中气下陷者,加黄芪、升麻。有因下焦之气不化的,伴见神衰怯冷,腰背酸痛等命门阳虚证,用香茸丸;兼阴虚者,宜坚阴化气,用滋肾通关丸。

小便点滴不通,称为"癃证",属严重证候之一。有突然发作,也有肿胀等引起的,患者欲溺不能排出,小腹胀滞难忍,必须急治。张景岳说:"水道不通,则上侵脾胃而为胀,外侵肌肉而为肿,泛及中焦则为呕,再攻上焦则为喘,数日不通,则奔迫难堪,必致危殆。"所以《内经》有"小大不利治其标"的指示,小大即指小便和大便。前人治法虽分寒热虚实,但作急证处理时,均以利尿为主,用五苓散加车前、木通、蟋蟀等。也有用探吐法,服药后取鹅翎扫喉,吐时能使气上升,气升则下焦通利。或外治法,用食盐半斤炒热,布包熨小腹;或用大蒜头一枚,生山栀三个,捣烂敷脐上。并可针刺中极、膀胱俞、三阴交等穴,皆属对证疗法。

"水肿"和"水臌"等证,均有小便不利,逐渐点滴不通,极易导致昏迷,如果脉象浮大或弦劲而数,舌红少液,更为严重。

孕妇小便不利,名为"转胞",受胎气影响。参阅妇科症状"怀孕小便不利"条。

黄芩清肺饮 黄芩 山栀

春泽汤 茯苓 白术 猪苓 泽泻 人参 桂枝

香茸丸 鹿茸 麝香 附子 苁蓉 熟地 破故纸 沉香 当归

滋肾通关丸 知母 黄柏 肉桂

五苓散 白术 茯苓 猪苓 泽泻 桂枝

370. 小便不禁

小便不能控制,称为"遗溺"。由于膀胱不能约束,多属虚证。《内经》上说:"膀胱不约为遗溺。"又说:"水泉不藏者,是膀胱不藏也。"因肾与膀胱为表里,肾脏虚寒则不能制水,治疗以益肾固摄为主,用缩泉丸、巩堤丸。也有劳动后小便迫急不禁,多为气虚,用固脬汤。

妇女肝气郁结,不能疏泄,腹胀常有溺意,迫不及待,甚则自遗,所溺不多,治宜疏肝为主。参阅本门"小便频数"条。

小儿睡中遗溺,俗呼"尿床",用闭泉丸。针灸肾俞、膀胱俞、关元、气海、中极、三阴交等穴。上证极为顽固,有至十余岁不愈者,可用小茴香一两置入猪脬内,焙干打碎,分六份,每天泡饮一份。

"中风"见遗尿为脱证之一,伤寒、热病及杂病中出现神昏、直视、遗尿,均属难治。

缩泉丸 益智仁 乌药 山药

巩堤丸 熟地 菟丝子 五味子 益智仁 补骨脂 附子 白术 茯苓 韭子 山药

固脬汤 黄芪 沙苑子 桑螵蛸 山萸 当归 茯神 益母子 白芍 升麻 羊脬

闭泉丸 益智仁 茯苓 白术 白蔹 黑山栀 白芍

371. 夜间多溺

昼为阳,夜为阴,夜间多尿,少则二、三次,多至五、六次,为肾虚证之一。又常与失眠互为因果,因失眠而思小便,再因小便而影响睡眠。主要为下元不固,应于安神方内加入桑螵蛸、覆盆子、五味子等。

372. 小便出血

血随溺出,鲜红不痛,或痛极轻微,称为"溺血"。多由心与小肠之火迫血妄行,故《医学入门》上说:"溺血乃心移热于小肠。"常伴口干,口舌生疮,舌尖红绛,用导赤散加玄参、茅根。

溺血滴沥涩痛者为"血淋",参阅本门"小便刺痛"条。

导赤散　生地　木通　竹叶　甘草

373. 小便流浊

尿道流出浊物似脓,混有血液者为赤浊,不混血液者为白浊。小便前排出较多,尿时不觉疼痛,多因心气不足,相火妄动,湿热下注。初起用治浊固本丸,后用萆薢分清饮。

过去有冶游史者,常与淋证并见,尿时刺痛,用八正散加土茯苓、萆薢。

小便色黄浑浊不清,多见于热证,《内经》所谓:"水液浑浊,皆属于火。"治宜处方内酌加滑石、木通清利。如果出现在杂病中,色不甚黄,澄清后有粉样沉淀,多为中气不足,用保元汤加芡实、升麻。

治浊固本丸　黄柏　黄连　茯苓　猪苓　半夏　砂仁　益智仁　甘草　莲须

萆薢分清饮　萆薢　菖蒲　乌药　益智仁　茯苓　甘草

八正散　萹蓄　木通　瞿麦　山栀　甘草　车前　大黄　滑石

保元汤　黄芪　人参　甘草　肉桂

374. 小便挟精

小便后流出精丝,不觉疼痛,久则腰背酸痛,由于肾不封藏固密,用菟丝子丸合聚精丸。

菟丝子丸　菟丝子　茯苓　山药　莲肉　杞子

聚精丸　鱼鳔胶　沙苑子

375. 遗精

男子遗精证,有因梦交而泄者称为"梦遗",不因梦交而泄者称为"滑精"。一般以梦遗属君相火旺偏于实,滑精属肾不固摄偏于虚,并有"有梦为心病,无梦为肾病"之说。因此在治疗上,前者常用滋阴降火汤、龙胆泻肝汤,后者用聚精丸、桑螵蛸散等。但遗精对于心、肝、肾有相互关系,正如朱丹溪说:"主闭藏者肾也,主疏泄者肝也,二者皆有相火,而其系上属于心,心君火也,为物所感则易动,心动则相火动,动则精自走,相火翕然而起,虽不交会,亦暗流而自疏泄矣。"所以梦遗未必肾阴不虚,滑精亦能引动心肝之火,不可截然划分。尤其遗精经久可以导致阴阳两虚,如果常服滋补

之剂如斑龙丸、固精丸等,也有引动相火的可能。因此治疗遗精不宜太偏,水陆二仙丹、金锁固精丸等以平淡固涩为主,有其一定意义。

遗精严重的能使精关不固,见色流泄,或小便后亦有精液流出,称为"白淫"。《医学入门》上说:"或闻淫事,或见美色,或思想无穷,所愿不得,或入房太甚,宗筋弛纵,发为筋痿而精自出者,谓之白淫。"又说:"欲心一动,精随念去,凝滞久则茎中痒痛,常如欲小便然,或从小便而出,或不从小便出而自流者,比之梦遗尤甚。"治宜固涩为主,用芡实丸,亦可用固精丸和金锁固精丸。

遗精不尽属于病理现象,在成年未婚或已婚而远离房事,偶有遗泄,不作为病。至于因自矸致成经常遗精,因而头眩,腰酸,精神疲乏,必须自爱,不能专恃药物治疗。

滋阴降火汤　生地　当归　白芍　玄参　川芎　知母　黄柏

龙胆泻肝汤　龙胆草　生地　山栀　黄芩　当归　木通　柴胡　甘草　车前子　泽泻

聚精丸　鱼鳔胶　沙苑子

桑螵蛸散　人参　茯神　菖蒲　远志　桑螵蛸　龙骨　龟甲　当归

斑龙丸　熟地　菟丝子　补骨脂　柏子仁　茯神　鹿角胶

固精丸　菟丝子　韭菜子　牡蛎　龙骨　五味子　桑螵蛸　白石脂　茯苓

水陆二仙丹　金樱子　芡实

金锁固精丸　沙苑子　芡实　龙骨　牡蛎　莲须　莲肉

芡实丸　芡实　莲须　山药　白蒺藜　覆盆子　龙骨

376. 无子

无子亦称"无嗣",是男女双方的事。在男子方面如无特殊病证者,前人多从精气虚冷治疗。《医学入门》上方:"男子阳脱痿弱,精冷而薄。"《脉经》上亦说:"男子脉微弱而涩为无子,精气清冷也。"治以补肾为主,用五子衍宗丸、续嗣丹和长春广嗣丸。

近来在临床上常遇经过化验的患者,因无精子而不能生育,亦可用五子衍宗丸等长服。

五子衍宗丸　枸杞子　覆盆子　菟丝子　车前子　五味子

续嗣丹　山萸　天冬　麦冬　补骨脂　菟丝子　枸杞子　覆盆子　蛇床子　巴戟　熟地　韭菜子　黄芪　龙骨　牡蛎　山药　当归　锁阳　人参　白术　陈皮　黄狗肾　紫河车

长春广嗣丸　人参　生地　山萸　天冬　麦冬　山药　枸杞子　菟丝子　牛膝　杜仲　茯苓　五味子　柏子仁　归身　巴戟　补骨脂　莲须　苁蓉　沙苑子　覆盆子　鹿角胶　龟甲　虎骨胶　鱼螵胶　猪脊髓　黄牛肉　羊肉　黑狗肉　驴鞭　狗肾　蚕蛾　紫河车

二十、妇科症状

本门所录证状以经、带、胎、产四项为限，乳疾和前阴疾患均散见其他部分。前人对于妇科病极其重视肝为先天，并重视冲、任、督、带奇经。主要是肝主藏血，妇女病以调经为先，而督脉起于下极；任脉起于中极之下，循腹内上关元；冲脉起于气冲，挟脐上行，带脉起于季胁，约束诸经，对于妇女生理特点有密切关系。但在治疗上仍从整体出发，与内科基本相同，乳部疮疡等外治法亦与外科一致。因此必须注意妇科的特殊性，也必须理解它的一般性，才能更好地运用理法方药。

377. 月经超前

月经周期以一月为准，每月超前六、七天以上甚至一月两潮，称为"月经先期"。一般由于嗜食辛辣或肝火偏旺，或感受热邪，血得热而妄行，来时量多，色深红或紫黑成块，质浓稠黏，气带腥臭，伴见心烦易怒，脉象滑数或弦数。治宜凉血清热，用芩连四物汤或清经汤。阴虚内热之体，经期亦多超前，量少色红无块，兼有头眩、失眠，五心烦热，脉象细数，傅青主所谓"主热而水不足"，用两地汤。也有气虚不能摄血，经期超前，量多色淡质薄，腰腿觉软，小腹空坠，淋沥难断，用补气固经丸。此证偶然超前，多作热治，经常超前则有虚有实，并应顾及体质。

芩连四物汤　黄芩　黄连　生地　当归　川芎　白芍

清经汤　丹皮　地骨皮　白芍　熟地　青蒿　茯苓　黄柏

两地汤　生地　地骨皮　玄参　白芍　麦冬　阿胶

补气固经丸　党参　茯苓　白术　黄芪　砂仁

378. 月经延后

每月经期延后六、七天以上，多至四十、五十天，称为"月经后期"。潮时量少，色淡红不浓，伴见头眩、心慌，脉象细弱者，多为冲任血虚，用人参养营汤。亦有冲任虚寒，经常延后，腹痛绵绵，形寒肢冷，经来量少色淡或带黯黑，用胶艾四物汤。

经期素准，偶然延后不至，以受寒和气滞为多。前者如恣啖生冷，或感受凉邪，冲任受寒，瘀血凝结，多见小腹疼痛，经色紫暗挟块，用延胡索散。后者因受气恼，情志郁结，气滞瘀凝，多见腹胀作痛，经色紫红挟块，用调经饮。一般治月经及其不至，常用桃仁、红花、茺蔚子、蒲黄、泽兰等通经，可以斟酌加入，但必须结合原因，不能专仗攻瘀。

假如月经正常而突然后期，有厌食、恶心、失眠、虚寒虚热等症状，脉象和缓滑利，须防妊娠，《内经》所谓："何以知怀子之且生也，身有病而无邪脉也。"

人参养营汤　人参　黄芪　当归　白芍　肉桂　白术　甘草　陈皮　熟地　五味子　茯苓　远志　姜　枣

胶艾四物汤　阿胶　艾叶　熟地　当归　川芎　白芍

延胡索散　延胡索　当归　川芎　乳香　没药　蒲黄　肉桂

调经饮　当归　牛膝　香附　茯苓　青皮　焦山楂

379. 月经先后无定

月经来潮，或先或后，没有定期，前后差错在七天以上的，称为"经行先后无定期"，亦叫"经期紊乱"。多因肝气郁结，影响及肾，经量或多或少，色紫挟块，腹痛腹胀，腰部酸痛，宜舒肝和血，用定经汤。

妇女经断，年龄多在四十八、九岁左右，当将断之前，亦先后无定，俗称"经乱"，且有量多如崩者，用滋血汤加减。

定经汤　熟地　当归　白芍　菟丝子　山药　茯苓　荆芥炭　柴胡

滋血汤　人参　黄芪　黄芩　山萸　川芎　熟地

380. 月经不来

月经两、三月不潮，称为"经阻"或"经闭"。主要为血枯和血滞，虽然引起血枯和血滞的原因甚多，在已经形成之后，治以养血和破瘀为主。因血枯而经闭者，形瘦，面色㿠白，心慌气短，头晕眼花，腰背酸软，四肢无力，饮食不香，严重的出现潮热盗汗，两颧泛赤，毛发脱落，干咳咯血，大便溏泄等劳瘵证候，故俗呼为"干血痨"。宜滋补冲任兼调五脏，选用小营煎、劫劳散、大补元煎、龟鹿二仙胶等。血滞经闭者，多腹内胀痛，按之更甚，胸膈满闷，精神抑郁，口干不欲饮，由于恶血不去，新血不生，也能出现眼花眩黑，肌肤枯燥如鱼鳞等虚象，宜活血祛瘀，用泽兰汤、牛膝散、大黄䗪虫丸等。此证虚实悬殊，必须细参脉舌及考虑正气强弱，大概血枯证，脉多虚细而涩，血虚生热，则呈虚数不静，舌质多淡，或尖部娇红，苔薄或无苔。血滞证，脉多沉弦而涩，或沉细而紧，舌质黯红或有紫点。治疗大法，血枯轻者调养肝脾，重者宜滋补肝肾，血滞轻者宜通调血脉，重者始用逐瘀。

女子初次行经后，往往隔数月再至，如无病征，不必治。

个别妇女因禀受特殊，月经经常两月一潮，或三月一潮，也有一年一潮者，称为"并月""居经"和"避年"，勿作经闭治疗。

小营煎 当归 熟地 白芍 杞子 山药 炙草 茯神 枣仁

劫劳散 白芍 黄芪 熟地 甘草 当归 沙参 半夏 茯苓 五味子 阿胶

大补元煎 人参 熟地 山药 杞子 山萸 当归 炙草 杜仲

龟鹿二仙胶 龟甲胶 鹿角胶 人参 杞子 （成药）

泽兰汤 泽兰 当归 白芍 甘草

牛膝散 牛膝 当归 白芍 桂枝 丹皮 桃仁 延胡 木香

大黄䗪虫丸 大黄 黄芩 甘草 桃仁 杏仁 芍药 生地 干漆 䗪虫 水蛭 蛴螬 虻虫（成药）

381. 经量过多

经量超过正常，或经来日子较多，概称"月经过多"。常见于月经先期证，亦有经净一、二日又行。均由血热，可用固经丸。

行经期间，或不在行经期内，大量出血和持续出血不止，称为"崩漏"。崩是言其势急，血流如注；漏是指势较缓而淋沥不止。但漏不止可以转化为崩，崩后亦多有漏的现象，不能绝对划分。形成本证的原因甚多，大概骤然发作的多为阴虚血热，血色深红，伴见烦热虚奋不安，情绪容易激动，睡眠不宁，脉象滑数，用清热固经汤。如若本来体弱和月经量多，因而淋漓不净，多为气不摄血，血色淡红，伴见神疲气短，舌薄而润，脉大而虚，用补中益气汤。凡崩漏日久，不仅营血大亏，气亦随弱，在气虚证更易导致阳虚，故最后多成气血、阴阳并伤，不能单从一方面治疗。同时，崩漏系急证，大失血时能使晕厥虚脱，在治本时必须治标，必要时或以治标为主；本病虽愈，容易复发，血止后仍宜药物调养。《傅青主女科》里关于血崩方剂，有固本止崩汤、加减当归补血汤、清海丸等均可选用。至于本病见于年老妇女和产后体力未复更为严重，妊娠期间出现，常为流产的先兆，均须注意。

固经丸 龟甲 黄柏 樗皮 香附 黄芩 白芍

清热固经汤 龟甲 牡蛎 阿胶 生地 地骨皮 焦山栀 黄芩 地榆 棕榈炭 藕节 甘草

补中益气汤 黄芪 党参 白术 当归 甘草 陈皮 升麻 柴胡 姜 枣

固本止崩汤 熟地 白术 黄芪 当归 炮姜 人参

加减当归补血汤 当归 黄芪 三七 桑叶

清海丸 熟地 山萸 山药 丹皮 五味子 麦冬 白术 白芍 龙骨 地骨皮 桑叶 玄参 沙参 石斛

382. 经量过少

经量少于正常，或排血时间短，称为"月经过少"。多见于月经后期证，应考虑体质、病因，不宜因少而随便攻逐。

383. 经行不断

妇女年逾五十，月经当断不断，除与平日无异常者外，经来量多，须防"崩漏"之渐。

384. 经断复行

年老经断复来，所下多紫血块，傅青主认为阴精亏损，龙雷火炎，肝脾不能统藏，用安老汤。

安老汤 人参 黄芪 熟地 白术 当归 山萸 阿胶 荆芥炭 甘草 香附

385. 经色浅淡

经色淡红,多属血虚之征,兼质稀薄者为气血两虚,稀淡如米泔毫无血色者为真阳极虚,但须与其他症状结合。

386. 经色紫黯

经色紫红而黯,须辨质黏稠挟血块者属血热,不黏者属寒,即使挟块亦属寒气凝滞,色黯量少如豆沙者为血虚有寒。

387. 经行挟块

经行挟有凝块,一般均称为"瘀"。瘀证多伴腹痛,下后较舒。因寒凝结者色黯不粘,得温轻减;因热凝结者色多紫红,腹痛拒按。常用治瘀方有芎归汤、桃仁四物汤、当归散等,或用益母膏调服。但经行挟瘀不同于瘀血内结,应以化瘀为主,并须与调经结合,不可专予搜逐。

芎归汤 川芎 当归

桃红四物汤 桃仁 红花 当归 地黄 川芎 芍药

当归散 当归 芍药 刘寄奴 枳壳 延胡 没药

益母膏 益母草 砂糖(成药)

388. 经行腹痛

一般行经期间均有腰腹不舒或轻微酸胀疼痛感觉,这是正常现象。如果每次行经有剧烈腹痛,称为"痛经",亦称"经痛"。痛经的原因有虚实、寒热、气滞、血瘀,大概痛而拒按为实,痛而喜按为虚;经期落后,喜按为寒,经期超前,不喜按者为热;抽痛、绞痛为寒阻,阵痛、刺痛为血瘀;绵绵作痛为虚,痛而兼坠为气虚,痛而兼胀为气滞。临床上主要分为经前痛、经行痛和经后痛三类。凡是经前三、四天多至七、八天先觉少腹和小腹胀痛,或牵及胁部和乳房胀满,经行后逐渐消失,属于经前痛。经将行时,小腹急痛,经来涩少不利,量渐多痛亦随减,直至经净完全痛止,属于经行痛。经前和经行时期均无腹痛,经将净时开始小腹作痛,且有下坠感,绵绵隐隐,腰酸疲困,属于经后痛。这三种经痛的部位,都以小腹为主,区别是经前痛多连少腹,痛时作胀;经行痛集中小腹,如绞如刺;经后疼痛不剧烈,感觉下坠。原因和治法,经前痛和经行痛均由瘀血内结,而经前痛挟有气滞,经行

痛挟有寒阻,用调经饮和延胡索散加减,柴胡、乌药、红花、桃仁、炮姜、艾叶、五灵脂等理气、散寒、活血、祛瘀药均可适当采用。经后痛系气血两亏,冲任不能固摄,用胶艾四物汤加黄芪、党参益气,亦可加龙骨、牡蛎、升麻等固涩升提。本病热证较少,即使在经前痛有郁热现象,亦用《万病回春》生血清热方为佳。针灸治疗,实痛取气海、合谷、三阴交,虚痛取肾俞、关元、足三里、三阴交等穴,一般实者用针,虚者用灸。

调经饮 当归 牛膝 香附 茯苓 青皮 焦山楂

延胡索散 延胡 当归 川芎 乳香 没药 蒲黄 肉桂

胶艾四物汤 阿胶 艾叶 熟地 当归 川芎 白芍

生血清热方 当归 川芎 白芍 生地 丹皮 桃仁 红花 木香 香附 延胡 甘草

389. 经行腰痛

经期腰部酸痛,多由体弱肝肾不足,调经方内加杜仲、续断,予以兼顾,不作主证治疗。

390. 经行身痛

多为血虚所致,调经则痛自止。如若身痛拘急挟有风寒者,酌加桂枝、羌活。

391. 经行乳胀

为肝气郁滞,多见于"痛经"证,较重的乳房有块,乳头痛不可触,经净自愈,参阅本门"经行腹痛"条。

392. 经行发热

月经时期,常觉微热,由于气血不和,或气火内郁,可于调经方内少加柴胡和之。如果经闭证经久出现,为血枯劳热,参阅本门"月经不来"条。

393. 经行吐血

每在月经前一、二天或正值行经时,吐血盈口,挟有紫块,同时鼻内亦出血,称为"经行吐衄"。由于口鼻出血后,常使月经最少或停止,好像倒行逆上,故俗称"倒经""逆经"。多因肝火偏旺,血热妄行,患者往往性情偏急,喜食椒姜辛辣食物。伴见少腹痛,胁胀,头痛,心烦,睡眠不安,脉象弦数。傅青主说"各经之吐血,由内伤而成,经逆而吐血,乃内溢而激之使然也。其证有绝异而其气逆则一也。"治宜平肝顺气,引血下行,用顺经汤加牛膝。

顺经汤　生地　当归　白芍　丹皮　沙参　荆芥炭

394. 经行便血

每月行经前一、二天，大便下血，因而经量减少，称为"经前便血"，因为经血不循常道，亦称"错经"。多由肝脾肾俱虚引起，伴见面色苍白，头晕眼花，心悸恐慌，气短神倦，腰足酸软，大便溏薄，小便频数，舌质淡红，脉象虚细。用补血汤或顺经两安汤。

补血汤　生熟黄芪　归身　白芍　白术　杜仲　荆芥炭　炮姜炭　贯众炭

顺经两安汤　当归　白芍　熟地　山萸　人参　白术　麦冬　巴戟　荆芥炭　升麻

395. 赤白带下

阴道流出白色黏液，绵绵不断如带，也有量多淋漓，如涕如唾，称为"白带"；如白带中混有血液，赤白分明，称为"赤白带"；单纯淡红稠黏，似血非血，则称"赤带"。此外，还有带青、黄、灰黑和五色杂见的，因有"青带""黄带""黑带"和"五色带"等名称，比较少见，统称"带下"。本病的发生，主要由于带脉不约，任脉失固，加上脾虚、肝郁等因素，湿浊、湿热之邪下注。辨证论治重在颜色、气味、清浊方面，凡带下色白，黏腻稀薄，秽气不重，伴见腰酸神疲，食欲不振，不耐劳动，劳动后白带更多，多属脾虚湿浊，用完带汤。带下赤色或赤白相杂，质稠黏，有腥臭，伴见口干口苦，小便色黄，在月经前后带下较多，多属肝郁湿热，用加减逍遥散和清肝止淋汤。

老年或先天不足，病后体弱的妇女，带下清稀如注，腰冷酸重，四肢不温，头晕目花，脉沉微弱，称为"白崩"，系奇经极虚，必须峻补，用内补丸。

完带汤　苍术　白术　山药　人参　白芍　陈皮　甘草　荆芥炭　柴胡　车前子

加减逍遥散　白芍　柴胡　茵陈　茯苓　甘草　陈皮　山栀

清肝止淋汤　白芍　当归　生地　阿胶　丹皮　黄柏　牛膝　香附　黑豆　枣

内补丸　鹿茸　菟丝子　沙苑子　黄芪　肉桂　紫菀　桑螵蛸　苁蓉　附子　白蒺藜

396. 怀孕流血

怀孕期阴道出血，点滴而下，称为"胎漏"。这种出血时有时无，没有规则，除稍有疲乏外，无其他病征。但流血不止，能使胎动不安，或觉胎坠，小便频数。由于气血虚弱，冲任不能约制，用助气补漏汤，并宜休养，防止增多。

助气补漏汤　人参　白术　黄芩　生地　益母草　续断　甘草

397. 怀孕呕恶

怀孕二、三月时，厌进饮食，喜择酸咸食品，恶心呕吐，称作"恶阻"，为妊娠早期证状之一。系受胎气影响，三个月后自然消失，一般不予治疗。严重者，呕吐频作，精神困乏，用橘皮竹茹汤缓缓呷饮。半夏有动胎之说，但前人于胎前病多用之，现在亦经常使用，未见不良反应。

橘皮竹茹汤　人参　陈皮　竹茹　半夏　麦冬　赤苓　枇杷叶　姜枣

398. 怀孕腹痛

怀孕腹痛，称为"胞阻"。《金匮要略》指出："妇人妊娠六、七月，脉弦发热，其胎愈胀，腹痛恶寒者，少腹如扇，所以然者，子脏开故也，当以附子汤温其脏。"又说："假令妊娠腹中痛，为胞阻，胶艾汤主之。"又："妇人怀孕腹中疗痛，当归芍药散主之。"说明妊娠腹痛有子宫虚寒和气郁、血亏等原因，但一般均以调气安胎为主，用逍遥散加减，不宜过用辛温香燥等行血耗气之药，以免损伤胎元。

附子汤　附子　茯苓　人参　白术　白芍

胶艾汤　阿胶　艾叶　川芎　地黄　白芍　甘草

当归芍药散　当归　白芍　川芎　白术　茯苓　泽泻

逍遥散　当归　白芍　柴胡　白术　茯苓　甘草　薄荷　姜

399. 怀孕浮肿

怀孕五至七月间，先两足肿，渐至头面遍身俱肿，称为"子肿"。以脾肺气虚为主因，气不化湿，浸渍肌肉，用全生白术散。《千金要方》有鲤鱼汤法，用白术五钱，茯苓四钱，当归、白芍各三钱，研粗末，再用鲤鱼一尾去鳞肠煮汁，每汁二盏，入药末五钱，加橘皮少许，生姜七片，煎服。

全生白术散　白术　生姜皮　大腹皮　茯苓皮　陈皮

400. 怀孕胀闷

怀孕胸膈满闷，两胁胀滞，胎动不安，称为"子悬"。由情志忧郁，痰气壅塞，用紫苏饮。傅青主从肝脾治疗,用解郁汤,可参酌加减。

紫苏饮　苏叶　大腹皮　当归　白芍　川芎　陈皮　人参　甘草

解郁汤　人参　白术　茯苓　当归　白芍　枳壳　砂仁　山栀　薄荷

401. 怀孕咳嗽

怀孕咳嗽,称为"子嗽",因胎火上逆,肺失清肃,用百合散。

百合散　百合　紫菀　麦冬　桔梗　桑皮　甘草　竹茹

402. 怀孕烦躁

怀孕后,烦躁不安,心惊胆怯,称为"子烦"。因心气不畅,胎热上扰。须分有痰无痰治疗,无痰者宜清热除烦,用加味竹叶汤;有痰者加入天竺黄、橘红。

加味竹叶汤　人参　黄芩　竹叶　麦冬　赤苓　粳米

403. 怀孕抽搐

怀孕六、七月后,或正当分娩时,忽然四肢抽搐,牙关紧闭,目睛直视,不省人事,甚至全身痉挛,角弓反张。少时自省,反复发作,类似癫痫,称为"子痫"。主要由于阴血不足,虚风内动,宜斟酌轻重,用钩藤汤、羚羊角散。本病在妊娠疾患中相当严重,如果发病较重,经过时间较长,发作频繁的,可以引起孕妇和胎儿死亡。但在发病以前,一般都有头痛眩晕,全身疲劳,心悸气短,恶心呕吐,中脘胀满等先兆,可供诊断和预防。

钩藤汤　钩藤　当归　茯苓　人参　桔梗　桑寄生

羚羊角散　羚羊角　独活　防风　钩藤　当归　枣仁　茯神　杏仁　五加皮　苡仁　木香　枣

404. 怀孕晕仆

怀孕目昏晕厥,口噤不能言,称为"子晕"。多由肝阳挟痰浊上逆,用桑菊黄芩汤加半夏、枳壳、竹茹。

桑菊黄芩汤　桑叶　菊花　黄芩　白芍　甘草　钩藤　蔓荆子　石决明

405. 怀孕音哑

怀孕音哑无声,称为"子暗"。《内经》上说:"人有重身,九月而暗,此胞络脉绝也。胞络脉系于肾,少阴脉贯肾系舌本,当十月复。"故此证可以不治,治时宜助肺肾之气以养胎,用生脉散煎汤送服六味地黄丸,慎勿宣窍开发。

生脉散　人参　麦冬　五味子

六味地黄丸　熟地　山萸　山药　丹皮　茯苓　泽泻

406. 怀孕小便不利

怀孕小便不利有两种:一种小便频数,点滴而下,溺时涩痛,称为"子淋",多因胎火和湿热相结,虽与一般淋证相似,但治疗时,不宜过于通利,防止损伤胎气,引起小产,宜清润利尿,用子淋汤。另一种怀孕七、八月时,饮食如常,小便不通,小腹胀急,心烦不能安卧,称为"转胞",亦以湿热下注为多,用三补丸。也有胎气下坠,压迫膀胱,小便癃闭不通,常因饱食用力或忍尿持重引起,治宜升举,用举胎四物汤。朱丹溪尝用参术饮,服后探吐,以提其气,系急救的一法。

子淋汤　生地　阿胶　黄芩　山栀　木通　甘草

三补丸　黄连　黄芩　黄柏　滑石

举胎四物汤　当归　白芍　熟地　川芎　人参　白术　陈皮　升麻

参术饮　人参　白术　陈皮　甘草　半夏　熟地　当归　白芍　川芎　姜　枣

407. 怀孕下痢

怀孕痢下赤白粘冻,腹痛阵作,极易引起小产,为严重证候之一,不同于一般治法。《张氏医通》指出:孕痢有三禁五审。一禁荡涤肠胃,使胎气下坠;二禁渗利膀胱,使阴液脱亡;三禁兜涩滞气,使后重转加。一审饮食之进不进;二审溲之通不通;三审腹之痛不痛;四审后之重不重;五审身之热不热。并认为五审既明,三禁勿犯,然后察其积之稠不稠,色之鲜不鲜,分别处理。所用方剂有举元煎、厚朴汤、朴姜参甘半夏汤、芩芍汤、香连丸、三物胶艾汤、驻车丸等,可审证选用。

举元煎　人参　黄芪　白术　甘草　升麻　姜　枣

厚朴汤　厚朴　陈皮　白术　甘草　枳实　半夏曲　姜　枣

朴姜参甘半夏汤　厚朴　人参　甘草　半夏　姜　枣

芩芍汤　黄芩　白芍　甘草

香连丸　黄连　木香

三物胶艾汤 阿胶 艾叶 石榴皮

驻车丸 黄连 阿胶 当归 干姜

408. 胎动不安

胎动有下坠感,或轻度腰酸腹痛,以及少量阴道出血,均属胎动不安范围。如若持续发作,出血增多,可以引起流产。一般均作胎热治,用安胎散加减。

母病胎不得养,亦能使胎动不安,但治母病,胎自安宁。

安胎散 生地 白芍 当归 川芎 阿胶 艾叶 黄芪 甘草 地榆 姜 枣

409. 胎堕

怀孕三个月内,胎儿尚未成形而堕下,称为"堕胎"。三个月以外,已经成形而堕下者,称为"小产",亦叫"半产"。如在堕胎或小产之后,下次受孕仍如期堕下者,称为"滑胎"。堕胎和小产的原因甚多,有因气虚不能摄胎者,伴有畏寒腹痛,用黄芪补气汤。有因血热胎不固者,伴有口渴烦躁,大便干结,用加减四物汤。也有因跌仆闪挫伤胎者,用理气散瘀汤,有因不戒房事伤胎者,用固气填精汤。凡在胎堕之前,一般均有胎动、腹痛、流血症状,必须及时安胎,若见腰酸胀坠,大多难保,应嘱早作准备。经常滑胎者,受孕后应好好休养,适当地给予药物调补。

黄芪补气汤 黄芪 当归 肉桂

加减四物汤 熟地 白芍 当归 川芎 山栀 山萸 山药 丹皮

理气散瘀汤 人参 黄芪 当归 茯苓 红花 丹皮 炮姜炭

固气填精汤 人参 黄芪 白术 熟地 当归 三七 荆芥炭

410. 产后瘀血

生产后,胞宫内遗留的瘀血和浆水,称作"恶露",必须排出体外。否则血停成瘀,最易遗留腹痛、癥瘕等证,民间习惯在产后用益母草和赤砂糖煎饮,有其一定的意义。恶露不下的原因,或因气滞,或因受寒,用生化汤或牛膝散加减。

产后二十天内,恶露应尽,如果逾期不断,一般称为"恶露不绝"。但也有恶露已尽,因气虚不能摄血而淋沥不止,其特征为色淡、无腥气、腰酸、时觉少腹下坠,精神倦怠,目眩眼花,舌质淡,脉缓弱或虚细,用升举大补汤。延久不止,可以致成

"血崩"。

生化汤 当归 川芎 桃仁 炮姜 炙草 黄酒 童便

牛膝散 川牛膝 肉桂 赤芍 桃仁 当归 木香 丹皮

升举大补汤 黄芪 人参 白术 甘草 当归 熟地 麦冬 川芎 陈皮 升麻 白芷 黄连 荆芥炭

411. 产后腹痛

产后腹痛,以恶露涩少,瘀血内积为多,俗称"儿枕痛",用失笑散。傅青主曾说:"血活则瘀自除,血结则瘀作祟,若不补血而反败血,虽瘀血可消,毕竟耗损难免。不若补血之中以行逐瘀之法,则气血不耗而瘀亦尽消矣。"可用散结定疼汤。如因亡血过多,血室空虚而腹痛,多兼寒象,痛时绵绵隐隐,得温轻减,用当归生姜羊肉汤,以鹿角胶或阿胶代替羊肉亦佳。

失笑散 蒲黄 五灵脂

散结定疼汤 当归 川芎 丹皮 益母草 荆芥炭 乳香 焦山楂 桃仁

当归生姜羊肉汤 当归 生姜 羊肉

412. 产后眩晕

产后忽然头晕,目眩眼花,不能起坐,或心中闷满,恶心呕吐,甚至口噤神昏,不省人事,称为"郁冒"。系产后严重证候之一,不及时抢救,能致暴脱。主要由于心肝血虚,神无所守,急用银针刺眉心出血,煎服当归补血汤。也有因瘀血上冲,心神迷乱者,俗称"血晕",急用独行散二钱温酒调服。此时一虚一实,治疗大有出入,必须明辨:虚证恶露必多,先有心悸愦闷,晕时口开、手撒、肢冷、冷汗淋漓,脉大而空或微细欲绝;实证恶露必少,先有腹痛,心下急满,气粗喘促,晕时口噤,两手握拳。

当归补血汤 黄芪 当归

独行散 五灵脂 半生半炒为末。

413. 产后发热

产后血虚多汗,易受外邪,引发寒热,宜标本兼顾,用竹叶汤。此证因血虚百脉失养,再加风邪侵袭,经络拘急,极易转变四肢抽搐,项背强直,甚至口噤不开,角弓反张,《金匮要略》所谓:"新产血虚多汗出,喜中风,故令病痉。"用滋荣活络汤。

血虚生热,亦能引起发热。其证候为身微热,

自汗、头晕、耳鸣、心悸、舌质淡，脉大而芤。久不愈，则形体消瘦，午后热加，兼见盗汗、颧红、干咳，成为劳损，称为"蓐劳"，用地骨皮饮加减。验方有母鸡汤和猪腰汤调养方法，法用母鸡一只熬清汁，当归、熟地、黄芪、白术、肉桂各三钱研粗末，每用母鸡汁一碗煎药末四钱，日服三次。或用当归、白芍酒炒各一两，煎汤去渣，将猪腰一对切如骰子大，粳米一合，香豉一钱，葱、姜、盐各少许，同煮食。

竹叶汤　竹叶　葛根　防风　桔梗　桂枝　人参　甘草　姜　枣

滋荣活络汤　川芎　当归　熟地　人参　黄芪　茯神　天麻　炙草　陈皮　荆芥　防风　羌活　黄连

地骨皮饮　熟地　当归　川芎　白芍　地骨皮　丹皮

414. 产后便秘

《金匮要略》上说："新产妇人有三病，一者病痉，二者病郁冒，三者大便难。"总的原因，多由血虚。血虚津液亏损，不能濡润肠道，大便秘结，为产后常见症状。治宜润下为主，在养血方内加麻仁、柏子仁之类。

415. 产后小便频数

产后小便次数增多，甚至日夜数十次，并有不能控制，淋漓自遗的，多因气血亏损，宜滋补固涩，用固脬汤。

固脬汤　桑螵蛸　黄芪　沙苑子　山萸　当归　茯神　益母子　白芍　升麻　羊脬一具煎汤代水。

416. 产后乳汁少

产后乳汁少或全无乳汁，乳房无胀痛感者，属气血虚弱不能生化，用通乳丹。如若乳房胀痛，按之木硬，乳汁涩少，为气结乳络不畅，治宜疏利，用涌泉散。胀痛而引起低热者，应去猪蹄加柴胡、蒲公英。

通乳丹　党参　黄芪　当归　枣仁　木通　桔梗　猪蹄

涌泉散　王不留行　丁香　漏芦　天花粉　僵蚕　穿山甲　等分为末，每服四钱，用猪蹄煮汁送下。

417. 不孕

妇女结婚二年以上，男子无病而不生育，或已生育一、二胎而又数年不再生育的，均称为"不孕证"。不孕的原因，有属先天性的，有属后天病理的。后天性的又有虚寒、痰湿、郁热几种。虚寒不孕，由于月经期摄养不慎，过食生冷，当风取凉，久坐湿地，风冷乘袭胞宫，常伴腹冷时痛，经期错后，色淡量少，性欲减退，腰腿酸软，脉象沉弱或沉涩，用艾附暖宫丸、毓麟珠、温胞饮。痰湿不孕，多见于身体肥胖，嗜食厚味，白带稠粘且多，月经色淡，用启宫丸。郁热不孕的，多因肝气郁结，气郁化火，或血虚生热，伏于冲任，多见于瘦弱之体，胸胁胀满，头晕目眩，掌心发热，月经先后无定，或量少色紫，脉细弦数，用开郁种玉汤或清骨滋肾汤。

艾附暖宫丸　艾叶　香附　当归　续断　吴萸　川芎　白芍　黄芪　生地　肉桂

毓麟珠　白术　茯苓　白芍　川芎　炙草　当归　熟地　菟丝子　杜仲　鹿角霜　川椒

温胞饮　白术　巴戟　人参　杜仲　菟丝子　山药　芡实　肉桂　附子　补骨脂

启宫丸　半夏　苍术　香附　六神曲　茯苓　陈皮　川芎

开郁种玉汤　当归　白芍　白术　茯苓　丹皮　香附　天花粉

清骨滋肾汤　地骨皮　丹皮　麦冬　玄参　沙参　白术　石斛　五味子

附录：辨证论治浅说

辨证论治，既是中医治病的过程，也是中医治病的根本方法。概括地说，辨证论治的内容，包括有理、法、方、药一套法则。要正确地使用这方法，应有一定的理论水平，并具备多方面的基本知识作为基础。本书对于每一常见症状提供了一些参考资料，当然是不全面的，尤其在临证上还要根据具体情况灵活运用。因此，再就辨证论治来谈谈它的精神和实质，以及具体使用的初步意见。

（一）

先从"证"字谈起。证字的正写应作"證"，证和證本来两个字，训诂不同，习惯上多因简化借用，兹亦依照一般习惯，以证代證。也有写作"症"字，系證字的俗写，在《康熙字典》里没有这字，《辞海》注为"證，俗字"。可见目前中医所用的"證"、"证"和"症"，实际上是一个字和一个意义，正写应作"證",简写作"证",也能俗写作"症"。即认为证指证候,症指症状,至于证的字义,在医学上只是代表临床表现,一般对单独的证称为症状,由几个症状综合成一个病证时称为证候。比如头痛是症状,若与发热、身痛及脉浮等结合起来,便为外感证候。临床上从多种证状加以分析综合,探讨病因,确定证候,正像审理案件一样,必须搜集证据,摸清底情,然后给予适当的处理。所以辨证是如何去认识疾病,论治是怎样来确定治疗,为中医理论在临床实践中的具体运用和体现。其中有理论,有法则,联系到方剂和药物,这四个内容,密切结合,不可缺一,缺少任何一项,便不可能正确。同时,辨证论治是根据全面证状通过四诊八纲的分析综合,以探求疾病的发生和发展规律,从而拟出治疗的方针,给以适当的治疗。如果不深入地辨别证状或将证状孤立起来,便无法看到疾病的本质做出正确的结论,从而治法和处方用药也不可能中肯。

为了临床上便于掌握运用辨证论治这一法则,试拟如下图表,愿意提供商讨。

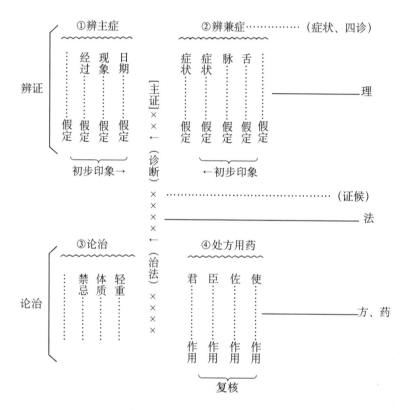

使用这图表的方法是,每一个病都有主证,在听取病人主诉和了解一般病情之后,首先抓住主症进行询问。问的时候心中要有打算,就是为什么要这样问?这样问的目的是什么?然后把得到的材料进行全面研究,做出初步印象。当然这不是肯定的,可能还会否定。其次,将病人所述和所要了解的兼证包括脉、舌、气色等进行辨别,辨别兼证应与主证同样地细致询问,做出一个初步印象。然后再把两方面的初步印象结合起来,做出总的诊断,即是证候。这两方面的初步印象,可能有些是统一的,有些是不能统一的,但哪些是主,哪些是次,可以清楚地看到。这是第一步。根据

诊断定出治疗方针,就是治法。这里所确定的治法,仅仅是一个原则,依据它来处方,还需要从病的轻重、禁忌和患者体质及服药经过等加以考虑,便是论治的阶段了。这是第二步。从论治的结果选方用药,分别君、臣、佐、使拟出处方,这是第三步。到此,已完成了辨证论治,也就是从诊断到治疗一个疾病的全部过程。这三个步骤,第一步是理,第二步是法,第三步是方药,所以说辨证论治是以理法方药作为基础的。

应当说明几个问题:①把主证弄清楚,可以得到一个初步印象。但单凭主证是不够的,必须进一步观察兼证包括脉舌在内,看它和主证有没有

联系,如果从主证产生的就证实了初步印象的正确性,否则需要重新考虑。比如突然发热多为外感,外感多有怕冷,如果问得病人有怕冷的症状,主症的初步印象,便为感冒风寒。再看兼证,有喉痒、鼻塞、咳嗽等,便可确诊感冒风寒在肺。假如突然怕冷发热,伴有呕吐,腹泻等兼证,便要考虑到肠胃受寒或饮食损伤等原因。如何诊断肠胃受寒?辨兼证时,应有呕吐清水,下利清谷,胃痛,腹痛,肠鸣,舌苔薄白,口不渴等现象。如何诊断为伤食?应有呕吐酸腐,泻下臭秽,胸腹胀满,呕泻后反见轻松,口腻,舌苔厚腻等现象。所以辨证是细致的,逐步深入的,主要是全面地分析归纳。②根据辨证的结果来论治,首先也是抓住主证,从发病的主要原因订出主要治法,再照顾其他兼证。照顾兼证应在主治上适当地照顾,离开了主治而随证用药,便会迷失方向,使处方散漫杂乱。③辨证是根据病情的变化随时改变,不是一个病通过第一次辨证后就作为定案。在急性病上可能今天和昨天的辨证论治结果完全两样,如发热症昨天怕冷无汗,今天汗出不怕冷,反恶热,一个是表证,一个是里证了。当然有些慢性顽固性病证没有多大变化,也就无须每天再辨再论。然而病情总是在变化的,如果经过一个时期已有好转或疗效不明显,仍该反复审察,不能因为有效或平稳而强调"效不更方"。④怎样来抓主证?一般以全身症状,或特别严重的症状,或病人最感痛苦的症状为标准,例如发热、发疹、神志昏迷、大失血以及浮肿、泻痢、腹痛等都能作为主证。一个病的主证不是固定的,随着病情变化来决定,比如外感发热咳嗽,以发热为主症,热退咳嗽不止,就以咳嗽为主症。倘然误以兼证当作主症,只要辨证正确,也能得出同样的结论。如外感发热咳嗽,不以发热为主症而以咳嗽为主症,在辨咳嗽时见到喉痒、咯痰薄白,辨兼证时发现寒热、头胀、鼻塞,脉浮滑数、舌苔薄白等,其最后结论,自然会诊断是外感,治法着重解表,同时也能认识到应以发热为主症。当然这不等于说辨证时任意抓一症状为主症,而是说在不同的看法上可能提出认为重要的不同主

症。关键在于辨证是全面的,只要看到全面不把症状孤立起来,同样能得出一致的诊断结果。

临床上只要有症状能辨,不怕症状多,也不怕症状复杂,均能使用这方法,如果真的一无症状,那就根本谈不到辨了。没有症状能不能从四诊来辨呢?当然也可以,前人有切脉以决死生,并有舍症从脉的说法。但舍症不等于没有症状,主要是在脉证的矛盾情况下取决于脉诊,所以同样地也有舍脉从症的说法。这说明了四诊是中医的诊断方法,必须互相结合,尤其应与症状结合,片面地强调任何一方面,都是不恰当的。正因为此,必须经过这样的辨证,才能得出比较明确的诊断,还能根据病情的发展趋向做出预后的判断。当已经处方以后,再对主症和兼症复核一遍,可以更清楚地看到是否用药细腻熨贴。兹举具体运用这一方法的两个病例说明如下,这两个病例有共同的地方也有特殊的地方,可作对比。

例一、李姓,女,51岁。肾炎。

例二、田姓,女,65岁。肺炎。

同是女性,年龄都比较大,同样以发热为主证,发热日期相同,并且发热的时间同在下午,热度均在38~39℃之间。经过诊察,例一的肾炎病人,浮肿不明显,仅面部有些虚浮,发热前有形寒,汗出后,逐渐热降而不清,兼有恶心,甚则呕吐,口不作渴,小溲黄赤。例二的肺炎病人,炎证基本上已见好转,只有轻微咳嗽,吐黏痰,热前不觉冷,热时口渴引饮,汗出甚多,热随退清,兼有腰痛甚剧。脉舌方面,例一脉象滑数,舌质稍绛,苔白腻;例二脉细数带弦,舌苔前半光剥,根薄黄。了解病情以后,使用上面的图表进行分析研究,得到的结论是:例一肾炎病人的发热,为外邪传里,成为湿遏热伏现象,与湿温证的邪蕴中焦不能透泄相似。例二肺炎病人的发热,可能也由外邪引起,但已无表证,并且津液大伤,形成阴虚内热,与肺痨后期的气阴两伤相似。总的说来,肾炎病人的发热是实证,肺炎病人的发热是虚证,治法处方完全不同。

附表一：

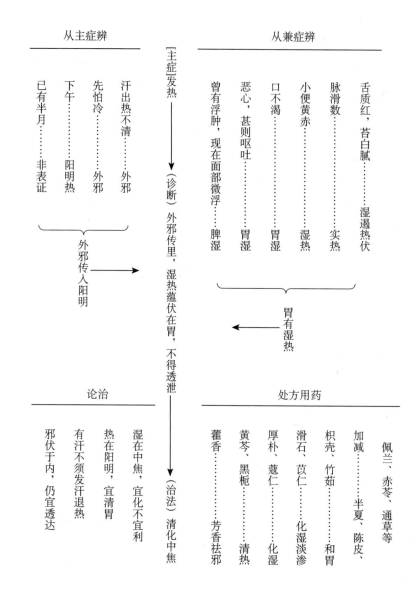

附表二：

从主症辨　　　　　　　从兼症辨

[主症]发热 ——→ （诊断）温邪消烁肺胃津液、阳虚肝旺、痰热内恋

从主症辨：
- 汗出甚多，热渐退清……虚热
- 热前不冷……湿邪
- 下午……阳明热
- 已有半月……非表证

从兼症辨：
- 舌光剥、根薄黄……津液耗伤
- 脉细数带弦……阴虚肝旺
- 腰痛……肾阴虚
- 口渴引饮……胃热
- 现在咳嗽痰黏不多……肺有痰热
- 曾有咳嗽喘胸痛……外邪伤肺

湿邪内恋伤正 ——→　阳虚肝旺、痰热内恋　←—— 阴虚液涸

（从兼症辨分组）肺有痰热、木火刑金、阴虚液涸

↓

（主治）滋阴退蒸

论治
- 痰热、宜清肺化痰
- 汗多、不可发汗劫液
- 阴伤津涸、宜滋肾养胃

处方用药
- 枇杷叶、黑山栀、芦根等
- 加减……天花粉、杏仁、马兜铃、
- 地骨皮、白薇……退蒸
- 川贝母……清热痰
- 石斛、沙参、麦冬……养肺胃津液
- 生地、鳖甲……滋阴

应当指出,肾炎和肺炎是西医诊断的病名,用中医的辨证论治方法,必须根据中医理法,客观地依据现实症状全面地进行分析。如果主观地先入为主,难免会感到这样的肾炎为什么能引起发热,及为什么肺炎消失后发热不退,就很难下手了。同时,使用这图表来辨证论治,主要是说明如何从主症结合兼症;如何从初步印象进一步做出确诊;如何从病因、病机定出治法;如何针对治法处方用药。有了这样一个格式,遇到复杂疑难的病证,可以作为分析研究的依据。至于简单的病证,虽然在辨证程序上不必如此复杂,但是心中盘算的方法还是一样的。因为只有通过全面地考虑,才能做出正确的处方,并能看到别人的处方是否正确。比如一个伤风病例,男孩三岁半,发热(38.5℃)无汗,已有四日,日夜作咳,声音不爽,脉象滑数,舌苔薄腻,饮食二便正常。这是常见的证候,不难诊断为风寒郁于上焦,肺气不能宣透,不曾化热传里,也没有肠胃食滞兼症,用了三拗汤加蝉衣、牛蒡、桔梗、橘红、胖大海,一服即得微汗,热退咳稀。但以前服过中药三剂,最后的一张药方,用的是桑叶、菊花、荆芥、防风、银花、连翘、桔梗、甘草、杏仁、象贝、半夏、陈皮、紫菀、大青叶、芦根等多至十五味,便觉有些夹杂。倘要说明这问题,也可用以上方法来分析。

在表内可以看到辨证为了确诊,论治为了处方用药,理法方药是一贯的。也说明了辨证重要,论治也重要,证必须辨,治必须论,而处方用药仍要斟酌审慎。喻嘉言强调"先议病,后议药",议病就是辨证,议药就是论治,不论病和药必须通过"议",也就是"辨"和"论"始终不能偏废。

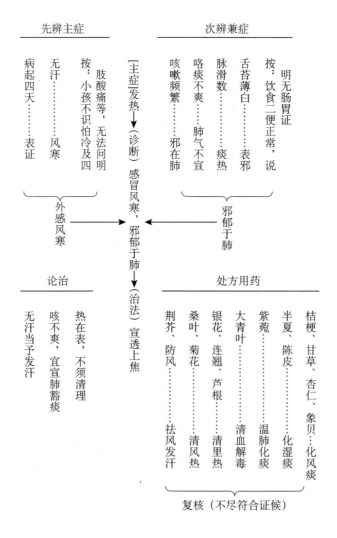

（二）

懂得了辨证论治方法之后，还要进一步理解为什么要辨？为什么要论？不把这个根本问题解决，不可能做得深入细致。先谈辨证：

辨证的主要依据是症状，症状是内脏病变的反映，有些症状相同而内脏的病变不同。比如发热是个常见的症状，外感有发热，内伤也有发热；外感还有伤寒、温病等发热，内伤亦有肺病和肝病等发热，这就需要仔细辨证，加以区分了。如何来辨？有一定的步骤。先从发热本身来辨，怕冷不怕冷，汗出不汗出，汗出后热退不退，退得清不清，是否整天发热，上下午有没有差别，或者只有午后发热，或者一天有好几次不规则的发热，发热高不高或是低热不明显等等。这许多不同的情况包括外感、内伤和其他发病的原因，首先把它辨清楚，可以得到一个初步印象。进一步与兼证联系，有没有头痛、身痛、烦热、手心热、口干、渴欲饮水，以及有没有颧红、足冷、鼻塞、咳嗽、呕吐、腹泻、汗出形寒、神识昏迷、项背强直、手足抽动，再结合脉象、舌苔、面色和发病新久等。通过多方面的诊察，才能有深一层的认识，做出正确的诊断和治法。很明显，就上面所举发热有关的一些症状，包括了多种不同证候。如：

发热，怕冷，头痛，全身疼痛，无汗，脉象浮紧而数——伤寒初期太阳证；

发热，汗出后不怕冷反恶热，口渴引饮喜凉，舌苔黄腻，脉大滑数——伤寒阳明证；

发热，怕冷，一天反复发作，呕恶，口苦，脉象弦数——伤寒少阳证；

发热，日晡更剧，汗出蒸蒸，腹胀，便秘，舌苔黄腻干糙——伤寒胃实证；

发热，怕冷，头痛，汗出，口干，咳嗽，脉象浮数——风温证；

发热，口干，烦躁，神识昏迷，舌尖红绛——温病热入心包证；

发热，口燥，神糊谵语，手足抽搐，脉象细数——温病痉厥证；

发热，怕冷，头痛，项背强直，角弓反张，脉象弦紧——痉病；

发热，足冷，口干不欲饮，胸闷呕恶，小便短黄，面色晦滞，舌苔黄腻——湿温证；

发热，怕冷，头痛，鼻塞，咳嗽，舌苔薄白——伤风感冒证；

发热，脘腹胀痛，呕吐酸腐，泄泻，舌苔厚腻——伤食证；

发热，多在午后，气短，干咳，痰黏带血，多汗，脉象虚细而数——肺脏气阴两虚证；

发热，多在午后，热不甚，手足心热，盗汗，颧红，脉象细数——肝肾阴虚证；

发热，大汗出，热退反恶寒，四肢急，脉浮无力——亡阳证。

从上面所举的证候来看，有些证候本属表证或寒证，但因一二症状的出入，便转变为里证或热证。由此可见，辨证的意义和辨证必须细致的重要性了。

辨证明确，然后论治，论治仍然是复杂而又细致的。也可分两个步骤：先定大法，如表证用汗法。热证用清法；再结合具体情况，表证属风寒的，用辛温发汗，属风热的，用辛凉发汗；热证在胃，热而不实用清胃，热而且实用泻下。依照这方法来处理上列发热证候，就有：

辛温发汗法（太阳证）

辛寒清胃法（阳明证）

和解枢机法（少阳证）

清热攻下法（胃实证）

辛凉解表法（风温证）

清营开窍法（热入心包证）

凉血息风法（痉厥证）

生津解肌法（痉病）

清化湿热法（湿温证）

宣肺祛风法（伤风证）

消导和中法（伤食证）

清养肺阴法（肺脏气阴两虚证）

滋阴退蒸法（肝肾阴虚证）

回阳固表法（亡阳证）

有了明确的治疗原则，选方用药便有方向。但是处方有轻有重，还须视病情的程度和患者年龄、体质等来决定，所以同一病证的处方，往往因人而异。不过应该指出，治疗方针是一致的。中医有那么多的药物和方剂，很难对同一病证限制用哪些方药，只要治疗方针一致，基本上没有什么分歧。从处方用药本身来说，有七方、十剂和君臣佐使等一套法则，主要是针对病因、病位和症状。

病因和病位是发病的根源,症状是病变的现象,根源消除后,症状自然消失。所以诊断时重视全面症状,处方时又重视治法而不从症状一一用药,《内经》所谓"治病必求其本"。但是病人的痛苦和精神威胁,往往随着症状的轻重和增减而转移,因此,对某些症状亦有适当照顾的必要。如大失血或剧烈腹痛时,有时以止血、镇痛为急务。不过无论一般的或以急救为目的的,使用方药时仍从部位和原因考虑。所以总的说来,从病位、病因结合症状,是一般处方用药的根据。例如感冒是肺受风邪,那么病位在肺,病因为风,治疗的方针便是宣肺祛风。感冒的症状,可以出现恶风,发热,有汗或无汗,头痛,全身疼痛,音嗄,喉痒,咳嗽,痰多或痰少,痰爽或不爽,鼻塞流涕,口干或不干,舌苔或薄或厚等等。处方用药时在宣肺祛风的原则下,可以适当照顾症状。常用的宣肺祛风药有荆芥、防风、薄荷、麻黄、紫苏、豆豉、桑叶一类,这些药的性质,有偏温偏凉,要根据不同病因(如风寒、风温等)使用,总之是从肺脏来疏邪解表。故用了这些药后,对于恶风、无汗症状不再考虑,相反地对有汗的应适当控制。也由于一般汗多后恶风消失,发热随解,对低热亦少考虑,只在热势较重或有化热内传倾向时,才用焦山栀、连翘、银花、黄芩、青蒿等清热。其他对个别症状的有效药,如菊花、蔓荆子治头痛,秦艽、羌活、桑枝、丝瓜络治身痛,蝉衣、胖大海治音嗄喉痒,杏仁、象贝、半夏、陈皮治咳,牛蒡、桔梗治痰不爽,苍耳子、辛夷治鼻塞流涕,瓜蒌皮、芦根治口干等,并不都用,用时亦看程度酌加,尤其一种药能照顾几个方面时,也不要叠床架屋地见一症用一药。正因为治疗感冒的基本法则为宣肺祛风,随着症状加入的药物必须符合这一原则,这样,就还有很多退热、止咳、化痰、止渴和治疗头痛、身痛的药物,不在选用之例。不难理解,治疗感冒的成方,如葱豉汤只用葱白、豆豉,三拗汤只用麻黄、杏仁、甘草,银翘散和杏苏散比较复杂,二陈汤和苍耳子散等本来不治感冒,也经常引用,这些方剂的所以繁简及结合,便是这个道理。如果弱不禁风,经常容易感冒,或者感冒后纠缠不清,较长时期不愈,就须考虑到体力衰弱的一面。前人对外感也用过人参(如参苏饮)和黄芪、白术(如玉屏风散),但毕竟不是一种常法。

处方用药必须分清主次,主要是将直接发病的主因作为原始病因。在疾病过程中原始病因不是一成不变的,并且往往因其他关系而改变其地位,这就不能机械地以原始病因为主因。中医所说的病因,与病机有密切关系,一方面从主因来观察病机,另一方面又从病机来确定病因。倘然强调主因不顾其他,不仅处方用药呆板,有时还会造成过失。例如痰饮的形成,轻的由于脾阳虚,严重的由于肾阳虚,因有外饮治脾、内饮治肾的说法。但是其主因究竟是痰饮呢? 还是脾肾阳虚? 怎样来确定治疗原则呢? 了解了病因和病机的关系,便不难理解痰饮从脾肾阳虚而来,是病理过程中产生的,当然不是原始病因,但已经成为痰饮,转而为致病的因素,引起咳嗽气喘,便应以痰饮为主因。很明显,如果单是脾肾阳虚,不会有痰多咳喘的证候。但在治疗上因为痰饮的产生根本由于脾。肾阳虚,不同于一般咳喘,故常用温化药如干姜、五味子、细辛、半夏、茯苓等药。又因痰饮常因风寒引发,伴见形寒发热,也用小青龙汤治疗。小青龙汤的处方,实际即在麻桂基础上加入姜、夏、辛、味。如果没有风寒,咳喘不严重,一般又用苓桂甘术汤和肾气丸从本调养。当然,痰饮中如悬饮、支饮等,也用泻法,则因这些证候都从痰饮形成,必须以痰饮为主,针对不同情况进行不同处理,基本上不越此法度。这是张仲景治疗痰饮的法则,他在辨病位和病因方面何等明确,因而在处方用药上提出了一个规律。同是痰饮病,或用温化,或用疏化,或用温养,或用泻下,不但手段不一样,目的也不一样,说明处方用药都有理论指导。所说灵活运用,是在原则之下根据具体情况做出具体治法,不是主观臆断的。

(三)

正确地使用辨证论治方法,首先要练好基本功,其次是通过临床不断地熟练。如果基本功差,容易浮飘不实,而不经过临床实践,则又很难随机应变,深入细致。同时多看前人医案,有很大的帮助和启发作用。医案是中医的临证记录,也是辨证论治的具体表现,有的写得详细,有的写得较为简单,但一般都包括症状、病因、脉舌、治法四个方面,理论与实际密切结合,处方用药或多或少,一增一减。也可看到运用成方的法则。华岫云在《临证指南医案》凡例中说:"医道在乎识证、立法、用方,此为三大关键,一有草率,不堪司命。往往有证既识矣,却立不出好法者,或法既立矣,却用不出至当不易好方者,此谓学业不全。然三者之中,识证尤为紧要。若法与方,只在平日看书多记,至于识证须多参古圣先贤之精义,由博反约,临证方能有卓然定见。若识证不明,开口动手便错矣。"这里说明了医案的特点,及与辨证论治的关系。他又说:"此案须知看法。就一门而论,当察其病情、病状、脉象各异处,则知病名虽同而源不同矣。此案同何法,彼案另用何法,此法用何方,彼案另用何方,从其错综变化处细心参玩。更将方中君臣佐使之药,合病源上细细体贴,其古方加减一、二味处尤宜理会。其辨证立法处,用标记指出,则了如指掌矣。切勿草率看过,若但得其皮毛而不得其神髓,终无益也。然看此案,须文理清通之士,具虚心活泼灵机,曾将灵素及前贤诸书参究过一番者,方能领会此中意趣。"这是指医案的读法,也说明了从医案中学习辨证论治和练好基本功的重要性。

前人医案的写法和现在的病历记载有所不同,主要是根据现实症状出发,抓住重点,所以不及病历的全面,但指标是十分明确的。并因辨证时候有其一定的理论根据,对某些地方只提证候不叙症状,比如写"阳黄",便是指目黄、小便黄、皮肤色黄鲜明等一系列的湿热发黄证。而有时也提到未曾表现的症状,则与辨证上有重要意义,如指出"小便不黄"或"大便不溏",用来说明没有内热和脾虚现象,作为用药的依据。还有,用一般治法治疗常见病已经成为大法的,在医案里就比较少见了,而所记录的,大多是疑难的、复杂的、严重的和一般中有特殊性的病证。因此在案语中往往提醒一句,或反复阐明,或引征论据。这些简不等于疏漏,详不等于噜苏,相反地都是说明问题,值得注意的关键。兹就《临证指南医案》选录若干则,并附初步体会为例。

案一:偏枯在左,血虚不荣筋骨,内风袭络,脉左缓大。

制首乌四两,枸杞子二两,归身二两,淮牛膝蒸二两,煨天麻二两,三角胡麻二两,研末,用黄甘菊三两,川石斛四两,小黑豆皮四两煎汁,加蜜,丸极细,早服四钱,滚水送。(中风门)

按:此案在症状方面只提"偏枯在左"。偏枯即半身不遂,因半身有左血右气之分,故特别指出在左。半身不遂,属于中风病,可以伴见昏厥和口眼㖞斜等,案中并不叙列,说明是中风的后遗症,其他症状已不存在。所以单从偏枯在左考虑,结合脉象缓大,系肝。肾阴血不足,内风不静,诊为"血虚不荣筋骨,内风袭络"。虽未指出治法,而养血息风已在言外,并因肝主筋,肾主骨,应着重在滋养下焦。为此,方用首乌、杞子、归身、胡麻、黑豆并补肝肾而侧重养血,石斛亦能滋肾除虚热,所谓治风先治血,血行风自灭。佐以天麻、菊花息风,牛膝壮筋骨,而胡麻、石斛也能疗风痹脚弱,合成标本兼顾调养方剂。故徐灵胎分析此方的血药和风药,评为"此方平补,并无用补生热之弊"。

案二:失血有年,阴气久伤,复遭忧悲恺郁,阳挟内风大冒。血舍自空,气乘于左,口㖞、肢麻,舌暗无声,足痿不耐行走。明明肝肾虚馁,阴气不主上承,重培其下,冀得风息,议以河间法。

熟地四两,牛膝一两半,萸肉二两,炒黑远志一两半,杞子二两,炒菊花二两,五味子一两半,川斛二两四钱,茯神二两,淡苁蓉一两二钱,加蜜丸,服四钱。(中风门)

按:此亦血虚不荣筋骨,内风袭络的中风证,但偏左肢麻,未至偏枯程度。其主证为风扰于上而口㖞舌暗,阴亏于下而足痿无力。故从发病的根源失血和悒郁等,诊断为肝肾阴虚不主上承,主张重培其下以冀风息。证属喑厥风痱,采取了刘河间的地黄饮子,因没有阳虚现象,除附子、肉桂、巴戟,并因阴虚风动,去菖蒲的香窜,加杞菊以养血息风,牛膝下行以治足痿。

案三:脉细而数,细为脏阴之亏,数为营液之耗。上年夏秋病伤,更因冬暖失藏,入春地气升,肝木风动,遂令右肢偏痿,舌本络强言謇,都因根蒂有亏之证。庸俗泄气降痰,发散攻风,再劫真阴,渐渐神愦如寐,倘加昏厥,将何疗治。议用仲景复脉法。

复脉汤去姜、桂。(中风门)

按:此案亦为中风。从病因结合症状,系气血两虚,但经误治,真阴再劫,特别表现在神愦如寐,脉象细数,说明心脏极虚。心生血而藏神主脉,经脉流行不利,势必偏痿加剧,并应防止昏厥,故取复脉汤先治其心。复脉汤本养心液,益心气,通心阳,因脉细而数,除去姜、桂的辛热,变为柔润之剂。后来吴鞠通根据这个方法,在《温病条辨》里订立加减复脉汤,作为温邪传入下焦,挽救阴液的主方。前人对于成方的运用,如本方和前案的地黄饮子虽然有失原意,但也有心灵手敏的一面,值得学习。

案四:温邪外袭,咳嗽、头胀,当清上焦。

杏仁、桑皮、桔梗、象贝、通草、芦根。(咳嗽门)

按:此案仅凭咳嗽和头胀两个症状,很难做出确诊。然已诊断为"温邪外袭",必有风温的症状。从叶天士《外感温热篇》来引证:"温邪外袭,首先犯肺",及"肺主气,其合皮毛,故云在表。在表初用辛凉轻剂,挟风则加入薄荷、牛蒡之属,挟湿加芦根、滑石之流,或透风于热外,或渗湿于热下,不与热相搏,势必孤矣。"可见本案以咳嗽为主症,应有头痛和痰不爽、口干、小便短黄等兼证,没有指出脉舌,当为一般的滑数和黄腻。所以方内用杏仁、象贝、桔梗祛风痰,桑皮清热,均集中于肺,再加通草、芦根清热淡渗,兼去其湿。

案五:阴亏挟受温邪,咳嗽、头胀,当以轻药。

桑叶、杏仁、川贝、白沙参、生甘草、甜水梨皮。(咳嗽门)

按:此与上案症状相同,病因亦同。因素体阴亏,且无挟风挟湿现象,故用桑叶、杏仁、川贝清化上焦痰热,兼以沙参、甘草、梨皮清润。这里所说轻药,系"上焦如羽,非轻不举"的意思,不是指剂量的轻重。

案六:嗽缓,潮热,稚年阴亏,气热所致。

地骨皮三钱,青蒿一钱,知母一钱,生甘草三分,南沙参一钱,川斛三钱。(咳嗽门)

按:此案亦咳嗽肺热阴亏,但有潮热则比一般阴亏更进一步,热不止,势必气阴愈受消耗,所以特别提出。并用沙参、甘草、石斛润肺外,加入地骨皮、青蒿、知母清热退蒸。咳缓的缓字,说明病已经久,咳已不繁,故不用杏仁、川贝之属。

以上略举数例,当然是不全面的,不够深入的,而且这些例子也不是有代表性的。主要是说明前人医案的写法不同及学习方法的一斑,通过认真的学习,在辨证论治上有一定的帮助。事实证明,徐灵胎系一代名医,对叶天士医案做出恰当的评语,华岫云、邵新甫等并将叶天士的经验摸索出一套规律,都是下了一番功夫的。总之,医案是中医的优良传统,前人流传很多,各有特长,应当像蜜蜂酿蜜般的吸取百花精华,丰富自己的知识,以提高医疗水平。

最后,必须说明,治病重在辨证,所有治法、处方和用药等一系列的措施,都是根据辨证来的。所以有了正确的辨证,就能进行合理的治疗,一般对辨证论治也作辨证"施"治,事实上辨证的目的也就是为了施治。但是应当理解,施治不等于说不再考虑,在正确的辨证下,求得处方用药与具体病情丝丝入扣,药量的轻重恰当,仍然需要通过一个讨论的过程。如果误解辨证施治为只要辨证,不必论治,很容易生硬地引用成方,药量也少斟酌,因而减低疗效。为此,本文和本书内关于辨证施治均作辨证论治,主要是说明施治的时候必须考虑,其意义基本上是一致的。

金匮要略杂病浅说

引　言

　　学习张仲景的《伤寒论》,主要是学习他的辨证论治方法。懂得了基本法则,不但全部伤寒论容易会通,阅读其他医书也容易迎刃而解。《伤寒论》最可宝贵的地方就在于此。《金匮要略》叙述四十多种杂病,比较分散,没有系统可寻。但其辨证论治的诊疗规律还是一致的,并因此可以看到《伤寒论》方剂的灵活运用。故《伤寒论》和《金匮要略》虽然是两部书,一治外感病,一治杂病,应该保持密切联系。

　　《金匮要略》里叙述的内科、外科和妇科等疾患,在应用上显然不够的。通过历代医家的不断研究,充实了很多内容,这些补充材料散见在各家集子里。我们钻研的时候,要理解它的实质和精神,同时也要看到发展的一面,不能仅仅在一证一方上用功夫,正如研究伤寒论应该和后世的温病学说结合一样。只有这样,才能扩大《金匮要略》的证治范围,且在无形中消除经方派和时方派的不正确观点,这是一方面。另一方面,张仲景接受了内经的理论指导,我们学习《内经知要》之后,必须时常加以回顾。《内经》不是纯理论性的,有它事实的根据,再通过《金匮要略》的临床实践,正好体会中医学术怎样从实践到理论,从理论再到实践。有些人非议中医只有经验无理论,有些中医自己还硬把《内经》和《伤寒论》《金匮要略》分割成两个系统,这是绝对错误的看法。

　　《金匮要略》的注释,过去有五十多家,多数是采取逐条笺注形式。本文就我个人最近温习体会所得,并结合 20 年前教授及门弟子的经验,仅就疾病方面分类写出。由于争取公余时间,并缺乏参考资料,当然极不充分而且极其浅陋的。希望读者们随时把不同意见提出,自当虚心地接受,作进一步的修正。

一、痉病

痉原文作痓,痓音翅,据广雅注是恶的意思,和本症不符合,巢氏病源和千金方都作痉,后来也有好多人疑是痓字传写错误,本人亦同意改为痉字,以归一致。痉是一种症状,主要现象为不柔和的背强反张。在内经上早有记载,如说:"诸痉项强,皆属于湿""诸暴强直,皆属于风"和"风痉身反折,先取足太阳"等,不仅说明了痉病的症状和原因,还指出了治疗途径。金匮依据内经的理论,定出方药,并补充病因和预后,没有异样。兹将原文13条试作如下的排列:

1. 脉证

"病者,身热足寒,颈项强急,恶寒时头热、面赤、目赤,独头动摇,卒口噤,背反张者,痉病也……"

"夫痉脉按之紧如弦直,上下行。"

2. 治疗

"太阳病发热无汗,反恶寒者,名曰刚痉。"

"太阳病无汗而小便反少,气上冲胸,口噤不得语,欲作刚痉,葛根汤主之。"

"太阳病发热汗出,而不恶寒者,名曰柔痉。"

"太阳病其证备,身体强,几几然(几音如,小鸟学飞貌),脉反沉迟,此为痉,栝蒌桂枝汤主之。"

"痉为病,胸满口噤,卧不着席(形容角弓反张)脚挛急,必齘齿(咬牙切磋有声),可与大承气汤。"

3. 原因

"太阳病发汗太多,因致痉。"

"夫风病下之则痉,复发汗必拘急。"

"疮家虽身疼痛,不可发汗,汗出则痉。"

4. 预后

"太阳病发热,脉沉而细者,名曰痉,为难治。"

"暴腹胀大者为欲解,脉如故(指浮缓),反伏弦者痉。"

"痉病有灸疮(因火灸而发生的疮,叫作灸疮),难治。"

这样排列,可以明显地看出痉病的主要脉证。在此脉证上兼太阳伤寒证的用葛根汤,兼中风症的用栝蒌桂枝汤,兼阳明实证的用大承气汤。不仅层次井然,而且与伤寒论的辨证论治基本相同。接着,把临症所接触到的病因和预后朴实写出,理

由也是一贯相承的。

痉症发生,都属热性病范围,故金匮的三个方剂,都以退热为原则。热性病何以会造成痉症?因高热使津血枯燥,不能营养筋脉,即破坏内经"精则养神,柔则养筋"的生理所造成的病变。故仲景用葛根和栝蒌取其生津,危急时用大承气汤取其急下存阴。后世医书在这基础上立论,如《三因方》上说:"原其所因,多由亡血,筋失所荣,故邪得袭之。"《景岳全书》上说:"筋脉拘急故反张,血液枯燥故筋挛。"从而逐渐转向清热养阴一途,成为治痉的常法。特别是在温热病多防痉厥,治痉之方亦最多,《温病条辨》的二甲复脉汤(生地、白芍、麦冬、阿胶、麻仁、炙甘草、牡蛎、鳖甲)、三甲复脉汤(二甲复脉汤加龟甲)、小定风珠(鸡子黄、阿胶、龟甲、童便、淡菜)和大定风珠(白芍、阿胶、龟甲、生地、麻仁、五味子、牡蛎、麦冬、炙甘草、鸡子黄、鳖甲)等,都为高热伤阴成痉而设。当然,痉病有外感症状,还是要给予透泄机会,兼有神识昏迷的,并宜加入芳香开窍。《温病条辨》在解儿难里又说:"风温痉宜用辛凉正法,轻者用辛凉轻剂,重者用辛凉重剂,如银翘散、白虎汤之类。伤津液者加甘凉,如银翘(散)加生地、麦冬,玉女煎,以白虎合冬地之类。神昏谵语兼用芳香以开膻中,如清宫汤、牛黄丸、紫雪丹之类。"可以意味着古今方剂虽有改变,用药的法则还如出一辙。

本人对于金匮痉病方,除葛根汤在外感症项背强痛和头痛较剧的使用有效,并有时在一般疏风剂内加入葛根亦能取效外,其他缺乏经验。但从金匮上认识到痉病的成因有两种:一种是六淫侵袭化燥化风,即金匮所立的治法;一种是由多种疾病使津血枯燥所造成,即金匮所指的各项坏症。后者的痉病不能和外感痉病相提并论,尤其后人所说痉厥多属于后者的病变,故极少用辛温的麻桂剂。张介宾曾说:"中风之痉,必年力衰残,阴之败也;产妇之痉,必去血过多,冲任竭也;溃疡之痉,必血随脓化,营气涸也;小儿之痉,或风热伤阴为急惊,或吐泻亡阴慢惊,此虽不因误治,而总属阴虚之症",都是指后者一类。可知金匮方并不概括一切痉病,必须审证求因,适当使用。同时体会到,金匮所说痉病是疾病过程中的一症候,凡看到背强反张,口噤不开,都当作痉。所以有人附会某症是脑脊髓膜炎,某症是恶性脑脊髓膜炎,也有拘

泥疮家二字就当作是破伤风症,从而认为破伤风症非葛根汤所能治,脑脊髓膜炎的实证可用承气汤一下而愈。我以为中医治病,还是从中医理论实际出发,积累病例,肯定疗效,强作解人,目前大可不必。

二、湿病

内经论湿,曾说:"因于湿,首如裹";又说:"伤于湿者,下先受之";又说:"地之湿气,感则害人皮肉筋脉";又说:"湿胜则濡泻。"说明湿为六气之一,有天气和地气之分,感受致病,有在上、在下、在表、在里的不同,一般称作外湿和内湿。虽然没有提出具体治法,但在上在表者宜疏散发汗,在下在里者宜芳化渗利,意在言外。依据内经的说法来研究金匮,可将证候先作如下分类:

1. 在上

"湿家病身疼发热,面黄而喘,头痛鼻塞而烦,其脉大,自能饮食,腹中和无病,病在头中寒湿故鼻塞,内(同纳)药鼻中则愈。"

2. 在表

"太阳病,关节疼痛而烦,脉沉而细者,此名湿痹。"

"湿家身烦疼,可与麻黄加术汤发其汗为宜,慎不可以火攻之。"

"病者一身尽疼,发热日晡所剧者,名风湿。此病伤于汗出当风,或久伤取冷(贪凉的意思)所致也,可与麻黄杏仁薏苡甘草汤。"

"风湿脉浮,身重汗出恶风者,防己黄芪汤主之。"

"伤寒八九日,风湿相搏,身体烦疼,不能自转侧,不呕不渴,脉浮虚而涩者,桂枝附子汤主之。若大便坚,小便自利者,去桂加白术汤主之。"

"风湿相搏,骨节疼烦,掣痛不得屈伸,近之则痛剧,汗出短气,小便不利,恶风不欲去衣,或身微肿者,甘草附子汤主之。"

3. 在里

"湿家之为病,一身尽疼,发热身色如薰黄也。"

再从治疗大法来分:

4. 正治

"风湿相搏,一身尽疼痛,法当汗出而解。值天阴雨不止,医云此可发汗,汗之病不愈者何也?

盖发其汗,汗大出者,但风气去,湿气在,是故不愈也。若治风湿者发其汗,但微微似欲出汗者,风湿俱去也。"

"湿痹之候,小便不利,大便反快,但当利其小便。"

5. 误治

"湿家其人但头汗出,背强欲得被复向火,若下之早则哕,或胸满小便不利,舌上如胎者,以丹田有热,胸中有寒,渴欲得饮而不能饮,则口燥烦也。"

"湿家下之,额上汗出,微喘小便利者死,若下利不止者亦死。"

很明显,金匮所载湿病,表证占极大比重,也就是偏重在外湿方面。外湿之伤于上者,即感受雾露之邪,晓行雾中,往往头胀鼻塞,内服辛夷消风散(辛夷、细辛、藁本、白芷、防风、川芎、升麻、甘草、木通)甚效。仲景但云纳药鼻中,并不出方,可能也是辛散一类的药物,查千金方有鼻塞脑冷方(用辛夷、细辛、通草、甘遂、桂心、芎䓖、附子研末蜜丸、绵裹纳鼻中),又有鼻塞常流清涕方(用细辛、蜀椒、干姜芎䓖、吴萸、附子、桂心、皂角酒浸,再用猪膏煎熬,绵裹纳鼻中),可作参考。大概前人治鼻塞多取纳药法,故千金方治鼻不利、鼻塞气息不通的共有八方,只有二方内服,一方灌滴,其余五方都为纳药。惟多数金匮注家均引瓜蒂散,我尝嫌其意义不大,提供讨论。

外湿伤表,和感冒风寒一样,先从皮毛而入,故仲景亦称太阳病。凡是外邪郁遏太阳经,都宜发汗,因以麻黄汤为主,但属湿邪而非单纯风寒,则又采取白术(现在处方多用苍术)、薏苡等辅药。一般熟悉,发汗法只能用于表实证,不能用于表虚证,所以仲景所举六方性质并不相同,可分两大类,若干小目。

风湿表实正法 { 轻剂…麻杏薏甘汤
重剂…麻黄加术汤

风湿表虚变法 { 益气行湿…防己黄芪汤
助阳化湿…甘草附子汤
温经散湿…桂枝附子汤
和中理湿…白术附子汤

湿在里的,多有内脏病征,发黄仅其一例。身色如薰黄即阴黄证,亦即伤寒论所说:"伤寒汗已,身目为黄,以寒湿在里不解。"仲景没有立方,柯韵伯认为可用五苓散甚是。

湿证在临床上最为常见,也以中医最善治疗。由于金匮有"法当汗出而解"和"但当利其小便"两句,多把发汗、利小便为治湿正法。诚然,湿在表者宜汗,所谓"风能胜湿",湿在里者宜利小便,所谓"治湿不利小便,非其治也"。然而在里湿证上应该补充为:轻在上者宜化,蔻壳、陈皮之属;阻在中者宜燥,半夏、厚朴之属;停在下者宜利,泽泻、车前之属。又:湿为浊邪,宜佐芳香,藿香、佛手之属;湿易凝滞,宜佐理气,枳壳、木香之属;湿性阴寒,宜佐温药,桂枝、生姜之属。后世治湿的方剂众多,错综变化,大要不外乎此。至于湿与热合而成为湿热证,湿邪积聚而变作饮证或水证,不在本病范畴,又当别论。

三、暍病

暍是暑证,夏季暑热伤人都从外受,故仲景冠以太阳二字。或称中暍,或称中热,仅仅是名词上的不同。暑证并不复杂,内经说:"先夏至日为病温,后夏至日为病暑",可知发病时期只在炎夏,暑证的性质不离乎热。它的特点,在于外感多实证,独伤暑多兼虚象。原因是夏季炎热,使人多汗,体内气阴不足,从而脉症上常显示出虚弱现象。最明显的如仲景所说"其脉弦细芤迟",弦细芤迟四种脉象不能连讲,可能是或见弦细,或见芤迟。然而热证不见浮大滑数的阳脉,而反见弦细芤迟的阴脉,可以体会到暑邪极易伤气伤津,不能与一般热证并论。如果引用内经"脉虚身热,得之伤暑"来说,理论还是一致的。正因为邪热体虚,故仲景用白虎之清,又用人参之补,成为中暍的主方。必须说明,金匮的中暍是一种伤暑,不同于后世所说的中暍,后世所说的中暍是:夏日远行,忽然头痛壮热,汗出大渴,无气以动,昏晕闷倒。即巢氏病源所说:"夏月炎热,人冒涉途路,热毒入内,与五脏相并,至阴气猝绝,阳气暴壅,经络不通,故奄然闷绝,谓之暍。"故后世的中暍症,当用苏合香丸和来复丹急救,等待醒后再用清暑之剂,不能与金匮中暍混为一谈。

夏令炎热,人多贪凉,所得疾患,并不限于热证。金匮上说:"太阳中暍,身热疼重而脉微弱,此以夏月伤冷水,水行皮中所致也,一物瓜蒂汤主

之",即指夏季的寒证。由于夏季寒证的变化比较热证为多,故后来对于夏季寒证的叙述也比热证为多。大概外感阴凉,寒热无汗,头疼四肢拘急的,用消暑十全散(香薷、扁豆、厚朴、紫苏、白术、赤苓、藿香、木香、檀香、甘草),内伤瓜果生冷寒湿,腹痛吐泻的,用藿香正气散(藿香、紫苏、白芷、大腹皮、茯苓、白术、陈皮、半夏、厚朴、桔梗、甘草、姜、枣)。此外,有香薷饮(香薷、厚朴、扁豆、黄连)、六和汤(香薷、人参、半夏、杏仁、藿香、厚朴、砂仁、甘草、扁豆、赤苓、木瓜姜、枣)、大顺散(干姜、杏仁、肉桂、甘草)、冷香饮子(附子、草果、橘红、甘草、姜)、二香饮(香薷、香附、苏叶、苍术、陈皮、厚朴、甘草、扁豆、木瓜、葱、姜)等等方剂,多为夏季寒证而设。看了这些方剂,感觉到仲景用一物瓜蒂散治夏月伤冷水不够恰当。《医宗金鉴》主张改用香薷饮和大顺散,有它发展的一面,值得注意。

四、百合病

百合病因用百合为主药得名,可以说是百合证。我曾经怀疑仲景对于这种病症可能寻不到原因,所以没有定出正确的病名。观金匮叙述症状:"意欲食复不能食,常默然,欲卧不能卧,欲行不能行,饮食或有美时,或有不欲闻食臭(即气味)时,如寒无寒,如热无热,口苦小便赤,诸药不能治,得药则剧吐利,如有神灵者,身形如和,其脉微数。"只有口苦、小便赤、脉微数等比较可供诊断,其他似病非病,诚如尤在泾所谓"全是恍惚去来,不可为凭之象"。若从现在来说,近似神经衰弱症的一种,在当时既然没有神经发现,把一切神经官能症分配在各个经脏,很可能难于定出适当的总的病名。考《千金方》:"百合病者,皆因伤寒,虚劳大病已后,不平复,变成斯症。"《医宗金鉴》说:"伤寒大病之后,余热未解,百脉未和,或平素多思不断,情志不遂,或偶触惊疑,猝临境遇,因而形神俱病,故有如是之现象。"倘把这两条记载综合起来,可以指出百合病的原因:一部分是病后体弱不复;另一部分是由于精神刺激。故主要病情为阴虚内热,精神不安定,仲景说:"百合病不经吐、下、发汗,病形如初者,百合地黄汤主之",当为百合病的主方,百合地黄汤仅用百合补虚清热,生地黄养血凉血,是一个极其清淡的方剂。我深深体会到类似这类

虚证,用重剂刺激往往引起反应,急切求功也会引起其他病变。常见有人治神经衰弱,动手便是大剂人参、熟地、麦冬、当归、龙骨、牡蛎,方虽对路,服后胸闷食呆,腹痛便溏,反而加重心悸失眠,精神极度紧张,都是不从全面考虑问题的缘故,也反映了仲景治病的细心周匝。所以学习仲景著作,不是呆板地牢记方药,主要是体味其如何辨证,如何施治,大法在握,自然左右逢源了。

正因为此,我认为本文里最重要的一节是:"百合病见于阴者以阳法救之,见于阳者以阴法救之,见阳攻阴,复发其汗,此为逆,见阴攻阳,乃复下之,此亦为逆。"这里所说阳法救阴,阴法救阳,即内经所说"用阳和阴,用阴和阳",也就是王冰所说"益火之源,以消阴翳,壮水之主,以制阳光"的意思。凡证实体实,可以从正面直折,证虚体虚,必须照顾其反面。故热证为阳,虚热便为阴虚,养阴则热自退,误当实热发汗,更伤其阳了,相反地寒证为阴,虚寒便为阳虚,扶阳则寒自除,误当实寒攻下,更伤其阴了。仲景因百合病而提出虚证的治疗法规,在中医理论上是颠扑不破的。

百合病的方剂有7首之多,除百合地黄汤外都是随症配伍,例如:发汗后用知母润燥止汗;下后用滑石利尿,代赭石涩大便;吐后用鸡子黄养胃止呕;又如口渴的用栝蒌生津,牡蛎除烦,不难理解是治标的方法。后来医书上百合病的病例并不多见,兹节录张氏医通载治孟端士太夫人一案聊供参考:"虚火不时上升,自汗不止,心神恍惚,欲食不能食,欲卧不能卧,口苦小便难,溺则洒淅头晕。自去年迄今,历更诸医,每用一药,辄增一病,用白术则窒塞胀满,用橘皮则喘息怔忡,用远志则烦扰哄热,用木香则腹热咽干,用黄芪则迷闷不食,用枳壳则喘咳气乏,用门冬则小便不禁,用肉桂则颅胀咳逆,用补骨脂则后重燥结,用知、柏则小腹枯瘪,用芩、栀则脐下引急,用香薷则耳鸣目眩,时时欲人扶掖而走,用大黄则脐下筑筑,少腹觉收则引,遂致畏药如蝎,惟日用人参钱许,入粥饮和服,聊借支撑。交春虚火倍剧,火气一升则周身大汗,神气欲脱,惟倦极小寐,则汗不出而神思稍宁,觉后少顷,火气复升,汗亦随至,较之盗汗迥殊,其脉微数,而左尺与左寸倍于它部,气口按之似有似无。此本平时思虑伤脾,脾阴受困而厥阴之火尽归于心,扰其百脉致病,病名百合,此证惟

仲景金匮要略言之甚详,本文原云诸药不能治,所以每服一药辄增一病,惟百合地黄汤为其专药,奈病久中气亏乏殆尽,复经药误而成坏病。姑先用生脉散加百合、茯神、龙齿以安其神,稍进萸、连以折其势,数剂稍安,即令勿药,以养胃气,但令日用鲜百合煮汤服之。"

五、狐惑病

《金匮》上说:"狐惑之为病,状如伤寒,默默欲眠,目不得闭,卧起不安,蚀于喉为惑,蚀于阴为狐,不欲饮食,恶闻食臭,其面目乍赤、乍黑、乍白,蚀于上部则声喝(一作嘎),甘草泻心汤主之。"狐惑究竟是什么病?历来注家没有明白指出,特别是因"蚀"字而认为虫病,似可考虑。我个人的浅见:狐惑是古代以为出没无常、不可捉摸的东西,狐惑病就是借狐惑来形容这病的变化,《医说》所谓"取象为类,使人易晓",并无多大意义。所以问狐惑病究竟是什么?应该从"状如伤寒,默默欲眠,目不得闭,卧起不安"上研究,可能是一种热性病。《千金方》说:"狐惑由温毒使然也",可以作为考证。由于热邪内郁,不能透泄,上窜为喉痛,或下窜为肛门疾患,这是并不稀见的症候。用苦参汤洗下部,并用雄黄熏肛门,无疑是热毒已经走窜后的局部疗法。问题就在是不是用甘草泻心汤能如赵献可所说"不特使中气运而湿热自化,抑亦苦辛杂用足胜杀虫之任"?理论必须结合实际,才能收到效果。

如果同意狐惑病是一种温毒症,那么温毒症当以清热解毒为要。身热不解,默默欲眠,而又目不得闭,卧起不安,显然有热攻烦扰现象。依据《温病条辨》所载温毒上升和湿热下注方剂,内服如:普济消毒饮去升柴芩连(连翘、薄荷、马勃、牛蒡、荆芥、僵蚕、玄参、银花、板蓝根、桔梗、甘草)治上,断下渗湿汤(樗根皮、黄柏、茅术、地榆、山楂、银花、赤苓、猪苓)治下,以及水仙膏(水仙花根剥去老赤皮和根须捣如膏)和三黄二妙散(黄连、黄柏、生大黄、乳香、没药)的外敷,都可作为临床参考。必须说明,甘草泻心汤虽有清化湿热作用,但《金匮》方较《伤寒论》方多人参一味,大枣增至十六枚,后人治疗温热病用炙草、干姜、人参、大枣等,一般都很谨慎。故引用温病方的动机,不是否定《金匮》治法,而是企图在《金匮》的治疗原则上

加以补充,以便随症加减。至于赤小豆当归散,当是蚀于肛门的内服方剂,功能导热和血,故仲景不仅治狐惑,也用治先血后便的近血症。

六、阳毒、阴毒病

"阳毒之为病,面赤斑斑如锦纹,咽喉痛,吐脓血,五日可治,七日不可治,升麻鳖甲汤主之。""阴毒之为病,面目青,身痛如被杖(形容像打伤),咽喉痛,五日可治,七日不可治,升麻鳖甲汤去雄黄蜀椒主之。"《金匮》论治阳毒和阴毒只此两条,并且没有说明原因。考巢氏病源有"伤寒阴阳毒候"和"时气阴阳毒候"等篇,当为时病之一,即后世所说的发斑症。发斑症可以出现两种不同的外候,习惯上把阳斑和阴斑来区别。故过去注家将阳毒和阴毒对立起来,好像阳毒是热症,阴毒是寒症,因而怀疑阳毒用雄黄、蜀椒,而阴毒反去雄黄、蜀椒,于理不合。本人认为这样的看法,反而是不合理的。阳毒和阴毒既然是一种病上所出现的两种不同外候,就不能用热毒和寒毒来划分,从"面赤斑斑如锦纹"来看,阳毒是一种正常的斑症,所说"面目青,身痛如被杖"的阴毒,是体虚不能透发或被寒邪外袭而斑出不透的症候。斑出不透则瘀热壅遏,还是一个阳证,故巢氏病源也说:"若发赤斑者十生一死,若发黑斑者十死一生",明确指出了一种病的两个症状。总之,阳毒和阴毒的阴阳含义,不是指寒热,也不是指表里,而是从症候上的表现定出的。

时证发斑,多见高热、烦闷不安,甚则狂言谵语,咽喉肿痛,或牙缝渗血,脉象洪数。此时不可发汗,发汗便如火得风,燔灼更烈,也不能用泻下,泻下则热毒内陷,难于透泄。故一般治法,惟化斑汤(玄参、石膏、犀角、知母、甘草、粳米)最为妥善,如毒不能速化,接予阳毒升麻汤(升麻、犀角、人参、黄芩、射干、甘草),热毒过于厉害的酌用三黄石膏汤(黄芩、黄连、黄柏、石膏、麻黄、豆豉、山栀、葱白)。倘然发斑期内体力不够,或感受寒凉,往往欲发不发,郁于肌肉之间,斑色由红转紫,以至黑暗不润,面色亦变青白,即所谓阴斑证,但烦躁、口渴、咽痛等热证仍然存在。此时用透发之药不能取效,又不宜过分寒凉,更不得使用温剂,据我个人经验于阳毒升麻汤内重用当归、红花、山甲片、赤芍、紫草等祛瘀和营最佳。所以阳斑、阴斑

只是一种热毒,相等于小儿麻疹内陷,虽然红点隐伏,鼻青气喘,决不能用姜附回阳同一意义,仲景只用一方统治倘亦为此。有人谓治阳斑宜清宜下,治阴斑宜温,不免纸上谈兵,望文生训。这也说明了仲景升麻鳖甲汤用升麻、鳖甲、当归、甘草是极其合理的,就是雄黄、蜀椒二味不敢臆断。又《伤寒蕴要》说"有来势急者,发热一二日便出斑,来势缓者,发热三四日而出也。"仲景俱以"五日可治,七日不可治"为期,似亦不可胶柱鼓瑟。

七、疟疾

以上六种疾患,都属外感的病变和余波,接着叙述疟疾,正因为疟在古代亦属外感范围。《内经》上说:"夏伤于暑,秋为痎疟",又说:"以秋病者寒甚,以冬病者寒不甚,以春病者恶风,以夏病者多汗",又说:"夫风之与疟,相似同类,而风独常在,疟则有时而休者,风气留其处故常在,疟气随经络沉以内搏,故卫气应乃作。"仲景继承《内经》而来,故大体不变更,例如《内经》有温疟、瘅疟、寒疟之分,《金匮》也同样分为三类,兹对照如下:

《内经》	《金匮》
温疟——先伤于风,而后伤于寒,故先热而后寒,亦以时作,名曰温疟。	温疟者其脉如平,身无寒但热,骨节烦疼,时呕,白虎加桂枝汤主之。
瘅疟——但热而不寒者,阴气先绝,阳气独发,则少气烦冤,手足热而欲呕,名曰瘅疟。其气不及于阴,故但热而不寒,气内藏于心而外舍于分肉之间,令人消烁肌肉,故名曰瘅疟。	阴气孤绝,阳气独发,则热而少气烦冤,手足热而欲呕,名曰瘅疟,若但热不寒者,邪气内藏于心,外舍分肉之间,令人消烁肌肉。
寒疟——寒者阴气也,风者阳气也,疟先寒而后热者,先伤于寒而后伤于风,故先寒而后热也,病以时作,名曰寒疟。	疟多寒者,名曰牡(当作牝)疟,蜀漆散主之。

由于疟疾的性质不同,《金匮》在脉象上做出原则性的指示:"疟脉自弦,弦数者多热,弦迟者多寒,弦小紧者下之瘥,弦迟者可温之,弦紧者可发

汗,针灸也,浮大者可吐之,弦数者风发也,以饮食消息之。"所说弦数多热,即指温疟、瘅疟,弦迟多寒,即指牝疟。《金匮述义》也说:"所言弦数者多热,即白虎加桂枝汤、柴胡去半夏加栝蒌汤证也,弦小紧者下之差,鳖甲煎丸是也,弦迟者可温之,柴胡桂枝干姜汤是也,弦紧者可发汗,牡蛎汤是也,浮大者可吐之,蜀漆散是也,"为什么把弦脉作为疟疾的主脉呢?弦为《伤寒论》少阳病的主脉,少阳病的主症是寒热往来,与疟疾相同,惟寒热往来一天可发两三次,疟疾则一日一次,或间日一次,或三日一次,且有固定时间,两者同中有异。《金匮》论疟和少阳病关联,故柴胡去半夏加栝蒌汤和柴胡桂枝干姜汤等都从少阳病主方化出,即使白虎加桂枝汤也是借用《伤寒论》治热病的方剂。因此,我认为《金匮》所说的疟疾不完全是真性疟疾,包括类似的假性疟疾在内。近人引疟原虫来解释古书,而不把真性疟和假性疟分清,不但有时用一般成方治真性疟无效,并且也会使用真性疟的方剂来治假性疟疾。与仲景辨证法显然有距离。《金匮》治真性疟的方剂可能是蜀漆散和牡蛎汤,而疟母一症实为真性疟的后果,前人认作癥瘕一类,农村中俗称疟臌,即现在所说脾脏肿大。但蜀漆虽为抗疟专药,并非直接杀灭原虫,主要是帮助机体本能来进行围剿从而得到消灭病原。中医治疟疾、痢疾以及血吸虫病等大多如此,最显著的针灸科不用药物来截疟,同样收到效果,实为值得研究的问题。也就是说,中医治疗某些病症,明明消失症状,恢复了劳动力,有人以化验阳性来坚持否定疗效,毫无疑问还没有深切理解中医疗法,会使发扬祖国医学发生障碍。

疟疾耗伤气血最剧,故其定名含有暴虐的意义。凡疟后多面黄肌瘦,羸弱气怯,劳动过度即觉寒热,又不像疟疾一样的冷热分明,一般称作疟劳,用四兽饮(人参、白术、茯苓、甘草、橘红、草果、乌梅、生姜、大枣)甚效,也有用补中益气汤(人参、黄芪、当归、升麻、柴胡、白术、甘草、陈皮、生姜、大枣)加鳖甲、首乌亦好,都可补充前人的未备。

八、中风

《金匮》所说中风,不同于《伤寒论》的中风,《伤寒论》的中风是一种感冒,即所谓伤风症,这里的中风是指四肢偏废,和痹病的手足酸痛相似。

故《金匮》首先指出:"夫风之为病,当半身不遂,或但臂不遂者此为痹,脉微而数,中风使然。"说明中风和痹在肢体不遂上有半身和手臂局部的不同;在感觉运动上,中风是手不能握,足不能行,不觉痛痒,痹病是手指能屈,但举臂疼痛,屈伸不能自如,两者有着显著的区别。

古代认为中风病由于体虚而感受风邪,可以由经络深入脏腑。故《金匮》说:"寸口脉浮而紧,紧则为寒,浮则为虚,寒虚相搏,邪在皮肤。浮为血虚,络脉空虚,贼邪不泻,或左或右,邪气反缓,正气即急,正气引邪,㖞僻不遂,邪在于络,肌肤不仁,邪在于经,即重不胜,邪入于府,即不识人,邪入于脏,舌即难言,口吐涎。"这里所说:"虚寒相搏",就是正气虚弱而外邪侵袭,所说"正气引邪",就是邪气所伤的一边经络放纵无力,为无病的一边所抽引而成为口目歪斜,这是中风证的一般证候。再观察其病在肢体的称作中络、中经,病在内脏的称作中腑,中脏。所以侯氏黑散是中风表里的通治方,方内人参、白术、茯苓补正和中之外,有细辛、防风、桂枝祛风寒,当归、芎劳和血活络以治表,黄芩、菊花、牡蛎清热,皂矾、干姜、桔梗化痰湿以治里,近人以为中风即脑出血。脑部出血灶有大小及出血的部位有不同,于是专用脑出血来解释《金匮》中风,遂有一无是处之感。正因为此,对于《千金方》的小续命汤(防风、桂枝、麻黄、杏仁、芎劳、白芍、人参、甘草、黄芩、防己、附子、姜、枣)愈加怀疑了。其实感受暴风严寒的刺激,也能招致㖞僻不遂症,不一定由于脑出血,相反地,前人也明白中风症并不完全由于外风。如《内经》上说:"阳气者大怒则形(现于面色的意思)气绝,而血郁于上,使人薄厥。"又如说:"血之与气并走于上,则为大厥,厥则暴死,气复返则生。"极其重视情志刺激和血行不调,即是现在一般所谓中风。故必须明确中医论中风有内外二因,后人分析外因为真中风,内因为类中风,类中风的意义是类似中风,说明风自内生,亦致昏仆,形似外风,实与外风无关。

后人又把类中风分为"火中""虚中""湿中"等。火中即刘河间所说:"瘫痪多由火盛水衰,心神昏冒,筋骨不用";虚中即李东垣所说:"卒中昏愦,皆属气虚";湿中即朱丹溪所说:"东南湿土生痰,痰热生风,因而昏冒"。所以有河间主火,东垣主气,丹溪主痰的说法,正由于各人所见的原因和症状不同,积累了多种治法和方剂。叶天士曾说:"内风乃身中阳气变化,肝为风脏,因血液衰耗,水不涵木,肝阳偏亢,内风时起,宜滋液熄风,濡养营络,以熟地、首乌、杞子、当归、牛膝、胡麻、石斛、五味子、甘菊、牡蛎补阴潜阳,加虎潜、固本复脉之类;阴阳并损,无阳则阴无以化,宜温柔濡润,如沙苑子、苁蓉、杞子、人参、阿胶、当归,通补如地黄饮子、还少丹之类;风木过动,中土受戕,致不寐不食,卫疏汗泄,饮食变痰,如六君子汤、玉屏风散、茯苓饮、酸枣仁汤之类;风阳上升,痰火阻窍,神识不清,用至宝丹芳香宣窍,或辛凉之品如菊花、菖蒲、山栀、羚羊角、天麻、丹皮、钩藤清上痰火;若阴阳失交,真气欲绝,用参附汤回阳,佐以摄阴如五味、龙骨、牡蛎,此其治也。"近今中风治法,不能离此范畴。这种治法如果从表面来看,显然与侯氏黑散等有很大出入,但侯氏黑散中有补气药,风引汤中有清热降火药,防己地黄汤中有养阴滋补药,可见前人对于中风证主要还是在于辨证论治,不像现在看得那么简单。张石顽说得好:"尝诊西北中风者,验其暗痱遗尿,讵非下元之惫,当从事地黄、三生等饮乎?喎僻不遂,讵非血脉之废,当从事建中、十全等汤乎?东南类中,岂无六经形症见于外,便溺阻隔见于内,当从事续命、三化等汤乎?"我们千万不要从片面看问题,使古今验方受到损失。

九、历节病

历节病是痛风之一,痛时没有固定场所,随着关节疼痛,如被虎咬,故又叫"白虎历节",实为痛风中最厉害的一种。据《金匮》所述原因,有"汗出入水中""饮酒汗出当风"和"风血相搏"等,不外血虚之体,风寒或湿热侵袭所成,故以"历节痛不可屈伸""疼痛如掣"为主症外,有"短气,自汗出",有"身体尪羸,脚肿如脱,头眩短气,温温欲吐"等症状。从而订立方剂,有桂枝芍药知母汤的通阳行痹,又有乌头汤的散寒镇痛。近来一般治法,对于风湿用大羌活汤(羌活、独活、威灵仙、苍术、防己、白术、当归、泽泻、茯苓、升麻、甘草)、灵仙除痛饮(威灵仙、麻黄、赤芍、荆芥、防风、羌活、独活、茯苓、当归、川芎、白芷、枳壳、甘草、苍术);久痛者用乳香定痛丸(苍术、川乌、当归、川芎、丁香、乳香、

没药)、小活络丹(川乌、草乌、胆星、地龙、乳香、没药),可供参考。

黄汗本属另外一种病症,但黄汗有时兼见身疼痛,历节病也有时可呈黄汗,故《金匮》连带附及。兹把两证异同对比如下:

历节病	黄汗
1. 肢节痛,痛在每一关节,转移作痛,不可屈伸。	1. 身疼痛,状如周痹,无历节转移的剧烈。
2. 有时自汗出色黄。	2. 汗出色黄,沾衣如黄柏的汁水。
3. 发热。	3. 两胫自冷,如反发热者久久身必甲错,发热不止者必生恶疮。
4. 脚肿如脱。	4. 身肿及四肢头面。
5. 头眩气短,温温欲吐。	5. 胸中窒塞,不能食,聚痛,烦躁不能安睡。
6. 寸口脉沉弱,或趺阳脉浮滑,或少阴脉浮弱,或盛人脉涩小。	6. 脉沉

从上表内可以领会《金匮》所说:"荣气不通,卫不独行,荣卫俱微,三焦无所御,四属断绝,身体羸瘦,独足肿大,黄汗出,胫冷。"不是历节病,而是近乎一种营养不良性的关节痛,故下文说:"假令发热,便为历节也。"这种发热的历节病,可能就是现在一般所说的急性关节炎了。至于黄汗的治法,当在水气病内另述之。

十、血痹病

《金匮》论血痹病:"夫尊荣人骨弱肌肤盛,重因疲劳汗出,卧不时动摇,加被微风遂得之。但以脉自微涩在寸口,关上小紧,宜针引阳气,令脉和紧去则愈。"又:"血痹阴阳俱微,寸口、关上微,尺中小紧,外证身体不仁,如风痹症,黄芪桂枝五物汤主之。"指出了血痹是表受风邪,气血凝滞,不同于一般的痹病。《内经》上曾说:"卧出而风吹之,血凝于肤者为痹,血行而不得反其空,故为痹也。"又说:"病在阳者命曰风,病在阴者命曰痹,阴阳俱病,命曰风痹,有形而不痛者,阳之类也,其阴完而阳伤之也,急治其阳,无攻其阴。"意义与《金匮》相

同,当是仲景的理论根据。

血痹既然由于阳虚不能卫外,营血因而涩滞,病在于表,不在于里,治法应以调和营卫为主,故用黄芪桂枝五物汤。五物汤为桂枝汤的变方,目的亦在用桂芍以舒畅血行,姜枣以温阳辛散,和桂枝汤不同的地方是:除去甘草的补中,倍用生姜,加入黄芪,这样就偏重于走表益卫,温阳行痹,与用针刺来引动阳气同一意思。《内经》有"阴阳形气俱不足者,勿刺以针而调以甘药也"的说法,可见用针用药是古代治疗上的不同方式方法,在同一理论基础上观察症候,适当地选择使用,没有把它分科,仲景在前条既说"针引阳气",在后条即用五物汤甘温补阳,是一个鲜明的例子。后世针、药分科以后,用药者以为药到可以病除,用针者以为万病可以一针,还有人认为《内经》是针科的专书,内科只要钻研《伤寒论》和《金匮》,这显然是偏差的。今后培养新生力量,应该纠正这错误,把针和药结合起来,培养成为完全的一个内科中医师,对治疗上才能发挥更大的力量。

十一、虚劳病

中医论病,以虚、实为两大纲领,故虚劳病在中医书里是一个极其重要而广泛的病症。一般分为阳虚和阴虚、气虚和血虚,从而析作五劳——肺劳、心劳、脾劳、肝劳、肾劳,六极——筋极、骨极、血极、肉极、精极、气极,七伤——阴寒、阴痿、里急、精漏、精少、精清、小便数(此据《医学入门》,《病源》和《医鉴》略有不同)等,总之是《内经》所说"精气夺则虚",也是习惯所谓"积虚成损,积损成劳"。兹将现在的分类辨证法简述如下:

阳:怕冷、气短、喘促、自汗、食欲不振无味、泛吐作胀、小溲频数清长、大便泄泻、阳痿等症;

阴:心跳怔忡、潮热、盗汗、干咳、吐血、遗精、骨蒸、妇科崩漏等症;

气虚:呼吸气短、动作喘促、懒言、自汗、面色苍白、目无精彩等症;

血虚:目花、头晕、朝凉暮热、面色不华、皮肤甲错、妇科月经涩少闭阻等症。

这类症状,很难悉举,并且阳虚和气虚、阴虚和血虚也难截然划分,大概气虚偏重于脾经,血虚偏重于肝经,与阳虚或阴虚的着重于肾阴或命火,并概括全身机能衰退或物质缺乏之有所区别。如果

把《金匮》所述虚劳症 16 条依照上面分类,大致是:

属于阳气虚者——①夫男子平人,脉大为劳,极虚亦为劳;②人年五六十,其病脉大者,痹挟背行,若肠鸣、马刀挟瘿者,皆为劳得之;③脉沉小迟名脱气,其人疾行则喘喝,手足逆寒,腹满,甚则溏泄,食不消化也;④虚劳里急,诸不足,黄芪建中汤主之,于小建中汤内加黄芪一两半,余依上法,气短胸满者加生姜,腹满者去枣加茯苓一两半,及疗肺虚损不足,补气加半夏三两;⑤虚劳腰痛,少腹拘急,小便不利者,八味肾气丸主之;⑥虚劳诸不足,风气百疾,薯蓣丸主之。

属于阴血虚者——①男子面色薄者,主渴及亡血,卒喘悸,脉浮者,里虚也;②劳之为病,其脉浮大,手足烦,春夏剧,秋冬瘥,阴寒精自出,瘦削不能行;③男子平人,脉虚弱细微者,喜盗汗也;④脉弦而大,弦则为减,大则为芤,减则为寒,芤则为虚,虚寒相搏,名为革,妇人则半产漏下,男子则亡血失精;⑤虚劳虚烦不得眠,酸枣汤主之;⑥五劳虚极,羸瘦,腹满不能饮食,食伤、忧伤、饮伤、房室伤、饥伤、劳伤、经络荣卫气伤,内有干血,肌肤甲错,两目黯黑,缓中补虚,大黄䗪虫丸主之。

属于阴阳并虚者——①男子脉虚沉弦,无寒热,短气里急,小便不利,面色白,时目瞑,兼衄,少腹满,此为劳使之然;②男子脉浮弱而涩,为无子,精气清冷;③夫失精家,少腹弦急,阴头寒,目眩发落,脉极虚芤迟,为清谷、亡血、失精,脉得诸芤动微紧,男子失精,女子梦交,桂枝加龙骨牡蛎汤主之;④虚劳里急,悸衄,腹中痛,梦失精,四肢酸疼,手足烦热,咽干口燥,小建中汤主之。

这样的分类是不能完全满意的,原因在于临床上往往阴阳虚证错杂,不能单纯地归于哪一方面,故阴阳并虚一类须特别留意加以分析。要注意其由于阳虚而至阴虚,或由阴虚而到阳虚,还要注意其由于阳虚或阴虚而引起的其他症状呢?或由其他症状而引起的阴虚或阳虚?本人认为单纯的阴虚或阳虚不难认识,而且很少有严重现象,所有阴虚或阳虚的严重症,多是阴阳两虚一类。比如《伤寒论》载太阳病因发汗而造成的亡阳证用桂枝加附子汤,所说"遂漏不止,其人恶风"是亡阳,"小便难,四肢微急,难以屈伸"便是亡阴,正因阴阳俱虚,遂觉危急了。过去我还曾经说过:阳虚证

不到阴分亦虚不死,阴虚证不到阳分亦虚不死,阴虚和阳虚虽似两个阵容,但在临床上有其不可分割的形势。必须明了它单纯的、复杂的以及相互关系,才能掌握轻重缓急,实为治疗虚劳病的重要关键。

明白了这一点,可以讨论仲景的虚劳治法,例如:"男子失精,女子梦交,"都是阴虚症,因遗精、梦交而用龙骨、牡蛎来固涩是对症用药,为什么还要桂枝汤呢? 就是为了阳虚不能固阴,如果只是阴虚,现在皆用六味地黄汤(地黄、山萸、山药、茯苓、丹皮、泽泻)了。也可联想到后来用固精丸(牡蛎、龙骨、菟丝子、韭子、五味子、桑螵蛸、白石脂、茯苓)就是龙、牡的扩大组织,用十补丸(黄芪、白术、茯苓、山药、人参、当归、白芍、远志、熟地、山萸、杜仲、续断、枣仁、五味子、龙骨、牡蛎、金樱膏)也就是桂枝加龙牡汤的发展,这是一方面。另一方面,如"风气百疾"由于体虚引起,用薯蓣丸补正为主;五劳极虚羸瘦,由于"内有干血",便用大黄䗪虫丸祛瘀为主,说明虚劳之病,并不单特滋补,而是从根本上求出所以虚弱的原因作为处置的方针。此外,如小建中汤、黄芪建中汤是阴阳形气俱不充足的治法,主要在于用甘药建立中气,借中气的四运能力来调和其偏向;酸枣仁汤是养血安神的治法,为了血虚生热,佐以清火除烦,使更易收到镇静作用,这些都是应该理解的。

虚劳是极普遍的一种病症,后世治疗方剂也特别多,本人曾作"四种常见虚弱症的中医疗法"一文刊载健康报,可供本篇参考,附录于后。

第一种:头晕、眼花、耳鸣、记忆力薄弱等症。

疗法:①滋肾补脑,②养血潜阳。

常用方:①河车大造丸(紫河车、人参、杜仲、盐水炒黄柏、熟地、龟甲、麦冬、天冬、酒炒牛膝,夏季加五味子,用茯苓煮烂和丸),②六味地黄丸(地黄、山萸、山药、茯苓、丹皮、泽泻,加当归、白芍为归芍地黄丸,或加杞子、甘菊花为杞菊地黄丸)。

简释:此症多由用脑过度,逐渐发展,严重的不耐看书阅报,用脑即觉晕眩耳鸣,思想迟钝,不易集中,前听后忘,记忆力极度衰退,并有全身倦怠,四肢乏力等现象,脉搏多呈虚软细弱。内经上记载:"脑为髓海,髓海不足则脑转耳鸣,胫酸眩冒,目无所见,懈怠安卧。"中医依据这一理论诊断为脑病,注重于滋补肾经。中医所说的肾经不等

于肾脏,包括内分泌和脑的一部分症状,故滋补肾经的一部分方药即是补脑的方药。河车大造丸以人胞为主,配合熟地补血,人参补气,人参和麦冬、五味子同用称作生脉散,并能强心兴奋,再用一般补药作辅助,成为有力的滋补强壮剂。在临床经验上,症状轻浅的不宜用重剂,尤其要避免兴奋。因又依据内经"诸风掉眩,皆属于肝",采用养血潜阳法。这里所说的风是指内风,肝是指肝经,包括神经亢奋和贫血引起的头晕目眩等动摇不定的风阳现象,故又称肝阳,也叫肝风。主要在养血治本之外,兼予镇静治标。六味地黄丸不仅补肝,还能滋肾,加入归、芍补血的力量更强,加入杞、菊可以清神和缓解头目疾患。

第二种:失眠、多梦、心悸、虚汗等症。

疗法:养心安神。

常用方:①天王补心丸(人参、玄参、丹参、茯神、远志、桔梗、枣仁、柏子仁、麦冬、天冬、当归、五味子,蜜丸,朱砂为衣),②归脾汤(人参、白术、茯神、枣仁、龙眼肉、炙黄芪、当归、远志、木香、炙甘草、生姜、红枣)。

简释:失眠、睡后多梦,梦多恐怖,易于惊觉,动作或闻响声即感心跳加速,并有轰热、头汗和手汗等症,脉搏多细数,或呈不规律现象。在虚弱症里多由思虑过度得来,不能感受刺激,刺激则惊惧不能自解,症状因而加剧。中医以《内经》有"怵惕思虑则伤神"和"心藏神"的说法,认为心经病,前人所说的心经,包括全身精神活动和脑的一部分病变。天王补心丸滋补心脑,兼有清火、镇静功能,一般失眠患者往往因不能入睡而引起烦躁内热等虚性兴奋现象,更因烦躁内热而愈加辗转反侧不能入睡,《金匮》所谓"虚劳虚烦不能眠",真是描写如绘,此方标本兼顾,最为合适。由于长期的疲劳过度,营养不良,或妇科月经过多、生育频繁等所招致的失眠、心悸,也有因失眠、心悸等影响消化机能,食欲不振,精神更觉困顿的,宜用归脾汤。此方能养血、健肠胃、改善全身症状,兼能止血治月经过多、崩漏淋涩。但略具兴奋作用,如有虚火现象的当考虑。

第三种:气短、肢软、懒于行动、食少消化不良等症。

疗法:①健脾养胃,②补中益气。

常用方:①参苓白术散(人参、山药、扁豆、莲

肉、白术、茯苓、砂仁、桔梗、苡米、炙甘草,水泛为丸),②补中益气汤(炙黄芪、人参、炙甘草、白术、陈皮、当归、升麻、柴胡、生姜、红枣)。

简释:中医治虚弱症,极其重视中气,认为中气是后天生化的根本,只要中气能振作,其他症状可以逐渐改善。中气究竟是什么?从诊断和治疗来看,包括了整个的消化、营养作用。由于整个消化机能薄弱,引起食欲不振,消化、吸收和排泄机能都不健全,营养也因而缺乏。它的症状是呼吸少气,胸膈似闷非闷,四肢懒惰,不愿言语,精神无法振奋,纳食不思,食亦无味,甚至食后停滞难化,频作嗳气,稍进油腻,大便不成形如糊状等。参苓白术散药性平和,健脾养胃,方内参、苓、术、草即四君子汤,为调中补气的基本方剂,再加砂仁为辛香健胃药,山药、莲肉等均有营养功能。对于一般病后(热性病津液耗伤的除外)用作调养,也很相宜。进一步病情较深,兼有行动喘息,久泻不止等,认作中气下陷,须用补中益气汤。即在健脾方内加入黄芪补气,当归养血,升麻、柴胡以升清,故并治虚性便血和月经过多等症。

第四种:遗精、阳痿、早泄、腰背酸疼等症。

疗法:①益肾固精,②温补命门。

常用方:①七宝美髯丹(制首乌、枸杞子、菟丝子、茯苓、当归、牛膝、补骨脂,蜜丸),②龟鹿二仙胶(龟甲、鹿角、杞子、人参,炼成胶)。

简释:如前所述,中医的肾经包括内分泌,认为与生殖力有极大关系,故又称先天。并指出肾经的体质是阴,其功能是阳,所谓命门之火;肾经和命门的作用是相对而相成的,故又有左肾右命之说。男子阳痿、早泄、遗精、滑精以及精寒、阴囊冷、腰背酸痛等性机能衰弱症,便是其中显著的一部分症状。虽然由于阴分亏乏,而阳虚不能亢奋实为主要原因,故治疗必须温养肾命,促进其温养能力,单靠滋阴固精是不够全面的。七宝美髯丹以首乌为主药,目的在于滋肾、补肝、涩精,一方面即用补骨脂温补命火,并配合其他强壮药。龟鹿二仙胶则取血肉有情之品,能峻补气血,益髓固精,特别是助阳而不燥烈,最适宜于长期调养。至于阴虚火旺的遗精,当然不能用此,显而易见的它不会有阳痿症状发现。

常见虚症,以上述四项较多,就是《金匮》所说虚劳,也不外此数项。如酸枣汤治失眠,黄芪建中

汤治里急,桂枝加龙牡汤治遗精和八味肾气丸治腰痛等都是。本人引用的虽然大半时方,意义还是相同的。所以钻研仲景著作,主要是学习他的辨证和治法,这一关能打通,可以理解后世医学的发展,不会再有经方和时方的争执。

十二、肺痿、肺痈病

肺痿和肺痈同属肺脏疾患,但症状、原因和治法截然不同。大概肺痿属虚,肺痈属实,故《金匮》首先指出:"问曰:热在上焦者,因咳为肺痿,肺痿之病,从何得之?师曰:或从汗出,或从呕吐,或从消渴,小便利数,或从便难,又被快药下利,重亡津液,故得之。曰:寸口脉数,其人咳,口中反有浊唾涎沫者何?师曰:为肺痿之病。若口中辟辟(形容干枯)燥,咳即胸中隐隐痛,脉反滑数,此为肺痈,咳吐脓血。脉虚数者为肺痿,数实者为肺痈。"这一节分辨肺痿和肺痈的脉症已极详细,又叙列两者的方治如下:

1. **肺痿** 肺痿吐涎沫而不渴者,其人不渴必遗尿、小便数,所以然者,以上虚不能制下故也。此为肺中冷,必眩、多涎唾,甘草干姜汤以温之。若服汤渴者属消渴。

2. **肺痈** ①肺痈喘不得卧,葶苈大枣泻肺汤主之;②咳而胸满,振寒脉数,咽干不渴,时出浊唾腥臭,久久吐脓如米粥者为肺痈,桔梗汤主之。

在这里可以分出肺痿和肺痈的虚实寒热。肺痿属于虚寒,故用甘草干姜汤以温化,肺痈属于实热,故脓未成的用葶苈大枣汤来荡涤,脓已成的用桔梗汤来开提。然而仲景所说"重亡津液"的肺痿症没有指出治法,本人认为如果津液枯燥,咳声不扬,行动即觉气促,兼有虚热现象的,甘草干姜汤决不能用,一般用固本丸(人参、生地、熟地、天冬、麦冬)似为合适。所以有人说麦门冬汤即是肺痿伤津液的主方,考《肘后方》本有"麦门冬汤治肺痿咳唾涎沫不止,咽喉燥而渴"的记载,也有见地。

肺痈已成治法,以降火排脓为主,多用千金苇茎汤(芦根、薏仁、桃仁、甜瓜子),但后人桔梗杏仁煎(桔梗、杏仁、贝母、枳壳、连翘、麦冬、甘草、银花、阿胶、百合、夏枯草、红藤)亦可采取。若兼形气虚弱的,《济生方》有紫菀茸汤(紫菀、犀角、甘草、人参、桑叶、款冬花、百合、杏仁、阿胶、贝母、半夏、生蒲黄、生姜)和宁肺桔梗汤(桔梗、贝母、当

归、蒌仁、黄芪、枳壳、甘草、桑皮、防己、百合、苡仁、五味子、地骨皮、知母、杏仁、葶苈、生姜)。

十三、咳嗽、上气病

上气的上字读上声，即气分上升的意思。在病理上有因咳而气升的，也有因气升而作咳的，故咳嗽和上气很难划分。但在治疗上咳嗽和上气毕竟有所区别，兹先就《金匮》对于本病的原因做出如下的分类：

1. 寒邪　①上气喘而躁者属肺胀，欲作风水，发汗则愈；②咳而脉浮者，厚朴麻黄汤主之。

2. 热邪　①大(《金鉴》谓当是火字)逆上气，咽喉不利，止逆下气，麦门冬汤主之；②咳而上气，此为肺胀，其人喘，目如脱状，脉浮大者，越婢加半夏汤主之；③肺胀咳而上气，烦躁而喘，脉浮者，心下有水，小青龙加石膏汤主之。

3. 水饮　①咳而上气，喉中有水鸡声，射干麻黄汤主之；②咳逆上气，时时吐浊，但坐不得眠，皂荚丸主之；③咳而脉沉者，泽漆汤主之。

《内经》上说："肺病者喘咳逆气"，又说："肺、手太阴之脉，是动则病胀满膨膨而喘咳，"故咳嗽上气无不关于肺。肺气阻塞，不能清肃，如何去其致咳之原因，实为治疗的目的。从《金匮》用药来说，有麻黄、桂枝的散风寒，麦冬、石膏的清火，皂荚、泽漆的行痰，厚朴、半夏的理气燥湿，射干、紫菀的降逆气，干姜、细辛的化水饮等，可见包括了多种因子。而这些因子又非单独发病，有风寒兼水饮者，有外邪挟内热者，也有因体虚或症情迫急而随症施治者，故除皂荚丸专攻浊痰外，其他射干麻黄汤、厚朴麻黄汤、泽漆汤、越婢加半夏汤和小青龙加石膏汤等都为复方一类。必须辨别哪方面是主因，哪一项是主症，然后对于《金匮》的治咳方剂可以头绪分明，也说明了上面所说的寒邪、热邪和水饮仅在大体上分类，不能以此划界自守。

后人以有声无痰为咳，有痰无声(不是真的无声，指音小而不响)为嗽，意思是气上作咳，痰升成嗽，故治咳嗽注重顺气化痰，一般用二陈汤(半夏、陈皮、茯苓、甘草)为主方。《医方集解》所谓："半夏性温，体滑性燥，行水利痰为君，痰因气滞，气顺则痰降，故以陈皮利气。"然而习用的如杏苏散(杏仁、紫苏、前胡、半夏、陈皮、茯苓、桔梗、甘草、枳壳、生姜、大枣)治风寒咳嗽，泻白散(桑皮、地骨皮、甘草、粳米)治痰热咳嗽，控涎丹(甘遂、大戟、白芥子)治顽痰积饮，不能脱离《金匮》范畴。特别是如清气化痰丸(半夏、胆星、橘红、枳实、杏仁、栝蒌仁、黄芩、茯苓、姜汁)、金沸草散(旋覆花、前胡、细辛、荆芥、赤茯苓、半夏、甘草、姜、枣)等，也是都由复杂组成。这些用药与《金匮》不同，而治疗的方针没有异样，凡在一个理论体系下形成的不能认为分歧，相反地可使我们在处方上得到更多灵活运用的经验。

十四、奔豚病

奔豚病为五积之一，《难经》记载："肺之积曰息贲，肝之积曰肥气，心之积曰伏梁，脾之积曰痞气，肾之积曰贲豚。"然而《金匮》所说的奔豚，含有两个病灶和两种病因，一是属于肾脏寒气上逆，如说："发汗后烧针令其汗，针处被寒，核起而赤者，必发贲豚，气从少腹上至心，灸其核上各一壮，与桂枝加桂汤主之。"又说："发汗后脐下悸者，欲作奔豚，茯苓桂枝甘草大枣汤主之。"一是属于肝脏气火上逆，如说："奔豚病从少腹起，上冲咽喉，发作欲死，复还止，皆从惊恐得之。"又说："奔豚气上冲胸，腹痛，往来寒热，奔豚汤主之。"也就是说奔豚病有两种治法，由于寒气的宜温散，由于肝气的宜解寒热而降逆，这期间有寒热虚实很大距离。前人以肾为阴脏而居于下，故少腹的病变都责于肾，又以肝主气而为将军之官，故把另一病变归于肝，考《巢氏病源》既有积聚篇的肾积奔豚，又有气病篇的奔豚气候，分明有两个病理。近人有认作胃肠积气过多而累及衰弱的心脏，这种牵强附会的解释既无根据，相等于把肺痿硬套为肺结核病，我个人认为徒滋混乱，大可不必。

治奔豚用散寒降逆法是正治，故桂枝加桂汤和苓桂甘枣汤当为主方。《肘后方》治奔豚病用桂心、甘草、人参、半夏、生姜、吴萸，目的亦在温降，可悟加减方法。奔豚汤中的李根白皮，据各家本草治消渴、热毒烦躁，但《外台秘要》奔豚方中大半用此，遂有认为奔豚主药，如果从全面来看，归、芍、川芎的和肝，芩、葛和李根的清热，主要在于清泄肝邪，故《金匮》标题作奔豚气，气字极有意义，又在首条即指出："病有奔豚，有吐脓，有惊怖，有火邪，此四部病皆从惊发得之，"虽然吐脓、惊怖、火邪三病的原文散失，但都为精神刺激而属于内热一类是可以理解的了。

十五、胸痹病

胸痹的症状是胸部痞塞不通,因不通而痛,兼伴气短,故《金匮》把胸痹、心痛、短气并为一篇,实际是一种病,但有轻重上的不同程度。由于病名胸痹,又与心痛、短气相连,一般认为心脏和肺脏疾患,其实是胃病的一种。也由于《金匮》有"责其极虚也"和"今阳虚而知在上焦"的说法,有人认作阳虚症,其实是胃中受寒而阳气郁滞,并非真正虚候。所以胸痹的病灶在胃,其因为寒,其病理为气分闭塞,它的症状特征为牵引性的心背彻痛,主要治法为通阳、散寒、理气、和胃。《巢氏病源》说得比较详细:"寒气客于五脏六腑,因虚而发,上冲胸间则胸痹。胸痹之候,胸中愊愊如满,噎塞不利,习习如痒,喉里涩,唾燥,甚者心里强否急痛,肌肉苦痹,绞急如刺,不得俯仰,胸前肉皆痛,手不能犯,胸满短气,咳吐引痛,烦闷,白汗出,或彻背膂,其脉浮而微者是也。"故《金匮》胸痹证治,在一个原则下分为三项:

1. **主症主方** ①胸痹之病,喘息咳唾,胸背痛,短气,寸口脉沉而迟,关上有紧数,栝蒌薤白白酒汤主之;②胸痹不得卧,心痛彻背者,栝蒌薤白半夏汤主之;③胸痹心中痞气,气结在胸,胸满胁下逆抢心,枳实薤白桂枝汤主之。

2. **轻症方** ①胸痹胸中气塞短气,茯苓杏仁甘草汤主之,橘枳姜汤亦主之;②心中痞,诸逆心悬痛,桂枝生姜枳实汤主之。

3. **重症方** ①胸痹缓急(病症时轻时重的意思,但这里是指急的时候)者,薏苡附子散主之;②心痛彻背,背痛彻心,乌头赤石脂丸主之。

上列各方内,薤白味辛苦温,能温中散结气,清代叶天士治胃病极其常用,取其宣阳疏滞而不伤胃气,在他《临证指南医案》里称作辛滑通阳法,当为《金匮》胸痹病的主药,桂枝、半夏、枳实、生姜、厚朴、橘皮等作用,不外祛寒、调气、和中,多是衡量缓急随症加减的药物。痛得剧烈的用蜀椒、乌头、附子、干姜等大辛大热,目的在于急救,与《千金方》蜀椒散(蜀椒、吴萸、桂心、桔梗、乌头、豆豉)和细辛散(细辛、桂心、生姜、茯苓、地黄、白术、瓜蒌、枳实、甘草)重用细辛意义相近。《千金方》还有熨背散外治方,用乌头、桂心、附子、羌活、细辛、川芎、蜀椒为末,棉裹火上烘热,熨背部,也可备一法。

十六、腹满

腹满多为胃肠病,《伤寒论》把它属于阳明和太阴范围,《金匮》上还是同一分类,把实症、热症、可下之症归入阳明,虚证、寒证和当温之证归入太阴。其主要鉴别是在于胀与痛两面,如说:"病者腹满,按之不痛者为虚,痛者为实,可下之,舌黄未下者,下之黄自去";又说:"腹满时减复如故,此为寒,当与温药",此为仲景辨证的大法。考《内经》论腹满:"脏寒生满病""诸湿肿满,皆属于脾"和"饮食起居失节,入五脏则腹满闭实"等,也以脾胃消化失常作为纲领。故《内经》在治法方面,提出"中满者泻之于内",泻之于内不同于一般的泻下法,含有消运疏导之意,说明腹内胀满,应该排出,但不是单纯的攻逐所能解决。仲景接受了前人的经验,分为如下三类:

1. **寒实证** ①夫瘦人绕脐痛,必有风冷,谷气不行,而反下之,其气必冲,冲者心下则痞;②腹中寒气,雷鸣切痛,胸胁逆满呕吐,附子粳米汤主之。

2. **里实证** ①腹满不减,减不足言,当须下之,宜大承气汤;②痛而闭者,厚朴三物汤主之;③胁下偏痛发热,其脉紧弦,此寒也,以温药下之,宜大黄附子汤。

3. **表里俱实证** ①病腹满发热十日,脉浮而数,饮食如故,厚朴七物汤主之;②按之心下满痛者,此为实也,当下之,宜大柴胡汤。

如上所述,腹满症和胀与痛是有密切联系,仲景就在这两个不同程度上加以区分虚实、寒热和表里。然而腹满除脾胃之外也有其他原因,故又指出:"趺阳脉微弦,法当腹满,不满者必便难,两胠疼痛,此虚寒从下上也,当以温药服之。"说明肝气受寒也能致腹满,但脉症截然两样。后人从这理论推阐,有治中汤(党参、白术、干姜、甘草、青皮、陈皮、半夏、生姜)、解肝煎(陈皮、半夏、茯苓、厚朴、苏叶、白芍、砂仁)、逍遥散(当归、白芍、柴胡、白术、茯苓、甘草、生姜、薄荷)等方剂,理气和中,肝脾并治。于此可见前人在脾胃病证里极其注意肝病,恰如现代医学把肝胆疾患包括在消化系统之内。中西医理论体系虽然不同,未必没有共同之点，正待我们细细地整理。

十七、寒疝病

寒疝是古代腹痛中特殊症候之一。《内经》上说："病在少腹，腹痛不得大小便，名曰疝，得之寒。"《巢氏病源》上也说："疝者痛也，此由阴气积于内，寒气结搏而不散，腑脏虚弱，风冷邪气相击，则腹痛里急，故云寒疝腹痛也。"主要是受寒发作，按其腹部高突不平，有如山陵起伏，故名。所以《金匮》的叙述是：

心胸中大寒痛，呕不能饮食，腹中寒，上冲皮起出见（通现）有头足，上下痛而不可触近，大建中汤主之；

寒气厥逆，赤丸主之；

腹痛脉弦而紧，弦则卫气不行即恶寒，紧则不欲食，邪正相搏，即为寒疝，寒疝绕脐痛苦，发则白津出（内经有"津脱者汗大泄"之句，当指大汗而言），手足厥冷，大乌头煎主之；

寒疝腹中痛及胁痛里急者，当归生姜羊肉汤主之；

寒疝腹中痛，逆冷手足不仁，若身疼痛，灸刺诸药不能治，抵挡乌头桂枝汤主之。

很显然，它的原因是寒邪，它的主症是腹中痛，它的特征是上冲皮起出现有头足，随着疼痛所引起的兼症是呕吐、汗出、手足厥冷等，它的主要治法是温中散寒，加入镇痛之品。镇痛之品当以乌头为主药，看到赤丸的服法内："不知，稍增之，以知为度，"又乌头桂枝汤的服法内："其知者如醉状，"可知乌头虽为辛热药，能散寒湿风冷，实则利用其麻醉作用。《金匮》里另有乌头赤石脂丸治心痛彻背，背痛彻心，乌头汤治历节疼痛，不可屈伸，同样以镇痛为唯一目的。有人问能不能不用乌头，我以为《温病条辨》曾经选用椒桂汤（川椒、桂枝、良姜、柴胡、小茴香、陈皮、吴萸、青皮），亦有效验。至于大建中汤重在扶阳，当归生姜羊肉汤重在治疗血虚有寒，均非寒疝主方，应当别论。

寒疝为腹痛症，但与一般腹痛有别，故仲景寒疝方不能使用于一般寒性腹痛，治一般的寒性腹痛当于《伤寒论》三阴篇中求之。后世常用的香砂六君汤（木香、砂仁、党参、白术、茯苓、甘草、半夏、陈皮）和排气饮（藿香、乌药、木香、厚朴、枳壳、陈皮、泽泻、香附）等，亦可参考。

十八、宿食证

宿食的意义是食后经宿不消，使人腹胀痞闷，嗳恶酸腐，即俗所谓积食。食积于内，不能排泄，依据《内经》上"留者攻之"的治则，当以泻下为主。故《金匮》云："下之愈，宜大承气汤，"又云："当下之，宜大承气汤。"但积在于肠，可用下法，若停于胃，催吐为捷，因此又有"宿食在上脘，当吐之，宜瓜蒂散"的条文。成无己说："宿食在中下脘者则宜下，宿食在上脘则当吐，内经曰：其高者因而越之，其下者引而竭之，"总之不离因势利导。必须补充，其有食停中脘，吐之已迟，下之嫌早，则又宜用消运一法，保和丸（神曲、山楂、茯苓、半夏、陈皮、莱菔子、连翘）及大和中饮（山楂、厚朴、枳实、半夏、陈皮、干姜、泽泻、木香、麦芽、砂仁）最为妥善。

宿食证极为常见，吐之下之亦为常法，但本人认为必宗仲景用瓜蒂散和大承气汤来治疗则大可考虑。理由是健康之体，偶然饮啖过量，食滞成积，用峻剂排出，尚无大害，如果脾胃薄弱的人，也固守经方，孟浪从事，未免太迂。而且积食之人，多数属于脾胃薄弱一流，前人所谓"胃气以下行为顺，脾气以健运为能，胃阳虚则饱食辄嗳，脾阳虚则多食不化。"所以治宿食症也当审察标本，辨证施治，不要为了轻浅而忽视。

十九、五脏风寒证

《金匮》五脏风寒证，历来注家无明确解释，多数拘泥在《伤寒论》的中风、中寒等名词，遂使格格不相入。本人的意见：①已经指出五脏字样，是病在内脏，不应当专从外感立论；②风与寒可以代表两种症状的不同性质，不一定指狭义的风邪和寒邪；③前人所说的五脏症状，往往包涵经络范围，见到那些症状，就认为与某脏有关，并不局限一脏。所以五脏风寒症包括热性和寒性、虚性和实性多方面，它可以由风邪或寒邪引起，也可能由本身的阴虚或阳虚引起。体会《金匮》五脏的条文，主要是根据症状来鉴别，仅仅是一个辨证的概念，我们应该注意其具体例子和治法，比较切实。兹将《金匮》原文列表如下：

五脏	中 风	中 寒	病 例
肺	口燥而喘,身运而重,冒而肿胀。	吐浊涕。	(缺)
肝	头目瞤,两胁痛,行常伛,令人嗜甘。	两臂不举,舌本燥,喜太息,胸中痛,不得转侧,食则吐而汗出。	肝着,其人常欲蹈其胸上,先未苦时,但欲饮热,旋覆花汤主之。
心	翕翕发热,不能起,心中饥,食即呕吐。	心中如啖蒜状,剧者心痛彻背,背痛彻心,譬如蛊注,其脉浮者,自吐乃愈。	心伤者,其人劳倦即头面赤而下重,心中痛而自烦,发热,当脐跳,其脉弦,此为心脏伤所致也。
			邪哭使魂魄不安者,血气少也,血气少者属于心,心气虚者其人则畏,合目欲眠,梦远行而精神离散,魂魄妄行,阴气衰者为癫,阳气衰者为狂。
脾	翕翕发热,形如醉人,腹中烦重,皮目瞤瞤而短气。	(缺)	趺阳脉浮而涩,浮则胃气强,涩则小便数,浮涩相搏,大便则坚,其脾为约,麻子仁丸主之。
肾	(缺)	(缺)	肾着之病,其人身体重,腰中冷,如坐水中,形如水状,反不渴,小便自利,饮食如故,病属下焦,身劳汗出,表里冷湿,久久得之,腰以下冷痛,腹重如带五千钱,甘姜苓术汤主之。

上表内原文有缺略,肺中寒条亦觉太简,恐系传写遗漏,决非无此症候。在病例方面比较重要,我想援引肺痿和肺胀两症补入,是否合适,盼望同道研究。至于肝着病的着字是留着的意思,肝气郁结,因而营行不利,当是受寒所致,故用旋覆花汤的行气散滞,通阳活血,《医宗金鉴》认为方症不合,实不恰当。且此方用药虽只三味,立法极佳,叶天士医案中逢到久痛入络,常用此方增损,所加当归须、桃仁、郁金等药,效果显著,可谓读书有得。心伤症的伤字应作虚弱解,故其病多发于劳倦之后。所说面赤、自烦、发热,都为虚火上扰之象,与下文邪哭一条可以结合。邪哭是悲伤哭泣,如邪所凭,由于血少所致。故接着指出失眠症状:"其人则畏,合目欲眠,梦远行而精神离散,魂魄妄行",形容疲劳过度后欲眠不眠状态惟妙惟肖。这类症候,经久不愈,可以造成心理上极度恐怖,如癫如狂。从现在来说,都属于神经衰弱范围。仲景没有立方,我以为虚劳病篇的酸枣仁汤(枣仁、甘草、知母、茯苓、川芎)可以移用。脾约症见于《伤寒论》,是指津液枯燥的便闭,不能用承气汤猛攻,故把小承气汤加入麻仁、杏仁、芍药养阴滋润。

这方法对于温病学家启发甚大,吴鞠通治阴虚便闭的增液汤(生地、玄参、麦冬),以补药之体,作泻药之用,实从麻仁丸化出。肾着本非肾脏病,因症状偏重腰部,腰为肾之府,遂称肾着。同时由于寒湿内阻,中焦阳气不化,故用甘草干姜茯苓白术汤,目的不在温肾而在散寒逐湿。《三因方》有除湿汤治冒雨着湿郁于经络,即是此方,更可明确其效用。

因五脏联想到三焦,在虚症则上焦为噫,中焦为消化不良,下焦为遗尿,在热症则上焦为肺痿,中焦为痞满,下焦为尿血或小溲癃闭。下焦中又分大肠和小肠寒热两症,可以发生大便溏薄、大便黏秒、后重便血和痔疮等不同病症。当然,我们不能以此胶柱鼓瑟,但仲景所说三焦的界限极为清晰,指出辨证求因的方法也甚明朗。有人识其以三焦为说,缥缈难凭,未免太少考虑了。

二十、积聚病

《难经》上说:"积者阴气也,聚者阳气也,故阴沉而伏,阳浮而动,气之所积名曰积,气之所聚名曰聚,故积者五脏所生,聚者六腑所成也,积者阴会也，其始发有常处，其痛不离其部，上下有所终始，左右有所穷处，聚者阳气也，其始发无根本，上下无所留止，其痛无常处，谓之聚。"《金匮》立论，以"积者脏病也，终不移，聚者腑病也，发作有时，辗转痛移为可治，"实与《难经》相同。因类似积聚而附及，作为鉴别诊断，实非主文。

本篇有两点遗憾，一是没有叙述积聚的症状和治法，二是脉象不与症候相结合，很难加以解释。大概积聚是包括有形的痞块类，多由气血痰浊凝结而成，因其形态和部位的不同，分为阴阳、脏腑以资区别。后来虽有五积、六聚、七症、八瘕等名目，在临床上还是不能离开《难经》和《金匮》的原则性指示。既然是有形的气血痰浊等凝结，治法不离攻逐，《内经》所说"结者散之，留者攻之，坚者削之"等治法，当以积聚症施用为最多。如李士材所订通治的阴阳攻积丸（吴萸、干姜、肉桂、川乌、黄连、橘红、槟榔、茯苓、厚朴、枳实、人参、沉香、琥珀、延胡、半夏曲、巴豆霜），《苏沈良方》记载外治的阿魏膏（羌活、独活、玄参、肉桂、赤芍、穿山甲、生地、两头尖、大黄、白芷、天麻、槐枝、柳枝、桃枝、红花、木鳖子、乱发、黄丹、芒硝、阿魏、乳香、没药、苏合香油、麝香）都是。然而积聚之症不是一朝一夕所成，根深蒂固，必须邪正兼顾，前人有量新久，酌虚实，或一补一攻，或三补一攻等说法。由渐而成，必由渐而去，这是极其合理的。

二十一、痰饮病

研究痰饮病之前，必须理解几个问题：①痰饮是病因，由病因而成为病名的；②痰饮和水气是一种，往往因病所不同而异称，但亦并不严格限定；③仲景把痰饮和咳嗽并提，实际上咳嗽仅是痰饮病中一个症状，不应拘泥在咳嗽症上。因此研究痰饮病应该首先追究发生痰饮的原因，其次分析痰饮的类型，才能骊珠在握，措置裕如。

《金匮》上没有指出痰饮的原因，从"病痰饮者当以温药和之"一条来看，属于寒证无疑，再观其处方多甘温之品，可知脾胃阳虚实为根本。证以《内经》无痰字，其论饮证皆由湿蒸土郁，可云一致。关于病型方面，仲景分为痰饮、悬饮、溢饮、支饮四类，他的解释是："其人素盛今瘦，水走肠间，沥沥有声，谓之痰饮，饮后水留在胁下，咳唾引痛，谓之悬饮，饮水流行，归于四肢，当汗出而不汗出，身体疼重，谓之溢饮，咳逆倚息，气逆不得卧，其形如肿，谓之支饮。"我们意味着这四饮都就症状命名，故《千金方》有留饮、澼饮、痰饮、溢饮、流饮五种，即《金匮》也更有留饮、伏饮等名称，实则只是痰饮一种而已。仲景根据四个类型审别轻重处理，兹择要分列如下：

1. 痰饮

（1）夫心下有留饮（留饮即痰饮之留而不去者），其人背寒冷如掌（掌原作水，依尤在泾改）大；

（2）留饮者，胁下痛引缺盆，咳嗽则转甚（转甚原作辄已，据《脉经》改）；

（3）胸中有留饮，其人短气而渴，四肢历节痛，脉沉者有留饮；

（4）膈上病痰满喘咳吐，发者寒热背痛腰疼，目泣自出，其人振振身瞤剧，必有伏饮（痰饮之伏而难攻者）。

（5）夫病人饮水必暴喘满，凡食少饮多，水停心下，甚者则悸，微者短气；

（6）心下有痰饮，胸胁支满，目眩，苓桂术甘汤主之；

（7）夫短气有微饮，当从小便去之，苓桂术甘汤主之，肾气丸亦主之；

（8）病者脉伏，其人欲自利，利反快，虽利心下续坚满，此为留饮欲去故也，甘遂半夏汤主之；

（9）腹满口干舌燥，此肠间有水气，己椒苈黄丸主之；

（10）卒呕吐，心下痞，膈间有水，眩悸者，小半夏加茯苓汤主之；

（11）假令瘦人脐下有悸，吐涎沫而癫（应据《医宗金鉴》改作巅）眩，此水也，五苓散主之；

（12）咳家其脉弦，为有水，十枣汤主之；

（13）咳逆倚息不得卧，小青龙汤主之，青龙汤下已，多唾口燥，寸脉沉，尺脉微，手足厥逆，气从少腹上冲胸咽，手足痹，其面翕热如醉状，因复下流阴股，小便难，时复冒者，与茯苓桂枝五味甘草汤治其气冲，冲气即低，而反更逆胸满者，用桂苓五味甘草去桂加干姜细辛以治其咳满，咳满即止，而后更渴，冲气复发者，以细辛干姜为热药也，服之当遂渴，而渴反止者有支饮也，支饮者法当冒，冒者必呕，呕者纳半夏以去其水，水去呕止，其人形肿者，加杏仁主之，其症应纳麻黄，以其人遂痹，故不纳之，若逆而纳之者必厥，所以然者，以其人血虚,麻黄发其阳故也,若面热如醉者,此为胃热上冲熏其面,加大黄以利之。

(14)先渴后呕,为水停心下,此属饮家,小半夏加茯苓汤主之。

2. 悬饮 脉沉而弦者悬饮内痛,病悬饮者,十枣汤主之。

3. 溢饮 病溢饮者当发其汗,大青龙汤主之,小青龙汤亦主之。

4. 支饮

(1)膈间支饮,其人喘满,心下痞坚,面目鼇黑,其脉沉紧,得之数十日,医吐下之不愈,木防己汤主之,虚者即愈,实者三日复发,复与不愈者,宜木防己汤去石膏加茯苓芒硝汤主之;

(2)心下有支饮,其人苦冒眩,泽泻汤主之;

(3)支饮胸满者,厚朴大黄汤主之;

(4)支饮不得息,葶苈大枣泻肺汤主之;

(5)呕家本呕,渴者为欲解,今反不渴,心下有支饮故也,小半夏汤主之;

(6)夫有支饮家,咳烦胸中痛者,不卒死,至一百日或一岁,宜十枣汤;

从上面许多方剂中可以归纳为四类:第一、痰饮正治,以温化为主,如桂苓术甘汤、肾气丸等;第二、兼表症者,温而发汗,如大小青龙汤等;第三、在下焦者,温而利小便,如泽泻汤、小半夏加茯苓汤等;第四、深痼难化者,温而攻逐,使从大便排出,如十枣汤、甘遂半夏汤等。但不宜单靠一条作标准,应把各条综合起来,寻出特征后,予以适当的治疗。比如十枣汤治悬饮,在痰饮、支饮亦用之,又如说:"其人有支饮在胸中故也,治属饮家"。可知仲景虽然分类,并不划地自守。因而还可看到"水在心,心下坚筑短气,恶水不欲饮,水在肺,吐涎沫,欲饮水,水在脾,少气身重,水在肝,胁下支满,嚏而痛,水在肾,心下悸"一节,乃指水饮影响五脏,并非真在五脏之内,即不须根据五脏立方。饮去则脏气自安,故仲景不出治法,有人为补苓桂术甘汤、苓桂甘枣汤等,真如画蛇添足。

一般痰饮症多见咳嗽气喘,患者年龄多在五十岁以上,天寒加剧,天热轻减,由于体质上有变化,很难根治。它的发作每因外寒引起,故小青龙汤最为繁用,若在平时调理,当分脾肾,在脾宜苓桂术甘汤,在肾宜肾气丸,阳气极虚喘促欲脱者,后人加入黑锡丹(黑铅、硫黄、沉香、附子、胡芦巴、

阳起石、破故纸、茴香、肉豆蔻、金铃子、木香、肉桂),但只能用作急救,不可常服,以免铅中毒。至于降气药在痰饮症不起多大作用,泻下之剂更宜谨慎。

二十二、消渴病

中医治消渴向来分三焦:上消主肺,肺热津伤,渴饮无度,叫作消渴,即《内经》所说"心移热于肺,传为鬲消";中消主胃,胃热常觉饥饿,能食消瘦,叫作消谷,即《内经》所说"瘅成为消中";下消主肾,口渴引饮,小泄浑浊如膏,叫作肾消,即《内经》所说"肾热病苦渴数饮身热"。三消口渴不尽属于热症,故由于火盛者称作阳消,也有气化无权的称作阴消。《金匮》论消渴极为简略,如说:"厥阴之为病,消渴气上冲心,心中疼热,饥不欲食,食即吐蛔,下之不肯止";又:"趺阳脉浮而数,浮即为气,数即消谷而大(大下疑脱便字)坚,气盛则泄数,数即坚,坚数相搏,即为消渴";又:"男子消渴,小便反多,以饮一斗,小便一斗,肾气丸主之,"都没有指出具体的症、因、脉、治。但在这三条里却不难看出上中下和阴阳的区别,同《内经》理论一脉相承,还替后人开辟了研究道路。近来有不同意三焦之说,并以为西医只有糖尿症,其他可以不问,这种对号入座的办法,将会把中医宝贵经验付诸大海,非我所取。

仲景治消渴只有两方:一为肾气丸,乃治下焦虚寒证,后世有用鹿茸丸(鹿茸、麦冬、熟地、黄芪、五味子、鸡内金、苁蓉、补骨脂、牛膝、山萸、人参、地骨皮、茯苓、玄参)的,脱胎于此,效力较胜,倘然下焦有热,当从六味丸法,或用大补地黄丸(生地、熟地、山药、萸肉、杞子、白芍、当归、玄参、知母、黄柏、苁蓉)可以意会;另一为白虎加人参汤,当治上中消之肺胃热盛伤津症,但治上中消热症不宜过分寒凉,一般用天花粉散(花粉、生地、麦冬、干葛、五味子、甘草、粳米)或玉女煎(石膏、地黄、麦冬、知母、牛膝)加减较妥。此外,五苓散和文蛤散症本非消渴,因为也有口渴现象,仲景把它并列以资鉴别,兹不讨论。

二十三、小便不利

本篇原题作小便利,但篇中多为小便不利症,因改小便不利。小便不利有多种原因,故后世治

法有淡渗、分利、清降、宣通、清润、升举和温化等等。《金匮》叙列得比较单纯,除"小便不利,有水气,其人苦渴,栝蒌瞿麦丸主之"条指出水气内停,"脉浮发热,渴欲饮水,小便不利者,猪苓汤主之"条指出燥热水结现象外,如"小便不利,蒲灰散主之,滑石白鱼散、茯苓戎盐汤并主之"一条,没有症状可供参考。况且有人说,蒲灰即蒲席烧灰,白鱼即衣鱼,以及乱发治小便不利等,古今作家纷纷考据,我因从未用过,愧无经验,不敢强作解人。

与小便不利类似者又有淋证,但淋证的症状不一,诊治也不同于小便不利。仲景所说:"淋病小便如粟状,小腹弦急,痛引脐中,"当指石淋而言。后人用加味葵子散(葵子、茯苓、滑石、芒硝、生草、肉桂)或二神散(海金沙、滑石)用木通、麦冬、车前子煎汤送服。最近有谓金钱草有特效,尚待积累经验,加以肯定。

二十四、水气病

《金匮》水气病分为风水、皮水、正水、石水四类,如果从症状和方剂上进行研究,只有表里两大纲,风水、皮水属于外,正水、石水属于内。所以仲景在治则上提出了这样一个提纲:"诸有水者,腰以下肿当利小便,腰以上肿当发汗乃愈。"这种治法,就是《内经》所说的"开鬼门、洁净府",也是后来《医宗金鉴》所说:"治诸水之病,当知上下、表里分消之法",兹择《金匮》原文中意义明显的分列如下。

表	风水	风水其脉自浮,外症骨节疼痛,恶风。
		寸口脉沉滑者,中有水气,面目肿大有热,名曰风水。
		视人之目窠上微拥,如蚕新卧起状,其颈脉动,时时咳,按其手足上陷而不起者风水。
		风水脉浮身重,汗出恶风者,防己黄芪汤主之,腹痛者加芍药。
		风水恶风,一身悉肿,脉浮不渴,续自汗出,无大热,越婢汤主之。
	皮水	皮水其脉亦浮,外症胕肿,按之没指,不恶风,其腹如鼓,不渴,当发其汗。
		皮水为病,四肢肿,水气在皮肤中,四肢聂聂动者,防己茯苓汤主之
	里水	里水(脉经作皮水)者,一身面目黄(脉经作洪)肿,其脉沉,小便不利,故令病水,假如小便自利,此亡津液故令渴也,越婢加术汤主之。
		里水,越婢加术汤主之,甘草麻黄汤亦主之。
里	正水	正水其脉沉迟,外证自喘。
		夫病水人,目下有卧蚕,面目鲜泽,脉伏,其人消渴,病水腹大,小便不利,其脉沉绝者,有水,可下之。
	石水	石水,其脉自沉,外证腹满不喘。

水气究竟是什么病呢?我们在上表内可以看出是肿胀病。因为肿胀原因多属水湿内停,仲景就以水气为名。如说:"寸口脉沉而迟,沉则为水,迟则为寒,寒水相搏,趺阳脉伏,水谷不化,脾气衰则鹜溏,胃气衰则身肿。"又说:"问曰:病下利后渴饮水,小便不利,腹满因肿者何也? 答曰:此法当病水,若小便自利及汗出者自当愈。"已明白地指示了中气虚寒,水邪中阻。《巢氏病源》把风水、皮水、石水等列入水肿候门,更可证明水气即肿胀症。必须说明,肿与胀不是一种病,胀病中有水胀也有气胀,但气胀经久,可以变成腹水。那么仲景所说的气分,如"气分心下坚,大如盘边如旋杯,水饮所作,桂枝去芍药加麻辛附子汤主之"及"心下坚大,如盘边,如旋盘,水饮所作,枳术汤主之"两条,不是突出的例子。"阴阳相得,其气乃行,大气一转,其气乃散"数语,尤为治疗胀病的重要关键了。

仲景在四类水气症外,又有五脏水症:"心水者,其身重而少气,不得卧,烦而躁,其人阴肿;肝水者,其腹大不能自转侧,胁下腹痛,时时津液微生,小便续通;肺水者,其身肿,小便难,时时鸭溏;脾水者,其腹大,四肢苦重,津液不生,但苦少气,小便难;肾水者,其腹大,脐肿,腰痛不能溺,阴下湿如牛鼻上汗,其足逆冷,面反瘦。"这是五脏受水气侵凌的反映,相等于痰饮病的五脏症候,故亦不出方治。特殊的要算黄汗一症,为风、水、湿、热交郁的表里同病,似水气而实非水气,似历节而也非历节,故仲景在历节病内曾经述及,又在水气病内定出方药,据《金匮》记载:"问曰:黄汗之病,身体肿,发热汗出而渴,状如风水,汗沾衣色正黄如柏汁,脉自沉,何从得之? 师曰:以汗出入水中浴,水从汗入得之,宜芪芍桂酒汤主之,"又:"黄汗之病,两胫自冷,假令发热,此属历节,食已汗出,又身常暮卧盗汗出者,此荣气也,若汗出已反发热者,久久其身必甲错,发热不止者必生恶疮,若身重汗出已辄轻者,久久必身瞤,瞤即胸中痛,又从腰以上必汗出,下无汗,腰髋弛痛,如有物在皮中状,剧者不能食,身疼重烦躁,小便不利,此为黄汗,桂枝加黄芪汤主之。"这二方用药相近,目的皆在宣达阳气以疏化郁遏之邪。

仲景治水气,提出了发汗和利小便的大法,然方剂多偏于解表,即症状也偏重于风水和皮水。《医宗金鉴》曾补出十枣汤、神佑丸一类,但肿胀用泻,只能施于一时,且泻而无效,徒然损伤正气,不若利小便的逐渐分消最为妥善。因此,我认为习用的五皮饮(大腹皮、茯苓皮、陈皮、桑白皮、姜皮)和导水茯苓汤(赤苓、白术、泽泻、桑皮、麦冬、紫苏、木瓜、木香、大腹皮、陈皮、砂仁、槟榔、灯心)等时方,在熟练经方之外,也值得很好地掌握。

二十五、黄疸病

中医诊断黄疸,除观察目黄、溲黄的深淡及肤色的鲜明和晦滞外,特别重视全身症状,如发热和胸腹部病变等。也就是说,中医治疗黄疸以辨证为根据,或汗或吐或下或利尿,方法并不简单。金匮上指出了谷疸、酒疸、女劳疸等,是指病源而言,若从性质来分,只有如下两类:

1. **湿热**　①夫病酒黄疸,必小便不利,其候心中热、足下热,是其证也;②酒黄疸者,或无热、清言了了,腹满欲吐,鼻燥,其脉浮者先吐之,沉弦者先下之;③酒疸心中热,欲吐者,吐之愈;④酒疸下之,久久为黑疸,目青面黑,心中如啖蒜韭状,大便正黑,皮肤爪之不仁,其脉浮弱,虽黑微黄,故知之;⑤师曰:病黄疸发热、烦喘、喘满、口燥者,以病发时火劫其汗,两热所得,然黄家所得从湿得之,一身尽发热,面黄肚热,热在里当下之;⑥脉沉,渴欲饮水,小便不利者,皆发黄;⑦腹满,舌(当作身)萎黄,躁不得睡,属黄家;⑧谷疸之为病,寒热不食,食即头眩,心胸不安,久久发黄为谷疸,茵陈蒿汤主之;⑨黄家日晡所发热,而反恶寒,此为女劳得之,膀胱急,少腹满,身尽黄,额上热,足下热,因作黑疸,其腹胀如水状,大便必黑时溏,此女劳之病,非水也,腹满者难治,硝石矾石散主之;⑩酒黄疸心中懊侬或热痛,栀子大黄汤主之;⑪诸病黄家,但利其小便,假令脉浮,当以汗解之,宜桂枝加黄芪汤主之;⑫黄疸病,茵陈五苓散主之;⑬黄疸腹满,小便不利而赤,自汗出,此为表和里实,当下之,宜大柴胡汤;⑭诸黄腹痛而呕者,宜柴胡汤。⑮诸黄、猪膏发煎主之。

2. **虚寒**　①阳明病脉迟者,食难用饱,饱则发烦头眩,小便必难,此欲作谷疸,虽下之,腹满如故,所以然者,脉迟故也;②黄疸病小便色不变,欲自利,腹满而喘,不可除热,热除必哕者,小半夏汤主之;③男子黄,小便不利,当予虚劳小建中汤。

正因为黄疸病以湿热为多,故《内经》曾有"湿热相交民病瘅"的条文,后来朱丹溪也有"如盦相似,湿热久罨,其黄乃成"的说法。那么,本篇的主方只有茵陈蒿汤,其他都是随症施治。但在这里可以得出仲景的治疗规律。

当清症——心中懊侬,日晡所发热,心胸不安,躁不得眠,渴欲饮水,心中如啖蒜韭状。

当汗症——脉浮。

当吐症——心中热欲吐者,腹满欲吐,脉浮。

当下症——热痛,寒热不食,发热烦喘,胸满,口燥,脉沉弦。

当利尿症——膀胱急,少腹满,小便不利而赤。

当温症——脉迟,食难用饱,小便难。

当补症——虚劳。

尤在泾说:"黄疸之病,湿热所郁也,故在表者汗而发之,在里者攻而去之,此大法也。乃亦有不湿而燥者,则变清利为润导,如猪膏发煎之治也。不热而寒,不实而虚者,则变攻为补,变寒为温,如小建中之法也。如有兼证错杂者,则先治兼症而后治本症,如小半夏及小柴胡之治也。仲景论黄疸一症,而于正变虚实之法,详尽如此。"这小结说明《金匮》对黄疸的正治和变法,非常惬当。所以我们不能执一个方来决定大局,仲景的用药也并不是单纯的,如茵陈蒿汤就结合了清、下、利尿三个方法,栀子大黄汤就是吐法栀子大黄汤和下法小承气汤一部分的合剂。故需要分析,也要综合,才能得出正确的治疗。

二十六、惊悸

《金匮》上指出惊悸的定义:"寸口脉动而弱,动即为惊,弱即为悸。"惊和悸同样是心跳症,为什么一定要分开来说,我认为这一点是值得注意的。凡暂时受外来刺激而心跳的叫作惊;因内脏衰弱,长期恐吓心跳,或微有声响即心跳不宁的叫作悸。故惊可镇静,悸则必须滋补,这是中医辨证细致的一斑。一般所用枣仁汤(枣仁、人参、黄芪、当归、茯苓、陈皮、甘草、远志、莲子、姜、枣)加味安神丸(地黄、芍药、川芎、当归、陈皮、贝母、黄连、甘草、茯神、麦冬、远志、枣仁、朱砂)和琥珀养心丸(琥珀、龙齿、远志、菖蒲、茯神、人参、枣仁、生地、当归、黄连、柏子仁、朱砂、牛黄)等,都是为了虚证而设。《金匮》对惊悸只提出"心下悸者,半夏麻黄丸主之,"系指水饮所引起的心悸,又"火邪者,桂枝去芍加蜀漆龙骨牡蛎救逆汤主之,"当是温针等误治的坏症,与"动则为惊,弱则为悸",不相联系。

二十七、吐血

吐血病在《金匮》所记载的仅有如下数条:

(1)病人面无血色,无寒热,烦咳者必吐血;

(2)夫酒客咳者,必致吐血,此因极饮过度所致也;

(3)寸口脉弦而大,弦则为减,大则为芤,减则为寒,芤则为虚,寒虚相击,此名曰革,妇人则半产漏下,男子则亡血;

(4)吐血不止者,柏叶汤主之;

(5)心气不足,吐血衄血,泻心汤主之;

(6)夫吐血咳逆上气,其脉数而有热,不得卧者死。

吐血是一个重要症,上面的叙述显然不够全面。但在这数条中包括了热证、虚证和死证,从一般来说,吐血的原因也以热证和虚证为最多,只是症状和方法,无论如何不够详细的。我认为治疗血证,可以参考葛可久的《十药神书》和唐容川的《血证论》。并必须分别三因:外因多为风火暑燥的激动,治宜甘凉清肃,或轻清滋养;内因多为肝肾心脾的损伤,治宜壮水潜阳或导火归元,或苦辛顺气,或大补气血;不内外因多为坠下跌伤,努力

屏气和烟酒所造成,治宜祛瘀和络,或予通补。此外,缪仲淳的吐血三诀,宜行血不宜止血,宜补肝不宜伐肝,宜降气不宜降火,使血液循行经络,自然不向外溢,在血症初起用此,可以避免许多流弊。

二十八、鼻衄

鼻衄多为热症、轻症,暂时发作,虽有出血不止,发现虚脱现象者,毕竟少数。《金匮》上说:"尺脉浮,目睛晕黄,衄未止,晕黄去目睛慧了,知衄今止,"目黄当指内热而言。又说:"从春至夏衄者太阳,从秋至冬衄者阳明,"也不外指阳气鼓动,迫血妄行。可惜仲景没有留下方剂,其实后世也极少治衄专方,一般多在清热方内加入茅花、柏叶、藕节等,较重的再入生地、阿胶,最严重的用犀角地黄汤(犀角、地黄、芍药、丹皮)。

《伤寒论》曾经说:"太阳病脉浮紧,发热身无汗,自衄者愈,"又说:"太阳病脉浮紧无汗,发热身疼痛,八九日不解,表证仍在,此当发其汗,服药已微除,其人发烦目瞑,剧者必衄,衄乃解,所以然者,阳气重故也。"在表证上因衄血而病愈,相等于汗出热退,故后人称作"红汗"。凡既经衄血不可再予发汗,故《金匮》上指出:"衄家不可汗,汗出必额上陷,脉紧急,直视不能眴,不得眠。"推而广之,一切血证都应忌汗,以免动阴耗阳,所以仲景又说:"亡血家不可发其表,汗出则寒栗而振。"

《金匮》于本篇内又有瘀血证两条:"病人胸满,唇痿、舌青、口燥,但欲漱水不欲咽,无寒热,脉微大来迟,腹不满其人言我满,为有瘀血。""病者如热状,烦满口干燥而渴,其脉反无热,此为阴伏,是瘀血也,当下之。"我不成熟的意见,可能是指血证的后遗症,《千金方》所谓"鼻衄吐血不尽,内余瘀血。"一般治疗血证,往往寒凉止涩,血虽止而离经之血内停,便为瘀血。这种瘀血,有停留上焦的,也有停留下焦的,故有胸满和腹满之异。依据仲景治法,当以桃仁承气汤(桃仁、大黄、芒硝、桂枝、甘草)为主。但不用攻下,改用复元活血汤(当归、桃仁、红花、柴胡、当归、花粉、山甲、大黄、甘草)或香壳散(香附、枳壳、青皮、陈皮、乌药、赤芍、蓬莪术、当归、红花、甘草)加减,亦得。

二十九、便血

大便下血,《金匮》分远近论治:"下血,先便后血,此远血也,黄土汤主之;下血,先血后便,此近血也,赤小豆当归散主之。"远近是指出血部位,远当指胃和小肠,近当指大肠和直肠部分。因为远故血在粪后,因为近故血在粪前,同时可以想到远血的血色当为紫黑,近血的血色当为鲜红,但实际并不一定。且从方剂的功效研究,黄土汤是温补止血,赤小豆当归散是和营清热,应用时也不能固执先后。我认为远血近血是辨证的大法,必须具体地再分虚实寒热:从血色来辨,稀淡为虚寒,鲜稠为实热;从兼症来辨,虚寒多面色萎黄,脉弱气怯,实热多便闭困难,脉滑口渴。故用黄土汤时如果有中气下陷或下元虚愈现象,可与补中益气汤(黄芪、人参、白术、甘草、陈皮、当归、升麻、柴胡、姜、枣)或十全大补汤(当归、生地、芍药、川芎、人参、白术、黄芪、肉桂、茯苓、甘草)结合,用赤小豆当归散时如果火重或挟风邪,也可合约营煎(生地、赤芍、黄芩、地榆、续断、甘草、槐花、荆芥、乌梅)及槐花饮(生地、当归、侧柏叶、荆芥、槐花、川芎、枳壳、甘草)等同用。

三十、呕吐哕

一般以有声有物叫作呕,有物无声叫作吐,有声无物叫作哕,故哕也叫干呕。但《金匮》上并不以此区别,主要是辨证求因,作为治疗的准则。例如:"先呕却渴者此为欲解,先渴却呕者为水停心下,此属饮家。呕家本渴,今反不渴者,以心下有支饮故也,此属支饮";又"问曰:病人脉数,数为热,当消谷引饮,而反吐者何也?师曰:以发其汗,令阳微膈气虚,脉乃数,数为客热,不能消谷,胃中虚冷故也。脉弦者虚也,胃气无余,朝食暮吐,变为胃反,寒在于上,医反下之,今脉反弦,故名曰虚";又"趺阳脉浮而涩,浮则为虚,涩则伤脾,脾伤则不磨,朝食暮吐,暮食朝吐,宿谷不化,名曰胃反,脉紧而涩,其病难治"等,都从症状寻求原因的方法,当然切脉也是重要一环。还可在用药法则里,看出症因复杂,治疗也非常复杂,兹分如下:

1. **胃寒**:①呕而胸满者,茱萸汤主之;②干呕吐涎沫,头痛者,茱萸汤主之;③干呕吐逆,吐涎沫,半夏干姜散主之;④干呕兼哕,若手足厥者,橘皮汤主之。

2. 胃热食已即吐者,大黄甘草汤主之。

3. 胃虚胃反呕吐者,大半夏汤主之。

4. 肠热干呕而利者,黄芩加半夏生姜汤主之。

5. 湿热呕而肠鸣,心下痞者,半夏泻心汤主之。

6. 水饮①诸呕吐谷不得下者,小半夏汤主之;②呕吐而病在膈上,后思水者急予之,思水者猪苓汤主之;③胃反吐而渴欲饮水者,茯苓泽泻汤主之;④病人胸中似喘不喘,似呕不呕,似哕不哕,彻胸中愦愦然无奈(烦闷难言的意思)者,生姜半夏汤主之。

7. 阳虚呕而脉弱,小便复利,身有微热,见厥者难治,四逆汤主之。

8. 虚热哕逆者,橘皮竹茹汤主之。

9. 太阳证吐后渴欲饮水而贪饮者,文蛤散主之,兼主微风,脉紧头痛。

10. 少阳证呕而发热者,小柴胡汤主之。

倘然把上面分类再加归纳,可以认识:一类是胃的本病,受着寒和热的刺激或机能衰弱而上逆,必须止呕;一类是因其他疾患所引起,或仅仅是一般的兼症,只要予以照顾或仅治主病,呕吐自止。

呕吐固然是一种病,但治法里也有吐法。可见有些病是靠自然的祛邪机能得呕自愈,或者得吐可以轻减,显著的如伤食和停饮等,往往自吐后即感舒畅,这种只须在吐后和其胃气,不必再予止呕剂。有些呕吐其势正在上逆,不可攻下直折,致生他变,除非因下焦病引起的,可以斟酌变通。还有胃脘痈破溃呕吐,须待脓物排尽,非但不可止呕,并要助其消痈排脓。故《金匮》又有"病人欲吐者,不可下之";"哕而腹满,视其前后,知何部不利,利之即愈"和"呕家有痈脓不可治,呕脓尽自愈"等指出。仲景临床经验的丰富,于此可见。

三十一、下利病

《金匮》下利病包括泄泻和痢疾,再分出虚实两项,掌握了"虚则补之,实则泻之"的原则进行治疗。先言泄泻:

1. **虚寒证**　①下利腹胀满,身体疼痛,先温其里,乃攻其表,温里宜四逆汤,攻表宜桂枝汤;②下利清谷,里寒外热,汗出而厥者,通脉四逆汤主之；③下利气者，当利其小便；④气利，诃黎勒散主之。

2. 实热证　①下利三部脉皆平，按之心下坚者，急下之，宜大承气汤；②下利脉迟而滑者实也，利未欲止，急下之，宜大承气汤；③下利脉反滑者，当有所去，下乃愈，宜大承气汤；④下利已瘥，至其年月日时复发者，以病不尽故也，当下之，宜大承气汤；⑤下利谵语者，有燥矢也，小承气汤主之。

这里有两点疑问，第一，气利是否虚证？我认为下得气者是指欲利无物，但泄气体，或挟粪汁少许，此症多见于久利，故用诃黎勒止涩。尤在泾释为"气随利失"，《医宗金鉴》以为气陷大肠之类，都不透彻，有人解作赤痢下泡沫，与治法更不符合了。第二，下利至年月日时复发者，是否指一般下利？我认为当指痢疾为妥，痢疾常有病邪潜伏至隔年复发，仍以"通因通用"治之。唐容川以为湿热未尽，至来年长夏内外合邪而复作，比较接近，兹一并提供讨论。至于下利的原因和治法甚多，仲景在这里仅举出了温中和攻下，实不全面，当与《伤寒论》中有关下利症结合，特别是利小便法，明明是消化系疾患，却从泌尿系来治疗，我认为最为突出。虽然在今天我们可以理解帮助肾脏把陈宿的水分排去以后，会向胃肠里吸收新的水分，因而大便得到改善，但目前只有中医会用此法。仲景于下利还特别指出发热一症，也附带提出了相反的恶寒症，如"下利脉沉弦者为下重，脉大者为未止，脉微弱数者为欲自止，虽发热不死；下利有微热而渴，脉弱者令自愈；下利脉数，有微热汗出，令自愈，设脉紧为未解；下利脉反弦，发热身汗者自愈；下利手足厥冷无脉者，灸之不温，若脉不还，反微喘者死；下利后脉绝手足厥冷，晬时脉还手足温者生，脉不还者死。"核其主要用意，在于辨别虚实和外感内伤。下利为胃肠病，最易影响脾肾，凡实症外感症多轻，虚症内伤症多重。故恶寒而手足厥冷，或厥冷而兼戴阳，都为阳虚、阳越现象，认作难治。阳虚之证大忌疏表，疏表则阳益虚而不能运化，故指出"下利清谷，不可攻其表，汗出必胀满。"相反地热郁虚烦，非阳虚之症，可以用吐法，吐法兼有发汗作用，所谓"下利后更烦，按之心下濡者为虚烦也，栀子豉汤主之。"

次言痢疾，也分虚实两类：

1. 实热　①下利脉数而渴者，令自愈，设不

差，必圊脓血，以有热故也；②下利寸脉反浮数，尺脉自涩者，必圊脓血；③热利下重者，白头翁汤主之；④下利肺（疑腹字之误）痛，紫参汤主之。

2. 虚寒　下利便脓血者，桃花汤主之。

这里所指实热痢似以血痢为主，但白头翁汤治痢不限于血痢，我在上海市第十一人民医院时，试用于细菌痢和阿米巴痢疗效都极高。其次桃花汤虽有温涩作用，李东垣尝仿其意作诃子散（诃子、御米壳、干姜、橘红），但遇严重症可参考罗谦甫真人养脏汤（人参、白术、当归、白芍、罂粟壳、诃子、肉豆蔻、肉桂、木香、甘草），力量较大，寒甚的还可加附子。

三十二、四肢病

四肢运动障碍，《金匮》只有三条：一为"病人常以手指臂肿动，此人身体瞤瞤者，藜芦甘草汤主之。"历来注家从药审症，都认为风痰凝聚胸膈，故用催吐剂。我意风痰内积，影响经络，可以有此症状，并且兼见微痛微麻，近多归于风科范围。采用针灸疗法外，内服导痰汤（胆星、枳实、半夏、陈皮、甘草、茯苓、姜、枣）或指迷茯苓丸（半夏、茯苓、枳壳、风化硝、姜汁），化痰理湿，用意相近。一为"趺蹶，其人但能前不能却（后退），刺腨入二寸，此伤太阳经也。"这一条注家有很多意见，且有把"趺"字改作"跌"字，解释为跌仆损伤，首先指出这种说法是不妥当的。趺即足跗，蹶为僵硬，趺蹶是足背不活动，非但能前不能退，连前进也趔趄难行。其次，有人把刺入腨内伤了太阳经，误为是此病由刺伤所作，也有商讨必要。从病症和经文语气来看，其病在太阳经运用不灵活，既在太阳经络当以针刺为简捷，腨部穴位除承筋禁针外，其他合阳、承山、飞扬等穴本能治转筋腨痛。但一般刺入八分至寸许，这里所说二寸，有待专家考证了。另一为："转筋之为病，其人臂脚直，脉上下行（形容劲急而不柔和），微弦，转筋入腹者，鸡屎白散主之。"转筋是一种痉挛症状，多见于霍乱，即因转筋而来。主要是下肢经脉失其营养或寒冷乘袭，其筋有如绳索之绞紧而短缩，故《内经》谓"血气皆少则善转筋，"巢氏《病源候论》上说："随冷所入之筋则转，转者由邪冷之气系动其筋而移转也。"此症极少单独出现，一般治法都在应用方内加入木瓜、吴萸等舒筋祛寒，也有用白酒外擦，或炒盐使热包

裹温熨。我于鸡屎白散缺乏临床经验,如果从《内经》用鸡矢醴治鼓胀来说,那么目的在于通利,可能还有内脏病症,仲景略而未言。

三十三、疝气病

"阴狐疝气者,偏有大小,时时上下,蜘蛛散主之,"仲景论疝气只此一条。按阴狐是形容睾丸的或上或下,卧时可推揉使升,行动则又下坠,好像狐狸的昼出夜状伏。《内经》论狐疝多属于厥阴经,蜘蛛散的作用在于温散通利,意义符合,故我同意陈修园把桂枝改为肉桂直达下焦。至于蜘蛛治疝,没有用过,不敢人云亦云,兹介绍聚香饮(丁香、乳香、沉香、檀香、木香、藿香、肉桂、姜黄、乌药、桔梗、甘草、玄胡、姜、枣)作为参考。

三十四、蛔虫病

《金匮》治蛔虫,首先指出:"问曰:腹痛有虫,其脉何以别之?师曰:腹中痛,其脉当沉,若弦及洪大者,故有蛔虫。"这是一种鉴别诊断,意思是蛔虫多腹痛,一般腹痛由于受寒,寒脉当沉,若现弦或洪大,即当留意虫病。但这也不能那么简单,应该观察腹痛是否阵发性的?剧烈程度如何?痛时面色有无改变?有没有恶心呕吐?此外如舌苔剥蚀、鼻内作痒等特征,以及大便、食欲、性情均须顾及。

治疗蛔虫以杀虫为主,甘草粉蜜汤是一个最早的杀虫药方,方内的粉当是铅粉,《本草纲目》记载铅粉能杀三虫,可以引证。其次是用多种性味来制止虫的活动,使其萎靡至死,如乌梅丸是。据《医方集解》解释:"蛔得酸则伏,故以乌梅之酸收之,蛔得苦则安(不活动的意思),故以连、柏之苦安之,蛔得寒则动,故以桂、附、姜、椒温其中脏。我以为甘草粉蜜汤用铅粉杀虫为主药,以甘、蜜为诱饵,蜜还有通便作用,促使虫体排出体外,用意周到,也是极其科学的。记得余云岫曾把《伤寒论》里的甘草看作无用之物,他根本不知道仲景用炙甘草汤治心悸,是以甘草补虚,甘桔汤治咽痛,是以甘草解毒,甘草干姜汤治肺痿,是以甘草和中,像这里甘草粉蜜汤的杀虫,又是以甘草为引诱,同样把甘草用作君药,却起不同的特殊作用。所以不懂中医,批评中医,不免是盲目的。

三十五、外科疾病

"诸浮数脉,应当发热而反洒淅恶寒,若有痛处,当发其痈",又"诸痈肿欲知有脓无脓,以手掩肿上,热者为有脓,不热者为无脓。"这是《金匮》辨外疡生成和化脓与否的提纲,不免太简略。在症治方面只提出肠痈和浸淫疮两种,肠痈是内痈之一,浸淫疮是皮肤病之一,与上述辨证也无关系。我们从《内经》里看到痈、疽、痤、疥、大疔等名词,还有更具体的猛疽、脑烁、赤施、兔啮、四淫等名称,在治法上也有内服药、针砭法和截除手术等,可以想见仲景时当有更大进步。然而《金匮》里极不详尽,必有残缺。

仲景论肠痈症:"肠痈之为病,其身甲错,腹皮急,按之濡如肿状,腹无积聚,身无热,脉数,此为肠内有痈脓,薏苡附子败酱散主之。"又说:"肠痈者,少腹肿痞,按之即痛,如淋小便自调,时时发热,自汗出,复恶寒,其脉迟紧者,脓未成,可下之,当有血,脉洪数者,脓已成,不可下也,大黄牡丹皮汤主之。"按肠痈即现在所说的阑尾炎,薏苡附子败酱散和大黄牡丹皮汤用法实有差别,是否前者指慢性后者指急性,殊难确定。我尝用大黄牡丹皮汤加败酱、银花治初期肠痈,确有效果,十年前西医对肠痈动手术视作奇货,甚至索取金条,故服中药者甚多。但治不如法,变化极速,化脓后且有转变为腹膜炎的危险,故仲景也有不可下的训诫。在目前人民政府领导下,医院制度大大改善,本人主张非有确实把握时还是速施手术为是。速施手术为了根本解决,并不等于中医没有办法,也不是说不必再加研究。

浸淫疮的意义是浸润淫溢不已,即俗称湿疮。初起肌肤有颗粒作痒,搔破后脂水蔓延,逐渐扩大,《千金方》所谓"搔痒者初如疥,搔之转生汁相连着是也"。此症小儿患者最多,生于头面,日夜啼哭,用油膏不相宜,用黄连粉扑之有好处,但不解决问题。我根据黄连粉清化法佐以凉血之品,用鲜生地、鲜首乌、丹皮、赤芍、苦参、白鲜皮、绿豆衣、生草煎服,极有效验。

三十六、伤科疾病

"问曰:寸口脉微浮而涩,法当亡血若汗出,设不汗出云何?答曰:若身有疮,被刀斧所伤,亡血故也。"又:"病金疮,王不留行散主之。"此二条系不内外因之外伤症,金疮即金创,亦即刀斧所伤,王不留行散的作用在于和血镇痛。魏荔彤说:"王不留行为君专走血分,止血定痛,而且除风散痹,于血分最宜也,佐以蒴藋叶与王不留行性共甘平,入血分清火毒祛恶气,倍用甘草以益胃解毒,芍药、黄芩助清血热,川椒、干姜助行血瘀,厚朴行中带破,惟恐血乃凝滞之物,故不惮周详也,桑根白皮性寒,同王不留行,蒴藋烧灰存性者,灰能入血分止血也,为金疮血流不止者设也。小疮则合诸药为粉以敷之,大疮则服之,治内以安外也。"日本丹波元简亦说:"王不留行《本经》云治金疮,止血逐痛,蒴藋本草不载治金疮,而接骨木一名木蒴藋,唐本草谓治折伤,续筋骨,盖其功亦同,桑根白皮《本经》云治绝脉,《别录》谓可以缝金疮,知是三物为金疮之要药。"

三十七、妇科疾病(上)

《金匮》妇科疾病分为两类,一为胎产,一为经带杂病。考《隋书·经籍志》有张仲景方十五卷,疗妇人方二卷,这里所录的可能就是疗妇人方。文字上有不可解且方与症有不符合处,疑心是残缺和传抄错误,兹选择分述之。

仲景于胎前杂病,首先指出怎样诊断受孕:"妇人得平脉,阴脉小弱,其人渴,不能食,无寒热,名曰妊娠。"其次,怎样来辨别怀孕和癥病的疑似:"妇人宿有癥病,经断未及三月而得漏下不止,胎动在脐上者为癥痼害。妊娠六月动者,前三月经水利时胎也,下血者后断三月衃也,所以血不止者,其癥不去故也。当下其癥,桂枝茯苓丸主之。"再次,如何来安胎:"妇人妊娠,宜常服当归散;妊娠养胎,白术散主之。"按安胎之法,中医向来重视,唐朝孙思邈还订出逐月养胎方,其实身体健康者可以不借药力调摄。体会仲景二方,当归散以和血清热为主,白术散的作用在于温中去寒,如果不是血虚生热或挟寒兼湿的孕妇,不仅无服用必要,并且极不相宜,那么仲景所说养胎,目的还在却病。故朱丹溪尝把白术、黄芩称为安胎要药,在《丹溪心法》附余里却又说当归散为"养血清热之剂,瘦人血少有热,胎动不安,素曾半产者宜之。"

怀孕常见症为恶阻和腹痛,仲景指出:"妊娠呕吐不止,干姜人参半夏丸主之。"这里的呕吐不等于一般恶阻,当是胃寒有饮,故以温中为主。又指出:"妊娠腹中痛,是为胞阻,胶艾汤主之;妇人怀妊,腹中疞痛,当归芍药散主之。""据《脉经》胞阻作胞漏,指妊娠漏红,胶艾汤即习用的胶艾四物汤,意在温养。当归芍药散的组织相近于时方逍遥散,以调肝和脾为主。前者宜于止血,后者宜于肝气不调,临床上必须辨证使用。

胎前大小便方面,指出了"妊娠有水气,身重,小便不利,洒淅恶寒,起即头眩,葵子茯苓散主之",又"妊娠小便难,饮食如故,当归贝母苦参丸主之。"我认为有水气而小便不利,用葵子、茯苓利水,小便利则水自除,主症不在小便不利,葵子有碍妊娠,不宜过量。小便难而饮食照常的用当归、贝母和苦参来治,很难理解,古今注家多望文生训,理论脱离实际。近得金华沈介业中医师来信,指正这条小便难当作大便难,经他祖父五十年的经验和他自己试用,效验非凡。信里说:"孕妇患习惯性便闭,有时因便闭而呈轻微燥咳,用当归四份,贝母、苦参各三份,研粉白蜜和丸,服后大便润下,且能保持一天一次的正常性,其燥咳亦止。过去吾家对孕妇便难之不任攻下者,视此为秘方"云云。用当归贝母苦参丸治大便难,非但符合理论,且下文"饮食如故"也有着落,多时疑团,焕然冰释,使我衷心钦佩。可以明确,我们要整理和发扬祖国医学遗产,必须加强团结,发挥群众智慧,搜集多方面的经验,这是最切实的一个事例。

关于产后,首先指出一般的新产病症:"问曰:新产妇人有三病,一者病痉、二者病郁冒,三者大便难,何谓也? 师曰:新产血虚多汗出,喜(疑善字)中风,故令病痉;亡血复汗,寒多,故令郁冒;亡津液胃燥,故令大便难。"接着说明郁冒和大便难的诊治:"产妇郁冒,其脉微弱,呕不能食,大便反坚,但头汗出,所以然者,血虚而厥,厥而必冒,冒家欲解,必大汗出,以血虚下厥,孤阳上出,故头汗出,所以产妇喜汗出者,亡阴血虚,阳气独盛,故当汗出,阴阳乃复,大便坚,呕不能食,小柴胡汤主之。病解能食,七八日更发热者,此为胃实,大承气汤主之。"再从善于中风的原因补充产后中风的诊治:"产后中风,发热面正赤,喘而头痛,竹叶汤主之",又"产后风续续数十日不解,头微痛,恶寒时时有热,心下闷,干呕汗出,虽久,阳旦证续在者,可与阳旦汤。"

其次,特别重视腹痛症,有属于血虚寒结的,如"产后腹中疠痛,当归生姜羊肉汤主之,并治腹中寒疝,虚劳不足。"有属于气结血凝的,如"产后腹痛,烦满不得卧,枳实芍药散主之。"又有属于瘀血内阻的,如"产妇腹痛,法当与枳实芍药散,假令不愈者,此为腹中有干血着脐下,宜下瘀血汤主之,亦主经水不利。"如果瘀血内阻与大便燥实同时互见的,通便之后,往往恶露亦行,故又说:"产后七八日,无太阳症,少腹坚痛,此恶露不尽,不大便、烦躁发热,切脉征实,再倍发热,日晡时烦躁者,不食,食则谵语,至夜即愈,宜大承气汤主之。"

他如:"产后下利,虚极,白头翁加甘草阿胶汤主之,"说明产后下痢治法与一般相同,不同者在于照顾体虚。又如:"妇人乳中虚,烦乱呕逆,安中益气,竹皮大丸主之,"乳中即哺乳期内,说明哺乳期内烦热同样可用凉剂,但须顾及中气,故以枣肉为丸。

三十八、妇科疾病(下)

妇科杂病,首重月经,仲景对于经闭症提出"带下经水不利,少腹满痛,经一月再见者,土瓜根散主之"和"妇人经水不利下,抵当汤主之"等通经法。又于经漏症提出"妇人陷经,漏下黑不解,胶姜汤主之"的温经法。尤其注意热入血室一症,反复指出:

(1)妇人中风,七八日续来寒热,发作有时,经水适断,此为热入血室,其血必结,故使如疟状,发作有时,小柴胡汤主之;

(2)妇人伤寒发热,经水适来,昼日明了,暮则谵语如见鬼状者,此为热入血室,治之,无犯胃气及上二焦,必自愈;

(3)妇人中风,发热恶寒,经水适来,得之七八日,热除脉迟身凉和,胸胁满如结胸状,谵语者,此为热入血室也,当刺期门,随其实而取之;

(4)阳明病下血谵语者,此为热入血室,但头汗出,当刺期门,随其实而泻之,濈然汗出则愈。

热入血室是指月经适来,或月经刚净,感染热病,或热病期中,月经来潮,邪热乘虚袭入子宫,使血瘀凝,故治法不论用针用药,都以泄热为主。但已经热入血室而仍用小柴胡汤,不免偏于片面,过去我治此症,在小柴胡汤内或加丹参、赤芍,或加泽兰、焦山栀,热甚的再酌加生地,效果良好,提供

考虑。

《金匮》带下病的记载,一用内服法:"问曰:妇人年五十所,病下利(应作血)数十日不止,暮即发热,少腹里急,腹满,手掌烦热,唇口干燥何也?师曰:此病属带下。何以故?曾经半产,瘀血在少腹不去。何以知之?其症唇口干燥,故知之,当以温经汤主之。"一用外治法:"妇人经水闭不利,脏坚癖不止,中有干血,下白物,矾石丸主之。"我于矾石丸无临床经验,温经汤的意义,注家拘于经文和方名,不曾说透。我的初步意见,很像现在所说的子宫癌症,故症情复杂,而温经汤总的效用在于生新祛瘀,并不限于带下,且待研究。至于有人把带下解释为"带脉下病",也有解释为"腰带以下之病",都是依据丹波元简"古所称带下,乃腰带以下经血诸疾之谓也"一语,不知丹波所说的是带下医,本条所说的是带下病,不能混为一谈。

妇科病以经带胎产为主要,已如上述。《金匮》还记载了不少杂病,简释如下:

(1)"妇人咽中如有炙脔(形容喉头梗阻吞吐不得),半夏厚朴汤主之。"——后来称作梅核气,由于忧郁气结,喉间不利则黏液增多,故用辛以散结,苦以降逆。习用的四七汤(半夏、厚朴、茯苓、紫苏、姜、枣)开郁化痰,和本方实同,所以称四七的理由,因为这四药能治七情之气。

(2)"妇人脏躁,喜悲伤欲哭,像如神灵所作,数欠伸,甘麦大枣汤主之。"——此即现代所说歇斯的里症,过去诊断为子脏血虚,影响心肝两经。患此者感觉灵敏,情绪易于波动,往往想入非非,无法劝解,故方取平淡,专予缓急养心。我意有些严重的情志病多忧多虑,也宜体会此意,用药避免刺激。

(3)"妇人六十二种风,腹中血气刺痛,红蓝花酒主之。"——六十二种风,无从考证,风症而用血药,一般认为"治风先治血,血行风自灭",但养血息风,多指虚证,本方似以活血通经为主,不必拘泥风字。

(4)"妇人腹中痛,小建中汤主之。"——这是补虚缓中的方法,宜于脾经虚寒腹痛。

(5)"妇人少腹满如敦(音对、古代置黍稷的器具,形圆中部突出)状,小便微难而不渴,生后(即产后)者,此为水与血俱结在血室也,大黄甘遂汤主之。"——水血互结,本为实症,由于产后体虚,

在攻逐方内佐用阿胶。

（6）问曰：妇人病饮食如故，烦热不得卧而反倚息者，何也？师曰：此名转胞，不得溺也，以胞系了戾（缠绕绞扭的意思），故致此病，但小便利则愈，肾气丸主之。"——转胞亦作胞转，胞指膀胱，胞系疑即括约肌。主症是小便不利，脐下急痛，故但利小便即愈。此症多由强忍小便得来，与一般因病而致溺闭不同，与阳不化气的小便难更不同，仲景用肾气丸似有疑问，这是一方面。另一方面，男女都有患转胞症，这里指明妇人，那么只有孕妇胎压膀胱为多，一般用升举法或探吐法，也不是肾气丸能治。因此，我意由于忍尿而无其他原因的小便不利，可以施行导尿手术，比较简捷。

（7）"妇人阴寒，温中坐药，蛇床子散主之。"——和上面的矾石丸同为外治法，后人以蛇床子、吴茱萸为末，加麝香蜜丸，绵裹纳阴中，据说效力较胜。

（8）"少阴脉滑而数者，阴中即生疮，阴中蚀疮烂者，狼牙汤洗之。"——狼牙清热散邪，有杀虫作用，并可内服龙胆泻肝汤（龙胆草、生地、山栀、黄芩、柴胡、当归、车前、泽泻、木通、甘草）作为辅助。

总的来说，任何一病都有多种原因，仲景对以上诸症各用一个方剂来治，显然不够细致。然而这些方剂用之得当还是有特殊效果，在于临床上善于选择而已。

最后补充，《金匮》有妇人三十六病之说，一则曰"妇人三十六病不在其中"，再则曰"三十六病千变万端"，究竟是哪几种病没有说明。考《巢氏病源》："张仲景三十六病，皆由子脏冷热劳损而挟带下，起于阴内，"那么都是生殖系疾患当无疑义。中医研究院徐季含老中医师曾经和我商榷，认为妇人三十六病即在《金匮》妇人病三篇之内，他指出"妊娠篇十一条，除去末一条见《玉函》为针治外，实为十条；产后篇十一条，除去末二条为后人附方外，实为九条；杂病篇二十三条，除去前四条见《伤寒论》，末一条属小儿科及其中总论一条外，实为十七条，三篇恰为三十六条，都有症有方。并附简表如下：

①妊娠口渴、不能食：桂枝汤；②癥病漏下：桂枝茯苓丸；③胎胀腹痛：附子汤；④胞阻下血：胶艾汤；⑤妊娠腹疗痛：当归芍药散；⑥妊娠呕吐不止：干姜人参半夏丸；⑦妊娠小便难：当归贝母苦参丸；⑧妊娠水气身肿：葵子茯苓散；⑨妊娠使易产：当归散；⑩养胎：白术散；⑪新产郁冒、痉病、大便难：小柴胡汤、大承气汤；⑫产后腹疗痛：当归生姜羊肉汤；⑬产后腹痛烦满：枳实芍药散；⑭产后瘀血腹痛：下瘀血汤；⑮产后恶露不尽，发热烦躁便闭：大承气汤；⑯产后中风：阳旦汤；⑰产后风面赤而喘：竹叶汤；⑱乳中虚烦乱呕逆：竹皮大丸；⑲产后下利：白头翁加甘草阿胶汤；⑳咽中如炙脔：半夏厚朴汤；㉑脏躁：甘麦大枣汤；㉒吐涎沫，心下痞：小青龙汤、泻心汤；㉓腹痛手掌烦热，带下：温经汤；㉔带下，经水不利：土瓜根散；㉕半产漏下：旋覆花汤；㉖陷经漏下：胶姜汤；㉗血室水血俱结：大黄甘遂汤；㉘经水不利下：抵当汤；㉙经闭，下白物：矾石丸；㉚腹中血气刺痛：红蓝花酒；㉛腹中诸疾痛：当归芍药散；㉜腹痛：小建中汤；㉝转胞：肾气丸；㉞阴中寒：蛇床子散；㉟阴中蚀疮烂：狼牙汤；㊱阴吹：膏发煎。

徐老提出的当然是初步意见，他还说不敢随便发表，我以为在贯彻百家争鸣方针之下，只要有利于中医文献整理和研究，不是武断地片面地早下结论，我们应该欢迎提出讨论，因代为介绍云。

【附启】 本文暂告结束。由于作者学识经验有限，虽然企图用另一种方法把《金匮要略》加以整理，帮助同道们学习，但毫无疑问是不够的并且存在许多缺点的。有些问题还没得到解决，有些凭我主观地提出了意见，还有些是同道们的贡献，都有待读者们进行讨论。因此，我敢进一步要求，如果认为这样做是值得研究的话，希望大家用和风细雨的方式来批评，前人说："旧学商量皆邃密，新知培养转深沉，"这是我的愿望了。

1957 年 7 月秦伯未记

治 疗 新 律

引　言

　　早在 20 世纪 30 年代,秦伯未老师受《医学心悟》"人身之病,不离乎内伤外感,风寒暑湿燥火外感也;喜怒忧思悲恐惊与阴虚伤食内伤也。总计之共一十九字,而千变万化之病,于以出焉。"和莫枚士《研经言》"百病之因有八,一邪气、二水湿、三鬼神、四虫兽、五器物、六饮食、七药石、八人事"之启迪,认为中医治疗规律繁复漫散,有必要予以总结钩玄。在程、莫二氏之基础上,结合临床实用,增损为风、寒、暑、湿、燥、火、气、血、痰、虚、食、虫、疫十三纲治律。

　　律者,格律也,规律也。以此统法,以此用方,以此遣药,以此加减,适证而变,圆机活法,化生千方万法,以应诸疾。律凡五十六,隶于十三纲。无分经方时方,纵览伤寒温病,包涵外感内伤,不拘脏腑经络,治诸家治律于一炉。

一、风

风性轻善行,无微不入,中人也易,发病也速。风中于表,轻则鼻塞声重,喷嚏清涕,咳嗽自汗,头痛身热,甚则痰壅气喘,声哑咽干。风中于里,层次不一。入于肌腠则手指麻木、肌肉不仁、口眼㖞斜,名曰中络;营血空虚,风入经络,身体重着,步履维艰,名曰中经;再由此深入,痰涎上壅,阻塞清窍,昏不知人为中腑;神明散乱、口流涎沫、二便失制为中脏。

风之论治,当分内外。外风宜疏散宣解,内风宜息风潜阳。类风非风,知犯何逆,随证治之,痰中者涤痰,火中者降火,气中者顺气,血瘀者破血,食积者通腑。

风之治疗律归为下列三种。

1. 疏风解表律

【律征】 适用于伤风轻症。风从外来,首先犯表,病在肺卫,微有畏风,微热,头目不清,周身不适,喷嚏,喉痒或微有咳嗽。

【遣药】 荆芥穗 青防风 薄荷叶 冬桑叶 淡豆豉 杭菊花 葱白头

【疏注】 风邪性平,若未与寒或温邪结合时,只可辛平疏风解表,小病小治,无须小题大做,上药平妥轻灵,引风邪从卫分而出。

若鼻塞,加苍耳子、辛夷花。咳嗽,加苦杏仁、浙贝母。头胀,重杭菊花,加蔓荆子。不用藁本、羌活、独活过于辛温之品。

2. 调和营卫律

【律征】 适用于营卫不和,易感风邪或风中血络。邪之所凑,其气必虚,营卫不和,是本身功能欠佳,与上律祛邪不同。风中络道,肌肤不仁,口眼㖞斜,亦宜调和营卫,以去络道风邪。

【遣药】 川桂枝 大白芍 当归尾 青防风 嫩桑枝 生姜片 大红枣

【疏注】 药分三组。一是桂枝、白芍,乃调和营卫之基本药组。二是当归尾、防风、桑枝,祛风活血通络。三是生姜、大枣,扶助正气以调和之。

3. 追风达邪律

【律征】 适用于真中风。风邪入于脏腑,中腑则不识人,肢节废;中脏则舌难言,口吐涎沫。

【遣药】 炙麻黄 川桂枝 羌独活 川细辛 炙僵蚕 煨天麻 石菖蒲

【疏注】 风邪深入于脏腑,故方药以透达为主。麻黄透肌腠之邪;桂枝达血络之邪。羌活疏太阳之风;独活祛少阴之风。细辛兼入太阳少阴,僵蚕祛风痰,天麻祛痰息风,菖蒲醒脾开窍。

【诠释】 风邪致病,唯祛风而已。邪入有层次,传变有深浅,故治风当辨部位,风在肌表,疏解之;风中营卫,部位略深,肌腠经络受病,调营卫疏经邪;风入脏腑,多见于肾亏之人,治当兼少阳、少阴。

二、寒

寒性阴冷,但一着人体,每易从阳化热。表为阳,寒中于表则发热、恶寒、无汗,头痛,项强,周身骨节疼痛,脉象浮紧;里为阴,寒中于里则身体强痉,口噤不语,四肢战掉,洒淅畏寒,肤冷无汗,洞泄不禁,脉象沉紧。

治寒当以温药,即《内经》"寒者热之"之常理。寒之中人,病位不同,温法有别。寒在表治以温解。寒在脾,治以温运。寒在肾,治以温补。寒在肝,治以温降。表里俱寒,则分治之。

1. 疏解表寒律

【律征】 适用于外感寒邪初起。寒邪发病,四时均有,以冬季为多见。浅者伤表,见症形寒,身热,得汗则热可散。所谓"体若燔炭,汗出而散。"

【遣药】 淡豆豉 葱白头 香紫苏 川羌活 炙麻黄 川桂枝 苦桔梗

【疏注】 因寒性属阴,治用辛温。与风邪用辛平,风温用辛凉有别。其所受寒邪盛衰有异,用药有轻、中、重之别。轻者用豆豉、葱白,即葱豉汤。中者用紫苏、羌活。重者用麻黄、桂枝,即麻黄汤之意。

若咳,加牛蒡子、苦杏仁、浙贝母。若痰多,用辛温化痰药,如橘红、半夏。

2. 温运中宫律

【律征】 适用于寒中脾胃,中焦虚寒。症见腹痛,自利,神疲,食少,四肢不温,最恶隙风,不渴,脉象沉微。

【遣药】 淡干姜 上党参 生白术 煨木香 大砂仁 广陈皮 仙半夏

【疏注】 寒邪中里影响脾胃最多,郁遏阳气,治以温中逐寒。干姜温中,守而不走。党参、白术温补脾阳。木香、砂仁温运气机,醒脾调胃。

若寒邪外侵所致,加紫苏、防风辛温散寒,温中化浊。若内伤生冷所致,加生姜。

3. 温暖下焦律

【律征】　适用于寒中少阴。症见身凉畏寒,四肢厥冷,腹痛喜按,肠鸣泄泻,脉沉。

【遣药】　原附块　淡干姜　炙甘草　葱白头　肉桂心　胡芦巴　云茯苓

【疏注】　寒邪深入,治宜辛热,附子、干姜、炙草,即四逆汤。倘寒邪充斥,阳气欲绝,则逐寒兼通阳,附子、干姜之外,再加葱白,即白通汤。附子温逐气分寒邪,肉桂温通血分寒邪。若影响肾阳、命火者,当用胡芦巴、煨肉果之属温补下焦之火。白术、茯苓健脾温中,皆可选遣。

4. 温降厥阴律

【律征】　适用于肝胃虚寒,浊阴上逆。厥阴之脉挟胃属肝,肝胃虚寒,脘痛、腹痛,喜温喜按。胃失和降,浊阴之气上逆,则食谷欲呕,吞酸嘈杂,泛吐冷涎。寒邪干犯中土,清阳不升则下利。阳气虚而不得布达于四肢则手足厥冷。阴寒犯厥阴之络,少腹寒冷、睾丸拘痛。

【遣药】　吴茱萸　生姜片　炒川椒　小茴香　台乌药　肉桂心　玄胡索

【疏注】　吴萸辛热,入肝胃二经,下气降逆。呕恶泛酸,乃因胃寒浊阴之气上逆,生姜气重于味,辛散温胃止呕。不用干姜,因其降逆力弱。不用炮姜,因其已乏提升之功,花椒、小茴香、乌药、肉桂,皆温暖肝胃,降逆平冲之品。玄胡、川楝、荔核、橘核止痛缓急,皆可用之。

5. 温散表里律

【律征】　适用于素体阳虚,寒邪侵于太阳少阴二经,既有阳虚之本,又有感寒之标,故见恶寒甚,发热轻,而脉沉。

【遣药】　熟附块　川桂枝　淡干姜　炙麻黄　香紫苏　青防风　北细辛

【疏注】　标本并治,一是扶助阳气之虚,附子、桂枝、干姜或生姜。附子在里,振奋阳气,鼓邪外出,且可固卫,防麻、桂发汗亡阳之虑。一是散在表之寒,麻黄、紫苏、防风。麻黄在外,发越阳气,开泄散寒,又用肾经表药细辛,通彻表里。

【诠释】　仲景《伤寒论》为后世治寒之圭臬。伤寒六经中阳明为寒邪化热,少阳为往来寒热,俱

非纯寒证。故寒证在表,唯太阳尔。重则麻桂,轻则荆防羌独。寒证在里,辨三阴经而论治。

三、暑

六淫之邪,虽言四季各有所主,春主风,冬主寒,秋主燥,长夏主湿,但实际全年皆可得之。唯暑邪仅夏日方得。暑必兼湿,故不同于温热;暑邪直中,亦有异于湿热。暑邪中人,头昏身热,汗出而喘、烦渴多言,倦怠少气,胸闷呕恶,甚则下血发黄、斑疹隐现。逆传心包,晕厥搐搦,不省人事,谓之暑厥,如不急救,危在顷刻。治暑大要,清利为先。脉来洪盛数疾者为阴暑,宜宣暑清利;脉来虚大无力或濡软细小者为阴暑,宜益气养阳兼施清利。

治暑有二律,分治轻重。

1. 宣热却暑律

【律征】　适用于夏令受暑即发之证。夏令天地郁蒸,故暑必挟湿。身热无汗,烦渴面垢,倦怠无神,头昏头胀,恶心呕吐。脉呈虚濡。

【遣药】　鲜藿香　鲜佩兰　鲜荷叶　淡竹茹　六一散　淡通草　连翘壳

【疏注】　藿香、佩兰、荷叶、竹茹芳香醒脾,祛暑清热,乃治暑之主药,以鲜者为佳。以六一散,通草清热利湿,能使表里三焦暑湿之邪从下焦渗泄。连翘壳清透在卫之暑,其他如枳壳、砂、蔻仁理气开胃亦可酌选。

2. 清心涤暑律

【律征】　适用于中暑重症。症见猝热仆倒,昏闷不省人事,汗大泄,面赤,身热、妄言谵语。

【遣药】　净连翘　川黄连　黑山栀　青蒿梗　飞滑石　淡通草　紫雪丹

【疏注】　连翘、黄连、栀子,清热涤暑。青蒿辛香涤暑,且清虚热。滑石、通草清热利湿。高热神昏窍闭时,以紫雪丹、至宝丹清热开窍醒神。

虚弱之体,中暑者多,或禀体不虚,因感暑邪,大汗虚脱,气津两伤,用人参(或西洋参)、麦冬、五味子,即生脉散益气生津,敛阴止汗。

【诠释】　暑乃热邪,忌用温热;暑必兼湿宜用芳香透泄、空灵清利之品,如藿、佩、竹叶、滑石之属。夏月外感,擅用香薷饮者众。细究香薷为辛温发汗之品,如何擅治暑热?方出《和剂局方》治夏月贪凉饮冷,阳气为阴寒所遏,凛凛畏寒,皮肤

蒸热,头重无汗,腹痛吐泻者,显治夏日之伤寒证,暑无涉,学者务须明辨。

四、湿

湿邪重浊黏滞。其为患也,沉重、停聚、缠绵、阴霾。其所来,有得自外,诸如山岚瘴雾,天雨湿蒸,远行涉水,久居湿地,汗衣湿衫;得自内,诸如膏粱厚味,炙烤煎炒,生冷甜腻。湿证之所成,多由脾阳虚弱或抑郁困顿,治当首理脾阳。漫延渗流,患及百骸五脏,在上则现头重目黄、鼻塞声重;在中则现痞闷不舒;在下则现足胫跗肿;在经络则现日晡发热,筋骨酸痛,腰疼不能转侧,四肢痿弱酸痛;在肌肉则现肿满,按之如泥;在肢节则现屈伸强硬;在络道则现重着不移;在皮肤则现顽麻不仁;在气血则倦怠乏力;在肺则喘满咳嗽;在脾则痰涎肿胀;在肝则胁满癥疝;在肾则腰疼阴汗;入腑则肠鸣呕吐淋浊,大便泄泻后重,小便淋涩黄赤;入脏则昏迷不醒,直视无声。

湿之治,在上宜发汗,在下宜渗泄,里虚宜实脾,挟风宜解肌,阳虚宜补火,阴虚宜壮水,湿而有热宜苦寒燥之,湿而有寒宜辛热除之。祛湿诸途,不外以风药性湿,利小溲行湿,泄大便逐湿,吐痰涎驱湿。

治湿证具体格律为六律。

1. 芳香化湿律

【律征】 适用于湿浊侵袭、脾胃不和者。脾主湿,故湿证以治脾为先。外湿侵袭,多因雨淋水浸;内湿氤氲多由于过啖生冷瓜果,膏粱厚味,饮食不节。胃为脾之表,湿邪初恋,当先犯胃,症见胸闷脘痞,饮食呆减,口内黏淡,泛漾欲恶,甚或呕吐等,治以芳化透湿,调和胃气为主。湿邪留滞,气机郁滞,更使湿邪停留,芳香理气化湿为治湿初阶。

【遣药】 藿香梗　佩兰叶　白蔻仁　砂仁壳　佛手柑　仙半夏　炒苡仁

【疏注】 藿香、佩兰作用在上、在表、在外,以芳香宣透湿邪;砂蔻仁、陈皮、佛手、半夏作用在中,芳香理气化湿;苡仁作用在下,甘淡渗湿,而不致引邪入胃。藿香用梗、不用叶,因藿香梗芳香偏于理气、宽胸化湿;藿香叶则偏于解表。砂仁仁用壳不用仁,着眼于透达。陈皮、佛手、半夏乃治湿要药毋用赘言。苡仁尚通经络、治痹痿,用于排脓

消肿宜生用,配合芳香化湿药时应炒用。

2. 温燥湿浊律

【律征】 适用于湿浊盘踞中焦,脾失健运。胃湿和脾湿原是一种,由于脾与胃的性质不同,胃湿多由湿浊初遏,芳化宣通,郁滞即解;脾湿是湿浊盘踞,由表及里,由胃及脾。湿邪困脾,可见中脘痞满、不思饮食、消化迟钝、腹胀便溏,舌苔多见白腻。总之,湿浊轻证,偏于胃时,宜芳香化湿;湿浊较重,偏于脾时,宜温燥湿浊。

【遣药】 苍白术　川厚朴　青陈皮　炒枳壳　白蔻仁　干菖蒲　六神曲

【疏注】 苍术苦温,燥湿猛将,湿邪踞脾时用之。与白术比较,白术健脾为主,兼以燥湿,中阳虚弱,不能健运时用之,厚朴香燥理气,除胸脘满闷,燥湿之力次于苍术,但除满之功胜之。陈皮芳香理气,以助化湿,青皮疏理肝气,见有胁肋胀满等肝经症状时用之。菖蒲辛香醒脾,湿浊困脾,脾不健运,饮食呆滞,口中黏腻,中脘痞闷时用之。神曲,健脾胃消食之良药,随证辅之。

湿郁久蕴,每易化热,譬如粮食堆积,郁久生热,可加黄连、黄柏清热燥湿。

3. 下引利湿律

【律征】 适用于水湿停于下焦,腰以下困重,下肢浮肿,小便不利,小便赤涩等症。以上两律适用于湿浊停于中焦,一偏于胃,一偏于脾;本法通过利尿使下焦之水湿决渎而出。《内经》所谓"其下者,引而竭之"以及"洁净府"等治则,即指此而言。李东垣说:"治湿不利小便,非其治也。"更确切的应该是:治湿停下焦,不利小便非其治也。为治湿之常法。

【遣药】 车前子　建泽泻　汉防己　赤小豆　茯苓皮　冬瓜皮　大腹皮

【疏注】 药分二组,一为车前子、泽泻、汉防己、冬瓜皮淡渗利湿,通利小便。一为茯苓皮、赤小豆、大腹皮健脾行气,助祛湿之力。

4. 逐湿利水律

【律征】 适用于水湿蓄积不去,体实证实,既积成水,非攻逐不去。"逐"比"利"更进一步,证不仅见下肢水肿,且头面四肢皆肿,肚腹膨隆。不仅小便不利,而且二便癃闭。凡治水湿当利小便;肿势严重,利水不应时才用攻逐之法,此法猛峻,水邪自前后二阴出。逐水乃权宜之计,不是常法,用

亦宜慎。费伯雄说:"逐水自前阴出者得生,自后阴出者必死。"更点出其严重程度。

【遣药】 黑白丑 甜葶苈 制甘遂 商陆根 蟋蟀 蝼蛄 花槟榔

【疏注】 黑白丑、甜葶苈利水之猛将,二丑兼有行气之功,破气而行水;葶苈子开肺以行水。甘遂、商陆逐水猛药,但均有毒,在使用剂量、服用方法等方面应周密审慎。蟋蟀、蝼蛄等虫类药,搜剔络道,可通行深部络道之水湿。槟榔行气利水消肿以辅之。

5. 发汗祛湿律

【律征】 适用于湿淫肌肤,类似《金匮》的风水、皮水、溢饮等证。为湿邪侵袭太阳,虽属外感,与伤风感冒不同。微有表证,寒热无汗,或有头疼,但觉重胀而不剧痛,或有咳嗽,但咳声不扬,全身沉重倦怠,关节烦重浮肿,舌苔薄白而腻,脉象浮且濡。治宜宣透太阳经之湿邪,亦即《内经》所谓"开鬼门"也。

【遣药】 炙麻黄 紫浮萍 青防风 羌独活 生姜皮 苍术皮 黄芪皮

【疏注】 麻黄、浮萍、生姜辛温发汗,宣湿利水消肿;防风、羌活祛风胜湿,若全身肿,羌独二活并用。因水湿在皮,以皮行皮选生姜皮、苍术皮、黄芪皮。黄芪扶卫气、达湿邪,发汗祛湿而不伤正;水湿在内,泽泻、车前子、防己均利水随证可用。

6. 清化湿热律

【律征】 湿为阴邪,热为阳邪,湿热胶结出现种种特有症状,除一般温热症外,兼见胸闷、恶心、身重疼痛,身热不扬,手脚不温,小溲短少、便溏、舌苔厚腻等。吴鞠通曾说:"湿为阴邪,自长夏而来,其来有渐,且其性氤氲黏腻,非若寒邪之一汗而解,温热之一凉则退,故难速已。"所以湿温证只宜轻清透化,即清热透湿并举,更要注重气机,气化则湿亦化。但因湿热轻重有偏,治法或侧重于清,或侧重于化。

本律亦是治疗湿温证的方法。

【遣药】 光杏仁 白蔻仁 生苡米 仙半夏 飞滑石 淡通草 鲜竹茹

【疏注】 湿温之邪,弥漫三焦,治当从三焦入手,上焦用杏仁开肺气以宣湿;中焦用白蔻仁醒脾以化湿;下焦用苡仁利水以利湿。即是三仁汤之

意。再辅以滑石清利、通草轻宣、厚朴芳化、竹茹清透。

若湿温初起,偏于上焦时,用大豆黄卷;若病邪入里出现胸膈满闷,心烦懊恼时,用淡豆豉辛香透邪,透发中焦氤氲之气。

【诠释】 祛湿六律曰:芳化、温燥、下利、攻逐、发汗、清化。简归之,化、燥、利、逐四字。化有芳化、清化,药以轻灵,着眼上焦;治湿多用温药,风药胜湿每归于此;利为治湿大法,使湿有去路,见效快捷;利之不行,要用攻逐、疏凿之法,药力猛峻,用之得法,能去顽水,用之不当,祸不旋踵。

五、燥

燥主秋之时令,然于人体,必系阴液枯耗之表现。燥证之成,一为肺受火灼,津竭于上,不能灌溉百脉,荣养百骸,毛瘁色枯于外,脏器失润于内。一为大病耗伤,补阳燥剂,醇酒炙肉,辛热厚味偏助邪火,损害真阴,日渐煎熬,阴液涸竭。燥之外象,在表则皮肤皲揭;在上则咽鼻干焦;在中则烦渴引饮;在下则津枯便难,月事不行;在肺则干咳痰结;在心脏则悲恸欲哭;在手足则痿弱无力。燥证之脉,大多细涩而微。

燥之治法,濡润当先。濡润之品,首选甘寒,以养肺胃之液;再为咸寒,以滋肝肾之精。辛热、苦寒、淡渗、芳香诸药及泻实之剂,均不入选。

燥之治分上中下三部。

1. 润上清燥律

【律征】 适用于心肺受燥。肺为娇脏,火热最易灼金,症见干咳,无痰,口干,烦渴,舌干红少苔,脉虚数。

【遣药】 北沙参 大麦冬 天花粉 甜杏仁 川贝母 生梨皮 乌梅肉

【疏注】 沙参、麦冬、花粉,生津养液,清上焦津虚之热。甜杏仁润肺及大肠,止咳嗽。川贝母润肺止咳。梨皮、竹叶、白茅根甘寒清热生津。此时不用苦寒,因苦能化燥劫津,乌梅生津佳品,上、中、下三焦之燥证均宜,尤以上中二焦为优。

2. 润中清燥律

【律征】 适用于中焦受燥,尤以胃津枯涸为主。见症以多食易饥最突出,亦见烦热,汗出,形体消瘦。

【遣药】 鲜生地 鲜石斛 天花粉 肥玉竹

甘蔗汁　肥知母　活芦根

【疏注】　生地养阴,清胃热以润燥,石斛、花粉、玉竹乃生津之佳品。消谷善饥甚者,重用玉竹。蔗汁有天生甘露饮之称,利大肠而泻热。知母、芦根甘寒生津。

3. 润下清燥律

【律征】　适用于下焦肝肾大肠受燥,症见大便秘结难下,形体消瘦,肌肤少泽,两足痿弱,舌红少津,脉细无力。

【遣药】　京玄参　细生地　大天冬　淡苁蓉　生白芍　火麻仁　全瓜蒌

【疏注】　治疗原则是"增水行舟",以治"无水舟停"。重用玄参,养阴生津,润燥清热。生地养阴清热。天冬滋液润燥。生白芍养阴敛阴。火麻仁乃含脂液之果仁以润下。瓜蒌润肺及大肠,降肺气,通大便。苁蓉咸温润降,补肾润肠以通大便。诸药以补药之体,作泻药之用,既可攻实,又可防虚。

【诠释】　上述治燥三律,皆为体内津液枯燥而设。至于秋燥之病,系秋季所患之风温证,虽名以燥,实为外感温病,症见寒热,头痛,咳呛,口干,唇燥,咯痰不畅。治以风温剂中加入一、二味甘寒滋润轻药,如芦根、沙参、麦冬、梨皮、西瓜翠衣之属即可。另有凉燥、温燥之称,系风温、风寒之偏颇,可一炉以治之。

六、火

火、热、温、毒,性同而名异,因而往往混称。火者热之体,热者火之用。温者热渐,热者温之甚。火者毒之体,毒者火之极。生理之火潜藏柔煦,温养脏腑百骸,固人寿命;病理之火,煎熬阴液,贼伤元气,败腐机体。五脏主五志,五志太过,均能化火;饮食房劳、衣裳絮厚亦可致火。气郁则火起于肺,嗔怒则火起于肝,醇醉则火起于脾,思惮则火起于心,房劳则火起于肾。发为种种火证,牙痛龈宣、腮颊颐肿为胃火;目黄口苦,坐卧不宁为胆火;舌糜喉痛、便秘不通为大肠火;癃闭淋沥,赤白带浊为小肠火;小腹作痛、小溲涓滴为膀胱火;头昏体倦、手足心热三焦火。火证亦多兼变之证。兼挟湿浊,则咳吐结痰,甚则脓血;热遗下焦则溺淋浊,少腹疼胀;热深厥深,火从寒化,则恶寒战栗、厥道脉伏,不可不察。

火之治,依《内经》明训,实火泻之,虚火养之,郁火发之,阳火直折,阴火温导。

火性炎上,上升之热即为火,在内不发则为热,治热但用清,治火必须降。

治火五律如下。

1. 宁静君火律

【律征】　适用于心火亢盛,或心移热于小肠。心烦、失眠、掌热,糜舌重舌,小溲赤涩。

【遣药】　细生地　淡竹叶　朱灯心　净连翘　川雅连　黑山栀　净犀角

【疏注】　生地黄甘苦寒,入心清热凉血,入肾养阴生津,肾水足则心火得降,尤宜于心经有热而阴伤不甚者。淡竹叶、朱灯芯,甘淡寒,清心除烦,引热下行,使从小便而出。心火较甚,连翘、黄连、山栀苦寒清心泻火。犀角凉心上品,唯价昂,必须时用之。

若心火亢盛,神昏谵语,加紫雪丹。若热盛动血,迫血妄行,加粉丹皮。

2. 苦泄相火律

【律征】　适用于肝胆龙雷之火亢盛,或肝经湿热下注。症见烦躁易怒,胸胁满痛,头胀头痛,目赤耳痛,口苦咽干,梦遗淋浊,阳强不倒。

【遣药】　龙胆草　淡黄芩　夏枯草　潼木通　细生地　川黄柏　京赤芍

【疏注】　龙胆草大苦大寒,泻火除湿,为凉肝猛将。黄芩、夏枯草清少阳于上,黄柏泻厥阴于下,三味苦寒,以泻肝胆经实火。湿热之邪壅滞下焦,故用木通、车前子、泽泻之类,从肾与膀胱以导之,使邪有出路。然肝为藏血之脏,肝经实火,易伤阴血,所用诸般药物又属苦燥渗利伤阴之品,故用生地、赤芍养血益阴,凉肝柔肝。

3. 承制实火律

【律征】　适用于有形热结壅于阳明胃肠。腹满胀痛,按之石硬,大便不通或热结旁流,发热,口舌干燥,甚或烦躁谵语。

【遣药】　生川军　玄明粉　江枳实　生甘草　金银花　净连翘　焦山栀

【疏注】　大黄大苦大寒,泻热通便,荡涤实结,活血行淤,有"将军"斩关夺隘之功,生用其气更锐。玄明粉咸寒增液,泻热软坚润燥。枳实下气消痞,助积滞下行。生甘草清热泻火,又能和调诸药。热满三焦,银花、连翘、栀子佐之。

4. 宣发郁火律

【律征】 适用于肝胆郁火。症见头目胀痛,胸胁烦满,牙龈红肿疼痛,烦躁易恚。

【遣药】 软柴胡 炒薄荷 冬桑叶 杭菊花 淡黄芩 嫩钩藤 苦丁茶

【疏注】 火郁发之。郁火不能降,不能泻,只宜辛凉疏泄。柴胡辛平,薄荷辛凉,疏肝解郁。桑叶、菊花、黄芩、钩藤、苦丁茶轻清凉肝。

5. 潜纳虚火律

【律征】 适用于阴虚发热、虚火上炎。病位在肝肾,尤以肾为主。症见潮热,手足心热,盗汗,甚则虚火犯上,面红目赤,咽痛,齿痛,不眠头痛,下肢反冷。

【遣药】 鲜生地 大白芍 京玄参 生石决 生牡蛎 炙龟甲 上油桂

【疏注】 一是滋养下元,药用生地、白芍滋肝养血;玄参咸寒滋肾,以吸纳潜火。二是潜降虚火,药用生石决明、生牡蛎质重性降,龟甲咸平而重,滋阴填精,壮水以降火。虚火甚时,以少量肉桂引火归元。

【诠释】 治火五律曰宁静、苦泄、承制、宣发、潜纳,分别施之心火亢盛、肝胆火炽、胃肠火结、肝火郁滞、肾火上浮,简言之,不过实、虚两端。实火以清降泄,虚火以潜养纳。其中"火郁发之"虽称宣发,与风寒袭表之宣发迥异,切忌辛温升发之品,只需升、柴、薄荷、桑叶之类,辛平或辛凉透散,尚须石膏、黄连、连翘、黄芩、菊花等凉其火。如遇火郁之证,只知辛散之一,不知凉透之二,以致偾事。

七、气

气之在身,无所不注;气之为病,无处不到,故曰:百病生于气。气之治疗看似漫散无序,知其要者,井然有序。

一气化七,怒则吐血,胸满胁痛,煎厥薄厥;喜则狂笑不休,阳气不收;悲则目昏鼻酸,血崩脉痿,少气不息;恐则骨酸痿厥,破䐃阴萎;惊则潮涎目瞏,口呿痴癫,僵仆不省;劳则喘促,咳血腰痛,骨痿肺鸣,少精不月;思则不食嗜卧,昏瞀中痞,三焦闭塞。

证虽繁多,治疗之律不外平其逆,散其结,降其浮,疏其郁,收其散,镇其乱。简归之,为疏理,为镇降,为升举。

1. 疏利气滞律

【律征】 适用于恼怒忧郁、气分不畅。气分病变,首先影响到肝,肝属木而易于乘土,故往往影响到脾胃而致肝胃不和。症见胸胁郁闷,脘腹胀痛,大便不畅,得嗳气或矢气较舒。治当调气,舒气,理气,利气,行气。名称不同,轻重不一,总的说来都是舒理气分,即《内经》所谓"疏气令调"。

【遣药】 白蒺藜 广郁金 制香附 江枳壳 炒青皮 全当归 抚川芎

【疏注】 白蒺藜疏肝理气,祛风通络,是舒肝的首选药,有头目症状时更宜,有下虚上实可潼白蒺藜同用。香附理三焦之气,重点在肝胃;枳壳理肠胃、肝胆之气;表皮入肝,兼理肠胃。郁金理血中之气;肝脏以血为体,以气为用,体和用有密切关系,往往配合血中之阳药,如当归、川芎。当归养血和血,川芎活血理气止痛。

偏寒时,加高良姜,能入肝之血络,祛肝络之寒,与香附同用,即良附丸,理肝气,温肝络。胃不和嗳气时,加陈佛手。肝阴伤时,加玫瑰花。胃阴伤,加金橘饼。

2. 镇静气浮律

【律征】 适用于心气浮荡,心神恍惚,惊悸怔忡。心主神明,神明不安,病位在心。肝心为母子关系,心不宁,肝阳上亢;心神不安,心肾不交,心火宜下纳之,肾水宜上滋之,心神不安,心肾不交宜兼顾肝肾。

【遣药】 酸枣仁 柏子仁 桂圆肉 朱茯神 青龙齿 左牡蛎 灵磁石

【疏注】 用药可分为两方面,一是补益养心,如酸枣仁、柏子仁、桂圆肉。一是镇静安神药,龙齿入心是重镇潜降主药,朱茯神是补益心脾之镇静药;又用牡蛎入肝以助之;磁石助肾以纳之。

3. 升举气陷律

【律征】 适用于中气下陷。脾主中气,中气下陷,亦即脾气下陷,症见神疲肢倦,懒怠少气,大便溏泄不止,脱肛,以及崩漏、白带不止等。胃主降,脾主升,补脾则升提。

【遣药】 炙黄芪 炒党参 炙升麻 软柴胡 生白术 清炙草 炒陈皮

【疏注】 黄芪、党参益气补中,相辅相成,但前者偏于升提中气,后者偏于补益中气;若有虚火上升者,不用黄芪;若胸脘痞闷者,不用党参,以上二药是物质基础。升麻、柴胡性升而上是动力,二药苦平味薄,阴中之阳,能引黄芪、党参补益之功向上。升提中气必须以补脾胃为基础,通过升、柴达到升提之目的。白术、甘草益气、健脾、理湿。气虚则运行呆滞,加芳香醒脾之陈皮以流动之。

【诠释】　气之为治,把握三个关键枢机。郁者、结者理之;逆者、浮者、散者、乱者镇敛之;陷者、沉者升提之。疏理主要在肝,兼顾脾胃;镇敛主要在心,兼顾肝肾;升提主要在脾,兼顾肺肾。补气之法,归入补虚之律。

八、血

血之来源乃水谷精微所化。诸凡起居不节、七情过度、劳倦色欲、饮食不节,皆足以动火损气。火动则鼓动血热妄行,气损则血无所附,或出于上窍,或出于下窍,或溢于肌腠,或滞于经络脏腑。妄行于上则吐血衄血;流注于下为溺血便血;壅滞经络为痈疽;郁结肠脏为癥块;乘风热而为斑为疹;滞阴寒为痛为痹。血证表现虽繁,辨证各有特异。热积肺胃者胸满脉实,大怒气逆者面赤脉弦;阳虚而血外走者虚冷恶寒;阴虚而火之上亢者咳喘内热;劳心不能生血者烦心躁闷;劳力不能摄血者自汗倦怠;郁结伤脾者忧虑少食;劳伤肺气者久咳无痰;气不统血者血必漫散;积瘀停蓄者血必成块;郁结在高位者血必紫色;虚火于下部者其血必鲜;感寒互凝者血必黯黑;肺脏生痈者血必兼脓;痰火炽热者先痰后血;阴虚火猖者先血后痰;食伤胃脘者饱闷吐血;饮酒过醉者呕血酸腐。

治血大要,宜行血不宜止血,宜降气不宜寒凉降火。诸脏血证,各有所用,肺脏宜清降不宜升散,心脏宜养营不宜耗散,脾脏宜温中不宜酸寒,肝脏宜疏利甘缓不宜秘滞,肾脏宜壮水滋阴不宜克伐。

血证治律可归为六种。

1. 清凉血热律

【律征】　适用于血热妄行,上窍出血。或为外邪侵袭,或为内伤五志,肝火偏亢,热在血分,与一般实热证鸱张在气分不同。血热妄行出血,以吐、衄为多,所谓"阳络伤则血上行",其血色鲜红。

【遣药】　鲜生地　大白芍　粉丹皮　黑山栀　银花炭　黄芩炭　藕节炭

【疏注】　首先养阴治其本,生地清热养阴,凉血止血;白芍养阴敛营,生用则凉血宁血。若血热且血瘀时,可用赤芍,或赤白芍同用。养阴是本律的基础,宜清柔轻灵,不能滋腻,故不宜用熟地、首乌等。其次是凉血,凉血首推丹皮,凉血止血且能化瘀;山栀清三焦之热,焦山栀入血分,生山栀入气分。以上为治本。银花炭、黄芩炭、藕节炭清热收敛止血以治标。

温病最易动血,常兼及凉血止血,《温病条辨》中桑菊饮、银翘散等方加减中可见一斑。桑菊饮方加减:"邪初入营,加玄参、犀角。在血分去薄荷、芦根,加麦冬、一生地、玉竹、丹皮。"银翘散加减中指出:"衄者去荆芥、豆豉,加茅根、侧柏炭、黑山栀。"

使用止血药时,还必须注意出血部位,例如鼻出血加茅花;目赤甚或出血,加青葙子;咳血多用侧柏叶、茜草。

2. 温和血液律

【律征】　适用于血分有寒,血液凝涩。寒侵血凝,多见妇人,小腹冷痛,月经后衍,经行冷痛,甚或经闭不行。

【遣药】　炒当归　大川芎　酒白芍　肉桂心　炮姜炭　蕲艾绒　紫降香

【疏注】　血得温则行,当予行气活血温和药。以四物汤为基础。当归、川芎乃血中之阳药,温养血液,行气止痛;白芍血中之阴药,酒制易凉性为温性,理血缓慢止痛;生地苦寒,熟地滋腻,故不列入;肉桂心温养心血,偏于心肝血分之药。不用干姜、附片,因其燥烈,不宜血分。炮姜炭已经炮黑功能入血;艾叶温通血脉,降香温气机以助血行。

3. 通经去瘀律

【律征】　适用于血瘀停滞,凝聚成形。经行色黑,经闭腹痛,少腹有块。但以瘀为主,寒热往往不显,本律血分凝滞较上律更甚。

【遣药】　全当归　大川芎　炒赤芍　鸡血藤　茺蔚子　制香附　金铃子

【疏注】　仍以四物汤为基础,易白芍为赤芍加强活血化瘀,鸡血藤性通行且能养血活血,通经去瘀,养血而不凝滞,去瘀不伤正,用量可较大。茺蔚子入血分理肝脉,通冲任,乃去瘀通经之良药。气为血帅,活血药中的理气药又以香附为多用。前人尝用一味为末,治血凝气滞引起的杂证,称为独胜丸。叶天士曾用逍遥散去白术加香附、金铃子、玄胡索(即金铃子散)活血行气止痛辅之。

4. 攻破血积律

【律征】 适用于血癥瘕块。血液凝涩、停滞、积症是一个渐进过程,治疗亦须分清层次。

【遣药】 紫丹参 当归尾 杜红花 桃仁泥 京三棱 蓬莪术 泽兰叶

【疏注】 一味丹参功同四物,誉其有养血之功,又有活血之能,推为主帅。今全方仍以养血为主,在养血的基础上行血,在行血的基础上逐瘀,这是一个原则。王清任善用逐瘀,亦以行血为主。用归尾养血破血。桃仁、红花活血祛瘀。因癥积已成,三棱、莪术破血逐瘀。但务需注意用量、时机。泽兰活血通经辅之。

再从瘀阻的原因上看,寒凝者加肉桂、炮姜、陈艾;气滞者加香附、青皮。深陷者加蟅虫、虻虫等虫蚁剔透之品。

5. 利气散瘀律

【律征】 适用于上焦气滞血瘀,胸胁刺痛,或见"常欲蹈其胸上",类似于《金匮》"肝着",或见咯血不畅,胸痹气阻。

【遣药】 炒赤芍 桃仁泥 炙乳没 川郁金 真新绛 丝瓜络 侧柏叶

【疏注】 赤芍行经络之瘀,桃仁行脏腑之瘀。乳没血中气药,行气活血止痛。且郁金为气中血药,止痛效佳。枳壳理肝疏气。新绛加强通透之力,新绛无药可代以红花,以藏红花为佳,但价昂难觅。丝瓜络、橘络等可引药入络。柏叶凉血止血,出血时用之。

6. 益气摄血律

【律征】 适用于气不摄血,出血缓慢。气指中气,又称脾气,脾不统血,出血潺潺,血色黯黑,以下部出血多,如腹痛便血,妇科崩漏,甚则血崩昏晕。必伴气短、食少、行动疲乏、脉象虚细等中气虚弱证候。血脱则气脱,严重时可见气促、头汗、怔忡等虚脱现象,当以固气为急务。

【遣药】 清炙芪 炒党参 生于术 煅龙骨 煅牡蛎 阿胶珠 伏龙肝

【疏注】 黄芪、党参、白术甘温益气健脾以摄血。卫气虚弱用黄芪,中气虚弱用白术,心气虚弱用党参,有虚脱时用人参。煅龙牡固摄止血。阿胶补血止血。伏龙肝甘温健中,以治便血不止。

若妇科出血不止,加陈棕炭。咯血、吐血严重时,用生地炭;吐血后期阴血已亏,用熟地炭,或加白及收敛止血。

【诠释】 治血六律为凉、温、活、破、散、敛。简言之,即行、止二字。温、活、破、散均以行血以活血,凉、敛则宁血以止血,唯活血去瘀律以通为补,以行为止,故兼行止二途。

九、痰

痰为中医病理及证候名词。中医除咳嗽哮喘之痰证外,还有其更广泛的涵义。从痰论治,对许多病症(包括一些疑难病症)有意想不到之效,故古人有"怪病皆因痰作祟"之说。治痰是中医有特色的一种治疗思路与方法。

诸种痰证,皆因外感风寒六淫之邪,或由内伤七情、饮食之患,致使气逆液浊,津液停滞凝结所致。痰之所驻,随气所至,无处不到。或停滞于肺,或留聚胃肠,或凝阻胸膈,或客于四肢经络、遍身上下。为嗽,为喘,为呕,为恶,为痞隔壅塞,为嘈杂怔忡,为眩晕,为心悸,为癫狂,为寒热,为痛肿。痰之见症,颇有特异之处,如胸膈辘辘有声、背心一点常觉冰冷,浑身习习如虫行,胸臆间若有二气交扭,皮里膜外结核不红不肿,颈项成块似瘰非瘰,塞于咽喉状如梅核,出于咯吐形若桃胶,四肢硬肿麻木,肋梢癖积成形,骨节刺痛无常,腰腿削酸无力,吐冷涎绿水黑汁,梦烟火剑戟丛生,腹泻黏液,尿如浓汁,其他关格不通,走马喉痹,齿痛耳鸣,瘰疬瘫痪,妇人经闭带下,小儿惊风搐搦,甚则无端见鬼,神志似明似寐,或皆与痰有涉,细心辨察,均可从痰论治。

痰之形成必有其产生之根源,所以治疗痰证,必须治疗产生痰的病因病机,同时兼顾去痰,于是产生种种治痰格律。

1. 宣肺化痰律

【律征】 适用于外感风寒,咳嗽痰多。外感咳嗽其病邪在表,病位在肺,治以祛除外邪为主。邪属风寒,用辛温宣肺解表以止咳,结合化痰就形成了宣肺化痰律。

【遣药】 荆芥穗 关防风 薄荷叶 紫苏叶 苦杏仁 象贝母 苦桔梗

【疏注】 荆芥、防风、薄荷、苏叶散风解表,杏仁、象贝开肺理气以化痰,桔梗作用在上,既可协助去风又有止咳祛痰之作用。

若风寒重,见恶心,痰白多沫加生姜,若咳嗽上气重加前胡以降逆,若胸膈满闷、恶心气逆去象贝而加紫菀,紫菀与桔梗一升一降更为协调,若咽喉痒可加胖大海、蝉衣;若头胀或痛加菊花。

2. 清热化痰律

【律征】　适用于肺有痰热,口渴咽干。痰热大多由风温所致,所以初期治法,应以清宣为主,日久热重可用清肺泻肺,或者配合清凉化痰,便形成了清热化痰律。

【遣药】　霜桑叶　苦杏仁　川贝母　瓜蒌皮　枇杷叶　桑白皮　地骨皮

【疏注】　桑叶是祛风热、清热之良药;杏仁清肺化痰,痰多者必加,咳嗽后期,肺阴耗损用甜杏仁;贝母化痰,有表证时宜用象贝,热重无表时用川贝;瓜蒌皮清热化痰生津,又通大肠以利肺气;枇杷叶化痰,外感初期不用,因枇杷叶有敛邪之弊(现在临床上无论什么性质的咳嗽都用"枇杷露",不去辨证,恐怕是欠妥当的);桑白皮、地骨皮二味为泻白散,有清热泻肺止咳平喘之功。

如前所述,若见头目症状加菊花;若咳嗽重者加前胡,外感已解者可用白前;咳嗽咽痛,痰略不利者加荸荠。

3. 肃气化痰律

【律征】　适用于肺寒痰凝,痰喘上气。肺主肃降,肺寒痰凝,必致上气,急予肃气宣散,寒痰上逆应予温化,务必抓住肃气温化两端为要。

【遣药】　旋覆花　仙半夏　紫苏子　化橘红　白芥子　莱菔子　六神曲

【疏注】　全部方药偏温,旋覆花、苏子、白芥子、莱菔子肃气降气有良效,但兼外感重者不宜选用,或苏子改为苏叶,病本为痰,半夏、橘红最宜,但如湿重可用姜汁炒半夏和六神曲。

如痰凝者加浮石、海蛤壳;若肺寒重则加紫菀、冬花;若湿重宜利可加苡米、冬瓜仁。

4. 燥湿化痰律

【律征】　适用于湿聚痰凝,咳嗽泛恶。肺寒痰凝,病因肺寒,治以温肺;湿痰凝聚,病在脾胃,治以燥湿。一般化痰药均偏重于肺,而湿痰的病位在脾胃,除咳嗽外,主要表现为恶心、呃逆、胸闷、纳呆等,故治湿痰者要兼顾,燥湿、理气、化痰等三个方面。

【遣药】　制苍术　姜半夏　制川朴　化橘红　炒苡米　淡干姜　炒枳壳

【疏注】　苍术为燥湿良药,外湿重用苍术,内湿重治在健脾可用米制苍术;川朴温化中焦运化中气,姜半夏辛温化痰,橘红理气化痰,其燥湿理气之功大于陈皮;外湿重用生姜;苡米健脾理湿,炒者益增燥湿之用,枳壳消中焦诸气,以协化湿。若命门火衰者宜温肾,加肉桂。

5. 温化痰饮律

【律征】　适用于脾肾寒而痰饮上泛,气急咳喘。痰饮是痰证中的一个特殊证候。其病位主要在中焦,是中阳虚弱所致,其邪又为阴邪,所以治疗时应以健脾扶阳之法。仲景之"痰饮当以温药和之"即指此。

【遣药】　云茯苓　川桂枝　炒白术　炙甘草　淡干姜　五味子　仙半夏

【疏注】　苓桂术甘汤是治疗痰饮的基本方剂,桂枝扶阳、白术健脾、茯苓利湿、甘草补中,其主要作用为温运脾阳。干姜、五味、半夏辛温化饮,为仲景书中蠲饮之要药。

外寒重加麻黄,内饮重加细辛,若需理气化痰加陈皮,若喉间有水鸡声加鹅管石。

6. 清降痰热律

【律征】　适用于热痰上冲,神迷气窒。1～5律,主在肺、脾,故主要表现为咳嗽、气喘、痰饮等症,本律系痰热上冲,头目神明之府受扰,应予清降痰热为治。

【遣药】　炙桑皮　胆南星　天竺黄　淡竹沥　石菖蒲　瓜蒌仁　江枳实

【疏注】　桑皮、胆南星灵动流利,涤清痰热,天竺黄、淡竹沥凉降痰热;枳实、瓜蒌利大肠以清痰热。枳实尚能降气,气降痰亦降;石菖蒲其性走窜,善化湿浊,有豁痰宣壅之功。

若气郁者加郁金,痰声辘辘加川贝,经络不通加丝瓜络。

7. 攻逐痰积律

【律征】　适用于痰饮停聚,悬饮支饮。对于顽痰停聚,化之不去,消之不散,用攻逐之法。轻症用礞石滚痰丸之类,重症用控涎丹之属。对于痰饮轻者用葶苈泻肺汤,重者用十枣汤。方剂虽有轻重,均为攻逐峻剂,不宜多用久用,对于体质虚弱者更应慎重。

【遣药】 葶苈子 江枳实 冬瓜子 芫花 甘遂 建泽泻 控涎丹

【疏注】 前六药择自上述诸方,葶苈降泻力大,非肺实者不宜;竹沥滑利大便通腑利肺;冬瓜子利肺;泽泻利尿,使饮邪从小便而出;甘遂、芫花逐饮猛将,必要时可加大戟、腹水草。控涎丹为成药,攻逐顽痰、悬饮甚效。

8. 消磨痰核律

【律征】 适用于痰气凝结,瘿瘤瘰疬。瘰疬都由痰浊郁结与肝胆气结而致,治疗主用软坚消磨,更应疏肝理气,即痰核是标,肝胆气火为本,是应标本兼顾。

【遣药】 大贝母 白僵蚕 山慈菇 海藻 昆布 仙半夏 化橘红

【疏注】 贝母、慈菇消痰化痰,僵蚕化痰通络,海藻、昆布软坚散结,半夏、橘红主治痰凝。

若肝郁者加柴胡,肝火者加夏枯草,血虚者加当归、白芍。

【诠释】 治痰八律,曰宣散、清化、肃降、燥湿、温化、清降、攻逐、消磨。对痰而论,不外清、降、润、消四字。对脏而言,主为保肺滋液、培脾化饮、补肾归脏。掌握此要领,诸般痰证,尽在彀中。

十、虚

虚之病因多种,或外伤酒色,或内伤七情,或伤于饮食劳倦,或嗜欲无度。酒伤肺,湿热熏蒸,肺阴消烁;色伤肾,精室空虚,相火无制;思虑伤心,血液耗伤,火易上炎;劳倦伤脾,火生于内,戕伤真阴;愤怒伤肝,肝火炽升,灼血吐血。

虚之辨识,把握玄机,亦非难事。颧赤唇红为阴虚于下,逼阳于上;口干燥渴为肾阴不足,引水自救;声音嘶哑,语言难出为肾气将竭;气促喘息,张口抬肩为阴虚肺槁,气无所归;喉干咽痛为真水下亏,虚火上浮;不寐恍惚为血不养心,神不潜藏;时时躁烦为阳中无阴,柔不济刚;筋急酸痛,易生嗔怒为水亏木燥,肝失所养;饮食不甘,肌肉渐消为脾元失守,化机日败;虚里跳动,怔忡心慌为气不归精;盗汗有二,有火者阴不能守,无火者阳不能密;痰多清稀有沫为脾虚不制水,水泛为痰;骨痛如折为真阴败竭;腰胁热疼为肝肾虚损;膝下寒冷为命门火衰,真阳无力;小便淋沥,黄涩痛为真

阴亏竭,气不化火;足心如烙为虚火燥阴,涌泉涸竭;皮腠寒栗,咳吐涎沫为卫分虚弱;咳嗽内热,咯腥涎为营分亏损;亡血失精为肝肾戕衰;血结干咳为郁结火燔;饮食衰少、咳嗽泄泻见于久治后为药误脾胃。

虚证之治以补为先,经云"虚者补之",但不可笼统蛮补,首明虚之病位,何脏何腑? 次明虚之性质,先别阴阳,凡精、血、津、营皆属阴,凡气、卫皆属阳。以此定律,皆不远矣。

虚之治疗律归结为八。

1. 补肺养阴律

【律征】 适用于肺之气阴两虚。肺体阴而用阳,司呼吸而主皮毛,行津液而溉百脉。久病肺脏受损,布化无权,不能化气行津,或由阴伤及气或由气伤及阴。症见咳嗽短气,皮毛不密则多汗畏风,少痰或干咳无痰,甚则痰中带血。语声低怯,咽干少津。

【遣药】 西洋参 北沙参 大麦冬 甜杏仁 川贝母 炙兜铃 白茅根

【疏注】 西洋参性凉而补,适用于气阴虚而有火之症,凡欲用人参而不受人参之温补者,以此最佳,唯价昂贵,太子参亦可权代,但不及西洋参。沙参、麦冬清养肺胃之阴而润燥生津。甜杏仁润肺止咳,适用于虚劳喘咳;苦杏仁苦降温散,且具毒性,此时不宜。川贝母滋润性强,能润肺燥,浙贝母苦寒降泄,外感风邪,痰热郁肺时宜之。兜铃清肃肺及肠热,止咳平喘。白茅根偏走血分,善除血分之热以清热凉血,痰中带血者宜之。

2. 补益建中律

【律征】 适用于脾胃薄弱。由于饮食劳倦内伤,或先天禀赋不足,体素虚弱而致,症见食后脘腹胀满,口淡纳减,大便稀溏,同时兼有面色萎黄,肢倦乏力,少气懒言,脉象濡软。

【遣药】 炒党参 云茯苓 生白术 清炙草 淮山药 炒扁豆 炒谷芽

【疏注】 党参、茯苓、白术、炙草,即四君子汤,益气补中,健脾养胃。山药甘平,既补气,又养阴,且兼涩性,用之可以补脾而止泻。扁豆补益作用不及白术、山药,但不燥不腻,为补脾除湿之良药。脾胃虚弱,运化无权,稍食则易胀满,略加谷芽等以助消导,但味不宜多,量不宜大,否则喧宾夺主,本末倒置。

3. 补卫固表律

【律征】 适用于体虚卫阳不固。症见自汗出,恶风,易患感冒。

【遣药】 绵芪皮 人参须 炒白术 熟附片 浮小麦 糯稻根 大红枣

【疏注】 参、芪、术补气主将,三药同用,可增强疗效。但固表止汗之功莫如黄芪,用绵芪皮,以皮走皮。卫气出于下焦,故用大辛大热之熟附片,峻补下焦之元阳。浮小麦入心经,止汗为其所长。糯稻根固涩以敛汗。红枣甘缓和中,令药无偏弊。

4. 生津滋液律

【律征】 适用于津液不足,内伤燥证。多因素体阴虚津亏,或老年体弱津亏,或产后津血耗损,或热病后期津液耗伤,导致胃津亏涸,肠道失调。证见食难入咽,食入难化,甚或食少噎膈,大便干结,或如羊粪,不易排出。

【遣药】 鲜生地 鲜石斛 天花粉 大白芍 大麻仁 肥知母 活芦根

【疏注】 鲜生地甘寒滋润,治阴液不足。鲜石斛养胃生津。二药鲜用,生津清热之力更著。花粉甘酸生津,止渴润燥。白芍补血敛阴。麻仁甘平油润,有润燥滑肠之功,兼能补虚。热重者,更配知母滋阴降火,润燥滑肠。芦根清淡不腻,生津而无敛邪之弊。

5. 养营补血律

【律征】 适用于化源不足,肝血失养,或久病耗伤精血,或因失血过多所致,症见头晕心悸,视物昏花,目眩耳鸣,虚烦失眠,面色少华,唇甲淡白,女子经少浅淡或闭经。

【遣药】 制首乌 当归身 炒白芍 阿胶珠 龙眼肉 菟丝饼 潼沙苑

【疏注】 首乌补肝肾,益精血,不寒、不燥、不腻。当归、白芍补血养营。阿胶为滋阴补血止血要药,对于血虚、眩晕、心悸、失眠最宜。菟丝子、潼沙苑,不燥不腻,滋养肝肾,乙癸同源,欲补肝血,需益肾精。龙眼肉补心脾益气。神不守舍,可加柏子仁、酸枣仁。

我治白血病、再生障碍性贫血、血友病等血液疾病,每用此律,即景岳大菟丝子饮之意。

6. 滋阴填坎律

【律征】 适用于肾精亏涸。本证为房劳内伤,或久病及肾,或温病后期热极伤阴,见腰膝酸软、足跟痛、遗精、头晕耳鸣等肾虚症状,并见五心烦热、盗汗、咽干等阴虚症状。

【遣药】 大熟地 山萸肉 熟女贞 甘杞子 黑芝麻 炙龟甲 厚杜仲

【疏注】 熟地为补益肝肾之要药,不仅滋阴养血,且可生精补髓,适用于一切阴虚、血虚、精亏之症。山萸肉酸温敛纳,滋养精血。女贞子、枸杞子兼补阴阳,女贞子益阴不腻,枸杞子性平而壮肾。黑芝麻补益精血。阴虚热盛时,用龟甲滋阴清热。杜仲补益肝肾,强壮筋骨,肾虚腰背疼痛最宜。

7. 固摄精关律

【律征】 适用于精关不闭,无梦遗精,滑泄阳痿,甚或见色流精,或尿后流出精液,脉象细弱。"肾主蛰,封藏之本",病本在肾,病机为虚劳不能摄固。与下焦湿火,脉弦、舌黄之梦遗滑精,大相径庭,不可混同。

【遣药】 大熟地 山萸肉 五味子 金樱子 桑螵蛸 煅龙牡 建莲须

【疏注】 滋肾填精,固涩收敛并治。熟地、山萸、五味子滋固精关,以实其本。金樱子、桑螵蛸、莲须、煅龙牡一派收敛固摄治其标。

8. 温补下元律

【律征】 适用于肾阳虚寒,命火式微。命门为全身化机之源,命门火衰,症见畏寒,四肢不温,腰冷酸痛,入冬尤甚,小便频数不禁,男子阳痿、早泄等。

【遣药】 原附块 别直参 鹿茸片 补骨脂 大熟地 益智仁 核桃肉

【疏注】 以附子补火猛将为君,结合人参,即参附汤。鹿茸咸温,补火壮阳。肾为水火之窟,壮阳滋阴必须兼顾,否则火旺烁阴、精气更伤。张介宾曰"善补阳者,必于阴中求阳,则阳得阴助而生化无穷"。补骨脂、熟地、益智仁、核桃皆为此而用。

【诠释】 虚证诸律皆用补,如上述别阴阳、辨脏腑,脉络已清。再简约,则为温、凉二字。温者助阳,补气、补卫、补下元命火;凉者益阴,滋肺、滋胃、滋肝肾之营精液;另有固摄,寒热不显,但药性微温,当属补阳之属。

十一、食

民以食为天。饮食必经脾胃之消运方可变化为精微,因此食滞之患有外因和内因两方面。外因饮食失节,内因脾胃难消,导致胸膈痞闷,吐逆吞酸,噫卵臭气,畏食头痛。

诊断食滞,相对较易,病因明确,多在暴饮暴食之后。然其脉象,值得钻研。一般食积,脉平寸关浮大,按之反涩;滑数有力或滑劲而沉为宿食;脉紧而沉为寒食夹滞;脉沉紧而细为冷食伤脾;脉来模糊不清为宿食黏滞,胃气不行;脉来涩滞为脾虚不能鼓舞精微,胃虚不能腐熟水谷。

食之治疗格律当明久暂深浅,在胃在肠,偏实偏虚,可归纳为下列三种。

1. 消化食积律

【律征】　适用于一切食滞停留、脘痞而恶食。仲景曰:"水能载舟,亦能覆舟"。饮食本是人体营养的主要来源,但由于饮食不节引起积滞就成疾病。其病位在胃,治用消导,着眼于两方面,一是消导食积,一是健胃理气。二者可有侧重。

【遣药】　焦山楂　焦神曲　炒麦芽　莱菔子　鸡内金　炒枳壳　广陈皮

【疏注】　前数味消导食积,鸡内金消食健胃,枳壳、陈皮健胃理气。

若因寒恶心加生姜,因热恶心加竹茹;若腹胀满者加厚朴;若小儿食积可加五谷虫;若气胀两胁用青皮。

2. 攻下食积律

【律征】　适用于食滞肠胃,腹痛便闭。食积日久,出现恶心腹痛、胀满便秘等症,此时病不在胃而在肠,单纯消导已不能,治当消导攻下,佐以降气除满。

【遣药】　锦大黄　番泻叶　江枳壳　玄明粉　炒神曲　炒麦芽　焦山楂

【疏注】　大黄、番泻叶攻下消导;莱菔子消食降气;焦三仙消导。

若腹胀满甚加槟榔、大腹皮;若气满不欲食加木香、陈皮。

3. 助脾消食律

【律征】　适用于脾胃虚弱,食入难化。前二律均为实证,一在胃一在肠,所以治则为去实。本律脾虚是本,症见纳呆不饥、少食即滞,食入难化,其病位在脾,先当补脾,但食滞已成,佐以消导而不破气者。

【遣药】　炒白术　炒枳壳　缩砂仁　半夏曲　大腹皮　新会皮　鸡内金

【疏注】　以上诸药健脾消食,若胀满甚者加槟榔,恶心加半夏,寒重者可加吴萸,热重者加竹茹。

【诠释】　食积本为有余,治疗对策曰消、曰下,凡脾弱则消补兼施。此外尚有一律,即"涌吐消积"未能列入,食邪在上脘,为时尚浅,愠愠欲呕,烦躁不宁,寒热违和,可以一吐而宣之。但此法掌握较难,如使用不当徒伤胃气而邪必不除,故未作常规,如应用得当,为驱食邪之捷径,不可不知。

十二、疫

《素问·刺法论》言"五疫之至,皆相染易,无问大小,病状相似",指有强烈传染性的疾病。有寒疫、瘟疫、疫疹、疫毒、疫痢等名。究其病因,皆由疫疠之气所传染,肠胃湿浊郁蒸而发。疫之潜,背微恶寒,头额晕胀,胸满痞满,手尖酸麻,疫外发,高热神昏,惊厥发斑,咽肿溃烂,走马牙疳,疫内陷,烦躁不安,泄痢无度,失血厥逆。

治疫之律,归为寒、瘟两种。

1. 辟秽化浊律

【律征】　适用于感受寒疫或山岚毒气。此证多由口鼻吸受,直犯中焦,症见胸膈满闷,头晕昏闷,烦躁,舌苔白腻。

【遣药】　川羌活　香白芷　广藿香　煨草果　川厚朴　青陈皮　花槟榔

【疏注】　诸药性温芳香,从中透泄,表里分消,着重脾胃。温令寒湿浊邪外达。羌活辛温,祛风寒湿邪,从表而出。白芷、藿香、草果、厚朴,芳香化湿醒脾,从里分消。青陈皮理气,健运脾胃。槟榔理气行水,通透三焦。

2. 清瘟荡涤律

【律征】　适用于一切瘟疫。症见表里俱热,口臭,咽痛,甚则发狂,发疹,舌苔白腻或黄垢。

【遣药】　板蓝根　生石膏　鲜竹叶　淡黄芩　川黄连　乌犀角　小生地

【疏注】　板蓝根清瘟解毒,清利咽喉。石膏直入肺胃,退其淫热。竹叶清热利尿。黄芩、黄连泄心肺火于上焦。若发狂、发疹,用犀角咸寒,入营入血,善清心肝胃三经之火热,清灵透发,寒而不遏,内透包络之邪热,营分之热毒。生地黄专于凉血清热而不恋邪。

【诠释】 疫名繁纷,治约两类,寒疫者,湿温之重症,治以芳化、辟浊;瘟疫者,温热之重症,治以清透、开窍、化斑、凉血。

十三、虫

虫证之因,皆由饥饱失宜,脾运困顿,湿热蕴滞。见证为:心下嘈杂,脘腹疼痛,泛吐涎沫,面色萎黄,肌肉赢瘦,肚腹膨隆,毛发稀疏,眶下色黑,或嗜米纸泥炭,或沉默似寐非寐,或肛门瘙痒难忍,或解下大小虫体。

治虫二律如下:

1. 消积杀虫律

【律征】 适用于虫积中阻。症见腹痛膨胀,形瘦,梦中咬牙,唇内有红白点,面色萎黄,饮食减少;或嗜食异物,或肛门瘙痒,大便内有虫排出。

【遣药】 江枳实 炒白术 山楂肉 五谷虫 使君子 白雷丸 陈鹤虱

【疏注】 虫由积生,用药之途,一是消积,一是杀虫,枳实下气化滞,消痞除满;白术健脾祛湿,以助运化;山楂消一切饮食积滞,尤善消肉食油腻之积。使君子、雷丸、鹤虱驱虫消疳。五谷虫,虫蚁灵动,消导诸积。

2. 辛酸苦降律

【律征】 适用于一切虫积蛔厥。症见烦闷呕吐,脘腹作痛,气上冲心,时发时止,常自吐蛔,手足厥逆。

【遣药】 乌梅肉 炒川椒 北细辛 淡干姜 肉桂心 炒川连 六神曲

【疏注】 虫性得甘则动,得酸则伏,得辛则止,得苦则安。乌梅味酸,安蛔止痛。川椒、细辛、干姜、肉桂味辛性温,驱蛔温脏。川连味苦性寒,苦能下蛔,寒清胃热。神曲消食健脾以辅之。遣药寒热错杂,临证效如桴鼓。

【诠释】 消积杀虫治在胃肠,主为杀虫药品,辅以健脾之剂,系中医之直接驱虫法。辛酸苦降治在厥阴,以辛伏虫,以酸缩虫,以苦下虫,系调动机体功能之间接驱虫法。知其玄机,凡治虫证,得心应手。

膏 方 大 全

上海　秦伯未　著述

张玉萍　鲍健欣　校点

普宁方公溥　参校

沈　序

　　衡山善病,病无微甚,必乞诊于秦先生伯未,垂今七载。过从之密,在旁人观之,将疑为非先生之诗友,即先生之酒徒焉。初衡山病咯血,延海上所称名医者治,随愈随发,凡十余次,病已经年。既而就治于先生,先生曰:此血不归经也,当使之就轨。若以凉药抑伏,血得寒而止,寒去而血又涌。宜病之缠绵不已也,投侧柏叶汤而验。又病后易罹外邪,月必四五起,但拥絮卧周时即愈。以询先生,先生曰:此气血不充也。《内经》有言:体弱者善病寒热,当补益之,嘱服参芪,各尽三两许而不复作。其识病之精,用药之神,实时下莫与京也。今者有《膏方大全》之辑,抒平日之经验,作世人之津梁,持以示衡山,受而读之。议论即可法可师,选方又惟纯惟粹,不仅贡献医林,抑且有功社会。夫世人自信多虚,医者更以虚阿其好。于是因虚而误服补剂,因补而变生他患者,以平日所闻,不可胜数。先生斯作,正不知惊醒瞌睡几许矣! 辱命撰序,山其何敢,敬以心所景仰而感慨者,略陈一二,聊资侑酒云。

民国十八年七月　上海沈衡山其宇敬序

上编 通 论

一、膏方之意义

何谓膏？正韵泽也。膏方者，博雅润泽也。盖煎熬药汁或脂液而所以营养五脏六腑之枯燥虚弱者也，故俗亦称膏滋药。方书所载琼玉膏、宁志膏等，不外滋补之用，可明其义。在实验方面，发散不用膏，攻下不用膏，通利不用膏，涌吐不用膏。以此数者，非润泽所宜。则膏之为义，尤可大明，此其一。进言之，膏方并非单纯之补剂，乃包含救偏却病之义。故膏方之选药，须视各个之体质而施以平补、温补、清补、涩补；亦须视各个之病根，而施以生津、益气、固精、养血。万不可认膏方为唯一补品，贸然进服，此其二。余习见中下之家，羡于膏方之效力，又嫌其价格之昂贵，辄自服黄芪、党参，次焉者辄常饵黑枣、核桃，未能获益，抑且增患其弊。盖不知膏方之意义，而只惑膏方为补剂。是故凡进膏方者，必须乞示于医家，尤必乞示于素所钦佩而富有经验之医家，庶乎，可。

二、膏方之效力

《内经》有言：“形不足者温之以气，精不足者补之以味。”盖一切衰弱怯损之病，全赖补益之品收其全效。然而人参、阿胶等辈，同属补品，何以有服之功效不著，而必欲乞灵于膏方？则以人参、阿胶等辈，其滋补之点，仅限局部。如人参补气，阿胶补血，不若膏方之集合多种药物，面面俱顾，一齐着力。故天下惟混合物最合于身体营养。国人徒以银耳、燕窝为补，西人又只知鸡蛋、牛乳为补，皆不能达补之绝顶者也。余尝治吐血重症及遗精重症数十人，病积数年，医易数人，且调养备至，终不能愈。余为之膏方，煎服数月，宿恙全捐，精神健旺。可以见其效力之伟大，实非他种所能埒矣。然世人恒言信膏方为补剂，并自馁身体为不足，医者亦不察隐情，听信片言，浪投滋补，因而增病者，数见不鲜。余曾历举所见，刊入《谦斋医话》，可以参议。盖补益之品施之于虚损则可，若

邪气内蕴，当以除邪为先，譬之瘀积流涸，必去其瘀而流自通。否则，实实之戒，其罪焉逭。就余经验所得，处外感方易，处内感方难，而处补虚方尤难。若膏方则大剂补益，服饵必一二月，设非深思细虑，必使偾事，尤为难之又难，慎之。膏方之性质者，推求滋补之重心所在，以尽其用也，大抵可折为四类：一为温补类，宜于阳虚之证，如用附子、仙茅、黄芪、党参、当归、白术等是。一为清补类，宜于阴虚之证，如用地黄、龟甲、萎蕤、柏子仁、首乌、苁蓉等是。一为涩补类，宜于滑脱之证，如用补骨脂、莲须、枣仁、牡蛎、诃子、萸肉等是。一为平补类，宜于脾胃薄弱或不耐滋补之证，如用白芍、山药、芡实等是。而总挈之为二纲，一补气一补血。补气以四君子汤为主，其他痰多者佐以化痰，气郁者佐以理气，湿盛者佐以祛湿，热炽者佐以涤热，随机应变，而大法终不外于是。

三、膏方之组织

立方有制。《内经》云：君一臣二，奇之制也；君二臣四，偶之制也。君二臣三，奇之制也；君二臣六，偶之制也。又君一臣二，制之小也；君一臣三佐五，制之中也；君一臣三佐九，制之大也。是为方剂之组织法，膏方亦然。惟膏方服时既久，其制势须扩大。大抵每方平均以三十药为准，外更酌加各项胶属。如阿胶、鹿角胶、龟板胶等，以便收炼成膏。普通更加纹冰以制其苦味而便适口，其有不善甘味，或不宜甘味者，则酌减之。亦有于收膏时加核桃肉、白莲肉、黑枣肉等者，但求体质相宜。初无定则也，抑有进者。膏方之组织，近于复方，故余之主张，以选方为第一步。方选既决，然后就各方选药；药选既决，尚有不足，则就症补充。如此则药证自能丝丝入扣矣。

四、膏方之用量

药物质量，有轻重之别。质轻者用量宜少，质重者用量宜多，此为处方之原则。膏方之用量无

殊,所特殊者,膏方用量恒依普通方剂比例增加,其增加之率常以十倍,但亦有不耐久服者,则五倍六倍酌量施用可也。又膏方多滋腻,须时时顾及脾胃。盖胃为水谷之海,脾为生化之源。五脏六腑实利赖之,使脾胃健全,消化迅速,则五谷化生之精微,皆为百骸无上之补品。不然,脾胃衰弱,纳减运迟,投以膏方,元气不胜药力,徒滞积为患耳。故于用药之时,宜有监制,而用量之间,尤须适当。此惟有经验者知之,而未可与语一般者也。

五、膏方之时期

疾病之进退,每有视时令消长者。劳瘵危于春夏,痰饮笃于秋冬,其浅显易见者也。因是膏方与时令亦不可不研究。夫膏方之施,治在补益。补益之剂,宜静而戒动,宜藏而戒泄。四时之气,春为发陈,夏为蕃秀,主疏泄也;秋为容平,冬为闭藏,主收摄者也。疏泄则阳气发越而人气浮外,收摄则阳气固密而人气伏内。盖人禀天地之气而生,天地之气息息与人相关。古代医家,因目人身为一小宇宙,此虽由研究自然哲学者附会,要亦有至理存焉。故吾人服膏滋药为剂,宜于秋冬而不宜于春夏,取其易于受纳,而得遂其营养之作用也。但怯弱证候,固不限于秋冬有之,则膏滋之方,于春夏时期亦未始不可施用,但终不若秋冬之获效伟大也。

六、膏方之煎熬

药剂之煎熬合法与否,与功效之巨细大有关系。如羚羊、犀角、石决等均须先煎,因其性不易出也;薄荷、蔻仁、钩藤等均须后入,因其气易消散也。他如人参等贵重之品,更须另煎冲服,免致耗费。其余膏方之煎熬,此等手续亦不可废。然此等手续,药肆伙友焉能知之。而独怪世之服膏方者,恒完全付托于药肆伙友,在彼不失小节者多,而贪利图幸者,要亦不免。于是以为乱真者有之,以次充上者有之,及煎成者,各物混合,谁得而知之,又谁得而辨?若此之类,尚有滋益之效乎?因其不效,遂障不疑服者之健康,更疑及医家之技拙。此实煎熬时所不容不注意者也。

七、膏方之服食

考药之有膏,见上古《内经·痈疽篇》曰:痈发

于嗌中,名曰猛疽。其化为脓者,泻则合豕[1]膏冷食。豕膏者,以豕油、白蜜煎炼者也,所以便嚼在口中,缓缓咽下,为治上焦病之法。所谓病在上者,服药不厌频而少也。今之膏方则治久病及弱证,汤调而顿服,与古法异矣。惟其与古法异,是故对于次数时间诸端,亦应另订章则。通常次数每日以两度为准,用量每次以一匙为准,时间则以空腹为宜,取其易于消化也。若有服膏方后易于泄泻或胀满者,此必肠胃虚而滋阴之药太重,可酌加砂仁以救济之;易于口渴或目赤者,此必阴分虚而补阳之药太重,可以菊花茶冲服以救济之。法外之法,亦不可不知。

注:〔1〕豕:音"shi",义"猪"。以下同。

八、膏方之禁忌

膏方之禁忌,可分为二:一为疾病方面,一为饮食方面。所谓疾病方面者,倘偶感外邪,形寒、发热咳嗽,或内停食滞,腹痛、胀满、泄泻等,则宜暂时停止服药调理,恐峻补其邪酿成后患也。饮食方面者,药有克制,必须避免。世俗服膏方后,菜蔬不食,莱菔饮料不用,茶叶其一例也。总之,对于攻伐消克,务宜留意耳。此外,如在大病之后胃纳不旺者,忌食腥膻油腻之品;宿有一切咳嗽、吐血及便血、尿血等症者,忌辛热燥烈之品,余均随时消息。苟能谨谨遵守,获效自倍。盖人之于胃,犹之盆水,投红色则水变红,投蓝色则水变蓝,投黄黑之色则水变黄黑。岂有食辛热沉寒生冷炙煿肥甘诸物,而脏腑不呈异状者?又况羸弱之体,正气之抗拒已弱,而食与病绝对之物,更有不发生冲突者乎。

九、膏方之经验

余治医无所似,而蒙病家以善调理延誉,于是每岁之来乞膏方去者恒数十人。药摭经验所得,聊备采择。第一,须识消长之机。夫人身不外气血,气血不外阴阳,阳盛则阴衰,阴盛则阳衰。故见阳衰之证即须推其何以阳衰,阴衰之证即须推其何以阴衰,施补庶能殼入。第二,须识相互之机。气虚补气,血虚补血,绳墨也。然少火生气,气能摄血。故补气而不补火,补血而不补气,决难尽其能事。第三,须识开阖之机。天地不外开阖,用药不外补泻。补正必兼泻邪,邪去补自得力。

设或一味蛮补，终必酿成灾殃。能悟上述三者之妙，临诊处方，自有左右逢源之药。余治刘姓妇女白带，审其纲痰饮，小腹胀满，人皆引数病无补法，而以服膏方为戒。然卒因以蠲除痼疾，盖能识其机也。总之，治病之要，在求其本。所谓本者，即发病之主因也。能制其主因，则一切枝节不治自愈。而立膏方，尤须导其衰弱之根源与疾病之枢纽，则功效易著，遗患可免。《淮南子》曰：所以贵扁鹊者，知病之所以生也。王应震曰：见痰休治痰，见血休治血，无汗不发汗，有热莫攻热，喘生休耗气，精遗休涩泄。明得个中趣，方是医中杰。真知本之言也！然而环顾医林，其能悟此旨者，果几辈耶？

下编　选　方

咳　嗽

刘左，肺为华盖，位在上而其气主降；肾主封藏，位在下而其水宣升，所以升降相因，肺肾交通，而呼吸以匀。胃为中枢，为十二经之长，主束筋骨而利机升。脾弱湿困，胃为渊薮，中州湿盛，则肺降被阻，此稍一感触，辄发咳嗽之微理也。胃湿蕴聚，则胃气不和，胃病则机关脉络不和，时为身痛。湿不自生，脾失运化而始生；脾不自运，气机鼓舞而始运。然则致病者湿也，生湿者脾也，脾之不运而生湿者，气也。吴仪洛云：脾健运则湿自除。又云：气旺则痰行水消。洵哉斯言也。拟补气运湿为主，但调摄之方，自当顾及肝肾，择其不滞者投之，方为妥善。

炙黄芪四两，制首乌（切）四两，杭白芍（酒炒）一两五钱，龟板胶一两二钱，别直参二两（另煎，冲），大生地（姜汁炒成炭）四两，扁豆子二两，枳实一两，奎党参三两，炒杞子三两，炒山药二两，厚杜仲三两，云茯苓四两，于潜术三两，生姜汁三钱（冲入），霞天曲（炒）二两，鹿角胶一两五钱，川断肉三两，海蛤粉三两，炙黑草五钱，冬瓜子二两，木猪苓二两，生、熟薏仁各二两，怀牛膝（酒炒）二两，巴戟肉一两，左秦艽一两五钱，制半夏四两，泽泻一两五钱，潼沙苑（盐水炒）一两一钱，桑寄生（酒炒）三两，陈广皮二两。

上药共煎浓汁，文火收膏。每晨服一调羹，开水冲调。

鲍左，自幼即有哮咳，都由风寒袭肺，痰滞于肺络之中，所以隐之而数年若瘳，发之而累年不愈。今则日以益剧，每于酣睡之中突然呛咳，由此而寤，寤频咳，其咯吐之痰却不甚多。夫所谓袭肺之邪者，风与寒之类也。痰者，有质而胶黏之物也。累年而咳不止，若积痰为患，何以交睫而痰生，白昼之时痰独何往哉，则知阳入阴则卧，阴出之阳则寤。久咳损肺，病则不能生水，水亏不能含阳，致阳气预收反逆，逆射太阴，实有损乎本元之地矣。拟育阴以配其阳，使肺金无所凌犯，冀其降令得行耳。

炒黄南沙参四两，炒松麦冬一两五钱，云茯苓四两，海蛤壳（打）五两，川贝母（去心）二两，蜜炙款冬花一两，蜜炙橘红一两，炒香玉竹三两，蜜炙紫菀肉二两，甜杏仁（去皮，水浸，打绞汁）三两，煨代赭石四两，川石斛三两，牛膝炭二两，杜苏子五两（水浸，打绞汁，冲入），蜜炙百部二两。

共煎浓汁。用雪梨二斤、白蜜二两同入，徐徐收膏。

痰　饮

张左，每冬必咳，气急不平，天暖则轻，遇寒则甚。阳虚留饮为患。阳为天道，阴为地道，人生贱阴而贵阳。《经》云：阳气者，若天与日，失其所则折寿而不彰者也。素体阳虚，脾肾两病，肾虚水泛，脾虚湿聚，水湿停留，积生痰饮，年深不化，盘踞成窠，阻塞气机，据为山险，上碍肺金右降之路，下启冲气上逆之机，不降不纳，遂为气急。饮为阴邪，遇寒则阴从阳属，虎借风威；遇暖则阴弱阳强，邪势渐杀矣。痰饮生源于土湿，土湿本源于水寒，欲化其痰，先燥土湿，欲燥土湿，先温水寒。书所谓外饮治脾，内饮治肾也。肺主气，胃为化气之源，肾为纳气之窟。肺之不下降，责之胃纳；肾之不纳，责之火衰。欲降其肺，先和其胃；欲纳其肾，先温其阳。书所谓上喘治肺，下喘治肾是也。证属阳虚，药宜温补。今拟温肾纳气，温肾则所以强脾；和胃降逆，和胃功兼肃肺。但得土温水暖，饮无由生。胃降金清，气当不逆，气平饮化，咳自愈矣。证涉根本，药非一蹴能几，治仿前贤，方乃三思而定。略述病由，以便裁夺。

别直参三两，云茯苓四两，于潜术三两，清炙草八钱，炙远志肉二两，大熟地四两，川桂枝六钱，五味子八钱，淡干姜四钱（同捣），熟附块一两，川贝母三两，甜光杏三两，蛤蚧尾五两（五对酒洗），砂仁末八钱，炙远志三两，陈广皮一两，仙半夏二两，旋覆花一两五钱（包），代赭石四两（煅），补骨脂二两，核桃肉二十枚（二味拌炒），炙白苏子二两，淮山药三两，山萸肉三两，福泽泻一两五钱，厚杜仲三两，川断肉三两，甘杞子三两。上药煎四次，取极浓汁，加鹿角胶四两、龟板胶四两。

均用陈酒炖烊，白冰糖半斤，溶化收膏。每早服三钱，临卧时服三钱，均用开水冲服。如遇伤风停滞等暂缓，再服可也。

张右，高年气血两亏，营卫之气，不得宣通，遍身脉络抽掣，四肢不遂。腹为至阴，脏阴亏损，则脏络不和。运动之机，不能灵转，腹中常常拘急。下虚不摄，冲阳逆升，痰饮泛逆，气喘痰多，有时并发。营气不行，虚风自动。气可以补，血可以养，脉络可以宣，痰饮可以化。无如古稀之年，气血有亏无长，惟有循理按法，尽力之，当尽而牡。

大生地（姜汁炒）八两，炙元武板（刮白）八两，大玄参八两，粉丹皮一两，大天冬三两，炒杞子三两，生杜仲三两，奎潞党二两，薄橘红一两，虎胫骨二两（酥炙，研细，和入），生蒺藜（去刺）二两，杭白芍（酒炒）一两五钱，炒萸肉一两五钱，酒炒淮牛膝三两，炒络石藤二两，制西洋参二两，煅磁石三两，酒炒丝瓜络一两五钱，酒炒全当归一两五钱，白茯苓三两，咸秋石六钱，炒宣木瓜一两五钱，海蛤粉（包煎）四两，川贝母（去心）二两，煨天麻一两五钱，制半夏一两五钱。

上药宽水煎三次，沥去渣，再煎极浓。用陈阿胶三两、桑枝膏五两溶化冲入收膏。每晨服六七钱，开水冲调。

吴右，产育频多，木失涵养，风木上干胃土，中州不舒，胃纳因而日少，甚则涎沫上涌，有似湿从上泛之象。非湿也，正与《厥阴篇》中"肝病吐涎沫"之文相合。时辄不寐，所谓胃不和则卧不安也。然阳明之气不衰，风木虽从上干，胃气自能抵御，何至土为木乘乎？阳明以通为用，则是通补阳明，平肝和胃为开手第一层要义。宜先用通补煎剂以治肝胃，俟胸宽、纳谷渐增，再以膏剂养肝之体，庶为得体。

人参须（另煎，冲入）、制首乌各三两，厚杜仲二两，阿胶珠一两五钱，枳实一两，制半夏一两五钱，白归身（酒炒）三两，川断肉三两，炙黑草五钱，广陈皮二两五钱，炒杞子二两，木瓜皮（炒）二两，左牡蛎六两，煅龙齿三两，生于术一两五钱，酒炒杭白芍二两，白茯苓四两，白蒺藜炒（去刺）三两，炒枣仁（炒）三两，奎党参二两。

上药宽水煎三次，滤去渣，加文冰三两收膏。每晨服一调羹，开水冲调。

吐　血

王左，劳伤中气，火载血行，血从上溢，失血成杯而至。治以清理胃气，和营降火，血得循止。然一涉劳勩，又复带红。此络未坚固，中气未复，故一经火动，血即随之。拟益其中气，清其肺脏，补其肾水。中气足则火莫能犯，肺气清则木不妄动，肾水足则火有所制矣。

炙绵芪二两，炙生地五两，茜草炭一两，赤、白芍各八钱，泽泻二两，西潞党参三两，龟甲心（刮白，炙）五两，川石斛四两，炒黑丹皮一两，制西洋参二两，炒牛膝三两，生山药四两，生扁豆衣四两，炒麦冬二两，川贝母二两，茯苓、神各二两，真阿胶二两（溶化，冲入）。

上药共煎浓汁收膏。每晨服一调匙。

遗　精

王左，肾为阴，主藏精；肝为阳，主疏泄。故肾之阴虚，则精不藏；肝之阳虚，则气不固。所谓阳强者，即肝脏所寄之相火强耳。乙木之阳不潜藏，甲木之阳乃漂拔，怵惕恐怖，甚至遗精。进以滋阴八味，病之大势遂定。以阴中伏热，由此而泄耳。然诸恙虽平，而遗精数日必发，发必有梦。皆由病盛之时，肝阳相火内吸，致肾阴虚而真水不能上承,心气虚而心阳辄从下坠。阳性本上,宜使之下;阴性本下,宜使之上。今阳下而阴上,遂令阳不能收,阴不能固,遗精之来,大率为此。拟补气以收心阳,壮水以升肾阴。即请正之。

炙绵芪四两,炙熟地三两,鸡头子二两,煅龙骨三两,煅牡蛎四两,台麦须一两三钱(另煎,冲入),炙生地四两,生山药三两,龟板胶(化入)三两,奎党参三两,潼沙苑(盐水炒)三两,桑螵蛸二两,于潜术(炒)二两,茯苓、神各一两五钱,大天冬二两,萸肉炭一两五钱,柏子仁(去油)二两,清阿胶(化)二两,甘杞子三两,生、熟草各四钱,杭白芍(酒炒)一两五钱,大麦冬(去心)二两,酸枣仁二两,肥知母(去毛,炒)二两,远志肉八钱,益智仁一两,龙眼肉三两。

上药共煎浓汁,入水再煎,连煎三次,去枯渣收膏。或加白冰糖三四两,熬至滴水成珠为度。每晨服一调羹,开水冲调。

徐左,夫精、气、神者,人身之三宝也。论先天之生化,则精生气,气生神;论后天之运用,则神役气,气役精。人身五脏,各有所藏:心藏神,肾藏精,精藏于肾,而主于心。心君泰然,肾精不动,是为平人。尊体气阴两亏,坎离失济,心虚易动,肾虚不藏。神动于中,精驰于下,此梦遗旧恙所由起也。递进膏滋,遗泄渐减,药能应手,未始无功,惟是补牢已晚,亡羊难复,久遗之后,肾阴大伤。肾者主骨,骨中有髓,肾之精也。腰为肾之外候,脊乃肾之道路,肾精去失,骨髓空虚,脊痛腰酸在所必见。肝为乙木,中寄阳魂;胆为甲木,内含相火。肾水既亏,岂能涵木?木失所养,水去火飞,相火不能潜藏,肝阳易于上亢。清空不空,则为头眩;清窍阻塞,则为耳鸣。阴虚于下,火泄于上,上实下虚,亦势所必然矣。症势各类,治本一途,挈要提纲,补精必要安其神,安神必要益其气,治病必求其本也。壮水以涵其木,滋阴以潜其阳,子虚补母,乃古法也。仍宗前意,再订新方。补气安神,育阴固泄,仿乙癸同源之治,为坎离固济之谋。复入血肉有情,填益精髓,复元精之走失,补奇脉之空虚,为日就月将之功,作一劳永逸之计。是否有当,即正高明。

台参须一两五钱,潞党参三两,大熟地六两(砂仁拌),炙绵芪四两,炒怀药二两,朱茯苓三两,酸枣仁三两,炙远志肉一两,清炙草六钱,明天冬二两,大麦冬二两,厚杜仲三两(盐水炒),甘杞子二两,川断肉二两(盐水炒),桑椹子三两,制首乌四两,广陈皮一两,北秫米三两(炒,包),宁子淡四两,煅牡蛎四两,紫贝齿四两,紫石英三两,胡桃肉二十枚(盐水炒去紫衣),五味子六钱,金樱子一两(包),剪芡实三两,川黄柏二两,熟女贞二两,猪脊髓二十条(酒洗),红枣四两,鳔胶二两(溶化收膏)。

上药煎四次,取浓汁,加龟板胶四两、清阿胶四两,均用陈酒炖烊,再将鳔胶和入内文冰半斤,溶化收成膏。每早晚各服二匙,均用开水化服。如遇外感暂停。

吴左,向有遗精,有时其从上冲,则心悸惊怖,不由自主,甚则头晕,满面作麻,牵及四肢。迭投壮水潜阳,甚合病机。足见阴精内亏,坎中之阳不藏。少阳内寄相火,冲阳上逆,则胆木撼动,阳得化风上旋。宜以柔养镇静之品,俾水中之火不致飞越,阴精自臻固摄耳。

大熟地六两,奎党参三两,湖莲肉二两,大生地四两,生于术二两,甘杞子三两,炒芡实二两,大麦冬二两,潼沙苑三两,煅龙骨三两,金石斛(擘开)三两,粉丹皮一两五钱,女贞子(酒蒸)二两,生、熟草各三两,炒山萸肉一两五钱,柏子仁(去油)一两五钱,生牡蛎八两,建泽泻一两,杭白芍(酒炒)一两五钱,缩砂仁七钱(另煎,和入),生山药二两,淡秋石四钱,鱼鳔胶二两。

白冰糖三两收膏。每晨服一调羹。

鲍左,遗泄频来,数年不愈,每至遗后,饮食转增,若暂止之时,饮食转退。盖脾胃之运化,原藉命火之蒸变而为出入,肾水有亏,坎中之阳不能潜藏,拟以介类潜之。

生地炭三两,炒鸡头子二两,酒炒女贞子二两,元米炒西党参三两,熟地炭四两,旱莲草二两,炒山药二两,朱茯苓三两,煅龙骨三两,牡蛎(盐水煅)四两,潼沙苑二两,炒于术一两五钱,金色莲须六钱,龟甲心(刮白,炙)八两,柏子仁二两,远志肉七钱,大淡菜三两。

上药煎汁收膏。

董左,心火炎上,水从下吸,斯火不上腾;肾水就下,火从上絷,斯水不下沦。水之与火,两相交济者也。每主心事急迫,辄气从下注,有似阴精欲泄之象,皆由心肾两虚,不能相济。时为眩晕,亦阴不足而阳上升也。拟交补心肾，参以熄肝。

人参须五钱（另煎，浓汤和入），大熟地七两，远志肉（炒）六钱，柏子霜二两，奎党参五两，元武板（炙）十两，潼沙苑（盐水炒）三两，山萸肉一两五钱，生、熟于术各二两，煅龙骨三两，鸡头子炒三两，杭白芍（酒炒）一两半，黑头衣三两，制首乌四两，炙绵芪三两，生牡蛎四两，池菊花二两，炒山药三两，炙黑草七钱，当归炭二两，甘杞子三两，白茯苓三两，炒枣仁（研）一两五钱，泽泻（盐水炒）一两，阿胶三两，冰糖三两。

收膏。

眩　晕

任左，上则眼目昏花，下则阳道不通，有时火升面热，稠厚之痰从喉间咯出。或谓真阳式微，阳道闭塞，则眼目昏花，火升面热，又系阴虚阳升明证。如以阳道不通与火升目花分为两途，则欲养其阴，必制阳光，欲助阳光，必消阴翳。未刊于此，先弊于彼矣。或者阴阳并虚，水火皆乏，庸有是理。然果水火皆乏，安能形气皆盛、起居无恙乎？细察阳道不通，断非阳衰不振。所以阳道不通，与阳气衰乏者，判如霄壤也。脉象弦大，尤为阳气有余之征。拟每晨进育阴以潜伏阳气，每晚进清化痰热。备方如下：

大生地六两，制首乌四两，生甘草七钱，大熟地四两，黑豆衣三两，大天冬二两，生牡蛎四两，煅磁石三两，大麦冬二两，海蛤粉四两，川石斛四两，奎党参四两，生山药三两，浙茯苓三两，川贝母二两，西洋参二两，甘杞子三两，大元参三两，生于术二两，粉丹皮二两，女贞子（酒蒸）三两，石决明（打）四两，池菊花一两五钱，橘红（盐水炒）一两，酒炒白芍一两五钱，潼沙苑（盐水炒）三两，牛膝（盐水炒）三钱，泽泻一两五钱。

上药煎三次，去渣，用清阿胶三两、龟板三两、鱼鳔胶二两溶化冲入收膏，每晨服一调羹。再另用陈海蜇三斤，洗极淡，用清水煎烊，渐渐收浓，加荸荠汁六两冲入，更加白冰糖二两收膏，每晚将卧时服半调羹。俱用开水冲调。

薛左，平素痰多，渐起眩晕。始清痰热，未能速效。继进育阴以潜阳气，眩晕才得退轻。盖脾为生痰之源，胃为贮痰之器。升降之机，肝合脾，主左升，胆合胃，主右降。惟胃有蕴聚之痰，斯胆

失下行之路，于是甲木生火，火即化风，久之而水源亦耗。所以育阴之济，获效于后也。宜循经验之法调理。

炙生地五两，奎党参三两，粉丹皮二两，滁菊花一两，黑玄参二两，生于术一两，杭白芍（酒炒）一两五钱，广橘红一两，竹沥半夏一两五钱，生甘草五钱，黄肉炭一两，川石斛三两，生牡蛎四两，茯苓块二两，南花粉一两五钱，川贝母（去心）一两五钱，海蛤粉三两（包煎），大天冬二两，石决明（打）四两，煨天麻一两五钱，肥玉竹二两，白蒺藜（去刺，炒）三两，泽泻一两五钱。

上药宽水煎三次，去渣，再煎极浓，用清阿胶、龟板胶溶化，冲入收膏。每晨服一调羹，开水冲调。

秦左，阴亏不能制木，木旺化风，风壅阳络，头痛时作时止，风性鼓荡，心中怔悸。冲龄正在生发之秋，何至阴亏之疾？盖其阳气日充，禀先天不足之躯，阴即不能配合阳气，相衡之下，不能相偶者，即形其相绌也。宜壮水之主，以配阳光。

大熟地三两，川芎一两，茯苓二两，酸枣仁（炒打）二两，石决明（打）三两，大生地三两，炒杞子二两，泽泻一两五钱，元武板十两，生甘草三钱，炒香玉竹二两，酒炒杭白芍一两五钱，桑叶一两五钱（另煎，冲入），广皮一两，上党参三两，炙鳖甲七两，炒菊花一两，黑山栀二两，煅牡蛎三两，白归身二两，大有芪（炙盐水）二两，粉丹皮二两，野于术一两五钱，潼沙苑（盐水炒）三两，黑大豆二两，龙眼肉二两。

共煎浓汁，加真阿胶三两溶化代冲入收膏。

耳　鸣

黄左，痰热有余，甲木少降，乙木过升，致痰生热，热生风，为耳鸣，为重听。胃为中枢，凡风阳必过阳明而后上旋。阳明为十二经之总司，所以肩臂背肋不时注痛，所谓下虚而上实也。拟壮水育阴，以涵肝木，而以清化痰热参之。

大生地八两，净柴胡七钱（另煎汤，收膏时冲入），白蒺藜三两，生山药二两，西洋参四两，龟板胶四两（溶化，冲），清阿胶二两（溶化，冲入），炒杞子三两，橘红（盐水炒）一两，竹沥五两（滴入姜汁三分，冲），茯苓一两，枳实一两，大麦冬四两，橄榄膏五两（冲入），上绵芪（盐水炒）二两，竹沥半夏二

两,穞豆衣三两,粉丹皮二两,奎党参四两。黑山栀二两,煅磁石四两,怀牛膝(盐水炒)三两,杭白芍(酒炒)三两,泽泻一两五钱,秦艽一两五钱。

上药共煎浓汁,加白蜜三两,冲入收膏。每晨服一调羹,开水冲调。

失　眠

蒋左,心主灵明,胆主决断。灵明所至,虽虚幻之境,可以意构;惟有胆木决断乎其间,一举一动方能合节。今诊脉象细弦,关部坚硬,人迎浮露,舌苔薄白,良以营分不足,木少滋濡,厥阳上升,甲木漂拔,失其决断之职,神情为之妄乱,目不交睫。刻下难臻平定,而腹撑头晕,还是木旺见端。拟平肝宁神,交通水火。

大生地四两,制洋参二两,玄武板三两,金铃子二两,白归身二两,煅龙齿二两,制香附四两,制半夏三两,缩砂仁八钱,白蒺藜二两,上党参三两,新会皮一两,小青皮一两,厚杜仲三两,炒牛膝二两,川断肉三两,沉香曲三两,远志肉五钱,石菖蒲四钱,朱茯苓二两,杭白芍一两五钱,野于术一两二钱,枳实一两(二味同炒),辰砂拌麦冬一两五钱,菊花一两。

上药如法共煎浓汁,连煎三次后去渣,将药汁徐收,再用真阿胶三两溶化,冲下收膏。每日清晨冲服三钱。

罗左

紫石英三两,炙鳖甲三两,川石斛三两,黑料豆三两,潼蒺藜三两,紫丹参二两,川贝母二两(另去心,研末收膏),制首乌六两,合欢皮一两五钱,莲子二两,红枣六两,鸡子黄十枚(另打,搅收膏)。

上药煎四次,取浓汁,加龟板胶四两、清阿胶四两,均用陈酒炖化,白冰糖半斤溶化,再将川贝、鸡子黄依次加入,搅和收膏。每早晚各服二匙,均用白开水冲服。

多　寐

盛左,脉象濡滑,左尺少力,右尺沉细。壮盛之年,虽不至疾痛缠绵,而神情疲弱,时多迷睡。考伤寒六经,惟少阴篇有欲寐之文。良由命阳不振,阴浊弥漫,胸中阳气失旷。宜于调摄之中,仍寓扫荡阴霾之意,庶与少阴篇之章旨符合也。

炙绵芪四两,制半夏三两,别直参二两(另煎冲入),菟丝子(盐水炒)二两,炒杞子三两,厚杜仲三两,潼沙苑(盐水炒)二两,大生地(姜汁炙)三两,奎党参二两,熟附片七钱,杭白芍(酒炒)一两五钱,破故纸(盐水炒)三两,广橘红一两三钱,淡苁蓉一两五钱,制首乌(切)六两,炒于术二两五钱,山萸肉一两五钱,淡干姜五钱,白茯苓三两,炙黑草六钱,枳实八钱,肥玉竹二两,泽泻二两五钱,霞天曲(炒)二两,陈阿胶二两(溶化,冲入),血鹿片三钱(另煎冲,渣焙干,研末和入)。

上药宽水煎三次,去渣再煎极浓,加白冰糖二两收膏。每晨服一调羹,开水冲调。

厥　证

蒋右,形体苍瘦,阴虚多火之质。春升之令,忽然发厥,当时神情迷聩,顷之乃醒。前诊脉弦微滑,良以相火风木司年,又当仲春升泄之时,阴虚之人,不耐升发,遂致肝脏之阳气一时上冒,故卒然而厥也。调理之计,惟益其阴气,使之涵养肝木,参鳞介之属,以潜伏阳气。

炙熟地三两,西党参四两,小黑豆三两,煅龙骨三两,炒牛膝二两,炙生地三两,煅牡蛎三两,生鳖甲六两,煅决明四两,泽泻一两五钱,龟甲心(刮白,炙)八两,白归身(炒)二两,杭白芍(酒炒)一两五钱,粉丹皮一两五钱,女贞子(酒炒)三两,炒于术一两五钱。

上药如法共煎浓汁,滤出渣,入水再煎,去枯渣,独取浓汁,炭火收膏,藏磁器内。每晨服一匙,开水冲调。

痞　满

沈右,肾水不足,厥阳有余,上冲胃土,则胃气不降,中脘痞满。历投苦辛通降及镇逆诸法,渐得舒畅。夫六腑以通为用,似不宜更进阴柔。然胃之不降,木犯之也,木之所以上犯,刚太过也,涵木者水也。肾为起病之源,胃乃传病之所,所以胃既通降,即进柔养,其少寐、易汗等症,次第而退也。服食调摄,宜踵此扩充。

大生地(姜汁炒)五两,制首乌五两,炙熟地三两,白蒺藜(盐水炒)一两,生于术一两五钱(用木香四钱煎汤),煅龙骨三两,潼沙苑(盐水炒)一两,小兼条参钱(另煎冲),柏子仁(去油)二两,缩砂仁六钱(另研调入),川贝母一两五钱,光杏仁(打)三两,酒炒归身二两,木瓜皮(炒)一两,夜交藤三两,橘皮一两,酒炒白芍一两五钱,干枇杷叶(去毛,包)三两,甘杞子三两,煅牡蛎四两,炒山药三两,茯神二两,干苁蓉一两五钱,姜半夏一两五钱,生、熟草各三钱,炒枣仁(研)二两,厚杜仲三两,炒枳壳八钱,泽泻一两五钱。

上药煎三次,去渣再煎极浓。用阿胶三两、龟胶二两、鹿角胶八钱溶化冲入,加白冰糖收膏。清晨服六七钱,渐渐加至一两,开水冲调。

杨右,气滞则腹满,阳升则偏左头痛而眩晕耳鸣。气何以滞?生升之性不能遂其扶苏条达也。阳何以升?刚脏而失涵濡,所以在下则为气,在上则为阳矣。宜养其体之不足,而疏其用之有余。

大生地(砂仁炙)四两,当首乌(切)六两,制香附(打)二两九钱,泽泻一两,大熟地(砂仁炙)五两,奎党参四两,桑叶一钱五分(另煎,冲入),厚杜仲三两,白归身(酒炒)二两,生于术一两五钱,木香五钱(煎收),白蒺藜(炒去刺)三两,炒山药三两,粉丹皮二两,川断肉二两,黑豆衣二两,朱茯苓三两,杭白芍(酒炒)三两,金铃子(切)二两,川芎(蜜水炒)一两,新会皮一两二钱,生、熟甘草各三钱,滁菊花一两,酸枣仁(炒研)二两,麸炒枳壳一两,炒杞子三两。

上药如法宽水煎三次,再煎极浓。用清阿胶三两溶化冲入,白冰糖二两文火收膏。每晨服一调羹,开水冲调。

瘕 聚

梁右,右脐旁瘕聚已久,发则攻筑,为痛为胀,偏右头疼,略一辛劳,辄绵绵带下。良以木郁不条达,厥阴之气滞积成形,下为瘕聚,上为乳痈。木旺而阳气上升,是为头痛;冲气不和,则奇脉不固,以致脂液渗泄。木郁宜舒,而肝为刚脏,其体宜柔,从养血之中,参疏肝调气法。

大熟地五两,奎党参四两,清阿胶四两(溶化,冲入),龟板胶三两(溶化,冲入),大生地六两,炒杞子三两,青皮蜜(水炒)一两五钱,白蒺藜(炒,去刺)三两,全当归(酒炒)一两五钱,黑豆衣三两,小茴香(炒)八钱,制香附(研)一两,杭白芍(酒炒)二两,制首乌(切)五两,麸炒枳壳一两,柏子仁(去油)三两,川芎一两,金铃子(切)一两,茯神三两,山栀(姜汁炒)二两,龙眼肉四两,淮小麦四两,酸

枣仁(炒研)二两,大南枣五两。

上药共煎浓汁,加白蜜三两,冲入收膏。每晨服一调羹,开水冲调。

龟 背

徐左,任行于前,督引于后,又督脉者,所督护气血经络者也。龟背高凸,先天禀赋有亏;两膝髌时作酸痛,肝肾之空乏已甚;神疲力少,时或凛热,亦固其宜矣。治宜大益肝肾,并补八脉。

大熟地(姜汁炒)四两,炒杞子二两,茯苓二两,炒牛膝二两,炙草三两,大生地(煎汁炒)四两,大有芪三两,制半夏二两,金毛脊(去毛,切)三两,白归身(炒)一两五钱,杭白芍(酒炒)二两,东洋参(炒)二两,川断肉二两,新会皮一两,干苁蓉一两,泽泻一两五钱,野于术二两,厚杜仲二两,熟地片三两,粉丹皮一两,炒山药二两,山萸肉一两,制首乌三两,菟丝子(盐水炒)二两。

上药煎浓汁,加龟板胶二两、真阿胶二两、鹿角胶三两收膏。

调 经

林右,阴分久亏,木失涵养,肝强木燥,生火生风。阴血为热所迫,不能固藏,经水反多,甚至一月再至,营血由此更亏。阳气化风上旋为头晕,撼扰神舍为心悸,为火升轰热,诸虚象杂陈。脉形弦细,左部涩弱,且有数意。阴弱阳强,急宜养血益阴,以配合阳气,庶不致因虚致损,固损不复耳。

大生地五两,西洋参三两,酸枣仁(炒研)二两,厚杜仲三两,茯神二两,大熟地三两,奎党参四两,潼沙苑(盐水炒)三两,樗白皮(炒黑)一两五钱,制首乌二两,生于术二两,大天冬四两,川石斛四两,生山药三两,柏子仁(去油)二两,乌贼骨(炙)四两,当归炭一两五钱,粉丹皮两五钱,炒萸肉一两,大麦冬二两,旱莲草二两,池菊花七钱,地骨皮二两,杭白芍(酒炒)二两,细子芩一两五钱(汁收入),防风七钱,香附(蜜水炒)一两五钱,黑豆衣二两,橘白七钱,女贞子(酒煎)二两,生、熟草各四两。

上药宽水煎三次,去渣再煎极浓,加清阿胶三两、龟板胶三两溶化冲入收膏,以滴水成珠为度。每晨服一调羹,开水冲调。

白　带

孙右，久带不止。液耗阳升，头旋眩晕；肝肾空乏，足膝作酸。带脉者，如带之围绕，为一身之约束，带脉有损，则脾胃之湿由此渗溢，脂液由此俱耗。宜补益中气。

炙绵芪三两，炙熟地五两，菟丝子（盐炒）三两，破故纸（盐水炒）二两，西党参四两，茯神二两，煅牡蛎四两，野于术（炒）二两，厚杜仲三两，制首乌四两，潼沙苑（盐水炒）三两，穞豆衣三两，炒山药二两，白归身（酒炒）二两，酒炒杭白芍二两，金毛脊（去毛，切）四两，炒杞子三两，法半夏二两，炒川断肉三两，土炒新会皮一两，炒菊花一两五钱。

共煎浓汁，溶入真阿胶三两收膏。

产　后

裴右，产育频多，营血亏损，木失涵养，阳气升浮。夏月阳气泄越之时，往往头胀、眩晕、胸闷。若系痧胀，无动辄即发之理。其所以屡发者，亦由阳气之逆上也。兹又当产后，营气更亏，少阳之木火勃升，胸闷、头晕、汗出，手足烙热；咽痛音暗，盖少阴之脉、少阳之脉皆循喉也。育阴以涵阳气，是一定不易之道。但泄少阳、清气热之药，不能合入膏方，另以煎药参吸为宜。

大生地四两，西洋参三两，大天冬二两，金石斛三两，远志肉七钱，山萸肉一两五钱，酸枣仁（炒研）二两，生、熟草各五钱，女贞子（酒蒸）三两，大熟地四两，黑豆衣三两，肥玉竹三两，制首乌五两，大麦冬二两，甘杞子三两，石决明（打）八两，白归身（酒炒）二两，潼沙苑（盐水炒）三两，奎党参四两，制香附（打）三两，生山药三两，生牡蛎八两，茯神三两，杭白芍（酒炒）二两，新会皮一两五钱。

上药如法共煎浓去渣，用清阿胶三两、龟板胶二两溶化冲入收膏，或加白冰糖三两亦可。每晨服一羹，开水冲调。

求　嗣

魏右，经事无故而不受孕，平日间亦无他恙，惟时为昏晕，或四肢烙热而酸楚，少腹时满，脉大有力。盖气郁则生热，热从内吸，则子宫枯燥，不能摄精；热盛则生风，风阳鼓旋，则头旋眩晕，脉络不和。养血益阴固属要图，而泄热调气尤为急务。非大剂补益，便为良法也。

大熟地（砂仁炙）五两，黑元参三两，大连翘三两，白蒺藜（炒，去刺）三两，大生地（姜汁炙）五两，穞豆衣三两，黑山栀三两，四制香附（研）四两，大麦冬二两五钱，制首乌（切）五两，晚蚕沙（包煎）三两，全当归二两五钱，制洋参三两，奎党参四两，炒杞子三两，粉丹皮二两，淡天冬二两，滁菊花二两，干荷边二两，缩砂仁一两（另煎，冲），杭白芍一两五钱，半夏曲（盐水炒）二两五钱，松萝茶二两，桑寄生三两。

上药共煎浓汁，用清阿胶三两、龟板胶二两、白冰糖三两溶化冲入收膏，以滴水成珠为度。每晨服一调羹，开水冲调。